药物与精细有机品合成（第二版）

主　编　宋　航　薛伟明

副主编　李子成　卢宇靖　陈　新

YAOWU YU JINGXI
YOUJIPIN HECHENG

中国教育出版传媒集团
高等教育出版社·北京

内容提要

本书对药物与精细有机品的合成进行了介绍，重点强调在掌握整体知识框架的基础上，如何设计合成路线和实验方案，并能运用工程学方法进行优选。本书由绪论、卤化反应、硝化与重氮化反应、酰化反应、多重键的形成、缩合反应、碳环化反应、杂环化合物的合成与反应、官能团的保护、还原反应、氧化反应、重排反应、选择性合成反应及有机合成路线设计共 14 章构成。

本书可作为高等院校制药工程、药学及化工类专业本科生、研究生有关课程的教材或参考书，也可供有关领域研究人员和工艺技术人员阅读参考。

图书在版编目（C I P）数据

药物与精细有机品合成 / 宋航，薛伟明主编；李子成，卢宇靖，陈新副主编. --2 版. -- 北京：高等教育出版社，2024.5

ISBN 978-7-04-061521-0

Ⅰ. ①药… Ⅱ. ①宋… ②薛… ③李… ④卢… ⑤陈… Ⅲ. ①药物化学－精细化工－有机合成－高等学校－教材 Ⅳ. ①R194.5

中国国家版本馆 CIP 数据核字（2024）第 013726 号

Yaowu yu Jingxi Youjipin Hecheng

策划编辑 刘 佳　　责任编辑 刘 佳　　封面设计 姜 磊　　版式设计 杨 树
责任绘图 邓 超　　责任校对 吕红颖　　责任印制 沈心怡

出版发行 高等教育出版社
社　　址 北京市西城区德外大街 4 号
邮政编码 100120
印　　刷 涿州市星河印刷有限公司
开　　本 787mm × 1092mm 1/16
印　　张 32.25
字　　数 740 千字
购书热线 010-58581118
咨询电话 400-810-0598
网　　址 http://www.hep.edu.cn
　　　　 http://www.hep.com.cn
网上订购 http://www.hepmall.com.cn
　　　　 http://www.hepmall.com
　　　　 http://www.hepmall.cn
版　　次 2009 年 1 月第 1 版
　　　　 2024 年 5 月第 2 版
印　　次 2024 年 5 月第 1 次印刷
定　　价 67.00 元

物 料 号 61521-00

编委会成员

主编　宋　航　薛伟明

副主编　李子成　卢宇靖　陈　新

编　委（以姓氏笔画为序）

卢宇靖（广东工业大学）

李子成（四川大学）

宋　航（四川大学）

陈　新（武汉轻工大学）

徐学涛（五邑大学）

程纯儒（四川轻化工大学）

薛伟明（西北大学）

刘　娟（西北民族大学）

杨羚羚（西华大学）

张慧珍（临沂大学）

赵　玲（武汉轻工大学）

黄　帅（西南交通大学）

熊　壮（五邑大学）

第二版前言

制药工程技术是建立在药学、生物技术、化学、工程学以及管理学等基础上的交叉学科，是化学工程和制药类的前沿学科领域。在我国，制药工程专业涉及包括化学制药、生物制药、中药制药以及制剂工程等范围较广的工程技术学科方向。在制药工程专业教育知识体系结构中，药物化学合成是其重要的基础之一。因而药物合成类的课程一直是不少高等院校制药工程专业的必修课程。

本书第一版为普通高等教育“十一五”国家级规划教材，基本满足了我国制药工程专业人才培养的有关需求。近十年来，制药工程专业知识体系、教学目的、教学方式方法及教育理念已发生了较大的变化，尤其是我国工程教育认证十余年的实践、国家级和省级一流专业建设的启动、制药产业智能制造对人才的新要求等，作者结合十余年的使用经验，对第一版作了较大的改动，目的在于汲取新鲜力量、融入先进理念、采纳新发展的方式，等等。

第二版教材汇集了实力更加雄厚的编写队伍，包括教育部制药工程专业本科教学指导委员会主要骨干成员，以及其他长期从事教学科研工作的制药工程专业教学骨干。编者所在院校包括国家“双一流”建设大学、“双一流学科”建设大学、“211”大学以及普通地方院校。

在充分汲取其他优秀教材精髓，吸纳现代制药及精细有机品合成新理论、新技术的基础上，也进一步考虑现代智慧教学方式的发展，编者对教材内容作了较大程度的优化，使其具有如下基本特色：

1. 着眼于培养制药工程专业全面的知识、素质和能力考虑，本书所涉及的内容包括：绪论、卤化反应、硝化与重氮化反应、酰化反应、多重键的形成、缩合反应、碳环化反应、杂环化合物的合成与反应、官能团的保护、还原反应、氧化反应、重排反应、选择性合成反应、有机合成路线设计，与现有教材相比具有完整性和系统性。

2. 在各有关章节编排中，既考虑经典的人名反应或基础反应，结合反应机理表述反应过程和可能存在的副反应，又引入一些不常见或基础有机化学中未出现的反应类型，开阔学生的视野；在碳环化反应章节，增加休克尔分子轨道理论的简单介绍，使学生对周环反应中环加成或电环化反应机理的认识进行深入了解，对于产物结构或构型有理性的认识；将多肽与生物大分子一章的内容并入官能团的保护一章，同时将氨基和羟基的酰化、烃基化和醚化（硅醚化）等内容放在该章使本书更有条理性；增加重排反应一章，将原来散布于各章中的重排反应类型归纳到这章中，使教材更具完备性；在选择性合成反应一章中，适当增加有机金属催化反应的机理，让学生了解有机金属催化剂在转化中怎样控制产物的立体结构；化学计量不对称合成中，加进手性源合成法，使选择性合成反应类型更加完善。

3. 借助多年从事药物合成教学的丰富经验,引入了一些具有化学制药中具有典型特点的应用实例,更有利于理解和掌握有关的反应类型在药物及精细有机品合成中的应用。原则上,所举例的目标化合物的合成过程不超过6步反应,并详细描述合成步骤。

4. 在各章均给出相关的思考题和习题,并提供电子资源作为拓展训练,有利于课堂教学以外的自主教学,调动积极性、发挥学生主动性、巩固课堂内容。

5. 编写教材的作者绝大多数具有丰富的教学经验,所在的制药工程专业已通过中国工程教育认证,进入世界工程教育第一方阵,能够更好地理解、体现教材中的目标导向、能力培养等现代工程教育急需持续改进的问题。并且大多数作者所在专业入选国家级“一流专业”建设或国家级“一流课程“建设,将有利于在教材中引入或融入一些新的课程建设理念、内容及方法等。

本书的主要内容已在国内若干所高等院校教学中讲授多年,并不断修改。本书可作为高等院校医药化工类以及化学等与药物相关或相近专业的本科生、研究生作为教材或教学参考书,也适合在制药领域从事药物合成以及在精细化学品领域从事技术研发人员等作为参考书。

全书共由14章构成,宋航、薛伟明任主编,李子成、卢宇靖、陈新任副主编。各章主要撰写人员分别为:第1章:宋航、李子成(四川大学);第2章:薛伟明(西北大学);第3章:熊壮(五邑大学);第4章:卢宇靖(广东工业大学);第5章:赵玲(武汉轻工大学);第6章:刘娟(西北民族大学);第7章:杨羚羚(西华大学);第8章:李子成(四川大学),第9章:黄帅(西南交通大学);第10章:张慧珍(临沂大学);第11章:徐学涛(五邑大学);第12章:陈新(武汉轻工大学);第13章:程纯儒(四川轻化工大学);第14章:李子成(四川大学)。本书在编写中引用了一些文献,由于篇幅有限,本书仅列出其中的主要部分,在此谨向所有著作权者表示诚挚的感谢。

制药工程是我国设立时间尚不够长的制药领域的工程技术专业,制药工程技术领域发展快速,一些问题还有待进一步研究和探讨。加之编者的经验可能不很充分、水平有限,书中存在一些错误和不当,敬请使用者提出宝贵意见。

编　者

2023年春

第一版前言

医药是世界贸易增长最快的5 类产品之一，国际化趋势日趋显著。因此医药工业是社会发展的重要领域。而医药工业的发展是与制药工程技术的水平紧密相关的。制药工程技术在药物研究开发的产业化、商品化的过程中，具有关键的作用和地位。对药品不断增长消费需求，又促进和推动药物探索研究、制药工程技术等的发展。任何药物的探索与研究成果，只有通过制药工程技术，将其制成符合规范的药品，才能实现其价值。

现代医药工业的发展要求制药工程学科的支撑，对制药工程学科的发展提出了迫切的要求。而另一方面，原有的由药学、工程技术和管理等院系分别培养，掌握单一学科门类知识的人才已不能适应现代制药业对制药人才的需求。现代制药业需要掌握制药过程和产品双向定位，具有多种能力和交叉学科知识的复合型制药工业人才。他们将集成各种知识，有效地优化药物的开发和制造过程。在这样的背景下，制药工程技术专业人才成为当今社会的急需人才，近十年来制药工程专业的教育在国内外逐步开展起来。

制药工程技术是奠定在药学、生物技术、化学、工程学以及管理学等基础上的交叉学科。在我国，制药工程专业涉及包括化学制药、生物制药、中药制药以及制剂工程等范围较广的工程技术学科方向。在制药工程专业教育知识体系结构中，药物化学合成是其重要的基础之一。因而有关药物合成类的课程一直是不少高等院校制药工程专业的必修课程。

现有的药物以及精细有机品合成的教材，主要适合于药学专业以及化学等专业的教学需要，其基本内容也是制药工程专业所必需的基础。但作为制药领域的工程技术专业，制药工程专业与药学等理科专业不同，更为强调工程知识的应用性和目标导向。现有药物合成以及精细有机品合成教材的一些内容和编排方式，尚不足以满足制药工程教学的需要。

本书作者经过近十年的制药工程专业教学实践，以及拓宽制药工程专业使之能适应较广的产业需求范围的考虑，借鉴在我国制药工程专业教育发展较早、各具特点的四川大学、西北大学、重庆大学以及云南大学等的教研成果和经验，编写出这本药物与精细有机品合成的教材，努力为我国制药工程专业教育的发展做出一些贡献。

在药物与精细有机品合成的教学中，引入了药物与精细有机品合成基础技术，希望借此加强读者对整个药物研究、生产过程的认识。要求读者在掌握整体知识框架的基础上，注意逆合成分析策略的学习和应用能力培养，必须能自己设计合成路线、实验方案，并能对合成路线和实验方案采用工程的方法进行优选。为此，本书力求反映出以下几方面的考虑或特点：

1. 与国内外以反应类型分类的章节编排方法不同，采用目标产物的结构类型编排章节。希望有利于形成目标导向的工程应用观念，有利于培养学生实现明确目标的创造性思维的能力。

2. 充实可能在基础有机化学等先行课程教学中普遍不够重视的杂环化学、多肽化学等领域的内容。首先，因为现代药物中杂环结构层出不穷，不具备这方面的知识，在药物制造工艺上将只能是亦步亦趋，很难有创新和突破性发展；其次，近年多肽等生物医药在市场上的份额呈快速增长趋势，虽然生物工程方法也可以制备多肽，但是化学合成方法凭其独有的优势占据不可取代的位置。

3. 在介绍各类化合物的合成制备方法时，与以往教材中的全部抽象叙述不同，为每个三级标题配备一至两个具体药物或精细有机品合成工艺实例，在增加可读性和趣味性的同时，能增进具体感性认识。

4. 在合成设计一章以及其他相关章节中，尽可能多一些通过合成设计取得工程或经济效益的例子，使读者能较好地感受和理解合成设计的重要性。

5. 同很多优秀教材一样，对教材中的各类重要反应都做到引之有据，标明参考文献，便于求证和深入学习。

6. 为了方便学生理论联系实际，巩固所学知识和技能，在每章后面附有习题。习题务求具有针对性。

本书的主要内容已在国内几所高等院校教学中讲授多年，并多次修改和完善。该书可作为高等院校制药工程类，以及化工类和化学类等与药物相关或相近专业的本科生、大专生的教材或教学参考书，也适合在制药领域从事药物合成以及在精细有机品领域内从事技术研发人员等作为参考书。

全书共分八章，宋航担任主编，罗有福担任副主编。各章撰写人员分别为：第一章，宋航，罗有福；第二章，罗有福，宋航；第三章，侯长军，兰作平；第四章，李子成；第五章，蔡开勇，侯长军；第六章，樊君；第七章，高诚伟，余洛汀；第八章，罗有福。本书在编写中引用了一些文献，由于篇幅有限，本书仅列出其中的主要部分，在此谨向所有著作权者表示诚挚的感谢。

制药工程是我国设立时间尚不够长的制药领域的工程技术学科，制药工程技术领域发展快速，一些问题还有待于进一步研究和探讨。加之作者的经验尚不够多、水平有限，书中存在一些错误和不当，敬请使用者提出宝贵意见。

编　者

2008 年 6 月

目　　录

第1章　绪　　论

1. 课程目标

了解药物与精细有机品的概念和内容，了解文献的获得方法和如何学好本课程，掌握三大反应机理及主要影响因素。

2. 重点和难点

重点：三大反应机理及文献获得方法。

难点：如何学好本课程。

引　　言

药物与精细有机品合成是在学习了有机化学基础后的一门针对制药工程专业的课程，通过本章的学习，能够掌握化学反应的三大机理，并根据反应机理来选择试剂、催化剂、溶剂类型等工艺条件。通过本课程中反应机理的学习，能进行反应条件的优化设计，提高收率，分析反应中或制剂研究中杂质的来源，并根据杂质的结构提出抑制副反应发生的工艺条件；能够较快地获得和利用文献资料，为药物的研发和生产服务。

1.1　药物与精细有机品合成课程的目的、任务和意义

1.1.1　药物与精细有机品合成课程的目的

人类的生活与化学合成之间已经形成了密不可分的联系，我们从自然界能获得的直接应用于日常生活的有机化学品数量是非常少的，除了如淀粉、蔗糖作为食物，从天然动植物中提取的成分作为药物外，绝大多数都需要化学合成。以石油炼制获得的芳烃、烷烃、烯烃等作为基础化工原料，通过化学合成技术，形成结构多样、性质各异的化合物，满足人类各方面的需要。随着有机合成技术的发展，有机化合物的数量得到了极大的增长，初步估计，现在已经有一千多万种有机化合物，而且其数量还在以极快的速度增加。目前世界上临床治疗药物已达几千种，其中化学合成药物占70%以上，药物的开发经历了发现、发展和设计三个阶段，但绝大多数都离不开化学合成。除了药物外，我们使用的很多化学品属于精细有机

品范畴，如染料、颜料、农药等，许多也是通过化学合成得到的，因此，学习有机合成对于人类的发展非常重要。

1. 药物与精细有机品的定义

药物是指具有预防、治疗及诊断疾病作用的物质，一般包括化学药、中药和生物药物。化学药是指用于治疗和诊断疾病的化合物的统称。中药是以中医药理论为指导，用于预防和治疗疾病并具有康复与保健作用的天然药物及其加工品。利用生物体、生物组织、细胞、体液等制造出的一类用于预防、治疗和诊断的制品称为生物药物。目前，化学药在临床治疗中占主导作用。人类可以通过生物发酵和天然产物提取等直接得到药物，如青霉素 G、红霉素、青蒿素等。也可以利用基础化工原料、天然产物提取物、发酵产物等作为中间体，再通过化学合成方法得到药物，如以水杨酸、苯肼作为中间体合成阿司匹林、安替比林；以发酵产物 6－APA、7－ACA 或红霉素作为中间体，通过化学合成方法进行衍生化得到青霉素类、头孢菌素类或阿奇霉素药物；对紫杉叶片中提取得到的 10－DAB 进行化学修饰，得到紫杉醇等。

精细有机品的范围则更广泛，包括 11 个产品类别：① 农药；② 染料；③ 涂料；④ 颜料；⑤ 试剂和高纯物质；⑥ 信息用化学品；⑦ 食品与饲料添加剂；⑧ 黏合剂；⑨ 催化剂和助剂；⑩ 化学药品(原料药)和日用化学品；⑪ 高分子聚合物中的功能高分子材料。

精细化学工业是生产精细化学品工业的通称，简称“精细化工”。精细化学品的含义，国内外迄今仍在讨论中。目前，精细化学品通常具有以下特点：

(1) 具有特定的功能和实用性特征。

(2) 技术密集程度高。

(3) 小批量，多品种。

(4) 生产流程复杂，设备投资大，对资金需求量大。

(5) 实用性、商品性强，市场竞争激烈，销售利润高，附加值高。

2. 药物与精细有机品合成课程的目的

学习药物与精细有机品合成课程的目的是在学习了基础有机化学后，通过进一步学习有关合成反应及其反应机理，特别是反应影响因素，能对目标化合物进行逆合成分析，拟定药物或中间体合成路线，并能了解大概的反应条件，从而对设计的合成路线的优缺点进行判断和选择；或者通过文献查阅，利用所学有机反应知识对各条合成路线进行分析判断，选择最佳路线。

1.1.2 药物与精细有机品合成课程的任务

药物与精细有机品合成课程的主要任务包括，通过对基础有机反应的进一步学习达到：① 能够设计和选择最佳合成工艺路线；② 能在实验室进行工艺条件的优化，包括：原料选择、原料配比、反应溶剂、反应温度、反应时间、催化剂、纯化方法等工艺参数的优化，探索出各步反应的最佳条件，为工业化放大提供基础参数。

1.1.3 药物与精细有机品合成课程的意义

药物与精细有机品合成课程作为制药工程领域的主要专业课，在原料药和一般精细有机品合成中具有重要的应用，在原料药合成中，除了原料和反应条件选择、目标产物收率外，杂质也是非常重要的研究对象，杂质的产生可以根据其结构，通过反应机理的分析，适当优化反应条件来加以抑制，或根据杂质结构与目标化合物差异，找到合适的分离条件；该课程在制剂研究中也具有重要地位，原料药在进行制剂加工过程中常常受到高温、溶剂或辅料的酸碱性、光照等因素的影响而出现新的杂质，这也可以通过有机合成反应机理进行推断其产生原因，从而找到应对办法。因此，该课程在原料药、制剂、药物中间体和其他化学品合成中具有十分重要的应用。

1.2 药物与精细有机品合成课程的地位

1.2.1 本课程与有机化学课程和有机合成课程的关系

药物与精细有机品合成与有机化学、有机合成有什么异同呢？第一，有机化学是药物与精细有机品合成和有机合成的基础课和先行课。第二，药物与精细有机品合成与有机合成在研究方法上基本相同，但是前者更为强调用已知的反应来组建特殊的目标分子，即精细有机化学品或药物；而这些特定的目标化合物在产品质量上往往有特殊的要求，比如药物，在生产工艺和产品杂质上有严格要求；而有机合成更强调新反应、新方法、新试剂等理论性研究和基础性研究。第三，有机合成中研究的新反应、新方法、新试剂一旦成熟后，就可用于药物与精细有机品合成。第四，药物与精细有机品合成中碰到的实际问题可能反过来推动或促进有机化学、有机合成中基础理论的研究。

1.2.2 药物与精细有机品合成与原料药工艺开发

原料药制备研究是一个复杂的过程，存在很多特殊的情况和问题，但是无论其如何复杂和特殊，都遵循一般规律性的要求，即工艺要可行、稳定，能够工业化生产，同时必须能制备出质量合格的原料药。因此原料药制备的研究必然要遵循一个共有的原则，以实现共同的目的。在选择原料药合成工艺路线时，需要注意以下几点：

(1) 原料来源广泛、价格便宜；

(2) 反应条件温和，最好没有高温、高压条件的要求；

(3) 各步反应收率较高，如果有收率较低的步骤，最好放在工艺前面阶段；

(4) 对于复杂结构原料药的合成最好能采取平行合成法得到两个片段，最后一步进行连接；

(5) 反应产生的“三废”尽可能少。

1.2.3 药物与精细有机品合成与药物创制

化学合成在新药的创制上具有举足轻重的作用。

随着世界各国对药品知识产权保护力度的加大,我国很难仅仅依靠原料药的仿制在医药领域获得长足的发展。国家创新机制的逐步完善为创制一类新药提供了广阔的平台和用武之地。众所周知,新药的开发是一个投资巨大、风险很高、时间较长的过程。它涉及计算机科学、药物化学、药物合成、制剂学、模式生物科学、临床医学、药理学、毒理学等多学科领域。其中药物合成占有非常重要的地位。通常,通过计算机辅助药物设计和虚拟筛选,获得的具有潜在治疗活性的小分子化合物结构,再采用化学合成手段制备得到这些化合物的纯品,供体外、体内试验。如果发现效果好,且毒副作用小的话,将会进入临床研究,这就需要获得更大量的小分子化合物纯品。在具有开创性的研究中,特定的小分子化合物通常是首次合成,需要合成工作者运用有机合成和合成设计的知识来设计合成路线,并通过具体实验实现这些小分子化合物的高效合成。

在很多情形下,小分子药物的获取常常成为整个新药研发的瓶颈,这是因为一方面在计算机药物设计的时候要求设计出的系列小分子具有分子结构的多样性,这种多样性使得很难通过一条或少数几条合成路线实现,极端的情况是一种化合物就需要特定的一条合成路线。新药研究中小分子的获取速度是关键,而不在乎合成有多么复杂,多么具有创新性。我们知道合成路线研究是一个比较耗时的工作,因此会在这个阶段耗费很多时间。

从合成的角度出发,是希望通过类似的几步化学反应合成出尽可能多的化合物,这就要求目标化合物之间的结构差异性不大,从而提高反应成功的概率。这样,快速合成化合物与结构多样性要求之间就产生了矛盾。为了解决这一矛盾,有机合成领域出现了组合化学,组合化学已经在多肽的合成上获得了成功,近年来在具有杂环结构的有机化合物中也取得了可喜进展,但其适用面远远不能满足药物研发对结构多样性的需要。三十多年前兴起的点击化学(click chemistry)看来是很有希望的合成手段。有人预言,这项技术甚至可能引起有机化学的革命。其功效究竟如何,只有让时间和实践来检验。

创新药物的研发过程一般包括以下六个阶段:

(1) 确定目标化合物:通过文献调研、药效学筛选试验或其他有关基础研究工作,确定所需要进行研发的化合物。

(2) 设计合成路线:根据目标化合物的结构特性,参考国内外相关文献,综合分析,确定一条工艺简单、成本合理、收率相对较高、产品易于纯化的合成路线。

(3) 制备目标化合物:通过化学反应、生物发酵或其他方法制备出质量符合要求的目标化合物,为产品进行结构确证、质量控制等药学方面的研究,以及药理毒理研究和临床研究提供合格的样品。

(4) 结构确证:经过物理或化学的方法,准确无误地确证目标化合物的结构(包含立体结构)。

(5) 工艺优化:综合考虑工艺路线的反应条件、环保情况、产品精制与纯化的可行性、原材料获得的难易程度等对生产工艺进行优化。

(6) 中试放大研究、工业化生产：通过对中试、工业化生产工艺路线的研究，确定稳定、可行的工艺，为药物的制剂生产提供符合要求的原料药。

化学合成是实现中药现代化的重要手段之一。以传统中药为新药创制的来源被广泛认为是有希望赶超西方发达国家的方法，原因有二：一是我国中药资源丰富，民间验方数量庞大，为我们创制新药提供了可靠的物质保障；二是大自然鬼斧神工，来自天然产物的小分子具有结构多样性的特点，很多天然产物立体结构复杂，采用现代合成化学技术进行全合成还是比较困难的。化学合成在该领域的作用在于可采用天然产物活性成分为先导，进行结构修饰，这种修饰可以是半合成，也可以是将活性成分进行结构简化后的全合成。

1.3 药物与精细有机品合成中的反应类型

在药物与精细有机品合成中，涉及许多的单元反应，反应类型是多种多样的，有氧化反应、还原反应、重排反应、缩合反应、卤化反应等，那么怎样更好地掌握反应中的规律呢？按照化学反应的特点，可以将反应分为极性反应、自由基反应和协同反应三种类型，掌握这些反应的特点对于理解有机反应是十分重要的。

1.3.1 极性反应

极性反应包括亲核反应和亲电反应，又称为离子型反应，即亲核试剂与亲电试剂之间的反应。极性反应是指在反应过程中有正负离子中间体产生的反应，这类反应通常需要在酸碱条件下，通过质子化或去质子化产生正负离子，然后与带相反电性的基团进行反应。而产生正负离子的酸碱条件与反应底物的性质有很大关系，如乙酸乙酯要生成 $^{-}CH_2COOCH_2CH_3$ 需要使用乙醇钠，而丙二酸二乙酯要形成 $^{-}CH(COOCH_2CH_3)_2$ 则使用氢氧化钠即可，使用丙二腈时则使用碳酸钠（钾）即可形成 $(CN)_2CH^{-}$。

亲核试剂为电子对给予体，在反应过程中给出电子或未共用电子的方式与其他分子或离子形成共价键。亲核试剂是具有未共用电子对的中性分子（羟基化合物、氨基化合物等），负离子（碳负离子、氧负离子等），烯烃、炔烃和芳烃等含有 π 键的分子。在反应中，亲核试剂易于提供其未共用电子，与缺电子分子或正离子结合生成产物。

亲电试剂为电子对接受体或称为亲电体，在反应中提供能量较低的空轨道接受亲核试剂的电子对，形成共价键。亲电试剂可以为电中性的分子，也可以是带正电荷的离子，如卤代烃 RX 在 $AlCl_3$ 催化下生成 $R^{+}AlCl_4^{-}$，与芳环发生傅雷德－克拉夫茨（Friedel－Crafts）烃基化取代反应（傅克反应）的烷基正离子，还可以是含有可极化或已极化共价键的分子偶极的正端，如卤素与烯烃亲电加成反应中的卤素。

亲核反应又可以分为亲核取代反应和亲核加成反应，如卤代烃与烷氧负离子（由醇或酚与醇钠、碳酸钾等反应形成）反应形成醚称为亲核取代反应，亲核取代反应又包括单分子亲核取代（S_N1）和双分子亲核取代（S_N2）两种，在单分子亲核取代反应中，带有易离去基团的分子首先形成碳正离子，然后亲核试剂可以从具有平面结构的正碳离子的上或下方进攻，从而形成两个异构体，如果原来带有易离去基团的碳为手性的，则形成外消旋体，反应立体选择性差；双分子亲核取代反应中亲核试剂绝大多数是从易离去基团的背面进攻的，形成构型翻转的产物，少数情况是从同面进攻形成构象保持的产物，如手性醇与氯化亚砜在醚类溶剂中发生的亲核取代反应得到构型保持的氯化物。氨基化合物与烯烃之间的加成是由带有孤对电子的 N 原子首先进攻烯烃双键一端，形成碳负离子，然后再与质子结合形成氨基化合物，称为亲核加成反应，反应机理如下：

亲核取代反应 $RO^- + R_2C(R_1)(R_3)X \longrightarrow RO^{-}\cdots C(R_1)(R_2)(R_3)\cdots X \longrightarrow ROC(R_1)(R_2)R_3$

$(X=Cl, Br, I, OTs)$

亲核加成反应 $RNH_2 + CH_2{=}CHCN \longrightarrow$ $RNH_2{:}$ → $CH_2{=}CHCN$ $\longrightarrow$

$R-\overset{+}{N}H_2-CH_2\overset{-}{C}HCN \longrightarrow RNHCH_2CH_2CN$

亲电反应也可以分为亲电取代反应和亲电加成反应。亲电取代反应是带正电荷的基团与亲核试剂之间的交换反应，如卤素、酰氯等与芳烃的反应；亲电加成反应则是由带有正电荷原子或基团及易于极化的中性分子与烯烃或炔烃之间的加成反应，如溴与烯烃、卤化氢与烯烃的加成等。反应机理如下：

亲电加成反应

$\| + Br-Br \longrightarrow \|\cdots\overset{+}{Br}\cdots Br^- \longrightarrow$ (溴鎓离子 $H_2C-\overset{+}{Br}-CH_2$) $+ Br^- \longrightarrow$ $HHC(Br)-C(Br)HH$ + $BrC(HH)-C(HH)Br$

亲电取代反应

苯 $+ RCl \xrightarrow{AlCl_3}$ 苯 $R^+\ \overset{-}{AlCl_4} \longrightarrow$ $\overset{+}{}$(R)(H)环己二烯基正离子 $\xrightarrow{-H^+}$ 苯—R

极性反应除了受到底物和酸碱催化剂影响外，还受到反应温度、溶剂极性等影响，一般而言，极性溶剂因与离子发生溶剂化使正负电荷分散，有利于正负离子的形成，对反应有利。

1.3.2 自由基反应

自由基反应是指反应过程中通过自由基参与的反应，其反应过程包括：链引发、链增长和链终止三个步骤。中性分子在光、热、自由基引发剂等作用下，发生分子内共价键的均裂而形成带有单电荷的碎片(基团或原子)，称为自由基，其机理如下：

链引发 $Cl_2 \xrightarrow{h\nu} 2Cl\cdot$

链增长

$-CH_3$ + $Cl\cdot$ ⟶ $-\dot{C}H_2$ + HCl

$-\dot{C}H_2$ + Cl_2 ⟶ $-CH_2Cl$ + $Cl\cdot$

链终止

$-\dot{C}H_2$ + $Cl\cdot$ ⟶ $-CH_2Cl$

$-\dot{C}H_2$ + $-\dot{C}H_2$ ⟶ $-CH_2\cdot CH_2-$

$Cl\cdot$ + $Cl\cdot$ ⟶ Cl_2

自由基反应一般使用卤代烃作为溶剂，氧气能与 Cl·自由基形成活性差的·ClO_2，影响反应的进行，因此应避免氧气的存在。

1.3.3 协同反应

协同反应是一类旧键断裂和新键形成同时发生的反应，这类反应特点是不受溶剂、酸碱催化剂等的影响，只与反应温度或光照有关。反应机理是通过一个环状过渡态进行，反应具有较高的立体选择性，反应遵守分子轨道对称守恒原理(伍德沃德－霍夫曼规则)，即反应物和产物的分子轨道对称性在反应过程中是守恒的。协同反应包括狄尔斯－阿尔德(Diels-Alder)反应、电环化反应和 σ－迁移反应，其机理如下：

$\xrightarrow{\triangle}$ 六元环过渡态 ⟶

根据分子轨道对称性守恒，[2+2] 环加成反应对光照是对称性允许的，对加热是对称性禁阻的；[2+4] 环加成反应对光照是对称性禁阻的，对加热是对称性允许的，这将在后面相关章节进行介绍。

1.4 药物与精细有机品合成课程的学习方法

完成一个药物的生产包括了诸多内容，既要有路线设计和筛选，还要有工艺研究。工艺研究又涉及实验设计、过程监测，还要有最终产品的质量检验。真正掌握药物与精细有机品合成，既要有理论学习，还要有实验训练。这门课程要求读者对基本反应比较熟悉，对一个特定的反应，既要能根据原料和试剂写出产物的结构，还要根据产物结构提出适当的合成方法。所以对基本反应和逆合成分析的学习都非常重要。课程学习的最终目的是要求读者能够根据文献和路线设计知识，选择或设计特定目标分子的最佳合成路线，为工艺研究和生产制备打下坚实的基础。

1.4.1 分析归纳，加深记忆

学习过程中，要善于分析各类有机反应的机理、条件和影响因素，寻找一般规律，及时归纳总结，加深记忆。总结的过程实际上是将知识系统化的过程。知识系统化就是通过分析、综合、抽象、概括、比较、归纳等思维活动，将知识归类，形成知识系统，建构整体知识结构。认知学习理论认为，个体的学习是新知识与已有知识结构的相互作用过程。要使新知识纳入原知识结构中，必须对新知识信息进行加工整理，使之成为有序结构，以便于新知识信息的编码存储，并使原认知结构改组和升级。杂乱无章的知识是无法在头脑中建立有序的联系的。因此，只有及时进行知识的归纳总结，才能从繁杂而琐碎的合成化学反应的学习中理出头绪，才能真正学好药物与精细有机品合成这门课程。

例如，我们在学习卤化反应一章时，怎样进行归纳总结呢？首先，对卤化试剂进行归类，其包括单质卤素、硫酰氯、卤化氢、氯化亚砜、三卤化磷、五卤化磷、三卤氧磷、卤素与三苯基磷、四卤化碳－三苯基膦（Rydan 试剂）等，反应底物包括烷烃、烯烃、炔烃、芳香化合物芳环和侧链烷基、醇、羧酸等，在总结了卤化试剂和反应底物后，进一步总结各种卤化试剂可以与哪些底物进行反应，反应机理又包括自由基取代和自由基加成反应、亲电取代反应、亲电加成反应和亲核取代反应等，然后对反应条件、产物结构进行总结，最后对特殊性进行归类，如溴化氢与烯烃、炔烃的加成反应一般得到反马氏产物，氯化亚砜与手性醇的亲核取代反应如果在醚类溶剂中反应，则得到构型保持的产物，在其他条件下则得到构型翻转产物。将卤化物的制备方法总结如下。

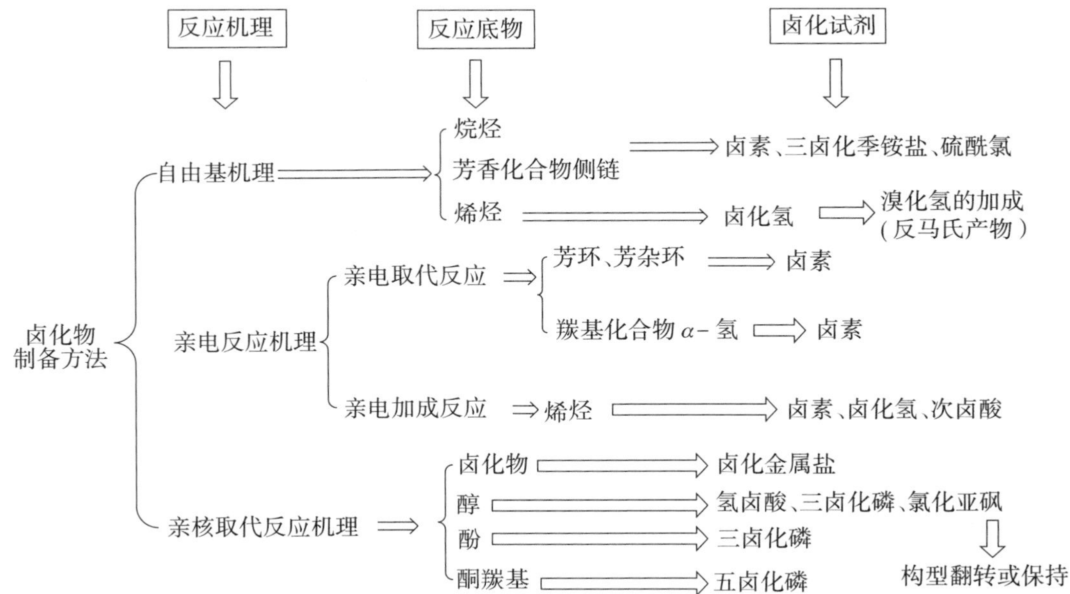

以上按照反应机理、反应底物和相应卤化试剂进行了归纳。也可以按照卤代烃种类对其合成方法进行归纳：

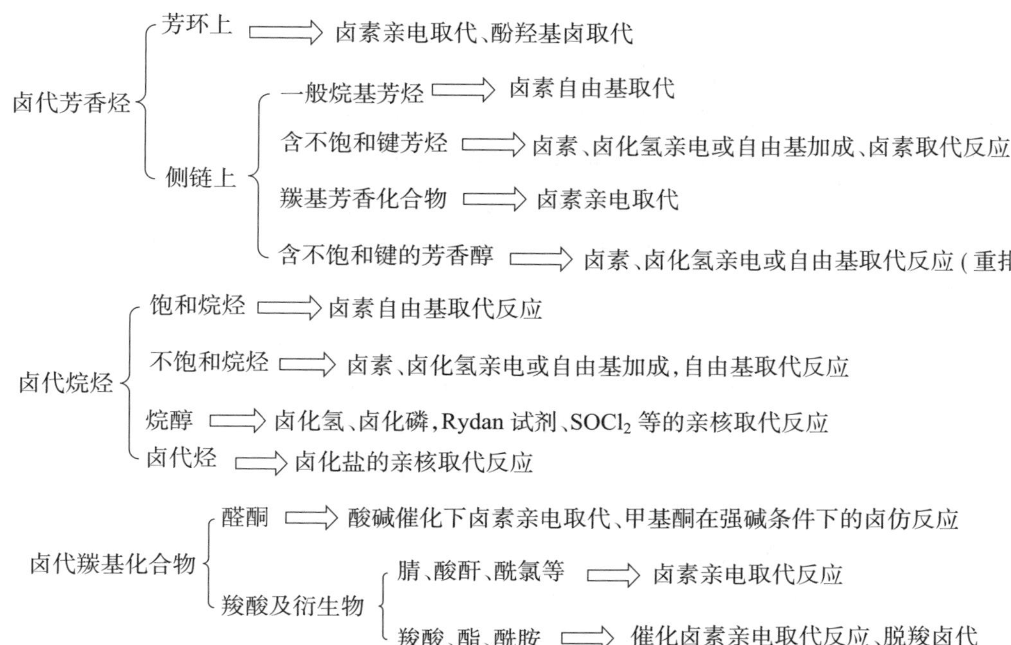

总之,找到一种适合自己记忆的方式,及时对所学知识进行总结,对于掌握繁杂的有机合成反应是非常必要的。同时,反应条件也是非常重要的,相同底物在不同反应条件可能得到完全不同的产物,包括化合物骨架的不同和立体结构的不同,这可以通过反应机理来进行剖析。

1.4.2 理论联系实践

药物与精细有机品合成涉及采用不同原料,通过不同途径,在不同的条件下,合成不同的药物或精细有机品的研究,该学科理论性强、操作复杂。因此,学习过程中,要立足于各类反应的通性和一般规律的学习。同时,注意各类反应的特性、具体反应条件、应用和限制。知识的应用比学习知识更重要。知识的应用是指将获得的新知识用来解决练习性的课题或实际问题。应用知识是知识掌握过程的重要环节之一。通过知识的应用不仅可以促进知识的理解和巩固,而且使知识的理解和巩固得到检验。

在学习药物与精细有机品合成的过程中,知识的应用有两个途径:一是通过完成各类测试题来实现对所学知识的应用。这就要求读者善于独立思考,勤于动手,在教师的指导下,完成各类测试题。二是通过实验教学或科研实践,既要重视合成操作技能的培训,又要钻研典型药物的合成路线实例。通过实验培养自己动手能力,分析实验现象和出现的问题,与反应机理结合加以解决。

1.5 文献方法的重要性

有机合成化学不仅要探索新的合成反应试剂、合成方法,更要在已有知识的基础上不断发展创新,因此,了解已有的合成方法是非常重要的。那么,怎样获得这些知识呢?最重要的方法就是文献资料的查阅。

自20世纪90年代以来,网络就给化学家提供了简单且快速的服务系统。对化学知识的长期保存及系统的历史性工作还需要传统的图书馆及检索工具。然而,短期的信息几乎全部来自网络。一些主要的信息资源,如CA、Beilstein手册及Houben-weyl手册等,正在由电子化学文摘服务系统(Chemical Abstracts Services,尤其是SciFinder Scholar)及类似机构所替代。在图书馆查找化学期刊的工作正在被美国和欧洲的网络服务机构所代替,美国化学学会(American Chemical Society,ACS)的期刊网中有"全文"检索功能。

SciFinder是美国《化学文摘》(CA)的网络版数据库,由美国化学会下属的化学文摘服务社自行设计开发,是化学化工、药学、生物化学等领域重要的信息检索工具,分为SciFinder和SciFinder Scholar两个版本。前者主要供化学家、药学家及生物学家进行专业检索使用。后者主要针对大学研究人员、教师和学生设计,提供简单方便的多学科大范围检索,在大学及研究机构中广泛应用并享有盛誉。两者差别在于,SciFinder Scholar不具备序列检索、定题服务和数据图像分析等功能,其他基本一致。

SciFinder Scholar涉及化学、药学、生物学、生命科学、医学、化学工程、食品科学、农学、地质、材料学、物理学等多个学科,通过SciFinder Scholar检索平台,可以检索MEDLINE及以下5个子库。

(1) 文献数据库CAplus收录1907年以来150多个国家出版的9 500多种期刊及其他文献,包括化学、化学工程、生物化学等相关学科的期刊、专利、会议录、技术报告、图书等最新文献和1907年前的少部分文献记录,内容与印刷版和光盘版的CA基本相同。目前该数据库累计文献量超过3 000万条,每天更新3 000条以上。

(2) 结构数据库REGISTRY主要收录化学物质结构信息,包括有机化合物、生物序列、配位化合物、聚合物、合金、片状无机物等,全部有CAS登记号。目前该数据库物质记录总数超过9 000万条,最早可追溯到1957年,每天更新约7万条。

(3) 反应数据库CASREACT收录1907年至今的单步及多步反应信息,其主要来源有CAS提供的反应数据,InfoChem GmbH公司出版的ZIC/VINITI数据库(1974—1991),法国工业产权局1986年前的数据及Klaus Kieslich教授指导编辑的生物转化数据库。目前该数据库的反应记录超过1 000万条,文献记录超45万条,每周更新800~1 500条。

(4) 商业来源数据库CHEMCATS主要提供化学品来源信息,包括化学品目录、供应商地址、价格等。目前包含740余万条商业化学物质记录,来自655家供应商的793种目录。

(5) 管制数据库CHEMLIST提供1979年至今的受管制化学品的信息,包括物质特征、详细目录、来源及许可信息等,数据来自13个国家及国际性组织。目前化合物详细清单已累计超过23万种,每周更新记录50多条。

SciFinder Scholar数据库采用客户端/服务器模式,要求每个检索终端预先安装客户端检索软件。该软件在提供数据库使用的图书馆主页上都能免费获得。SciFinder Scholar客户端软件启动后,系统自动进入检索主界面。检索主界面分为菜单区、工具条区、检索区三个部分,检索区每个按钮是一种检索途径的入口。SciFinder的具体检索方法和技巧各高校图书馆都有专门的培训讲座。

小结

本章对化学反应类型进行了概括性总结。在学习和实践中，应抓住各类反应的机理特点，掌握反应底物、试剂、催化剂、反应条件等的影响进行及时的归纳总结，了解每类反应中的特例，同时，对文献方法的查阅也是学好这门课程非常重要的手段。

（宋航，李子成）

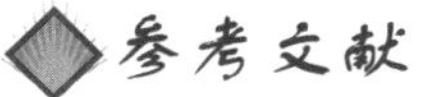

参考文献

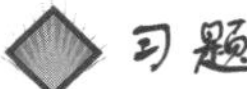

习题

1. 药物和精细有机品有何特点？
2. 药物与精细有机品合成与有机化学、有机合成之间有何差异？
3. 按照反应机理，有机反应主要有哪几类？其主要的影响因素有哪些？

第2章 卤化反应

1. 课程目标

掌握各种类型的卤化试剂的特点和针对的反应底物，以及底物结构和底物不同位置反应时的反应条件；掌握卤素和卤化氢与烯烃或炔烃的反应机理及产物结构；掌握卤化氢与羟基的置换反应机理及立体结构；了解如何通过不同的卤化试剂调节反应的选择性。

2. 重点和难点

重点：各类卤化试剂与不同底物反应的反应机理、位置、条件、影响因素。

难点：羰基 α 位卤化反应条件和反应方向。手性羟基取代时如何发生构型保持和构型翻转。不同反应位置时的反应机理和反应条件（或催化剂）。

引　言

在有机化合物分子中建立碳卤键的反应称为卤化反应。引入卤素原子可使有机分子的理化和生理活性发生变化，同时它也容易转化成其他官能团，或者被还原除去，因此，在药物合成中卤化反应的主要目的是：① 制备具有不同生理活性的含卤素有机药物；② 卤化物作为官能团转化中一类重要中间体；③ 提高反应选择性，卤素原子可作为保护基、阻断基等。

卤化反应机理有：亲电加成（大多数不饱和烃的卤加成反应）、亲电取代（芳烃和羰基 α 位的卤取代反应）、亲核取代（醇羟基、羧羟基和其他官能团的卤置换反应）及自由基反应（饱和烃、苄位和烯丙位的卤取代反应、某些不饱和烃的卤加成反应及羧基、重氮基的卤置换反应等）。另外，不同种类卤素的活性及碳卤键稳定性都有差异，氟化、氯化、溴化和碘化也各有其不同特点。

2.1 卤化反应机理

2.1.1 亲电反应机理

1. 亲电加成反应机理

大多数不饱和烃的卤加成反应，包括卤素对不饱和烃、次卤酸及次卤酸酯对烯烃、*N*－卤代酰胺对烯烃、卤化氢对烯烃等加成反应均属于亲电加成反应机理。

(1) 桥型卤正离子和离子对过渡态　在卤化剂 X—Q 对不饱和烃的亲电加成反应中，有两种过渡态形式：桥型卤正离子，或开放式碳正离子和卤素负离子的离子对形式。若以前者为主要形式，Q^- 从环的背面向缺电子的碳原子作亲核进攻，得到对向加成产物；若后者为主要形式，由于 C—C 键的自由旋转，经 Q^- 的亲核进攻，常常同时生成相当量的同向加成产物。

(Q=X, OH, RO, H, RCONH等；X=Cl, Br)

式中，Q 为卤素（X）时，反应为卤素对烯烃的加成；Q 为羟基（OH）或烷氧基（RO）时，反应为次卤酸或次卤酸酯对烯烃的加成；Q 为氢（H）时，反应为卤化氢对烯烃的加成；Q 为酰胺基（RCONH）时，反应为 *N*－卤代酰胺对烯烃的加成。

(2) 三分子协同亲电加成　三分子协同亲电加成，主要存在于卤化氢对烯烃的加成反应中：两分子的卤化氢各以不同的亲电和亲核部分与双键的两个碳原子形成过渡态，然后形成最终加成产物。加成到烯烃上的氢原子和卤素原子分别来自两个不同的卤化氢分子。

一般认为，反应中一分子卤化氢与烯烃首先形成 π 络合物，然后该络合物再与另一分子卤化氢发生分子间反应而生成卤化物。

2. 亲电取代反应机理

(1) 芳烃的卤取代反应　卤化剂在反应中形成卤正离子或偶极分子或带部分正电荷的 LX 偶极分子，再对芳环作亲电进攻、生成 σ 络合物或芳基—X—L 离子对，后失去一个质子或 L^-，生成稳定的卤代芳烃。

$$\text{苯} + X^+ \xrightarrow{\text{慢}} \left[\text{(+)}\!\!<^{X}_{H}\right] \xrightarrow[-H^+]{\text{快}} \text{C}_6\text{H}_5X$$

$$\text{苯} + \overset{\delta^+}{X}-\overset{\delta^-}{L} \xrightarrow{\text{慢}} \left[\text{(+)}\!\!<^{X-\bar{L}}_{H}\right] \xrightarrow{-L^-} \left[\text{(+)}\!\!<^{X}_{H}\right] \xrightarrow[-H^+]{\text{快}} \text{C}_6\text{H}_5X$$

(2) 羰基 α 位的卤取代反应　由于从定域的 σ 键获得电子比从共轭 π 键获得电子困难，一般饱和碳原子上的卤取代比芳烃的卤取代困难。但在 σ、π 共轭的C—H超共轭体系中，氢原子变得活泼而较易发生卤取代反应。例如，若在羰基 α 位有氢，则羰基 α－氢原子的亲电卤取代反应容易发生。羰基化合物在酸（包括路易斯酸）或碱（无机或有机碱）催化下转化为相应的烯醇形式后，更易和亲电的卤化试剂进行反应。和醛、酮性质相似，大多数羧酸衍生物的 α－卤代反应也属于亲电取代机理。

(3) 炔烃的卤取代反应　具sp杂化轨道的炔烃，因其C—H键较易解离，在碱性条件下和卤素的取代反应属于亲电取代反应。

2.1.2　亲核取代反应机理

醇羟基的卤置换反应、羧羟基的卤置换反应、卤化物的卤素交换反应和磺酸酯的卤置换反应等属于亲核取代反应机理。其亲核取代反应历程主要有单分子亲核取代反应（S_N1）和双分子亲核取代反应（S_N2）等，其中卤化剂均可简单理解为提供卤素负离子的试剂。

单分子亲核取代包括两步反应：醇反应物首先在适当条件下异裂为离子，形成的碳正离子与卤负离子迅速反应生成卤化产物。其中，第一步是反应速率决定步骤，易形成稳定碳正离子的反应物按照 S_N1 机理进行卤置换反应。由于卤负离子能以均等的机会从碳正离子平面的两侧进行亲核进攻，故主要得到外消旋的卤代产物。

$$R-L \xrightarrow{\text{慢}} R^+ + L^-$$

$$R^+ + X^- \xrightarrow{\text{快}} R-X$$

（L=OH, OSO_2R', Cl, Br等）

双分子亲核取代历程（S_N2）为协同反应，即旧键的断裂与新键的形成同时发生。卤负离子作为亲核试剂从离去基团（Z）的背面向反应物进攻，同时离去基团逐渐离开R基团，使原有键断裂，形成具有高能量的过渡态。然后，离去基团带着一对电子离开中心碳原子，生成构型反转的卤代产物。

$$R-L + X^- \longrightarrow \left[X^{\delta-}\cdots R\cdots L^{\delta-}\right] \longrightarrow R-X + L^-$$

（L=OH, OSO_2R', Cl, Br等）

2.1.3 自由基反应机理

1. 自由基加成

某些卤化氢或卤素对不饱和烃的加成反应属于自由基加成的机理。在加热、光照(可见光或紫外线)或自由基引发剂的条件下产生自由基,卤加成反应属于链反应历程,分为链引发、链增长和链终止三个阶段。其中,引发生成的卤素自由基对不饱和链的一个碳原子进攻,生成C—X键和碳自由基,后者和卤化剂Q—X反应,最终生成卤加成产物。双键上带有吸电子基团的烯烃在与卤素或卤化氢加成时活性较低,通过自由基加成却很容易进行,如乙炔与卤素加成后形成的1,2-二卤乙烯与卤素的进一步加成反应很慢,但在光照条件下却很容易。

链引发

$$Q-X \xrightarrow{h\nu} Q\cdot + X\cdot$$

$$R\cdot\text{(引发剂产生)} + Q-X \longrightarrow Q\cdot + R-X$$

链增长

$$X\cdot + \gt C{=}C\lt \longrightarrow \gt\underset{X}{C}-\dot{C}\lt$$

$$\gt\underset{X}{C}-\dot{C}\lt \xrightarrow{Q-X} \gt\underset{X}{C}-\underset{Q}{C}\lt + X\cdot$$

链终止

$$2\ \gt\underset{X}{C}-\dot{C}\lt \longrightarrow -\underset{X}{C}-C-C-\underset{X}{C}-$$

$$\gt\underset{X}{C}-\dot{C}\lt \xrightarrow{X\cdot} \gt\underset{X}{C}-\underset{X}{C}\lt$$

$$Q\cdot + X\cdot \longrightarrow Q-X$$

$(Q{=}H;\ X{=}Cl, Br)$

2. 自由基取代

脂肪烃的卤取代反应,包括烯丙位和苄位碳原子上的卤取代反应、羧酸的脱羧卤置换反应和芳香重氮盐的卤置换反应等,均属于自由基取代反应机理,分为链引发、链增长和链终止三个阶段。与自由基加成机理不同,卤化剂引发生成的Q自由基夺取脂肪烃C—H的氢,生成一个Q—H和新的碳自由基,后者和卤化剂Q—X中的X结合形成卤取代产物,并生成新的Q自由基。

链引发

$$Q-X \longrightarrow Q\cdot$$

链增长

$$Q\cdot + -\overset{|}{\underset{|}{C}}-H \longrightarrow Q-H + -\overset{|}{\underset{|}{C}}\cdot$$

$$-\overset{|}{\underset{|}{C}}\cdot + Q-X \longrightarrow -\overset{|}{\underset{|}{C}}-X + Q\cdot$$

链终止

$$-\overset{|}{\underset{|}{C}}\cdot + -\overset{|}{\underset{|}{C}}\cdot \longrightarrow -\overset{|}{\underset{|}{C}}-\overset{|}{\underset{|}{C}}-$$

$$-\overset{|}{\underset{|}{C}}\cdot + Q\cdot \longrightarrow -\overset{|}{\underset{|}{C}}-Q$$

$$Q\cdot + Q\cdot \longrightarrow Q-Q$$

(X=Br, Cl; Q=X, *t*-BuO, 琥珀酰亚胺-N—等)

2.2 不饱和烃的卤加成反应

2.2.1 烯烃和卤素的加成反应

1. 反应通式

卤素氟、氯、溴、碘均可与烯烃发生加成反应，得到二卤代烷烃。

$$R_1R_2C=CR_3R_4 + X_2 \longrightarrow R_1R_2CX-CXR_3R_4$$

氟是最活泼的卤素，与烯烃反应剧烈，在卤加成时易于发生取代、聚合等副反应，难以得到单纯的加成产物。因此，烯烃氟加成反应的应用价值很小。向药物分子中引入氟原子的方法主要是卤素－卤素交换反应。

碘对烯烃的加成大多属于光引发自由基反应。由于生成的C—I键不稳定，故碘加成反应是一个可逆反应，在过量碘自由基存在时可催化碘代烃的消除，又恢复为原来的烯烃。

氯或溴对烯烃的加成，是合成上最重要的卤素加成反应，由于氯或溴代烃具有足够的反应活性，因此，有机氯（或溴）化物常作为重要合成中间体。在卤素对烯烃的加成反应中，主要是氯或溴对烯烃的加成。

2. 反应机理

卤素对烯烃的加成反应属于亲电加成机理，根据不同的过渡态，反应主要生成卤素对向加成产物或同向加成产物。烯烃的氯或溴加成反应常以对向（*anti*）加成机理为主。

$$R_1R_2C=CR_3R_4 + X_2 \longrightarrow \underset{(anti)}{R_1R_2CX-CXR_3R_4} + \underset{(syn)}{R_2R_1CX-CXR_3R_4}$$

3. 影响因素

(1) 烯烃结构的影响　当双键上有苯基取代时，链状碳正离子可受苯环共轭效应而稳定。若苯基上具给电子基，则同向加成产物的比例随之增加。例如，化合物的溴加成反应主要得到对向加成产物；当其苯环上有甲氧基取代时，同向加成产物明显增加。

Br_2/CCl_4，2～5℃

X=H	88%	12%
X=OCH_3	63%	37%

(2) 不同卤素的影响　在溴加成反应中，因溴的极化能力强，易形成桥型卤正离子，生成产物以对向加成产物为主。而在氯加成反应中，由于氯的极化性比溴小，不易形成桥型氯正离子，则同向加成倾向增加。如 1－苯丙烯（E）或（Z）的氯加成反应，除了得到对向加成产物外，同向加成产物相对比例明显高于（X=H）溴加成的结果。

Cl_2/CH_2Cl_2，0℃

X=H	55%～56%	28%～29%
X=OCH_3	62%～63%	21%～23%

(3) 位阻的影响　在无位阻的脂肪直链烯烃中，由于双键平面上下方均有可能形成三元环过渡态，卤素离子优先进攻能使碳正离子更稳定的双键碳原子（如连有烷基、烷氧基、苯基的碳原子），最后得到对向加成的外消旋混合物。而在脂环烯的卤素加成反应中，卤素首先进攻在双键平面位阻较小的一面而形成桥型卤正离子，然后卤负离子从环的背面进攻有利于碳正离子的部位，生成反式－1,2－双直立键的二卤化物。对于刚性稠环烯化合物来说，这种对向加成的立体和区域选择性更为明显。如 Δ^5－甾体烯与溴反应时，因 20 β－甲基位阻而过渡态溴正离子三元环处于 α 位，然后溴负离子进攻 C－6，生成反式－5,6－双直立键的二溴化合物。

$Br_2/AcOH$，$AcONa/Et_2O$，20～25℃

(4) 卤加成的重排反应　如以下双键上有季碳取代基的烯烃的反应，除对向加成（a）外，也发生重排（b）：由于叔碳正离子稳定性使相邻甲基重排到过渡态碳原子上，随后失去质子得到氯代烯烃。

$$Me_3C(H)C{=}C(H)CMe_3 \xrightarrow[0°C]{CCl_4} \begin{cases} \text{a: } [\text{桥型氯正离子}] \xrightarrow{Cl^-} Me_3C\text{–}CHCl\text{–}CHCl\text{–}CMe_3 \quad 60\% \\ \text{b: } [\text{桥型氯正离子}] \to [Me_3C\text{–}CHCl\text{–}CH(Me)\text{–}C^+(Me)CH_3] \to Me_3C\text{–}CHCl\text{–}CH(Me)\text{–}C(Me){=}CH_2 \quad 40\% \end{cases}$$

4. 应用

烯烃的卤加成主要用于制备二卤代物。通常以对向加成机理为主,得到反式二卤代产物。不同取代基的烯烃,生成物的优势构型为外消旋产物。

$$\text{环己烯} \xrightarrow[CCl_4,\ -5\sim-1°C,\ 95\%]{Br_2} \text{反式-1,2-二溴环己烷}$$

当卤加成反应在亲核性溶剂(如 H_2O,RCO_2H,ROH 等)中,其亲核性基团 Nu^-(HO^-,$RCOO^-$ 或 RO^-)可进攻桥型卤正离子过渡态,反应生成 1,2-二卤代化合物和其他加成产物(如 β-卤醇或其酯等)的混合物。若在反应中提高卤负离子浓度(如添加 LiBr),则可提高 1,2-二卤代化合物的比例。

$$C_6H_5-CH{=}CH_2 + Br_2 \xrightarrow[25°C]{AcOH} C_6H_5-CH(Br)-CH_2Br + C_6H_5-CH(OAc)-CH_2Br$$

83%~91%	68%	32%
LiBr	84%	16%

相反,若改用 *N*-卤代酰胺作为卤化剂,则不会发生卤负离子的反应,上述反应则成为制备 β-卤醇的重要方法。同样,若采用等物质的量的醋酸银和碘生成亲电性更强的酰基次碘酸酐,则可生成 β-碘代醋酸酯。

$$\text{环己烯} \xrightarrow{I_2/AcOAg/Et_2O} \text{反式-2-碘环己基乙酸酯 (OAc, I)}$$

在光照或自由基引发剂催化下,氯或溴与烯烃在气相或非极性溶剂中可发生自由基反应,自由基引发剂为有机过氧化物、偶氮二异丁腈等。光卤加成特别适用于双键上具有吸电子基的烯烃。例如,丙烯腈很难直接进行卤加成反应,但在光照条件下通入氯气可顺利得到加成产物。

$$H_2C{=}CH{-}CN + Cl_2 \xrightarrow[h\nu,\ 10℃]{CCl_4} ClH_2C{-}\underset{H}{\overset{Cl}{C}}{-}CN$$

2.2.2 炔烃和卤素的加成反应

1. 反应通式

卤素对炔烃进行加成反应,主要得到反式二卤代烯烃。

$$R{-}{\equiv}{-}R' + X_2 \longrightarrow \text{(R)(X)C}{=}\text{C(X)(R')}$$

2. 反应机理

炔烃的溴加成反应,一般为亲电加成机理,主要得到反式烯烃;炔烃和碘或氯的加成反应,主要为光催化的自由基历程,主要也得到反式二卤烯烃。

3. 影响因素

反应过程中添加相同卤离子的盐(如溴化锂),可以提高卤负离子的浓度,减少溶剂引起的副反应。

$$Ph{-}C{\equiv}C{-}CH_3 \xrightarrow[AcOH,\ 25°C]{Br_2/LiBr} \underset{98\%}{\text{(Ph)(Br)C}{=}\text{C(Br)(CH}_3)} + \underset{2\%}{\text{(Ph)(AcO)C}{=}\text{C(Br)(CH}_3)}$$

4. 应用

卤代烯烃的制备:直接对烯键上的C—H进行卤化反应来制备二卤烯烃是非常困难的,但可以通过炔烃的卤加成反应来制备。例如,在光催化条件下进行丙炔醇的碘加成反应,可得到相应的反式二碘丙烯醇。

$$HC{\equiv}C{-}CH_2OH \xrightarrow[CCl_4,\ 室温,\ 10\sim14\ h]{I_2,\ h\nu} \text{(I)(H)C}{=}\text{C(CH}_2\text{OH)(I)}\quad 75\%$$

2.2.3 不饱和羧酸的卤内酯化反应

1. 反应通式

某些不饱和羧酸与卤素加成时会生成卤代五元或六元内酯(一般优先生成五元环),称为卤内酯化反应(halolactonization)。

$$CH_2{=}CHCH_2CH_2COOH + X_2 \longrightarrow \text{O=}\langle\text{五元内酯}\rangle\text{-}CH_2X$$

2. 反应机理

不饱和羧酸的卤加成反应中,在未受到立体障碍和碱性条件下,亲核性羧酸负离子可优先进攻双键上形成的环状卤正离子而生成稳定的卤代五元或六元内酯。以 γ,δ－不饱和羧酸(环己烯乙酸)的卤内酯化为例:X_2 首先从烯双键位阻较小的方向进攻,生成过渡态,后羧基氧负离子从背面对三元卤环亲核进攻,最后生成具三个手性中心的内酯。

$$\text{环己烯-}CH_2COOH \xrightarrow[H_2O,\text{室温},4\ h]{X_2/KI/NaHCO_3} [\text{过渡态}] \longrightarrow \text{卤代内酯}$$

3. 应用

将不饱和羧酸转化成内酯或半缩醛:利用这一方法,可将不饱和羧酸转化成用其他方法难以制得的内酯或半缩醛。

$$CH_2{=}CHCH_2CH_2CO_2H \xrightarrow[\text{室温},36\ h]{X_2/KI/NaHCO_3} \text{O=}\langle\text{五元内酯}\rangle\text{-}CH_2I \xrightarrow{DIBAH} HO\text{-}\langle\text{四氢呋喃}\rangle\text{-}CH_2I$$

2.2.4 不饱和烃和次卤酸(酯)、N－卤代酰胺的反应

1. 次卤酸及次卤酸酯对烯烃的加成反应

(1) 反应通式 次卤酸(HOX)对烯烃的加成反应,生成 β－卤醇。在亲核性溶剂 NuH(H_2O,ROH,DMF,DMSO 等)作用下,次卤酸酯对烯烃加成,Nu^- 参与反应而生成 β－卤醇或 β－卤醇衍生物。

$$R_1R_2C{=}CR_3R_4 + HOX \longrightarrow R_1R_2C(X)\text{—}C(OH)R_3R_4$$

$$R_1R_2C{=}CR_3R_4 + ROX \xrightarrow{Nu^-} R_1R_2C(X)\text{—}C(Nu)R_3R_4$$

(2) 反应机理 次卤酸或次卤酸酯对烯烃的加成,与烯烃卤素加成反应相同,生成对向加成的产物 β－卤醇或其衍生物。按照马氏规则,卤素加成在双键的取代较少的一端。

(3) 应用　由于次卤酸本身为氧化剂，很不稳定，一般难以保存，需新鲜制备后立即使用。次氯酸和次溴酸常用氯气或溴与含汞盐的碱性水溶液反应而生成。采用同样方法制备次碘酸时，必须添加碘酸（盐）、氧化汞等氧化剂，以除去还原性较强的碘负离子。另外，也可直接采用次氯酸盐在中性或弱酸性条件下与烯烃的次氯酸加成反应。例如，

$$\text{环己烯} \xrightarrow[\text{HgCl}_2,\ 15\sim20^\circ\text{C}]{\text{Cl}_2/\text{NaOH/H}_2\text{O}} \text{2-氯环己醇 (OH, Cl)}$$

最常用的次卤酸酯为次卤酸叔丁酯，它可由叔丁醇与 NaOCl，AcOH 反应得到，或向叔丁醇的碱性溶液中通入氯气后制得。

$$t\text{-BuOH} \xrightarrow[<10^\circ\text{C},\ 5\ \text{min}]{\text{NaOCl/AcOH}} t\text{-BuOCl}\quad(99\%\sim100\%)$$

$$t\text{-BuOH} \xrightarrow[15\sim20^\circ\text{C},\ 0.5\ \text{h}]{\text{Cl}_2/\text{NaOH/H}_2\text{O}} t\text{-BuOCl}\quad(72\%\sim99\%)$$

次卤酸酯在非水溶液中进行反应，根据溶剂的亲核基团不同，生成相应的 β－卤醇衍生物。

$$\text{EtO-二氢吡喃} \xrightarrow[-55\sim0^\circ\text{C}]{t\text{-BuOCl/EtOH}} \text{EtO, OEt, Cl 取代四氢吡喃}$$

2. 卤代酰胺对烯烃的加成反应

(1) 反应通式　N－卤代酰胺和烯烃在酸催化下于不同亲核性溶剂中反应，生成 β－卤醇或其衍生物，其卤素和羟基的定位也遵循马氏规则。

$$R_1R_2C{=}CR_3R_4 + R{-}C(=O){-}NH{-}X \xrightarrow{Nu^-} R_1R_2C(X){-}C(Nu)R_3R_4$$

(2) 反应机理　反应机理类似于卤素加成反应。

$$R{-}C(=\overset{+}{O}H){-}NH{-}X + \text{烯烃} \longrightarrow \left[\text{卤鎓离子 } (\overset{+}{X}),\ Nu^-\right] \longrightarrow R_1R_2C(X){-}C(Nu)R_3R_4$$

(3) 应用　N－卤代酰胺和烯烃在不同亲核性溶剂中反应，生成 β－卤醇或其衍生物。

$$\text{PhHC}{=}\text{CH}_2 \xrightarrow[25^\circ\text{C},\ 35\ \text{min}]{\text{NBS/H}_2\text{O}} \text{Ph}{-}\text{CH(OH)}{-}\text{CH}_2\text{Br}$$

三氯异氰尿酸（TCCA）是一种价廉、稳定的环状卤代酰胺，用于烯烃的卤加成，生成 β－卤醇或其衍生物。1/3 化学计量比的 TCCA 和烯烃反应可得到 74% 对向加成的反式产物。

NBS 在含水二甲基亚砜中与烯烃反应,可以得到高收率、高立体选择性的对向加成产物,称为道尔顿(Dalton)反应。其反应机理是,NBS 的溴正离子对烯烃双键进攻,生成环状溴正离子,二甲基亚砜的氧原子从其背后进行亲核进攻,生成中间体,再水解成 β - 溴醇。若反应在干燥二甲基亚砜中进行,则直接消除成酮,这是从烯烃制备 α - 溴酮的良好方法。

采用烯烃的卤加成反应,一般很难制备 1,2- 不同卤素取代产物。而用 N- 卤代酰胺对不饱和烃的反应,在反应体系中添加不同卤盐作为亲核试剂,则可以生成 1,2- 不同卤素二卤取代产物。该方法可成为卤素加成反应的补充。

$$H_3C(H_2C)_4HC{=}CH_2 \xrightarrow[\substack{-78^\circ C,\ 4\ h \\ 0^\circ C,\ 40\ min \\ 60\%\sim72\%}]{NBA/HF/Et_2O} CH_3(CH_2)_4-\underset{\displaystyle F}{\underset{|}{C}}HCH_2Br$$

2.2.5 不饱和烃和卤化氢的加成反应

1. 卤化氢对烯烃的加成反应

(1) 反应通式

卤化氢对烯烃的加成得到卤素取代的饱和烃。在实际应用中,可采用卤化氢气体或其饱和的有机溶剂、浓的卤化氢水溶液,或者用无机卤化物 / 磷酸等方法。若反应困难,可加路易斯酸催化,也可以在封管中加热促使反应顺利进行。

(2) 反应机理

① 离子对过渡态。主要得到同向加成产物,按马氏规则定位。

R₁R₂C=CR₃R₄ + HX $\xrightarrow[X^-]{H^+}$ [carbocation intermediate] $\xrightarrow{(syn)}$ product

② 三分子协同机理。卤化氢对烯烃加成得到对向加成产物，按马氏规则定位。

R₁R₂C=CR₃R₄ + HX $\xrightarrow{HX}$ [termolecular intermediate] $\xrightarrow{(anti)}$ product

③ 自由基机理。首先溴化氢被自由基引发剂均裂生成溴自由基，然后对烯烃双键进攻，生成溴代碳自由基，再向溴化氢摄取一个氢，生成正常的加成产物，并产生新的溴自由基。反应的定位主要取决于中间体碳自由基的稳定性。碳自由基可与苯环、双键或烃基发生共轭或超共轭而得到稳定，故溴倾向于加在含氢较多的烯烃碳原子上，反应产物属反马氏规则。

H—Br $\xrightarrow[\text{或其他自由基引发剂}]{h\nu}$ H• + Br• → $\xrightarrow{HBr}$ + Br•

(3) 影响因素

① 反应物与卤化剂的影响。卤化氢对烯烃加成的立体选择性，主要取决于烯烃的结构、卤化氢试剂、反应条件（溶剂、温度等）。表 2-1 表明烯烃的加成具有不同立体化学性质。

表 2-1　卤化氢对烯烃加成的立体选择性

烯烃	卤化氢	加成方式	烯烃	卤化氢	加成方式
1,2-二甲基环己烯	HBr	对向	(E)-PhCH=CHMe	HBr	同向：对向 = 9 ： 1
1-甲基环戊烯	HCl	对向	(Z)-PhC(Me)=CH₂	HBr	同向：对向 = 8 ： 1

除了 HBr 与烯烃的加成反应属于自由基机理外，HCl 或 HI 与烯烃的加成反应属于亲电机理。

② 亲核性溶剂参与的副反应。与卤素对烯烃加成反应类似，当卤化氢对烯烃的加成反应在亲核性溶剂中进行时，也会发生亲核性溶剂参与的副反应。有时，为了减少溶剂分子参与的副反应，可在反应介质中加入含卤素负离子的添加剂。

③ 重排副反应。在某些含有季碳烯烃的卤化氢加成反应中，除了溶剂分子参与外，还可能发生重排反应，这是因为倾向于生成更稳定的叔碳正离子过渡态而引发的烷基重排。例如，

$$(H_3C)_3C-CH=CH_2 \xrightarrow[AcOH,\ 25^\circ C]{HCl} \underset{37\%}{(H_3C)_3C-\underset{Cl}{CH}-CH_3} + \underset{44\%}{(H_3C)_2\underset{Cl}{C}-CH(CH_3)_2} + \underset{9\%}{(H_3C)_3C-\underset{OAc}{CH}-CH_3}$$

(4) 应用　主要用于以烯烃来制备单卤取代的饱和烃，如果双键在末端的烯烃，则可方便地用溴化氢气体在光照或过氧化物的引发下反应制备末端卤代烃。

$$H_2C=CH-(CH_2)_8COOC_2H_5 \xrightarrow[Bz_2O_2/PE/0^\circ C]{HBr(g)} Br-(CH_2)_{10}-CO_2C_2H_5 \quad 70\%$$

2. 卤化氢对炔烃的加成反应

(1) 反应通式　卤化氢与炔烃的加成反应常用于制备卤代烯烃。

$$R_1-C\equiv C-R_2 + HX \longrightarrow (R_1)(X)C=C(H)(R_2)$$

(2) 反应机理　炔烃和卤化氢的离子型加成反应，其机理及立体化学与烯烃的情况相似，卤原子定位符合马氏规则，氢倾向于加在含氢较多的烯烃碳原子上。

(3) 应用　为了减少溶剂分子参与的副反应，在卤化氢加成反应的介质中加入含相同卤素负离子的添加剂(如以下季铵盐氯化物)，常可达到较好效果。

$$C_2H_5C\equiv CC_2H_5 \xrightarrow[AcOH/25^\circ C]{HCl(g)} (H_5C_2)(Cl)C=C(H)(C_2H_5) + C_2H_5\overset{O}{\overset{\|}{C}}C_3H_7 \left(\longleftarrow C_2H_5-\underset{OAc}{C}=CH-C_2H_5\right)$$

	(41%~72%*)	(28%~59%*)
$(CH_3)_4N^+\ Cl^-$	(95%~98%*)	(2%~5%*)

2.3　烃类的卤取代反应

2.3.1　脂肪烃的卤取代反应

1. 饱和脂肪烃的卤取代反应

(1) 反应通式　由于饱和烃的氢原子活性小，故需用卤素在高温气相条件下、光照和/或在过氧化物存在下才能进行卤取代反应。

$$R_3-\underset{R_2}{\overset{R_1}{C}}-\underset{R_5}{\overset{R_4}{C}}-H \xrightarrow{X_2} R_3-\underset{R_2}{\overset{R_1}{C}}-\underset{R_5}{\overset{R_4}{C}}-X$$

(2) 反应机理　这类反应属于自由基历程，卤素活性越大，反应选择性越差。

(3) 影响因素　就烷烃氢原子活性而言，若没有立体因素的影响，则随所生成碳自由基稳定性不同而异，即叔 C—H > 仲 C—H > 伯 C—H。

(4) 应用　此反应主要用于 C—H 活性较大的饱和烃的直接卤化，生成相应卤代烃。

$$\text{金刚烷} \xrightarrow[\text{PPHF/CH}_2\text{Cl}_2\text{，室温}]{\text{NO}^+\text{BF}_4^-\text{，6 h}} \text{1-氟金刚烷}$$

95%

$(\text{PPHF}=\text{Py}\cdot(\text{HF})_n)$

对于一般链状烷烃而言，卤取代反应缺乏选择性，产物复杂，没有制备价值。

2. 不饱和烃的卤取代反应

(1) 反应通式　烯键上氢原子活性很小，其直接卤取代或与有机金属化合物发生氢－金属交换反应均少见。但是，含末端氢的炔烃在碱性条件下能够与卤素直接反应，生成卤代炔烃。

$$R_1-C\equiv C-H \xrightarrow{^-B} R_1-C\equiv C^- \xrightarrow[H_2O]{X-X} R_1-C\equiv C-X + HX$$

(2) 反应机理　属于亲电取代反应，即末端炔键氢原子比较活泼，在碱性条件下生成炔末端碳负离子，其与卤素可以发生取代反应得到卤取代炔烃。

(3) 应用　对于不同的 1－炔烃，根据反应难易程度，选用其在碱性水溶液中和卤素直接发生亲电卤取代反应。或者采用强碱、格氏试剂，将其转化成活性大的炔烃碳负离子，然后和卤素发生卤素－金属交换，生成 1－卤代炔烃。

$$Ph-C\equiv CH \xrightarrow[\text{室温，60 h}]{NaOH/Br_2/H_2O} Ph-C\equiv C-Br$$

73%~83%

3. 烯丙位和苄位碳原子上的卤取代反应

(1) 反应通式　烯丙位和苄位氢原子比较活泼，在较高温度或自由基引发剂（如光照、过氧化物、偶氮二异丁腈等）的条件下，可用卤素、N－卤代酰胺、次卤酸酯、硫酰卤、卤化铜等卤化剂在非极性惰性溶剂中进行卤取代反应。在这些卤化剂中，以 N－卤代酰胺和次卤酸酯效果较好，尤其前者，选择性高，应用最广泛。

$$>C=\overset{|}{C}-\underset{|}{\overset{|}{C}}-H \xrightarrow[h\nu\text{或其他自由基引发剂}]{X-L} >C=\overset{|}{C}-\underset{|}{\overset{|}{C}}-X$$

$$-Ar-\underset{|}{\overset{|}{C}}-H \xrightarrow[h\nu\text{或其他自由基引发剂}]{X-L} Ar-\underset{|}{\overset{|}{C}}-X$$

(2) 反应机理 烯丙位和苄位碳原子上的卤取代反应大多属于自由基历程。反应机理详见第一节“自由基取代”,其涉及相应的碳自由基的生成,再与卤素或 NBS 反应得烯丙位或苄位卤取代产物。

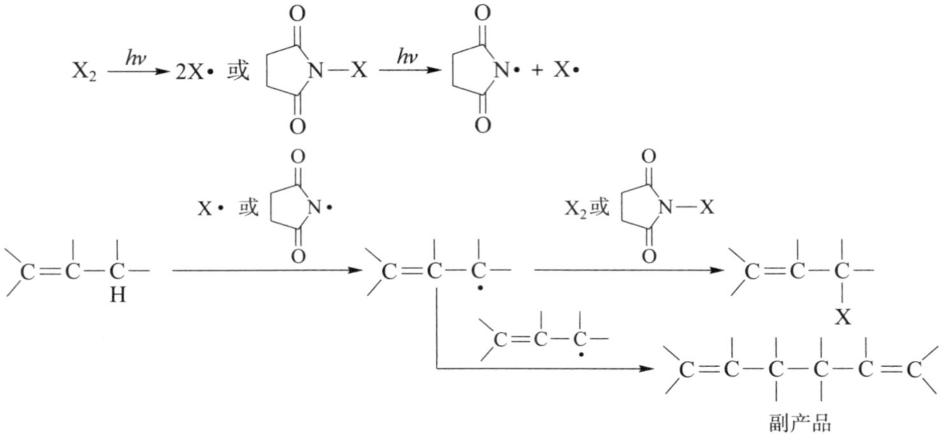

副产品

(3) 影响因素

① 取代基因素。在自由基反应历程中,烯丙基自由基是连锁反应的关键中间体,同时它的稳定性也直接影响了卤取代反应的难易和区域选择性等。若苄位或烯丙位上有卤素等吸电子取代基,则降低此自由基的稳定性,使卤取代不容易发生,除非在提高卤素浓度、反应温度或选用活性更大的卤化剂情况下才能进行。如邻二甲苯和 2 mol 溴在光照和 125℃条件下得苄单溴取代物;而对二甲苯的双卤取代反应须用 4 mol 溴在光照和更高温度(140~160℃)、更长时间条件下才能得到双卤取代物,经水解制得对苯二醛。对于对硝基甲苯,则需采用次氯酸酐(Cl_2O)等强卤化剂来进行反应。与此相反,当苄位、烯丙位上有给电子基,则可增加碳自由基的稳定性。

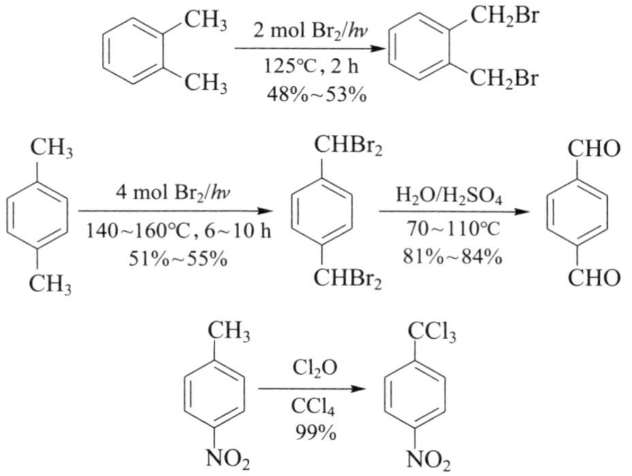

② 烯键 α 位亚甲基一般比 α 位甲基容易卤化。由于烃基是给电子基,因此,对于开链烯烃来说,烯键 α 位亚甲基一般比 α 位甲基容易卤化。

$$H_3C(H_2C)_3HC{=}CH{-}CH_3 \xrightarrow[\substack{CCl_4/\triangle,\ 2\ h \\ 58\%\sim64\%}]{NBS/(PhCO)_2O_2} H_3C(H_2C)_2{-}\underset{\displaystyle Br}{\underset{|}{CH}}{-}CH{=}CH{-}CH_3$$

(4) 应用　烯丙位卤取代反应是合成不饱和卤代烃的重要方法，如醋酸去氢表雄酮在NBS中以自由基反应得到相应烯丙位溴代产物。

$$\xrightarrow[\substack{h\nu,\ 回流 \\ 61\%}]{NBS/CCl_4}$$

而苄位卤取代反应是制备卤甲基取代芳烃的重要方法，如抗凝血药奥扎格雷钠中间体3-(4-溴甲基苯基)-2-丙烯酸甲酯的合成。

$$H_3C{-}C_6H_4{-}CH{=}CH{-}COOCH_3 \xrightarrow[\substack{Bz_2O_2,\ 回流 \\ 41\%}]{NBS/CCl_4} BrH_2C{-}C_6H_4{-}CH{=}CH{-}COOCH_3$$

为了形成更稳定的自由基，当底物含有苯基和双键时，卤取代反应可发生双键移位或重排。

$$Ph_3CCH_2CH{=}CH_2 \xrightarrow[\substack{h\nu/\triangle,\ 4\ h \\ 94\%}]{NBS/CCl_4} Ph_3CCH{=}CH{-}CH_2Br$$

采用卤代酰胺进行烯丙位和苄位卤取代反应时，NBS(NCS)具有选择性高和副反应少等优点而被广泛使用。四氯化碳为常用溶剂，反应开始时多为均相状态，反应生成的丁二酰亚胺因不溶于四氯化碳而可过滤回收。对于某些不溶或难溶于四氯化碳的烯烃，改用氯仿也有较好效果。其他候选溶剂还有苯、石油醚等。若反应物为液体，则可以不用溶剂。例如，下列两个反应采用*N*-卤代酰胺代替卤素作为卤化剂，均无芳核取代或羰基 α 位溴化的副反应。

$$\text{2-甲基吡嗪}\ (CH_3) \xrightarrow[\substack{CCl_4/\triangle,\ 6\ h \\ 59\%}]{NCS/(PhCO)_2O_2} \text{2-氯甲基吡嗪}\ (CH_2Cl)$$

$$Ph(CH_2)_4COPh \xrightarrow[\substack{h\nu/\triangle,\ 2\ h \\ 66\%}]{NBS/CCl_4} Ph{-}\underset{\displaystyle Br}{\underset{|}{HC}}{-}(CH_2)_3COPh$$

2.3.2 芳烃的卤取代反应

1. 苯及其衍生物的卤取代反应

(1) 反应通式

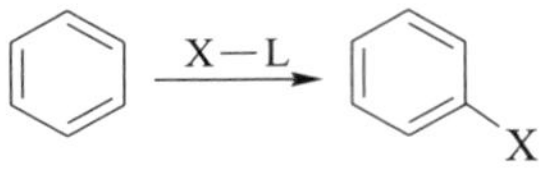

(L = X, HO, RO, H, RCONH等)

常用氯化剂有 Cl_2, Cl_2O, S_2Cl_2, SO_2Cl_2, t-BuOCl 等；溴化剂有 Br_2, NBS, HOBr, AcOBr, CF_3COOBr 等。常用 $AlCl_3$, $SbCl_5$, $FeCl_3$, $FeBr_3$, $SnCl_4$, $TiCl_4$, $ZnCl_2$ 等路易斯酸催化。反应溶剂多为极性溶剂(如稀醋酸、稀盐酸、氯仿或其他卤代烃等)。若采用非极性溶剂，则反应速率变慢，但在某些反应中可用来提高选择性。

(2) 亲电取代机理　反应机理为亲电取代机理，涉及 σ-络合物中间体或芳基—X—L 离子对的生成，然后快速失去一个质子，得到卤化产物。

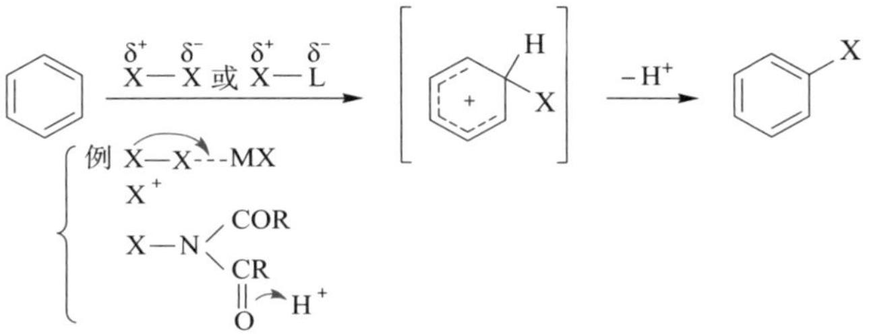

(3) 影响因素　芳烃上取代基的电子效应和定位规律相同于一般芳烃亲电取代反应，选择不同卤化剂及其用量和反应条件，常可影响单或多卤取代物及位置异构体的比例。

① 给电子基。芳环上有给电子基时卤化反应较为容易，常发生多卤化反应，但适当地控制试剂添加量、反应温度、溶剂等条件，可使反应停止在单、双卤代阶段。例如，苯酚在碱性水溶液中卤化时，不论卤素用量多少，均主要得到 2,4,6-三卤苯酚。若在二硫化碳中用 1 mol 溴于 0~5℃反应，则可得对溴苯酚，而在甲苯作溶剂和叔丁胺存在下，用 2 mol 溴于 -70℃反应，则可得到 2,6-二溴苯酚。

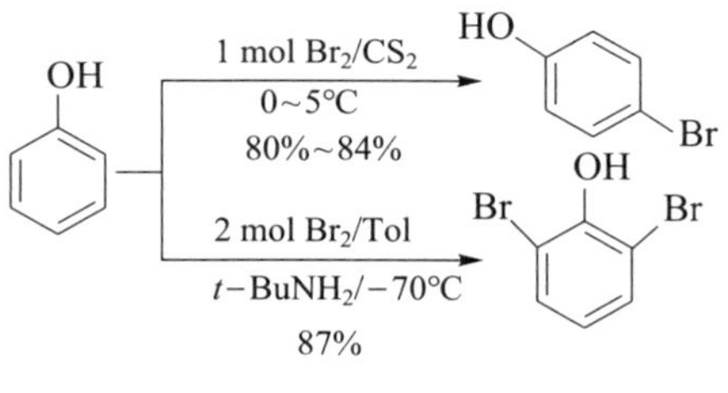

苯胺在水溶液中卤化，主要产物也是三卤代苯胺。如需得到单卤代产物，可先将苯胺酰化后再进行卤化；或在 DMF 中用 NBS 对苯酚、苯胺及高级芳烃进行溴化，因无溴化氢产生，且避免多溴化副反应，故得到收率很好的单溴代物。

H_2N–C6H5 $\xrightarrow[\text{室温, 24 h; 93\%}]{NBS/DMF}$ 4-Br-C6H4-NH_2

② 吸电子基。含吸电子基芳烃的卤取代反应较难发生。一般需用路易斯酸催化，反应温度也较高，如硝基苯的溴化，需在 BF_3-H_2O 催化下于 100～105℃封管中反应，机理是主要由 BF_3-H_2O 与 NBS 生成的活性溴正离子进行亲电取代。

C6H5-NO_2 $\xrightarrow[100\sim105℃, 6\ h;\ 92\%]{NBS, BF_3-H_2O}$ 3-Br-C6H4-NO_2

NBS $\xrightarrow{[BF_3OH]^- H^+}$ [$\overset{+}{O}H$ 质子化NBS ⟷ N^+—Br] $[BF_3OH]^-$ ⟶ Br^+ + 琥珀酰亚胺(N—H) + BF_3OH_2

但是，选用活性较大的卤化剂常可在较温和的条件下获得较好的效果。例如，采用次氯酸酐（Cl_2O）为氯化剂，硝基苯在三氟甲磺酸酐和 $POCl_3$ 存在下进行反应，可得收率很好的间氯硝基苯。该反应中，实际亲电试剂是三氟甲磺酰次氯酸酐（CF_3SO_2OCl）。

O_2N-C6H5 $\xrightarrow[POCl_3/0℃;\ 97\%]{Cl_2O/(CF_3SO_2)_2O}$ 3-Cl-C6H4-NO_2

2. 芳杂环化合物的卤取代反应

（1）富电子芳杂环　含多个 π 电子的杂环化合物（如吡咯、呋喃和噻吩等）的卤化反应容易进行，反应活性顺序为吡咯 > 呋喃 > 噻吩 > 苯，且 2 位比 3 位活泼。吲哚也属多 π 芳杂环，采用溴分子在 DMF 中对 5－甲氧基吲哚进行溴化，可几乎定量地得到 3－单溴代产物。

5-MeO-吲哚(N—H) $\xrightarrow[98\%]{Br_2/DMF}$ 3-Br-5-MeO-吲哚(N—H)

但是，环上无取代基的五元杂环直接和卤素反应，常常得到多卤代的副产物，一般没有实用价值。对于 2 位含有吸电子基的芳杂环，常可用卤素在温和条件下反应，得到 5－单卤代或 4－单卤代产物。

（2）缺电子芳杂环　对于缺电子的芳杂环，如吡啶，其卤取代反应相当困难，但选择适当的反应条件，仍能获得较好结果。例如，吡啶在过量 $AlCl_3$ 存在下和氯气反应，只得到低收率的氯代吡啶，这是由于 $AlCl_3$ 和吡啶核上氮原子形成络合物，而进一步降低了环上电子云密度。但是，在发烟硫酸中用溴反应，因除去了反应中生成的 HBr，结果，可得较好收率的 3－溴代吡啶。具给电子基的吡啶化合物的卤取代反应比较容易，可在较温和的条件下进行。

$$\text{吡啶} \xrightarrow[\text{130℃, 7.5 h}\ 86\%]{Br_2/H_2SO_4/SO_3} \text{3-溴吡啶}$$

$$\text{2-氨基吡啶} \xrightarrow[\text{20～25℃}\ 62\%\sim67\%]{Br_2/AcOH} \text{5-溴-2-氨基吡啶}$$

3. 应用

芳烃的卤代是制备卤代芳烃的重要方法。如1,3－二氢吲哚－2－酮采用NBS为溴化剂,可顺利制备5－溴－1,3－二氢吲哚－2－酮。

$$\text{1,3-二氢吲哚-2-酮} \xrightarrow[-10\sim0℃\ \ 85\%]{NBS,\ CH_3CN} \text{5-溴-1,3-二氢吲哚-2-酮}$$

用氟对芳烃直接氟化,反应十分剧烈。一般氟必须在氩气或氮气稀释下,于－78℃通入芳烃的惰性溶剂稀溶液中进行反应,或用酰基次氟酸酐为氟化剂。这类反应机理类似于其他卤素分子的亲电取代反应。但是,该反应在制备氟代芳烃上的应用远不及经典的席曼反应。

用氯气直接对芳烃进行氯取代反应比较容易,且对氯分子而言,为一级反应。这是由于氯有足够的电负性,它本身在反应中发生极化而参与反应,若用路易斯酸催化,则反应更快。HOCl和CH_3CO_2Cl也可作为氯化剂,二分子HOCl经失去一分子水而生成的次氯酸酐(Cl_2O)或在酸性下生成的H_2O^+Cl。其他如二氯化二硫(S_2Cl_2)、硫酰氯(SO_2Cl_2)、次氯酸叔丁酯(t－BuOCl)等,均可以释放氯正离子作为亲电试剂。

单质溴的取代反应,通常在醋酸中进行,对溴分子而言为二级反应,因为必须用另一分子溴来极化溴分子,才能进行正常速率的溴化反应。若在反应介质中加入碘,因I_2Br^-比Br_3^-容易生成,于是提高了反应速率。

$$ArH + 2Br_2 \longrightarrow ArBr + H^+ + Br_3^-$$

$$ArH + Br_2 + I_2 \longrightarrow ArBr + H^+ + I_2Br^-$$

$$\text{邻二甲苯} \xrightarrow[-5\sim0℃\ \ 94\%\sim97\%]{Br_2/I_2(Fe)} \text{4-溴邻二甲苯}$$

其他溴化剂包括NBS、HOBr、酰基次溴酸酐(AcOBr,CF_3CO_2Br等),尤其酰基次溴酸酐活性较大。一般而言,上述试剂是以整个分子参与反应的,但可以同时生成溴正离子。路易斯酸也可催化溴分子生成溴正离子作为亲电试剂。

$$\text{1,3-(MeO)}_2\text{C}_6\text{H}_4 \xrightarrow[\text{CCl}_4,\ 30^\circ\text{C},\ 99\%]{\text{NBS/SiO}_2} \text{1-Br-2,4-(MeO)}_2\text{C}_6\text{H}_3$$

单独使用碘对芳烃进行碘取代反应效果不好，由于反应中生成的碘化氢具有还原性，可使碘代产物可逆转化成为原料芳烃。在反应介质中加入氧化剂（硝酸、过氧化氢、高碘酸、醋酸汞等），或碱性缓冲物质（如氨水、氢氧化钠、碳酸氢钠等），或某些能和 HI 形成难溶于水的碘化物的金属氧化物（如氧化汞、氧化镁等）来除去反应中生成的碘化氢。也可采用强的碘化剂（如 ICl，RCO_2I，CF_3CO_2I）来提高反应中碘正离子的浓度，均能有效地进行芳烃的碘取代反应。

$$\text{3,4,5-(H}_3\text{CO)}_3\text{C}_6\text{H}_2\text{CH}_2\text{OH} \xrightarrow[\text{CH}_2\text{Cl}_2,\ 室温,\ 3\ \text{h},\ 76\%]{\text{I}_2/\text{Hg(OAc)}_2} \text{2-I-3,4,5-(H}_3\text{CO)}_3\text{C}_6\text{HCH}_2\text{OH}$$

NIS 与三氟乙酸可生成 CF_3CO_2I，在较温和条件下以高收率实现芳烃的碘取代。

$$\text{1,3,5-(CH}_3)_3\text{C}_6\text{H}_3 \xrightarrow[\text{CH}_3\text{CN},\ 室温,\ 4.5\ \text{h},\ 95\%]{\text{NIS},\ \text{CF}_3\text{COOH}} \text{2-I-1,3,5-(CH}_3)_3\text{C}_6\text{H}_2$$

佐匹克隆（Zopiclone）为继第二代苯并二氮䓬类后的新型吡咯酮类、第三代镇静催眠药的代表，作用于 GABA 受体上和苯并二氮䓬类受体完全不同的部位。其中间体 2－氨基－5－氯吡啶的合成反应如下：

$$\text{2-氨基吡啶 (NH}_2\text{)} \xrightarrow{\text{H}_2\text{O}_2,\ \text{HCl}} \text{2-氨基-5-氯吡啶 (Cl, NH}_2\text{)}$$

操作步骤

在 100 mL 三口烧瓶中加入 2－氨基吡啶（50 g，0.572 mol）和浓盐酸（500 mL），搅拌下加热至 2－氨基吡啶完全溶解。在 40℃下慢慢滴加 150 mL 15% 过氧化氢溶液，维持反应液温度不超过 90℃（约在 45 min 内加完）。移去热源，反应结束。用冰水冷却到 5～10℃以下，搅拌下慢慢加入 50%NaOH 溶液，中和到 pH＝3～5 时，析出灰色固体，将其过滤弃去。滤液在搅拌下用固体碳酸钠中和到 pH＝8，析出大量固体，滤取固体，用水洗 3～4 次，直到洗涤液近中性为止。将滤饼固体仔细分散铺开，在空气中干燥，得 28～38 g 产物，收率 41%～55%，熔点 133～135℃。

反应影响因素

（1）需在适当加热下引导，在 90℃左右为可维持最佳反应速率，为防止生成的次氯酸逸出，需将分液漏斗接管插入反应液面下，并连续搅拌，使反应物充分接触。

(2) 为了分离三个不同卤化产物,先中和到 pH=3～5,将碱性较小的副产物 2-氨基-3-氯吡啶和 2-氨基-3,5-二氯吡啶先析出固体而弃去,需要的 2-氨基-5-氯吡啶盐酸盐仍然留在溶液中。

(3) 2-氨基-5-氯吡啶容易在真空下升华损失,故用常温空气干燥。

(4) 吡啶是缺电子芳烃,电子云密度相当于硝基苯,因此,亲电子性芳烃氯化反应较难进行;当具有给电子基氨基时反应速率加快,其氯化的定位是氨基的邻位和对位。于是,在 2-氨基吡啶的氯取代反应中应该生成 2-氨基-3-氯吡啶、2-氨基-5-氯吡啶和 2-氨基-3,5-二氯吡啶三种产物。氨基对位的共轭效应比其邻位强,氨基的邻位取代还存在位阻效应,故在产物中 2-氨基-5-氯吡啶的比例较高。反应后利用这三个产物的不同碱性差别,在后处理中用分步调节 pH 加以分离,最后得到单一的 2-氨基-5-氯吡啶。在此氯化反应中应用的较强的氯化试剂次氯酸,是由过氧化氢和盐酸反应得到,生成后立即与 2-氨基吡啶进行氯取代反应。

2.4 羰基化合物的卤取代反应

2.4.1 酮的 α-卤取代反应

1. 反应通式

$$-\overset{\overset{\displaystyle O}{\|}}{C}-\overset{\overset{\displaystyle H}{|}}{C}\langle \xrightarrow{X-L} -\overset{\overset{\displaystyle O}{\|}}{C}-\overset{\overset{\displaystyle X}{|}}{C}\langle$$

(L = X, HO, RO, H, RCONH等)

酮的 α-卤取代反应和卤素对烯烃加成的反应条件相似,所用的卤化剂包括卤素分子、*N*-卤代酰胺、次卤酸酯、硫酰卤化物等,常用溶剂为四氯化碳、氯仿、乙醚、醋酸等。

2. 反应机理

大多数情况下,羰基 α-氢原子被卤素取代的反应属于卤素亲电取代历程。一般来说,羰基化合物在酸(包括路易斯酸)或碱(无机或有机碱)催化下,转化为烯醇形式才能和亲电的卤化剂进行反应。

(1) 酸催化机理

$$\rangle\underset{\underset{\displaystyle H}{|}}{C}-\underset{\underset{\displaystyle O}{\|}}{C}- \underset{快}{\overset{H^+}{\rightleftharpoons}} \left[\rangle\underset{\underset{\displaystyle H}{|}}{C}-\underset{\underset{\displaystyle \overset{+}{O}H}{\|}}{C}- \ (B:) \underset{慢}{\overset{B:}{\rightleftharpoons}} \rangle C=\underset{\underset{\displaystyle OH}{|}}{C}- \ (X-X) \right] \underset{快}{\xrightarrow{X_2}} \rangle\underset{\underset{\displaystyle X}{|}}{C}-\underset{\underset{\displaystyle O}{\|}}{C}-$$

(2) 碱催化机理

$$\begin{array}{c}\rangle C(H)-C(=O)- \xrightleftharpoons[\text{慢}]{OH^-} \left[\rangle \overset{-}{C}-C(=O)- \longleftrightarrow \rangle C=C(O^-)- \right] \xrightarrow[\text{快}]{X_2} \rangle C(X)-C(=O)-\end{array}$$

3. 影响因素

(1) 路易斯酸催化剂的影响　当采用路易斯酸催化时，路易斯酸的加入量对反应位置具有很大影响，催化量的路易斯酸能与羰基结合，发生烯醇化，羰基 α－卤取代反应可以顺利进行，但路易斯酸量太大时，其与羰基形成络合物不利于卤取代反应的进行。例如，苯乙酮的溴代反应在催化量 $AlCl_3$ 作用下，生成 α－溴代苯乙酮，但在过量 $AlCl_3$ 存在下，由于羰基化合物完全形成三氯化铝的络合物而难以烯醇化，结果不发生 α－卤取代反应，而发生苯环上的卤化反应，得到间溴苯乙酮。

$$C_6H_5COCH_3 \xrightarrow[0℃,\ 88\%\sim96\%]{Br_2/\text{催化量}AlCl_3/Et_2O} C_6H_5COCH_2Br$$

$$C_6H_5COCH_3 \xrightarrow[80\sim85℃]{Br_2/2.5\ molAlCl_3} \left[C_6H_5C(CH_3)=\overset{+}{O}\right] \xrightarrow[70\%\sim75\%]{AlCl_3} m\text{-}BrC_6H_4COCH_3$$

(2) 氢卤酸的影响　在氢卤酸催化反应时，常有一个诱导期，这是由于烯醇化速率较慢，而当反应中生成的氢卤酸浓度增高后，反应速率就加快，为此，在反应初可加入少量氢卤酸来缩短诱导期。光照也常起到明显催化的效果，这可能与开始阶段的自由基机理有关。采用溴对酮进行卤取代反应时，虽然反应中生成的溴化氢具加快烯醇化速率的作用，但它又有还原作用，能消除 α－溴酮中溴原子，使 α－溴化反应的收率受到限制。同时，通过烯醇互变异构的可逆过程，还可产生位置或立体异构体，这种情况在不对称酮或脂环酮中尤为明显。例如，α－溴酮化合物在溴化氢的作用下，发生脱溴、烯醇异构体及溴的重新加成等，主要得到热力学稳定产物。因此，为了得到动力学控制的 α－溴代产物，常在反应介质中添加过量的醋酸钠或吡啶，以中和反应中生成的溴化氢。

$$BrCH_2C(=O)CH_2CH_2CH_3 \xrightarrow[\text{室温},\ 4\ d]{HBr/Et_2O} \left[Br-\overset{H_2}{C}-\overset{+}{C}(OH)CH_2CH_2CH_3 \quad Br^-\right] \xrightarrow{-Br_2}$$

$$\left[H_2C=C(OH)CH_2CH_2CH_3 \rightleftharpoons H_3CC(OH)=CHCH_2CH_3 \quad Br-Br\right] \xrightarrow{Br_2} \begin{cases} BrCH_2COCH_2CH_2CH_3 & (1.5\%^*) \\ H_3CC(=O)-CH(Br)CH_2CH_3 & (58\%^*) \end{cases}$$

(3) 羰基 α 位上取代基的电性效应对反应影响　在酸或碱催化的 α－卤取代反应中，羰基 α 位取代基的影响是不同的。

对于酸催化的反应来说，若 α 位上具给电子基，则有利于烯醇的稳定化，卤取代反应比较容易，如环状和直链的不对称酮的反应，均主要得到在烷基较多的 α 位上卤取代的酮。

$$\text{2-甲基环己酮} \xrightarrow[\text{室温, 2 h; 83\%}\sim\text{85\%}]{SO_2Cl/CCl_4} \text{2-甲基-2-氯环己酮}$$

在 α 位具卤素等吸电子基时，卤取代反应受到阻滞，故在同一个 α 位碳原子上欲引入第二个卤原子相对比较困难。若在 α′ 位具活性氢，则第二个卤素原子优先取代 α′ 位氢原子。如 2－丁酮在和 2 mol 溴反应时，只得到 α，α′－二溴代丁酮。

$$CH_3CH_2COCH_3 \xrightarrow[<10^\circ C;\ 55\%\sim 58\%]{2\ mol\ Br_2/HBr} CH_3CH(Br)COCH_2Br$$

对于碱催化的 α－卤取代反应来说，与上述酸催化的情况相反。α－给电子基降低 α－氢原子活性，而吸电子基有利于 α－氢的脱除而有利于反应的进行。因此在碱催化时，若在过量卤素存在下，反应不停留在 α－单取代阶段，易在同一个 α 位上继续进行反应，直至所有 α－氢都被取代为止。如甲基酮化合物在碱催化下的“卤仿反应”就是一个典型例子。

$$(CH_3)_3CCOCH_3 \xrightarrow[(2)\ H^+/\triangle;\ 71\%\sim 74\%]{(1)\ Br_2/NaOH/H_2O,\ <10^\circ C,\ 1\ h} [(CH_3)_3CCOCBr_3] \longrightarrow (CH_3)_3CCO_2H + HCBr_3$$

4. 应用

如甾体甲基酮用碘和 CaO 或 NaOH 于有机溶剂中反应，生成 α－碘代酮，该中间体不经纯化直接和 AcOK 反应，可得氢化可的松的中间体。反应中加入碱性物质可以除去还原性的 HI，从而使反应顺利进行。

$$\text{甾体}-C(OH)-COCH_3 \xrightarrow[THF/MeOH]{I_2/CaO} [\text{甾体}-C(OH)-COCH_2I] \xrightarrow[Me_2CO]{AcOK} \text{甾体}-C(OH)-COCH_2OAc$$

3－羰基甾体的区域选择性溴化，不仅受到 α 位取代基的影响，还受到 A/B 环的构型控制。若 A/B 为反联化合物，则卤化在 2 位，对于 A/B 为顺联的化合物而言，卤化在 4 位。这是由于稠环扭曲张力和角甲基位阻等因素影响了在不同 A/B 构型的甾体中不同位置烯醇双键的稳定性差异。

Me H O H —Py, HBr, Br₂ / AcOH / 81%→ Br H Me O H

Me H O —Py, HBr, Br₂ / AcOH / 61%→ Me H O Br H

α,β－不饱和酮的 α'－卤取代反应中，为了减少双键加成副反应，必须提高"酮的选择性"(ketoselectivity)。虽然烯醇的活性比双键的活性大(约高 10^5 倍)，但是，烯醇的卤取代反应是可逆的，尤其在溴化氢作用下易还原成原来的酮，或发生烯丙位双键移位等。与此同时，卤素却能与双键慢慢发生不可逆的加成。因此，一方面必须将卤素浓度降低到卤化所需的水平，使其不能与双键发生反应，另一方面需设法加入某些物质来中和卤化氢，但又不影响酮的烯醇化。

四溴环己二烯酮(tetrabromohexadienone, TABCO)就属于选择性卤化剂。它在少量 HCl 或 HBr 气体催化下，以生成稳定的三溴苯酚为动力，促使 4 位碳溴键异裂，生成的溴正离子向 α,β－不饱和酮的 α'位 C—H 进行亲电取代；同时，能有效地消除 X^-，于是可得到收率良好的 α'－溴代－α,β－不饱和酮。

$$RHC{=}CHCCH_3 \xrightarrow{TABCO/H^+} \left[R{-}CH{=}CH{-}C(OH){=}CH_2 + \text{四溴环己二烯酮} \right] \longrightarrow \begin{cases} RHC{=}CHCCH_2Br \\ \text{2,4,6-三溴苯酚} \end{cases}$$

$$\text{四溴环己二烯酮} \xrightarrow{HX} \text{2,4,6-三溴苯酚 (Br, Br—, —OH, Br)} + BrX$$

5,5－二溴－2,2－二甲基－4,6－二羰基－1,3－二氧杂环己烷(5,5－dibromo－2,2－dimethyl－4,6－dioxo－1,3－dioxane，又称二溴麦尔多姆酸)及其类似物 5,5－二溴丙二酰脲是另一种选择性卤化试剂，其特点为亲电活性大，不需任何催化剂，反应条件温和，只得到单溴代物，且在反应中不生成卤素分子和卤化氢，故特别适用于对酸、碱敏感的酮；其区域选择性也较高，溴取代主要发生在烷基取代较多的 α 位。另外，α,β－不饱和酮用这两种试剂溴化，也能得到良好收率的 α'－溴代产物。

$$\text{2-methylcyclohexanone} \xrightarrow[82\%]{\text{5,5-dibromo-2,2-dimethyl-1,3-dioxane-4,6-dione},\ Et_2O/\text{室温},\ 2\ h} \underset{88\%}{\text{2-bromo-2-methylcyclohexanone}} + \underset{12\%}{\text{2-bromo-6-methylcyclohexanone}}$$

$$PhHC{=}CHCOCH_3 \xrightarrow[Et_2O/\text{室温},\ 10\ h,\ 80\%]{\text{5,5-dibromobarbituric acid}} PhHC{=}CHCOCH_2Br$$

2.4.2 醛的 α - 卤取代反应

在酸或碱催化下,醛基氢和 α - 氢都可以被卤素取代,而且还可能产生其他缩合等副反应。为了得到预期的 α - 卤代醛,最经典的方法是将醛转化成烯醇醋酸酯,然后再与卤素反应。

1. 反应通式

$$R-CH_2-CHO \xrightarrow{Ac_2O/AcOK} R-CH{=}CH-OAc \xrightarrow{X_2} R-CHX-CHO$$

2. 反应机理

在醛转化成烯醇醋酸酯后,亲电的卤正离子向富电性烯醇双键 β - 碳原子进攻,生成 α - 卤取代产物,其历程和酮的 α - 卤取代反应相同。

$$R-CH_2-CHO \xrightarrow{AcOK} R-\overset{-}{C}H-CH{=}O \xrightarrow{(H_3C-CO)_2O} R-CH{=}CH-O-CO-CH_3 \xrightarrow{X_2} R-CHX-CHO$$

3. 应用

$$CH_3(CH_2)_5CHO \xrightarrow[50\%]{Ac_2O/AcOK} H_3C(H_2C)_4HC{=}CHOAc \xrightarrow[(2)\ MeOH,\ 85\%]{(1)\ Br_2/CCl_4}$$

$$CH_3(CH_2)_4CHBrCH(OCH_3)_2 \xrightarrow[95\%]{HCl/H_2O} CH_3(CH_2)_4CHBrCHO$$

若用二溴麦尔多姆酸作为溴化剂，则可由脂肪醛直接选择性地生成 α－溴代醛。另外，若先用强碱（如 KH 等）将脂肪醛转化成烯醇碳负离子，然后再和单质碘反应，也可在极温和条件下得到用其他方法难以制得的 α－碘代醛。

二溴麦尔多姆酸/Et_2O/室温，11 h，86%；(1) KH/THF/室温 (2) I_2/THF/－78℃～室温，88%

2.4.3 烯醇和烯胺衍生物的卤化反应

一般而言，除应用上述特殊卤化剂外，不对称酮的直接卤化常常受到区域选择性不高的限制。为了克服这个缺点，可先将不对称酮转化成相应的烯醇或烯胺衍生物，然后再进行卤化反应，则可达到提高区域选择性 α－卤取代的目的。

1. 烯醇酯的卤化反应

（1）反应通式　酮或醛常用醋酐或者醋酸异丙烯酯在酸催化下转化为其烯醇醋酸酯，再与提供卤正离子的卤化剂反应可以得到 α－卤代酮或醛。常用的氯化和溴化剂为卤素、N－卤代酰胺等。

X—L (L=X, RCONH)

（2）反应机理　卤化剂首先对烯醇双键进行亲电加成，加成中间体经 β 消除后得到 α－卤代酮或醛，其历程和前面酮的 α－卤取代反应的酸催化机理类似。

（3）应用　将不对称酮转化为其烯醇醋酸酯的反应，常常用醋酐或者醋酸异丙烯酯在酸催化下进行，后者的优点在于反应后生成的丙酮易蒸馏除去。在甾体烯醇酯的卤取代反应中，NBS 应用较多。如下面甾体化合物，采用 NBS 在二氧六环中加热反应，能得到良好收率的 α－溴代酮，但应用 NCS 的效果较差。

$$\xrightarrow[85^\circ C,\ 45\ \min]{NBS或NCS/Diox}$$

(X=Br, 70%; X=Cl, 25%)

2. 烯醇硅烷醚的卤化反应

(1) 反应通式　烯醇硅烷醚的卤化与烯醇酯的卤化类似，因烯醇硅烷醚 β－碳原子的亲核性比相应的烯醇酯强，故其卤化反应常比烯醇酯容易。

$$\xrightarrow{X-X}$$

(2) 反应机理　烯醇硅烷醚可与卤素直接反应，卤素首先对烯醇双键进行亲电加成，加成中间体经 β－消除后得到 α－卤代酮或醛。

$$\xrightarrow{X_2} \xrightarrow{\beta-消除} + Me_3SiX$$

(X=Br?Cl)

(3) 应用　烯醇硅烷醚的制备和分离较简便，特别是可选择不同条件来获得主要产物分别为动力学控制或热力学控制的烯醇硅烷醚。如下的锂盐和 Me_3SiCl 在低温下反应主要得到位阻较小、取代较少的动力学控制产物，而在过量酮和三乙胺存在下长时间加热，则由于受超共轭效应的影响，主要得到稳定的、取代较多的热力学控制产物。于是，不对称酮可通过其不同的烯醇硅烷醚中间体来进行较好的区域选择性卤化。

n-BuH$_2$C—CO—CH$_2$X　　n-Bu—CH(X)—CO—CH$_3$　　n-Bu—CH(X)—CO—CH$_3$

X—X↑　　X—X↑　　X—X↑

n-BuCH$_2$COCH$_3$ ⟶ n-BuCH$_2$C(OSiMe$_3$)=CH$_2$ + (n-Bu)(H)C=C(OSiMe$_3$)(CH$_3$) + (n-Bu)(H)C=C(CH$_3$)(OSiMe$_3$)

热力学控制	(1) LDA/－78℃ (2) Me$_3$SiCl/DMA/－78℃ 65%	(84%*)	(7%*)	(9%*)
动力学控制	(1) LDA/－78℃ (2) Me$_3$SiCl/Et$_3$N/△,60 h 52%	(13%*)	(58%*)	(29%*)

利用此法还可制备某些难以得到的 α - 卤代醛，且不影响分子中原来存在的双键，或不发生酯羰基 α 位卤取代反应。

$$\mathrm{PhHC{=}CHOSiMe_3} \xrightarrow[-78^\circ C]{F_2/CFCl_3} \mathrm{PhCHFCHO}\quad 72\%$$

OHC—(环己烷)—CO_2Et $\xrightarrow[(2)\ Br_2/CCl_4/\text{室温}]{(1)\ Me_3SiCl/Et_3N}$ Br,OHC—(环己烷)—CO_2Et　62%

3. **烯胺的卤化反应**

(1) 反应通式　酮与仲胺脱水缩合转变为烯胺衍生物后，再与卤化剂反应，经水解后可以得到 α - 卤代酮。烯胺的制备多用哌啶、吗啉、四氢吡咯等仲胺，卤化剂为可提供卤素正离子的卤素、N - 卤代酰胺等。

$$\rangle C{=}C{-}N\langle \xrightarrow[(L=X,\ RCONH\text{等})]{X-L} \xrightarrow{H_2O} \rangle C(X){-}C(=O){-}$$

(2) 反应机理　酮的烯胺衍生物与卤化剂反应机理和烯醇酯及烯醇硅烷醚的卤化反应类似，也是首先涉及卤化剂对烯胺双键的亲电加成。

(3) 应用　酮烯胺衍生物的亲核能力比酮本身结构强，且在卤取代反应中区域选择性常常不同于母体羰基化合物或其烯醇衍生物，故常用于不对称酮的选择性 α - 卤取代反应。

在烯胺的卤化反应中，利用简单的操作可分离得到较纯的、取代较少的 α - 卤代酮衍生物。如 2 - 甲基环己酮的吗啉衍生物中，由于取代较少的烯胺异构体较为稳定，其比例略高于取代较多的异构体。

2-甲基环己酮 $\xrightarrow[\text{Tol}/\triangle]{\text{吗啉 (O, N-H)}}$ 吗啉烯胺（取代较少，CH_3）52%* + 吗啉烯胺（取代较多，CH_3）48%* $\xrightarrow[\text{过滤}]{Br_2/-60^\circ C}$

→ Br, $\overset{+}{N}$ 亚胺盐（CH_3）$\xrightarrow{H_2O}$ 2-Br-6-CH_3-环己酮　80%

→ 吗啉烯胺（CH_3）$\xrightarrow[(2)\ H_2O]{(1)\ Br_2}$ 2-CH_3-2-Br-环己酮　90%

此外，用六氯丙酮（hexachloroacetone，HCA）对烯胺衍生物进行氯化反应，其区域选择性也完全不同于酮的直接卤化（如 Cl_2/CCl_4 或 SO_2Cl_2/CCl_4 等），主要产物为取代基较少的 α - 氯代酮。

$$\text{2-甲基环己酮} \xrightarrow[-H_2O]{\text{吡咯烷 (NH)}} [\text{亚胺盐 } N^+] \xrightarrow[\text{(3) } NaHCO_3/H_2O\ (85\%)]{\text{(1) HCA/THF/}-78^{\circ}C\ \text{(2) } HCl/H_2O} \text{2-氯-6-甲基环己酮 } 90\%^* + \text{2-氯-2-甲基环己酮 } 9\%^*$$

(*cis*75%, *trans*15%)

2.4.4 羧酸衍生物的 α－卤取代反应

1. 反应通式

羧酸酯、酰卤、酸酐、腈、丙二酸及其酯等羧酸衍生物可以用提供卤正离子的卤化剂进行 α－卤取代反应。

$$\begin{array}{c}H\ \ O\\ \diagdown|\ \ \ \|\\ C-C-R\\ \diagup\end{array} \xrightarrow{X-L} \begin{array}{c}X\ \ O\\ \diagdown|\ \ \ \|\\ C-C-R\\ \diagup\end{array}$$

(L=X, HO, RO, H, RCONH等; R=X, OR′, OCOR′等)

2. 反应机理

和前述的醛、酮性质相同，大多数羧酸衍生物的 α－卤取代反应也属于亲电取代机理。

3. 应用

酰卤、酸酐、腈、丙二酸及其酯的 α－氢活性较大，可以直接用各种卤化剂进行 α－卤取代反应。

$$CH_2(CO_2Et)_2 \xrightarrow[\triangle,\ 1\ h]{Br_2/CCl_4} BrCH(CO_2Et)_2$$

75%

饱和脂肪酸酯的 α－卤取代反应，可在强碱（如 NaH 等）作用下生成活性较大的烯醇 β－碳负离子，然后和卤素温和地进行反应，生成良好收率的 α－卤代酯。

$$n\text{-}BuCH_2CO_2Et \xrightarrow[\text{(2) } Br_2/THF/-78^{\circ}C]{\text{(1) } LiN(Pr\text{-}i)_2\text{/}C_6H_{14}/THF/-78^{\circ}C} n\text{-}BuCH(Br)CO_2Et$$

92%

对于羧酸的 α－卤取代反应来说，由于其 α－氢活性较小，一般需先转化成酰氯或酸酐，然后用卤素、N－卤代酰胺等卤化剂进行卤化。较实用的方法即制备酰卤和卤代两步反应在同一反应器中一次完成，不需纯化酰卤中间体，如己二酸的卤化反应。

$$\begin{array}{l}CH_2CH_2CO_2H\\ |\\ CH_2CH_2CO_2H\end{array} \xrightarrow[\triangle]{SOCl_2} \begin{array}{l}CH_2CH_2CO_2Cl\\ |\\ CH_2CH_2CO_2Cl\end{array} \xrightarrow[\triangle]{Br_2} \begin{array}{l}CH_2CHBrCO_2Cl\\ |\\ CH_2CHBrCO_2Cl\end{array} \xrightarrow[\text{室温}]{EtOH} \begin{array}{l}CH_2CHBrCO_2Et\\ |\\ CH_2CHBrCO_2Et\end{array}\ (91\%\sim99\%)$$

羧酸在催化量磷或三卤化磷存在下和氯或溴反应可得到 α－卤代羧酸，称为 Hell－Volhard－Zelinsky 反应。反应中磷与卤素反应生成的三卤化磷首先将羧酸转化为酰卤，卤素对该酰卤的 α 位进行卤化，最终经水解或与羧酸反应得到 α－卤代羧酸。

$$C_4H_9CH_2CO_2H \xrightarrow[65\sim100^\circ C,\ 6\ h;\ 83\%\sim89\%]{Br_2/\text{催化}PCl_3} C_4H_9-\overset{H}{\underset{Br}{C}}-CO_2H$$

2.5 醇、酚和醚的卤置换反应

2.5.1 醇的卤置换反应

醇羟基的卤置换反应是制备卤化物的重要方法，常用卤化剂为氢卤酸、含磷卤化物和含硫卤化物等，均可理解成提供卤素负离子的试剂。以下按不同种类卤化剂与醇或酚的反应进行讨论。

1. 醇和卤化氢的反应

(1) 反应通式 醇和卤化氢或氢卤酸反应得到卤代烃和水，反应是可逆的。

$$R-OH + HX \rightleftharpoons R-X + H_2O$$

(2) 反应机理 绝大多数属于醇羟基被卤素负离子亲核取代的机理。活性较大的叔醇、苄醇的卤置换反应倾向于 S_N1 机理，而伯醇和仲醇的卤置换反应，大多以 S_N2 机理为主。

(3) 影响因素

① 可逆性平衡反应。醇和 HX 的反应属于可逆性平衡反应，其反应难易程度取决于醇和 HX 的活性及平衡点的移动方向。若增加醇和 HX 的浓度及用量，并不断移去产物或/和生成的水，则有利于加速卤置换反应和提高收率。

② 醇的结构和不同卤化氢的影响。在亲核取代反应中醇羟基的活性顺序为叔羟基 > 仲羟基 > 伯羟基，苄位和烯丙位的羟基也很活泼，这是由于碳正离子稳定性差别的结果。按卤负离子亲核能力大小，氢卤酸或卤化氢的活性顺序为 HI > HBr > HCl > HF。

③ 重排等副反应。某些仲、叔醇和 β 位具叔碳取代基的伯醇的卤置换反应中，若反应温度过高，会产生重排、异构化和脱水等副反应。

$$(H_3C)_2HC-\overset{H}{\underset{OH}{C}}-CH_3 \xrightarrow{\text{液态}HBr} \underset{3\%}{(H_3C)_2HC-\overset{H}{\underset{Br}{C}}-CH_3} + \underset{54\%}{(H_3C)_2\underset{Br}{C}-CH_2CH_3}$$

烯丙醇类化合物的双键位移重排副产物的比例，随烯丙醇 α 位取代基和反应条件而变化。例如，巴豆醇与48%氢溴酸于－15℃反应，或与饱和溴化氢气体于0℃反应，除主要得到正常卤代物外，还有不同比例的双键异构化副产物。

$$H_3C-CH=CH-CH_2OH \xrightarrow[-H_2O]{H^+} CH_3CH=CH\overset{+}{C}H_2 + CH_3\overset{+}{C}HCH=CH_2$$

$$CH_3CH=CH\overset{+}{C}H_2 \xrightarrow{Br^-} CH_3CH=CHCH_2Br \qquad CH_3\overset{+}{C}HCH=CH_2 \xrightarrow{Br^-} CH_3CH(Br)CH=CH_2$$

	$CH_3CH=CHCH_2Br$	$CH_3CH(Br)CH=CH_2$
48%HBr/−15℃	86%	14%
饱和HBr/0℃	79%	21%

(4) 应用　醇的碘置换反应速率很快，但是生成的碘代烃易被碘化氢还原，因此在反应中需及时将碘代烃蒸馏移出反应系统，同时也不宜直接采用碘氢酸为碘化剂，需用碘化钾和95%磷酸或多聚磷酸。

$$HO(CH_2)_6OH \xrightarrow[100\sim120℃,\ 5\ h]{KI/PPA} I(CH_2)_6I$$

83%~85%

采用氢溴酸进行溴置换反应时，为了保持反应中足够的溴化氢浓度，可在反应中及时分馏除去水分；有时亦可将浓硫酸慢慢滴入溴化钠和醇的水溶液中进行反应；也可加入添加剂。

$$CH_3CH_2C(CH_3)_2OH \xrightarrow[LiBr]{HBr} CH_3CH_2C(CH_3)_2Br$$

在醇的氯置换反应中，活性较大的叔醇、苄醇等可直接用浓盐酸或氯化氢气体，而伯醇常用卢卡斯(Lucas)试剂(浓盐酸－氯化锌)进行氯置换反应。

$$CH_3CH_2C(CH_3)_2OH \xrightarrow[室温,\ 15\ min]{HCl(g)} CH_3CH_2C(CH_3)_2Cl$$

97%

$$CH_3(CH_2)_2CH_2OH \xrightarrow[\triangle,\ 4h]{浓HCl/ZnCl_2} CH_3(CH_2)_2CH_2Cl$$

66%

2. 醇和卤化亚砜的反应

(1) 反应通式　醇和卤化亚砜反应得到卤代烃、卤化氢和二氧化硫。氯化亚砜是常用的良好试剂，因为反应中生成的氯化氢和二氧化硫均为气体，易挥发除去而无残留物，经直接蒸馏可得纯的氯代烃。醇用溴化亚砜的溴置换反应，类似于氯化亚砜。溴化亚砜可由 $SOCl_2$ 和溴化氢气体在0℃反应而得。

$$R—OH + SOX_2 \longrightarrow R—X + SO_2 + HX$$
$$(X=Cl, Br)$$

(2) 反应机理　醇和氯化亚砜的反应中，首先形成氯化亚硫酸酯，然后 C—O 键断裂，释放出二氧化硫并生成氯代烃。氯代亚硫酸酯分解方式与溶剂极性有关，同时又决定了醇羟基所在碳原子构型在氯置换反应中的变化。如果在二氧六环中反应，由于二氧六环氧原子上未共用电子对从酯基的背面和酯碳原子形成微弱的键，增加了反位方向的位阻，促使氯离子作 S_Ni 取代，结果保留了醇羟基所在碳原子原有的构型；但如在吡啶中反应，由于氯化氢和吡啶成盐而贮存于反应液中，解离后的氯负离子可从酯基的背面作 S_N2 取代，得到构型翻转的产物；当无溶剂时，在某些催化剂（如氯化锌等）作用下，氯代亚硫酸酯直接分解成离子对形式，于是按 S_N1 机理得到外消旋体。

Diox (S_Ni) — 构型保持

$SOCl_2$ ($-HCl$)　Py (S_N2) — 构型翻转

($-SO_2$) — 外消旋体

(3) 应用　光学活性的 2- 辛醇用氯化亚砜在不同溶剂中进行反应，得到不同构型的相应氯化物，若添加氯化锌作为催化剂，反应速率明显加快，S_Ni 机理转化为 S_N1 机理，得到外消旋体。

$$H_3C—\overset{H}{\underset{OH}{C^*}}—C_6H_{13} \longrightarrow H_3C—\overset{H}{\underset{Cl}{C^*}}—C_6H_{13}$$

$SOCl_2$/PhH/室温，16 h	(15%)(93%构型翻转)
$SOCl_2$/Diox/室温，42 h	(100%)(82%构型保持)
$SOCl_2$/Diox/$ZnCl_2$/室温，1 h	(100%)(外消旋体)

在醇与氯化亚砜的反应中，若加入有机碱（如吡啶等）作为催化剂，或者醇本身分子内存在氨基等碱性基团，因能与反应中生成的氯化氢结合，故有利于提高卤取代反应速率。

$$CH_2=CH(CH_2)_8CH_2OH \xrightarrow[50℃,\ 2\ h]{SOCl_2,\ Py} CH_2=CH(CH_2)_8CH_2Cl$$
$$70\%$$

该方法也适用于一些对酸敏感的醇类的氯置换反应，例如，羟甲基四氢呋喃用 $SOCl_2$ 和吡啶在室温下反应，可得预期的 2- 氯甲基四氢呋喃，而不影响环醚结构。

$$\text{(四氢呋喃-2-基)}CH_2OH \xrightarrow[\text{室温, 3~4 h}\ 75\%]{SOCl_2,\ Py} \text{(四氢呋喃-2-基)}CH_2Cl$$

当 $SOCl_2$ 和 DMF 或 HMPA(催化剂兼溶剂)合用时，其氯化剂的实际形式为亚胺盐。由于它们具有活性大、反应迅速、选择性好及能有效地结合反应中生成的 HCl 等优点，故特别适宜于某些特殊要求的醇羟基氯置换反应，亦可作为良好的羧羟基氯置换试剂制备酰氯。

$$Me_2NCHO \xrightarrow{SOCl_2} [Me_2\overset{+}{N}{=}CHCl]Cl^- \qquad (Me_2N)_3PO \xrightarrow{SOCl_2} [(Me_2N)_2PCl{=}\overset{+}{N}Me_2]Cl^-$$

$$C_8H_{17}C_6H_4(OCH_2CH_2)_5OH \xrightarrow[\triangle,\ 15\ \text{min}\ \ 100\%]{SOCl_2/1\%DMF} C_8H_{17}C_6H_4(OCH_2CH_2)_5Cl$$

$$\text{HOH}_2\text{C-(呋喃糖, OH OH)-Ad} \xrightarrow[-40^\circ C\sim\text{室温, 2.5h}\ \ 80\%\sim87\%]{SOCl_2/HMPA} \text{ClH}_2\text{C-(呋喃糖, OH OH)-Ad} \quad (\text{Ad}=\text{腺嘌呤-9-基}, NH_2)$$

3. 醇和卤化磷的反应

(1) 反应通式 三卤化磷、五卤化磷中 PBr_3 和 PCl_3 应用最多，PX_3 效果较好。也可由 Br_2 和磷在反应中直接生成，使用方便。

$$R{-}OH \xrightarrow{PX_3\text{或}PX_5} R{-}X$$

(2) 反应机理 三卤化磷、五卤化磷对醇羟基的卤置换反应属亲核取代反应机理。三卤化磷和醇进行反应时，首先生成亚磷酸的单、双或三酯混合物和卤化氢，然后，由于倾向于形成磷酰基（P＝O）而使酯中烷氧键断裂，于是卤素负离子对酯分子中亲电性烷基作亲核取代反应，生成卤化物。

$$R{-}OH + PX_3 \xrightarrow[-HX]{} \left[-\overset{|}{\underset{|}{P}}{-}O{-}R \right] \xrightarrow{X^-} R{-}X$$

$$\left\{\begin{array}{l}
(RO)_3P + HX \longrightarrow RX + (RO)_2\overset{O}{\overset{\|}{P}}H \\
(RO)_2P + HX \longrightarrow RX + RO{-}\overset{O}{\overset{\|}{P}}H \\
ROPX_2 + HX \longrightarrow RX + X_2\overset{O}{\overset{\|}{P}}H \\
(RO)_2\overset{O}{\overset{\|}{P}}H + HX \longrightarrow RX + RO\overset{O}{\overset{\|}{P}}OH
\end{array}\right.$$

上述亲核取代过程，大多属 S_N2 机理，因此，光学活性醇与三卤化磷反应后的主要产物常常为构型翻转的卤化物。但是，由于亚磷酸单酯反应的立体选择性不高，故会发生一定比例的外消旋化。

（3）影响因素（醇的结构、卤化剂的影响） 对于某些易发生重排的醇（仲醇、β 位具叔碳取代基的伯醇等），由于 S_N1 机理可能性增加，则随着所用卤化磷及其用量、反应条件的不同，收率和重排副产物比例也不同。

$$Me_3CCH_2OH \longrightarrow Me_3CCH_2Br + Me_2C(Br)CH_2CH_3 + CH_3CH(Br)CHMe_2$$

	Me_3CCH_2Br	$Me_2C(Br)CH_2CH_3$	$CH_3CH(Br)CHMe_2$
PBr_3(0.28 mol)/20℃, 22 h(19%)	(60%*)	(40%*)	—
PBr_3(0.75 mol)/20℃, 24 h(64%)	(63%*)	(26%*)	(11%*)
PCl_3(0.28 mol)/20℃, 24 h(1%)	(54%*)	(46%*)	—

$$(H_3C)_2C(OH)-CH{=}CH_2 \xrightarrow[\text{PE/室温, 12 h}\ 80\%]{PBr_3} (H_3C)_2CH-CH{=}CHBr$$

（4）应用 三卤化磷和五卤化磷的活性比氢卤酸大，与后者相比，重排副反应也较少。

$$4\text{-}H_3CO\text{-}C_6H_4\text{-}CH(OH)COOC_2H_5 \xrightarrow[CH_2Cl_2,\ 0℃,\ 1\ h\ \ 92\%]{PBr_3} 4\text{-}H_3CO\text{-}C_6H_4\text{-}CH(Br)COOC_2H_5$$

五氯化磷和 DMF 反应生成氯代亚胺盐（维尔斯迈尔－哈克试剂），在二氧六环或乙腈等溶剂中和光学活性仲醇加热反应，可得高收率、构型翻转的氯代烃。

$$PCl_5 + HCONMe_2 \xrightarrow[120℃,\ 15\ min]{} [Me_2\overset{+}{N}{=}CHCl]Cl^- \quad (88\%)$$

$$n\text{-}C_6H_{13}-\overset{*}{C}H(CH_3)-OH \xrightarrow[\text{Diox或MeCN},\ 80\sim100℃,\ 3\ h]{[Me_2\overset{+}{N}{=}CHCl]Cl^-} n\text{-}C_6H_{13}-\overset{*}{C}H(CH_3)-Cl \quad (84\%\sim88\%)\ (98.6\%\sim99.6\%\ e.e.)$$

$$[\alpha]_D^{20} = +2.71° \qquad\qquad [\alpha]_D^{20} = -10.53°$$

4. 醇和有机磷卤化物的反应

（1）反应通式 三苯膦卤化物，包括 Ph_3PX_2、$Ph_3P^+CX_3X^-$ 及亚磷酸三苯酯卤化物如 $(PhO)_3PX_2$、$(PhO)_3P^+RX^-$，在和醇进行卤置换反应时，具有活性大、反应条件温和等特点。这两类试剂均可由三苯膦或亚磷酸三苯酯和卤素或卤代烷直接反应制得，不经分离纯化即与醇反应。

$$R-OH \xrightarrow[\text{或}(PhO)_3PX_2[\text{或}(PhO)_3P^+RX^-]]{Ph_3PX_2(\text{或}Ph_3P^+CX_3X^-)} R-X$$

(2) 反应机理　醇和有机磷卤化物的反应历程是,三苯膦卤化物或亚磷酸三苯酯卤化物和醇反应生成醇烷氧基取代的三苯膦加成物或相应的亚磷酸酯,后经卤素负离子的 S_N2 反应,生成卤化物,同时发生构型翻转。

$$\begin{cases} PPh_3 + X_2 \longrightarrow Ph_3PX_2 \\ Ph_3PX_2 + ROH \longrightarrow RO\overset{+}{P}Ph_3X^- + HX \end{cases}$$

$$\xrightarrow{X^-} RX + Ph_3P{=}O$$

$$\begin{cases} (PhO)_3P + RX \longrightarrow (PhO)_3P^+ - RX^- \\ (PhO)_3P^+ - RX^- + R'OH \longrightarrow (PhO)_2P^+(OR') - RX^- + PhOH \end{cases}$$

$$\xrightarrow{X^-} R'X + (PhO)_2P(R){=}O$$

(3) 应用　有机磷卤化物的应用很广泛,常以 DMF 或 HMPT 作为溶剂进行卤置换反应,也可在较温和的条件下将光学活性的仲醇转化成构型翻转的卤代烃。

$$CH_3(CH_2)_6CH_2OH \xrightarrow[\text{HMPT}, 82\%]{Ph_3PI_2} CH_3(CH_2)_6CH_2I$$

$$H-C(C_2H_5)(CH_3)-OH \xrightarrow[15\sim45^\circ C]{Ph_3PBr_2/DMF} Br-C(C_2H_5)(CH_3)-H$$

$[\alpha]_D^{20}+10.69°$(79% *e.e.*)　　　$[\alpha]_D^{20}-26.02°$(76%~81% *e.e.*)

$$HOH_2C\text{-}(2,2\text{-二甲基-1,4-二噁烷}) \xrightarrow[\Delta, 1\,h, >80\%]{PPh_3/CCl_4} ClH_2C\text{-}(2,2\text{-二甲基-1,4-二噁烷})$$

由于反应中产生的卤化氢很少,因此不易发生卤化氢引起的副反应,适用于易重排醇的卤化。如下仲醇若用氢溴酸反应,只得 3% 收率的相应溴代烃。

$$(CH_3)_2CH-CH(OH)-CH_3 \xrightarrow[C_6H_6, Py, 40\sim45^\circ C, 27\%]{Ph_3PBr_2} (CH_3)_2CH-CH(Br)-CH_3$$

甾体仲醇可在亚磷酸三苯酯卤化物作用下转化为构型翻转的卤代烃。

$$\text{HO-steroid} \xrightarrow[\text{DMF/25°C, 2 h}\atop 57\%]{(PhO)_3P^+\ CH_3\ I^-} \text{I-steroid}$$

核苷化合物中的伯羟基可用亚磷酸三苯酯卤化物进行选择性卤置换。

$$\text{HOH}_2\text{C-nucleoside(OH, OH)} \xrightarrow[\text{DMF/25°C, 1h}\atop 65\%]{(PhO)_3\overset{+}{P}\ CH_3\ I^-} \text{IH}_2\text{C-nucleoside(OH, OH)}$$

三苯膦和六氯代丙酮（HCA）复合物和 Ph_3P/CCl_4 相似，也能将光学活性的烯丙醇在温和条件下转化成构型翻转的烯丙氯化物，且不发生异构、重排等副反应。这个试剂比 Ph_3P/CCl_4 更温和，反应迅速，特别适宜用其他方法易引起重排的烯丙醇。

$$\text{(H)(D)C=C(H)-C}^*\text{H(CH}_3\text{)OH} \xrightarrow[\text{0°C～室温, 10 min}]{\text{HCA/Ph}_3\text{P}} \text{(H)(D)C=C(H)-C}^*\text{H(CH}_3\text{)Cl}$$

(94%)

(>99%构型翻转)

其反应历程是首先生成三苯膦氯代物，再和醇反应，形成烷氧基取代的三苯膦，最后，经氯负离子的 S_N2 反应，得到卤代烃。

$$Ph_3P + Cl_3C\overset{O}{\overset{\|}{C}}CCl_3 \longrightarrow Ph_3P^+—Cl + {}^-Cl_2C\overset{O}{\overset{\|}{C}}CCl_3$$

$$Ph_3P^+—Cl + ROH \longrightarrow Ph_3P^+—O—R + HCl$$

$$\xrightarrow{Cl^-} RCl + Ph_3P=O$$

2.5.2 酚的卤置换反应

1. 反应通式

$$Ar—OH \xrightarrow{PX_5\text{或}POX_3} Ar—X$$

由于酚羟基活性较小，因而，在醇卤置换中应用的、提供卤负离子的试剂（如氢卤酸、卤化亚砜）均不能在酚的卤置换反应中获得满意的结果。必须采用更强卤化试剂如五卤化磷或与氧卤化磷合用（兼作溶剂），在较剧烈的条件下才能反应。

2. 反应机理

与醇羟基的卤置换机理相同。首先，由含磷卤化剂和酚形成复合物，以便削弱酚的 C—O

键。然后，卤素负离子对酚碳原子进行亲核进攻，得到卤置换产物。

$$Ar—OH \longrightarrow Ar—O—P< \ (X^-) \longrightarrow Ar—X$$

3. 应用

五卤化磷受热易分解形成三卤化磷和卤素。反应温度越高，解离度越大，置换能力随之降低，同时还可能产生芳环双键卤素加成或芳核卤化副反应，故采用氯化磷时反应温度不宜过高。酚和有机磷卤化物的反应较为温和，由于这些试剂沸点较高，因此需要置换活性较小的酚羟基时，可在较高温度下进行卤化。

$$Cl-C_6H_4-OH \xrightarrow[200°C,\ 90\%]{Ph_3PBr_2} Cl-C_6H_4-Br$$

缺电子杂环上羟基的卤置换反应相对容易，单独应用氧卤化磷（有时需用叔胺或吡啶等催化剂），也能得到较好结果。

$$\text{4-甲基-2-羟基喹啉} \xrightarrow[80\sim85°C,\ 0.5\ h;\ 100°C,\ 15\ min;\ 89\%]{POCl_3} \text{4-甲基-2-氯喹啉}$$

2.5.3 醚的卤置换反应

1. 反应通式

$$R—O—R' \xrightarrow{X^-} RX + R'X$$

2. 反应机理

在醚氧原子受到外界条件（质子化）等变为缺电子状态，使醚的C—O键发生削弱，从而易被卤素负离子亲核进攻，生成卤置换产物。

$$R'—O—R \xrightarrow{H^+} R'—\overset{H}{\underset{+}{O}}—R \xrightarrow{X^-} RX + R'OH$$

$$R'—O—R \xrightarrow{H^+} R'—\overset{H}{\underset{+}{O}}—R \xrightarrow{X^-} R'X + ROH$$

3. 应用

醚在氢卤酸（HI 或 KI/H_3PO_4，HBr）作用下，生成一分子卤代烷和一分子醇，是最常用的切断醚键的方法。同时，在某些例子中也成为由醚制备卤化物的简便方法。例如，四氢呋喃的开环碘置换反应，可得良好收率的 1，4－二碘丁烷。

$$\text{THF} \xrightarrow[\triangle,\ 3\ h]{KI/H_3PO_4/P_2O_5} ICH_2CH_2CH_2CH_2I \quad 96\%$$

有机磷卤化物也能应用于醚的卤置换反应，一般生成两个卤代烃或其消除产物。对于某些取代脂环醚，如四氢吡喃醚，用此方法可方便地得到所需溴代烃，反应温和，收率良好。其历程类似于有机磷卤化物和醇的反应，首先 Ph_3PBr_2 和醚生成三苯膦取代的盐，经消除反应而形成烷氧基取代的三苯膦中间体以后，Br^- 亲核进攻缺电子的烷基生成卤代物。

$$n\text{-}C_{16}H_{33}O\text{-THP} \xrightarrow[\text{室温},\ 0.5\ h]{Ph_3PBr_2/ClCH_2CH_2Cl} \left[n\text{-}C_{16}H_{33}\overset{+}{O}(PBrPh_3)\text{-THP}\ Br^- \longrightarrow n\text{-}C_{16}H_{33}O-\overset{+}{P}Ph_3\overset{-}{Br} \right] \xrightarrow{Br^-} n\text{-}C_{16}H_{33}Br$$

芳基烷基醚在 PBr_3 和 DMF 作用下。可断裂醚键，直接生成溴代芳烃。采用该法，可方便地制备那些难以直接卤化而得的 2－溴喹啉或 4－溴喹啉。

$$\text{2-OMe-quinoline} \xrightarrow[60\sim80^\circ C]{PBr_3/DMF} \text{2-Br-quinoline} \quad 78\%$$

2.6 羧酸的脱羧卤置换反应

1. 反应通式

羧酸银盐和溴或碘反应，脱去二氧化碳，生成比原底物少一个碳原子的卤代烃，这称为汉斯狄克（Hunsdiecker）反应。

$$R-\overset{O}{\overset{\|}{C}}-O-Ag + X_2 \xrightarrow{\triangle} R-X + AgX\downarrow + CO_2\uparrow$$

$$(X=Br, I)$$

2. 反应机理

这类反应属于自由基历程，可能包括中间体酰基次卤酸酐发生均裂，生成酰氧自由基，然后脱除二氧化碳生成烷基自由基,再和卤素自由基结合成卤代物。

$$RCO_2Ag + X_2 \xrightarrow[-AgX]{} RCOOX \longrightarrow RCOO\cdot + X\cdot$$

$$RCOO\cdot \xrightarrow[-CO_2]{} R\cdot$$

$$R\cdot + X\cdot \longrightarrow RX$$

3. 应用

对于具 2~18 个碳原子的饱和脂肪酸来说,上述类型的脱羧卤置换反应均能获得较好结果,生成相应的卤代物。

$$MeO_2C(CH_2)_4CO_2H \xrightarrow[\text{室温}]{AgNO_3/KOH} MeO_2C(CH_2)_4CO_2Ag \xrightarrow[\triangle,1\ h]{Br_2/CCl_4} MeO_2C(CH_2)_4Br(54\%)$$

采用这类反应,亦可将芳香羧酸转化为少一个碳原子的卤代芳烃,成为芳烃间接卤化的一个补充形式。

$$O_2N-C_6H_4-COOAg \xrightarrow[\text{回流},3\ h]{Br_2/CCl_4} O_2N-C_6H_4-Br$$

79%

上述反应必须在严格无水条件下进行,否则影响收率,甚至使反应失败。改用羧酸的汞盐或亚汞盐和卤素反应,虽不如银盐那样有效,但可以避免制备不稳定的无水银盐。一般可由羧酸、过量氧化汞和卤素直接反应,操作简单,若在光照下反应,则收率明显优于银盐方法。

$$O_2N-C_6H_4-COOH \xrightarrow[\text{回流},3\ h]{Br_2/HgO/CCl_4/h\nu} O_2N-C_6H_4-Br$$

95%

用四醋酸铅和卤化锂(氯、溴)、羧酸加热时,发生脱羧卤置换反应而得到少一个碳原子的相应氯代烃或溴代烃,该方法称为柯西(Kochi)改进法,类似于汉斯狄克反应,为自由基历程,操作简单,制备叔卤化物和仲卤化物的效果较好。脱羧碘置换反应时可用四醋酸铅、碘和羧酸反应。

$$CH_3CH_2CH(CH_3)COOH \xrightarrow[C_6H_6,\ 80^\circ C]{Pb(OAc)_4,\ LiCl} CH_3CH_2CH(CH_3)Cl$$

89%

2.7 其他官能团化合物的卤置换反应

2.7.1 卤化物的卤素交换反应

1. 反应通式

有机卤化物与无机卤盐之间进行卤原子交换反应，称为芬克尔斯坦（Finkelstein）卤素交换反应。常常利用该反应制备某些直接用卤化方法难以得到的碘代烃或氟代烃。

$$R—X + X'^{-} \longrightarrow R—X' + X^{-}$$
$$(X = Cl, Br; X' = I, F)$$

在选择卤素交换反应的溶剂时，应考虑尽可能使无机卤化物试剂在其中的溶解度较大，而反应生成的无机卤化物的溶解度甚小或几乎不溶，这样可使卤素 - 卤素交换反应尽可能完全，反应产物也易于分离。常用溶剂有 DMF、丙酮、四氯化碳、二硫化碳或丁酮等非质子极性溶剂。由于卤代烷在路易斯酸作用下能增强其亲电活性，故加入路易斯酸作为催化剂，反应收率明显提高，且用该法可制备那些易发生重排、双键异构化的卤代烷。

2. 反应机理

卤素交换反应大多属于 S_N2 机理。无机卤化物中卤素负离子作为亲核试剂，而被交换的卤素原子作为离去基团，因此，卤素负离子的亲核能力越大，其交换反应也越容易。由于卤素离子的亲核能力在很大程度上取决于它们在不同溶剂中的溶剂化程度，故在质子溶剂中 I^- 的亲核能力最大，F^- 的亲核能力最小；而在非质子溶剂中，F^- 可变成一个很强的亲核试剂。

3. 影响因素

在卤素交换反应中常见的副反应为消除反应，尤其在叔卤代烃的卤交换反应中常因易形成稳定的碳正离子而倾向于发生消除，从而使收率降低。

4. 应用

常用溴代烃或氯代烃与碘化钠、碘化钾在适当溶剂中回流，制备碘代烃。

Cl, NO_2, NO_2 —— NaI/DMF, △, 15 min, 70% ——→ I, NO_2, NO_2

氟原子的交换试剂有氟化钾、氟化银、氟化锑等。氟化钠的晶格能较高，其活性亦较小，故很少采用。而氟化钾的活性比氟化钠大，且价廉易得，为主要的氟交换试剂。氟化锑的应用也很广，一般来说，五价锑试剂的活性比三价锑试剂大，而且它们均能选择性地作用于同一碳原子上的多卤原子，而不与单卤原子发生交换。利用上述特点，常可将脂肪链或芳环上的三卤甲基有效地转化成三氟甲基，该法常用于制备某些具三氟甲基的药物。

$$n\text{-}C_8H_{17}Cl \xrightarrow[69\%]{KF/Bu_4NBr} n\text{-}C_8H_{17}F$$

$$Br_3C\text{-}C_6H_4\text{-}NO_2\ (p) \xrightarrow[\text{55°C～熔点},\ 90\%]{SbF_3} F_3C\text{-}C_6H_4\text{-}NO_2\ (p)$$

2.7.2 磺酸酯的卤置换反应

1. 反应通式

$$R-O-\overset{\overset{O}{\|}}{\underset{\underset{O}{\|}}{S}}-R' + X^- \longrightarrow R-X + R'SO_3^-$$

磺酸酯(如对甲苯磺酸酯、甲磺酸酯等)与亲核性卤化剂反应，可生成相应的卤代烃。常用的卤化剂有卤化钠、卤化钾、卤化锂等。反应溶剂为丙酮、醇、DMF 等极性溶剂。

2. 反应机理

磺酸酯的卤置换反应为亲核取代反应，卤化剂作为提供卤负离子的亲核试剂，而磺酸酯基作为离去基团。

3. 应用

为避免醇羟基在直接卤置换反应中可能产生的副反应，可先将醇用磺酰氯转化成相应的磺酸酯，再与亲核性卤化剂反应，生成所需卤代烃。

$$HC\equiv C-\underset{\underset{H_2C-CH_2OH}{|}}{\overset{H}{C}}-\overset{H_2}{C}-C\equiv CH \xrightarrow[\substack{(2)\ NaI/Me_2CO,\ 45°C,\ 30\ h \\ 96\%}]{(1)\ TsCl/Py,\ 0°C,\ 14\ h} HC\equiv C-\underset{\underset{H_2C-CH_2I}{|}}{\overset{H}{C}}-\overset{H_2}{C}-C\equiv CH$$

由于磺酰氯及其酯的活性较大，磺酰化和卤置换反应均在较温和的条件下进行，比卤素交换反应更有效。

$$\text{HOH}_2\text{C},\ \text{CH}_2\text{OH},\ \text{HOH}_2\text{C},\ \text{CH}_2\text{OH} \xrightarrow[\substack{0^\circ\text{C},\ 3\ \text{h} \\ 95\%}]{\text{TsCl, Py}} \text{TsOH}_2\text{C},\ \text{CH}_2\text{OTs},\ \text{TsOH}_2\text{C},\ \text{CH}_2\text{OTs} \xrightarrow[\substack{\triangle,\ 4\ \text{h} \\ 95\%}]{\text{NaI, Me}_2\text{CO}} \text{IH}_2\text{C},\ \text{CH}_2\text{I},\ \text{IH}_2\text{C},\ \text{CH}_2\text{I}$$

$$\text{HOH}_2\text{C},\ \text{CH}_2\text{OH},\ \text{HOH}_2\text{C},\ \text{CH}_2\text{OH} \xrightarrow[\text{CCl}_4]{\text{PBr}_3} \text{BrH}_2\text{C},\ \text{CH}_2\text{Br},\ \text{BrH}_2\text{C},\ \text{CH}_2\text{Br} \xrightarrow[\substack{\triangle,\ 90\ \text{h} \\ 63\%}]{\text{NaI, Me}_2\text{CO}} \text{IH}_2\text{C},\ \text{CH}_2\text{I},\ \text{IH}_2\text{C},\ \text{CH}_2\text{I}$$

小结

卤化反应是有机合成中非常重要的一类反应。氯、溴和碘化物具有较高的活性，常作为重要的合成中间体，有些本身就是药物的组成部分。要掌握这章的内容，需要从卤化剂、底物、反应机理几个方面着手，根据底物、反应位置和产物立体构型与对应的机理建立联系，从而选择卤化剂、催化剂和溶剂。对于重氮盐的卤代反应（桑德迈尔反应）和羧酸的酰卤化则分别放在第 3 章和第 4 章中加以介绍。

（薛伟明）

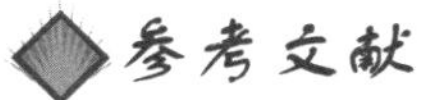

参考文献

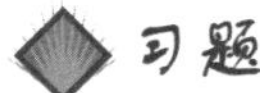

习题

一、简答题

1. 苄位的卤取代可以使用哪些卤代试剂？

2. 请写出羰基 α 位的卤取代在酸性和碱性条件下的机理。

3. 溴化氢与非对称烯烃的加成反应产物为马氏规则还是反马氏规则的？原因是什么？

4. 氯化亚砜与手性碳原子带有羟基的化合物进行的氯化反应时，在无水乙醚、含吡啶的二氯甲烷或水中反应，产物结构会发生怎样的变化？

二、写出下列反应的产物（对于具有立体异构体的物质，需要画出）

5.

$$\text{Cl(H)C}{=}\text{C(CH}_3\text{)Cl} \xrightarrow{\text{HClO}} [\quad\quad]$$

6. 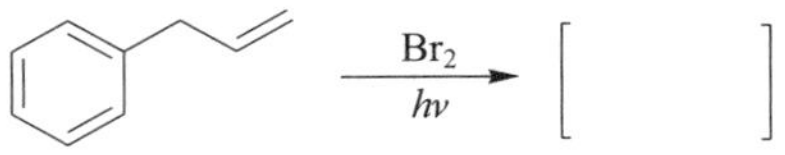 $\xrightarrow[h\nu]{Br_2}$ [ ]

7. 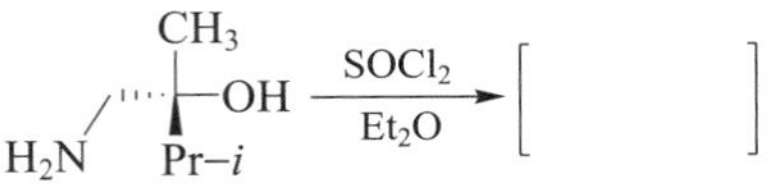 CH_3, OH, H_2N, Pr−*i* $\xrightarrow[Et_2O]{SOCl_2}$ [ ]

8. 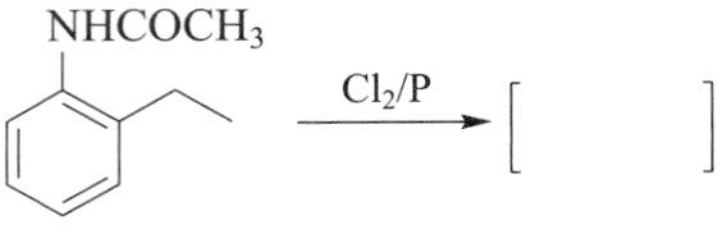 $NHCOCH_3$ $\xrightarrow{Cl_2/P}$ [ ]

9. 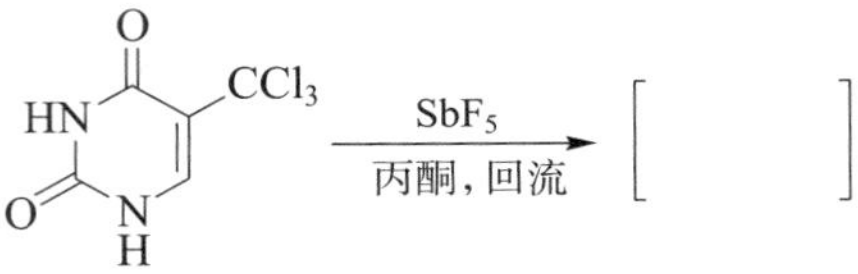 O, HN, CCl_3, O, N, H $\xrightarrow[\text{丙酮, 回流}]{SbF_5}$ [ ]

10. 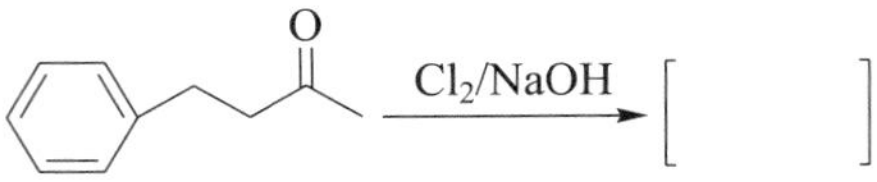 O $\xrightarrow{Cl_2/NaOH}$ [ ]

11. 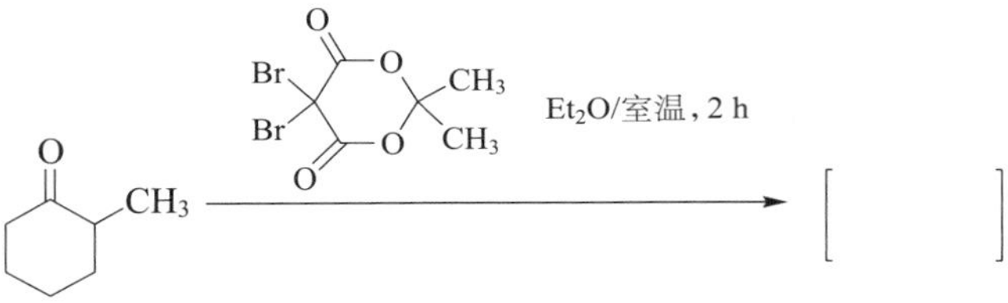 O, CH_3 $\xrightarrow{\text{(O, Br, Br, O, O, CH}_3\text{, CH}_3\text{, O)}\ Et_2O/\text{室温, 2 h}}$ [ ]

12. 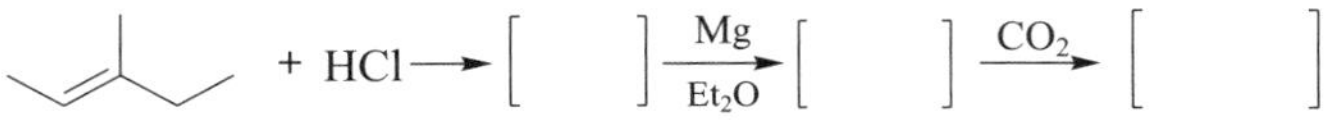 + HCl ⟶ [ ] $\xrightarrow[Et_2O]{Mg}$ [ ] $\xrightarrow{CO_2}$ [ ]

13. 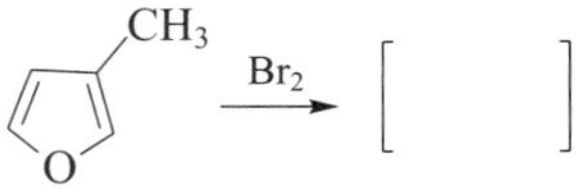 CH_3, O $\xrightarrow{Br_2}$ [ ]

14. 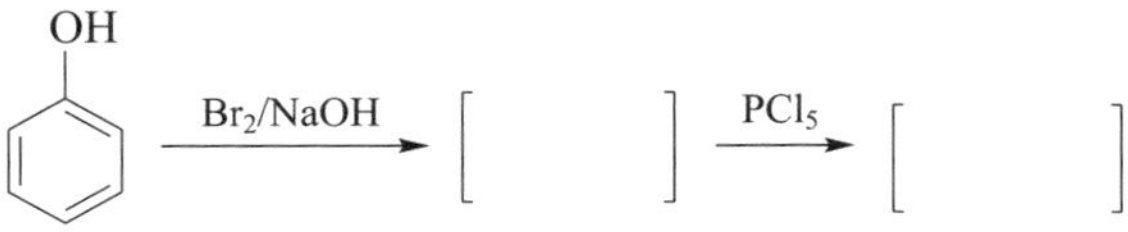 OH $\xrightarrow{Br_2/NaOH}$ [ ] $\xrightarrow{PCl_5}$ [ ]

三、查阅文献,写出下列化合物的至少一条合成路线

15. 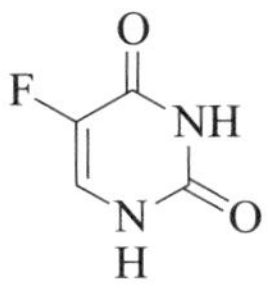 O, F, NH, N, O, H

16. 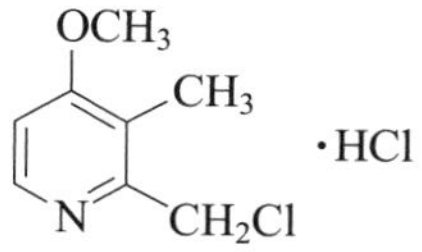 4-甲氧基-3-甲基-2-氯甲基吡啶结构式 $\cdot HCl$

OCH_3, CH_3, N, CH_2Cl

17. 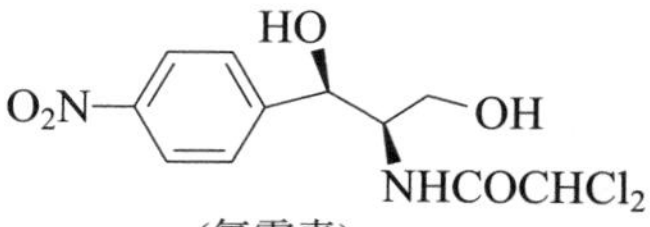 O_2N–C₆H₄–CH(OH)–CH(NHCOCHCl₂)–CH₂OH

HO, OH, $NHCOCHCl_2$

(氯霉素)

第 3 章　硝化与重氮化反应

1. 课程目标

掌握芳烃硝化和重氮化反应的机理和影响因素；理解卤代烃制备硝基和亚硝基化合物的方法；了解硝酸酯和亚硝酸酯的合成方法。

2. 重点和难点

重点：硝化试剂和不同底物的硝化条件；芳环上硝化反应的定位效应；桑德迈尔反应的条件和试剂选择。

难点：偶氮化反应条件（底物结构）；亚硝化反应机理。

引　　言

硝化反应是有机化学中的最基本反应类型之一，是制备硝基烷烃、硝基芳烃衍生物的常用方法，对于电子云密度大的芳烃也容易进行亚硝化反应。此外，氯代烃、醇等还可以制备硝酸酯和亚硝酸酯。芳烃的硝化反应产物结构和硝化难易程度受到芳环上取代基电负性的影响，硝化试剂的选择取决于底物的稳定性和电子密度。氨基化合物的重氮化反应是制备其他衍生物的重要方法，包括卤化、氰基化、氢化、偶氮化等。

3.1　硝 化 试 剂

3.1.1　硝化反应机理

芳香环上的硝化反应是双分子亲电取代反应，属于传统的硝化过程，反应机理如下所示：

$$2HNO_3 \rightleftharpoons N^+O_2 + N\bar{O}_3 + H_2O$$

$$C_6H_6 + N^+O_2 \rightleftharpoons \underset{(a)}{C_6H_6 \rightarrow N^+O_2} \rightleftharpoons \underset{(b)}{[C_6H_6(H)(NO_2)]^+} \xrightarrow{-H^+} C_6H_5NO_2 + H^+$$

反应中硝化试剂首先生成硝酰正离子，之后与芳香环结合形成 π－配合物(a)，随后生成 σ－配合物(b)，最后发生脱质子芳构化过程生成硝基化合物。此外，硝化反应还涉及硝基自由基参与的硝化过程等，硝基自由基可以来源于叔丁基亚硝酸酯或者硝酸盐。

1. 硝酸

硝酸是一种具有氧化性的强酸，在纯硝酸中仅有 1% 的硝酸转化为 NO_2^+，未解离的硝酸分子约占 97%，NO_3^- 约占 1.5%，水约占 0.5%，其中存在如下平衡：

$$2HNO_3 \rightleftharpoons H_2NO_3^+ + NO_3^-$$

$$H_2NO_3^+ \rightleftharpoons H_2O + NO_2^+$$

从上述平衡反应可知，随着水量的增加，平衡向左移动，NO_2^+ 逐渐减少，硝化能力降低，如向无水硝酸中加入 5% 的水可导致 NO_2^+ 在体系中几乎消失，从而失去硝化活性。一般使用的浓硝酸是 68% 的硝酸，其硝化能力不强，但是某些活泼的芳香环可以被浓硝酸硝化，例如，在浓硝酸的作用下 1,3－亚甲二氧基苯可以转化为 3,4－(亚甲二氧基)硝基苯，经还原后得到的 3,4－(亚甲二氧基)苯胺是生产奥索利酸、西诺沙星、米诺沙星等药物的重要中间体。

$$\text{1,3-亚甲二氧基苯} \xrightarrow{68\%HNO_3} O_2N\text{-3,4-(亚甲二氧基)苯}$$

但是，浓硝酸具有较强的氧化能力，在对酚类的硝化时会产生一定比例的醌类物质。因此，对于易氧化物质的硝化反应，应审慎选择浓硝酸作为硝化试剂。

2. 硝酸－硫酸混酸

在混酸中由于硫酸比硝酸的酸性强，所以两者混合会促进 NO_2^+ 的生成。当硝酸中硫酸浓度增高至 89% 以上时，硝酸可全部解离为 NO_2^+；80% 硫酸时转化率为 62.5%，20% 硫酸时转化率为 9.8%，由此可知，高浓度的硫酸有利于提高硝酸的硝化能力，因为硝化反应的速率与反应体系中 NO_2^+ 的浓度成正比。

$$2H_2SO_4 + HNO_3 \rightleftharpoons NO_2^+ + H_3O^+ + 2HSO_4^-$$

在具体的应用中，最常用的浓硝酸－浓硫酸混酸的比例是 1∶3(质量比)。混酸中浓硫酸兼具提供质子和脱水的作用，因此其硝化能力比发烟硝酸强。混酸作为硝化剂具有诸多优点：① 强硝化能力：硫酸的给质子能力大于硝酸，有利于硝酸解离为 NO_2^+；② 高利用率：硫酸具有较强的吸水能力，让硝酸不会被反应体系中生成的水稀释，从而使得硝酸能更多地转化为 NO_2^+；③ 低氧化能力：混酸中的硝酸几乎为纯硝酸，氧化能力下降，另外硫酸的比热容较大，可以有效避免局部过热，从而减少氧化等副反应的发生；④ 混酸比例可调：根据反应底物和产物的结构可选择合适的混酸比例；⑤ 低设备腐蚀性：混酸对铸铁、普通碳钢和不锈钢等设备的腐蚀性小。

例如，在硝酸－硫酸混酸体系下，苯乙酮可以转化为3－硝基苯乙酮，其为依替福林和扎来普隆等药物的重要中间体；2－乙基苯胺可以转化为2－乙基－5－硝基苯胺，其为盐酸帕唑帕尼的重要中间体；4,6－二羟基－2－甲基嘧啶可以转化为4,6－二羟基－2－甲基－5－硝基嘧啶，其为莫索尼定的重要中间体。

3. 硝酸与乙酸酐

硝酸－乙酸酐混合物通常由纯硝酸与乙酸酐混合得到，乙酸酐作为脱水剂能促进 NO_2^+ 的生成，从而有利于硝化反应的进行。在该反应中，除了硝酰正离子 NO_2^+ 以外还有 N_2O_5，$CH_3COONO_2H^+$ 等。

反应机理：

$$2HNO_3 \rightleftharpoons H_2ONO_2^+ + NO_3^-$$

$$HNO_3 + (CH_3CO)_2O \rightleftharpoons CH_3COONO_2 + CH_3COOH$$

$$H_2ONO_2^+ + CH_3COONO_2 \rightleftharpoons CH_3COONO_2H^+ + HNO_3$$

$$CH_3COONO_2H^+ + NO_3^- \rightleftharpoons CH_3COOH + O_2NONO_2(N_2O_5)$$

硝酸在乙酸酐中可以以任意比例相溶，一般常用的硝酸－乙酸酐混合体系中硝酸的含量在10%～30%之间。硝酸－乙酸酐混合物不能久置，必须使用前现场配制使用，因其放置过久会产生四硝基甲烷而有爆炸的危险。硝酸－乙酸酐混合液作为硝化试剂，与硝酸/硫酸硝化体系相比，硝酸/乙酸酐体系对有机物具有更好的溶解性，反应条件更温和，使得反应能以均相的形式进行。

例如，托利卡因中间体2－甲基－6－硝基苯胺的合成如下：

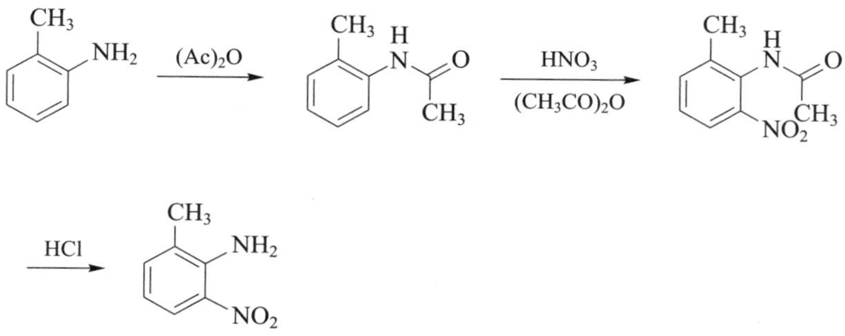

3.1.2 其他硝化试剂

1. 氟硼酸硝酰鎓

将 95% 的发烟硝酸先与无水氟化氢反应，然后在冰浴条件下将 BF_3 通入硝基甲烷中，即可合成得到氟硼酸硝酰鎓。

$$HNO_3 + HF + 2BF_3 \xrightarrow{CH_3NO_2} NO_2BF_4 + BF_3 \cdot H_2O$$

该硝化试剂的硝化能力极强，可以实现反应活性较低的芳烃在温和条件下的硝化反应，但是该反应对反应条件苛刻的要求（需要在特殊的高真空系统中进行）及氟化氢和三氟化硼的毒性在一定程度上限制了其应用。例如，1,3－二硝基苯在氟硼酸硝酰的作用下完成硝化反应生成 1,3,5－三硝基苯。

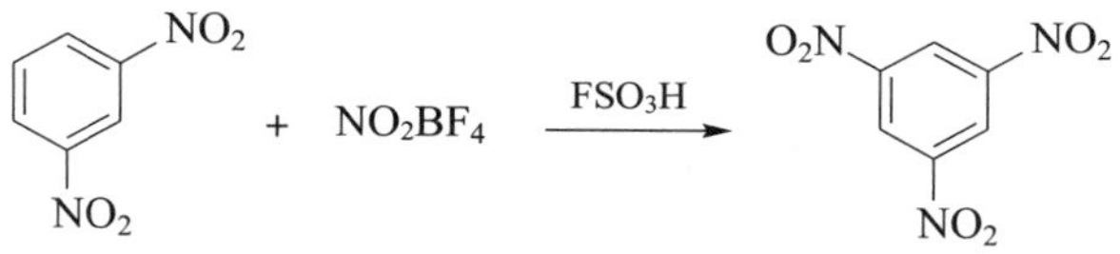

2. 三氟甲基磺酸硝酰

将硝酸与三氟甲磺酸在二氯甲烷中混合可原位生成 $^+NO_2CF_3SO_3^-$，可以直接用于硝化反应。

$$2CF_3SO_3H + HNO_3 \xrightarrow{CH_2Cl_2} {}^+NO_2CF_3SO_3^- + H_3O^+CF_3SO_3^-$$

例如，在低温条件下甲苯在三氟甲基磺酸硝酰的作用下可以得到主要产物 2－硝基甲苯。

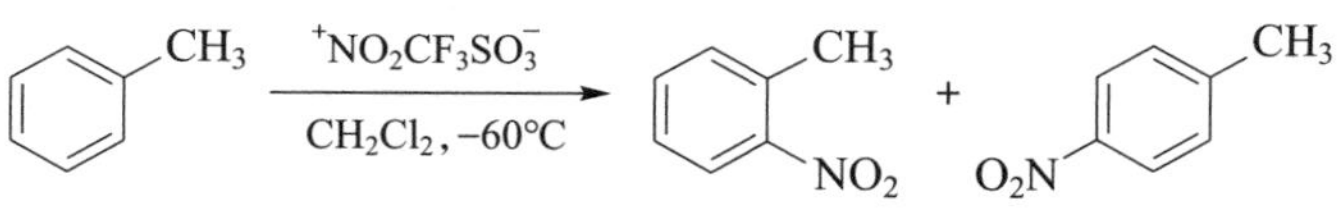

3. 硝酸铈铵

1-甲氧基萘在负载于硅胶上的硝酸铈铵作用下可以完成4位选择性的硝化。

$$\text{1-甲氧基萘}\xrightarrow{(NH_4)_2Ce(NO_3)_6/SiO_2}\text{1-甲氧基-4-硝基萘}$$

4. 叔丁基亚硝酸酯

三取代烯烃在2,2,6,6-四甲基哌啶氧化物(TEMPO)的催化下以叔丁基亚硝酸酯为硝化试剂完成硝基化的过程,其中叔丁基亚硝酸酯裂解产生亚硝基自由基,然后被氧化生成硝基自由基。

$$R_1R_2C{=}CHR_3 \xrightarrow[\text{1,4-二氧六环}]{t\text{-BuONO, TEMPO}} R_1R_2C{=}C(NO_2)R_3$$

$$R_1R_2C{=}CHR_3 \xrightarrow{\dot{N}O_2} R_1R_2\dot{C}{-}CH(NO_2)R_3 \xrightarrow{[O]} R_1R_2C{=}C(NO_2)R_3$$

$$t\text{-BuONO} \xrightarrow{\text{空气}} \dot{N}O \xrightarrow{\text{空气}} \dot{N}O_2 \qquad \text{TEMPO} \rightleftarrows \text{TEMPOH}$$

5. 金属硝酸盐

金属硝酸盐在硝化反应中可以作为硝基源,其主要有两类:亚硝酸盐(亚硝酸钠、亚硝酸钾和亚硝酸银等);硝酸盐(硝酸铁、硝酸铋和硝酸银等),这两类盐在一定的反应条件下可生成硝基自由基和硝酰正离子,进而完成整个硝化过程。该类试剂的优点是不带有额外的水进入反应体系,在强酸的作用下直接生成硝酸,因而具有强的硝化能力。

四环素类抗生素遇日光会变色,在酸性及碱性条件下易发生水解,并且可以和金属离子形成螯合物,其C-11和C-12上的羟基容易发生氧化,C-4上的二甲氨基即使在比较温和的环境下(弱碱性、温度高于25℃及潮湿条件下)也容易发生异构化,从而加大合成上的困难。在替加环素的合成中,由于米洛环素在各种溶剂中的溶解度差,高温下易于氧化等,直接将米洛环素盐酸盐溶解于浓硫酸中,低温下脱氯化氢后,分次加入固体硝酸钠,避免温度升高太快,从而高收率地实现其硝化。

$$\text{米洛环素}\cdot 2HCl \xrightarrow{NaNO_3,\ H_2SO_4} \text{9-硝基米洛环素}\cdot 2H_2SO_4$$

多取代吲哚在硝酸钠/过硫酸钾的作用下实现吲哚3号位的硝化；取代乙酰苯胺在硝酸铁的作用下实现邻位硝基化反应。

$$R_1\text{-indole}(N\text{-}R_2)\text{-}2\text{-}R_3 \xrightarrow[K_2S_2O_8,\ DMF]{NaNO_3} R_1\text{-}3\text{-}NO_2\text{-indole}(N\text{-}R_2)\text{-}2\text{-}R_3 \quad (1)$$

$$R\text{-}C_6H_4\text{-}NHCOCH_3 \xrightarrow[DCE]{Fe(NO_3)_3\cdot 9H_2O} R\text{-}C_6H_3(NO_2)\text{-}NHCOCH_3 \quad (2)$$

3.2 饱和烃的硝化

3.2.1 烷烃的硝化反应

低级烷烃在高温条件下(250~600℃)与硝酸发生气相反应生成各种不同硝基化合物的混合物，属于自由基反应，其反应机理如下：

$$HONO_2 \xrightarrow{\triangle} HO\cdot + \cdot NO_2$$

$$R—H + \cdot OH \longrightarrow R\cdot + H_2O$$

$$R\cdot + \cdot NO_2 \longrightarrow RNO_2$$

$$R—H + \cdot NO_2 \longrightarrow R\cdot + HNO_2$$

异戊烷发生气相硝化反应生成各种硝基烷烃混合物，其中不同类型氢的硝化速率：叔碳上的氢>仲碳上的氢>伯碳上的氢。硝化产物的分布也与可取代的氢数目有关。

$$(CH_3)_2CHCH_2CH_3 \xrightarrow{HNO_3}$$

$O_2NCH_2CH(CH_3)CH_2CH_3$ 24.1%	$(CH_3)_2CHCH_2CH_2NO_2$ 11.1%
$(CH_3)_2C(NO_2)CH_2CH_3$ 12.2%	$(CH_3)_2CHCH(NO_2)CH_3$ 14.0%

在N-羟基邻苯二甲酰亚胺催化下，以NO_2作为硝基源金刚烷可以转化为1-硝基金刚烷，其还原之后得到的金刚烷胺是抗病毒药。

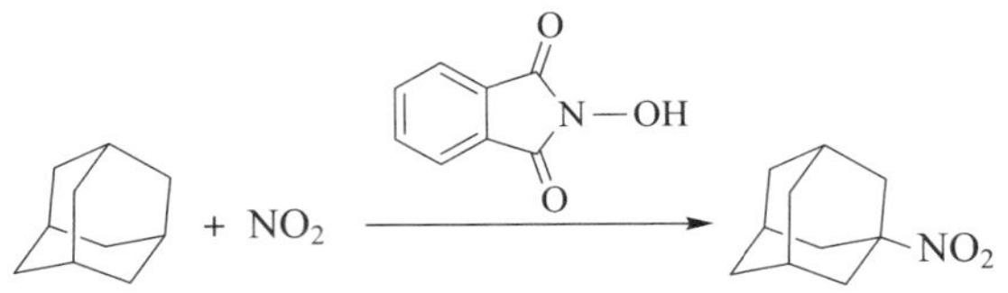

此外,苄位氢在一定条件下可以发生硝基化反应。

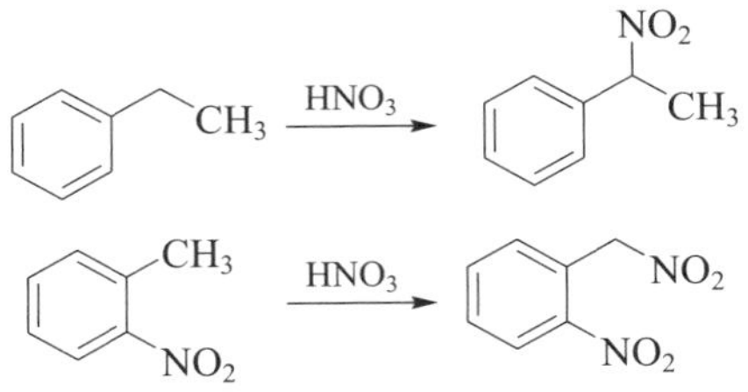

3.2.2 烷烃的硝酸酯化反应

烷烃在 HNO_3 - 三氟乙酸酐混合物的作用下可以转化为硝酸酯,例如,在5℃下向连续搅动的 HNO_3 和十二烷混合体系中加入三氟乙酸酐可以生成十二烷基硝酸酯;烷烃与 N_2O_5 在光照条件下发生自由基反应可生成硝酸酯和硝基烷烃的混合物,硝酸酯的收率随着反应压力的增大和反应温度的降低而升高。

$$RH \xrightarrow{N_2O_5} RNO_2 + RONO_2$$

此外,甲苯在光照条件下用硝酸铈铵作为硝化试剂可以选择性地实现甲基的硝化生成相应的硝酸酯。

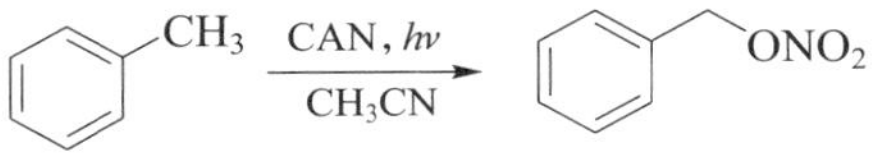

3.2.3 卤代烷烃与亚硝酸盐的反应

脂肪族或者芳烃侧链的伯碘代物和伯溴代物能与亚硝酸盐(亚硝酸银、亚硝酸钠、亚硝酸钾、亚硝酸锂和亚硝酸汞等)反应生成硝基化合物和亚硝酸酯。

$$2RX + 2MNO_2 \longrightarrow RNO_2 + RONO + 2MX$$

在该反应过程中亚硝酸根作为双亲核试剂,氮原子和氧原子可以分别作为亲核原子进攻碳卤键生成硝基化合物或者亚硝酸酯。反应中生成的硝基化合物与亚硝酸酯属于同分异构体,两者沸点相差很大,容易分离。

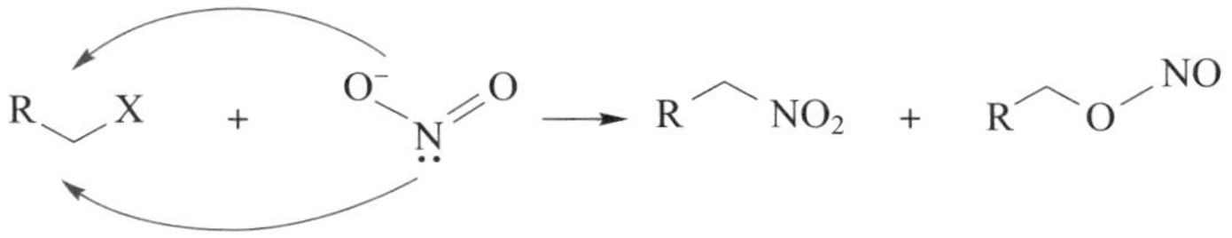

当使用亚硝酸盐时，一般用伯、仲溴化物或者碘化物，其中当使用亚硝酸银时仅适用于伯烷基溴化物和碘化物（亚硝酸银中的氧与银结合更紧密，发生亲核进攻时主要以氮原子作为亲核原子进攻碳卤键生成硝基化合物）。例如，1，4－二碘丁烷和1－溴代十一烷分别与亚硝酸银反应可以生成与之对应的硝化产物；反应活性较高的苄基氯甲基醚也可以与亚硝酸银反应生成相应的硝化产物。

$$I(CH_2)_4I + 2AgNO_2 \longrightarrow O_2N(CH_2)_4NO_2 + 2AgI$$

$$CH_3(CH_2)_7CH_2Br + AgNO_2 \longrightarrow CH_3(CH_2)_7CH_2NO_2 + AgBr$$

$$PhCH_2OCH_2Cl + AgNO_2 \longrightarrow PhCH_2OCH_2NO_2 + AgCl$$

此外，氯代乙酸钠在80℃下与亚硝酸钠发生亲核取代反应的同时发生脱羧反应生成硝基甲烷，其被广泛地应用于有机合成领域。

$$ClCH_2COONa \xrightarrow[80^\circ C]{NaNO_2} CH_3NO_2 + NaCl + NaHCO_3$$

3.2.4 卤代烷烃与硝酸盐的反应

卤代烃与硝酸银（$AgNO_3$）发生亲核取代反应是制备硝酸酯的传统方法之一。碘化物与溴化物常用于合成一级或二级硝酸酯，较为活泼的氯代烷烃（叔氯代烃、烯丙基氯或苄氯）也可与硝酸银反应。反应可以在非均相体系中进行，如将硝酸银加入溶有卤代烃脂溶性溶剂（苯、醚、硝基甲烷或硝基苯等）中并搅拌反应；反应也可以在水溶性溶剂乙腈中以均相的形式进行，这是因为硝酸银在乙腈中有较高的溶解度。

$$RX + MNO_3 \longrightarrow RONO_2 + MX$$

例如，在非甾体抗炎药萘普西诺原料的合成中最后一步反应为硝酸银作为硝酸酯化试剂的反应。

$$\text{6-}H_3CO\text{-naphthyl-2-}CH(CH_3)C(=O)O(CH_2)_4Cl \xrightarrow[CH_3CN]{AgNO_3} \text{6-}H_3CO\text{-naphthyl-2-}CH(CH_3)C(=O)O(CH_2)_4ONO_2$$

氯代甲酸酯与硝酸银在吡啶中形成中间体硝酸烷氧基甲酸酐，后者在室温下分解则得到硝酸酯。

$$ROCOCl + AgNO_3 \longrightarrow [ROCOONO_2] \longrightarrow RONO_2 + CO_2$$

溴代烷可以与硝酸汞和硝酸亚汞在乙二醇二甲醚中发生亲核取代反应完成硝酸酯类产物的合成。

$$RBr + Hg(NO_3)_n \xrightarrow{CH_3OCH_2CH_2OCH_3} RONO_2 \quad (n=1, 2)$$

此外,卤代烃也可与硝酸发生反应生成硝酸酯,例如,溴乙烷与硝酸反应生成硝酸乙酯。与卤原子一样,作为良好的离去基团,磺酰氧基可以被硝酸酯基取代生成硝酸酯。

TsO … CO_2Et $\xrightarrow{Bu_4\overset{+}{N}\overset{-}{NO_3}}$ O_2NO … CO_2Et

3.3 杂原子的硝化

3.3.1 醇和酚的硝化反应

醇与硝酸或混酸(浓硝酸和浓硫酸)发生酯化反应是制备硝酸酯的重要方法。当使用混酸硝化时,为了避免亚硝酸酯的产生常加入少量尿素或硝基脲以破坏反应中生成的亚硝酸,用这种方法可以得到较高收率的一级或二级醇硝酸酯,其中混酸也可以是硝酸 - 乙酸酐。这类反应可应用于心血管疾病治疗药物(单)硝酸异山梨酯和硝化甘油的合成。

$\xleftarrow[(Ac)_2O]{HNO_3}$ $\xrightarrow[(Ac)_2O]{HNO_3}$

$$HOCH_2CH(OH)CH_2OH \xrightarrow[H_2SO_4]{HNO_3} O_2NOCH_2CH(ONO_2)CH_2ONO_2$$

硝酸银与氯化亚砜反应生成两种硝化试剂,可以用于酚羟基和芳环侧链上羟基的高硝酸酯化及多元醇分子中一级与二级羟基和核苷酸中羟基的选择性硝化。

$$Cl\text{-}S(=O)\text{-}ONO_2 \longleftarrow AgNO_3 + SOCl_2 \longrightarrow O_2NO\text{-}S(=O)\text{-}ONO_2$$

$$ArOH + Cl\text{-}S(=O)\text{-}ONO_2 \longrightarrow ArONO_2 + Cl\text{-}S(=O)\text{-}OH$$

$$ArOH + O_2NO\text{-}S(=O)\text{-}ONO_2 \longrightarrow ArONO_2 + SO_2 + HNO_3$$

此外，醇在氟硼酸硝酰的作用下也可以转化为硝酸酯。

$$ROH + \overset{+}{N}O_2\overset{-}{B}F_4 \longrightarrow RONO_2 + BF_3 + HF$$

3.3.2 环氧化合物的硝化反应

环氧乙烷衍生物和2位未取代的四元环氧化合物在 N_2O_5 的氧化作用下发生开环分别生成1,2-二硝酸酯和1,3-二硝酸酯。

3.4 不饱和烃的硝化

3.4.1 烯烃和炔烃的硝化反应

1. 烯烃的硝化反应

烯烃可以与硝化试剂发生加成反应生成 β-取代的硝基化合物。例如，硝酸与氯磺酸反应生成硝酰氯，进而与烯烃发生加成反应生成 β-氯代硝基化合物。

$$HNO_3 + ClSO_3H \longrightarrow NO_2Cl + H_2SO_4$$

2. 炔烃的硝化反应

炔烃也可以与硝酰氯反应生成 β-氯代硝基乙烯类化合物。

3.4.2 芳环和芳杂环的硝化反应

1. 芳环的硝化反应

芳烃的硝化反应属于芳环上的亲电取代反应，反应底物上取代基的电子效应和立体空间效应对硝化反应速率和硝基的定位有明显的影响。芳环上带有给电子基团时，芳环上的电子云密度增大，有利于硝化反应的进行；芳环上带有吸电子基团时，不利于该反应的发生。当取代芳烃发生亲电硝基化反应时，硝基优先进入电子云密度高和空间位阻小的位置。例如，抗疟药伯氨喹涉及的中间体4-甲氧基-2-硝基乙酰苯胺与抗肿瘤药溶肉瘤素中间体4-硝基-β-苯丙氨酸化合物的合成。

$$\text{4-}CH_3O\text{-}C_6H_4\text{-}NHCOCH_3 \xrightarrow{HNO_3} \text{4-}CH_3O\text{-2-}O_2N\text{-}C_6H_3\text{-}NHCOCH_3$$

$$C_6H_5CH_2CH(NH_2)COOH \xrightarrow[H_2SO_4]{HNO_3} \text{4-}O_2N\text{-}C_6H_4CH_2CH(NH_2)COOH$$

稠芳环类化合物萘也可发生亲电硝基化反应，由于 α 位电子云密度大于 β 位，单硝基化反应主要发生在 α 位。例如，萘在混酸的作用下生成1-硝基萘，其可继续发生硝化反应生成1,8-二硝基萘和1,5-二硝基萘的混合物。

$$\text{萘} \xrightarrow[H_2SO_4]{HNO_3} \text{1-硝基萘} \xrightarrow[H_2SO_4]{HNO_3} \text{1,8-二硝基萘} + \text{1,5-二硝基萘}$$

如果萘环上带有第一类定位基(邻对位定位基)，单硝化反应主要发生在与取代基同一苯环上。蒽和菲的硝化反应发生在9(10)位。

$$\text{2-}NHCOCH_3\text{-萘} \xrightarrow[CH_3COOH]{HNO_3} \text{1-}NO_2\text{-2-}NHCOCH_3\text{-萘}$$

$$\text{蒽} \xrightarrow[CH_3COOH]{HNO_3} \text{9-硝基蒽}$$

$$\text{菲} \xrightarrow[CH_3COOH]{HNO_3} \text{9-硝基菲}$$

2. 芳杂环的硝化反应

五元芳杂环化合物(呋喃、噻吩和吡咯等)在混酸的条件下很容易被破坏,但是使用硝酸和乙酸酐体系硝化时,硝基进入电子云密度较大的 α 位。例如,消毒防腐药呋喃西林合成中糠醛的硝化是非常重要的一步反应;抗厌氧菌药甲硝唑合成中 2-甲基咪唑经过硝化可以得到重要中间体 2-甲基-5-硝基咪唑;与抑制免疫系统药物硫唑嘌呤合成相关重要中间体 1-甲基-4-硝基-5-氯-1*H*-咪唑的合成也是经过硝化得到的。

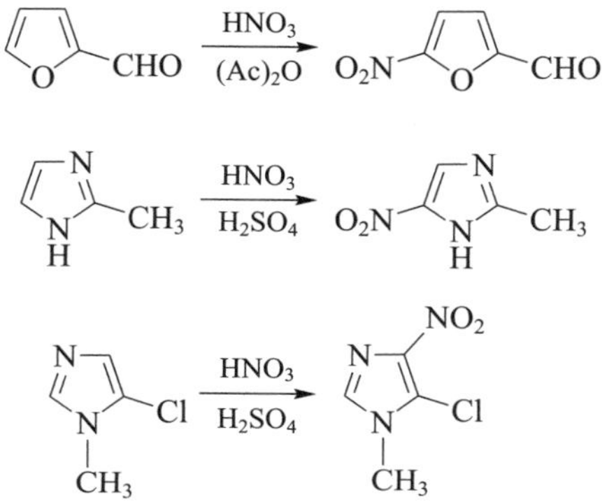

六元芳杂环化合物吡啶由于氮原子的吸电子作用,硝化反应发生在吡啶的 β 位,例如,抗疟药咯萘啶磷酸盐合成中的中间体 2-氨基-5-硝基吡啶可由 2-氨基吡啶的硝化得到。

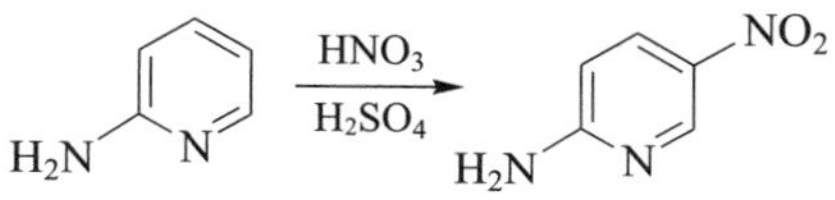

吡啶氮氧化物的硝化主要发生在吡啶环的 4 位,其生成的 4-硝基吡啶是合成降压药吡那地尔的中间体。抗组胺药氯雷他定和卢帕他定的中间体 4-氨基-3-甲基吡啶-2-甲酸甲酯的合成也是以吡啶氮氧化物为原料。

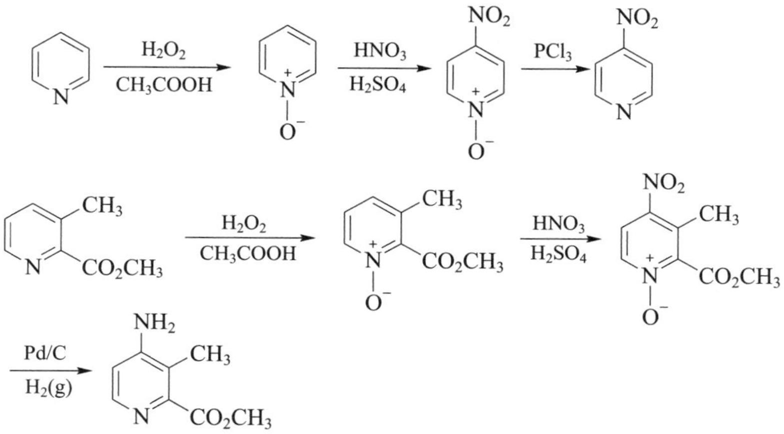

稠杂二元并环化合物喹啉在低温下用混酸作为硝化试剂时,硝基主要进入喹啉和异喹啉的5位和8位。但是反应在较高温度下发生硝化时喹啉中的氮原子会被氧化为*N*-氧化物,此时硝基会进入喹啉环上的4位和8位。

NO_2 HNO₃ 65℃ HNO_3/H_2SO_4 0~10℃ NO_2 + NO_2

此外,异喹啉和喹唑啉等杂环化合物在使用混酸硝化时,硝基更容易进入苯环上。例如,异喹啉在混酸的作用下生成5-硝基异喹啉;抗肿瘤药卡奈替尼中间体4-氯-7-氟-6-硝基喹唑啉的合成。

HNO_3/H_2SO_4 0~10℃

HNO_3/H_2SO_4

3.4.3 卤代芳烃与亚硝酸盐和硝酸盐的反应

β-溴代萘可以在三氟甲磺酸铜的催化下与亚硝酸钾发生反应生成芳基硝化物。2-碘-5-苯乙烯基噻吩与亚硝酸银反应生成硝基化产物。

$Cu(OSO_2CF_3)_2$ KNO_2, DMSO

$AgNO_2$ 1,4-二氧六环

芳基硼酸和芳基羧酸在一定条件下也可以转化为硝基化的产物。例如,苯硼酸在硝酸铁或者氧化亚铜-亚硝酸钠体系的作用下生成硝基苯;苯甲酸在硝酸铋或者碳酸银-氟硼酸硝酰体系的作用下也可以生成硝基苯。

$Fe(NO_3)_3 \cdot 9H_2O$ 甲苯

Cu_2O, $NaNO_2$ $NH_3 \cdot H_2O$, H_2O

$$C_6H_5COOH \xrightarrow[K_2S_2O_8,\ CH_3CN]{Bi(NO_3)_3 \cdot 5H_2O} C_6H_5NO_2$$

$$C_6H_5COOH \xrightarrow[DMF]{Ag_2CO_3/NO_2BF_4} C_6H_5NO_2$$

当磺酸基处于芳环上被活化的位置时，其极易被硝基取代生成硝基类化合物。例如，3－磺酸基吡啶和2,4－二磺酸基－1－萘酚可以在硝酸作用下生成硝基取代的产物。

$$\text{吡啶} \xrightarrow[SO_3]{H_2SO_4} \text{3-}SO_3H\text{-吡啶} \xrightarrow{HNO_3} \text{3-}NO_2\text{-吡啶}$$

$$\text{1-OH-2,4-}(SO_3H)_2\text{-萘} \xrightarrow{HNO_3} \text{1-OH-2,4-}(NO_2)_2\text{-萘}$$

3.5 亚硝化反应

3.5.1 亚硝化反应机理

亚硝化反应是将亚硝基引入有机化合物中碳、氧或者氮原子上的反应，常用的亚硝化试剂主要有亚硝酸（由亚硝酸盐和酸原位生成）和亚硝酸酯，其中参与亚硝化反应的是亚硝基正离子。

$$(1)\ NaNO_2 + HCl \longrightarrow HO-N=O + NaCl$$

$$HO-N=O + H^+ \longrightarrow {}^+N=O + H_2O$$

$$(2)\ R-O-N=O + H^+ \longrightarrow R-\overset{+}{O}(H)-N=O \longrightarrow ROH + {}^+N=O$$

与硝基化合物相比，亚硝基显示不饱和键的性质，可进行还原、氧化、缩合和加成等反应。亚硝化反应是双分子亲电取代反应，其中参与反应的活性中间体亚硝酰正离子是很弱的亲电试剂，只能与含活泼氢的脂肪族化合物、酚类、芳香叔胺及某些富电子的芳杂环化合物发生反应。

3.5.2 活泼亚甲基的亚硝化反应

活泼亚甲基化合物在酸性条件下与亚硝酸钠反应，可以在活泼亚甲基上引入亚硝基。

这些化合物 α 位上碳原子容易失去氢原子生成碳负离子，其与亚硝酸钠或亚硝酸酯反应可生成亚硝基化合物。

乙酰乙酸乙酯在亚硝酸钠和乙酸体系作用下其中活泼亚甲基会被亚硝化，生成的亚硝基化合物与肟之间存在烯醇互变。

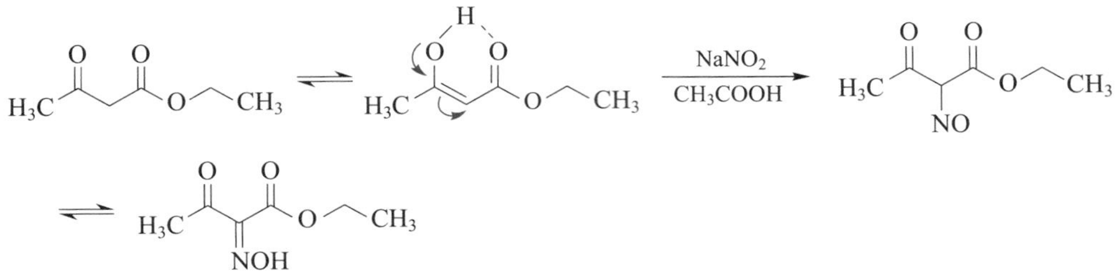

乙酰氨基丙二酸二乙酯可用于合成林可霉素的重要中间体，其合成步骤如下：

首先丙二酸二乙酯先发生亚硝化，然后在锌粉和醋酸酐的作用下发生还原并乙酰化反应得到产物。

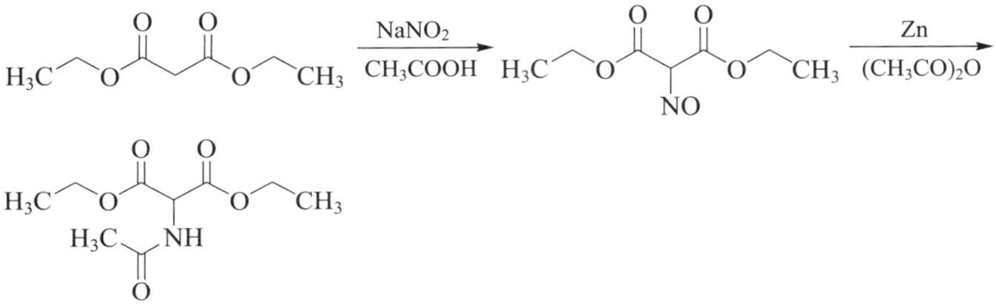

含活泼甲基或者亚甲基化合物在强碱性条件下也可以生成碳负离子，进而与亚硝酸反应生成硝基化合物。苯乙酮在碱性条件下可以与乙基亚硝酸酯反应生成 α - 亚硝基苯乙酮。天然产物长春布宁在叔丁醇钾的作用下可以与正丁基亚硝酸酯反应完成亚硝化的衍生反应。

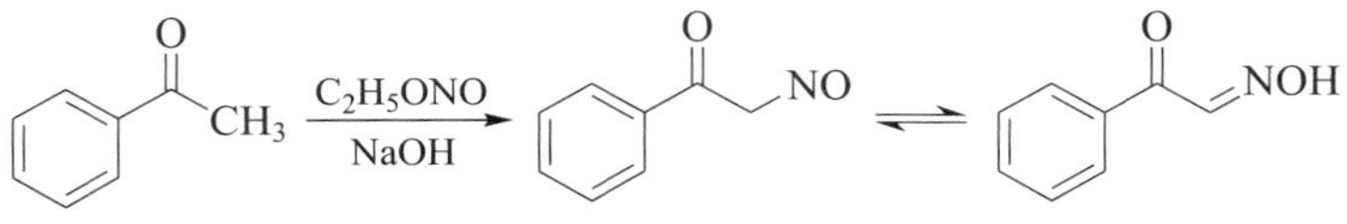

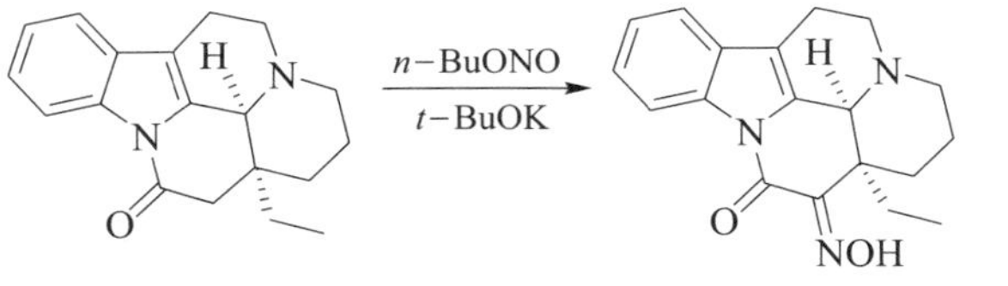

3.5.3 酚类化合物的亚硝化反应

苯酚在发生亚硝化反应时区域选择性很强，主要进入对位生成对亚硝基苯酚，其与醌肟(更稳定的形式)是互变异构体。若对位已有取代基，反应则发生在邻位。

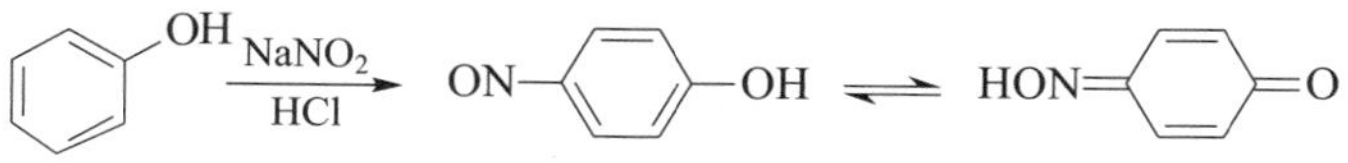

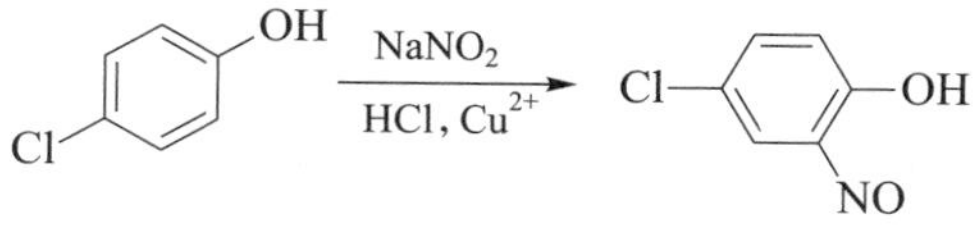

萘酚也可发生亚硝化反应。α－萘酚在氯化锌的催化下生成2－亚硝基－1－萘酚；β－萘酚在亚硝酸钠－硫酸体系的作用下发生1位的亚硝化生成1－亚硝基－2－萘酚。

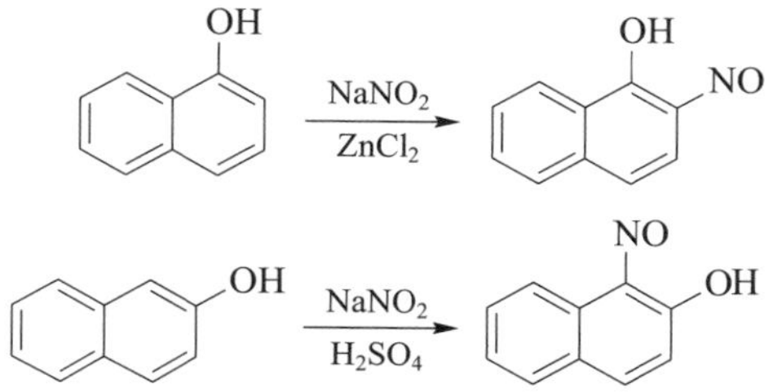

3.5.4 胺类化合物的亚硝化反应

伯胺、仲胺和叔胺与亚硝酸反应不尽相同，伯胺与亚硝酸发生重氮化反应；仲胺发生氮原子上的亚硝化反应；叔胺则发生芳环上的亚硝化反应。

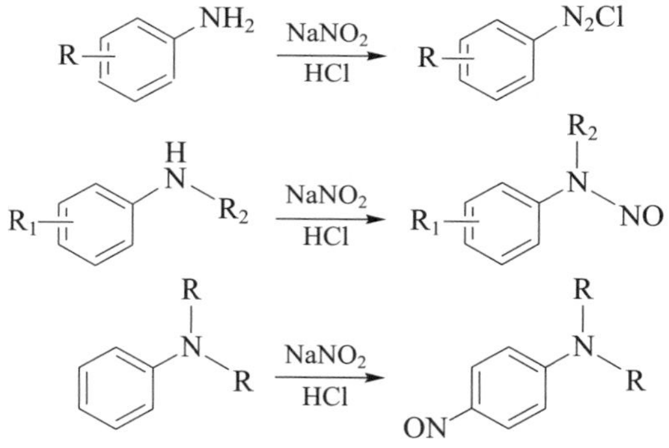

1. 仲胺的亚硝化反应

仲胺（芳香族或者脂肪族仲胺）在酸中可以与亚硝酸钠反应定量生成N－亚硝基化合物，其稳定性较差，受热或者长时间放置会慢慢分解，在酸性条件下分解加快。由于化合物中给电子基团的作用，N－亚硝基脂肪族仲胺的稳定性比N－亚硝基芳香族仲胺强，而吸电子基团会降低N－亚硝基化合物的稳定性。N－亚硝基化合物在在锌粉－冰醋酸中会被还原生成不对称的肼，若使用强的还原剂（锌粉－盐酸或者氯化亚锡－盐酸等），其会被还原为仲胺。N－亚硝基芳香族仲胺在过量盐酸的醇溶液中可发生费歇尔－赫普重排反应（Fischer－Hepp rearrangement reaction），亚硝基会由氮原子重排到仲胺取代基对位的碳原子上，生成芳香族亚硝基化合物。因此，制备N－亚硝基化合物最好用硫酸而不用盐酸。

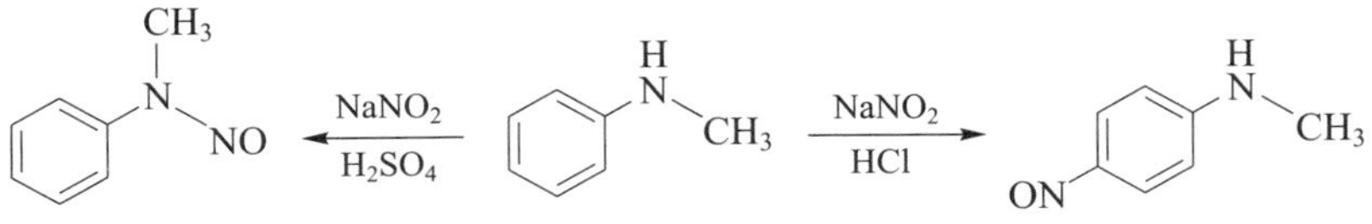

脲类化合物也可以发生 N－亚硝化反应，例如，抗肿瘤药洛莫司汀、嘧啶亚硝脲和卡莫司汀等原料药的合成。

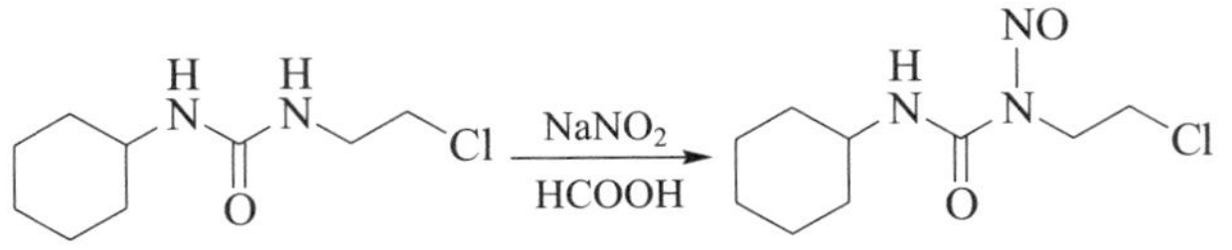

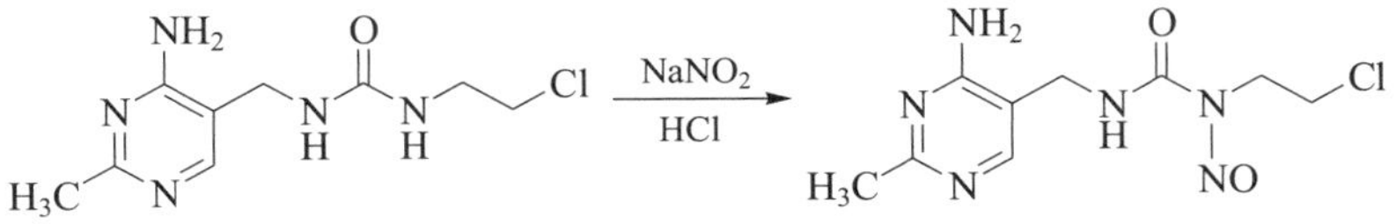

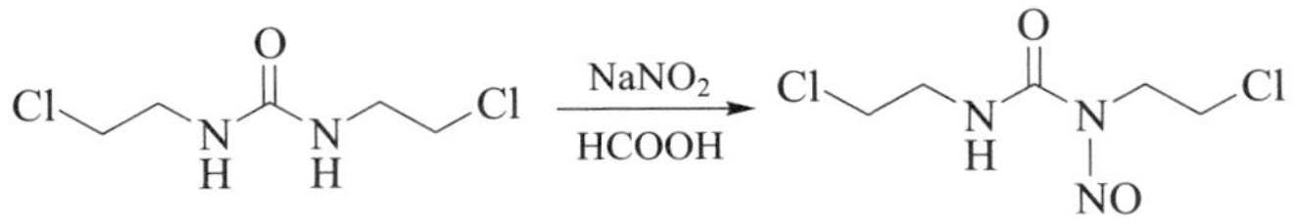

2. 叔胺的亚硝化反应

芳香族叔胺可发生芳环上的亚硝化反应，例如，N,N－二甲基苯胺在亚硝酸钠－盐酸体系中可以转化为 N,N－二甲基对亚硝基苯胺，其可以用于亚甲基蓝的制备。脂肪族叔胺也可以与亚硝酸发生此反应，例如，乌洛托品与亚硝酸钠反应生成二亚硝基五亚甲基四胺，其可以用作橡胶、聚氯乙烯等塑料的发泡剂。

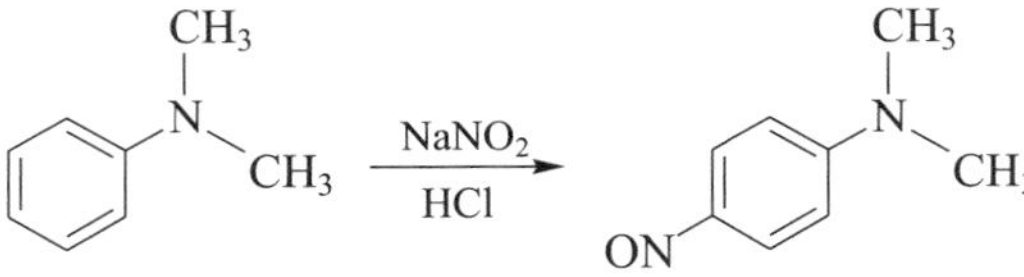

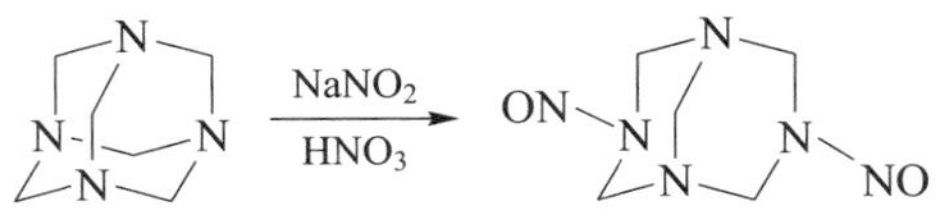

此外，富电子的芳杂环化合物也可以发生亲电亚硝化反应。例如，1－苯基－3－甲基－5－吡唑啉酮、2－巯基－4－羟基－6－氨基嘧啶和 2,6－二氨基－4－羟基嘧啶等。

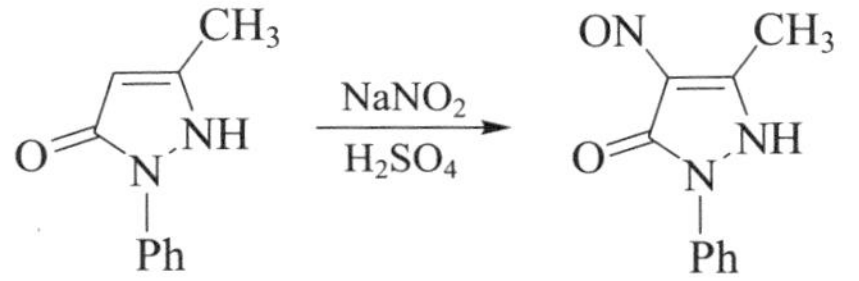

$$\text{6-氨基-4-羟基-2-巯基嘧啶} \xrightarrow[HCl]{NaNO_2} \text{5-亚硝基产物 (ON)}$$

$$\text{2,6-二氨基-4-羟基嘧啶} \xrightarrow[HCl]{NaNO_2} \text{5-亚硝基产物 (ON)}$$

3.6 重氮化反应

3.6.1 重氮化反应机理

伯胺在无机酸中与亚硝酸钠(或者亚硝酸酯)作用是最常用的重氮化反应,其反应过程如下:首先亚硝酸钠与酸生成亚硝酸,进而与伯胺反应生成重氮盐(参与反应的亚硝酸很不稳定,一般都是在反应体系中原位生成直接参与反应)。重氮盐具有较高的反应活性,可发生取代、还原和偶联等反应,此外也可以用于氮杂环的构建。伯胺的重氮化反应可以认为是亚硝酰正离子对伯胺的亲电取代反应。

反应机理:

$$NaNO_2 + H^+ \longrightarrow HO{-}N{=}O + Na^+$$

$$HO{-}N{=}O \underset{}{\overset{H^+}{\rightleftharpoons}} H_2\overset{+}{O}{-}N{=}O\ \text{(a)} \rightleftharpoons {}^+NO + H_2O$$

$${}^+NO \xrightarrow{{}^-NO_2} ON{-}NO_2(N_2O_3)\ \text{(b)}$$

$${}^+NO \xrightarrow{X^-} NOX\ \text{(d)}$$

$${}^+NO \xrightarrow{RNH_2} R\overset{+}{N}H_2NO\ \text{(c)}$$

$$\text{(b)} \xrightarrow{RNH_2} \text{(c)};\quad \text{(d)} \xrightarrow{RNH_2} \text{(c)}$$

$$R\overset{+}{N}H_2NO\ \text{(c)} \xrightarrow{-H^+} RNHNO\ \text{(e)} \rightleftharpoons RN{=}NOH\ \text{(f)} \xrightarrow{H^+} Ph\overset{+}{N}{\equiv}N\ \text{(g)} + H_2O$$

首先,反应中生成亚硝酰正离子,进而与亚硝酸负离子和卤素负离子反应分别生成亚硝酸酐(b)和亚硝酰氯(溴)(d),然后与伯胺发生亚硝化反应生成中间体(e),最后在酸性条件下完成质子化脱水转为重氮盐。

3.6.2 重氮化反应

1. 胺的重氮化

烃基重氮化合物通常分为脂肪族重氮化合物和芳香族重氮化合物两种,都可以通过由亚硝酸钠或亚硝酸酯和酸(包括路易斯酸)形成的亚硝基正离子与伯胺反应获得。通常要加入过量的酸,才能得到稳定的重氮盐产物。芳香族重氮产物一般在低温下都比较稳定,能够保存并进行后续反应,但是脂肪族重氮产物则比较活泼,较易发生分解反应。

$$RNH_2 + NaNO_2 + 2HX \longrightarrow RN_2^+X^- + 2H_2O + NaX(R=\text{芳基})$$

$$RNH_2 + R_1ONO + 2HX \longrightarrow RN_2^+X^- + 2H_2O + R_1OH(R, R_1=\text{烷基})$$

2. 腙的重氮化

腙或者酰腙在一定条件下可以转化为重氮化合物:腙可以在氧化剂(Swern 试剂和二氟碘苯等)的作用下生成重氮化合物;磺酰腙在碱的作用下可生成重氮化合物;酰氯可以与 *N*－异氰三苯基膦亚胺反应生成中间体氯代酰腙,然后经过水处理得到 α－重氮酮,此外,溴乙酸酯可以与双磺酰肼反应生成重氮酸酯。

$R_1C(=N-NH_2)R_2 \xrightarrow[\text{Et}_3\text{N, THF}]{(\text{COCl})_2/\text{DMSO}} R_1C(=N_2)R_2$

$R_1C(=N-NH-Si(Me)_2t\text{-Bu})R_2 \xrightarrow[\text{2-ClPy}]{\text{PhIF}_2} R_1C(=N_2)R_2$

$RC(=N-NHTs)C(=O)NR_1R_2 \xrightarrow[\text{CH}_2\text{Cl}_2]{\text{Et}_3\text{N}} RC(=N_2)C(=O)NR_1R_2$

$RCOCl \xrightarrow{^-C\equiv\overset{+}{N}-N=PPh_3} [RC(=O)C(Cl)=N-N=PPh_3] \xrightarrow{H_2O} RC(=O)CH=N_2$

$BrCH_2COOR \xrightarrow[\text{DBu, THF}]{\text{TsNHNHTs}} [TsHN-N(Ts)CH_2COOR] \longrightarrow N_2=CHCOOR$

3. 叠氮的重氮化

芳基叠氮化合物可以与丙烯酸酯和乙炔基醚发生 1,3－偶极加成反应生成 1,2,3－三氮唑中间体,经过开环得到重氮化合物。叠氮化合物可以与 β－二苯基膦基羧酸 *N*－羟基琥珀酰胺酯反应生成 β－二苯基膦基酰基三氮烯中间体,进而在碱的作用下二苯基膦促进的氮氮键断裂反应得到重氮化合物。

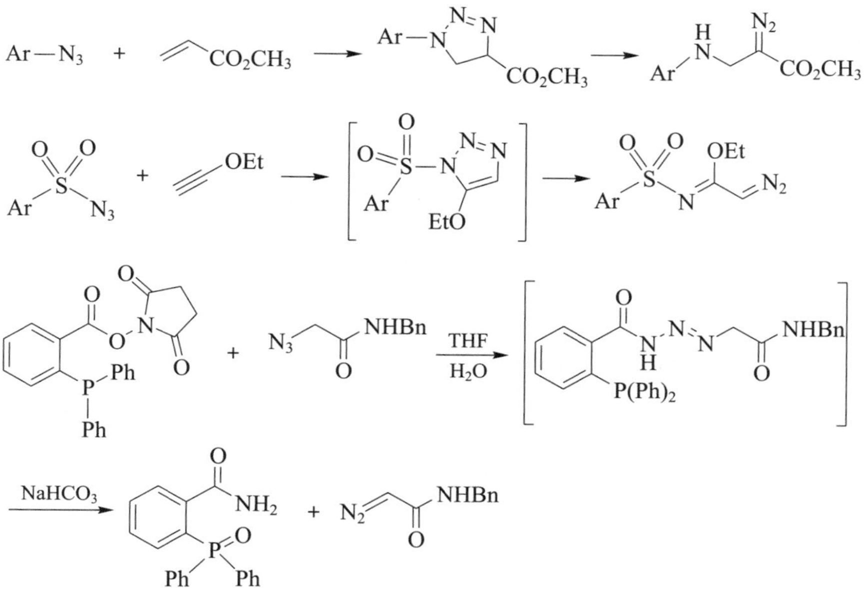

4. 重氮转移反应

重氮转移反应是指在碱性条件下将重氮转移试剂中重氮基团转移到亚甲基上生成重氮化合物的反应。最常用的重氮转移试剂为磺酰叠氮类化合物,其可由磺酰氯与叠氮化钠反应来制备。

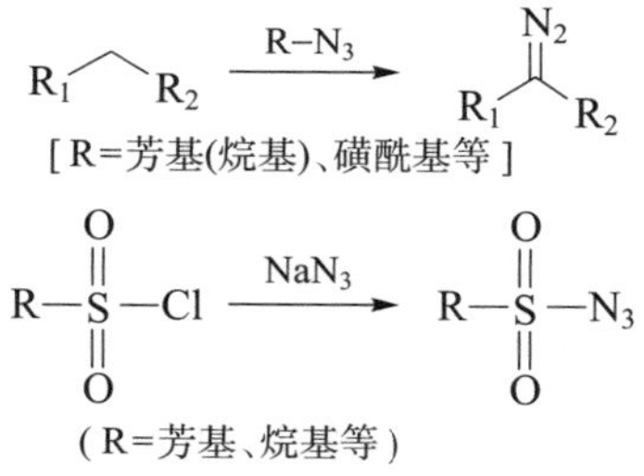

[R=芳基(烷基)、磺酰基等]

(R=芳基、烷基等)

磺酰叠氮化合物可以与具有活泼亚甲基的有机化合物发生重氮转移反应。当使用三氟甲磺酰叠氮作为重氮化试剂对含 α - 氰基和硝基取代的羰基化合物进行重氮化反应时,反应过程中一般使用有机碱,该反应对底物位阻较为敏感。1,3 - 二羰基化合物在三乙胺作碱的条件下可使用对乙酰氨基苯磺酰叠氮完成其 α 位的重氮化,但当合成 α - 芳基 - α - 重氮乙酰胺类化合物时必须要使用碱性强的 1,8 - 二氮杂二环十一碳 - 7 - 烯才能促进反应的进行。

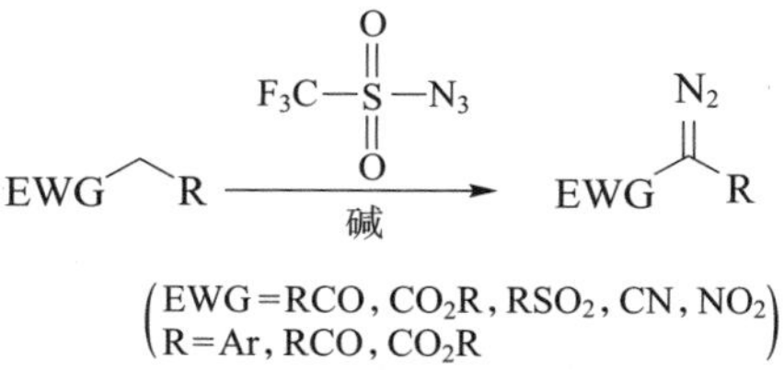

$\left(\begin{array}{l}EWG=RCO, CO_2R, RSO_2, CN, NO_2\\R=Ar, RCO, CO_2R\end{array}\right)$

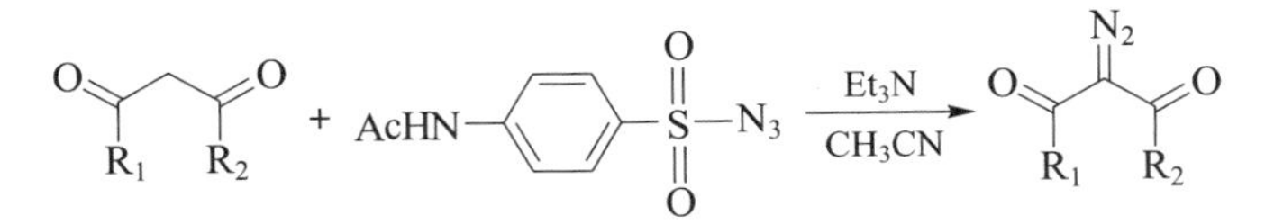

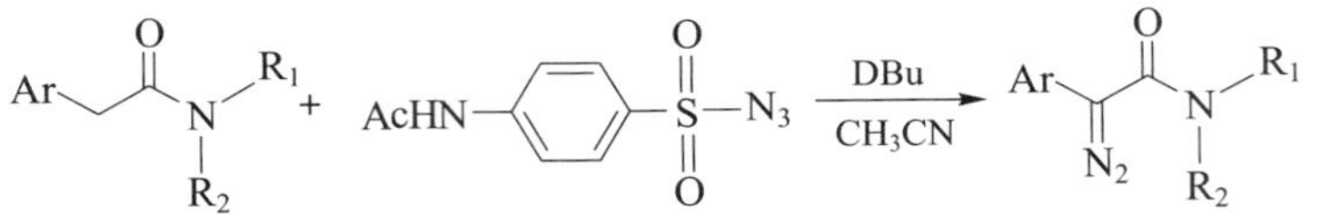

3.6.3 重氮盐在官能团转化中的应用

重氮盐在有机合成中是非常重要的合成子，在一定条件下可以生成碳正离子或者碳基自由基，进而发生亲核取代反应和自由基取代或者加成反应实现其官能团化的多样性。

1. 重氮盐的桑德迈尔反应

重氮基团在一定条件下可以被卤原子取代生成相应的卤代物（包括氟、氯、溴和碘等）。

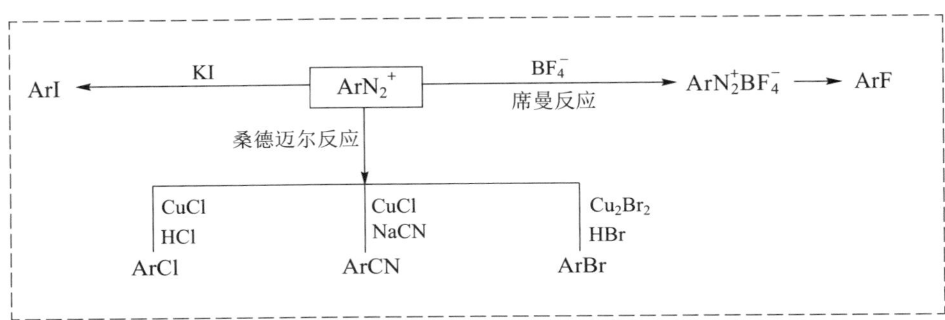

芳基重氮盐在卤化亚铜的作用下与氯、溴或者氰基等负离子反应生成相应取代苯的反应被称为桑德迈尔反应（Sandmeyer reaction），属于自由基反应，反应机理如下：重氮盐首先与亚铜盐生成配合物，然后经过电子转移生成芳香自由基，最后发生自由基偶联反应生成相应的卤化物。

$$CuX + X^- \rightleftharpoons CuX_2^- \quad (1)$$

$$ArN_2^+ + CuX_2^- \rightleftharpoons Ar-\overset{+}{N}\equiv N + CuX_2^- \rightleftharpoons Ar-N=N\cdot + CuX_2 \quad (2)$$

$$Ar-N=N\cdot \longrightarrow Ar\cdot + N_2 \quad (3)$$

$$Ar\cdot + CuX_2 \longrightarrow ArX + CuX \quad (4)$$

(X=Cl, Br)

在上述反应历程中，(2)和(3)是该反应的决速步骤（rate-determining step），(2)中形成配合物的反应速率与重氮盐的结构有关系，当与重氮基团相连的芳香环上带有吸电子基团时能促进该配合物的生成从而加速反应的进行。由于反应按照自由基反应进行，芳基自由基，自身偶联生成的联苯类化合物在反应中被检测到。

此外,生成的配合物在一定条件下也可生成芳基负离子,然后与芳基重氮盐和氢正离子反应生成偶氮化合物和芳香烃等副产物。

$$Ar-\overset{+}{N}\equiv N + CuX_2^- \xrightarrow[-N_2(g)]{CuX_2^-} Ar^- + 2Cu^{2+} + 4X^-$$

$$Ar^- \xrightarrow{ArN_2^+} Ar-N=N-Ar \qquad Ar^- \xrightarrow{H^+} Ar-H$$

当发生溴代反应时,反应也可按照 S_N1 机理进行。与重氮盐相连的芳香环上带有给电子基团时,反应中生成的碳正离子稳定性高,可得到较高的反应收率,与此同时碳正离子可以与水反应得到酚类副产物。

$$\text{2-CH}_3C_6H_4NH_2 \xrightarrow[HBr]{NaNO_2} \text{2-CH}_3C_6H_4\overset{+}{N_2}Br^- \xrightarrow{H_2O} \text{2-CH}_3C_6H_4Br + \text{2-CH}_3C_6H_4OH$$

桑德迈尔反应被广泛地应用于药物中间体的合成。例如,抗疟药阿的平中间体2,4-二氯甲苯和抗精神分裂症药三氟哌多中间体的合成。

$$\text{2,4-(NH}_2)_2C_6H_3CH_3 \xrightarrow[CuCl]{NaNO_2,\ HCl} \text{2,4-Cl}_2C_6H_3CH_3$$

$$\text{3-CF}_3C_6H_4NH_2 \xrightarrow[HBr]{NaNO_2} \text{3-CF}_3C_6H_4\overset{+}{N_2}Br^- \xrightarrow{Cu_2Br_2-HBr} \text{3-CF}_3C_6H_4Br$$

2. 重氮盐氟化、羟基化和氢化反应

由于氟负离子在水溶液中会与水分子形成较强的氢键导致其亲核能力下降,不能直接参与氟化反应,但氟代芳烃可以由氟硼酸重氮盐的加热分解反应制备,该反应属于 S_N1 机理,其反应机理如下:在热的作用下芳基氟硼酸重氮盐生成芳基正离子和四氟硼酸根,然后芳基正离子可以从四氟硼酸根中攫取氟负离子生成氟代芳烃和三氟化硼,该反应被称为席曼反应(Schiemann reaction)。该反应被广泛应用于药物中间体的合成,如镇痛药二氟尼柳中间体二氟苯的合成。

$$ArN_2^+BF_4^- \xrightarrow[-N_2(g)]{\triangle} Ar^+ + F-\overset{-}{B}F_2-F \longrightarrow Ar-F + BF_3$$

$$\text{3-FC}_6H_4NH_2 \xrightarrow[HBF_4]{NaNO_2} \text{3-FC}_6H_4\overset{+}{N_2}BF_4^- \xrightarrow{\triangle} \text{1,3-F}_2C_6H_4$$

碘负离子具有很强的亲核性，在发生类桑德迈尔反应时首先碘负离子在重氮盐的氧化作用下生成碘(I_2)，可与碘负离子反应生成I_3^-，然后其作为亲核试剂与芳基碳正离子反应生成碘代芳烃，如抗肿瘤药甲氨蝶呤中间体的合成。

$$Ar-\overset{+}{N}\equiv N \xrightarrow[-N_2(g)]{} Ar^+ \xrightarrow{I_3^-} Ar-I + I_2 \quad (I_2 \xrightarrow{I^-} I_3^-)$$

$$4\text{-}H_2N\text{-}C_6H_4\text{-}CONH\text{-}CH(COOH)CH_2CH_2COOH \xrightarrow[KI]{NaNO_2,\ H_2SO_4} 4\text{-}I\text{-}C_6H_4\text{-}CONH\text{-}CH(COOH)CH_2CH_2COOH$$

重氮盐的水解是制备酚类化合物的重要途径，参与该反应的重氮盐最好是在硫酸中，如抗流感药法匹拉韦中间体6－溴－3－羟基吡嗪－2－甲酸甲酯的合成。

$$\text{3-氨基-6-溴吡嗪-2-甲酸甲酯 } (NH_2,\ Br,\ CO_2CH_3) \xrightarrow{NaNO_2,\ H_2SO_4} \text{6-溴-3-羟基吡嗪-2-甲酸甲酯 } (OH,\ Br,\ CO_2CH_3)$$

如果将反应体系中的水替换为醇，则会发生醇解反应生成相应的醚，如西地那非中间体2－乙氧基苯甲酸的合成。

$$2\text{-}NH_2C_6H_4COOH \xrightarrow{NaNO_2,\ H_2SO_4} 2\text{-}(\overset{+}{N_2}HSO_4^-)C_6H_4COOH \xrightarrow{C_2H_5OH} 2\text{-}(OC_2H_5)C_6H_4COOH$$

此外，重氮基可以在还原剂的作用下被氢原子取代，常用的还原剂有乙醇、异丙醇和次磷酸等。当用乙醇作为还原剂时，重氮盐被氢化的同时也会发生乙醇被氧化成乙醛及重氮盐与乙醇之间的成醚反应，其反应机理如下：

$$Ar-\overset{+}{N_2}X^- \longrightarrow Ar\cdot + N_2 + X\cdot$$

$$Ar\cdot + C_2H_5OH \longrightarrow Ar-H + CH_3\dot{C}HOH$$

$$CH_3\dot{C}HOH + Ar-N_2^+ \longrightarrow CH_3\overset{+}{C}HOH + Ar\cdot + N_2$$

$$\left[CH_3\overset{+}{C}HOH \longleftrightarrow CH_3CH{=}\overset{+}{O}H\right] \longrightarrow CH_3CHO + H^+$$

$$CH_3\dot{C}HOH + X\cdot \longrightarrow CH_3CH(X)OH \longrightarrow CH_3CHO + HX$$

$$Ar-N_2^+ + C_2H_5OH \longrightarrow ArOC_2H_5 + N_2 + H^+$$

例如,治疗血栓闭塞性脉管炎药盐酸丁咯地尔中间体1,3,5－三甲氧基苯的合成。

$$\text{2,4,6-(H_3CO)_3C_6H_2NH_2} \xrightarrow[C_2H_5OH]{NaNO_2, H_2SO_4} \text{1,3,5-(H_3CO)_3C_6H_3}$$

此外,次磷酸也可作为还原剂参与至重氮基团氢化的反应中,反应机理如下:

$$Ar-\overset{+}{N_2}\overset{-}{X} \longrightarrow Ar\cdot + N_2 + X\cdot$$

$$Ar\cdot + H_3PO_2 \longrightarrow Ar-H + H_2PO_2\cdot$$

$$H_2PO_2\cdot + ArN_2^+ \longrightarrow Ar\cdot + N_2 + H_2PO_2^+$$

$$H_2PO_2^+ \xrightarrow{H_2O} H_3PO_3 + H^+$$

例如,抗生素头孢唑林钠中间体四氮唑的合成。

$$H_2NCN + NH_2NH_2 \xrightarrow{NaNO_2, HCl} \text{5-氨基-1H-四氮唑} \xrightarrow[H_3PO_2]{NaNO_2} \text{1H-四氮唑}$$

3.6.4 重氮盐在含氮化合物合成中的应用

1. 重氮盐在肼和偶氮类化合物合成中的应用

芳基重氮基在还原性条件下可发生反应生成芳基肼类化合物,常用的还原剂有亚硫酸盐、亚硫酸氢盐、氯化亚锡和锌粉等。

芳基重氮盐在亚硫酸盐－亚硫酸氢盐的作用下被还原,然后在酸性条件下发生水解生成芳基肼盐酸盐,常用的还原体系为钠盐或者铵盐体系,还原机理如下:

$$Ar-\overset{+}{N}\equiv N \rightleftharpoons Ar-N=N^+ \xrightarrow{^-O-\ddot{S}(=O)-O^-} Ar-N=N-SO_2-O^- \xrightarrow{HO-S(=O)-O^-} Ar-N(SO_3^-)-NH-SO_3^-$$

$$\xrightarrow[-HSO_4^-]{H_2O} Ar-NH-NH-SO_3^- \xrightarrow[H_2O]{HCl} Ar-NH-\overset{+}{N}H_3\cdot\overset{-}{X} + 2H_2SO_4$$

首先是亚硫酸根中硫原子上未成对电子对与芳基重氮正离子结合生成偶氮磺酸盐,该反应进行较快,具有特有的橘红色显色效应。然后偶氮磺酸盐与亚硫酸氢根发生亲核加成反应生成芳基肼二磺酸盐,在此过程中橘红色消失。最后在酸性条件下脱去磺酸根生成芳基肼盐酸盐。例如,消炎镇痛药依托度酸中间体邻乙基苯肼盐酸盐的合成。

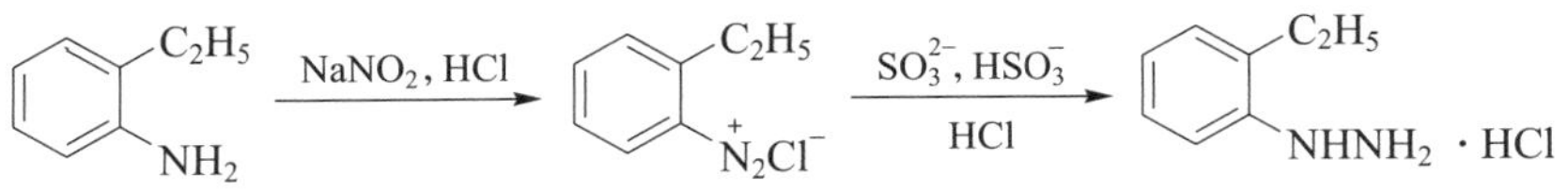

重氮盐在过量的盐酸中可以被氯化亚锡还原生成肼类化合物。例如,治疗偏头痛药佐米曲普坦中间体(*S*)-4-(4-肼基苄基)-1,3-噁唑啉-2-酮盐酸盐的合成。

$$Ar-\overset{+}{N_2}Cl^- \xrightarrow[HCl]{SnCl_2} Ar-NHNH_2 \cdot HCl + SnCl_4$$

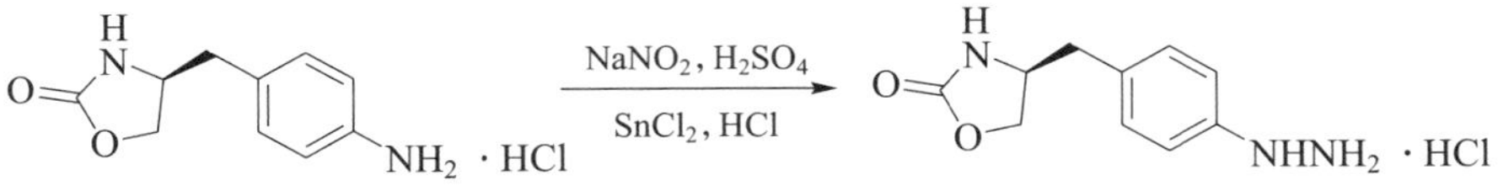

重氮盐在偶氮类化合物合成中的应用将在下一节讲解。

2. 重氮盐在氮杂化化合物构建中的应用

芳基重氮盐在溴化亚铜的催化下可以与重氮乙酸乙酯和乙腈发生三组分的成环反应生成1,2,4-三氮唑类化合物;芳基重氮酯在二聚醋酸铑的催化下可以与异噁唑酮发生反应生成1,3-氧氮杂己烷-6-酮类化合物。

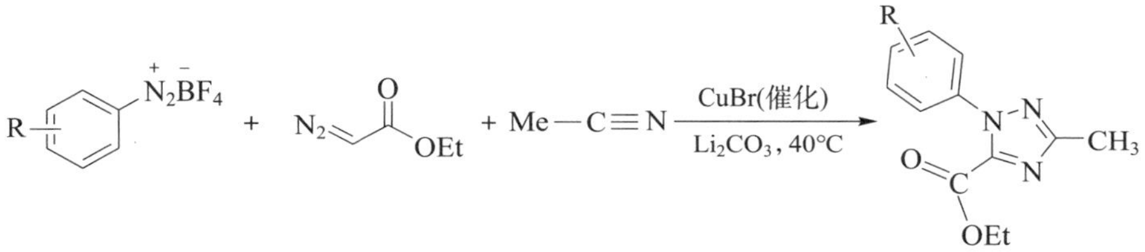

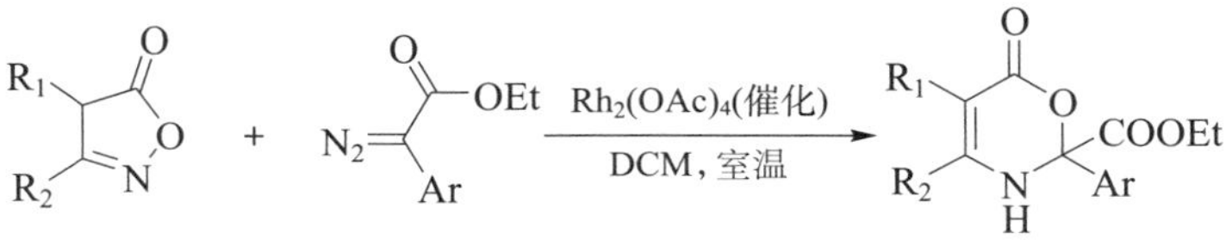

3.7 偶氮化反应

3.7.1 偶氮化反应机理

偶氮化反应是指重氮盐与酚类和芳胺作用生成偶氮化合物的亲电取代反应。重氮化合物是较弱的亲电试剂,一般只能与芳环上具有较高电子云密度的酚类和芳胺发生反应。

重氮盐与酚类化合物的反应机理如下:

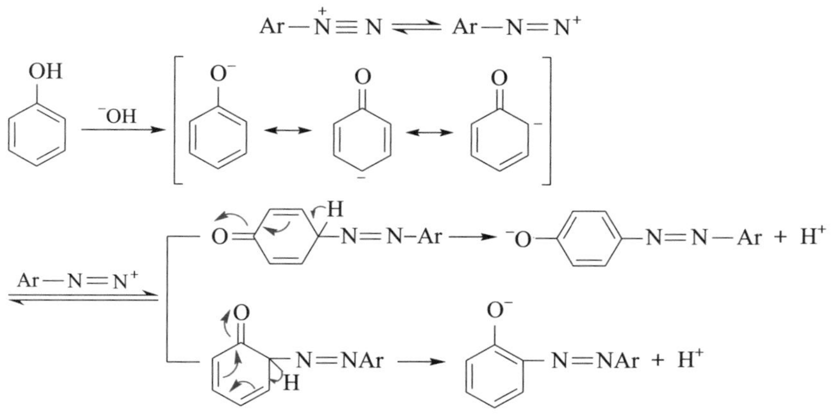

$$Ar-\overset{+}{N}\equiv N \rightleftharpoons Ar-N=N^+$$

重氮盐与芳胺的反应机理如下：

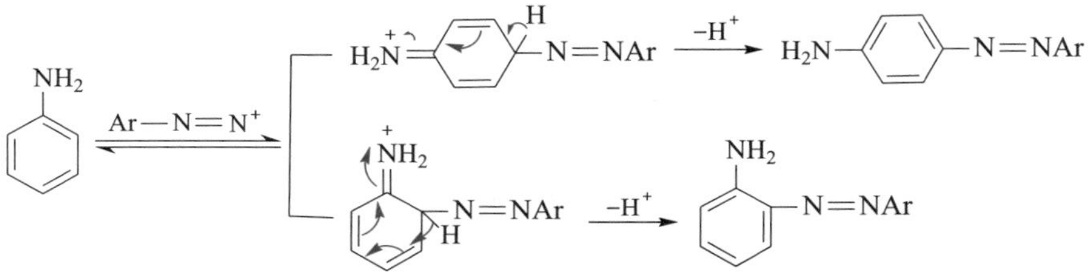

在上述两个反应中，重氮正离子进攻羟基或者氨基的邻对位碳原子生成偶氮中间体，这是一步可逆反应；该中间体快速失去一个正离子不可逆地转化为偶氮产物。当芳环上带有给电子基团时，芳环上的电子云密度增大，有利于反应的进行；当芳环上带有吸电子基团时，电子云密度降低，不利于该反应的发生。

3.7.2 偶氮化反应

当反应底物为单环的酚或者芳胺时，反应一般发生在羟基或者氨基的对位，若对位被占据则进入邻位；当反应底物为多环的 α－萘酚或者 α－萘胺时，反应主要发生在4位，若4位被占据则进入2位；当反应底物为多环的 β－萘酚或者 β－萘胺时，反应主要发生在1位，若1位被占据则很难发生反应。

1. 酚类化合物的偶氮化反应

酚类化合物的偶氮化反应一般在pH为7～10时进行，例如，在抗菌药柳氮磺胺吡啶原料药的合成中偶氮化反应发生在水杨酸中羟基的对位；治疗溃疡性结肠炎药巴柳氮钠原料的合成；络氨酸激酶抑制剂替沃扎尼重要中间体4－氨基－3－氯苯酚的合成。

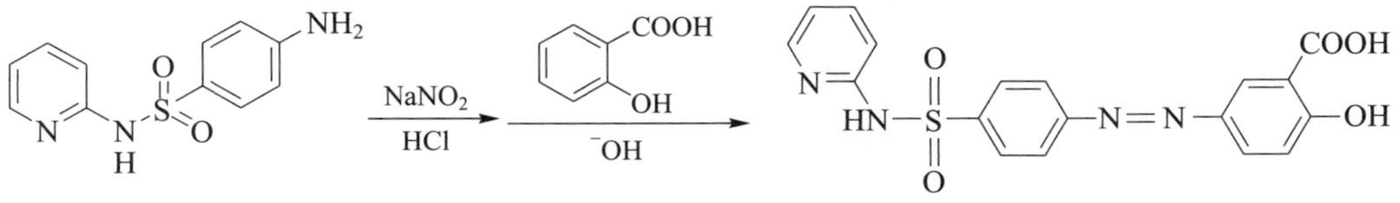

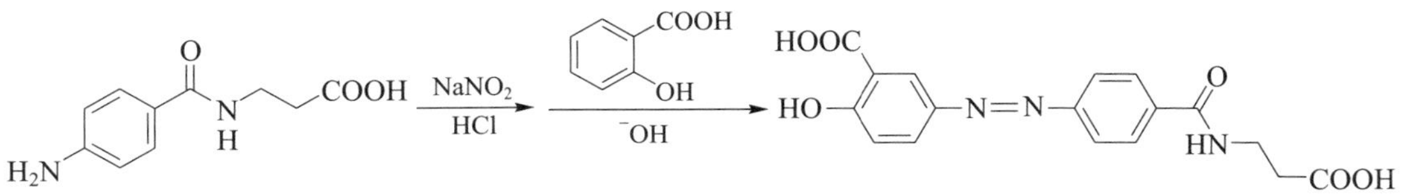

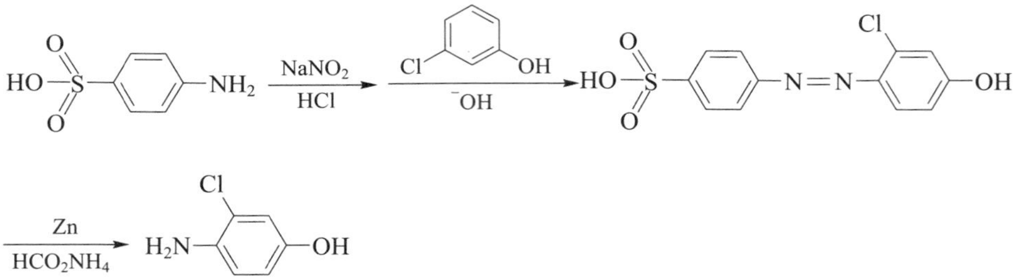

2. 芳胺的偶氮化反应

芳胺的偶氮化反应一般在 pH 为 4~7 时进行，根据参与反应胺的类型不同可以分为以下两类：

（1）重氮盐与三级芳胺反应　当重氮盐与三级芳胺发生反应时直接生成偶氮化合物，其在水中的溶解度不大，反应在弱酸性条件下进行以增大反应底物在水中的溶解度。芳胺在该反应体系中以部分成盐的形式存在，成盐是可逆反应，随着芳胺在反应中被消耗，铵盐中的芳胺会游离出来以补充反应的需要，但是酸性不能太强，否则会导致游离氨的浓度太低从而影响反应的进行。

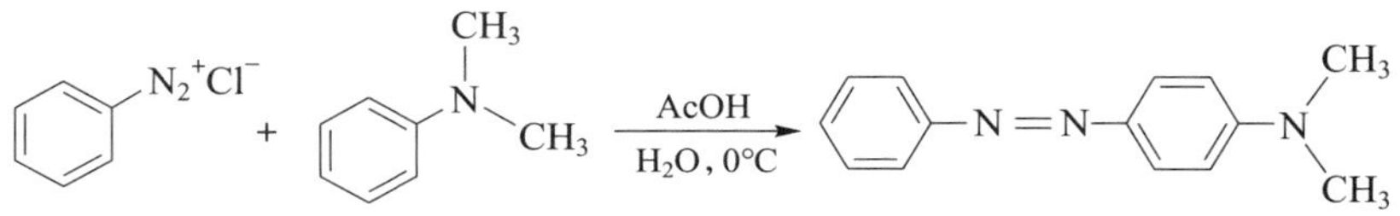

（2）重氮盐与芳基伯胺和仲胺反应　重氮盐与芳胺发生氨基的重氮化反应生成三氮烯类化合物，该化合物存在互变异构，例如，重氮盐与 *N*,*N*－二甲基苯胺在乙酸条件下发生反应生成 1－苯基－3－［4－(*N*,*N*－二甲氨基)苯基］三氮烯。

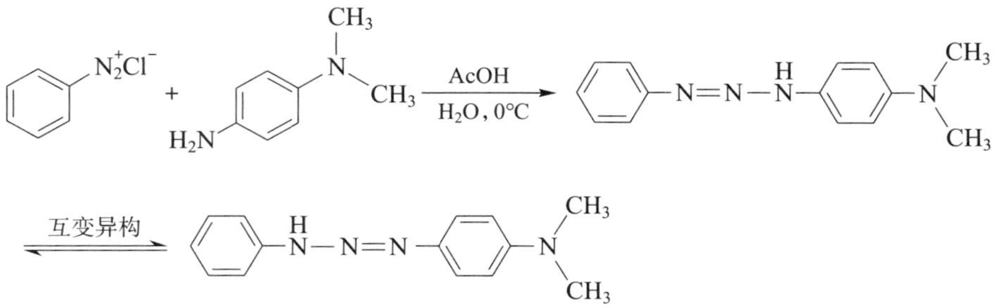

1,3－二苯基三氮烯在稀酸中加热可以生成芳基胺和酚并释放一分子氮气；在苯胺盐酸盐存在下加热可发生重排反应生成对氨基偶氮苯。

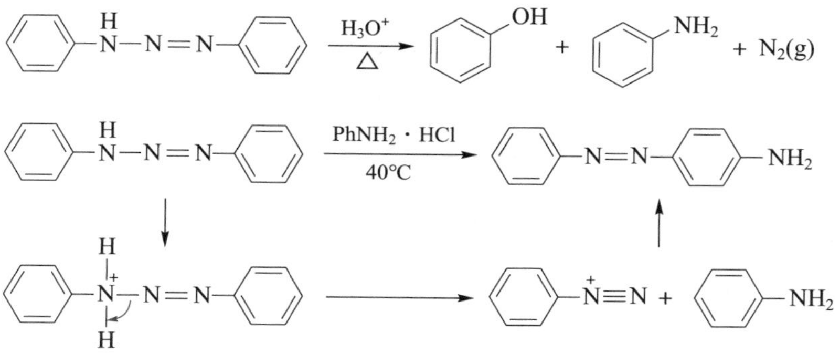

重氮盐也可与芳香仲胺发生类似的反应生成偶氮和三氮烯两类化合物。

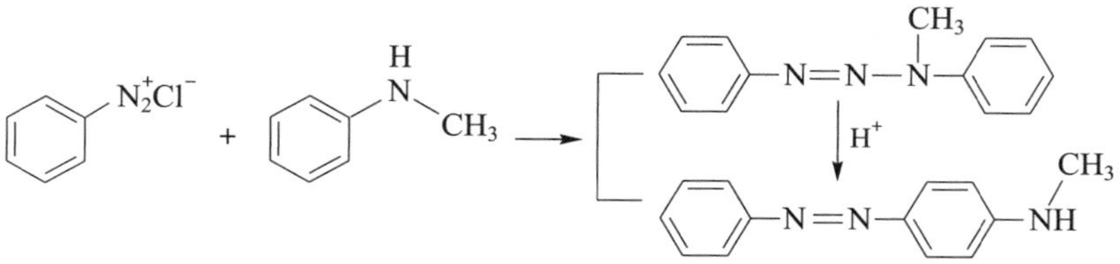

如果重氮盐与氨基发生分子内的偶氮化反应可生成苯并三氮唑类化合物，例如，抗肿瘤化疗引起恶心和呕吐的药物阿立必利中间体 6－甲氧基－1*H*－苯并［*d*］［1,2,3］三唑－5－甲酸甲酯的合成。

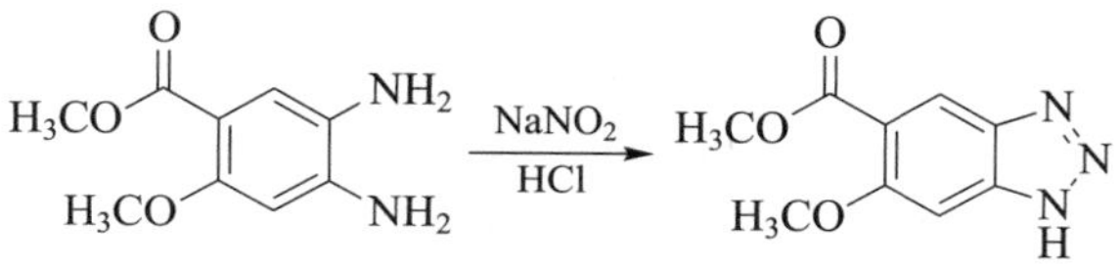

此外，重氮盐也可以与含活泼亚甲基的化合物发生反应，例如，治疗心脏病药物左西孟旦原料药的合成。

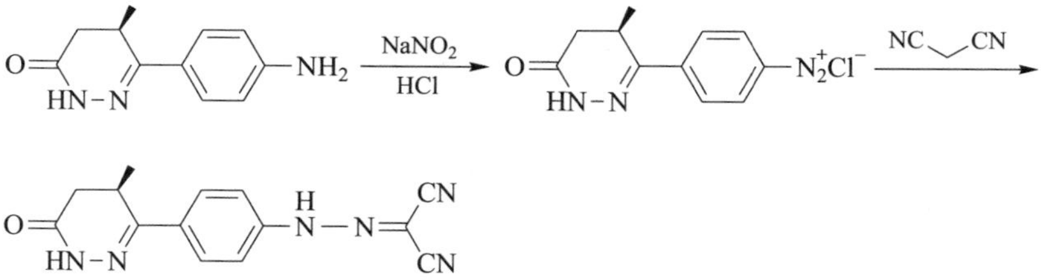

3.8 新技术在硝化反应中的应用

3.8.1 微反应技术在有机合成中的应用

微反应技术作为一种过程强化技术为有机合成工艺的研发开辟了新的技术途径，它为有机合成化学家合成新化合物和开发新合成工艺提供了新的技术工具，微反应技术在有机合成中的应用让反应过程微型化成为可能。作为微反应技术的媒介,微反应器自20世纪90年代中期问世以来在医药、农药、材料和食品等精细化工行业中被广泛地应用。相比传统的间歇反应工艺,微反应器具有高速混合、高效传热、停留时间分布窄、重复性好、系统响应迅速、便于自动化控制、几乎无放大效应及高安全性能等优势。在有机合成中一定数量的反应工艺可以在微反应技术的助力下优化和提升收率、选择性或安全性等。微反应技术在国内起步较晚,但是近20年来的发展应用非常迅速,其在传质、换热及连续安全生产等方面的优势使其在有机合成(均相反应、非均相反应、液液两相反应、气液反应和生物有机反应等)中得以广泛地应用。

3.8.2 微通道反应器在硝化反应中的应用

硝化反应是化工生产中常见的工艺过程,硝化反应具有快速放热、放热量大和选择性差等特点,目前化工领域普遍采用的硝化方法是以混合酸作硝化试剂且在釜式反应器中进行间歇反应,这种反应模式存在反应液搅拌不均匀、反应放出的热量无法及时导出和反应温度不能精确控制等缺点,这会直接导致副反应较多和安全性降低。与传统釜式反应器相比,微通道反应器具有如下特点:① 反应器体积微小,既节约原料和试剂的用量,也更加安全高效;② 比表面积极大,微通道反应器的传热和传质面积较传统釜式反应器大很多,可以实现许多在釜式反应器中无法有效控制的强放热反应,有效减少副反应的发生,提高目标产物选择性;③ 层流传质独特,微通道反应器内的液体混合时间可以短至毫秒,反应过程均匀且可控,因此可以对反应进程进行比较精确的理论模拟;④ 数值放大,由实验室到实际工业生产时存在放大效应,而微通道反应器可以通过增加数量来解决该问题,省去了中试放大环节,节约了研发时间和设备资金;⑤ 过程连续,微通道反应器可以实现工业生产的连续操作,提高目标产物的选择性,避免副产物的生成,极大地提高了转化率;⑥ 过程安全,微通道反应器具有比火焰传播临界直径更小的微小尺寸,可以保证反应安全平稳地进行。此外,由于微通道反应器内部的原料有限,即便发生爆炸也在可控范围之内,不会对生产环境造成较大的危害。随着微反应技术的发展,微通道反应器越来越多地被应用于硝化反应中。

硝基苯甲醛是许多精细化学品的重要中间体。Russo等采用微通道反应器在高温和强酸条件下,由苯甲醇生产邻硝基苯甲醛和间硝基苯甲醛;并将动力学模型应用在微通道反应器中,通过优化反应条件来提高反应选择性。在最佳条件下反应温度可提高到68℃,邻硝基苯甲醛和间硝基苯甲醛的收率分别提高到42%和96%,这是传统釜式反应器不可能达到的,该方法为硝基苯甲醛的工业化生产提供了一个很好的选择。

$$C_6H_5CH_2OH \xrightarrow[H_2SO_4]{HNO_3} o\text{-}O_2NC_6H_4CHO + m\text{-}O_2NC_6H_4CHO$$

4-(三氟甲氧基)硝基苯(NFMB)是三氟甲氧基苯胺的原料,是农药、药品和液晶材料的中间体。在用混合酸硝化三氟甲氧基苯的反应中,为尽量避免间位副产物的产生,Wen等使用了微通道反应器,凭借微通道反应器优异的传热性能和低滞留率,提出了一个准均相反应动力学模型,用于研究三氟甲氧基苯连续流硝化的动力学和传质特性;并应用动力学模型对高硫酸强度下的反应进行了预测,实验收率与模型预测值吻合较好。表明在未来的数字化生产中,微通道反应器有着广阔的发展前景。

$$\text{C}_6\text{H}_5\text{OCF}_3 \xrightarrow[\text{H}_2\text{SO}_4]{\text{HNO}_3} o\text{-NO}_2\text{C}_6\text{H}_4\text{OCF}_3 + m\text{-NO}_2\text{C}_6\text{H}_4\text{OCF}_3 + p\text{-O}_2\text{NC}_6\text{H}_4\text{OCF}_3$$

苯二甲酸的硝化物是重要的有机合成中间体,可用于合成医药、染料、农作物保护剂、造影剂等。肖燕等选用 Chemtrix 公司生产的芯片微通道反应器,以邻苯二甲酸酐、间苯二甲酸为原料,以混合酸为硝化剂合成了苯二甲酸硝基衍生物,并探索了最佳反应条件。发现邻苯二甲酸酐的硝化反应在最佳条件下,3－硝基邻苯二甲酸收率为 37%,选择性为 41.3%;间苯二甲酸的硝化反应在最佳条件下,5－硝基间苯二甲酸收率为 95%,选择性为 100%。该方法降低了反应温度,减少了发烟硝酸的用量,缩短了反应时间,提高了反应安全性,为工业化生产提供了参考。

$$\text{邻苯二甲酸酐} \xrightarrow[\text{H}_2\text{SO}_4]{\text{HNO}_3} \text{3-NO}_2\text{-C}_6\text{H}_3(\text{COOH})_2 + \text{4-O}_2\text{N-C}_6\text{H}_3(\text{COOH})_2$$

$$\text{C}_6\text{H}_4(\text{COOH})_2 \xrightarrow[\text{H}_2\text{SO}_4]{\text{HNO}_3} \text{5-O}_2\text{N-C}_6\text{H}_3(\text{COOH})_2$$

2－氨基－3－硝基苯甲酸甲酯是抗高血压药坎地沙坦酯的重要中间体。王源等提出了一种利用 MR260 型微通道反应器连续合成 2－氨基－3－硝基苯甲酸甲酯的方法,可大幅缩短反应时间,在最佳条件下,2－氨基－3－硝基苯甲酸甲酯的收率为 87%,较釜式反应器的收率提高了 45%。该方法可以控制反应时间和反应温度,反应产物可及时淬灭,避免了副反应的发生,有效提高了目标产物收率和选择性,解决了传统釜式反应器操作复杂、收率低的问题,对工业化生产有重要的指导意义。

$$\text{邻苯二甲酰亚胺} \xrightarrow[\text{CH}_3\text{OH}]{\text{NaOH, NaClO}} \text{2-NH}_2\text{C}_6\text{H}_4\text{COOCH}_3 \xrightarrow[\text{CH}_3\text{COOH}]{\text{HNO}_3\text{, Ac}_2\text{O}}$$

$$\text{2-(O}_2\text{N-NH)-3-O}_2\text{N-C}_6\text{H}_3\text{COOCH}_3 \xrightarrow[\text{CH}_3\text{OH}]{\text{H}_2\text{SO}_4} \text{2-NH}_2\text{-3-NO}_2\text{-C}_6\text{H}_3\text{COOCH}_3$$

在不锈钢微通道反应器中，1－甲基－3－丙基－1*H*－吡唑－5－羧酸的硝化反应，由于微通道反应器优秀的传热性能使反应温度稳定在 90℃，避免了 100℃脱羧副反应的发生，硝化产物是合成西地那非的重要中间体。

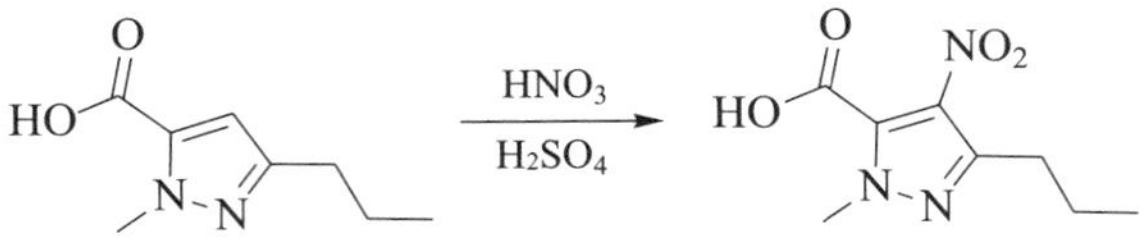

$$\xrightarrow[H_2SO_4]{HNO_3}$$

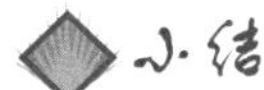

小结

在有机合成化学中，硝化反应、亚硝化反应、重氮化反应和偶氮化反应这四类反应占据着相当重要的位置，其中硝化反应、亚硝化反应和偶氮化反应属于亲电取代反应；而重氮化反应通过不同的官能团转化反应可以实现高反应活性基团（硝基、亚硝基、重氮基等）的引入，合成不同种类的含氮化合物。在一定条件下其中部分含氮官能团可转化为卤原子、羟基、氨基、肼基及卤素原子等，部分官能团可以转化为氮杂环化合物。因此，发展这四类反应的合成化学具有十分重要的意义。

（熊壮）

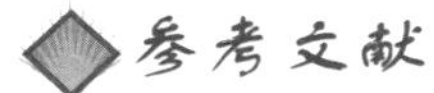

参考文献

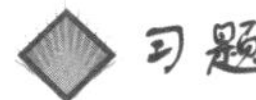

习题

一、简答题

1. 硝化反应中常用硝化试剂有哪些？各有什么特点？

2. 在硝化反应中使用混酸作硝化试剂时操作过程中要注意什么问题？

3. 活泼亚甲基化合物在酸性或者碱性条件下可以与亚硝酸钠反应发生亚硝化反应，请举例说明。

4. 重氮基可以被哪些基团取代？其机理是什么？

5. 重氮盐作为亲电试剂参与偶氮化反应时哪些底物容易进行反应？其机理是什么？

二、完成下列反应式（每空只填写主要反应产物或反应试剂）

6. 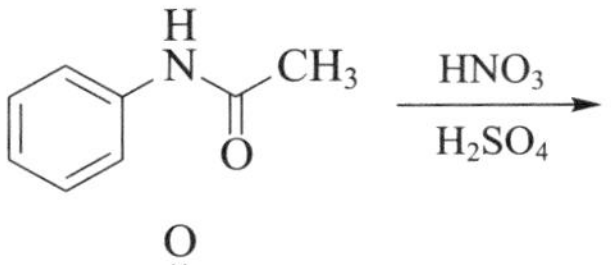 $\xrightarrow[H_2SO_4]{HNO_3}$

7. 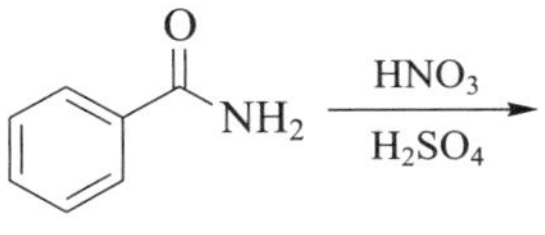 $\xrightarrow[H_2SO_4]{HNO_3}$

8. (2-furyl)-CH=CH-CN $\xrightarrow{HNO_3}$

9. indole $\xrightarrow[C_2H_5ONO_2]{C_2H_5ONa}$

10. 1,2-dimethylpyridinium (N^+-CH_3, 2-CH_3) $\xrightarrow[C_2H_5ONO_2]{NaOH}$

三、查阅文献,写出下列化合物的合成路线

11. 2-SH, 1-COOH benzene (SH, COOH)

12. 3,4,5-Cl₃C₆H₂–N (1,2,4-triazine ring: C=O, NH, C=O, N, COOH) — Cl, Cl, Cl, O, NH, N, O, N, COOH

13. benzene with F, Cl, Br (1-F, 2-Cl, 3-Br)

第 4 章　酰 化 反 应

1. 课程目标

了解什么是酰化反应，常用的酰化试剂有哪些，如何将酰化反应合理应用于实际药物和其他精细化学品生产中。使学生能够依据起始原料及产物性质等，并综合考虑安全环保及技术经济等因素，合理地选择引入酰基的方法。

2. 重点和难点

重点：芳环的傅雷德 - 克拉夫茨酰化反应条件；活泼亚甲基的酰化反应。

难点：氨基与羟基同时存在时酰化反应的选择性；芳环上酰化时已有基团的定位效应和催化剂。

引　　言

酰化反应是指在有机化合物中引入酰基的反应，酰化反应的产物包括酮(醛)、酰胺、酯或硫醇酯。

酰化反应的类型较为丰富，按酰基的引入方式可分为直接酰化和间接酰化；按酰基的引入位点可分为氧原子上的酰化、氮原子上的酰化和碳原子上的酰化。通常，氧、氮原子上的酰化为直接酰化反应，而碳原子上的酰化既有直接酰化反应，也有间接酰化反应。

酰化反应在药物及中间体合成中有着重要的应用，酰基在小分子药物和抗体偶联药物中广泛存在。在抗体偶联药物的路线设计中，酰化反应常用于抗体与小分子的连接；在前药的制备中，可通过药物的酰化反应进行前药化，实现药物的增效降毒，改良药物代谢动力学等目的。有时，通过在合成路线中应用酰化反应，也可以使路线更环保，符合绿色化学的目的。

4.1　羧酸的酰卤化

在药物合成过程中，由于羧酸的反应活性较差，可以将其转化为酰卤，增加酰化反应活性，简化合成路线。

4.1.1 常用酰化试剂

1. 氯化亚砜作酰化试剂

(1) 反应通式

$$R_1—COOH + SOCl_2 \longrightarrow R_1—COCl$$

(2) 反应机理

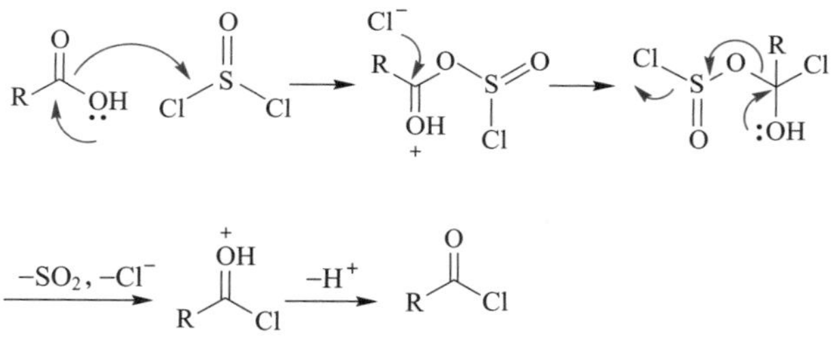

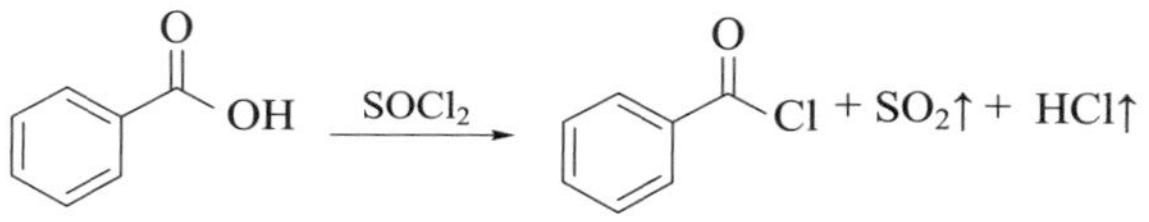

$$\xrightarrow{-SO_2,\ -Cl^-} \xrightarrow{-H^+}$$

$$\xrightarrow{SOCl_2} + SO_2\uparrow + HCl\uparrow$$

在进行酰化反应时常加入少量 DMF 作为催化剂。当反应结束后,可将多余的氯化亚砜减压蒸发去除,得到纯度较高的酰氯。若生成的酰氯和氯化亚砜沸点相近,可通过加入无水甲酸使氯化亚砜分解,从而得到纯度较高的酰氯。

2. 卤化磷作酰化试剂

$$3\ \text{COOH} \xrightarrow{PCl_3} 3\ \text{COCl} + H_3PO_3$$

羧酸与卤化磷反应可制备酰卤,常见的酰卤化试剂有 PCl_3,PBr_3,PI_3,PCl_5,$POCl_3$,其中,PCl_5 在上述酰卤化试剂中活性最强,生成产品的外观和质量较好。通常 PCl_3 用于制备较低沸点的酰氯,而 PCl_5 用于制备较高沸点的酰氯。虽然 PCl_3,$POCl_3$ 都含有 3 个氯原子,在对羧酸进行酰氯化反应时,往往只能利用其中 1~2 个氯原子,剩下的氯进一步酰化的反应速率很慢,如 $POCl_3$ 用于羧酸的酰氯化时一般与羧酸等物质的量反应。

3. 草酰氯作酰化试剂

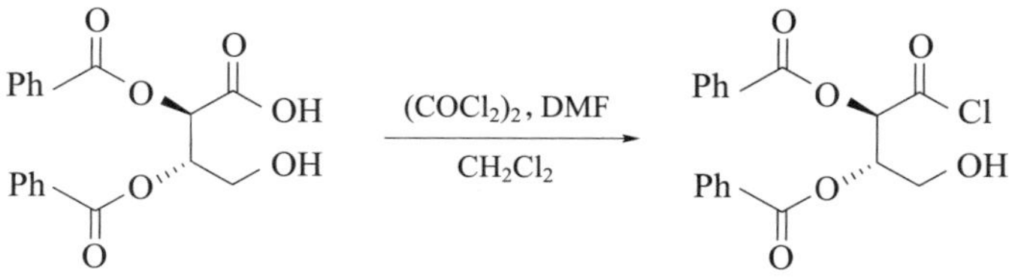

$$\xrightarrow[CH_2Cl_2]{(COCl)_2,\ DMF}$$

当被酰化物中存在对酸敏感的官能团或化学键时，适合使用草酰氯作酰化剂，用 DMF 作为催化剂，有时也可采用无水氯化铝作催化剂。由于市面售卖的草酰氯常常纯度不高，使用时建议重新蒸馏，得到纯度较高的草酰氯。

4. 光气、双光气、三光气作酰化试剂

$$C_6H_5CH_2COOH + Cl_3CO-\overset{O}{\overset{\|}{C}}-OCCl_3 \xrightarrow[60^\circ C]{DMF} C_6H_5CH_2COCl + CO_2\uparrow + HCl\uparrow$$

光气（$COCl_2$）是一种很好的酰化试剂，用光气制备酰氯时产品收率高。然而由于光气是剧烈窒息性毒气，高浓度吸入可致肺水肿，在应用中受到限制。美国联合碳化物公司在 1982 年 1 月发生光气泄漏，24 名工人因为没有穿戴任何防护装备而中毒入院。为了运输便利和使用安全，化学家开发了双光气和三光气代替光气，并逐渐将双光气和三光气代替光气应用于实验室或工业生产，光气、双光气、三光气结构式如下所示。

光气 $ClC(=O)Cl$　　双光气 $ClC(=O)OCCl_3$　　三光气 $Cl_3COC(=O)OCCl_3$

常见的酰卤有酰氯和酰溴，但由于酰溴性质太活泼，稳定性差，很少使用，可以在酰化反应中，加入无水溴化锂进行催化。酰氯性质稳定且活性高，因此广泛使用酰氯。制备酰卤时，应根据羧酸和所得产物的性质选择恰当的无机酰卤。除了上述几种羧酸酰卤化试剂外，还可采用 $SiCl_4$ 来制备。

芳香族酰氯的制备一般由 PCl_5 或 $SOCl_2$ 与芳酸反应制取，其优点是稳定性高，在水中发生水解反应慢。在实验室中，常用氯化亚砜制备脂肪酰氯和芳香族酰氯。这是因为反应体系中除了目标酰氯产物外，其余产物均为气体，即 HCl 和 SO_2；酰氯产物易于从反应体系中被分离，反应转化率高，可达 90% 以上。

4.1.2 应用实例

扑炎痛（贝诺酯，benorilate）由阿司匹林和扑热息痛根据药物活性片段拼接原理研发而成，属于芳酸酯类药物，具有解热、镇痛及抗炎作用，其作用机制基本与阿司匹林及对乙酰氨基酚相同。在其合成路线中，以 $SOCl_2$ 作为酰化试剂，将阿司匹林的羧酸进行酰卤化，增强了反应活性，以下为反应路线。

$$2\text{-AcO-}C_6H_4CO_2H \xrightarrow[DMF,\ \triangle]{SOCl_2} 2\text{-AcO-}C_6H_4COCl \xrightarrow{AcHN-C_6H_4-ONa} 2\text{-AcO-}C_6H_4-\overset{O}{\overset{\|}{C}}-O-C_6H_4-NHAc$$

贝诺酯

4.2 烃基碳原子的酰化

碳原子的酰化是药物合成反应中一类非常重要的反应，能够起到构建碳－羰基键骨架的关键作用。碳原子的酰化通常分为两类反应，一类是较为经典的芳烃傅克酰化反应，将在下节单独介绍；另一类为本节所介绍的烃基碳原子的酰化。对于烃基碳原子上的酰化，这一类反应通常有一个共同的特点，即发生酰化反应的碳原子位于吸电子基团的 α 位，如羰基、酯基、氰基等吸电子基团 α 位的酰化，但也有一些其他类型的烃基碳原子酰化，如烯烃的酰化、沃尔夫（Wolff）重排所涉及的酰化等。

4.2.1 活泼亚甲基 *C*－酰化

1. 酮或醛羰基 α 位的 *C*－酰化

醛、酮等羰基化合物的 α 位 C—H 键，由于与羰基存在 $\sigma-\pi$ 超共轭效应而表现出一定的酸性，容易发生烯醇化。因此，在碱性条件下，含有 α－活泼氢的醛酮等的 α 位可以被酰卤、羧酸酯或者其他羧酸衍生物所酰化，生成 β－二羰基化合物。

除了直接在酰基化试剂的条件下进行酮的 α 位碳酰化之外，还可以在酸性条件下通过烯胺化的方式来实现。当酮与仲胺（如四氢吡咯、哌啶、吗啉等）经过缩合反应脱水而形成烯胺后，其 β 位碳原子具有强亲核性，易与卤代烃、酰卤等亲电试剂发生反应。

(1) 反应通式

$$R_1CH_2X + R_2COZ \xrightarrow{B^-} R_2COCH(R_1)X + HZ$$

(X＝COR，CN；Z＝Cl，OCOR，OR)

作为被酰化物的羰基化合物为具有活泼 α－氢的各种脂肪族酮或芳香族酮；酰化剂主要为酰卤、羧酸酯或者其他羧酸衍生物；催化剂主要采用金属钠、氨基钠、氢化钠、醇钠、氢氧化钠及三乙胺、吡啶等，取决于 α－氢的活性。

(2) 反应机理

① 碱催化。如下所示，含有活泼 α－氢的酮的 α 位 C 原子在碱性催化剂的作用下解离出一个质子，生成 α 位碳负离子中间体，随后，该碳负离子中间体对酰化剂的羰基 C 原子进行亲核进攻并脱去 Z 负离子，得到最终的酰化产物。

$$R_2COCH_2R_1 \xrightarrow[-HB]{B^-} R_2CO\overset{-}{C}HR_1 \xrightarrow{R_3COZ} R_2COCH(R_1)COR_3 + Z^-$$

(Z＝Cl, Br)

② 烯胺化。以较为经典的环己酮和四氢吡咯的酰化反应为例说明烯胺化反应机理。在酸性催化下，环己酮经历“质子化—四氢吡咯亲核进攻—质子转移—脱水缩合—去质子”的过程，生成烯胺类化合物。在烯胺中，由于其 β 位碳原子（原环己酮的 α 位）受到氨基的给电子效应影响，亲核性增强，继而可发生“亲核进攻酰化试剂—水解反应—质子转移—脱四氢吡咯—去质子”的过程，最终生成 β－二酮。

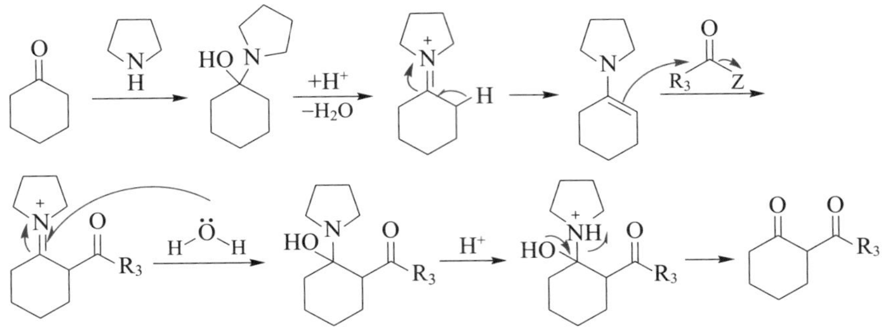

与酮的直接酰化相比，用烯胺酰化时避免了强碱性催化剂的使用，从而可防止含有 α－氢的酮在碱性作用之下发生自身的羟醛缩合反应。

(3) 应用　利用含活泼 α－氢的酮与羧酸酯、酰氯等反应制备的 β－二酮，是化学反应中的重要中间体。

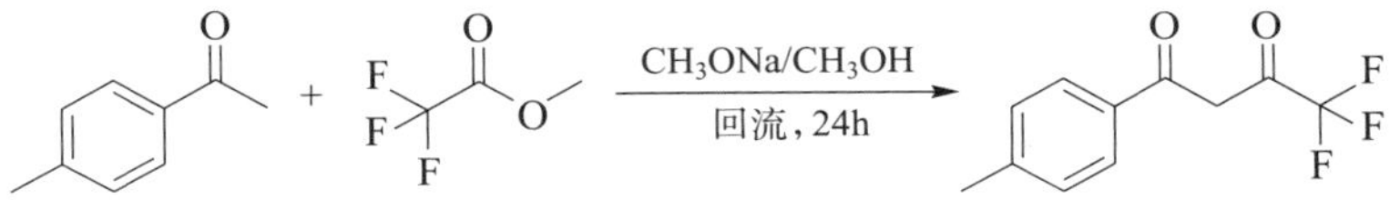

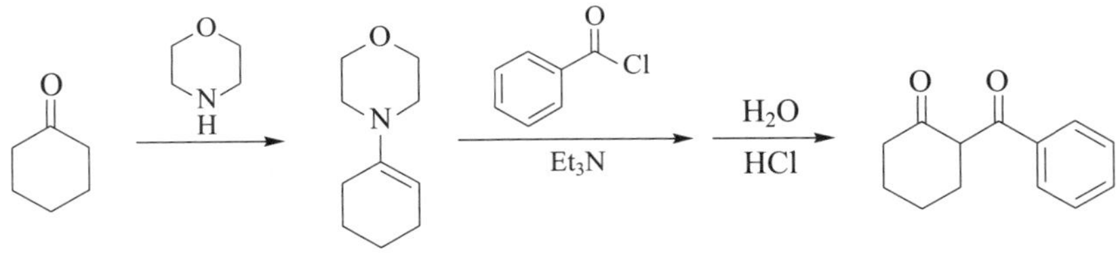

当分子中同时存在羰基和酯基时，则可能发生分子内的 C－酰化反应，可作为一种闭环的方法。

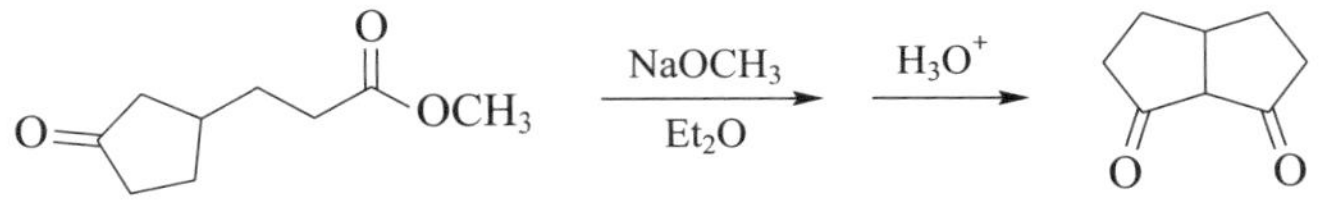

溴匹立明中间体可以通过羰基 α－氢的 C－酰化反应进行制备。

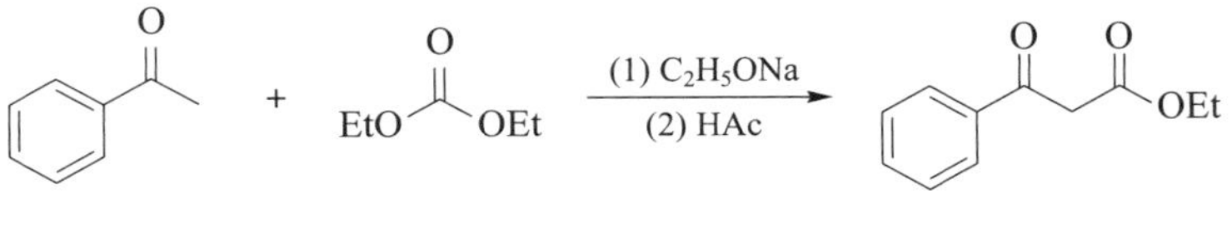

需要注意的是当所使用的酯也含有 α - 氢时,也会使酯的 α 位形成碳负离子与酮缩合,使产物复杂化。

2. 其他活泼亚甲基的 *C* - 酰化

一般地,当某一碳原子同时连接两个吸电子基团,如两个羰基、酯基和氰基等时,该化合物被称为活泼亚甲基。活泼亚甲基化合物 α - 氢的酸性较强($pK_a<15$),在碱性条件下,其很容易与酰化试剂发生反应;而在活泼亚甲基上引入酰基,常用的酰化试剂以酰氯居多,其他如酯、酸酐、酰基咪唑等也有应用。

(1) 反应通式

$$RCOZ + CH_2(X)(Y) \xrightarrow{B^-} RCOCH(X)(Y) + HZ$$

(X, Y = COR, CN, NO_2; Z = Cl, OCOR, OR)

活泼亚甲基化合物包括:丙二酸酯类、乙酰乙酸酯类、氰基乙酸酯类等;酰化剂包括:羧酸酯、酰氯和酸酐等羧酸衍生物;催化剂包括:金属钠、氨基钠、氢化钠、醇钠、氢氧化钠及三乙胺、吡啶等有机碱。

(2) 反应机理　首先,含活泼亚甲基化合物在碱性条件下解离出一个质子,生成碳负离子中间体,随后,该碳负离子中间体对酰化剂的羰基碳原子进行亲核进攻生成四面体过渡态,再经分子内重排脱去离去基团 Z 负离子,得到最终的酰化产物。由于在该过程中,羰基化合物发生了不饱和度从减少再到增加的动态过程,因此,这一部分反应机理也被称为"亲核加成 - 消除反应"机理。

在乙醇钠等碱性条件下,乙酰乙酸乙酯可以发生脱质子、亲核进攻酰基化试剂(酰氯)的过程,生成对应的 *C* - 酰化产物。而对于该产物而言,一般有两种后处理方式:以低浓度的碱溶液来处理,使原反应物中酯基部分被脱去形成甲基酮类化合物,该方式称为酮式分解;以高浓度的碱溶液来处理,使原反应物中甲基酮部分脱去形成羧酸类化合物,该方式称为酸式分解。

$$CH_3COCH_2COOEt \xrightarrow[(2)\ RCOCl]{(1)\ C_2H_5ONa} CH_3COCH(COR)COOEt \begin{cases} \xrightarrow{5\%NaOH} CH_3COCH_2COR \\ \xrightarrow{40\%NaOH} RCOCH_2COOH \end{cases}$$

利用固相合成法,也可以实现活泼亚甲基的 *C* - 酰化。氰基乙酸是一种活泼亚甲基类化合物,它的羧基端可以与特定树脂的活性羟基进行酯化,从而固定在树脂上,形成 β - 氰酸酯;随后,在氰代磷酸二乙酯(DEPC)的催化作用下,固相的 β - 氰酸酯与苯甲酸发生 *C* - 酰化作用得到 β - 酮酯;最后,在三氟乙酸(TFA)的作用下,树脂发生裂解,并伴随着相应的脱羧反应,进而得到最终产物苯甲酰乙腈。

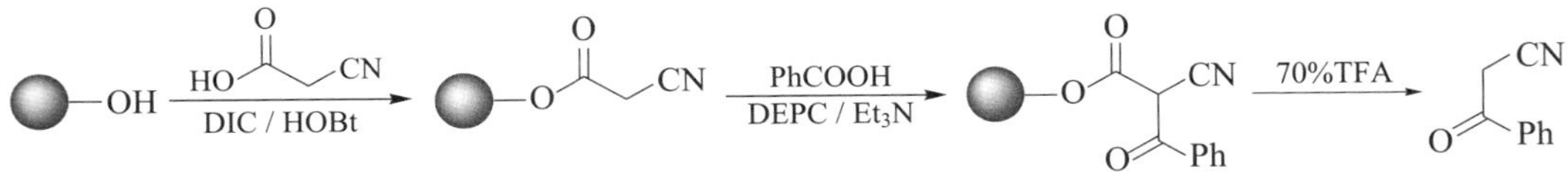

(3) 影响因素

① 活泼亚甲基化合物的影响。活泼亚甲基化合物的活性与其所连的两个吸电子基团的种类有关,吸电子基团吸电子能力越强,其 α 位的氢原子酸性则越强,所选用的碱的强度也低。活泼氢原子酸性可以通过活泼亚甲基化合物的 pK_a 值来判定,其 pK_a 值越小,酸性越强。

② 酰化剂的影响。反应中一般采用酰氯、酸酐为酰化剂,其他酰化剂如活性酯、活性酰胺等也有应用。

③ 催化剂的影响。反应中作为催化剂的常见的碱有 RONa,NaH,$NaNH_2$,$NaCPh_3$,t-BuOK 及三乙胺、吡啶等。活泼亚甲基化合物的活泼氢原子酸性强时,可以选择碱性相对较弱的碱。

(4) 应用 利用含有活泼亚甲基的 C-酰化反应可以制备其他方法不易制得的 β-酮酸酯。

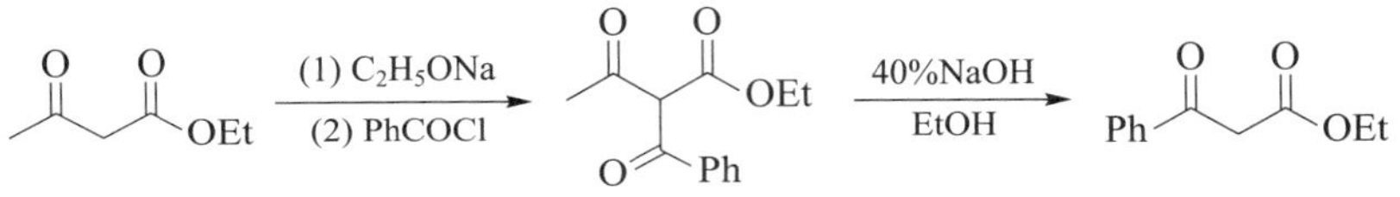

利用 α 位酰化的丙二酸二乙酯的水解、脱羧反应可制得不对称酮。

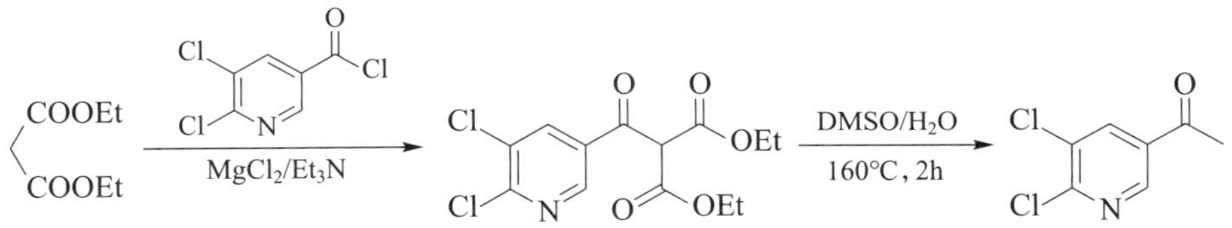

3-溴-5-乙酰基异噁唑是合成溴沙特罗(broxaterol)的关键中间体,可以通过3-溴-5-异噁唑甲酰氯先与2-丙二酸二乙酯基乙醇镁反应先制得活泼亚甲基化合物,再通过水解反应而得到。

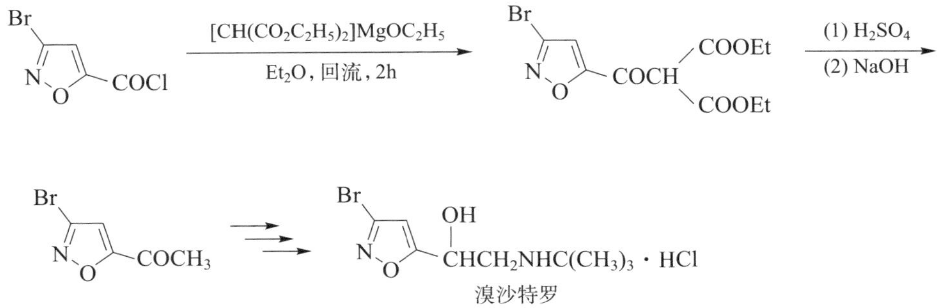

溴沙特罗

喜树碱(campathecin)能选择性抑制拓扑异构酶Ⅰ(topoisomerase Ⅰ),稳定 Top Ⅰ - DNA 形成的复合物,使断裂的 DNA 不能重新接合,阻止 DNA 复制。主要用于胃癌、结肠癌、直肠癌、头颈部癌及膀胱癌等的治疗。

喜树碱合成路线的其中一步反应涉及活泼亚甲基在分子内对羰基的亲核进攻,并形成环状中间体 **1** 的过程,是构建喜树碱环系的关键一步。

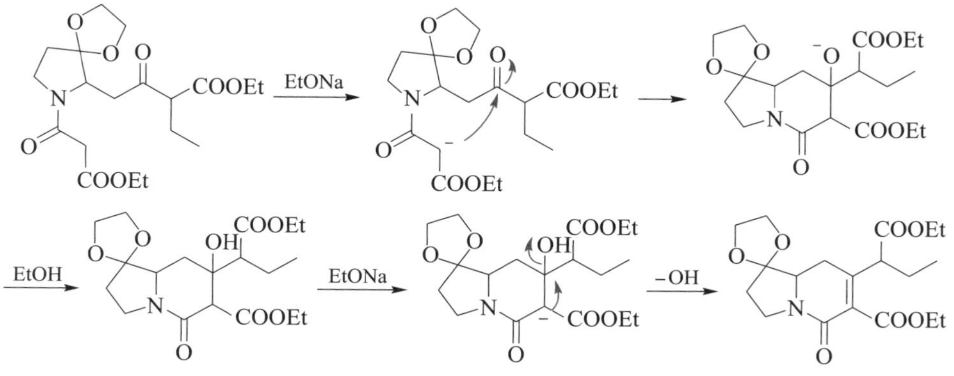

EtONa → EtOH → EtONa → -OH

中间体**1**

4.2.2 烯烃与酰氯的 *C* - 酰化

烯烃的碳碳双键由于具有一对反应活性较高的 π 电子,表现出一定的亲核性,故也能与许多酰化试剂发生反应。例如,在 $AlCl_3$ 等路易斯酸的催化下,烯烃可以与酰氯发生 *C* - 酰化反应,我们也可以把它看成脂肪碳原子的傅克反应。

1. 反应通式

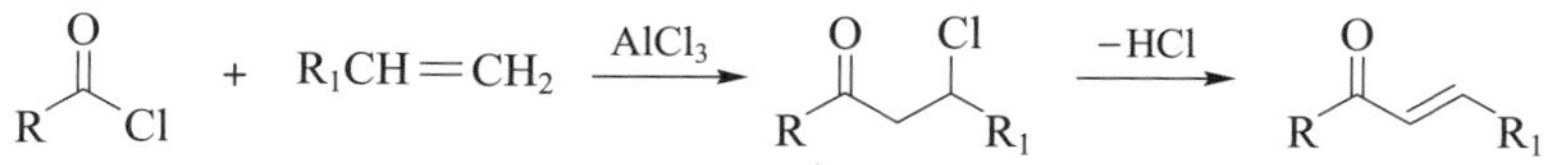

$$RCOCl + R_1CH{=}CH_2 \xrightarrow{AlCl_3} RCOCH_2CHClR_1 \xrightarrow{-HCl} RCOCH{=}CHR_1$$

酰化剂除了各种脂肪族或芳香族的酰氯外,酸酐、羧酸等其他羧酸衍生物也可以用作酰化剂;被酰化物为各种脂肪族的烯烃或炔烃;催化剂为质子酸或路易斯酸;反应的溶剂一般是醚类、卤代烷类等。

2. 反应机理

(1) 亲电反应机理　在 $AlCl_3$ 的作用下,酰氯首先形成羰基络合物或酰基正离子,然后,生成的酰基正离子会对烯烃进行亲电进攻,得到中间体,该中间体既可以通过直接脱质子后得酰化产物不饱和酮,也可以通过先与氯负离子作用得到中间体 β - 氯代酮之后,再经过脱去氯化氢而得到产物不饱和酮。

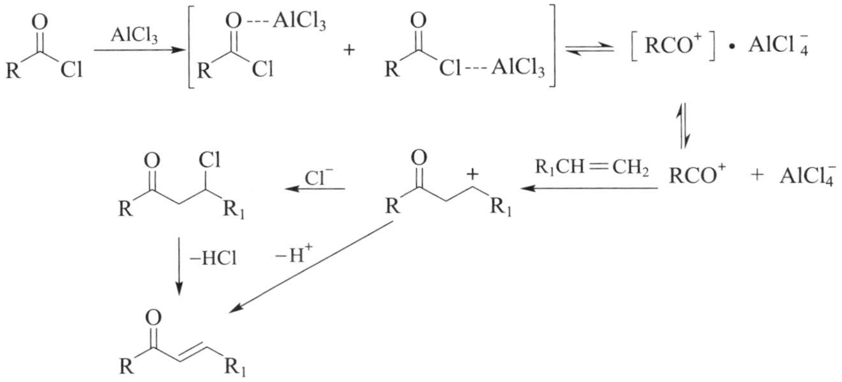

(2) 自由基反应机理　在自由基引发剂(如过氧化物)或紫外光照射下,酰氯会释放一个自由基电子而形成酰基自由基及氯自由基,同时自由基引发剂因失去电子而变为氧化态。随后,生成的酰基自由基与烯烃进行自由基反应生成自由基中间体;该自由基中间体又可以在氧化态自由基引发剂失去一个电子,形成阳离子中间体,并同时完成自由基催化剂的光氧化还原循环。最后,阳离子中间体既可以通过直接脱质子后得酰化产物不饱和酮,也可以通过先与氯负离子作用得到中间体 β-氯代酮,再经过脱去氯化氢而得到产物不饱和酮。

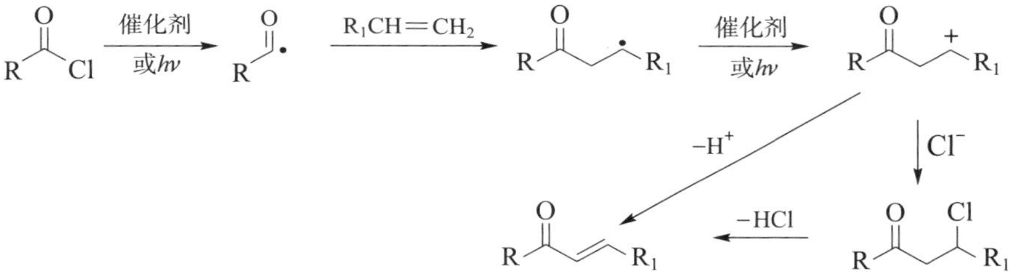

3. 应用

在 $AlCl_3$ 的催化作用下,苯甲酰氯可以和丙烯发生 C-酰化作用,生成对应的 α,β-不饱和羰基化合物。

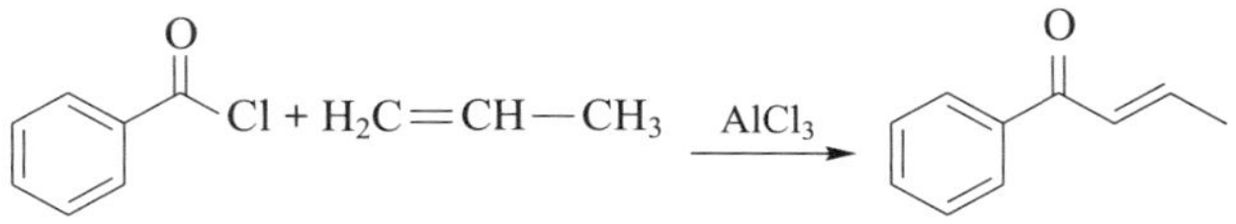

在光催化剂及碱性化合物存在的条件之下,通过紫外灯的照射,能够使得苯甲酰氯对苯乙烯的碳碳双键进行酰化偶联,生成 α,β-不饱和羰基化合物。

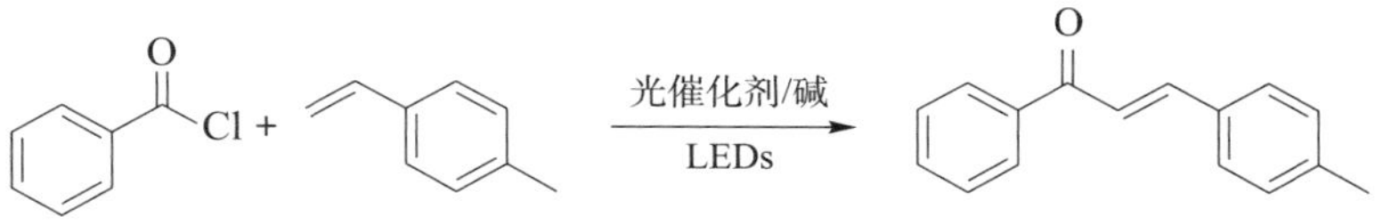

硅烷化烯烃的酰化反应具有区域专一性。由于受三甲基硅基的影响，作为亲电试剂的酰基优先进攻硅原子所连的碳原子而形成烯酮。

Si(CH$_3$)$_3$ + CH$_3$COCl $\xrightarrow[0°C]{AlCl_3/CH_2Cl_2}$

加巴喷丁(gabapentin)是一种广泛用于治疗癫痫和神经性疼痛等疾病的药物。该药物的合成工艺中，1，1－二氯螺[3，5]－2－壬酮作为其关键中间体。利用酰化试剂三氯乙酰氯对亚甲基环己烷的碳碳双键的 C－酰化作用，可以实现这一中间体的合成。

CH$_2$ $\xrightarrow[超声波，3h\ 94\%]{CCl_3COCl/Zn}$ Cl, Cl → → → NH$_2$ COOH 加巴喷丁

甲基氢化泼尼松的中间体可以通过对共轭双烯碳氢键的甲酰化而获得。

C$_2$H$_5$O … OAc, OAc, H $\xrightarrow{DMF/POCl_3}$ C$_2$H$_5$O … OAc, OAc, CHO

4.3 芳环的酰化反应

芳环上的酰化反应包括直接酰化和间接酰化。直接酰化是在芳环上直接引入酰基的反应，如傅克酰化反应；间接酰化是通过在芳环上引入某些可后续反应转化为酰基的基团，如维尔斯迈尔－哈克反应、霍本－赫施反应、雷默尔－蒂曼反应、加特曼－科赫反应和加特曼反应等。

4.3.1 傅雷德－克拉夫茨反应

傅雷德－克拉夫茨(Friedel－Crafts)反应，简称傅克反应，是一类芳香族亲电取代反应，1877 年由法国化学家 C.Friedel 和美国化学家 J.M.Crafts 共同发现。在 19 世纪七八十年代，他们围绕此类反应共同发表了论文 60 余篇，化学界遂将这个反应称为傅克反应，以纪念他们所做的贡献。傅克反应分为傅克酰化反应和傅克烷基化反应。羧酸及羧酸衍生物在质子酸或路易斯酸的催化下，对芳烃进行亲电取代反应生成芳酮的反应称为傅克酰化反应。

1. 反应通式

$$\text{R-C}_6\text{H}_5 + R_1COZ \xrightarrow[\text{或}H^+]{\text{路易斯酸}} \text{R-C}_6\text{H}_4\text{-COR}_1 + HZ$$

酰化剂包括各种脂肪族或芳香族的羧酸及酰氯、酸酐和酯，被酰化物包括各种电子云密度较高的芳烃和杂芳烃；催化剂包括质子酸或路易斯酸，反应溶剂一般为醚类、卤代烃类、苯及其同系物、乙酸乙酯等。

2. 反应机理

反应机理为：第一步是一分子的路易斯酸和酰化试剂络合，然后另一分子的路易斯酸继续络合形成一个正负电子分离的中间体，其可以进一步分解为酰基正离子。通过典型的芳香环亲电取代机理形成芳基酮－路易斯酸络合物，其后脱掉卤化氢生成芳基酮。

3. 影响因素

（1）酰化剂的影响

① 酰化剂的活性顺序。一般情况下，傅克酰化反应中酰化剂的活性顺序为：酰卤 > 酸酐 > 酸 > 酯，由于羧酸和酯的反应活性较低，只能用于电子云密度较高芳香环的酰化，而且羧酸作为酰化剂时，可以使用质子酸如硫酸或多聚磷酸作催化剂，当使用路易斯酸为催化剂时，其用量至少 2.5 倍物质的量以上。当酰基相同时，酰化剂的反应活性与所用的催化剂也有关，当催化剂为 AlX_3 时，其活性顺序是：酰碘 > 酰溴 > 酰氯 > 酰氟。当催化剂为 BX_3 时，活性会发生变化，即酰氟 > 酰溴 > 酰氯。在雌激素拮抗剂阿考比芬中间体的合成中，以 BF_3/Et_2O 为催化剂，以酰化能力较小的羧酸作酰化剂，可以实现底物间苯二酚的酰化，收率可达 81%。

$$\xrightarrow[\substack{100℃, 3h \\ 81\%}]{BF_3/Et_2O}$$

② 酰化剂的结构。酰化剂的结构对酰化产物也有影响，例如，脂肪族酰氯的羰基 α 位为叔碳原子时，酰氯易在三氯化铝的催化下脱去羰基，形成碳正离子，最终生成烃化产物。

$$H_3C-C(CH_3)_2-COCl \xrightarrow{AlCl_3} H_3C-C^+(CH_3)_2 + AlCl_4^- + CO \xrightarrow[苯]{AlCl_3} C_6H_5-Bu\text{-}t$$

当酰化剂中存在芳基取代时，且芳基取代在 β、γ、δ 位上存在发生分子内酰化形成环酮的可能，形成环酮的难易程度取决于环的大小（从易到难：六元环 > 五元环 > 七元环），当反应体系中存在其他电子云密度较高的芳杂环时，倾向于发生分子间酰化反应。

（2）被酰化物的影响

① 当芳环上存在邻、对位给电子基团如羟基、烷基等时，反应更容易发生，且收率高；而当芳环上存在间位吸电子基团，如硝基、羧基等时，一般不能发生傅克酰化反应。富电子的芳杂环如呋喃、噻吩、吡咯易于发生傅克酰化反应。

② 有强吸电子基团（如硝基）的芳香底物和一些杂环化合物（如吡啶、喹啉）不能发生酰化反应，因此可以用作溶剂。当芳环上已经发生过一次傅克酰化反应时，一般很难进行第二次傅克反应引入第二个酰基，因此，在工业上罕见聚乙烯酰类化合物。但当酰基取代芳环的两侧都存在给电子基团，由于给电子基团可以抵消酰基的吸电子效应，同时给酰基带来的空间位阻，使得酰基难以与芳环共平面，因此酰基和芳环的 π 轨道在空间上没有重叠，从而弱化了酰基对芳环的钝化作用，可以引入第二个酰基。

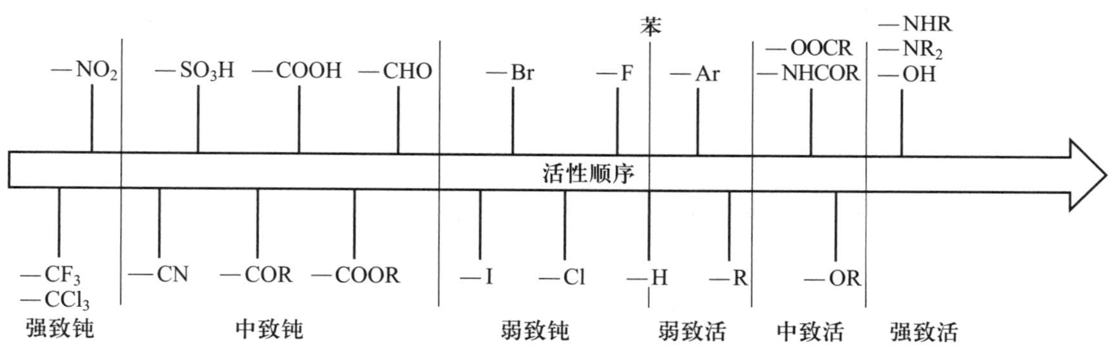

③ 在芳环的酰基化反应中，几乎不发生重排，因为酰基阳离子与苯环形成共振结构，而酰基阳离子会借此共振来稳定，不会形成重排后的碳阳离子。因此，该类反应可后续通过克莱门森还原或沃尔夫－基希纳－黄鸣龙还原，消除酰基上的氧得到烷基，用于制备烷基化芳烃。

在硝米芬中间体的合成中，在 $AlCl_3$ 催化下，溴乙基保护的苯酚与 4－甲氧基苯甲酰氯反应，生成对位酰化的产物。

$$ClOC-C_6H_4-OMe \xrightarrow[AlCl_3]{BrCH_2CH_2O-C_6H_5} BrCH_2CH_2O-C_6H_4-CO-C_6H_4-OMe$$

(3) 催化剂的影响 傅克酰化反应的催化剂主要有路易斯酸、质子酸、离子液体、沸石类及负载型催化剂。其中,路易斯酸和质子酸最常用。从绿色化学和可持续发展的角度而言,沸石类和负载型两类催化剂具有较好的综合催化性能和工业化应用前景,值得进一步研究。

① 催化剂活性。最常用的催化剂是路易斯酸和质子酸。路易斯酸、质子酸催化剂具有选择性好、催化活性高等特点,但是前者对水极其敏感,用量大且不可回收利用;后者价格昂贵,生产成本较高,其中的酸类催化剂腐蚀性强,同时对各类反应物不具有普遍适用性。$AlCl_3$、BF_3 等路易斯酸是该反应最有效的催化剂,但其副产物也较多,如 $AlCl_3$ 产生的水合氯化铝难以处理,目前主要作为净水剂。对于 $ZnCl_2$、BF_3/Et_2O 等催化剂而言,其催化活性较低,但副产物也较少,常用于活性高的芳烃的酰化。

常用的路易斯酸中,活性顺序如下:

$$AlBr_3 > AlCl_3 > FeCl_3 > BF_3 > SnCl_4 > ZnCl_2$$

常用的质子酸中,活性顺序如下:

$$HF > HCl > H_2SO_4 > H_3BO_3 > HClO_4 > CF_3COOH > CH_3SO_3H > CF_3SO_3H$$

② 催化剂的用量。在傅克酰化反应中,催化剂需加入足量。若酰化试剂为酰氯,则需要等物质的量以上的路易斯酸;若酰化试剂为酸酐,则需要 2 倍物质的量以上的路易斯酸。从反应机理中可以看出,路易斯酸需要与酰化试剂形成络合物,多余的路易斯酸起催化作用。

4. 应用

分子间傅克酰化反应应用较为广泛,可通过对芳烃进行酰化引入丰富的结构片段。

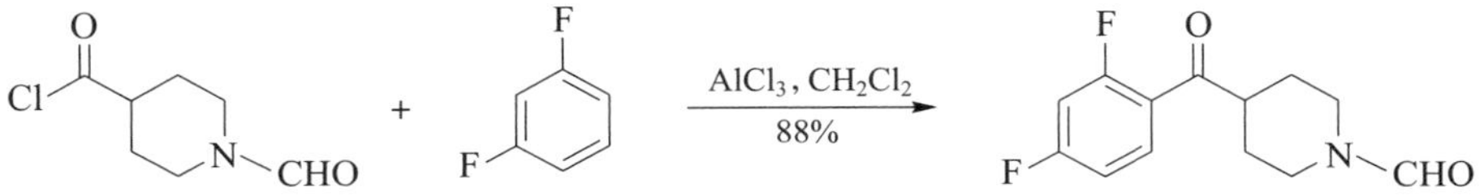

$AlCl_3$, CH_2Cl_2

88%

利用芳烃分子内的傅克酰化反应,可以制得各种环状化合物。

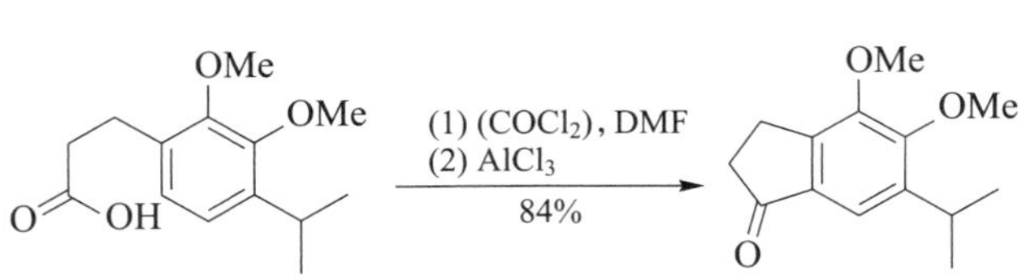

(1) $(COCl_2)$, DMF

(2) $AlCl_3$

84%

二氟尼柳(diflunisal),又名 5-(2,4-二氟苯基)水杨酸,对轻度和中度疼痛具有止痛作用,能够缓解关节炎、类风湿性关节炎等引起的疼痛,用法类似于阿司匹林,作用时间长。以 2,4-二氟联苯为原料,反应过程中利用傅克酰化反应得到重要中间体。

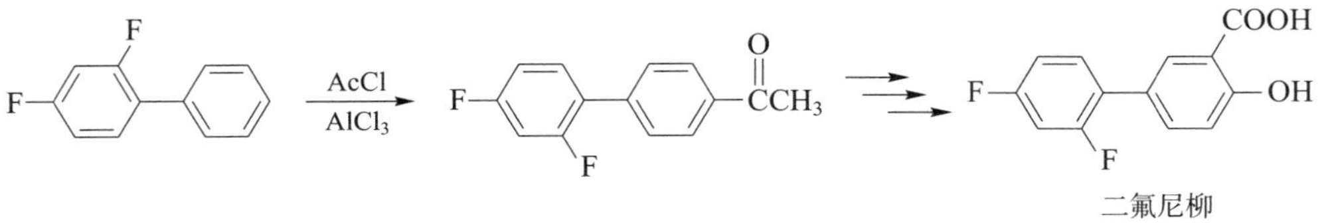

AcCl

$AlCl_3$

二氟尼柳

环丙沙星(ciprofloxacin)为第三代喹诺酮类抗菌药,具广谱抗菌活性,对肠杆菌、绿脓杆菌、流感嗜血杆菌、淋球菌、链球菌、军团菌、金黄色葡萄球菌具有抗菌作用。其中间体合成过程中也应用了傅克酰化反应。

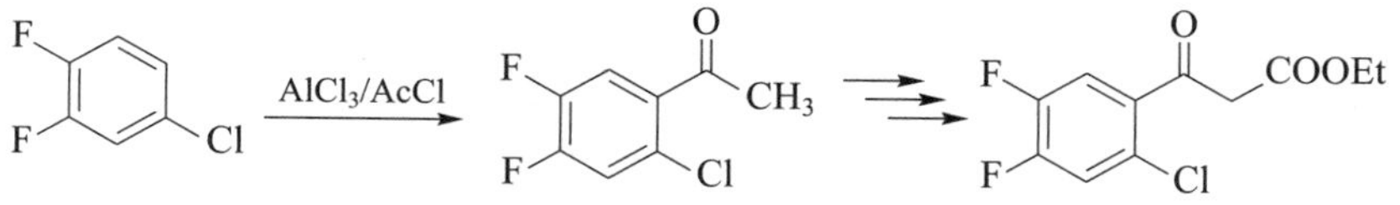

环丙沙星

卡格列净(canagliflozin)是首个在美国上市的钠 - 葡萄糖协同转运蛋白 - 2(SGLT - 2)抑制剂,是近年Ⅱ型糖尿病治疗最重要的临床药物。在该药物的合成过程中,傅克酰化反应被应用于中间体之间的转化。

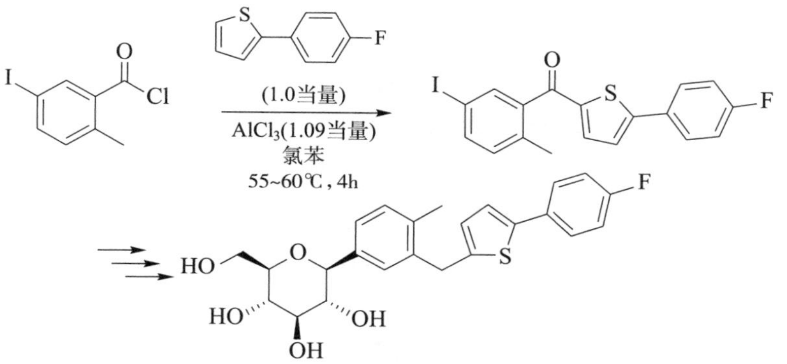

卡格列净

4.3.2 维尔斯迈尔 - 哈克反应

维尔斯迈尔 - 哈克(Vielsmeier - Haack)反应是在苯环上引入甲酰基的反应,其使用的试剂叫维尔斯迈尔试剂,该试剂可由 *N*,*N* - 二烷基甲酰胺和三氯氧磷或者二氯亚砜或草酰氯等试剂制备而成。

1925 年,A.Vilsmeier 及其团队报道了利用 $POCl_3$ 和 *N* - 甲基乙酰苯胺反应得到氯化 4 - 氯 - 1,2 - 二甲基喹啉盐,接着他们深入研究发现,*N* - 甲基甲酰苯胺和 $POCl_3$ 反应可以得到一种氯代甲基亚胺盐(即维尔斯迈尔试剂),此试剂可以和富电子的芳烃反应得到苯甲醛。利用维尔斯迈尔试剂在富电子芳香化合物上引入甲酰基的反应被称为维尔斯迈尔 - 哈克甲酰化反应。维尔斯迈尔 - 哈克反应由于条件温和、操作简便而被广泛用于甲酰化反应。

1. 反应通式

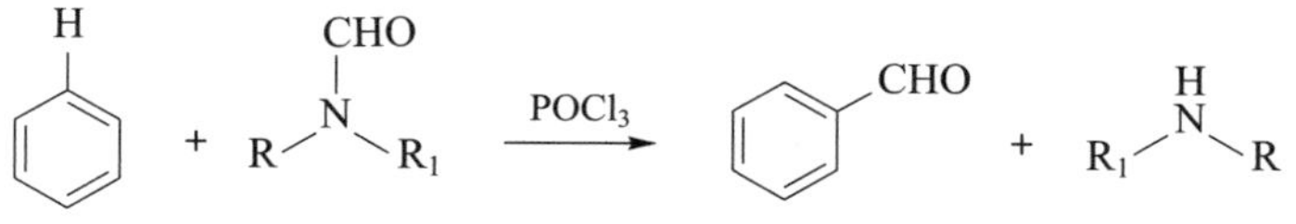

当被酰化物为各种含有羟基、烷氧基或者氨基芳环或杂芳烃时，催化剂为$POCl_3$、$SOCl_2$、$COCl_2$等氯化剂。

2. 反应机理

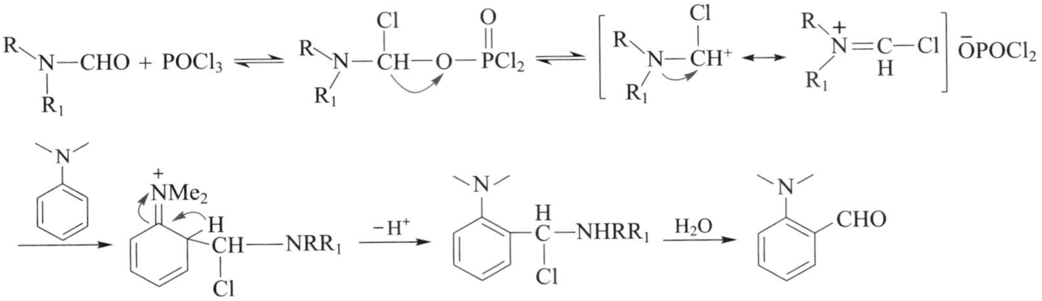

3. 反应特点

(1) 维尔斯迈尔试剂可以通过任何一种*N*,*N*－二取代的酰胺和氯化剂（如$POCl_3$、$SOCl_2$、草酰氯）制得。最常用的维尔斯迈尔试剂制备方法是利用DMF和$POCl_3$制备得到，通常分离后使用，也可直接使用。维尔斯迈尔试剂是弱亲电试剂，对于大多数的富电子芳烃或杂环芳烃、富电子烯烃和1,3－二烯烃都可以发生此反应。

(2) 对于四、五元杂环芳烃的反应活性顺序：吡咯 > 呋喃 > 噻吩。

(3) 反应溶剂通常为卤代烃（二氯甲烷、二氯乙烷或二氯苯）、DMF或$POCl_3$等，溶剂的性质对试剂的亲电性有一定影响，应该慎重选择。

(4) 若反应后处理前的产物为亚胺盐，可以水解得到相应的醛，而若用硫化氢处理，则生成硫代醛，羟胺处理则得到腈，或者经过还原生成胺。

(5) 反应倾向于在位阻更小的位点发生，但电子效应也影响反应位点的选择。

4. 应用

片螺素是从海洋软体动物海鞘和海绵中分离出来的含吡咯的生物碱，具有抗肿瘤等多种生物活性。通过维尔斯迈尔－哈克反应，在中间体的吡咯烷上引入甲酰基，再经后续合成步骤，最终获得片螺素R。

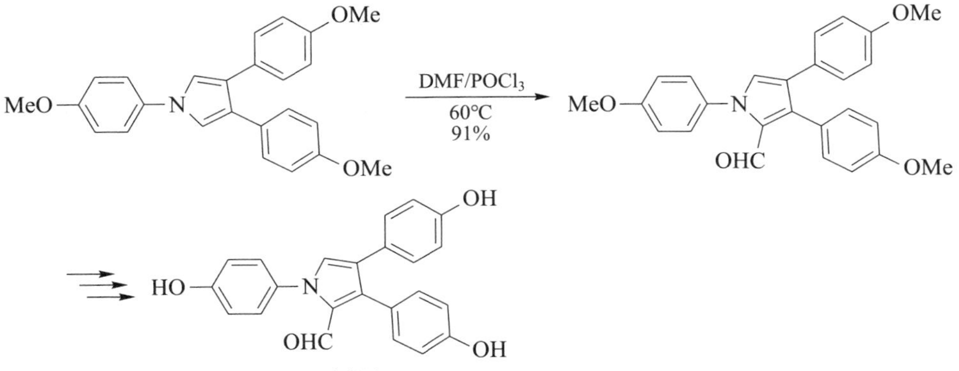

片螺素R

治疗帕金森病的药物L-多巴的中间体3,4-二甲氧基苯甲醛,可以通过该反应来完成。

$$\text{1,2-(OCH}_3)_2\text{C}_6\text{H}_4 \xrightarrow{\text{DMF, POCl}_3} \text{3,4-(OCH}_3)_2\text{C}_6\text{H}_3\text{CHO}$$

4.3.3 雷默尔-蒂曼反应

1876年,德国化学家K.Reimer与F.Tiemann发现,将苯酚溶于10%NaOH溶液中,加入$CHCl_3$,将体系加热至60℃,能以中等收率得到邻羟基苯甲醛产物。这一研究发表后,其他研究团队相继对苯酚及其他杂芳香酚的反应活性进行了考察。1884年,德国化学家K.Auwers从对甲基苯酚出发,在相同的反应条件下除了得到酚羟基邻位甲酰化的产物,还分离出另外一种去芳构化的产物——二氯甲基取代的环己二烯酮。无独有偶,1881年,意大利化学家G.L.Ciamician同样发现,吡咯在强碱条件下与CHX_3(X=Cl,Br,I)混合,除了得到吡咯2位甲酰化的产物,还可产生另一种扩环产物——3-卤代吡啶。随后,意大利化学家M.Dennstedt又对该反应进行改进,使用催化量的CH_3ONa参与反应,CH_2I_2作为二卤代卡宾前体,吡咯转化为吡啶的适用范围得到大大拓展。

1. 反应通式

$$\text{PhOH} + CHCl_3 \xrightarrow[\substack{60^\circ C,\ 3h \\ 35\%}]{10\%\text{NaOH溶液}} \text{o-HOC}_6\text{H}_4\text{CHO}$$

2. 反应机理

雷默尔-蒂曼(Reimer-Tiemann)反应的机理如下:$CHCl_3$在布朗斯特碱的作用下去质子化,其中一个氯离子离去得到二氯卡宾活性中间体。当以苯酚作为底物时,二氯卡宾对其邻位亲电芳香取代(SEAr),随后质子转移并消除一个氯离子,得到相应的α-羰基氯代烯烃中间体。H_2O作为亲核试剂进一步对其亲核加成,再消除氯离子,形成的α-羰基烯醇最终芳构化,完成苯酚邻位甲酰化。

$$CHCl_3 + {}^-OH \xrightarrow{-H_2O} {}^-CCl_3 \xrightarrow{-Cl^-} :CCl_2$$

$$\text{PhO}^- + :CCl_2 \longrightarrow \text{(2-CCl}_2^-\text{-环己二烯酮)} \longrightarrow \text{(质子转移中间体)} \xrightarrow[+H_2O]{-Cl^-} \text{o-}^-\text{OC}_6\text{H}_4\text{CH(Cl)OH} \xrightarrow{-Cl^-} \text{(烯醇中间体)} \longrightarrow \text{o-HOC}_6\text{H}_4\text{CHO}$$

3. 应用

雷默尔－蒂曼反应适用于酚类和某些杂环化合物的酰化反应，甲醛基一般取代在羟基的邻位，取代在对位的同分异构体较为罕见。加入带有支链的叔胺类化合物，对位异构体的收率明显提高。

$$C_6H_5OH + CHCl_3 \xrightarrow[65°C,\ 3h]{40\%NaOH} o\text{-}HOC_6H_4CHO\ (37\%\sim45\%) + p\text{-}HOC_6H_4CHO\ (8\%\sim11\%)$$

反应中如果采用环糊精（β－CD）为催化剂，可得到对位产物为主的结果，采用该反应制备羟基醛的收率虽然不高（一般均低于50%），但未反应的酚可以回收，且本反应具有反应原料易得、价格低廉、操作简便的优势，已被广泛应用。

邻位或者对位有取代基的酚类可以发生二氯甲基二烯酮副反应，吡咯类化合物在此过程可发生扩环反应。

$$\text{吡咯} + CHCl_3 \xrightarrow{NaOH} \text{3-氯吡啶} + \text{吡咯-2-甲醛 (CHO)}$$

在光照条件下，也可以发生雷默尔－蒂曼反应，反应属于自由基反应。

$$C_6H_5N(C_2H_5)_2 + CHCl_3 \xrightarrow{h\nu} o\text{-}(C_2H_5)_2NC_6H_4CHO + p\text{-}(C_2H_5)_2NC_6H_4CHO$$

4.3.4 霍本－赫西反应

在20世纪初期，傅克酰化反应和加特曼酰化反应已经广泛应用于制备芳酮和芳醛。但是对于一些高活性（富电子）的底物（如多酚类化合物）要得到单酰基化产物几乎不可能，通常会引入多个酰基。1915年，K. Hoesch对反应进行了扩展，利用腈替换氢氰酸，酸性相对较弱的$ZnCl_2$替换$AlCl_3$，可以方便地制备芳基酮。十年后，J. Houben对此酮合成方法应用范围进行了更加详细的研究，发现多酚和多酚醚类底物都可以用于此反应。因此，酚或酚醚和腈类化合物在酸催化下进行酰基化的反应被称为霍本－赫西（Houben－Hoesch）反应，该反应可作为傅克酰化反应的补充，适用于单酰基取代的多元酚或其酚醚的合成。

1. 反应通式

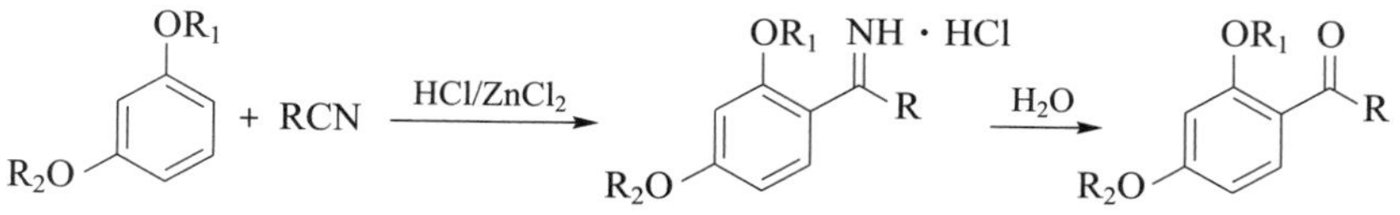

2. 反应机理

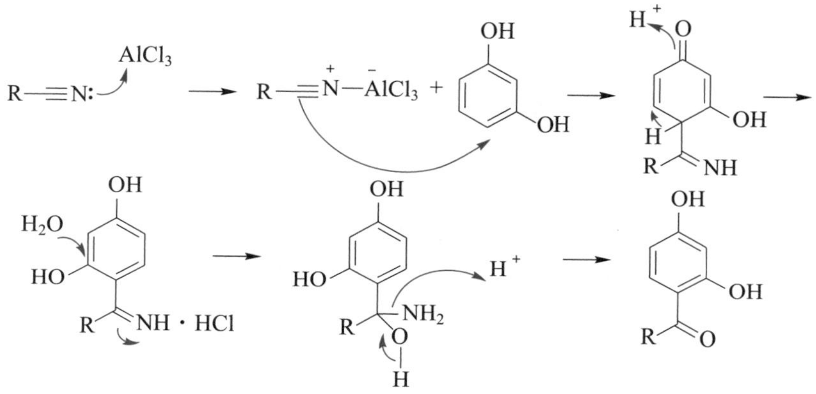

腈先与路易斯酸进行络合得到亚胺正离子,然后对苯环进行亲电取代,得到亚胺盐酸盐,水解得到酮。

3. 影响因素

(1) 反应特点

① 只有高活性的二取代芳烃才能进行此反应(至少有一个取代基是酚羟基或烷氧基),芳烃也可以是杂环芳烃,如吡咯、吲哚和呋喃等。

② 脂肪腈和芳腈均可应用于该反应,应用脂肪腈作为反应底物产率高于芳腈,且芳腈邻位不能有强吸电子取代基,否则不反应,但间位取代基不影响反应活性。

③ 氯化锌是最常用的路易斯酸,对于一些富电子底物(如间苯三酚),无路易斯酸也能反应。

④ 反应后产物为亚胺盐酸盐,需要水解后才能得到芳酮。

(2) 腈结构的影响　脂肪腈的活性强于芳腈,若脂肪腈的结构中腈的 α 位带有卤素等吸电子取代基,反应活性增加。

(3) 被酰化物的影响　只有高活性的芳烃才能进行此反应,即芳烃至少要有一个酚羟基或烷氧基。此外,吡咯、吲哚和呋喃等富电子杂芳烃也能发生此反应。

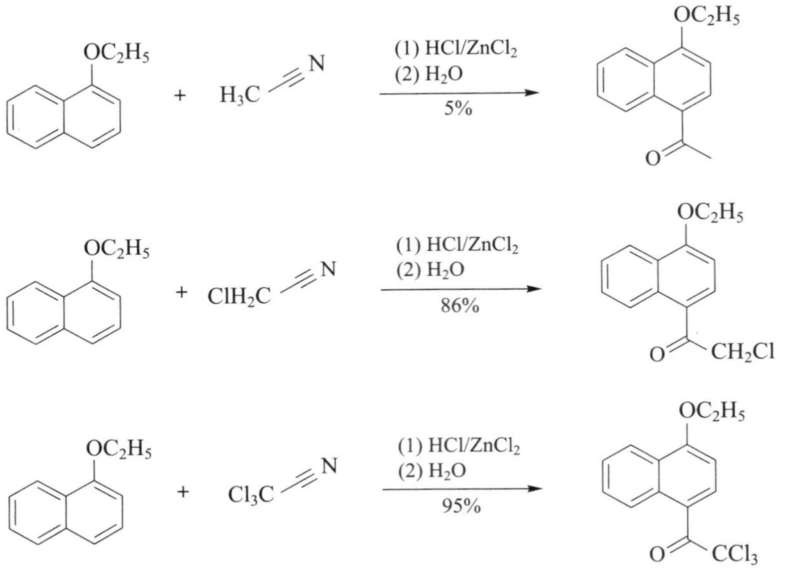

(4) 催化剂的影响　对于霍本－赫西反应，催化剂一般采用 $ZnCl_2$，$FeCl_3$，$AlCl_3$，$CuCl_2$，$CoCl_2$ 等路易斯酸。当使用 BCl_3 为催化剂时，一元酚和苯胺主要得到邻位产物。

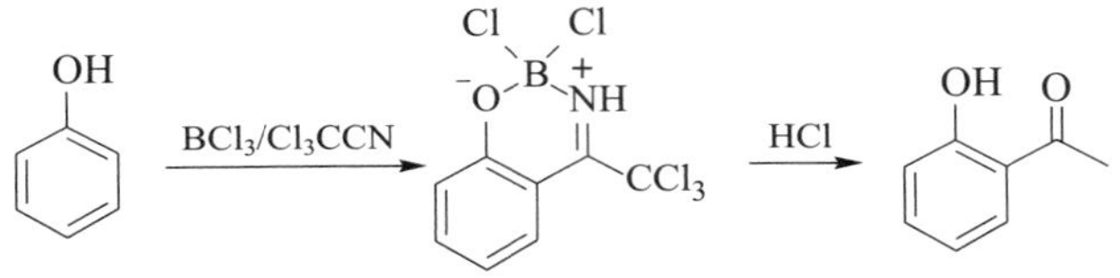

4. 应用

艾拉莫德(iguratimod)是一种治疗类风湿性关节炎(RA)和骨关节炎(OA)的新型药物，该药物不同于传统的非甾体类抗炎性药物，具有起效迅速、不良反应小等优点，对于对其他药物无效的患者亦有效。该药物的合成过程中，利用霍本－赫西反应进行中间体的合成。

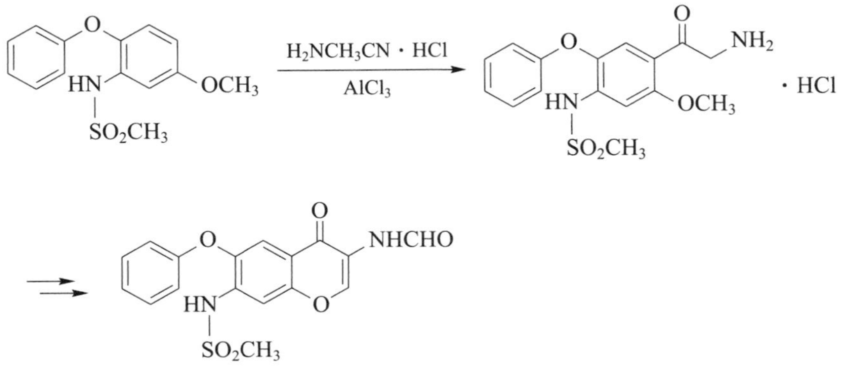

艾拉莫德

4.3.5 加特曼－科赫反应和加特曼反应

1897 年，L.Gattermann 和 J.A.Koch 通过使用 HCOCl 作为酰化试剂，在甲苯上成功地引入了醛基。烃基或烷氧基取代的芳烃在 $ZnCl_2$，$AlCl_3$ 等路易斯酸的催化下与 HCN 和 HCl 反应生成亚胺酰氯，再经水解生成对应芳香醛的反应称为加特曼（Gattermann）－科赫反应。加特曼反应的主要缺点是需要有毒试剂 HCN。为了避免 HCN 的使用，R.Adams 对反应条件进行改进，在 $ZnCl_2$ 存在的条件下，将 $Zn(CN)_2$ 和 HCl 加入体系与芳香底物进行酰化，这种方法已经广泛应用于有机合成中。使用 NaCN 和 CNBr 代替 HCN 的其他路线也取得了成功。该反应由于其自身存在较多的副反应，不能应用于芳香胺的酰化。

1. 反应通式

加特曼反应

$$C_6H_5\text{-H} + HCN \xrightarrow{ZnCl_2} C_6H_5CH{=}NH \cdot HCl \xrightarrow{H_2O} C_6H_5CHO + NH_4Cl$$

该反应机理与赫西反应类似，羟基取代或烷氧基取代的芳烃在 $ZnCl_2$，$AlCl_3$ 等路易斯酸的催化下，与氯化氢或氰化氢反应作用，生成相应的芳香醛。

加特曼－科赫反应

$$CO + HCl \xrightarrow{CuCl_2} HCOCl \xrightarrow[AlCl_3]{C_6H_6} C_6H_5CHO$$

在氯化亚铜的催化下，一氧化碳与氯化氢气体反应生成甲酰氯，后者在三氯化铝的催化下，按照傅克酰化反应机理生成芳香醛。

加特曼－科赫除了在芳烃上进行甲酰化外，也可以在烯烃上甲酰化。

2. 反应机理

加特曼－科赫反应

$$:\bar{C}{\equiv}\dot{O}^{+} \longleftrightarrow :C{=}\ddot{O} \xrightarrow{AlCl_3} :C{=}\ddot{O}^{+}\text{-}\bar{A}lCl_3 \xrightarrow{HCl} Cl\text{-}\bar{C}{=}\ddot{O}^{+}\text{-}\bar{A}lCl_3 \ (H^{+}) \longrightarrow Cl\text{-}CH{=}\overset{+}{O}\text{-}\bar{A}lCl_3$$

$$\longleftrightarrow Cl_3\bar{A}l\text{-}\overset{+}{Cl}\text{-}C({=}\ddot{O}{:})H \longrightarrow H\text{-}C{\equiv}\overset{+}{O} + \bar{A}lCl_4 \longrightarrow [C_6H_5(H)CHO]^{+}\ \bar{A}lCl_4$$

$$\equiv Cl^{-}\ [C_6H_5(H)CHO]^{+}\ \bar{A}lCl_4 \longrightarrow C_6H_5CHO + HCl + AlCl_3$$

4.4 氧原子的酰化

氧原子的酰化是指醇或酚分子中的羟基氢原子被酰基所取代而生成酯的反应，以及羧酸失去氢氧根形成的羰基碳正离子与羧酸根生成酸酐的反应。氧原子上的酰化反应难易程度取决于醇或酚的亲核能力、位阻及酰化剂的活性。醇的氧原子酰化一般规律是伯醇最容易，仲醇次之，叔醇最难。伯醇中的苄醇、烯丙醇易于脱羟基形成稳定的碳正离子，表现出与叔醇相似的性质。酚羟基由于受芳香环的影响使羟基的氧原子的亲核性降低，致使酰化反应效率下降。

4.4.1 酸酐的制备

酸酐是具有两个酰基键合于同一氧原子上的有机化合物。称为“酐”的原因是产物由两个羧酸脱水而成。若两侧酰基由同种羧酸衍生而来则称为对称酸酐，分子式可表达为$(RCO)_2O$。对称酸酐命名取决于相应羧酸命名，即词缀“酸”改为“酸酐”。因此$(CH_3CO)_2O$称为“乙酸酐”(或醋酸酐、醋酐)。混合酸酐(或不对称酸酐)以两侧酰基分别对应的羧酸命名，例如，甲酸乙酸酐 $CH_3COOOCH$。

1. 反应通式

$$RCH_2COOH + R_1COZ \longrightarrow RCH_2C(=O)OC(=O)R_1$$

$$(Z = —Cl, —OH, —OCOR)$$

2. 反应机理

$$RCH_2C(=O)\ddot{O}H + R_1C(=O)Z \xrightarrow{-Z^-} RCH_2C(=O)\overset{+}{O}(H)C(=O)R_1 \xrightarrow{-H^+} RCH_2C(=O)OC(=O)R_1$$

3. 反应特点

(1) 催化剂影响

① 酸性催化剂包括硫酸、氯化锌、三氟化硼、二氯化钴、对甲苯磺酸等。

② 碱性催化剂包括吡啶、三乙胺、喹啉、*N*,*N*-二甲基苯胺等胺类，以及无水醋酸钠等。

一般来说，酸催化的活性大于碱催化；此外，酸酐制备反应的活性也受到羟基的亲核性、位阻大小及反应条件等因素影响。

(2) 溶剂影响　常用的溶剂有苯、硝酸苯、石油醚等。用酸酐作酰化剂时，如果反应进行平稳,可不加入溶剂或用与酸酐对应的羧酸为溶剂。若反应过于激烈不易控制,可考虑加入惰性溶剂。由于酸酐遇水分解,所以该反应需严格控制反应体系中的水分。

(3) 原料选择 由乙烯酮制备:乙烯酮与乙酸反应用于制备大量的乙酐,其中乙烯酮来源于乙酸的脱水。乙酸酐常用作乙酰化试剂,工业上用于制造乙酸纤维,亦可用于染料、医药和香料工业。

$$CH_3COOH \longrightarrow H_2C=C=O + H_2O$$

$$O=C=CH_2 + CH_3COOH \longrightarrow (CH_3CO)_2O$$

由乙酸酐制备:高级羧酸的酸酐常用乙酸酐与相应的羧酸反应制得,这种方法适用于比乙酸沸点高的羧酸。根据可逆反应特点,反应过程中不断蒸出反应产物乙酸使反应向正向进行。例如,

$$RCOOH + (CF_3CO)_2O \longrightarrow RC(=O)OC(=O)CF_3 + CF_3COOH$$

$$C_6H_5COOH + (CH_3CO)_2O \xrightleftharpoons{H_3PO_4} C_6H_5C(=O)OC(=O)C_6H_5 + CH_3COOH$$

由羧酸钠盐与酰氯制备:这是实验室制备酸酐尤其是混合酸酐的重要方法,醋酸钠安全稳定,危险性比较低,方便运输及储存,价格也低于乙酸,具有较强的工业应用价值。例如,

$$CH_3COONa + CH_3CH_2COCl \xrightarrow[\sim 60\%]{} H_3C-C(=O)-O-C(=O)-CH_2CH_3$$

由羧酸脱水制备:五元、六元环状酸酐常用此法制备环状酸酐,反应产生的水常用共沸法或真空蒸馏法除去。例如,

$$\text{HOOC-CH=CH-COOH (顺式)} \xrightarrow{\triangle} \text{马来酸酐} + H_2O$$

$$\text{邻苯二甲酸} \xrightarrow{200\ ^\circ C} \text{邻苯二甲酸酐} + H_2O$$

4. 相关人名反应

山口反应(Yamaguchi esterification)是通过2,4,6-三氯苯甲酰氯与羧酸底物作用生成混酸酐,使羧酸活化,继而与醇试剂顺利合成酯。

(1) 反应通式

$$RCOOH + ArCOCl \xrightarrow[\text{THF 室温}]{NEt_3} RCOOCOAr \xrightarrow[\text{甲苯回流}]{R_1OH/DMAP} RCOOR_1$$

(2) 反应机理

$$RCOOH \xrightarrow[-H^+]{NEt_3} RCOO^- \xrightarrow[-Cl]{ClCOAr} RCOOCOAr$$

目前,市售酸酐主要有乙酸酐、丙酸酐、邻苯二甲酸酐、马来酸酐。

4.4.2 酯的制备

1. 醇羟基酰化

醇羟基的氧原子有一定的亲核性,因此其酰化一般为直接亲电酰化,酰化产物是羧酸酯。羧酸及羧酸衍生物、烯酮等均可为醇的酰化剂。醇羟基酰化过程可分为单分子历程和双分子历程。

(1) 羧酸为酰化试剂

① 反应通式

$$R_1COOH + HOR \xrightarrow[\text{溶剂}]{\text{催化剂}} R_1COOR + H_2O$$

② 反应机理。以羧酸为酰化剂为例,反应属于 S_N2 反应,催化剂的质子与羧酸羰基的氧原子结合成𬭩盐,增强羰基碳原子的正电性;由醇的羟基氧原子对羰基碳原子亲核进攻生成四面体过渡态,经脱水得到𬭩盐中间体,脱质子得酰化产物。

$$R_1C(=O)OH \underset{}{\overset{H^+}{\rightleftharpoons}} R_1C(=\overset{+}{O}H)OH \overset{R\ddot{O}H}{\rightleftharpoons} \left[R(H)\overset{+}{O}-C(R_1)(OH)OH\right] \overset{\text{质子转移}}{\rightleftharpoons}$$

$$RO-C(R_1)(:OH)-\overset{+}{O}H_2 \overset{-H_2O}{\rightleftharpoons} R_1C(=\overset{+}{O}H)OR \overset{-H^+}{\rightleftharpoons} R_1C(=O)OR$$

③ 应用特点。羧酸作酰化剂的酰化反应属于可逆平衡反应,可通过增加反应物的浓度、蒸出反应产物、添加脱水剂或分子筛除水等方法提高收率;同时,可提高温度和使用催化剂加快酰化速率。此外,在反应中起重要的影响因素还包括羧酸酰化剂的结构、醇的结构及催化剂的选择。

羧酸酰化剂的结构影响:酸性越强,酰化能力越强。羰基 α 位存在吸电子基时,由于吸电子效应使羟基氧原子上的电子云密度减小，活性增强。不饱和脂肪酸、芳香酸活性略强于相应饱和脂肪酸；芳香酸邻对位有吸电子基，活性增强。羧酸酰化剂位阻越大，活性越弱。

醇的结构影响：羟基 α 位的立体位阻影响氧原子对羰基碳原子的亲核进攻；一般情况下，醇的活性顺序为：甲醇 > 伯醇 > 仲醇 > 叔醇、烯丙醇、苄醇。叔醇由于立体位阻大，在酸性介质中易脱去羟基形成稳定的叔碳正离子，使酰化反应趋向于烷氧断裂的单分子历程进行，而使酰化反应难以完成。

$$-\overset{|}{\underset{|}{C}}-OH \xrightleftharpoons{H^+} -\overset{|}{\underset{|}{C}}-\overset{+}{O}H_2 \xrightleftharpoons{-H_2O} -\overset{|}{\underset{|}{C}}^{+}$$

$$-\overset{|}{\underset{|}{C}}-OCOR \xrightleftharpoons[-H^+]{RCO_2H} -\overset{|}{\underset{|}{C}}^{+} \xrightleftharpoons[-H^+]{H_2O} -\overset{|}{\underset{|}{C}}-OH$$

从以上叔醇反应过程可知，生成的碳正离子可以与羧酸反应生成酯，也可以与水反应生成原来的醇，水的亲核性强于羧酸，所以叔碳正离子趋向于在可逆反应中生成原有的醇。

催化剂种类对酰化反应的影响：催化剂可分为提高羧酸反应活性的催化剂和提高醇反应活性的催化剂两类。

④ 提高羧酸反应活性的催化剂。

质子酸：质子酸使羰基的碳原子正电性增强，常用的质子酸有浓硫酸、磷酸、无水氯化氢、四氟硼酸等无机酸和对甲苯磺酸、萘磺酸等有机酸。浓硫酸具有催化能力强、性质稳定、价格低等优势；缺点是具有的氧化性致使催化反应过程中易发生磺化、脱水、脱羧等副反应；适合 100℃以下的反应条件。如降血脂药氯贝丁酯中间体的合成：

$$Cl-C_6H_4-O-C(CH_3)_2COOH + C_2H_5OH \xrightarrow[80\sim85\ ^\circ C]{H_2SO_4} Cl-C_6H_4-O-C(CH_3)_2COOC_2H_5$$

无水氯化氢具有强催化能力、无氧化性、价格低廉等优势，缺点是反应过程中易发生加成、卤化等副反应。对甲苯磺酸无氧化性，在有机溶剂中溶解度大，不易发生磺化副反应，适用于使用共沸带水等反应，缺点是成本较高。以其为催化剂，首先生成磺酸酯，后者再与羧酸反应生成羧酸酯。

$$H_3C-C_6H_4-SO_3H + HO(CH_2)_3Cl \longrightarrow H_3C-C_6H_4-SO_2O(CH_2)_3Cl \xrightarrow{CH_3COOH} CH_3COO(CH_2)_3Cl$$

路易斯酸：这类催化剂通过与羧酸羰基形成络合物，增强羰基的碳正离子的正电性，提高羧酸的反应活性。

$$R_1-\overset{O}{\overset{\|}{C}}-OH \xrightleftharpoons{AlCl_3} \left[R_1-\overset{O}{\overset{\|}{C}}-OAlCl_2 + AlCl_3 \xrightleftharpoons{AlCl_3} R_1-\overset{+}{C}(OAlCl_2)-O-\overset{-}{AlCl_3} \right]$$

常见的路易斯酸包括 BF_3, $AlCl_3$, $FeCl_3$, $TiCl_4$ 等，它们具有收率高、条件温和、反应速率快、不发生加成或重排等副反应等优点，适合于高级不饱和脂肪酸（醇）、杂环酸（醇）的酰化反应。

韦斯利(Vesley)法:采用强酸型离子交换树脂加硫酸钙的催化方法,具有催化能力强、收率高、条件温和等优点。

$$CH_3COOH + CH_3OH \xrightarrow{Dowex} CH_3COOCH_3 + H_2O$$

二环己基碳二亚胺(DCC):DCC 及其类似物是良好的酰化反应催化剂,其催化原理是反应中 DCC 先与羧酸形成活性酯,酸催化下醇羟基氧原子对活性酯的羰基碳原子进行亲核进攻,并脱去一分子二环己基脲得到酰化产物,其反应机理如下:

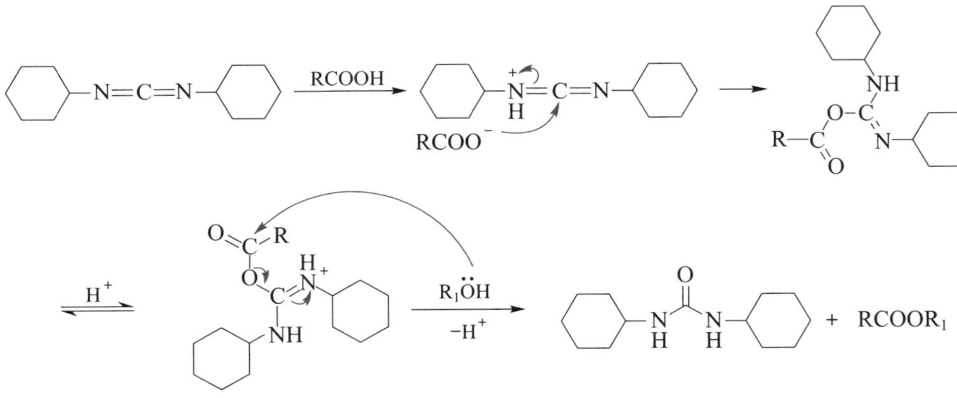

DCC 催化的反应具有条件温和、收率高、立体选择性强的优点,但价格昂贵,适用于具有敏感基团和结构复杂的酯的合成,在半合成抗生素及多肽类化合物的合成中广泛应用。通常在反应体系中还可加入对二甲氨基吡啶(DMAP)、4-吡咯烷基吡啶等催化剂增强反应活性,提高收率。

⑤ 提高醇反应活性的催化剂。偶氮二羧酸二乙酯(DEAD):DEAD 可以活化被酰化物醇。它先与三苯基膦反应形成中间体 **1**,受三苯基膦位阻的影响,中间体 **1** 可以选择性对伯醇或仲醇进行酰化得到中间体 **2**,受三苯基膦屏蔽作用,羧酸负离子从背后亲核进攻中间体 **2** 使所生成的酯构型发生翻转。

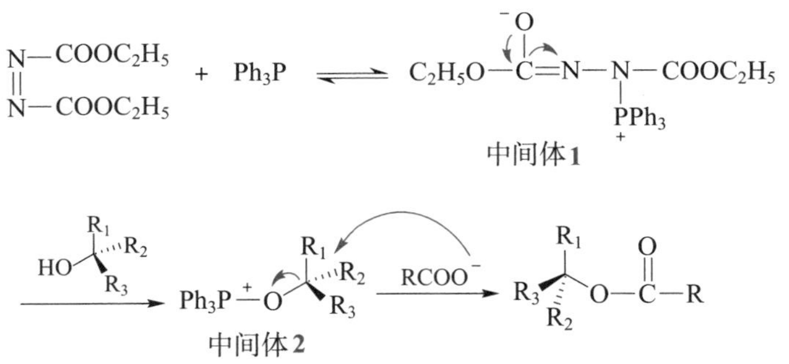

中间体 **1**

中间体 **2**

⑥ 相关人名反应。光延反应(Mitsunhu 反应):是一种双分子亲核取代反应(S_N2 反应)。当底物为仲醇时,与羟基相连的碳原子的构型会发生翻转。经过多年的研究和发展,形成了一大类合成方法,称之为光延反应。这类反应被广泛应用在有机合成,特别是天然产物的合成中。

反应通式：

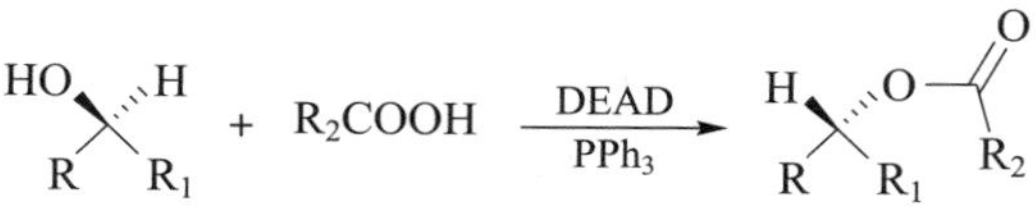

反应机理：

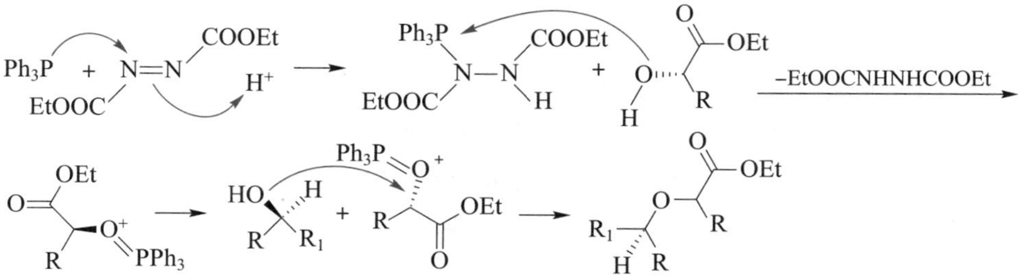

⑦ 应用实例。莫努匹拉韦（molnupiravir）是羟基胞苷（NHC）的异丙酯前体药，2021 年 11 月 30 日作为全球首款新冠口服药获得了 FDA 的紧急使用授权，其合成反应如下：

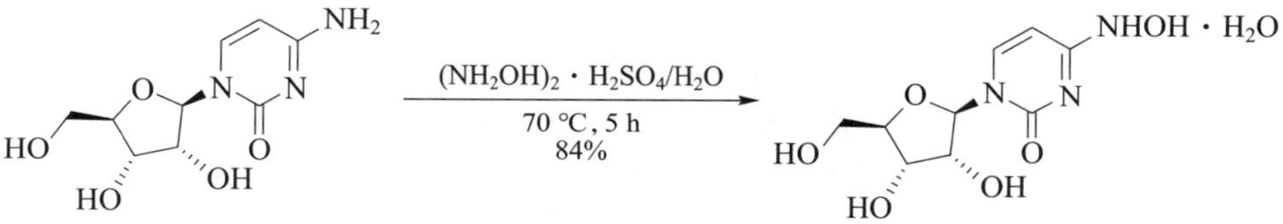

$$\text{胞苷} \xrightarrow[\text{70 °C, 5 h; 84\%}]{(NH_2OH)_2 \cdot H_2SO_4/H_2O} \text{N}^4\text{-羟基胞苷} \cdot H_2O \longrightarrow\longrightarrow \text{莫努匹拉韦}$$

胞苷

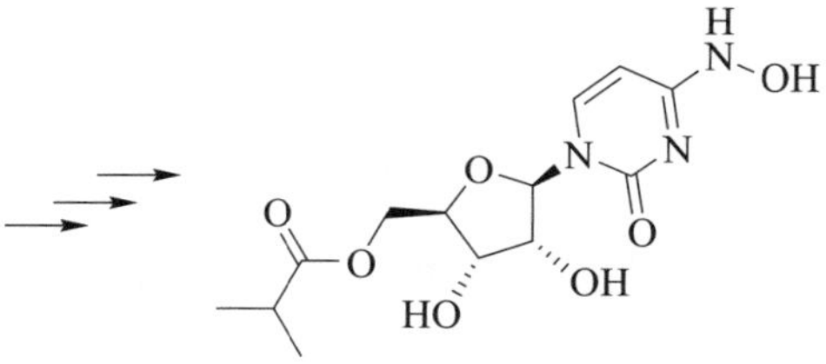

莫努匹拉韦

(2) 羧酸酯为酰化试剂

① 反应通式

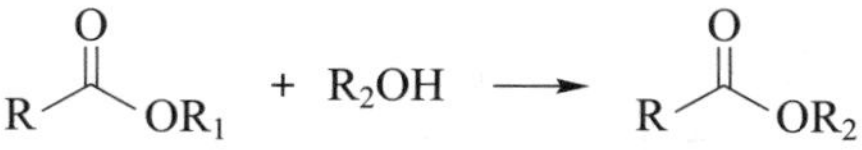

$$RCOOR_1 + R_2OH \longrightarrow RCOOR_2$$

② 反应机理

a. 酸催化：增强羧酸酯的活性。

羧酸酯的烷氧基在酸性条件下形成𬭩盐，增强羰基的亲电性，另一分子的醇氧原子从背侧亲核进攻羰基碳原子，最后脱去一分子 R_1OH 和质子得到产物。

$$\mathrm{RCOOR_1} \xrightleftharpoons{\mathrm{H^+}} \mathrm{RC(=O)\overset{+}{O}HR_1} \xrightleftharpoons{\mathrm{R_2OH}} \left[\mathrm{R_2(H)O-C(=O)(R)-O(H)R_1}\right] \xrightleftharpoons{-\mathrm{R_1OH}} \mathrm{RC(=O)-\overset{H}{O}-R_2} \xrightleftharpoons{-\mathrm{H^+}} \mathrm{R_2OC(=O)R}$$

b. 碱催化：增强醇的活性。

醇在醇钠等强碱性催化剂作用下脱氢得到碱性较强的烷氧基负离子，烷氧基负离子进攻羰基离子形成正四面体过渡态，—OR 基团离去后形成新的羧酸酯。

无论是酸催化还是碱催化，酯交换过程是可逆的，存在两个烷氧基的竞争情况，在反应中可通过不断蒸出所生成的醇 R_1OH 使反应趋向完成。

$$\mathrm{R_2O^-} \xrightleftharpoons{\mathrm{R-C(=O)-OR_1}} \left[\mathrm{R-C(O^-)(OR_1)-OR_2}\right] \xrightleftharpoons{-\mathrm{R_1O^-}} \mathrm{R_2O-C(=O)-R}$$

③ 反应特点。羧酸酯为酰化剂与用羧酸直接酰化相比，其反应条件温和，可以利用减压蒸馏除去生成的醇，操作温度相对较低，反应时间短，特别适合热敏性、反应活性较小的羧酸，以及溶解度较小，在酸性介质中不稳定、结构复杂的醇。

反应中酰化剂的酯 $RCOOR_1$ 的结构、被酰化醇的结构及催化剂、溶剂和温度等条件对酰化反应结果都会产生影响。

a. 羧酸酯结构影响：羧酸酯的酰化能力由酯羰基碳原子的亲电性决定，亲电性受 R 基团和 R_1 基团结构类型共同影响。

R 基团的影响：酯羰基的 α 位上连有吸电子基时，因吸电子效应使酯羰基的碳原子上的电子云密度降低，亲电性增强；α 位有吸电子基的酯 $>\alpha$ 位无吸电子基的酯，羧羰基的 α 位上不饱和烃基和芳香基时，同时考虑共轭效应。不饱和脂肪羧酸酯、芳酸酯反应活性略强于饱和脂肪羧酸酯。

b. R_1 基团影响：酯的酰化能力随 R_1OH 的酸性增强而提升，一般羧酸酯的活性顺序：$RCOOAr > RCOOCH_3 > RCOOC_2H_5$，反应可通过蒸出生成的醇使反应趋向完全，由于羧酸甲酯或羧酸乙酯作酰化剂可生成低沸点的甲醇或乙醇，易于蒸出，被广泛使用。

c. 催化剂的影响：羧酸酯为酰化剂的反应中，基于醇的性质选择酸、碱催化剂，含有碱性基团的醇或叔醇进行酯交换反应时应选用碱性催化剂。

$$O_2N-C_6H_4-COOCH_3 + HOCH_2CH_2NEt_2 \xrightarrow[140\ ^\circ C]{\text{二甲苯}} O_2N-C_6H_4-COOCH_2CH_2NEt_2$$

④ 应用。溴美喷酯（mepenzolate bromide）是季铵碱类抗胆碱药，临床上主要用于治疗消化性溃疡。溴美喷酯中间体的合成采用羧酸酯进行酰化反应。

$$\text{HO}\ \text{COOCH}_3\text{-C(Ph)(环戊基)} + \text{H}_3\text{C-N(吡咯烷)-OH} \xrightarrow[60\%]{\text{Na, 110\sim120°C}} \text{Ph(环戊基)C(OH)-COO-(N-CH}_3\text{吡咯烷基)}$$

通过增加 R_1O 的离去能力，即增加 R_1OH 的酸性，一些取代的酚酯、芳杂环酯和硫醇酯活性较强，适用于活性差的醇和结构复杂的化合物的酯化反应。

(3) 酰氯为酰化剂

① 反应通式

$$\text{RCOCl} + \text{R}_1\text{OH} \xrightarrow[\text{溶剂}]{\text{催化}} \text{RCOOR}_1 + \text{HCl}$$

② 反应机理

a. 吡啶类碱催化：吡啶类碱与酰氯作用生成活性中间体，再与醇进行单分子亲电反应得到四面体加成物，脱去质子得质子酰化产物，反应中产生的氯化氢被吡啶中和。

$$\text{RCOCl} \xrightarrow{\text{Py}} [\text{C}_5\text{H}_5\text{N}^+\text{-C(=O)-R}]\ \text{Cl}^- \xrightarrow{\text{R}_1\text{OH}} \left[\text{C}_5\text{H}_5\text{N}^+\text{-C(O}^-\text{)(R)(}\overset{+}{\text{O}}\text{HR}_1\text{)}\right] \xrightarrow{-\text{H}^+} \text{RCOOR}_1 + \text{C}_5\text{H}_5\overset{+}{\text{N}}\text{H}\ \text{Cl}^-$$

b. 路易斯酸催化：路易斯酸与酰氯生成羰基复合物，进一步转化为羰基加成物，解离出酰基正离子，再与被酰化的醇进行单分子亲电反应得到酰化产物。

$$\text{R-C(=O)-Cl} \xrightarrow{\text{AlCl}_3} \text{R-C(=O-}\text{AlCl}_3\text{)-Cl} \longrightarrow \left[\text{R-C(=}\overset{+}{\text{O}}\text{-}\overset{-}{\text{A}}\text{lCl}_3\text{)-Cl} \longleftrightarrow \text{R-}\overset{+}{\text{C}}\text{(-O-}\overset{-}{\text{A}}\text{lCl}_3\text{)-Cl}\right]$$

$$\xrightarrow{\text{R}_1\text{OH}} \text{RCOOR}_1 + \text{HCl} + \text{AlCl}_3$$

③ 反应特点。酰氯的酰化能力强，反应中释放氯化氢，需加入碱性催化剂除去反应生成的氯化氢。酰氯的酰化反应活性受以下几个因素影响。

a. 酰卤的结构：一般脂肪族酰氯的活性强于芳酰氯；酰氯羰基上的 α 位存在吸电子基时，吸电子基使得羰基碳原子上的电子云密度降低，活性增加，亲电性增强；芳酰氯的邻位有取代基时因空间受阻，而活性降低。

b. 催化剂：常用催化剂有 Py、TEA、*N*,*N*－二甲基苯胺(DMA)、DMAP 等有机碱，以及氢氧化钠(钾)、碳酸钠(钾)等无机碱。采用含氮有机碱不仅可以中和反应中所产生的氯化氢，还兼有催化作用，增强其反应活性。

c. 溶剂与温度：酰氯为酰化剂的反应一般可选用氯仿、乙醚、THF、DMF、DMSO 等为反应溶剂，也可以不加溶剂而直接采用过量的酰氯或过量的醇为溶剂。由于酰氯的活性强，所以其酰化反应一般在较低的温度(0℃～室温)下进行；酰氯一般采用滴加的方式在较低的温度下缓慢地加入反应体系中，对于较难酰化的醇，也可以在回流温度下进行酰化反应。

④ 应用实例。镇静催眠药佐匹克隆(zopiclone)具有镇静催眠作用和肌肉松弛作用，其合成工艺采用酰氯法，选用吡啶为催化剂，反应条件温和，收率较高。

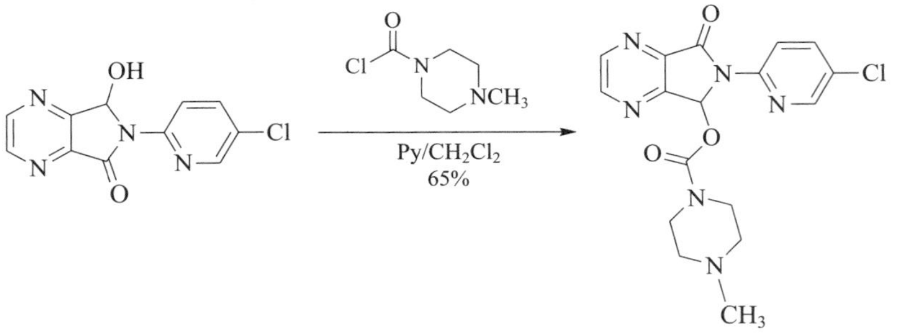

Py/CH_2Cl_2
65%

佐匹克隆

(4) 酸酐作为酰化剂

① 反应通式

$$(RCO)_2O + R_1OH \xrightarrow[\text{溶剂}]{\text{催化剂}} RCOOR_1 + RCOOH$$

② 反应机理

a. 质子酸催化：质子与酸酐作用生成酰基正离子，同时生成一分子羧酸；酰基正离子与被酰化的醇进行单分子亲电反应得到酰化产物。

$$\xrightarrow{R_1OH} RCOOR_1 + H^+$$

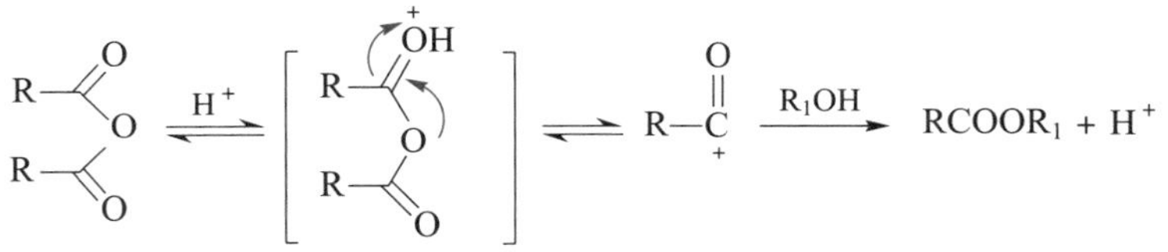

b. 路易斯酸催化：路易斯酸先与酸酐生成羰基复合物，进一步解离出酰基正离子，再与被酰化的醇进行单分子亲电反应得到酰化产物。

$BF_3/AlCl_3$ ⇌ $RCOO^-BF_3$ + $R-\overset{+}{C}=O$ $\xrightarrow{R_1OH}$ $RCOOR_1 + H^+$；$RCOO^-BF_3 \xrightarrow{H^+} RCOOH + BF_3$

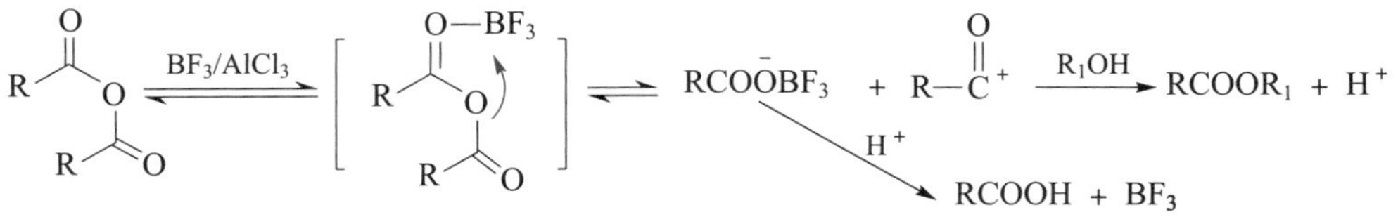

c. 吡啶类碱催化：吡啶类碱性催化剂可以促进酸酐解离，生成活性中间体及一分子羧酸，活性中间体再与被酰化的醇进行单分子亲电反应得到酰化产物。

$RCOO^-$ + $\xrightarrow{R_1OH}$ $RCOOR_1$ +

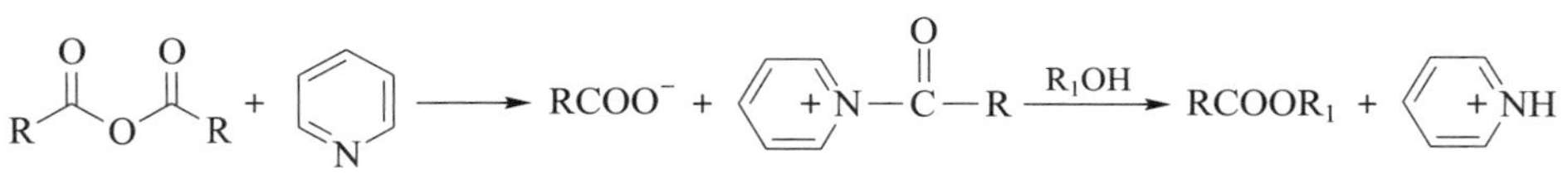

③ 影响因素

a. 酸酐的结构:酸酐的活性与其结构有关,羰基的 α 位上连有吸电子基(如卤原子、羧基、硝基等)时,由于吸电子效应使羰基的碳原子上的电子云密度降低,亲电性增强。

b. 酸催化:常用硫酸、对甲苯磺酸、高氯酸等质子酸或三氟化硼、氯化锌、氯化铝、二氯化钴等路易斯酸,一般用于立体位阻较大的醇的酰化反应。

c. 碱催化:常用 Py、DMAP、4-吡咯烷基吡啶(PPy)、TEA 及 NaOAc 等,其中以 4-吡咯烷基吡啶酸酐所形成的活性中间体最为稳定,催化能力强,该类催化剂在有位阻的醇的酰化中均取得较好效果。

$$BnOCH_2CH(OH)CH_2CH{=}CH_2 \xrightarrow[100\%]{Ac_2O,\ DMAP,\ Et_3N,\ CH_2Cl_2,\ 室温,\ 24\ h} BnOCH_2CH(OAc)CH_2CH{=}CH_2$$

$$\text{4-苯基-4-羟基-3-甲基-1-甲基哌啶 (OH, CH}_3\text{, N-CH}_3) \xrightarrow{(C_2H_5CO)_2O/Py} \text{4-苯基-4-}OCOC_2H_5\text{-3-}CH_3\text{-1-}CH_3\text{哌啶}$$

d. 反应溶剂:采用乙酸酐为酰化剂时可以乙酸酐本身为溶剂;作为催化剂的碱(如 Py、TEA 等)也可以作为反应溶剂,还可以选用二氯甲烷、三氯甲烷、石油醚、乙腈、乙酸乙酯、苯、甲苯等其他溶剂。

e. 反应温度:酸酐为酰化剂的酰化反应一般比较激烈,通常在良好的搅拌和较低温度(小于 10℃)下将酰化剂滴加到反应体系中,然后再缓慢升到室温,再加热至回流。

f. 混合酸酐的应用:混合酸酐容易制备,酰化能力强,因而更具实用价值。常见的混合酸酐包括下列几种。

羧酸-三氟乙酸混合酸酐:羧酸与三氟乙酸酐反应可方便地得到羧酸-三氟乙酸混合酸酐,适合用于立体位阻较大的醇酰化,反应过程会产生部分三氟乙酰化的产物,所以应采用相对过量的醇。

$$RCOOH + (CF_3CO)_2O \longrightarrow RCOOCOCF_3 + CF_3COOH$$

$$\text{9-蒽甲酸 (COOH)} + H_3C-C(CH_3)_2-OH \xrightarrow[室温,\ 20\ min]{(CF_3CO)_2O} \text{9-蒽-}COO-C(CH_3)_3$$

羧酸-磺酸混合酸酐:羧酸与磺酰氯在吡啶催化下得到羧酸-磺酸混合酸酐,用于各种立体位阻较大的醇酰化,由于反应是在吡啶等碱性条件下进行的,所以特别适合于那些对酸比较敏感的叔醇、烯丙醇、炔丙醇、苄醇等的酰化。

羧酸-磷酸混合酸酐:羧酸与卤代磷酸酯在吡啶等碱催化下得到羧酸-磷酸混合酸酐,反应中取代磷酸酯不与醇反应。

④ 应用。安那度尔(anadolum)是一种短时止痛药,用于如骨科、外科、五官科小手术,泌尿科的器械检查和分娩止痛等的镇痛药。安那度尔采用丙酸酐为酰化剂,在吡啶的催化下制备而得。

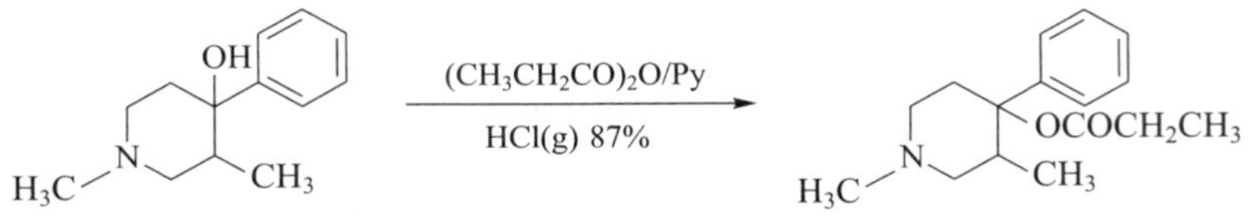

$(CH_3CH_2CO)_2O/Py$, HCl(g) 87%

安那度尔

2. 酚羟基酰化

(1) 反应通式

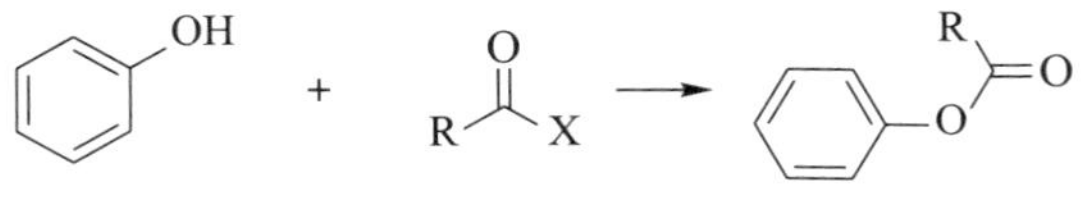

(X= OH, Cl, OCOR)

(2) 反应机理 酚羟基的氧原子酰化反应机理与醇羟基相同,可参考上文。

(3) 影响因素 酚羟基的氧原子因与苯基共轭而电子云密度降低,反应活性弱于醇羟基,所以一般选用酰氯、酸酐或活性酯等酰化能力强的酰化剂,在碱性催化剂存在下进行酰化反应。对于位阻大的酚酯的合成,加入氰化银等得到更稳定的羰基正离子后,能得到更高收率。

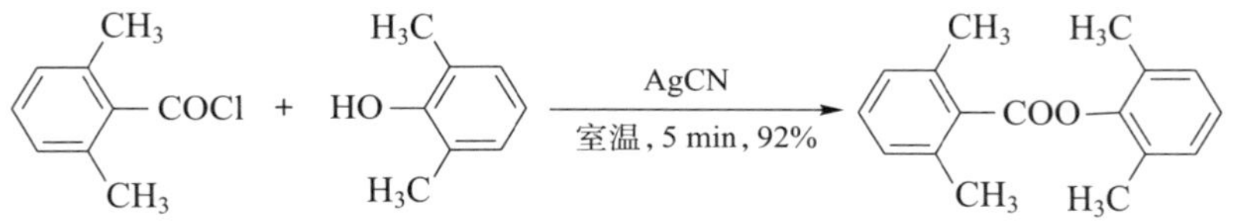

AgCN, 室温, 5 min, 92%

采用羧酸为酰化剂,常需加入多聚磷酸、DCC 等缩合剂来增加其反应活性,或加入 $POCl_3$、$SOCl_2$ 等氯化剂,使其转变成酰氯后进行酰化反应;还可以加入三氟乙酸酐、三氟甲基磺酸酐、氯甲酸酯、磺酰氯、草酰氯、光气等,通过形成混合酸酐再与酚作用,适用于有位阻的酚及羧酸的酰化反应。

(4) 应用实例 雌二醇是一种类固醇激素,临床上应用于卵巢功能不全和闭经、更年期综合征、晚期乳腺癌、前列腺癌等疾病的治疗。雌二醇的酰化以乙酸乙酯为酰化剂,电负性较高的 17 位醇羟基被酰化;在相转移催化反应条件下,得到 3 位羟基被酰化产物。因此,在不同条件下可实现选择性酰化的目的。

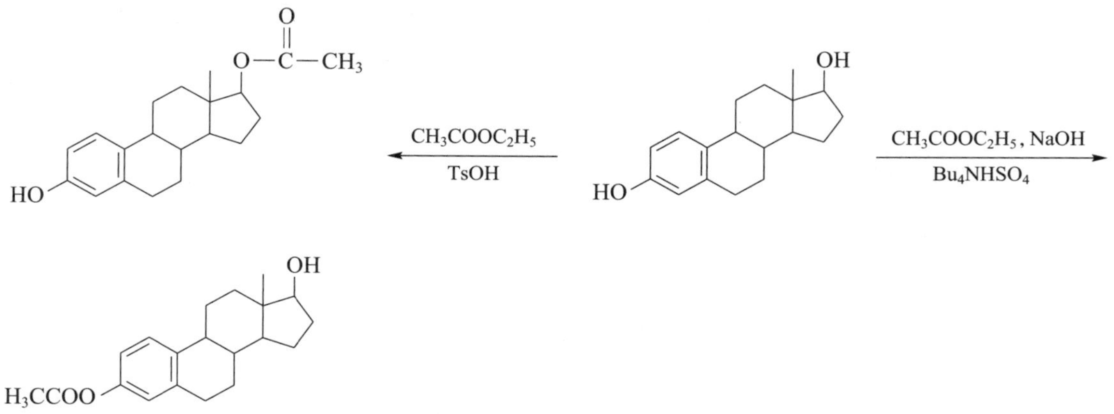

$$\text{雌二醇-17-乙酸酯} \xleftarrow[\text{TsOH}]{CH_3COOC_2H_5} \text{雌二醇} \xrightarrow[Bu_4NHSO_4]{CH_3COOC_2H_5,\ NaOH} \text{雌二醇-3-乙酸酯}$$

4.5 氮原子的酰化

氮原子酰化反应是指脂肪胺、芳香胺等的伯胺和仲胺及氨水与各种酰化试剂反应生成酰胺。*N*－酰化反应是制备酰胺类药物的重要手段。酰基属于吸电子取代基，它使酰胺分子中氮原子的亲核性降低，反应后产物不再与酰化试剂继续作用生成 *N*,*N*－二酰化物，容易制得高纯度酰胺。胺类被酰化的活性与其亲核性及空间位阻均有关，即氨基氮原子上电子云密度越高，碱性越强，空间位阻越小，反应活性越大。活性规律是：伯胺 > 仲胺；脂肪胺 > 芳香胺；无位阻胺 > 有位阻胺。

4.5.1 脂肪胺的氮原子酰化反应

1. 以羧酸为酰化试剂

(1) 反应通式

$$RCOOH + R_1R_2NH \longrightarrow RCONR_1R_2 + H_2O$$

(2) 反应机理　用羧酸为酰化试剂，首先是胺的氮原子对酰化试剂的羰基碳原子进行亲核加成，生成四面体过渡态，脱去离去基团得到酰胺。其过程如下：

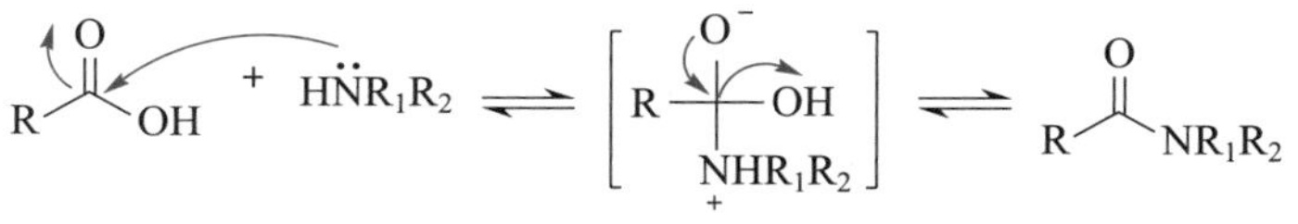

$$RC(=O)OH + H\ddot{N}R_1R_2 \rightleftharpoons \left[R-C(O^-)(OH)-\overset{+}{N}HR_1R_2 \right] \rightleftharpoons RC(=O)NR_1R_2$$

羧酸属于弱酰化试剂，适用于酰化活性较强的胺类。对于活性弱的胺类、热敏性的酸或胺类，直接用羧酸酰化比较困难，可加入缩合剂提高反应活性。此类常用的缩合剂有 DCC、DIC 等。

(3) 应用特点　羧酸为酰化剂的反应是一个可逆反应，为加快反应，则需要加入催化剂或不断蒸出反应所生成的水，反应需较高反应温度，不适用对热敏感的酸或胺之间的酰化反应。由于羧酸是弱酰化剂，一般在反应中需加入一些催化剂与羧酸形成活性中间体，一般DCC和DMAP合用，使用DCC有一个最大的缺点是反应副产物二环己脲需复杂的分离办法方可彻底去除。

2. 羧酸酯为酰化试剂

(1) 反应通式

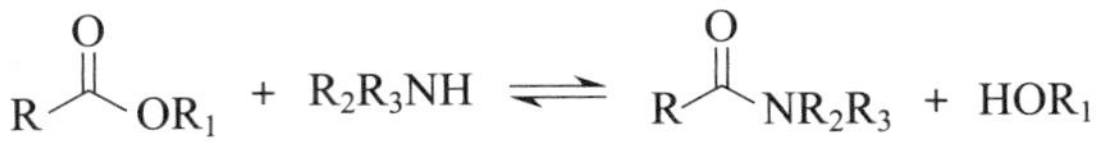

$$RCOOR_1 + R_2R_3NH \rightleftharpoons RCONR_2R_3 + HOR_1$$

酰化剂包括各种脂肪酸酯、芳香酸酯；被酰化物包括脂肪族或芳香族伯胺、仲胺及NH_3；反应试剂一般选用醚类、卤代烷及苯类。

(2) 反应机理

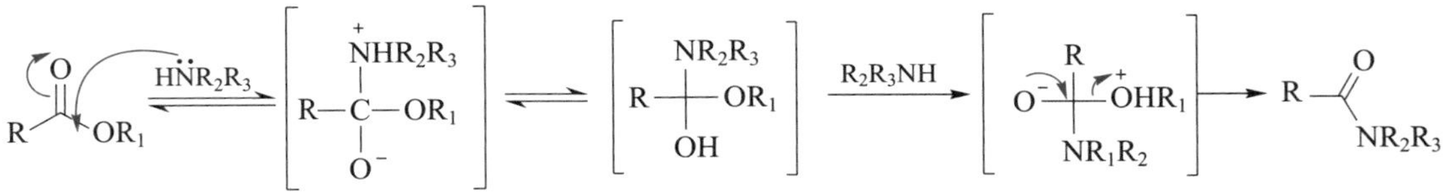

$$RCOOR_1 \xrightleftharpoons{H\ddot{N}R_2R_3} \left[R-\underset{O^-}{\overset{\overset{+}{N}HR_2R_3}{C}}-OR_1\right] \rightleftharpoons \left[R-\underset{OH}{\overset{NR_2R_3}{C}}-OR_1\right] \xrightarrow{R_2R_3NH} \left[O^- -\underset{NR_1R_2}{\overset{R}{C}}-\overset{+}{O}HR_1\right] \longrightarrow RCONR_2R_3$$

胺的N原子对酰化剂的酯羰基C原子进行亲核进攻生成四面体过渡态，通过质子交换生成过渡态。羧酸酯的氨解反应速率与羧酸酯和胺的结构相关。即羧酸酯中R基团空间位阻越大，氨解速率越慢，可通过改变反应条件（升高温度或增强压力）。若R是位阻小且与吸电子基团相连时，氨解反应更容易。当羧酸酯中酯基R_1是芳香基，更容易氨解。羧酸酯的活性顺序如下：

$$R: H > CH_3 > PhCH_2 > C_2H_5 > Ph > (CH_3)_2CH > (CH_3)_3C$$

$$R_1: Ph > CH_2=CH > PhCH_2 > C_2H_5 > (CH_3)_2CH > (CH_3)_3C$$

（R_1基团上所连吸电子基越多，R_1离去能力越强。）

(3) 应用特点　羧酸酯活性不如酰氯、酸酐。羧酸酯与胺的酰化反应称为“酯的氨解反应”，是双分子历程的可逆反应。反应需在较高的温度下进行，一般可加入金属钠、醇钠、氢化钠等强碱性催化剂增强胺的亲核性。

也可以采用活性酯进行酰胺化，此时反应中使用的碱可以为三乙胺、碳酸氢钠等弱碱。

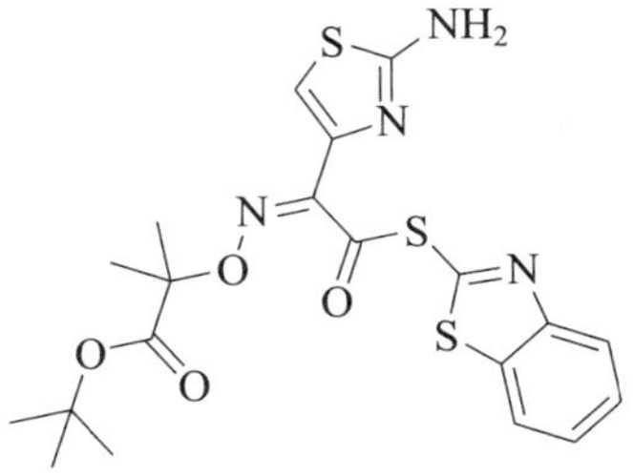

头孢他啶侧链酸活性酯

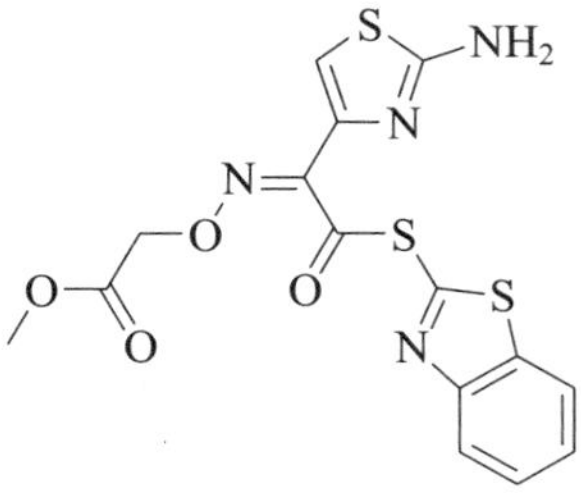

头孢克肟侧链酸活性酯

(4) 应用实例　巴比妥类药物是应用最早也是应用最广泛的镇静催眠药，在化学结构上这类药物是脲和丙二酸缩合而成的巴比妥酸的衍生物。常用药物有巴比妥、苯巴比妥、戊巴比妥、异戊巴比妥、司可巴比妥和硫喷妥钠等。苯巴比妥的合成方法如下：

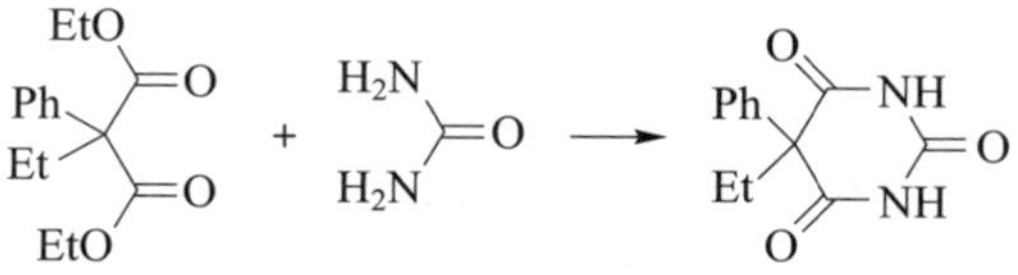

头孢吡肟(cefepime)是第四代半合成头孢菌素，临床主要用于各种严重感染如呼吸道感染、泌尿系统感染、胆道感染、败血症等。头孢吡肟的合成采用的是侧链活性硫醇酯与头孢母核间的 *N*-酰化反应。

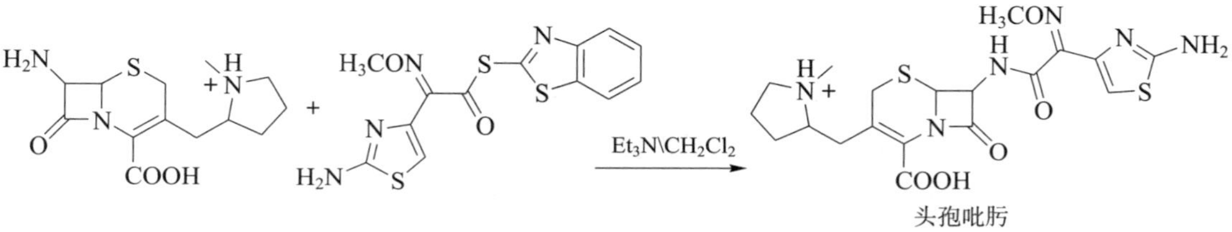

$Et_3N\backslash CH_2Cl_2$

头孢吡肟

氯霉素(chloramphenicol)是一种从委内瑞拉链霉菌中分离提取的广谱抗生素，主要作用于细菌 70 s 核糖体的 50 s 亚基，抑制转肽酶，使肽链的增长受阻，从而阻止蛋白质的合成。氯霉素的合成中采用二氯乙酰甲酯为酰化剂的酯交换反应。

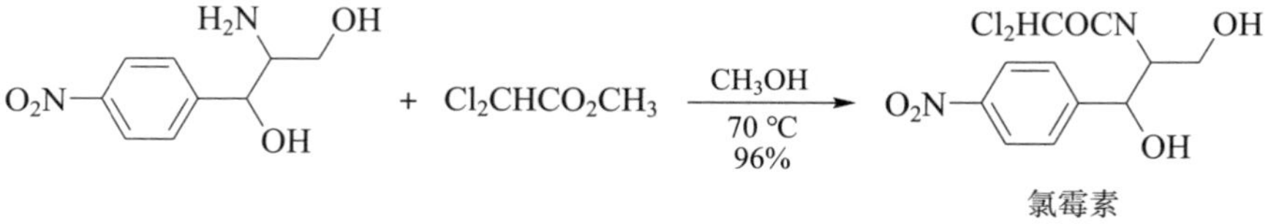

$$\xrightarrow[\text{70 °C, 96\%}]{CH_3OH}$$

氯霉素

3. 酸酐为酰化试剂

(1) 反应通式

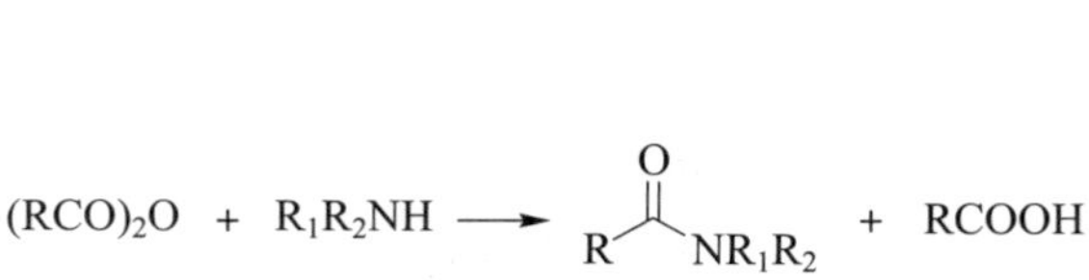

$$(RCO)_2O + R_1R_2NH \longrightarrow RCONR_1R_2 + RCOOH$$

酸酐酰化剂包括各种脂肪酸酐、芳香酸酐及活性更强的混合酸酐；酸酐反应过程中有酸生成，生成的酸又起催化作用。酸酐为强酰化剂，其活性比相应的酰氯稍弱，因此，它与胺的反应速率比酰卤慢。酸酐性质比较稳定，反应一般以酸或碱催化进行。

(2) 反应机理　该反应一般按 S_N1 机理进行。在质子酸催化下，酸酐可生成酰基正离子，对胺的氮原子进行亲电反应得到酰胺，同时生成一分子酸。

$$\mathrm{RCOOCOR} \xrightleftharpoons{H^+} \mathrm{RCO\overset{+}{O}(H)COR} \xrightarrow{-RCOOH} \left[\mathrm{R\overset{+}{C}=O}\right] \xrightarrow{R_1R_2NH} \mathrm{RCONR_1R_2}$$

但是,在酸性条件下进行酰胺化时,若胺的碱性强或生成的酸酸性强,会使未反应的胺成盐,阻止进一步的酰胺化。因此,事实上,胺的酰化反应大都是在碱性条件下进行的。此时胺的碱性氮原子对酸酐羰基碳原子进行亲核进攻,形成正四面体过渡态脱去一分子羧酸后得到酰胺。酸酐也可在吡啶等碱性催化剂的存在下,通过生成酰基吡啶𬭩盐而活化酰基,再进行 N-酰基化。

$$\mathrm{RCOOCOR} + \mathrm{H\ddot{N}R_1R_2} \longrightarrow \left[\mathrm{RC(=O)O\text{—}C(R)(O^-)(\overset{+}{N}HR_1R_2)}\right] \longrightarrow \left[\mathrm{RCO\overset{+}{N}HR_2R_3}\right] \xrightarrow{-H^+} \mathrm{RCONR_2R_3}$$

(3) 应用特点　对于难酰化的胺类,一般使用酸、碱等催化剂较快反应,加入质子酸为催化剂时,质子可催化酸酐生成酰基正离子而促进反应。采用碱性催化剂时,一般使用过量的胺,可加入 Py、TEA、DMAP 等碱,也可直接采用过量的胺中和反应所产生的酸。反应溶剂包括醚类、卤代烷类及有机酸等。

(4) 相关人名反应　达金-维斯特(Dakin-West)反应是指 α-氨基酸在碱存在下与对称羧酸酐形成羧基被酸酐酰基取代、氨基被酰化的产物的反应,即羧基被酰基取代的 α-酰化氨基酮。

$$\mathrm{RCH(NH_2)COOH} \xrightarrow[Py]{Ac_2O} \mathrm{RCH(NHCOCH_3)COCH_3}$$

达金-维斯特反应特点:

① 伯 α-氨基酸和仲 α-氨基酸均可发生该反应。但 β-氨基酸仅生成相应的 N-酰化衍生物;α-氨基酸需要在 α 位带有质子,否则它们只会进行 N-酰化。

② 酸酐组分通常是乙酸酐,也可以使用其他对称酸酐如丙酸酐。

碱通常是吡啶,其他烷基吡啶和乙酸钠也被证明可以实现该反应;伯 α-氨基酸在约 100℃下与酸酐反应,而仲 α-氨基酸需要更高的反应温度;加入催化剂如 DMAP 可以使反应在室温下进行。

达金-维斯特反应机理:

想一想

为什么带有 α-氢的 α-氨基酸能发生反应,而无 α-氢的 α-氨基酸或 β-氨基酸却不能生成 α-氨基酮?

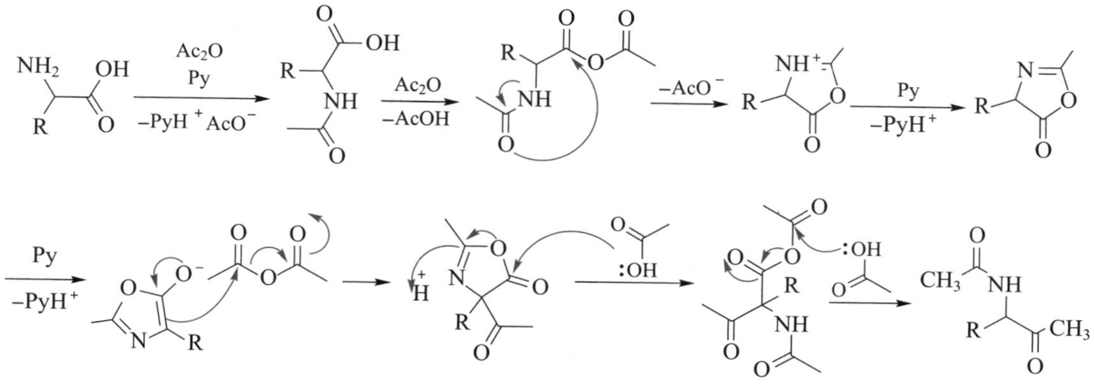

上述机理看似非常复杂，我们也可以这样理解：由于 α 位有氢的 α－氨基酸，首先形成 N－酰化氨基酸，羧基 α 位氢在羧基和酰氨基两个吸电子基的存在下酸性较强，在吡啶存在下，羧基 α 位氢脱除形成碳负离子，该碳负离子被酰化，形成的 β－酮酸脱羧（见前面碳的酰化反应一节）。如果 α－氨基酸没有 α 位氢则不会发生 α－碳的酰化；或为 β－氨基酸时，羧基 α 位氢的酸性弱，不能在吡啶存在下脱除形成碳负离子，因而也不能进行酰化反应。

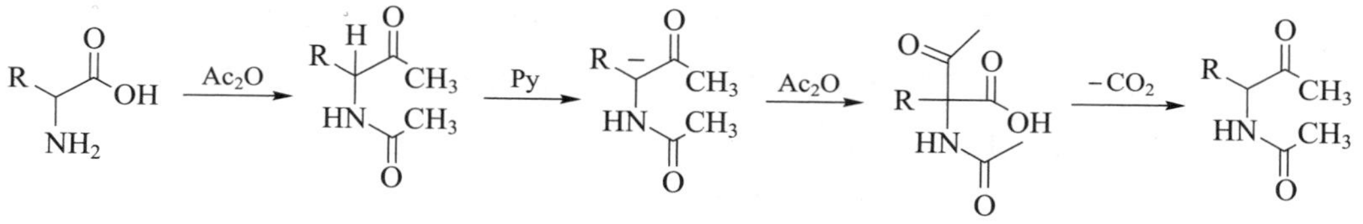

因此，达金－维斯特反应可以扩展为：含有活泼亚甲基的羧酸在吡啶存在下与酸酐反应，都可以生成羧基被酰基取代的酮衍生物，如下 INT15 的合成。

（5）应用　afizagabar 是 α5－GABAAR 的 GABA 结合位点首创的竞争性和选择性拮抗剂候选药物，增强海马突触可塑性并表现出促认知功效。afizagabar 的关键中间体 INT15 的传统工艺涉及达金－维斯特反应、闭环和酮还原等步骤。

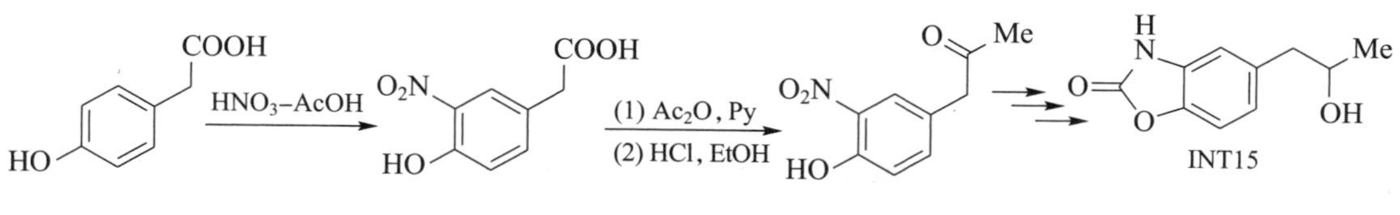

合成伐地那非中间体咪唑并三嗪酮的经典方法是通过达金－维斯特反应，将酰基氨基酸转化为酰氨基－α－酮酯。

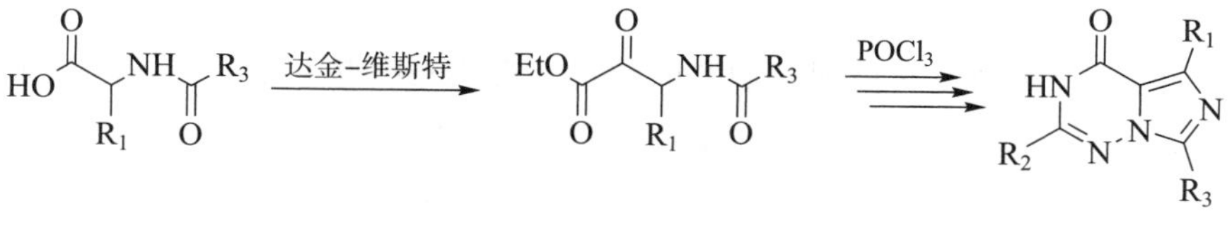

4. 酰卤为酰化试剂

(1) 反应通式 酰氯是酰化能力最强的酰化试剂，适用于位阻较大的胺、热敏性的胺及芳胺的 N－酰化反应。

$$RCOCl + R_1R_2NH \longrightarrow R-C(=O)-NR_1R_2 + HCl$$

(2) 反应机理 胺的N原子对酰氯羰基的C原子进行亲核进攻，生成四面体过渡态，脱去氯负离子并重排，再脱去质子得产物酰胺。

$$R-C(=O)-Cl + R_1R_2NH \longrightarrow \left[R-C(O^-)(Cl)-\overset{+}{N}HR_1R_2\right] \xrightarrow{-Cl^-} \left[R-C(=O)-\overset{+}{N}HR_1R_2\right] \xrightarrow{-H^+} R-C(=O)-NR_1R_2$$

(3) 反应特点 反应过程中生成的卤化氢与未酰化的胺成盐将降低N原子的亲核能力，需加入碱除去卤化氢保证反应的进行。通常加入缚酸剂如氢氧化钠、碳酸钠、乙酸钠等无机碱或Py、TEA等有机碱。对于稳定的酰氯，可以选择无机碱为缚酸剂。常用的溶剂由吡啶、甲苯、苯、氯仿、丙酮、二氯甲烷、四氯甲烷、乙醚、乙酸乙酯等。酰氯和胺的反应通常是放热反应，反应应该选择在室温或更低的温度下进行。

(4) 相关人名反应 韦恩雷布(Weinreb)酮合成反应是有机金属亲核试剂(如格氏试剂、有机锂试剂)与韦恩雷布酰胺(N－甲氧基－N－甲基酰胺)反应制备酮的方法。

$$R-C(=O)-Cl + CH_3\overset{+}{N}H_2(OMe) + Cl^- \xrightarrow{-2HCl} R-C(=O)-N(OMe)CH_3 \xrightarrow[H_2O/H^+]{R'Li/R'MgX} R-C(=O)-R'$$

韦恩雷布酰胺

韦恩雷布酰胺与金属氢化物(如氢化铝锂)的反应也是制备醛的标准方法。与一般的羧酸衍生物(如酯、酰胺、酰卤)相比，主要优点在于避免了与过量添加的金属有机试剂进一步的加成问题。

反应特点：韦恩雷布酰胺能够很容易从活化的羧酸衍生物(如酰氯、酸酐)在碱存在条件下与 N,O－二甲基羟胺盐酸盐反应制备，对于活性差的羧酸衍生物如内酯制备相应的韦恩雷布酰胺时需要使用等物质的量的 Me_3Al 或 Me_2AlCl。

① 羧酸用DCC、EDCl、CBr_4/PPh_3 等处理也可转变为韦恩雷布酰胺，韦恩雷布酰胺是稳定的化合物，易于储存。

② 过量的格氏试剂或有机锂试剂才能解决韦恩雷布酰胺在低温醚溶剂中形成很稳定金属螯合物的问题，金属螯合物会影响格氏试剂的进一步加成。

③ 将它与稀盐酸混合会产生酮而且不会干扰其他结构基团和保护基团。

反应机理：在有机金属试剂与酸衍生物（酯或酰氯）的常规反应下，起始原料可以添加两倍量的有机金属化合物。第一次添加后生成的酮具有更强的反应性，与起始酸衍生物之间没有选择性：

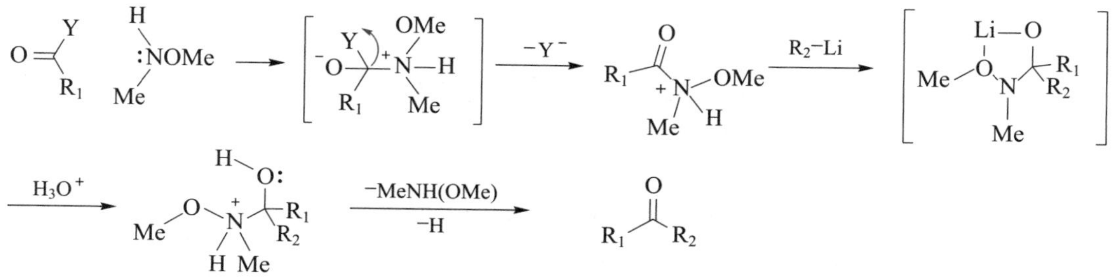

(5) 应用　非核苷类逆转录酶抑制剂（NNRTI）是一类治疗 HIV 感染和艾滋病的重要药物。其合成过程如下：

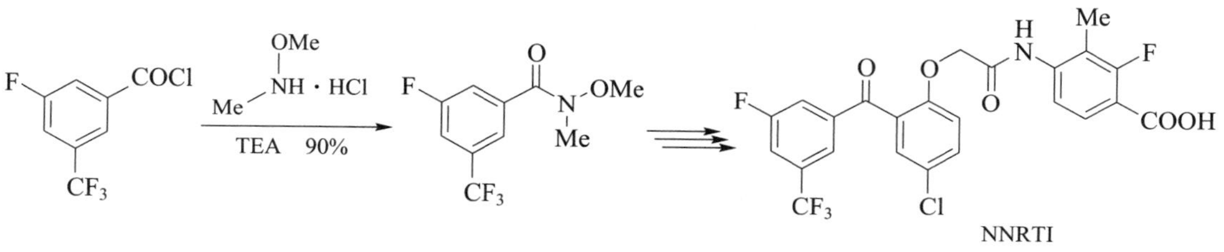

他司利塞（taselisib）是美国罗氏制药公司正在开发的全球首款 PIK3CA 亚型抑制剂，正处于美国 3 期临床试验。Taselisib 的重要中间体咪唑－三唑的制备过程如下：

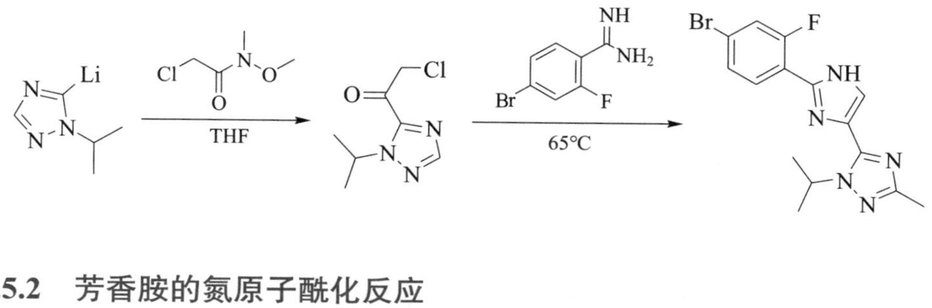

4.5.2 芳香胺的氮原子酰化反应

芳香胺由于芳氨基的氮原子与苯环之间存在 p－π 共轭效应，氮原子电子云密度下降，导致芳香胺的亲核活性较脂肪胺弱，所以芳香胺 *N*－酰化一般选用酰氯、酸酐等强酰化剂。

1. 反应通式

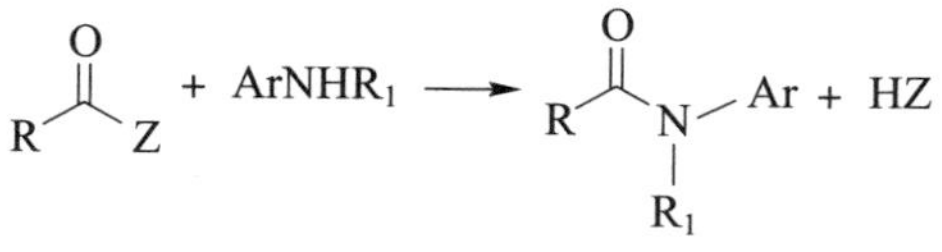

$$RCOZ + ArNHR_1 \longrightarrow RCON(R_1)Ar + HZ$$

酰化剂包括酰氯、酸酐、羧酸酯等强酰化剂；反应溶剂包括醚类、卤代烷、乙酸乙酯等；使用金属钠、氨基钠等强碱催化剂通过形成芳氨负离子，增强N原子的亲核性，使酰化反应顺利进行。

2. 反应机理

芳香胺的*N*－酰化反应是各类酰化剂对芳香胺氮原子的亲电取代反应机理。

3. 影响因素

当苯环带有给电子基时，可使芳香胺上的氮原子电子云密度增加，从而增强反应活性；当芳香环与吸电子基相连时，可使芳香胺上的氮原子电子云密度降低，从而降低反应活性。

4. 相关人名反应

盖布瑞尔（Gabriel）胺合成反应是合成伯胺的重要方法之一。经典的盖布瑞尔胺合成是用卤代烃与邻苯二甲酰亚胺盐作用，形成相应的中间体*N*－烷基邻苯二甲酰亚胺，然后水解得到伯胺。

R—X + (邻苯二甲酰亚胺负离子) K^+ ⟶ (N—R 邻苯二甲酰亚胺) ⟶ R—NH_2

该反应的反应速率较慢，可以通过使用极性非质子性溶剂，如DMF或使用冠醚加速反应。*N*－取代邻苯二甲酰亚胺的水解可以用酸、碱或肼溶液，更多是在酸性条件下水解。其反应机理如下：

KOH, $-H_2O$; N^- K^+; R, X, R; $-KX$

2NaOH; O^-, Na^+, Na^+, O^-; + H_2N, R, R

NH_2NH_2; NH, NH; + H_2N, R, R

5. 应用

伊马替尼(imatinib)是一种酪氨酸激酶抑制剂,属于第一代肿瘤靶向治疗药物,用于治疗费城染色体阳性的慢性髓性白血病患者的急变期、加速期和干扰素治疗失败后慢性期的口服药物,其合成如下:

K_2CO_3

伊马替尼

氯硝西泮(clonazepamum)是一种苯二氮䓬类镇定剂,作用于γ-氨基丁酸受体亚型A(GABAA)。氯硝西泮的合成路线如下:

−HBr

乌洛托品 HMTA, EtOH

NH_4Cl EtOH, H_2O, 回流

氯硝西泮

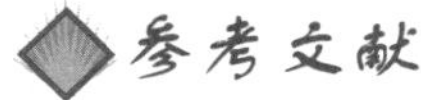

本章介绍了酰氯、酸酐和混合酸酐的制备方法,碳原子、氧原子和氮原子的酰化反应,制备羰基化合物、酯和酰胺;对于芳香化合物的酰化中已有基团的定位效应、催化剂等影响因素,羟基与氨基共存时酰化反应的选择性等内容非常重要。

(卢宇靖)

参考文献

习题

一、完成下列反应方程式

1. 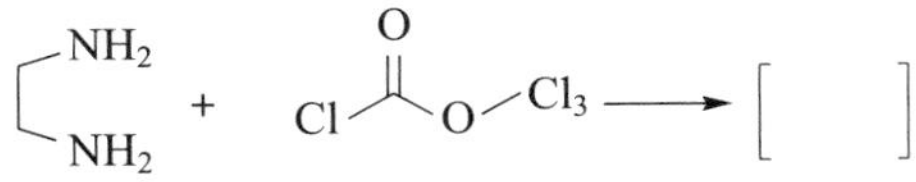 NH_2 NH_2 + Cl O O Cl_3 → [ ]

2. 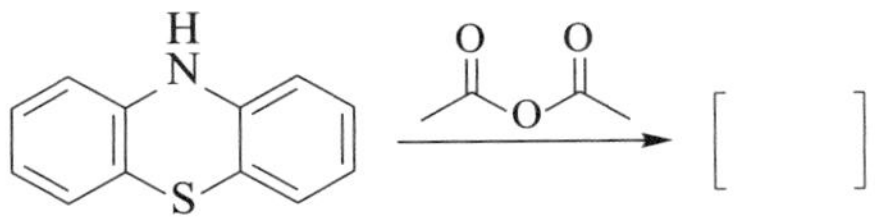 H N S → [ ]（试剂：O O O）

3. H_2N N N S SH → [ ]（试剂：O O O）

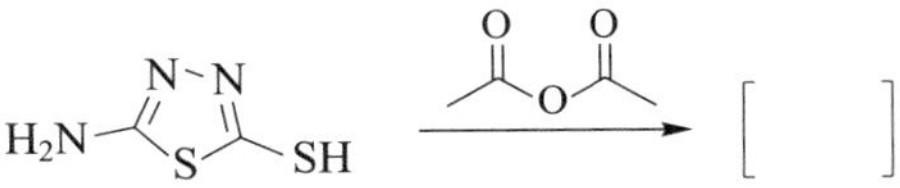

4. 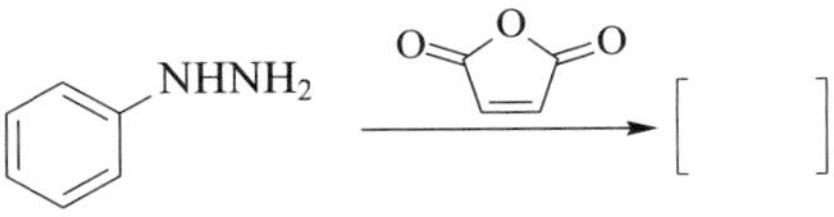 NHNH$_2$ → [ ]（试剂：O O O）

5. 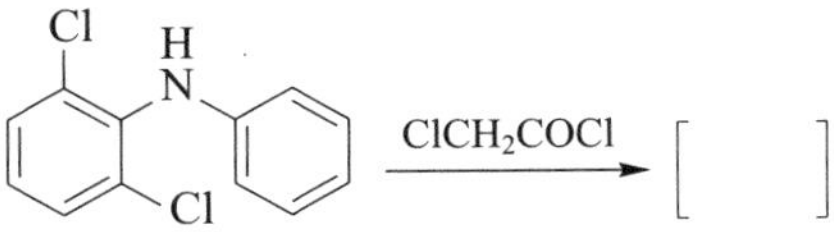 Cl H N Cl $\xrightarrow{ClCH_2COCl}$ [ ]

6. 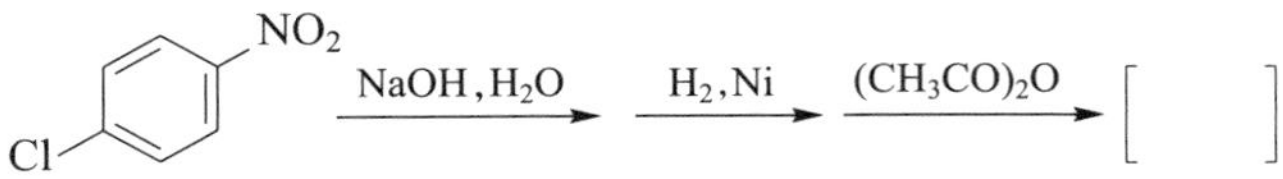 NO_2 Cl $\xrightarrow{NaOH,H_2O}$ $\xrightarrow{H_2,Ni}$ $\xrightarrow{(CH_3CO)_2O}$ [ ]

7. 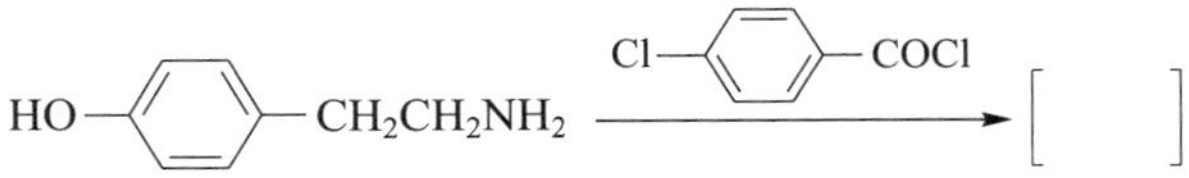 HO— —$CH_2CH_2NH_2$ $\xrightarrow{Cl— —COCl}$ [ ]

8. 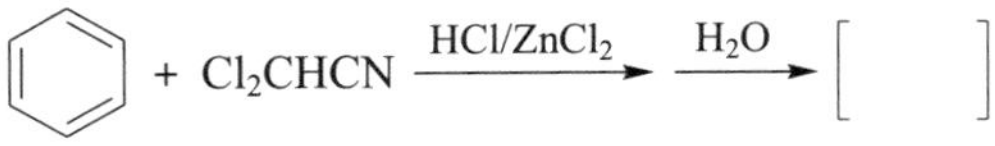 + Cl_2CHCN $\xrightarrow{HCl/ZnCl_2}$ $\xrightarrow{H_2O}$ [ ]

9. 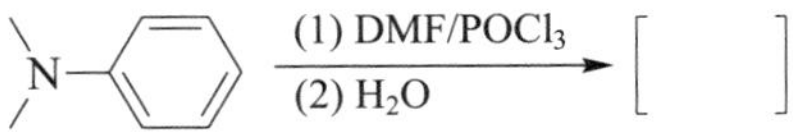 N $\xrightarrow[(2)\ H_2O]{(1)\ DMF/POCl_3}$ [ ]

二、简答题

10. 什么是酰化反应？什么是酰化剂？常用的酰化剂有哪些？

11. 写出由苯制备间氨基苯乙酮的工艺过程。

12. 比较下列化合物进行 N－酰化和 N－烷基化的难易程度，为什么？

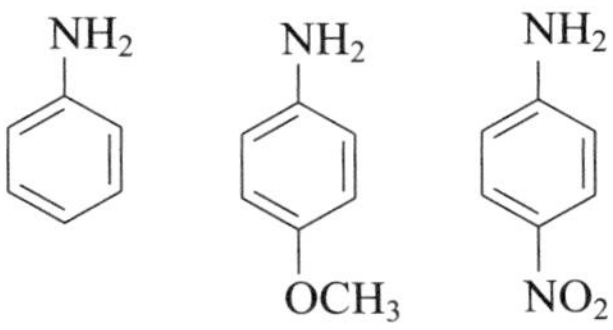

NH_2　　NH_2　　NH_2

　　　　OCH_3　　NO_2

13. C-酰化反应主要用于制备哪些类型的有机化合物?

14. 请列举出常用的 C-酰化催化剂,并说明其大致选用原则。

15. 常用的 C-酰化酰化剂有哪些? 这些酰化剂进行酰化反应时具有什么特点?

三、根据下列描述写出各步产物结构或推断下列得到的化合物的结构

16. 以苯和丁二酸酐为起始原料合成四氢萘。

17. 2,4-二羟基苯甲酸甲酯与碘化钾在氢氧化钠中反应得到产物。

18. 合成下列化合物:

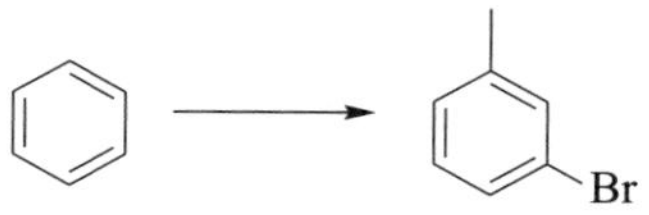

Br

19. 写出下列反应的可能机理:

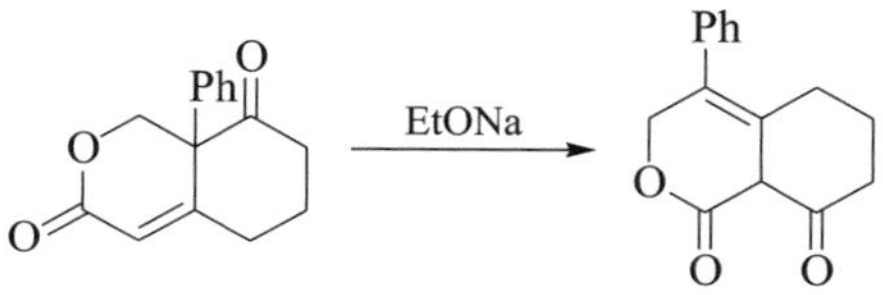

Ph O O O EtONa Ph O O O

四、思考题

20. 羧酸和醇的酯化反应有何特点? 加速反应和提高收率都有哪些方法?

21. 胺类化合物的酰化活性一般有什么规律?

22. 吡咯和吡啶哪一个容易发生傅克酰化反应? 为什么?

23. 比较下列化合物的酸性大小并说明理由:CH_3CH_2COOH,CH_3OCH_2COOH,O_2NCH_2COOH,CF_3CH_2COOH。

24. 比较下列化合物的 α-H 活性大小并说明理由:$CH_3COCH_2COOC_2H_5$,$CH_3COCH_2COCH_3$,$CH_3COOC_2H_5$。

第 5 章　多重键的形成

1. 课程目标

掌握醇脱水、卤代烃脱卤化氢、维蒂希(Wittig)反应、烯醇互变制备烯醇盐、烯醇醚、胺的全甲基化反应脱胺等合成碳碳双键；邻二卤代烃、偕二卤代烃、端炔与卤代烃、醛、酮制备炔化物；醛、酮与伯胺、羟胺反应，酰胺脱水制备腈；烯烃、醇、邻二醇氧化，炔烃加水制备醛酮。了解碳氮重键的形成及其反应(亚胺、肟和腈)；多重键的形成；合理使用本章反应，正确选择合成途径。

2. 重点和难点

重点：维蒂希反应中烯烃顺反比例影响因素。

难点：碳氮重键的形成及其反应(亚胺、肟和腈)。

引　　言

多重键是化学键的一个基本概念。元素周期表中的主族元素最多能形成三重键，主族元素轻原子如 C、N 和 O 等能形成稳定的二重键和三重键，而主族元素重原子由于泡利(Pauli)排斥作用很难形成多重键。多重键不仅是当今化学研究的一个热点，而且广泛存在于化工原料、医药原料、中间体及药物结构中，大多数药物凭借多重键形成的独特的空间结构及电子排布作用于特定的结合口袋来实现对人体的治疗作用。

多重键种类繁多，性质各种各样，合成方法各异。本章主要介绍四类基础碳重键的形成：碳碳双键的合成、碳碳三键的合成、碳氮重键的形成与碳氧重键的形成。希望通过本章的学习，能够对这四种多重键形成的各方面知识有较深入的了解和掌握，在今后药物合成中能够熟练运用。

5.1　碳碳双键的合成

大多数消除反应如醇脱水、卤代烃脱卤化氢、邻二卤代烃脱卤素都是 β - 消除反应，它们是制备烯烃的重要反应。

5.1.1 醇脱水

醇类分子内脱水是合成烯烃的主要方法之一，一般在酸催化下进行。

1. 反应通式与机理

$$\text{H}-\overset{|}{\underset{|}{C}}-\overset{|}{\underset{|}{C}}-\text{OH} \underset{}{\overset{H^+}{\rightleftharpoons}} \text{H}-\overset{|}{\underset{|}{C}}-\overset{|}{\underset{|}{C}}-\overset{+}{O}H_2 \rightleftharpoons \text{H}-\overset{|}{\underset{|}{C}}-\overset{+}{C}< \rightleftharpoons >C=C< + H^+$$

在酸催化下，醇羟基首先质子化生成氧鎓盐，然后氧鎓盐发生消除反应生成烯。常用的催化剂有硫酸、氢卤酸、硫酸氢钠、甲酸、对甲苯磺酸、醋酸、草酸、酸酐(乙酸酐、邻苯二甲酸酐)等。催化剂不同、醇的结构不同，反应机理也不尽相同。

醇的结构与脱水方式和难易程度有很大关系。三类醇的脱水反应速率为叔醇 > 仲醇 > 伯醇。仲醇、叔醇在硫酸催化下会发生重排的事实，说明反应是按 E1 机理进行的。若生成较不稳定的碳正离子，可重排成更稳定的碳正离子，而后再按查依采夫(Saytzeff)规则从 β - 碳上失去一个质子生成烯。例如，

$$(CH_3)_3C-CH(OH)-CH_3 \overset{H^+}{\rightleftharpoons} (CH_3)_3C-CH(\overset{+}{O}H_2)-CH_3 \underset{+H_2O}{\overset{-H_2O}{\rightleftharpoons}} (CH_3)_3C-\overset{+}{C}H-CH_3 \xrightarrow{-H^+} (CH_3)_3CCH=CH_2$$

$$(CH_3)_3C-\overset{+}{C}H-CH_3 \longrightarrow (CH_3)_2\overset{+}{C}-CH(CH_3)-CH_3 \xrightarrow{-H^+} (CH_3)_2C=C(CH_3)_2$$

伯醇在硫酸催化下的脱水尚有争议。例如，正丁醇的脱水主要生成 2 - 丁烯。一种解释是：

$$CH_3CH_2CH_2CH_2OH \overset{-H^+}{\rightleftharpoons} CH_3CH_2CH_2CH_2\overset{+}{O}H_2 \underset{+H_2O}{\overset{-H_2O}{\rightleftharpoons}} CH_3CH_2CH_2\overset{+}{C}H_2 \xrightarrow{-H^+} CH_3CH_2CH=CH_2$$

$$CH_3CH_2CH_2\overset{+}{C}H_2 \xrightarrow{\text{H迁移}} CH_3CH_2-\overset{+}{C}HCH_3 \xrightarrow{-H^+} CH_3CH=CHCH_3$$

反应中首先伯醇质子化生成质子化的醇，失去水分子生成伯碳正离子，重排后生成更稳定的仲碳正离子，最后失去质子生成 2 - 丁烯。因为仲碳正离子比伯碳正离子稳定，因此 2 - 丁烯为主要产物

另一种解释是生成的 1 - 丁烯在酸性条件下异构化为 2 - 丁烯。

$$CH_3CH_2CH=CH_2 \underset{-H^+}{\overset{+H^+}{\rightleftharpoons}} H_3C-H_2C-\overset{+}{C}H-CH_3 \underset{+H^+}{\overset{-H^+}{\rightleftharpoons}} CH_3CH=CHCH_3$$

这种观点认为，伯醇难以生成真正的碳正离子，质子化的伯醇，失去水和失去一个质子几乎是同时进行的，因而开始时主要是1－丁烯，异构化后生成热力学更稳定的2－丁烯。也可能是生成的酸式硫酸酯发生酯的热消除生成1－丁烯。α－萜品醇A与草酸共热1 h，主要生成化合物［1］和少量的［2］，但随着时间的延长，则异构化为［1］、［2］、［3］、［4］的混合物。

$$\text{A} \xrightarrow{(CO_2H)_2} [1] \longrightarrow [2] + [3] + [4]$$

A　　[1]　　[2]　　[3]　　[4]

2. 影响因素

醇的结构对反应有影响。醇的酸催化脱水成烯，大多按E1机理进行，反应中生成碳正离子。因此，三类醇的脱水反应速率是叔醇 > 仲醇 > 伯醇。反应条件应按照醇的活性来选择。伯醇可选用高浓度的强酸（硫酸、磷酸）和较高的反应温度。而叔醇、仲醇的反应条件较温和。例如，

$$CH_3CH_2OH \xrightarrow[170℃]{浓H_2SO_4} H_2C{=}CH_2$$

$$CH_3CH_2CH_2CH(OH)CH_3 \xrightarrow[87℃]{62\%H_2SO_4} CH_3CH_2CH{=}CHCH_3$$

$$CH_3CH_2C(OH)(CH_3)_2 \xrightarrow[87℃]{46\%H_2SO_4} CH_3CH{=}C(CH_3)_2$$

3. 应用示例

冠状动脉扩张药派克西林（perhexiline）等的中间体 α－(2，2－二苯基乙烯基）吡啶的合成。

$$\text{Py}{-}CH_2{-}C(OH)(C_6H_5)_2 \xrightarrow[(2)\ NaOH]{(1)\ H_2SO_4} \text{Py}{-}CH{=}C(C_6H_5)_2$$

操作过程：

在装有搅拌器、回流冷凝器、温度计、滴液漏斗的反应瓶中，加入1，1－二苯基－2－(α－吡啶基)乙醇27.5 g、浓硫酸110 mL。搅拌下加热至90～100℃，搅拌反应0.5 h。冷至40℃以下，于40～60℃用40%氢氧化钠溶液将pH慢慢调至12，搅拌反应2 h，保持pH不变。冷却至室温，抽滤，滤饼水洗至近中性。滤饼用8倍量的乙醇加热溶解，活性炭脱色，搅拌回流1 h。趁热过滤，冷冻后滤出固体，干燥，得化合物17.2 g，收率67%。

β 位有吸电子基的醇，由于 β－H 的活性增大，可在温和的条件下脱水，甚至碱催化也能脱水。

$$O_2N-C_6H_4-CH(OH)CH_2CO_2C_2H_5 \xrightarrow{H^+} O_2N-C_6H_4-CH{=}CHCO_2C_2H_5$$

硅沉着病治疗药克硅平（oxypovidinum）、美尼尔综合征治疗药盐酸倍他司汀（betahistine hydrochloride）中间体 2－乙烯基吡啶的合成如下：

$$\text{2-吡啶基}-CH_2CH_2OH \xrightarrow[160\sim180^\circ C]{NaOH} \text{2-吡啶基}-CH{=}CH_2$$

氢卤酸、氯化氢乙醇溶液、磺酸等也可以用于醇的脱水。如抗肿瘤药托瑞米芬（toremifene）中间体的合成。

$$(CH_3)_2NCH_2CH_2O-C_6H_4-C(OH)(C_6H_5)-CH(C_6H_5)CH_2CH_2OH \xrightarrow[CH_3CH_2OH]{HCl} (CH_3)_2NCH_2CH_2O-C_6H_4-C(C_6H_5){=}C(C_6H_5)CH_2CH_2Cl$$

5.1.2 卤代烃消除反应

1. 反应通式

$$RCH_2CH_2X \xrightarrow{R'O^-} RCH{=}CH_2 + R'OH + X^-$$

$$\text{环己基}-X \xrightarrow{R'O^-} \text{环己烯} + R'OH + X^-$$

在碱性条件下，卤代烃可以发生消除反应生成烯烃。

广谱驱肠虫药盐酸左旋咪唑（levamisole hydrochloride）等的中间体苯乙烯的合成如下：

$$C_6H_5-CH(Cl)-CH_3 \xrightarrow[87\%]{喹啉} C_6H_5-CH{=}CH_2$$

根据卤代烃结构、卤素原子类型及反应条件等的不同，消除反应可能有不同的反应机理，主要可以分为 E1、E2 和 E1cb 机理等。

在上述反应中，消除反应发生在与卤素原子相连的碳原子（α－碳原子）和与其相邻的碳原子（β－碳原子）上，所以，这种消除反应又叫做 β－消除反应或 1,2－消除反应。

根据反应条件的不同,β－消除反应分为液相反应和气相反应两种。前者应用更广泛。后者由于是在比较高的温度下进行的,故又称为热消除反应。热消除的机理多为分子内的环状顺式消除(周环反应)或自由基型反应,而液相消除的机理可分为双分子消除、单分子消除和单分子共轭碱消除。β－消除不仅形成碳碳双键,根据反应底物的不同,还可以生成碳碳三键,也可以生成碳氧双键、碳硫双键、碳氮双键等。

2. 反应机理

(1) 双分子消除反应(E2) 含卤素化合物的消除反应,大都是在碱性条件下进行的。双分子消除是一步协同的反应过程,用通式表示如下:

$$B^- + -\overset{H}{\underset{|}{\overset{|}{C}}}-\underset{X}{\underset{|}{\overset{|}{C}}}- \rightleftharpoons \left[\overset{\bar{B}-H}{-C \overset{..}{=} C-} \atop \quad X^{\delta-} \right] \rightleftharpoons \rangle C=C \langle + HB + X^-$$

试剂碱首先进攻 β－H,与之部分成键的同时,C—X 键和 C_β—H 键部分断裂,C—C 键之间的 π 键部分形成,生成过渡态。碱进一步与 β－H 作用,夺取 β－H 生成共轭酸 HB,同时卤素原子带着一对电子离去,C—C 键之间形成双键成烯。整个过程是一步协同进行的,卤代烃和试剂碱都参与了形成过渡态,为双分子消除,用 E2 表示。该反应机理也称为反式消除,卤原子与其处于反位的氢同时失去,因此卤代烃的结构决定了产物烯烃的顺反。

该机理的第一个证据是在动力学上为二级反应,$v=K[RX][B^-]$。由于反应中不生成碳正离子,故不发生碳正离子重排反应。

(2) 单分子消除机理(E1) E1 机理与 E2 机理不同,反应分步进行。首先是离去基团解离,生成碳正离子,该步反应中共价键异裂,活化能较高,为决定反应速率的步骤。而后碳正离子很快在 β－碳原子上失去质子生成烯烃。

$$H-\overset{|}{\underset{|}{C}}-\overset{|}{\underset{|}{C}}-X \underset{}{\overset{慢}{\rightleftharpoons}} H-\overset{|}{\underset{|}{C}}-\overset{|}{\underset{|}{C^+}} + X^-$$

$$H-\overset{|}{\underset{|}{C}}-\overset{|}{\underset{|}{C^+}} \xrightarrow{快} \rangle C=C \langle + H^+$$

(3) 单分子共轭碱消除机理(E1cb) 在 E1 反应中,离去基团首先离去生成碳正离子,而后是 β－H 作为质子离去生成烯;在 E2 反应中,是两个基团同时离去生成烯。第三种情况是 β－H 在碱作用下首先离去生成碳负离子,而后再使离去基团离去而生成烯,这是一种两步反应,称为 E1cb 机理。

E1cb 机理是通过底物共轭碱的单分子消除过程。首先底物发生 C_β—H 键的异裂,生成碳负离子(底物的共轭键),而后离去基团再离去生成烯烃。

$$B^- + -\overset{\beta|}{\underset{|\atop H}{C}}-\overset{|\alpha}{\underset{|\atop L}{C}}- \underset{-HB}{\overset{慢}{\rightleftharpoons}} -\overset{|}{\underset{-}{C}}-\overset{|}{\underset{|\atop L}{C}}- \xrightarrow[快]{-L^-} \rangle C=C \langle$$

如1,1－二氯－2,2－二氟乙烯的合成，其为药物合成中间体。

$$ClCF_2-CHCl_2 \xrightarrow{NaOH,\ Bu_2NBr} F_2C{=}CCl_2 \quad \mathbf{1}$$

也可以采用如下方法来合成：

$$HCCl_2-CF_3 \underset{CH_3OH}{\overset{CH_3ONa}{\rightleftharpoons}} {}^{-}CCl_2-CF_3 \longrightarrow Cl_2C{=}CF_2 + NaF$$

又如：

$$\text{(OOCCH}_3\text{, Ph, H, NO}_2\text{ 取代环己烷)} + t\text{-BuONa}/t\text{-BuOH} \rightleftharpoons \text{(OOCCH}_3\text{, Ph, NO}_2\text{ 碳负离子)} \longrightarrow \text{1-Ph-2-NO}_2\text{-环己烯} + CH_3COO^-$$

3. 影响因素

(1) 双分子消除反应(E2) 该类型反应的影响因素主要有连卤素的碳原子的级别和立体选择性。一般是伯卤代烃容易发生E2反应生成烯。如新己烯的合成。新己烯是重要的化工原料，广泛用于香料、农用化学品等领域，其一条合成路线如下：

$$(CH_3)_3C-Cl + H_2C{=}CH_2 \xrightarrow{\text{L酸}} (CH_3)_3C-CH_2-CH_2Cl \xrightarrow[\text{2-甲基吡咯烷酮}]{NaOH} (CH_3)_3C-CH{=}CH_2$$

由E2反应的消除方式所决定，这类反应是立体选择性反应。赤型和苏型1－溴－1,2－二苯基丙烷在氢氧化钠乙醇溶液中消除，分别得到顺式烯和反式烯。

$$\text{(赤型)} \rightleftharpoons \xrightarrow[C_2H_5OH]{NaOH} \text{顺-1,2-二苯基丙烯}$$

$$\text{(苏型)} \rightleftharpoons \xrightarrow[C_2H_5OH]{NaOH} \text{反-1,2-二苯基丙烯}$$

(2) 单分子消除反应(E1) E1反应生成碳正离子，在有些反应中，碳正离子会发生重排。

由于E1与S_N1反应的第一步相同，都是生成碳正离子，因而具有某些类似的特征，是一对竞争性反应，常伴有碳正离子重排。该反应的影响因素如下：

① 碳正离子也可受到溶剂分子的亲核进攻而发生S_N1反应，消除产物和取代产物的比例取决于溶剂的极性和反应温度。一般而言，低极性溶剂和较高反应温度有利于E1。

② 反应速率取决于碳正离子的生成速率，离去基团相同时，取决于碳正离子的稳定性。由于碳正离子稳定性次序为：$R_3C^+ > R_2CH^+ > RCH_2^+$，因此，不同卤代物的消除活性次序为：$R_3C—X > R_2CH—X > RCH_2—X$。当烃基相同时，相同条件下反应速率取决于离去基团的性质，其活性次序为：RI > RBr > RCl。但消除与取代物的比例与离去基团的性质无关。如前面的例子，叔丁基氯和叔丁基二甲硫盐，离去基团不同，但在相同条件下，虽然反应速率不同，但消除和取代产物的比例相差很小。

③ 碳正离子中与中心碳原子相连的基团可以通过键自由旋转，所以E1消除缺乏立体选择性。

④ 碳正离子可以重排生成更稳定的碳正离子，从而使消除反应变得复杂化，因此在制备烯烃时应特别注意，有时甚至不适于烯烃的制备。叔卤代烷和苄基卤代化合物容易按照E1机理进行消除反应。

$$(H_3C)_3C—Cl \xrightarrow{KOH,\ EtOH} (H_3C)_2C{=}CH_2$$

(3) 单分子共轭碱消除反应（E1cb） 中间体是碳负离子，E1cb反应不如E1和E2反应普遍。只有当底物分子中的离去基团离去困难，难以形成碳正离子，而β-碳上有强吸电子基如$—NO_2$，—CN，—CHO等，β-H的酸性较强，且试剂的碱性足以夺取β-H时，才能按E1cb机理进行反应。

5.1.3 邻二卤代烷脱卤素反应

邻二卤代烷在金属锌、镁、锌-铜及少量碘化钾存在下，在乙醇溶液中可脱去卤素原子，生成烯烃，这时不发生异构化和重排副反应。90%~95%的乙醇可以很好地溶解二卤代烷，但不容易溶解烯烃。由于烯烃的沸点较低，可直接从反应体系中蒸出，因此用此法可得到较高收率的烯烃。

$$R_1CH(X)—CH(X)R_2 \xrightarrow{M} R_1CH{=}CHR_2$$

(M=Mg, Zn等)

$$H_3C—CH(Br)—CH(Br)—CH_3 \xrightarrow[95\%乙醇]{Zn或Mg} H_3C—CH{=}CH—CH_3$$

邻二卤代烷在锌等存在下脱卤素，也是反式共平面消除。如1,2-二溴环己烷只有反式的容易脱溴，顺式的两个溴原子不能处于反式共平面的位置，因而脱溴困难。

$$\text{1,3-二溴环己烷} \rightleftharpoons \text{构象异构体} \xrightarrow[ZnBr_2]{Zn} \text{环己烯}$$

$$\text{1,3-二溴环己烷(另一构型)} \xrightarrow{Zn} ???$$

如医药、农药及有机合成等中间体1-己烯的合成。

$$H_3C(H_2C)_3-\underset{Br}{\overset{H}{C}}-\underset{Br}{CH_2} \xrightarrow[90\%\text{乙醇}]{Zn} H_3C(H_2C)_3-\underset{H}{C}=CH_2 + ZnBr_2$$

邻二卤代烷在碱性条件下发生消除反应,可以脱去卤化氢生成烯烃。

根据卤代烃的结构不同,反应机理也可能不同。如2-溴丙烯的合成,反应方程式如下(反应机理分别为E1,E2):

$$H_3C-\underset{H}{\overset{Br}{C}}-\overset{OH}{CH_2} \xrightarrow[350\sim400℃]{Al_2O_3} H_3C-\underset{Br}{C}=CH_2$$

$$H_3C-\underset{H}{\overset{Br}{C}}-\overset{Br}{CH_2} \xrightarrow{KOH,\ NaOH} H_3C-\underset{Br}{C}=CH_2$$

5.1.4 维蒂希反应

维蒂希反应(Wittig 反应)是醛或酮与三苯基膦叶立德(ylide)作用生成烯烃和三苯基氧膦的一类有机化学反应,在烯烃合成中有十分重要的地位。维蒂希反应的反应物一般是醛或酮和单取代的膦叶立德。使用活泼膦叶立德时所得产物一般都是 *Z* 型的,或 *Z/E* 异构体比例相当;而使用比较稳定的膦叶立德或加入施洛瑟(schlosser)改进时,产物则以 *E* 型为主。

其反应通式如下:

$$\overset{R_1}{\underset{R_2}{}}C=O + Ph_3\overset{+}{P}-\overset{-}{C}(R_4)-R_3 \longrightarrow \overset{R_1}{\underset{R_2}{}}C=C\overset{R_3}{\underset{R_4}{}} + Ph_3P=O$$

维蒂希反应的机理为膦叶立德与醛、酮发生亲核加成,形成偶极中间体(dipole intermediate)(iv);这个偶极中间体在-78℃时比较稳定,当温度升至0℃时,即分解得到烯烃。

$$R'R''C^{-}—\overset{+}{P}Ph_3 + R(R(H))C{=}O \longrightarrow \left[R'R''C(\overset{+}{P}Ph_3)—C(R)(R(H))—O^-\right] \longrightarrow \left[\text{四元环 } R'R''C—PPh_3,\ R(R(H))C—O\right]$$

(iv)

偶极中间体

$$\longrightarrow \left[\text{R'R''C}\cdots\text{PPh}_3,\ \text{R(R(H))C}\cdots\text{O}\right]^{\neq} \longrightarrow R''R'C{=}CR(R(H)) + PPh_3{=}O$$

膦叶立德与羰基化合物发生亲核反应时，与醛反应最快，酮较慢，当膦叶立德稳定性很高时甚至不与酮反应。利用羰基不同的活性，可以进行选择性的反应。例如，一个羰基酸酯和膦叶立德反应，首先是酮的羰基反应，变成一个碳碳双键。

$$4\text{-}H_3CO\text{-}C_6H_4COCH_2CH_2COOCH_3 + Ph_3\overset{+}{P}—\overset{-}{C}H_2 \longrightarrow 4\text{-}H_3CO\text{-}C_6H_4C({=}CH_2)CH_2CH_2COOCH_3$$

利用维蒂希反应合成的烯烃类化合物，产物中碳碳双键的位置总是相当于原来碳氧双键的位置，没有双键位置不同的其他异构体，但是产物立体化学不能准确地预先判定。一般地讲，产物烯烃的构型取决于膦叶立德的活性，当膦叶立德很活泼时，总是产生顺反异构体的混合物：

$$Ph_3\overset{+}{P}—CH_2PhCl^- + PhCHO \xrightarrow[\text{EtOH, 25°C}]{\text{NaOEt}} \underset{35\%}{(E)\text{-}PhCH{=}CHPh} + \underset{41\%}{(Z)\text{-}PhCH{=}CHPh}$$

维蒂希反应的立体化学取决于膦叶立德和醛、酮的结构与反应条件。

醛、酮的结构对维蒂希反应的立体化学有影响。一般而言，非稳定化的膦叶立德主要产生 Z－烯烃，稳定化的膦叶立德主要产生 E－烯烃。非稳定化的膦叶立德有利于赤式－中间体的形成，当 R_2 为弱的负离子稳定基（C_6H_5，$CH_2CH{=}CH_2$）时无选择性，当 R_2 是给电子基（烷基）时，Z－烯烃为主产物；稳定化的膦叶立德有利于苏式－中间体的形成，当 R_2 是负离子稳定基团（—COOMe，—COMe，—SO_2Ph，—CN 等）时，E－烯烃为主产物。

反应条件对其也有重要影响。有利于建立热力学平衡的条件将促使赤式四元环中间体向苏式转化，从而提高 E 式选择性。

用于维蒂希反应的膦叶利德 α－碳上可带各种不同的取代基，如芳基、酯基、氰基、甲氧基、卤素等。如下图反应，分子内氮杂维蒂希反应可应用于合成五～八元杂环，由于这种方法原料易得、条件温和、收率良好，而且是在中性条件下进行，尤其适合于分子中含有对酸碱敏感基团的物质。因此，分子内氮杂维蒂希反应已成为一种含成氮杂环的有效手段。

PhO—CH₂C(O)NH-β-内酰胺(S-乙酰基, N-C(CO₂Bu-t)=PPh₃) —甲苯, 70 ℃ / 70%→ 青霉烯类产物 (CO₂Bu-t)

利用维蒂希反应可以合成烯炔，炔丙基叶立德的端基引入三甲硅基，则可避免发生异构化，在与醛发生维蒂希反应后，用 $Bu_4N^+F^-$/THF 处理，将三甲硅基去掉即得以 *E* 式为主的炔类。

$$Ph_3\overset{+}{P}-\overset{H_2}{C}-C\equiv CSiMe_3 + RCHO \xrightarrow{BuLi/THF} RHC=\underset{H}{C}-C\equiv CSiMe_3 \xrightarrow{Bu_4N^+F^-/THF} RHC=\underset{H}{C}-C\equiv CH$$

除了膦叶立德外，还可以使用砷叶立德。砷叶立德前体化合物系列具有较好的稳定性和较高的熔点，均为白色固体，在合成过程中也不需氮气保护，操作方便，易于分离，具有较好的收率，可较长时间的保存。砷叶立德作为一种构建环丙烷体系的试剂，具有立体选择性好、反应条件温和等优点。反应产物烯烃顺反构型与膦叶立德一致。

5.1.5 芳环的亲电取代

1. 芳香亲电取代反应的定义

芳香亲电取代反应是指芳环上的氢原子被亲电试剂所取代的反应。典型的芳香亲电取代有苯环的硝化、卤化、磺化、烃基化和酰基化等。这些反应大体是相似的，如下所示：

$$C_6H_5-H + E^+ \xrightarrow{LA} C_6H_5-E + H^+$$

2. 芳香亲电取代反应机理

芳香亲电取代反应对于芳香底物通常只有一种机理，即正离子中间体机理。苯环上的 π 电子尽管受六个碳原子核的吸引，与一般碳碳双键的 π 电子相比，它们与碳原子结合较为紧密，但与定域的 σ 键相比，它们与碳原子的结合仍然是松弛的，容易与亲电试剂进行反应。芳香亲电取代反应主要分为两步历程，即亲电试剂对芳环的亲电加成和 E1 消除。

$$C_6H_5-H + E^+ \longrightarrow \left[\text{σ-络合物(三个共振式)} \right] \longrightarrow C_6H_5-E + H^+$$

第一步：亲电加成。与烯烃在酸性条件下会发生亲电加成反应类似，苯环上的 π 电子先进攻亲电试剂，生成苯环正离子中间体（σ 配合物或 σ 正离子）。与原料苯或产物取代苯相比，此正离子并不稳定，但是双键上的 π 电子云可以通过离域的方式使得正离子变得相对稳定。苯环 σ 正离子是一个活泼中间体。它的形成必须经过一个势能很高的过渡态，在热力学上是不利的。尽管电荷在正离子中间体上离域，但是 C—E 键的形成在苯环上产生了一个 sp^3 杂化的碳原子，它破坏了整个苯环的共轭性，此中间体不是芳香性的。

第二步：失去质子，E1 消除。此 σ 正离子中间体中的 sp^3 杂化碳原子可以通过失去质子或与亲电试剂重新形成芳香环（此过程类似于 E1 消除）。此过程比碳正离子中间体被负离子捕获形成一个中性化合物有利得多。整个取代过程是放热的，因为形成的键比断裂的键更强。这个过程也是整个反应过程的驱动力。

通过研究反应过程的势能变化过程，整个反应的反应速率主要取决于第一步，这个热力学结果适用于我们所见到的大多数亲电加成过程。第二步脱去质子的速率比第一步亲电进攻的要快得多，由于重新形成芳香体系，因此是个放热的过程。它也是整个反应过程的驱动力。

3. 苯环亲电取代反应的定位规律

一元取代苯环发生亲电取代反应时，苯环上的取代基对新进入的取代基进入苯环的位置有制约作用。此外，原有取代基对亲电取代反应的活性也有影响，可以活化或者钝化苯环。苯环上的第一个取代基称为定位基。根据取代基定位效应的不同可以将取代基分为3类。

第一类定位基为致活的邻对位定位基，在亲电取代反应中，使新进入的取代基主要进入其邻、对位（邻、对位产物之和大于 60%），同时使苯环活化，亲电取代反应更容易进行。常见的有$—NH_2$，—OH，$—N(CH_3)_2$，$—OCH_3$，$—NHCOCH_3$，$—OCOCH_3$，$—CH_3$，$—C(CH_3)_3$，$—C_6H_5$ 等。

第二类定位基为致钝的间位定位基，在亲电取代反应中，使新进入的取代基主要进入其间位（间位产物大于 40%），同时使苯环钝化，亲电取代反应更难进行。常见的有$—NO_2$，$—CF_3$，—CN，$—SO_3H$，—COOH，$—COOC_2H_5$ 等。

第三类定位基为致钝的邻对位定位基，在亲电取代反应中，使新进入的取代基主要进入其邻、对位（邻、对位产物之和大于 60%），同时使苯环钝化，亲电取代反应更难进行。这类定位基主要是—F，—Cl，—Br，—I。

4. 在药物合成方面应用

苯甲醛的硝化产物间硝基苯甲醛是生产强心急救药阿拉明（aramine，亦名间羟胺，metaraminol）的重要原料。

$$C_6H_5CHO + HNO_3 \xrightarrow[0^\circ C]{H_2SO_4} \text{间硝基苯甲醛 (88\%)} + \text{邻硝基苯甲醛 (10\%)}$$

镇咳药地步酸钠(sodium dibunate)中间体 2,7－di－tert－butylnaphthalene 的合成。

$$\text{萘} \xrightarrow[70\%]{(CH_3)_3CCl,\ AlCl_3} (CH_3)_3C\text{-萘-}C(CH_3)_3$$

5.1.6 烯烃氧化为环氧化物、邻二醇、羧酸、醛、酮

1. 烯烃氧化为环氧化物

在活性银的催化下，乙烯可以被空气中的氧直接氧化，生成环氧乙烷，也叫氧化乙烯。这是工业上制备环氧乙烷的主要方法。

$$H_2C{=}CH_2 + O_2 \xrightarrow[250^\circ C,\ 10\ MPa]{Ag} H_2C{-}CH_2\ (\text{O 桥})$$

2. 烯烃氧化为邻二醇

烯烃在温和的条件下(烯烃的碱性溶液，在较低温度下进行)，可以被高锰酸钾氧化成邻二醇。高锰酸钾氧化烯烃的机理，是首先生成环状锰酸酯，后者水解生成顺式 1,2－二醇。该机理已经得到同位素标记的支持。使用 O^{18} 标记的高锰酸钾，氧化后得到的二醇分子中含有 O^{18} 原子。

$$\text{烯烃} + MnO_3(O^{18})^- \xrightarrow{\text{顺式加成}} \text{环状锰酸酯} \xrightarrow{H_2O} \text{HC(O}^{18}\text{H)–HC(OMnO}_2) \xrightarrow{OH^-} \text{HC(O}^{18}\text{H)–HC(OH)}$$

3. 烯烃氧化为羧酸

烯醇硅醚也可以经臭氧氧化后分裂为羧酸。

$$\text{OTMS 环戊烯} \xrightarrow[(2)\ HCO_3H]{(1)\ O_3} \text{二羧酸 (COOH, COOH, OH)}$$

4. 烯烃氧化为醛、酮

用还原剂 $LiAlH_4$, $NaBH_4$ 在钯存在下氢解,烯烃氧化生成醛、酮。

$$H_3C-CH_2-C(CH_3)=CH_2 \xrightarrow{O_3} \xrightarrow[Pd]{H_2} (H_3C-CH_2)(H_3C)C=O + HCHO + H_2O$$

5.2 碳碳三键的合成

偕二卤代烃脱两个卤化氢、端炔与各种试剂(卤代烃、醛、酮、羧酸酯等)等反应是制备炔烃的重要方法。

5.2.1 偕二卤代烷合成炔烃

偕二卤代烷在一定的条件下先脱去一分子卤化氢生成乙烯型卤代烷,在强烈条件下(强碱、高温)再脱去另一分子卤化氢,生成炔。

$$RCH_2CHX_2 \xrightarrow[-HX]{KOH/EtOH} RCH=CHX \xrightarrow[或NaNH_2]{KOH/EtOH,高温} RC\equiv CH$$

制备的末端炔如果长时间在强碱条件下加热,三键会移位转变为中间炔,因此,制备末端炔时应尽快将其分离出来。

5.2.2 邻二卤代烃合成炔烃

由邻二卤代烃制备炔烃也是常用的方法。例如,丁炔二酸作为生产解毒药二巯基丁二酸钠(sodium - dimercaptosucinate)的中间体,可以用2,3-二溴丁二酸脱除两个溴化氢来合成。

$$HOOC-CH(Br)-CH(Br)-COOH \xrightarrow{KOH,CH_3OH} HOOC-C\equiv C-COOH$$

在装有搅拌器、回流冷凝器的2 L反应瓶中,加入氢氧化钾122 g(2.2 mol)、95%甲醇700 mL,搅拌使之溶解。慢慢加入2,3-二溴丁二酸100 g(0.36 mol),加热回流1.5 h。冷却抽滤。滤饼用甲醇充分洗涤,干燥后得144~150 g混合盐。将混合盐溶于270 mL水中,加入由30 mL水和8 mL浓硫酸配成的稀酸,析出丁炔二酸单钾盐。抽滤,将酸式盐溶于60 mL浓硫酸与240 mL水配成的稀酸中,用乙醚提取(100 mL×5)。合并乙醚提取液,蒸去乙醚,得丁炔二酸水合物。在盛有浓硫酸的干燥器中真空干燥,得丁炔二酸30~36 g,收率73%~88%,熔点175~177℃。

5.2.3 端炔合成炔烃

乙炔与 $NaNH_2$（KNH_2 或 $LiNH_2$ 均可）在液氨中形成乙炔化钠，然后与卤代烷发生 S_N2 反应，形成单取代乙炔：

$$HC\equiv CH + NaNH_2 \xrightarrow[-33°C]{NH_3(l)} HC\equiv C^-Na^+ + NH_3 \xrightarrow{RX(一级卤代烃)} RC\equiv CH + NaX$$

单取代乙炔可进一步合成双取代乙炔：

$$RC\equiv CH + NaNH_2 \xrightarrow[-33°C]{NH_3(l)} HC\equiv C^-Na^+ + NH_3 \xrightarrow{R'X(一级卤代烃)} RC\equiv CR' + NaX$$

例如，重要的表面活性剂 2,5－二甲基－3－己炔－2,5－二醇原料可由乙炔与丙酮在 KOH 或 NaOH 催化下进行合成。

$$HC\equiv CH + CH_3COCH_3 \xrightarrow[110°C]{KOH/甲苯} H_3C-C(CH_3)(OH)-C\equiv C-C(CH_3)(OH)-CH_3$$

5.2.4 其他合成炔烃的方法

(1) α－卤代缩醛可以在强碱作用下脱去一分子的卤化氢和一分子醇成炔。

$$(EtO)_2CH-CH_2Cl \xrightarrow[THF,\ 70\%]{LiBu,\ Et_2NH} CH_3CH_2-O-C\equiv CH$$

(2) 具有丙二烯结构片段的化合物，可以在碱性条件下发生质子转移而生成炔，但反应易发生重排。

$$CH_3CH=CH-CH=CH-COOEt \xrightarrow[EtOH,\ 12\ h,\ 室温]{LiOH,\ H_2O} CH_3C\equiv C-CH_2-COOEt$$

5.3 碳氮重键的形成

亚胺、烯胺、肟和腈的合成是碳氮重键的主要形成方法。

5.3.1 亚胺的合成

制备亚胺的典型方法是通过伯胺和醛 / 酮发生缩合反应（与酮缩合相比较少见）。该反应机理是胺的孤对电子先进攻羰基发生亲核加成，得到半缩醛胺[—C(OH)(NHR)—]中间体，而后继续消除一分子水得到亚胺。由于反应平衡更倾向于羰基化合物与胺一侧，因此反应过程需要共沸蒸馏、回流分水或使用脱水试剂，如分子筛，以使平衡向形成亚胺化合物的方向移动。

施蒂格利茨(Stieglitz)重排反应中，三苯基取代的 *N*－卤代胺重排制备芳香二级亚胺。

$$Ar_3C-N(H)-OH \xrightarrow{PCl_5} Ar_2C=N-Ar$$

醛、酮与氨或一级胺加成，首先生成 α－氨基醇，一般不稳定，失水生成亚胺，取代的亚胺又称席夫碱。反应既可被酸催化，也可被碱催化。脂肪族的亚胺很不稳定，芳香族的亚胺相对较稳定，可分离出来。

$$CH_3CHO + NH_3 \rightleftharpoons CH_3CH(OH)-NH(H) \xrightleftharpoons{-H_2O} CH_3CH=NH$$

$$CH_3CHO + RNH_2 \rightleftharpoons CH_3CH(OH)-NR(H) \xrightleftharpoons{-H_2O} CH_3CH=NR$$

席夫碱是一类有机弱碱，其氮上的孤对电子的活性比较低。在有机合成中亚胺类化合物多有应用。甲醛与氨水作用可生成名为环六亚甲基四胺(商品名为乌洛托品)的无色结晶，该物质热稳定性非常好，加热至263℃不熔但升华，也有部分分解；它具有杀菌作用，可用于膀胱炎、尿道炎、肾盂肾炎等疾病的治疗。

羰基化合物与伯胺反应可以生成亚胺。醛与胺反应生成的亚胺氧化后可以生成酰胺。这是由醛合成 *N*－取代酰胺的方法之一。

$$AcCHO + H_2NR \longrightarrow ArHC=NR \xrightarrow{[O]} Ar-\overset{O}{\overset{\|}{C}}NHR$$

芳香醛与芳基伯胺生成的亚胺，可以被铬酰氯直接氧化为酰胺。

$$C_6H_5CHO + C_6H_5NH_2 \longrightarrow C_6H_5HC=NC_6H_5 \xrightarrow[<5°C]{CrO_2Cl_2/CCl_4} \underset{80\%}{C_6H_5\overset{O}{\overset{\|}{C}}NHC_6H_5}$$

亚胺被过氧酸或臭氧氧化生成环状氮、氧杂环丙烷衍生物，后者开环生成其他化合物。

$$R_1RC=NR_2 + R_3CO_3H \longrightarrow R_3COO-O-\underset{:NHR_2}{\underset{|}{C}}RR_1 \xrightarrow{-H^+,\,-CH_3COO^-} R_1RC\overset{O}{-}NR_2$$

环状亚胺也可以被过酸氧化为氮杂环氧乙烷衍生物。

$$\xrightarrow{C_6H_5CO_3H}$$

$(R{=}H, CH_3)$

亚胺类化合物可以转化为 N－卤代亚胺。例如，三苯酮亚胺在碳酸氢钠溶液中用氯或溴处理，可以分别生成 N－氯代亚胺和 N－溴代亚胺。

$$Ph_2C{=}NH + X_2 \xrightarrow{NaHCO_3,\, H_2O} Ph_2C{=}N{-}X$$

$(X{=}Cl, \text{mp } 37°C;\ X{=}Br, \text{mp } 38.5°C)$

5.3.2 烯胺的合成

醛、酮与有 α－H 的二级胺反应生成烯胺。例如，

$$RH_2C(R)C{=}O + NHR_2 \longrightarrow RCH(H){-}C(R)(OH){-}NR_2 \xrightarrow{-H_2O} RCH{=}C(R){-}NR_2$$

仲胺　　α　　烯胺

六氢吡啶、四氢吡咯和吗啉是最常用的二级胺。形成亚胺和烯胺的反应一般在弱酸性下发生，适当的 pH 是关键，一般在 4.5 左右。反应是可逆的，为使反应进行到底，需在反应过程中不断移去水，如加苯共沸除水。

$$\text{环己酮} + \text{四氢吡咯} \xrightarrow[\text{苯},\,\triangle]{\text{对甲苯磺酸}} \text{烯胺} + H_2O$$

四氢吡咯　　烯胺

在稀酸水溶液中大多数亚胺和烯胺又能水解回到原来的醛或酮，因此可以利用生成亚胺和烯胺反应的可逆性来保护醛或酮的羰基。

从结构的类似性分析，烯胺相当于烯醇，形成的烯胺如氮上有氢时，可重排成亚胺的形式，相当于烯醇重排成酮式。两者的构造式如下：

$$>C{=}C{-}N{-}H \rightleftharpoons {-}CH{-}C{=}N \qquad >C{=}C{-}O{-}H \rightleftharpoons {-}CH{-}C{=}O$$

烯胺　　亚胺　　烯醇　　酮

烯胺具有两个反应位置，碳端和氮端都能发生反应，由于碳端亲核反应性更强，可进行酰基化和烷基化。用酰氯酰基化烯胺生成亚胺盐，再酸性水解，就得到 1,3－二酮。产生的氯化氢应加三级胺等碱中和，使反应顺利进行。

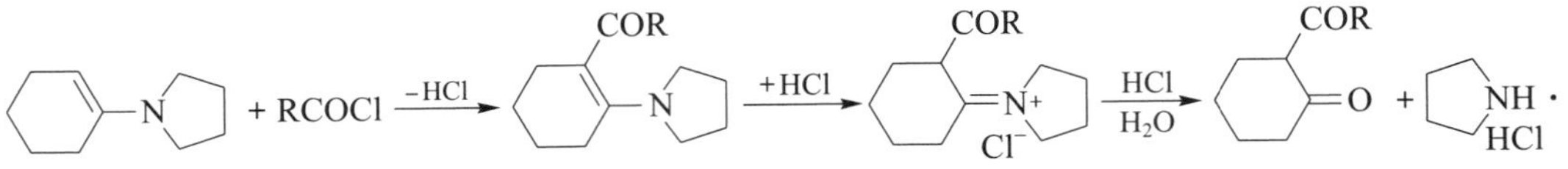

烷基化：在羰基 α - 碳烷基化时，若用酮直接进行，常有羟醛缩合反应及多烷基化等副反应发生。如用烯胺进行烷基化可避免这些问题。烯胺烷基化可发生在碳端也可在氮端，用活泼卤代烷如碘甲烷、烯丙型卤代物、苯甲型卤代物、α - 卤代酯等，主要发生在碳原子上，有实用价值。为此可先将醛或酮制成烯胺，烷基化后再水解，实现羰基 α - 碳烷基化反应。

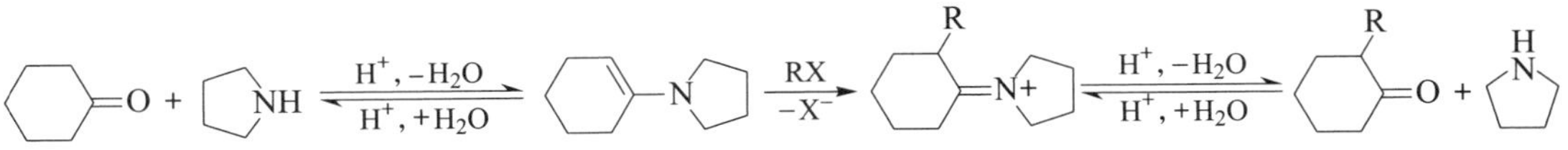

如与氯苄反应，在羰基 α - 碳处连接上苯甲基：

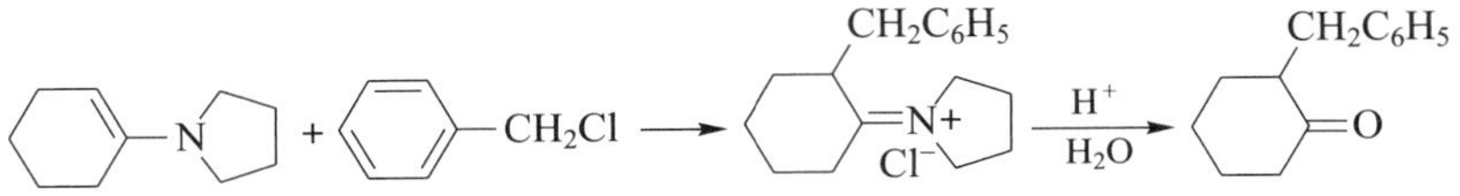

烯胺也可以与 α,β - 不饱和体系发生迈克尔反应进行烷基化：

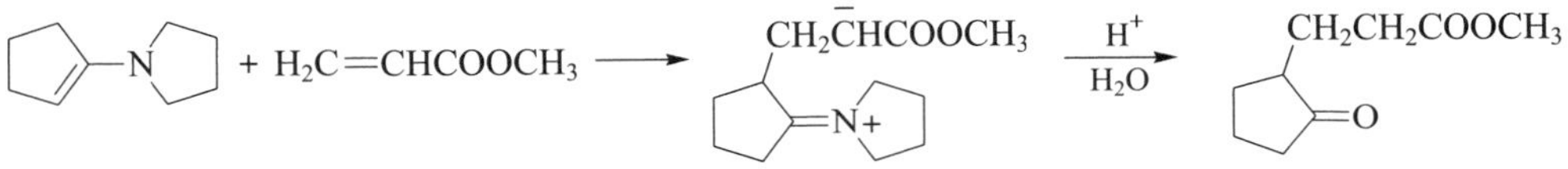

5.3.3 肟的合成

由醛、酮制备肟主要有两类反应：酮与羟胺反应和酮氨氧化反应。有文献报道了酮与羟胺反应制备酮肟的机理。丁酮与硫酸羟胺在酸性状态下进行肟化反应，生成丁酮肟，此反应为可逆放热反应，反应式如下：

$$2C_4H_8O+(NH_2OH)_2\cdot H_2SO_4 \longleftrightarrow 2C_4H_8NOH+H_2SO_4+2H_2O$$

第二步氨水中和硫酸羟胺反应生成的硫酸使平衡向右移动（即向生生成丁酮肟方向移动）。反应式如下：

$$H_2SO_4+2NH_4OH \rightleftharpoons (NH_4)_2SO_4+2H_2O$$

总反应式：

$$2C_4H_8O+(NH_2OH)_2\cdot H_2SO_4+2NH_4OH \longleftrightarrow 2C_4H_8NOH+(NH_4)_2SO_4+4H_2O$$

肟氧化可以生成硝基化合物，所以该方法可以由醛、酮来制备硝基化合物。内夫（Nef）

反应是由硝基化合物制备羰基化合物的，而该反应是由羰基化合物制备硝基化合物的，故又称为反向的内夫反应（retro－Nef reaction）。

伯胺氧化可以生成硝基化合物。由于叔硝基化合物不能用相应的叔卤代物与亚硝酸盐反应来制备，所以该方法对于合成叔硝基化合物特别实用。肟的氧化是制备硝基烷烃的简便方法之一。较好的氧化剂是过氧三氟乙酸，反应在乙腈中进行并加入碳酸氢钠，加入尿素可分解反应中氮的氧化物。

$$(F_3CCO)_2O + H_2O_2 \longrightarrow F_3CCOOH + F_3CCO_3H$$

$$(CH_3CH_2CH_2)_2CO \xrightarrow{NH_2OH} (CH_3CH_2CH_2)_2C{=}NOH \xrightarrow{F_3CCO_3H} \underset{58\%}{(CH_3CH_2CH_2)_2CH-NO_2}$$

其他可以选用的氧化剂有臭氧、叔丁基过氧化氢 /VO（acac）$_2$、重铬酸吡啶盐、间氯过氧苯甲酸、次氯酸盐等。

$$R_2C{=}N{-}OH \xrightarrow{[O]} R_2C{=}N(\rightarrow O){-}OH \rightleftharpoons R_2CHN(\rightarrow O){=}O$$

$$\text{2-苯基环己酮肟 (HO—N=, Ph)} + F_3CCO_3H \longrightarrow \text{1-硝基-2-苯基环己烷 (NO}_2\text{, Ph)}$$

肟催化氢化可以生成胺，反应过程可能是先生成羟胺或亚胺，再进一步氢化生成胺（也可能是羟胺脱水再生成胺），反应如下：

$$R^1R^2C{=}NOH \xrightarrow{H_2} H{-}C(R^1)(R^2){-}N(OH)H \xrightarrow{H_2} H{-}C(R^1)(R^2){-}NH_2 + H_2O$$

$$R^1R^2C{=}NOH \xrightarrow[-H_2O]{H_2} R^1R^2C{=}NH \xrightarrow{H_2} H{-}C(R^1)(R^2){-}NH_2$$

催化氢化法常用的催化剂有铂、氧化铂、钯、钯－碳及雷尼 Ni、Rh 等如抗过敏药阿司咪唑中间体的合成。

$$C_2H_5OC(=O){-}N\langle\text{哌啶}\rangle{=}NOH \xrightarrow{H_2,\text{雷尼镍},\ i\text{-}PrOH} C_2H_5OC(=O){-}N\langle\text{哌啶}\rangle{-}NH_2$$

四氢铝锂还原能力特别强，可用于肟的还原，醛肟、酮肟都可以还原为伯胺，但往往有重排产物仲胺生成，有时甚至仲胺成为主要产物。

$$C_6H_5{-}C(=NOH){-}CH_3 \xrightarrow{LiAlH_4} C_6H_5{-}CH(NH_2){-}CH_3 + C_6H_5{-}NHCH_2CH_3 \quad [\,C_6H_5{-}CH_2NHCH_3\,]$$

无此产物产生

当使用 $LiAlH_4-AlCl_3$ 时，往往主要生成仲胺。例如，

$$C_6H_5-C(=NOH)-CH_3 \xrightarrow{LiAlH_4-AlCl_3} C_6H_5-NHCH_2CH_3 \quad 97\%$$

5.3.4 腈的合成

1. 卤代烃氰基取代

氰化钠(或氰化钾)溶于 70% 乙醇－水中，加入伯卤代烃回流 8～10 h 以上，生成腈。副反应是腈的进一步水解和卤代烷的消除反应。若改用乙二醇、二甲基亚砜为溶剂，可避免水解副反应的发生。由于 NaCN 是强碱，会使仲卤化物发生消除反应，不能完成氰基的取代。RX 与氰化银反应主要得异氰。

$$CH_3CH_2CH_2CH_2Br + NaCN \xrightarrow{CH_3OH} CH_3CH_2CH_2CH_2CN + NaBr$$

$$CH_3CH_2CH_2CH_2Br + AgCN \xrightarrow{\text{回流}} H_3CH_2CH_2CH_2C-N\equiv C + AgBr$$

反应之所以有腈和异氰的差别，是因为 CN^- 有两个反应中心，负电荷可以在碳原子上，也可以在氮原子上(较多一些)。而 RX 与氰化银反应主要经 S_N1 反应得异氰，这是因为 Ag^+ 能与 RX 反应生成 AgX 和 R^+，使反应按 S_N1 反应机制进行。而按 S_N1 反应机制进行时，带负电荷多的氮优先进攻，生成异腈。而 NaCN(或 KCN)不能使 RX 生成 R^+，只能经 S_N2 反应，反应活性高的碳优先进攻，产物为腈。对于易聚合的有机卤化物，可使用氰化亚铜代替氰化钠，因为亚铜有阻聚作用。芳卤代物也可与氰化亚铜在溶剂中共热制备芳腈。例如，

$$H_2C=CHCH_2Cl + CuCN \xrightarrow[130\sim135^\circ C]{NaCN} H_2C=CHCH_2CN + CuCl$$

2. 氢氰酸与不饱和烃加成

$$HC\equiv CH + HCN \xrightarrow[80\sim90^\circ C]{CuCl,\ NH_4Cl} H_2C=CHCN$$

$$H_2C=CH_2 + HCN \xrightarrow{75\sim120^\circ C} CH_3CH_2CN \quad 68\%$$

3. 异腈的特殊制法

伯胺、氯仿和 KOH 的醇溶液共热，可生成异腈：

$$RNH_2 + CHCl_3 + 3KOH \xrightarrow{\triangle} RCN + 3KCl + 3H_2O$$

4. 酰胺脱水制备腈

酰胺可在 P_2O_5,$POCl_3$,$SOCl_2$,PCl_5 等脱水剂存在下进行脱水反应生成腈,此为实验室合成腈的方法之一。将酰胺与 P_2O_5 的混合物加热,反应完毕将生成的腈蒸出可得到良好的收率。$SOCl_2$ 最适宜于处理高级的酰胺,这是由于副产物均为气体,易于除去,因而减少精制腈的困难。

$$R-\overset{O}{\overset{\|}{C}}-NH_2 \rightleftharpoons \left[R-\overset{OH}{\overset{|}{C}}=NH\right] \xrightarrow{-H_2O} R-C\equiv N$$

5. 芳香卤代烃在金属催化作用下的腈化反应

芳腈化合物在有机合成中占据非常重要的地位,尤其是在染料、除草剂、农用化学品、药物及自然产品中应用非常广泛。传统方法合成芳腈化合物主要通过苯胺的重氮化接着桑德迈尔反应制得,对结构简单的苯腈可由甲苯类化合物在 NH_3 作用下直接氧化制备。但这些方法有较大局限性:反应条件较剧烈,底物要比较简单,取代基少,毒性很大。以下介绍的是实验室常用方法。

芳香卤代烃与氰化亚酮作用可用来制备相应芳腈化合物。

$$\text{(Cl, Br, OCH}_3\text{, COOEt 取代苯)} \xrightarrow[\text{DMF}]{\text{CuCN}} \text{(Cl, CN, OCH}_3\text{, COOEt 取代苯)}$$

6. 胺氧化为腈

α-碳原子上有两个氢原子的伯胺,可以氧化为腈。胺的氧化既可以采用化学氧化法,也可以采用催化脱氢法。氧化剂有过氧化镍、次氯酸钠、四醋酸铅等。甲基芳烃的氨氧化法制备芳腈是工业上制备芳腈的重要方法之一。将胺转化为腈的间接方法是通过胺的 *N*-卤代反应,进而脱去卤化氢生成腈。过氧化镍可以将 *α*-碳原子上有两个氢原子的伯胺氧化为腈。反应可以在苯中于室温或加热回流来进行。

$$RCH_2NH_2 \xrightarrow{NiO_2} RCN$$

$$CH_3(CH_2)_4CH_2NH_2 \xrightarrow{NiO_2,\ C_6H_6,\ 80℃,\ 1.5\ h} CH_3(CH_2)_4CN$$

腈可以被氧化为减少一个碳原子的羧酸。例如,辛腈在叔丁醇钾存在下,可以被氧气氧化为庚酸。庚酸为香料的原料,也是抗霉菌剂。

$$CH_3(CH_2)_6CN \xrightarrow[t\text{-BuOK},\ 18\text{-冠-}6]{O_2,\ THF} CH_3(CH_2)_5COOH$$

在装有搅拌器、回流冷凝器、通气导管的反应瓶中，加入辛腈 0.62 g(5.0 mmol)、叔丁醇钾 2.24 g(20 mmol)、18－冠－6 0.132 g(0.5 mmol)、THF 25 mL，通入氧气，于 25℃反应 48 h。加入 5 mL 水淬灭反应。乙醚提取 2 次分出水层，用稀盐酸酸化。乙醚提取了 3 次，无水硫酸钠干燥后，蒸出乙醚，得油状液体化合物庚酸，收率 89%。

腈部分水解可以生成酰胺。在碱性条件下水解，加入适量的过氧化氢，可以得到较高收率的酰胺。过氧化氢的浓度以 3%～30% 为宜。

$$H_3CO-C_6H_4-CH_2CN \xrightarrow[0°C,\ 20\ min]{30\%H_2O_2/DMSO/K_2CO_3} H_3CO-C_6H_4-CH_2CONH_2\quad 98\%$$

可能的氧化过程如下：

$$HOOH + OH^- \longrightarrow HOO^- + H_2O$$

$$H-C{\equiv}N + HOO^- \xrightarrow{H_2O} R-\overset{OOH}{\overset{|}{C}}{=}NH \xrightarrow[H_2O]{HOO^-} R-\underset{OOH}{\underset{|}{\overset{OOH}{\overset{|}{C}}}}-NH_2 \longrightarrow RCONH_2 + O_2 + HO^-$$

5.4 碳氧重键的形成

用醇类、烯烃、腈、酰卤，以及其他如炔烃、卤代烃、傅克酰化、胺氧化、甲基或亚甲基的氧化等，都可以实现形成碳氧重键。

5.4.1 醇类制备醛、酮

醇类的氧化反应较为常见。不同醇的氧化，根据所选氧化剂的不同，氧化程度不同，得到的产物也不同，可以是醛、酮或羧酸。几乎所有的氧化剂都可用于醇类的氧化，包括各种金属氧化物和盐类(如铬酸及其衍生物、高锰酸钾、二氧化锰)、硝酸、过碘酸、硒酸(SeO_2)、二甲基亚砜等。详细机理和试剂选择性见第 11 章 氧化反应。

心脏病治疗药吲哚洛尔中间体丙酮酸乙酯的合成可由相应的 2－羟基丙酸乙酯氧化制得。

$$CH_3\overset{OH}{\overset{|}{C}}HCO_2C_2H_5 \xrightarrow[\text{饱和}MgSO_4\text{溶液}]{KMnO_4} CH_3\overset{O}{\overset{\|}{C}}CO_2C_2H_5\quad 51\%\sim54\%$$

抗过敏药曲尼斯特、降压药哌唑嗪等的中间体 3,4－二甲氧基苯甲醛的合成：

$$3,4-(CH_3O)_2C_6H_3CH_2OH \xrightarrow[\text{丁酮, 回流}]{\text{Ir催化剂}} 3,4-(CH_3O)_2C_6H_3CHO \quad 96\%$$

$$C_6H_{11}NHC(=O)NHC_6H_{11} \xrightarrow[(C_2H_5)_3N]{C_6H_5SO_2Cl} C_6H_{11}N{=}C{=}NC_6H_{11} + H_2O$$

对硝基苯甲醇在磷酸和这个试剂的作用下，得到 92% 收率的对硝基苯甲醛。

$$O_2N-C_6H_4-CH_2OH + CH_3\overset{+}{S}(O^-)CH_3 + C_6H_{11}-N{=}C{=}N-C_6H_{11}$$

$$\xrightarrow{H_3PO_4} O_2N-C_6H_4-CHO + C_6H_{11}-NH-C(=O)-NH-C_6H_{11} + CH_3SCH_3$$

苯海拉明、甲磺酸苯扎托品、哌克昔林等的中间体二苯甲酮的合成：

$$(C_6H_5)_2CHOH \xrightarrow[CH_2Cl_2]{(COCl)_2,\ n-C_{12}H_{25}SOCH_3} (C_6H_5)_2C{=}O \quad 100\%$$

5.4.2 烯烃制备醛、酮

1. 硼烷加成

烯烃与甲硼烷反应所得的有机硼化合物能用各种方法转变为醛。用铬酸氧化时，所得醛的碳原子数不变。如与一氧化碳反应再进行氧化便得多一个碳原子的醛。要是与重氮乙醛反应，即可得增长二个碳原子的醛。通过与丙烯醛的加成，碳原子数可增加三个。

$$RCH{=}CH_2 \xrightarrow{BH_3} (RCH_2CH_2)_3B \begin{cases} \xrightarrow{PCC} RCH_2CHO \\ \xrightarrow{(1)\ CO,\ MH;\ (2)\ H_2O_2} RCH_2CH_2CHO \\ \xrightarrow{N_2CHCHO} RCH_2CH_2CH_2CHO \\ \xrightarrow{H_2C{=}CHCHO} RCH_2CH_2CH_2CH_2CHO \end{cases}$$

2. 直接氧化断裂

烯烃在臭氧(O_3)等氧化剂的作用下发生双键断裂得到醛、酮。

$$R_1R_2C{=}CR_3R_4 \xrightarrow{OsO_4} R_1R_2C{=}O + O{=}CR_3R_4$$

若为环状烯烃，则氧化断键后生成二羰基化合物。

$$\text{1-甲基环己烯} \xrightarrow[\text{RuCl}_3]{\text{NaIO}_4} CH_3CO(CH_2)_4CHO$$

由青霉素扩环制备头孢菌素过程中烯烃的氧化可以使用臭氧或高碘酸钠 – $RuCl_3$ 进行氧化断裂。

$$\xrightarrow[\text{P(OCH}_3)_3,\ -10^\circ\text{C}]{\text{O}_3} \xrightarrow[\text{(2) morphorine} < -20^\circ\text{C}]{\text{(1) TsCl, } N\text{-Me-morphorine, THF, } < -20^\circ\text{C}}$$

Bn, N, S, O, N, COOR; Bn, N, S, O, N, OH, COOR; Bn, N, S, O, N, N, O, COOR

3. 甲酰化反应

烯烃在氢及一氧化碳作用下，在双键处加入一个醛基，也称为甲酰化反应。

$$RCH{=}CH_2 \xrightarrow[15\sim30\ \text{MPa}]{\text{CO, H}_2\text{, 125°C}} RCH_2CH_2CHO + RCH(CH_3)CHO$$

主要产物

一般得到混合物，但主要产品是直链醛。由环戊烯制备甲酰环戊烷，得到65%的产物。

$$\text{环戊烯} \xrightarrow[\text{Co(CO)}_5\text{，高温高压}]{\text{CO+H}_2} \text{环戊基}{-}CHO$$

5.4.3 腈合成醛、酮

1. 斯蒂芬(Stephen)还原

将氯化亚锡悬浮在乙醚溶液中，通入氯化氢气体至饱和，将芳腈加入反应，水解后得到芳醛：

$$Ar{-}C{\equiv}N \xrightarrow{\text{HCl}} \left[Ar{-}C(Cl){=}NH\right] \xrightarrow[\text{H}^+]{\text{SnCl}_2} \left[ArCH{=}NH\right] \xrightarrow{\text{H}_2\text{O}} ArCHO$$

2. 腈与格氏试剂反应

腈与格氏试剂反应，生成亚胺盐；亚胺盐水解得亚胺，亚胺不稳定，很快进一步水解得到酮。用这种方法得到的酮纯度较好。

$$Ar-C\equiv N + \text{MgBr} \longrightarrow \text{Ar}\!\!\!\!\;\text{=NMgBr} \xrightarrow{H_2O} \text{Ar}\!\!\!\!\;\text{=NH} \xrightarrow[H_2O]{H^+} \text{Ar}\!\!\!\!\;\text{=O}$$

亚胺盐易水解，有时可以得到亚胺。

5.4.4 酰卤还原为醛

1. 罗森蒙德还原法

酰卤在适当反应条件下，用催化氢化或金属氢化物选择性还原为醛的反应称为罗森蒙德(Rosenmund)还原法，此为酰卤的氢解反应。详见第 10 章 还原反应。

在罗森蒙德反应中，酰卤与加有活性抑制剂(如硫脲、喹啉－硫)的钯催化剂或以硫酸钡为载体的钯催化剂，于甲苯或二甲苯中，控制通入氢量使略高于理论量，即可使反应停止在醛的阶段，得到收率良好的醛。在此条件下，分子中存在的双键、硝基、卤素、酯基等可不受影响，如药物中间体三甲氧基苯甲醛的合成。

$$(CH_3O)_3C_6H_2-COCl \xrightarrow{H_2/Pd-BaSO_4/\text{甲苯}} (CH_3O)_3C_6H_2-CHO \quad 84\%$$

2,6－二甲基吡啶也可作为钯催化剂的抑制剂。在钯催化下，将氢通入等化学计量比的酰氯及 2,6－二甲基吡啶的四氢呋喃溶液中，室温下反应，即可以良好的产率得到醛。该法条件温和，特别适用于对热敏感的酰氯的还原。用该法还原时，羰基可不受影响。

2. 金属氢化物还原

酰卤亦可被金属氢化物还原成醛，三丁基锡氢(Bu_3SnH)、氢化三叔丁氧基铝锂为适宜还原剂。在低温下对芳酰卤及杂环酰卤的还原收率较高，且不影响分子中的硝基、氰基、酯键、双键、醚键。罗森蒙德反应常用于制备一元脂肪醛、一元芳香醛或杂环醛；而二元羧酸的酰卤通常不能得到较好产率的二醛。对叔丁基苯甲醛是药物、染料和香精香料等精细化工产品和电子化学品中的重要原料，可用以下方法合成：

$$(CH_3)_3C-C_6H_4-COCl \xrightarrow[-75^\circ C]{LiAlH(OBu-t)_3} (CH_3)_3C-C_6H_4-CHO \quad 77\%$$

5.4.5 其他

1. 炔烃制备醛、酮

炔烃直接或间接加水得到烯醇，烯醇异构化即得酮(乙炔可以制备乙醛)。

$$H_3CC\equiv CH \xrightarrow[Hg^{2+},\ H^+]{H_2O} \left[CH_3\overset{OH}{\overset{|}{C}}=CH_2\right] \longrightarrow CH_3\overset{O}{\overset{\|}{C}}CH_3$$

2. 卤代烃法制备醛、酮

在光或热的作用下，用卤素或 NBS 制得二卤取代物，水解后生成醛或酮。

$$p\text{-}BrC_6H_4CH_3 \xrightarrow[h\nu\text{或}\triangle]{Br_2\text{或}NBS} p\text{-}BrC_6H_4CHBr_2 \xrightarrow{CaCO_3,\ H_2O} p\text{-}BrC_6H_4CHO$$

3. 傅克酰化反应

傅克酰化反应是合成芳香酮的重要方法之一，详细机理及影响因素见第 4 章 酰化反应。

$$C_6H_6 \xrightarrow[AlCl_3]{\text{丁二酸酐}} C_6H_5COCH_2CH_2COOH \xrightarrow[\triangle]{Zn/HCl} C_6H_5CH_2CH_2CH_2COOH \xrightarrow{PPA} \alpha\text{-四氢萘酮}$$

4. 胺氧化成醛

苄基胺可以氧化为醛或者席夫碱。以苄胺的氧化为例，反应过程如下：

$$ArCH_2NH_2 \xrightarrow{PVMo} \underset{\text{亚胺}}{ArCH{=}NH} \xrightarrow[-NH_3]{+H_2O} \underset{\text{醛}}{ArCHO} \xrightarrow[-H_2O]{ArCH_2NH_2} \underset{\text{席夫碱}}{ArCH{=}NCH_2Ar}$$

$$\xrightarrow[-ArCHO]{+H_2O} ArCH_2NH_2 \xrightarrow{PVMo} ArCH{=}NH \xrightarrow[-NH_3]{+H_2O} ArCHO$$

反应过程中胺首先脱氢生成亚胺，亚胺水解生成醛。醛与胺反应生成席夫碱，席夫碱水解又生成醛和胺，胺再进行此循环过程，最后生成醛。该反应的特点是反应时间较短，主要产物是席夫碱，随着反应时间的延长，主要产物逐渐变为醛。

用高锰酸钾氧化伯烷基胺或仲烷基胺，于水－叔丁醇介质中可以生成醛或酮。例如，

$$\text{环丁胺}\ (NH_2) \xrightarrow[t\text{-}BuOH,\ H_2O]{KMnO_4} \underset{70\%}{\text{环丁酮}}$$

又如烯丙胺类抗真菌药特比萘芬等的中间体环己酮的合成。

$$\text{环己胺}\ (NH_2) \xrightarrow[t\text{-}BuOH\text{-}H_2O(1:1)]{KMnO_4,\ CaSO_4\cdot 2H_2O} \text{环己酮}$$

5. 甲基或亚甲基的氧化

甲苯或乙苯及苯乙酮都可以进行氧化，得到相应的羰基化合物。

氯霉素化学合成中的中间体 4－硝基苯乙酮可以由 4－硝基乙苯催化氧化制得。

$$O_2N-C_6H_4-CH_2CH_3 \xrightarrow[\text{醋酸锰}]{\text{空气，硬脂酸钴}} O_2N-C_6H_4-\overset{O}{\overset{\|}{C}}CH_3$$

甲苯也可以在类似的条件下氧化为苯甲醛。

苯乙酮与 SeO_2 在水存在下可以氧化为苯基乙酮醛。

$$C_6H_5-\overset{O}{\overset{\|}{C}}CH_3 \xrightarrow{SeO_2,\ H_2O} C_6H_5-\overset{O}{\overset{\|}{C}}CHO$$

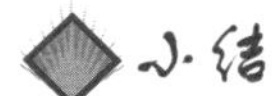

小结

本章介绍了合成碳碳双键、碳碳三键、碳氮重键和碳氧重键的方法，并且对于不同反应底物所对应的反应类型也做了讨论。同时对于各种类型的反应，本章引用了大量的医药中间体及药品合成的实例。因此，希望通过本章的学习，能够熟练多重键的形成，并加以应用。

（赵玲）

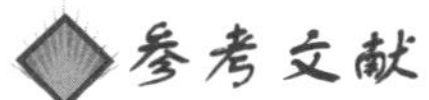

参考文献

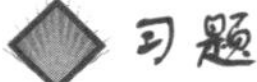

习题

一、简答题

1. 简述苯环亲电取代反应的定位规律。
2. 简述维蒂希反应中烯烃顺反比例影响因素。
3. 消除反应有哪些？请简要说明其机理。
4. 简述鉴别烯烃和炔烃的方法。

二、完成下列反应式（每空只填写主要反应产物或反应试剂）

5. $C_6H_5-Br \xrightarrow{Li,\ THF} [\quad\quad] \xrightarrow{CH_3C\equiv N} [\quad\quad] \xrightarrow{H_2O} [\quad\quad]$

6. $CH_3CH_2C\equiv CH \xrightarrow[\triangle]{KOH,\ C_2H_5OH} [\quad\quad]$

7. 1-甲基环己醇（环己烷环上连 CH_3 和 OH） $\xrightarrow[\triangle]{H_2SO_4}$ [ ]

8. O_2N—C₆H₄—CHO + Ac_2O $\xrightarrow{NaOAc}$ [ ]

9. $CH_3CHO + CH_3\overset{O}{\overset{\|}{C}}CH_2\overset{O}{\overset{\|}{C}}OC_2H_5 \xrightarrow{吡啶}$ [ ]

三、根据下列描述写出各步产物结构或推断下列得到的化合物的结构

10. 2-乙酰基-4-硝基苯氧乙酸在吡啶存在下与酸酐共热，生成苯并呋喃甲酸的衍生物。

11. 2,2-二氟-1,1,2-三氯乙烷在氢氧化钠水溶液和四甲基溴化铵的作用下生成1,1-二氟-2,2-二氟乙烯。

12. 1,1-二氯-3,3-二甲基丁烷在氢氧化钾作用下与DMSO反应，生成叔丁基乙炔。

13. 二苯乙炔在氯化钯作用下与DMSO反应，生成二苯基乙二酮。

14. 腈与格氏试剂反应，生成亚胺盐；亚胺盐水解得亚胺，亚胺不稳定，进一步水解得到酮。

四、思考题

15. 卤代烃的消去反应有很多机理，什么情况下分别用什么机理呢？

16. 碳氧重键的形成有很多方法，文中并未完全列出，还有什么方法可以形成碳氧重键吗？

第6章 缩合反应

1. 课程目标

在了解亲核加成基本反应历程的基础上，掌握羟醛缩合、珀金（Perkin）缩合、克莱森（Claisen）缩合、克脑文盖尔（Knoevenagel）缩合、迈克尔（Michael）加成等反应，掌握利用活泼亚甲基上的反应来设计合成多种延长碳链分子的方法和思路。了解逆合成分析法，根据已知分子的结构对其合成流程进行合理的推断和拆分。使学生能够依据起始原料及产物性质等，并综合考虑安全环保及技术经济等因素，合理地选择化合物合成途径、条件及衍生化的方法。

2. 重点和难点

重点：克莱森缩合、羟醛缩合、迈克尔加成反应。

难点：利用已知缩合反应历程、活泼亚甲基的反应和逆合成分析法对目标化合物进行拆分。缩合反应类型较多，各类反应的底物、催化剂及影响因素较为复杂。

引　言

广义的缩合反应是指两个分子相互作用之后失去一个小分子，生成一个较大的分子的反应。按反应过程中生成简单分子产物来分类，可分为脱水缩合、脱醇缩合、脱卤化氢缩合等，而较为复杂的缩合反应则是以亲核加成历程进行的加成再消除过程。本章中重点介绍的是以亲核加成历程为主的两个分子通过加成作用生成一个较大分子的反应。常见的缩合反应类型有羟醛缩合、珀金缩合、克莱森缩合、克脑文盖尔缩合等等。

缩合反应是有机合成中重要的一类化学反应，归纳综合反应大致有以下特点：

(1) 反应的结果生成新的碳碳键以区别其他反应。

(2) 反应过程中有简单的无机或有机分子脱去，如水、二氧化碳、一氧化碳、卤化氢、氢气、氮气、氧气、甲醇或乙醇等。

(3) 反应产物比原来的有机分子更复杂。

(4) 反应过程使用缩合剂，也有仅在加热下即可进行的缩合。

醛、酮分子中的 α-H 具有酸性，其主要原因有二：一是羰基的极化；二是羰基能使共轭碱的负电荷离域化，实际上生成了烯醇负离子：

$$-\overset{H}{\underset{-}{C}}-\underset{\|}{C}(=O)-\ \text{烯醇负离子}$$

$$-H^+\ \rightleftarrows\ +H^+ \qquad +H^+\ \rightleftarrows\ -H^+$$

$$\text{酮式}\ -\overset{H_2}{C}-\underset{O}{\underset{\|}{C}}-\ \rightleftharpoons\ -\underset{H}{C}=\underset{OH}{\underset{|}{C}}-\ \text{烯醇式}$$

在溶液中,有 α-H 的醛、酮是以酮式和烯醇式平衡而存在的。简单的脂肪醛在平衡体系中烯醇式含量极少(乙醛的 pK_a 为 17),但对于酮或二酮,烯醇式双键能与其他不饱和基团共轭而稳定化,在平衡体系中,烯醇式的含量会增多。如 2,4-戊二酮在气相时烯醇式约占 76%,纯液体 25℃时约占 80%(参见表 6-1)。醛、酮分子中 α-H 的酸性是其能够发生缩合反应的一个关键因素。

表 6-1 各种活泼甲基和活泼亚甲基化合物的酸性(pK_a 值)

化合物类型 CH$_3$—Y 型	H_3C-NO_2	H_3C-CN	$H_3C-CO-H$	$H_3C-CO-CH_3$	$H_3C-CO-OC_2H_5$	$H_3C-CO-NH_2$
pK_a	10	约 25	17	20	约 24	约 25
化合物类型 X—CH$_2$—Y 型	$N\equiv C-CH_2-CO-OC_2H_5$		$H_3C-CO-CH_2-CO-OC_2H_5$		$H_3C-CO-CH_2-CO-CH_3$	
pK_a	9		10.7		9	
化合物类型 X—CH$_2$—Y 型	$N\equiv C-CH_2-C\equiv N$		$C_2H_5O-CO-CH_2-CO-OC_2H_5$			
pK_a	11		13			

6.1 羟醛缩合

含有活泼 α-H 的醛或酮在碱或酸的催化作用下形成碳负离子或烯醇负离子,可以发生多种亲核加成反应,如与醛或酮的羰基发生加成反应形成 β-羟基酮(醛),在碱性催化作用下可进一步失去一分子水,产生 α,β-不饱和羰基化合物,这类反应称为羟醛缩合(aldol condensation)。不同的羰基化合物,产生不同的碳负离子,因此可以用来制备各种类型的 α,β-不饱和羰基化合物。

羟醛缩合一般采用碱催化法，常用的碱催化剂是氢氧化钠水溶液，有时也用到碳酸钠、碳酸氢钠、氢氧化钾、碳酸钾、氢氧化钡、氢氧化钙、醇钠和有机胺，如三乙基胺等。

6.1.1 醛自身的缩合

以乙醛的自身缩合为例，它在碱的作用下先脱质子生成碳负离子，后者再与另一分子乙醛中的羰基碳原子发生亲核加成反应而生成 3－羟基丁醛（acealdol，简称 aldol）。反应机理：

$$OH^- + H-CH_2-\underset{\underset{O}{\|}}{C}-H \xrightleftharpoons[\text{（快）}]{\text{脱}\alpha-H} H_2C^- -\underset{\underset{O}{\|}}{C}-H + H_2O$$

$$H_2C^- -\underset{\underset{O}{\|}}{C}-H + H_3C-\underset{\underset{O^{\delta-}}{\|}}{\overset{\delta^+}{C}}-H \xrightleftharpoons[\text{（慢）}]{\text{亲核加成}} H_3C-\underset{\underset{OH}{|}}{\overset{\overset{H}{|}}{C}}-CH_2-\underset{\underset{O}{\|}}{C}-H$$

$$H_3C-\underset{\underset{OH}{|}}{\overset{\overset{H}{|}}{C}}-CH_2-\underset{\underset{O}{\|}}{C}-H \xrightarrow[\triangle]{-H_2O} H_3C-\underset{\beta}{\overset{\overset{H}{|}}{C}}=\underset{\alpha}{\overset{\overset{H}{|}}{C}}-\underset{\underset{O}{\|}}{C}-H$$

具有 α－H 的醛在碱催化下，自身缩合首先生成 β－羟基醛。碳酸钠（钾）或氢氧化钠（钾）的醇水溶液均是常用的碱性试剂。若欲获得 β－羟基醛，必须在缩合反应完成后，在尽量低的温度下进行蒸馏。因为 β－羟基醛受热极易脱水，甚至有些 β－羟基醛在室温下即自行脱水生成 α，β－不饱和醛。

6.1.2 醛的交叉缩合

都含 α－H 的不同醛的交叉缩合：当不同醛交叉缩合时可能生成 4 种羟基醛，例如，乙醛和丙醛进行缩合就可能得到如下四种产物：

$$CH_3CH_2CHO + CH_3CHO \xrightarrow{OH^-} CH_3CH(OH)CH_2CHO + CH_3CH_2CH(OH)CH(CH_3)CHO + CH_3CH(OH)CH(CH_3)CHO + CH_3CH_2CH(OH)CH_2CHO$$

最后两种产物是由两种醛“交叉”缩合的结果，这种反应叫做交叉羟醛缩合。这样的反应，产物太复杂，在合成上几乎没有价值。但若选用一种无 α－H 的醛和一种含 α－H 的醛进行交叉缩合，则有合成价值。常常利用芳香醛与脂肪族的醛进行缩合，芳香醛没有羰基 α－H，不能生成碳负离子，它不能自身缩合，但是芳香醛分子中的羰基可以与含有活泼 α－H 的脂醛所生成的碳负离子发生交叉缩合、消除脱水生成 β－苯基－α，β－不饱和醛。这个反应又称克莱森－施密特反应（Claisen－Schimidt reaction）。如肉桂醛的合成，就是利用了苯甲醛与乙醛进行交叉缩合。

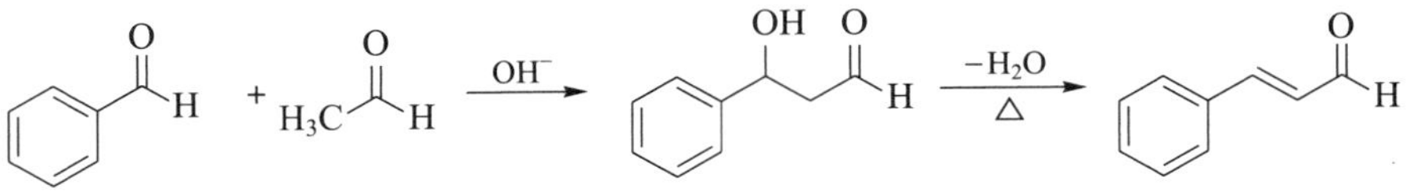

含有 α－H 的酮也可以发生类似的缩合反应，即羟酮缩合反应，但由于其空间位阻比醛大，通常较难反应。另外，不对称酮因含有不同的 α－H，因此即使是自身缩合也能得到两种产物。

正因为酮自身缩合较慢，可利用酮与醛交叉缩合进行合成，反应中酮大多提供碳负离子，进攻醛的双键。例如，

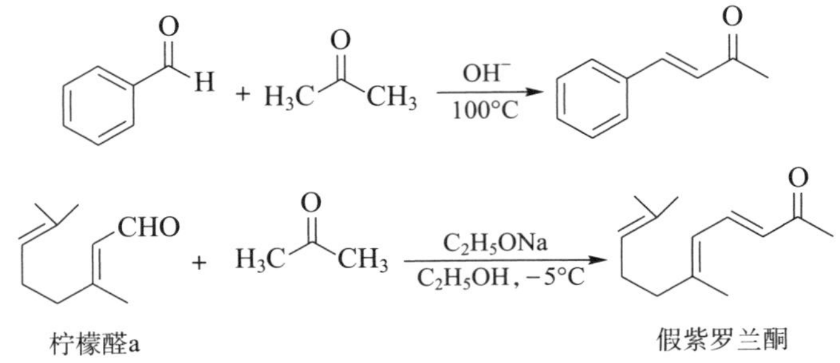

柠檬醛a

假紫罗兰酮

苄基酮的 α－亚甲基特别活泼，亚甲基不仅被羰基活化，苯基对它也有活化作用，如苯甲醛很容易和苄基甲基酮发生反应：

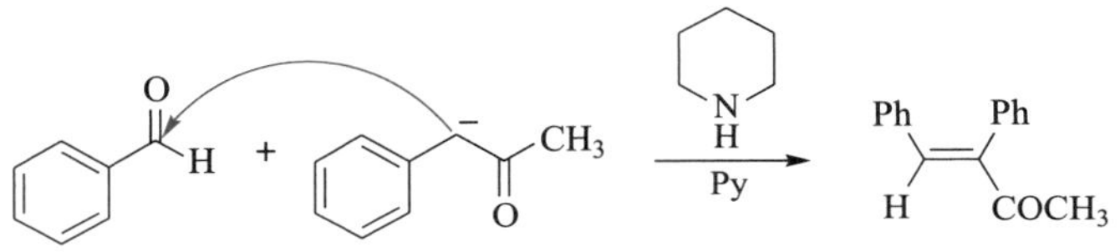

脂环酮的 α－H 位阻较小，也容易与羰基化合物缩合。例如，呋喃甲醛与环己酮在氢氧化钠的碱溶液催化下可发生如下缩合反应：

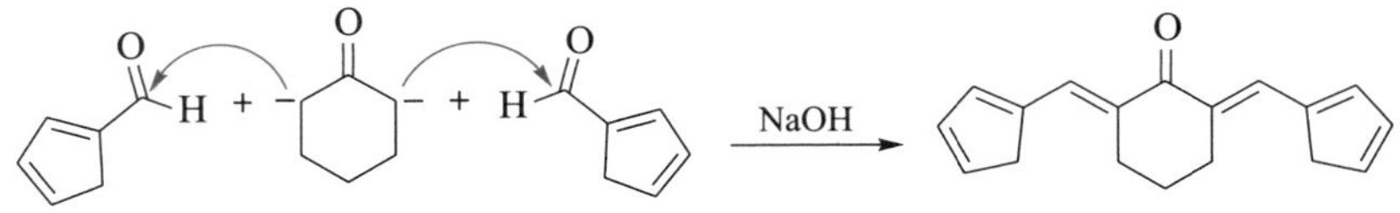

二酮化合物进行分子内羟酮缩合反应可制备环状化合物，例如，

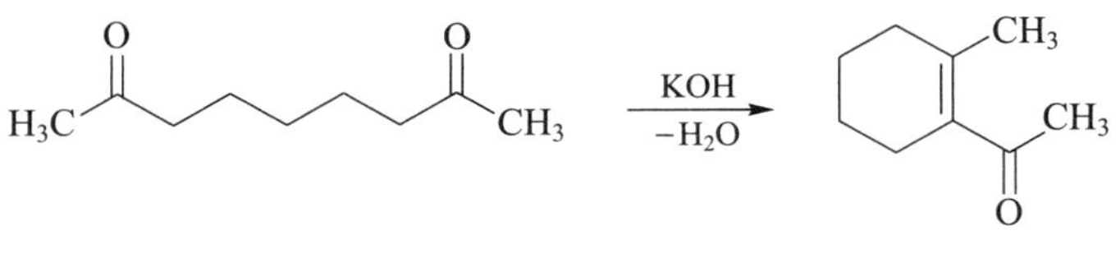

想一想

你能写出上述环合反应的历程吗？

因同时含有共轭碳碳双键（C＝C）和碳氧羰基（C＝O），α，β－不饱和羰基化合物兼有烯烃、醛酮和共轭二烯烃的性质，是一种重要的有机合成中间体，被广泛作为一系列化学反应的底物，进行还原、氧化、加成、环合

等反应。另外，这种烯酮共轭的类似结构普遍存在于天然活性物质与化学合成药物中，被广泛应用于药物合成领域。它们本身的药理活性体现在抗疟疾、抗炎、抗肿瘤等方面，也可用作植物生长调节剂。

α,β－不饱和酮作为一种药物活性基团，遍布于天然产物活性分子中，如黄酮类代表药物黄芩素，它具有降低脑血管阻力，改善脑血循环、增加脑血流量及抗血小板凝集作用，临床上被用于治疗脑血管病后瘫痪。同时，α,β－不饱和酮结构也存在于药物分子中，如马来酸桂哌齐特，在临床上，被用于治疗心脑血管等疾病。

HO HO OH O O

黄芩素

H_3CO H_3CO O N N O N · COOH COOH

马来酸桂哌齐特

α,β－不饱和酮作为一类药物中间体，也被应用于化学合成药物的构建中。如抗心律失常药普罗帕酮（propafenone）的合成，首先通过羟醛缩合得到 α,β－不饱和羰基化合物，接着还原双键得到二氢查尔酮，进一步与环氧氯丙烷醚化，最后和正丙胺经过胺化得到普罗帕酮。

O O $AlCl_3$ OH O CH_3 + O H OH^- O OH Pd/C, H_2

O OH Cl O OH^- O O O H_2N CH_3 O O N H OH

普罗帕酮

6.1.3 康尼查罗反应

苯甲醛在强碱如氢氧化钾的存在下可以发生歧化反应，生成等物质的量之比的苯甲醇和苯甲酸，这个反应叫做康尼查罗（Cannizzaro）反应。反应机理如下：

O H + OH^- ⟶ OH H O^-

OH O^- H + δ^- O δ^+ H ⟶ O OH + H H O^-

反应历程是：一分子苯甲醛作为氢供给体，自身被氧化成苯甲酸，另一分子苯甲醛则作为氢接受体，自身被还原成苯甲醇。

康尼查罗反应既涉及醛与 OH^- 形成 C—O 键的亲核加成反应，又涉及醛与 H^- 形成 C—H 键的亲核加成反应。其他没有 α - H 的醛，如甲醛、2,2 - 二甲基丙醛和糠醛等，虽然不能或不易发生自身缩合反应，但是在强碱的催化作用下，也可以发生歧化反应，生成等物质的量之比的羧酸和醇。

康尼查罗反应也可以发生在两个不同的没有 α - H 的醛分子之间，它叫做交叉康尼查罗反应，其中有实际意义的是用甲醛作氢供给体，自身被氧化成甲酸，并使另一种没有 α - H 的醛接受氢被还原成醇。例如，季戊四醇可通过一分子的乙醛跟四分子的甲醛反应来缩合得到。过量的甲醛在碱的催化作用下，分别与含三个活泼 α - H 的乙醛发生交叉缩合后，再进行交叉康尼查罗反应最终得到季戊四醇。

$$H{-}CH_2{-}C({=}O){-}H \overset{OH^-}{\rightleftharpoons} H_2C^-{-}C({=}O){-}H \xrightarrow[OH^-]{HCHO} H{-}C(O^-)(H){-}CH_2{-}C({=}O){-}H \xrightarrow{H_2O} HOH_2C{-}\overset{H}{C}^-{-}C({=}O){-}H$$

$$\xrightarrow[OH^-]{HCHO} HOH_2C{-}C^-(CH_2OH){-}C({=}O){-}H \xrightarrow[OH^-]{HCHO} HOH_2C{-}C(CH_2OH)(CH_2OH){-}C({=}O){-}H \xrightarrow[OH^-]{HCHO} HOH_2C{-}C(CH_2OH)_2{-}CH_2OH$$

6.2 克莱森缩合

6.2.1 酯酯自身缩合

酯缩合指的是酯的亚甲基活泼 α - H 在强碱性催化剂的作用下，脱质子形成碳负离子，然后与另一分子酯的羰基碳原子发生亲核加成，并进一步脱烷氧基而生成 β - 酮酸酯的反应，又称为克莱森缩合（Claisen Condensation）。反应机理：

$$H_3C{-}C({=}O){-}O{-}CH_2CH_3 \xrightarrow{OH^-} {}^-H_2C{-}C({=}O){-}O{-}CH_2CH_3 + H_3C{-}C({=}O){-}O{-}CH_2CH_3$$

$$\xrightarrow{OH^-} H_3C{-}C(O^-)(OC_2H_5){-}CH_2{-}C({=}O){-}O{-}CH_2CH_3 \xrightarrow{^-OC_2H_5} H_3C{-}C({=}O){-}CH_2{-}C({=}O){-}O{-}CH_2CH_3$$

若反应物分子中只有一个 α - H，其酸性更弱，需要使用比乙醇钠更强的碱来催化如 NaH，Ph_3CNa 等。

在进行这类反应时，首先必须选择一个强度适当的碱，在平衡体系中，产生足够浓度的碳负离子，其次要考虑的是在反应中使用的溶剂。假若溶剂的酸性比反应物强得多的话，那时就不能产生很多的碳负离子，因为溶剂的质子被碱性很强的碳负离子夺去了，因而溶剂应选取酸性弱的或非质子溶剂。一般使用的强碱有下列几种：① 三级丁醇钾，溶剂经常使用三级丁醇、二甲亚砜、四氢呋喃等；② 钠氨，溶剂为液氨、醚、苯、甲苯、1,2－二甲氧乙烷等；③ 氢化钠及氢化钾，溶剂为苯、醚、二甲基甲酰胺等；④ 三苯甲基钠，溶剂为苯醚、液氨等。三苯甲烷的 pK_a 值大约为 31.5，而三级丁醇的 pK_a 是 18，因此三苯甲基钠要比三级丁醇钠的碱性强得多。此外，还有 LDA 等。

双酯在醇钠作用下进行分子内缩合被称为狄克曼（Dieckmann）缩合，常用来合成五、六元环酮化合物。

C_2H_5ONa

OEt　$^-OC_2H_5$　OEt　OC_2H_5　(1) $NaOH/H_2O$　(2) H^+, △

6.2.2 酯酯交叉缩合

异酯交叉缩合时，如果两种酯都有活泼 α－H，与羟醛缩合类似，可能生成四种不同的 β－酮酸酯，难以分离纯化，没有实用价值。但如果其中一种酯没有活泼 α－H，那么在缩合时就可以生成单一的产物。常用的无活泼 α－H 的酯主要有甲酸酯、苯甲酸酯、草酸二乙酯和碳酸二甲酯等。例如，苯乙酸乙酯在无水乙醇钠的催化下与草酸二乙酯缩合、酸化、再热脱羰可制得苯基丙二酸二乙酯，收率 82%～84%。

OC_2H_5 + C_2H_5O　OC_2H_5　CH_3COONa　C_2H_5O　OC_2H_5　^-O　OC_2H_5　$-C_2H_5O$

HO　OC_2H_5　OC_2H_5　↔　OC_2H_5　OC_2H_5　$-CO$, 175℃ △　OC_2H_5　OC_2H_5

上面反应式中草酸酯的缩合产物有一个 α－羰基酸酯的基团，加热即失去一分子的一氧化碳，变为取代的丙二酸酯。

为了促进酯的脱质子转变为碳负离子，需要使用强碱催化剂。最常用的碱是乙醇钠的无水乙醇溶液，当乙醇钠的碱性不够强，就需要改用碱性更强的叔丁醇钾的无水叔丁醇溶液、金属钠、氨基钠、氢化钠或三苯基甲基钠等。因为碱催化剂必须使 β－酮酸酯完全形成稳定钠盐或钾盐，所以催化剂的用量（物质的量）要多于所用原料酯。

为了避免酯的水解，缩合反应要在无水惰性有机溶剂中进行。当用醇钠作碱性试剂时，可用相应的无水醇作溶剂。对于一些在醇中难于缩合的活泼亚甲基化合物，可改用苯、甲苯、二甲苯或煤油作溶剂，并用金属钠或氨基钠作碱。也可以在煤油中加入甲醇钠的甲醇溶液，待活泼亚甲基化合物形成碳负离子后，再蒸出甲醇以避免发生可逆反应。

与甲酸酯发生酯缩合作用后，即在 α - 碳原子上引入一个甲酰基，α - 甲酰化物是非常活泼的，并且容易聚合，产率往往很低。如乙酸乙酯和甲酸乙酯缩合的产物，马上再发生醇醛缩合作用，得到均苯三甲酸乙酯：

$$CH_3COOC_2H_5 + HCOOC_2H_5 \xrightarrow[(2)\ H_3O^+]{(1)\ C_2H_5ONa} CHOCH_2COOC_2H_5 + C_2H_5OH$$

$$3\ OHC-CH_2-COOC_2H_5 \xrightarrow{-3H_2O} C_6H_3(COOC_2H_5)_3$$

6.2.3 酯酮交叉缩合

酯与酮的交叉缩合反应机理与酯酯缩合相类似，由于酮羰基的吸电子能力大于酯羰基，因此，通常酮产生碳负离子进攻酯羰基。例如，

$$CH_3COCH_3 \xrightarrow[(C_2H_5)_2O]{NaH} CH_3CO\overset{-}{C}H_2 \xrightarrow{+\ CH_3COOC_2H_5} CH_3COCH_2C(O^-)(CH_3)OC_2H_5 \longrightarrow CH_3COCH_2COCH_3$$

酯与酮的缩合反应中，甲基酮最活泼。因为烷基具有给电子效应，使 α - 碳原子上 C—H 键电子云密度增加，断键变得困难，因而酸性降低，相应的碳负离子不易形成。另一方面，烷基的位阻效应也有影响。酯的羰基碳原子上带正电荷越多，则酯的活性越大，对反应越有利。所以酯的反应活性一般如下：

$HCOOR, ROOC—COOR > CH_3COOC_2H_5 > R—CH_2COOC_2H_5 > R_2CHCOOC_2H_5 > R_3CCOOC_2H_5$

芳香族羧酸酯的反应活性如下：

$$X\text{-}C_6H_4\text{-}COOC_2H_5 > C_6H_5\text{-}COOC_2H_5 > Y\text{-}C_6H_4\text{-}COOC_2H_5$$

（X = 吸电子基团；Y = 给电子基团）

酯烷氧基部分的性质对酯的活性也有影响，一般是

$$CH_3COOC_6H_5 > CH_3COOCH_3 > CH_3COOC_2H_5$$

利用克莱森酮酯缩合反应可以合成环状酮。例如，邻羟基苯乙酮的酯类化合物，在碱的作用下进行分子内酮酯缩合，得到 1,3 - 二羰基化合物，后者在酸催化下脱水环合，可得黄酮化合物。

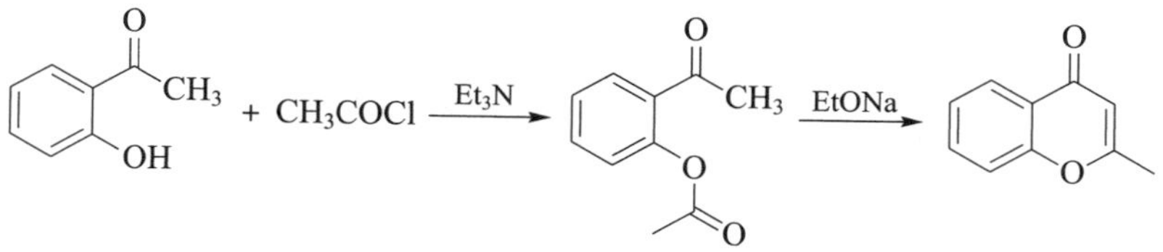

6.3 克脑文盖尔缩合

凡含有活泼亚甲基的化合物在碱的催化下，与醛、酮起羟醛缩合而生成 α,β-不饱和化合物的反应称为克脑文盖尔缩合（Knoevenagel condensation）。该反应中的活泼亚甲基化合物一般具有两个吸电子基团，活性较大。常用的催化剂有吡啶、哌啶、三乙胺等有机碱等。反应时常用苯、甲苯等有机溶剂共沸脱除生成的水，以促使反应完全。

反应通式：

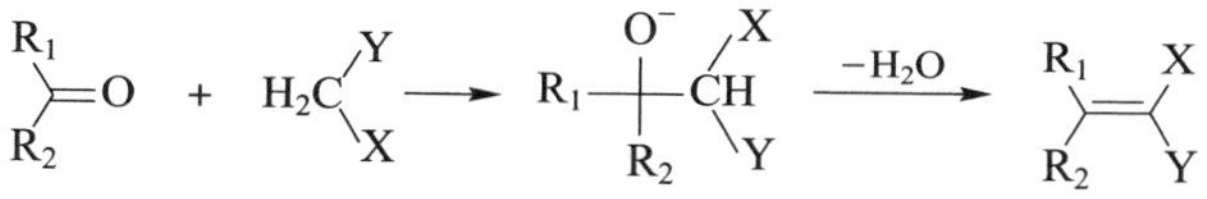

反应机理：

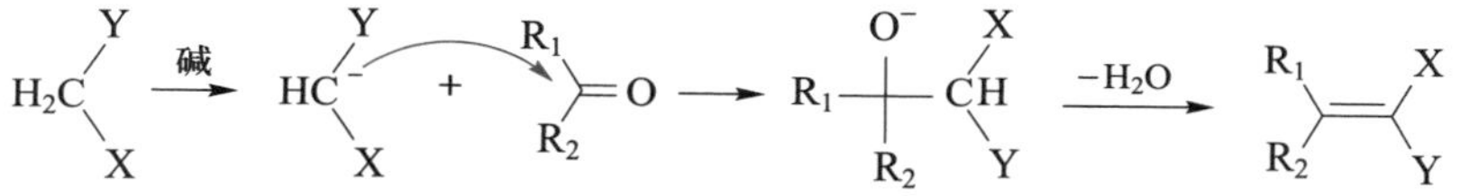

该反应的机理一般认为与羟醛缩合相似，活泼亚甲基形成的碳负离子进攻醛或者酮羰基发生亲核加成再发生消除反应，最终形成烯烃。其中 R_1、R_2 可以是氢、脂肪烃、芳香烃等，X、Y 是吸电子基团如氰基、硝基、羧基、酯基、羰基等。由于活泼亚甲基两边都有吸电子基团，因此亚甲基上氢的酸性要比醛酮羰基 α-H 高，反应也更容易。

例如，在制备肉桂酸时，使用丙二酸比使用醋酸酐的珀金反应（Perkin reaction）效果更好，但原料价格也相对较高。

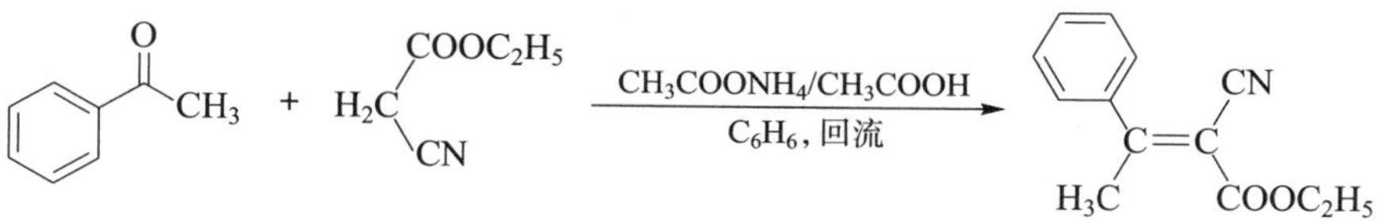

克脑文盖尔缩合在合成中的应用很多，除了基础的合成烯烃以外还可用于环合制备杂环。

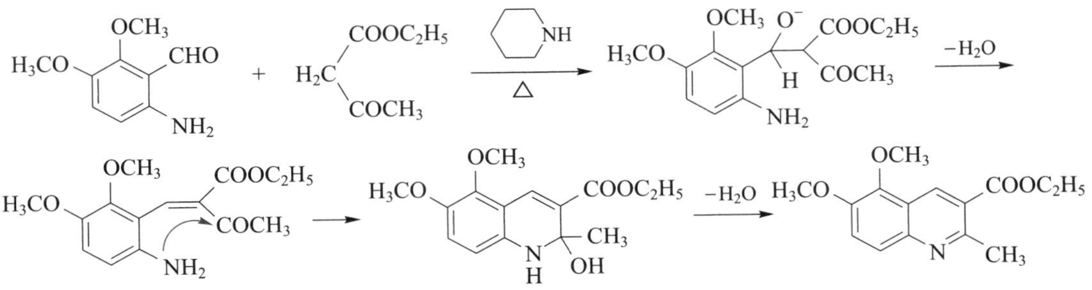

克脑文盖尔缩合在药物和精细化工中有许多用途，例如，甲氧苄啶（trimethoprim）是一种合成的广谱抗菌剂，可单独用于呼吸道感染、泌尿道感染、肠道感染等病症，还可用于治疗敏感菌所致的败血症、脑膜炎、中耳炎、伤寒、志贺菌病（菌痢）等，有报道可利用 TEBA 这种常见的相转移催化剂为克脑文盖尔缩合催化制备甲氧苄啶。

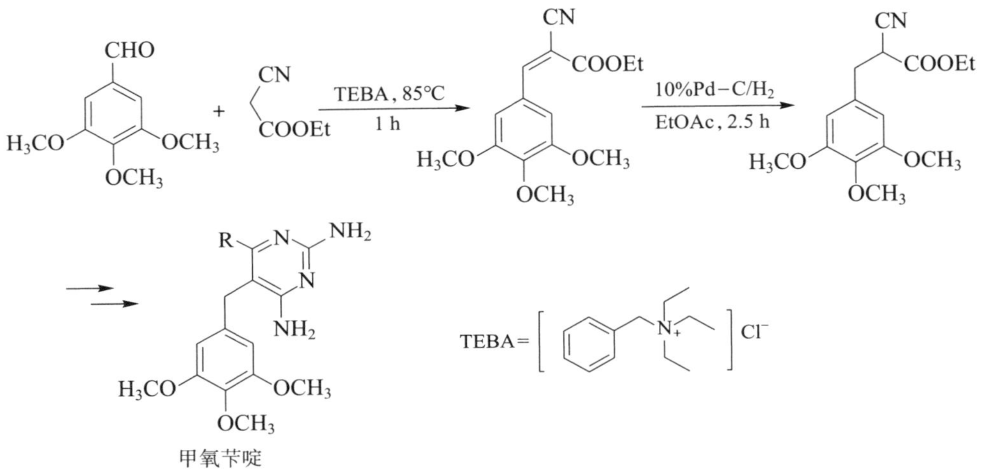

甲氧苄啶

Ginson George 等报道了对一种胰脂肪酶（PL）抑制剂的合成及生物活性研究，这种胰脂肪酶抑制剂负责消化 50%～70% 的膳食甘油三酯，因此被认为是一种将来可用于抑制肥胖的药物。

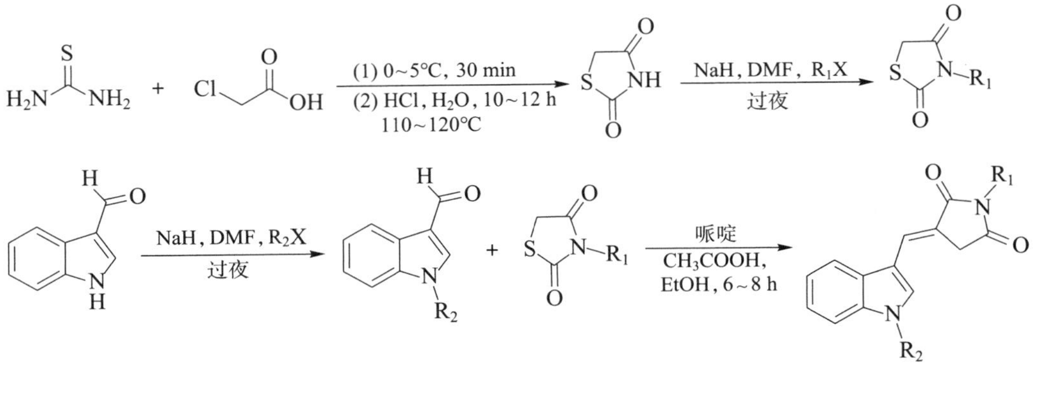

Irfan Khan 等报道了利用克脑文盖尔缩合合成了一系列 1,4-二氢炔诺-[1,2-*c*]吡唑连接的偶联物,有部分衍生物中具有良好的细胞毒性,有望开发出能有效地治疗多药耐药(MDR)肿瘤及抑制微管蛋白聚合的小分子药物。

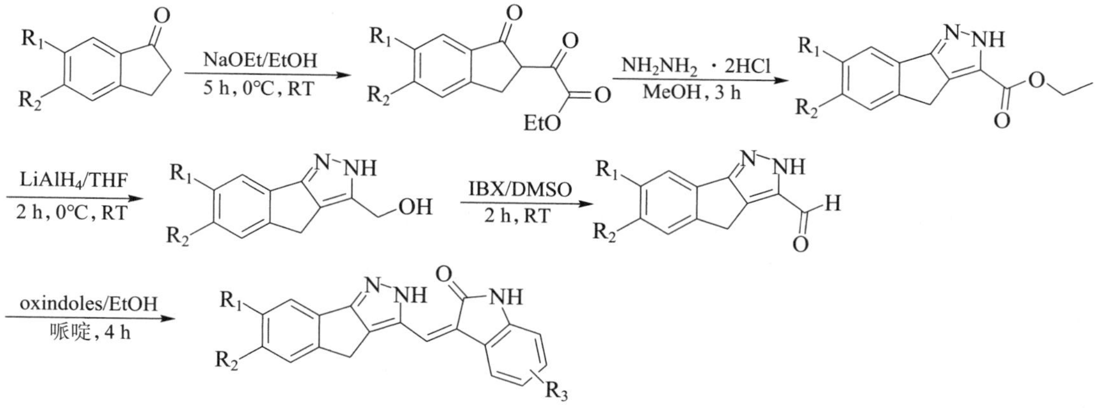

NaOEt/EtOH, 5 h, 0°C, RT; $NH_2NH_2 \cdot 2HCl$, MeOH, 3 h; $LiAlH_4$/THF, 2 h, 0°C, RT; IBX/DMSO, 2 h, RT; oxindoles/EtOH, 哌啶, 4 h

6.4 普林斯反应

最初把一定温度下烯烃和甲醛在酸性条件下进行的一种缩合反应称为普林斯(Prins)反应,后来泛指一系列的烯烃或炔烃与羰基的加成反应。反应机理:

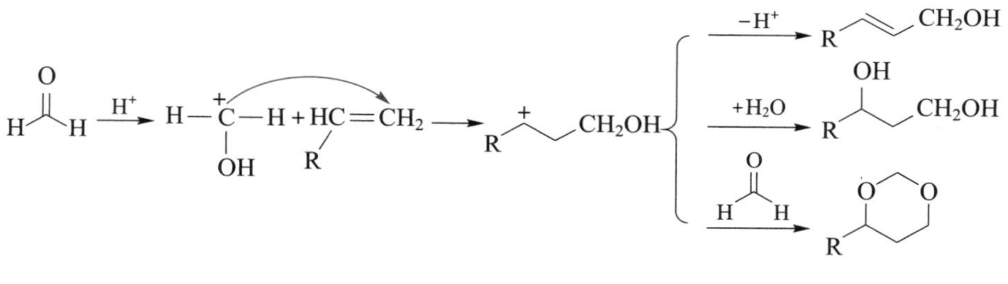

H^+; $-H^+$; $+H_2O$

该反应最终生成的产物主要取决于烯烃的结构和反应条件。反应体系中在含有水的情况下,容易发生副反应,生成副产物 1,3-二醇衍生物。反应体系不含有水且烯烃过量的前提下容易发生副反应,生成增加一个碳原子的烯醇。只有在甲醛过量的条件下才有利于生成 1,3-二氧六环衍生物。

使用的传统酸性催化剂包括 H_2SO_4,H_3PO_4 或 BF_3,近年来也有多种新的尝试,如离子液体催化剂、固体酸类催化剂、分子筛类催化剂、杂多酸催化剂等。

MBOH 是一种无色透明的液体,被广泛地用作医药、香料、杀虫剂、高分子材料的合成。异丁烯和甲醛的普林斯反应生成 3-甲基-3-丁烯-1-醇,是一种很好利用 C_4 烯烃的方法。该反应操作简单,产物选择性和收率很高,原子利用率能达到 100%。

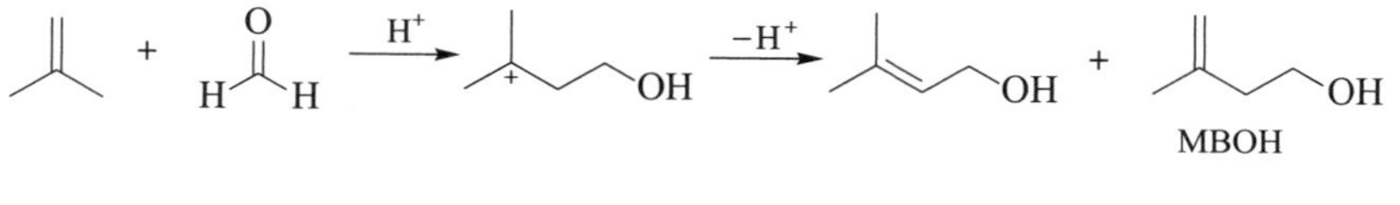

H^+; $-H^+$; MBOH

Reddy 等报道了一种利用普林斯反应原理的双关环反应，用带有芳胺基结构的高烯丙醇和醛在 BF_3/Et_2O 的催化作用下环化成四氢吡喃衍生物。这种结构具有很好的抗炎性能，同时也可以应用于神经系统疾病的治疗。

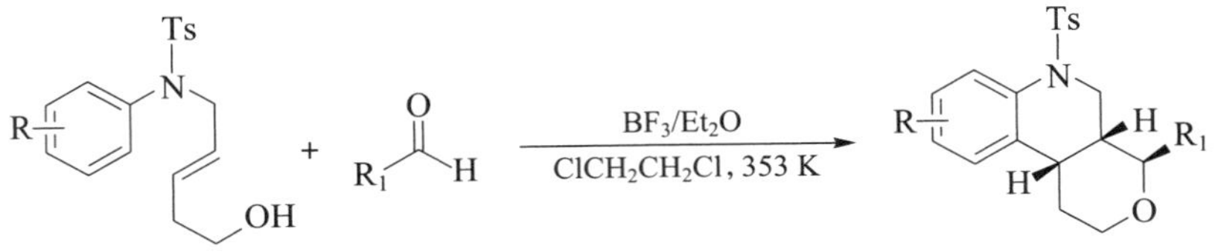

BF_3/Et_2O, $ClCH_2CH_2Cl$, 353 K

异戊二烯是合成橡胶（SR）的重要单体，主要用于合成异戊橡胶（IR）、丁基橡胶（IIR）和苯乙烯－异戊二烯－苯乙烯嵌段共聚物（SIS）等。这样产品具有高温稳定性好、物理机械性能好、密封性好等性质。很多日常用品也是以异戊二烯为原料制成的，如胡萝卜素、维生素、菊酯类杀虫剂，还有一些香料也是以异戊二烯为原料制成的，如沉香醇、薰衣草、薄荷脑等。

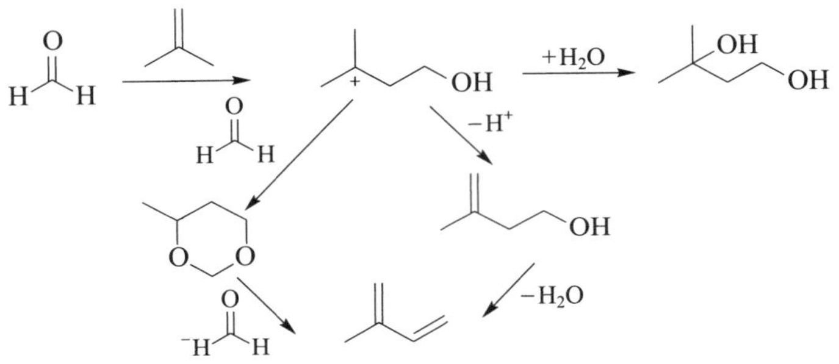

$+H_2O$　$-H^+$　$-H_2O$

在药物的研发过程中，大环天然产物占重要地位，其具有杀虫、抗菌甚至是抗肿瘤的作用，但因其结构复杂，一直是研究与合成工作的一个难题。大环天然产物之所以难以合成，最主要的是其环化的过程很难。普林斯反应作为一种连接 C—C 键的有效手段，在解决大环环化难的问题中起到重要作用。

肯多霉素（kendomycin）是一种聚酮类的抗生素，具有显著的抗菌和肿瘤细胞毒性活性。其合成过程如下：

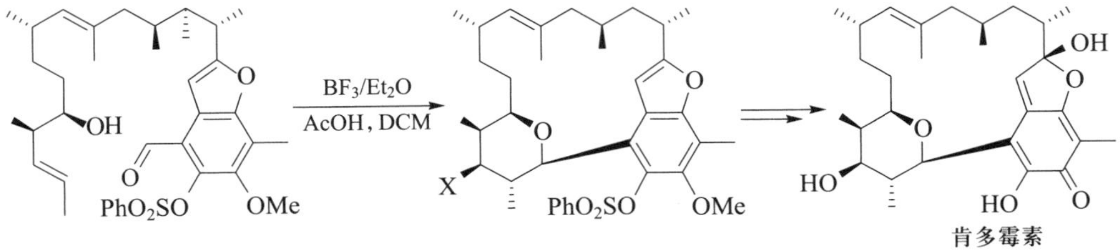

BF_3/Et_2O, AcOH, DCM

肯多霉素

Panek 等应用普林斯成环反应进行海洋源性毒素 leucascandrolide A 的全合成当中，取得了较好的结果。

leucascandrolide A

6.5 达参反应

醛、酮与 α - 卤代酸酯在强碱存在下反应生成 α,β - 环氧酸酯的过程称为达参反应(Darzens reaction),亦称为缩水甘油酸酯缩合反应。反应机理:

$$R_1R_2C{=}O + R_3\bar{C}(X)COOC_2H_5 \xrightarrow[\text{或}NaNH_2]{C_2H_5ONa} R_2-\underset{O^-}{\overset{R_1}{C}}-\underset{R_3}{\overset{X}{C}}-\overset{O}{\overset{\|}{C}}-OC_2H_5 \longrightarrow R_2-\overset{R_1}{C}\overset{O}{—}\overset{R_3}{C}-\overset{O}{\overset{\|}{C}}-OC_2H_5$$

该反应中使用的羰基化合物,除脂肪醛的收率不高外,其他芳香醛和脂芳酮、脂环酮及 α,β - 不饱和酮等均可顺利地进行反应。在 α - 卤代酸酯方面,一般以 α - 氯代酸酯最合适。此外 α - 氯代酮、α - 氯代腈亦可进行类似反应。常用的催化剂有醇钠、氨基钠、叔丁醇钾等,其中叔丁醇钾的效果最好,所得产物的收率较用其他催化剂为高。

缩水甘油酸酯有顺、反两种构型,但在达参反应产物中,由于较大基团对关环有影响,因此一般以酯基与邻位碳原子的较大基团处于反式的产物占优势。

$$C_6H_5CHO + ClCH_2COOC_2H_5 \xrightarrow{C_2H_5ONa} \text{反式产物 } (90\%) + \text{顺式产物 } (10\%)$$

通过达参缩合得到的 α,β - 环氧酸酯经水解、脱羧等反应,可以转化成比原有反应物醛或酮增加一个碳原子的醛或酮。一般是将 α,β - 环氧酸酯用碱水解后继续加热脱羧;或者将碱水解产物先用酸中和然后加热脱羧而得。

$$R_2-\overset{R_1}{C}\overset{O}{—}\overset{R_3}{C}-\overset{O}{\overset{\|}{C}}-OC_2H_5 \xrightarrow{OH^-} R_2-\overset{R_1}{C}\overset{O}{—}\overset{R_3}{C}-\overset{O}{\overset{\|}{C}}-\bar{O} \xrightarrow[\triangle]{-CO_2} R_1R_2C{=}C(OH)R_3 \longleftrightarrow R_1R_2CH-\overset{O}{\overset{\|}{C}}-R_3$$

例如，由 β－紫罗兰酮合成维生素 A 中间体十四碳醛。

$$\text{β-紫罗兰酮} + ClCH_2COOCH_3 \xrightarrow[-10℃]{CH_3ONa} \text{环氧酯}(COOCH_3)$$

$$\xrightarrow[38\sim42℃]{OH^-} \text{环氧羧酸盐}(COO^-) \xrightarrow[\triangle]{-CO_2} \text{烯醇负离子}(\underline{O}) \xrightarrow[pH=6\sim7]{H^+} \text{十四碳醛}(CHO)$$

6.6 布兰科反应

在无水 $ZnCl_2$ 存在下，向芳香化合物和甲醛（或三聚甲醛）的混合物中通入 HCl 气体，向芳环上引入氯甲基的反应称为布兰科反应（Blanc reaction），也称为氯甲基化反应。反应机理：

$$HCHO \xrightarrow[ZnCl_2]{HCl} \begin{matrix}[H_2C{=}\overset{+}{O}H]Cl^- \\ [H_2C^+{-}OH]Cl^-\end{matrix} \xrightarrow{Ar{-}H} R{-}C_6H_4{-}CH_2OH \xrightarrow{HCl} R{-}C_6H_4{-}CH_2Cl$$

在反应过程中芳烃和甲醛及氯化氢反应失去一分子水生成苄基氯。常用的氯甲基化试剂有甲醛或多聚甲醛及氯化氢、氯甲醚等。质子酸如盐酸、硫酸、磷酸、乙酸及路易斯酸（如氯化锌、三氯化铝、四氯化锡）均是反应的有效催化剂。芳烃除苯以外，萘、蒽、菲、联苯和它们许多衍生物如卤代芳烃和芳醚等都能发生布兰科氯甲基化反应。

该反应本质上属于亲电取代反应历程，$ZnCl_2$ 作为路易斯酸型催化剂起到增加碳正离子正电性的作用，另外芳环上有给电子取代基时，增加了芳环上的电子云密度，有利于正电荷的进攻，反应速率加快，主要生成邻对位的产物；当芳环上有吸电子取代基时，其降低了芳环上的电子云密度，不利于正电荷的进攻，反应速率减慢，主要生成间位的产物。具体情况如下：

(1) 当芳环上有给电子基时有利于布兰科氯甲基化反应，当环上有吸电子基时不利于布兰科氯甲基化反应。例如，环上有甲基或甲氧基等有利于反应，环上有硝基不利反应，因此硝基苯和 α－硝基萘进行氯甲基化收率很低。而间二硝基苯及 1，3，5－三硝基苯及邻和对氯硝基苯不能发生氯甲基化反应。

(2) 胺类和酚类极易进行布兰科氯甲基化反应，以致得到聚合物。

(3) 酚醚和酚酯类也能成功地发生布兰科氯甲基化反应。

(4) 用氯甲基甲醚（简称氯甲醚）代替甲醛和氯化氢也可以达到氯甲基化目的。

氯甲基化反应是用途广泛的增加一个 C 原子的合成法，可用来制备某些结构比较复杂的化合物。由于氯甲基可以转变成其他原子团，如—CH_3，—CH_2OH，—CHO，—CH_2CN，—CH_2NH_2，—CH_2COOH 等，因此在合成中应用广泛。

洛索洛芬钠是由日本三共株式会社研制的一种临床上用于治疗类肩周炎、风湿性关节炎、腰膝酸痛等疾病的非甾体抗炎药。其中关键中间体 2-(4-氯甲基苯基)丙酸甲酯可通过氯甲基化反应制得。

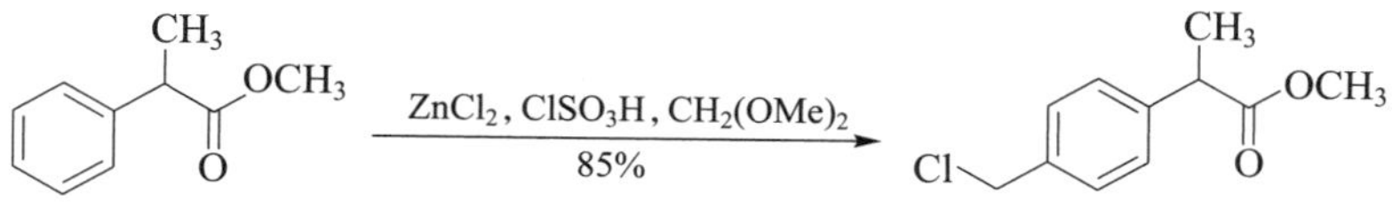

$$\xrightarrow[85\%]{ZnCl_2, ClSO_3H, CH_2(OMe)_2}$$

盐酸布替萘芬是一种烯丙胺类抗真菌药,它能高度抑制真菌角鲨烯环氧化酶的生物活性,主要有抗菌谱广和抗菌活性高等特点。以萘为原料,经布兰科氯甲基化反应得到 1-氯甲基萘,进一步与甲胺、叔丁基氯苄反应制得盐酸布替萘芬,总收率为 45.5%。

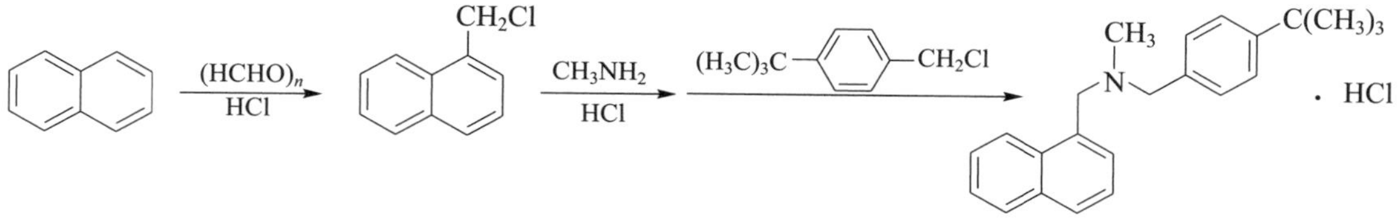

$$\xrightarrow[HCl]{(HCHO)_n} \xrightarrow[HCl]{CH_3NH_2} \xrightarrow{(H_3C)_3C-C_6H_4-CH_2Cl} \cdot HCl$$

Etrasimod(APD334)是一种高选择性和口服活性的 S1P1 受体拮抗剂。目前正在研发用于自身免疫性疾病的治疗。它的中间体 4-氯甲基-1-环戊基-2-三氟甲基苯是合成该拮抗剂的关键反应物。有报道利用 1-溴-2-三氟甲基苯与溴代环戊烷偶联,再发生氯甲基化反应可大大缩减反应步骤,两步总收率达到 39%,目前,此方案已经应用到工业化生产当中。

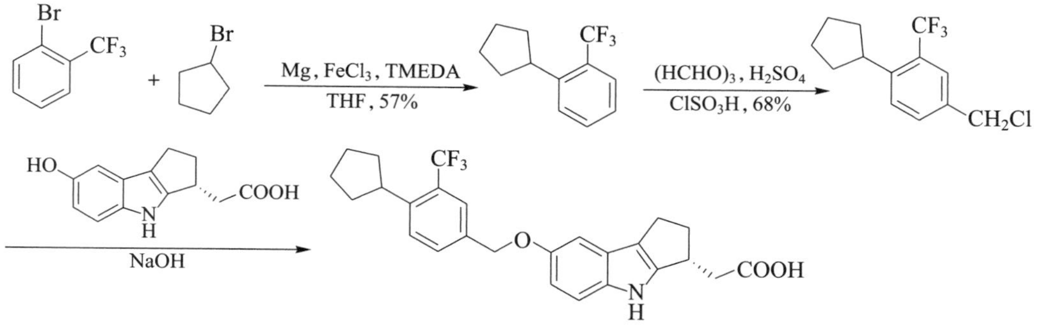

$$\xrightarrow[THF, 57\%]{Mg, FeCl_3, TMEDA} \xrightarrow[ClSO_3H, 68\%]{(HCHO)_3, H_2SO_4} \xrightarrow[NaOH]{}$$

6.7 曼尼希反应

具有 α-H 的酮与甲醛(或其他简单脂肪醛)及胺反应,生成 β-氨基酮,称为曼尼希反应(Mannich reaction)。反应机理:

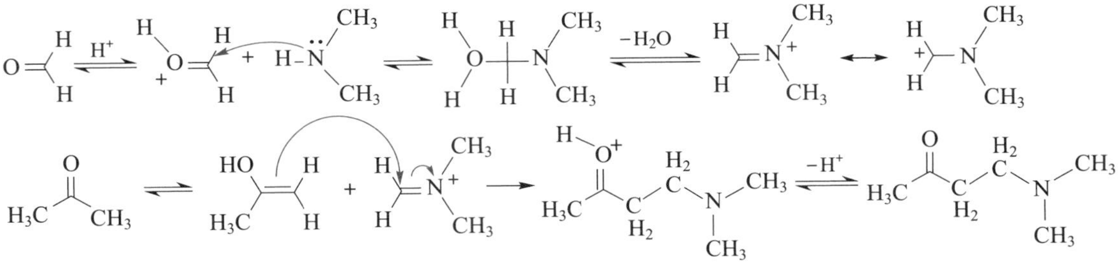

利用甲醛和含有活泼氢的醛、酮进行缩合反应时，反应比较难以控制，即全部的活泼 $\alpha-H$ 都可以进行羟甲基化，前面所讨论过的季戊四醇，就说明这个问题。如要在活泼甲基上只引入一个碳原子，则可以用活泼甲基化合物和甲醛及胺同时反应，这样就将一个活泼 $\alpha-H$ 用一个胺甲基取代。

该反应一般是在水、醇或醋酸溶液中进行。甲醛可以用甲醛溶液或三聚及多聚甲醛。胺一般是用二级胺的盐酸盐，如二甲胺、哌啶等。通常在反应混合物中加入少量的盐酸，以保证酸性。一级胺或氨本身由于氮原子上还有多余的氢，产物可以再进一步和醛反应，得到副产物，因此不常使用。例如，苯乙酮和一级胺反应得到的二级胺还可以进一步反应，得到三级胺：

$$C_6H_5COCH_3+HCHO+RNH_2\cdot HCl \longrightarrow C_6H_5COCH_2CH_2NHR$$

$$C_6H_5COCH_3+HCHO+C_6H_5COCH_2CH_2NHR\cdot HCl \longrightarrow (C_6H_5COCH_2CH_2)_2NR$$

曼尼希反应的应用范围很广，不但醛、酮的活泼氢可以进行反应，其他化合物如羧酸、酯、酚或其他含有芳香体系的活泼氢等都可以，如苯酚羟基的邻对位氢也可以发生曼尼希反应。

曼尼希反应是制备 β－氨基酮的好方法，特别在合成生物碱方面，是有效的类生物合成途径。托品酮的合成是曼尼希反应的经典例子，1901 年，德国有机化学家 Willstätter 首先合成了这种化合物，用环庚酮作原料，通过 14 步反应，总产率仅为 0.75%。1917 年，罗伯特·鲁宾逊以丁二醛、甲胺和 3－氧代戊二酸为原料，在仿生条件下，利用曼尼希反应，仅通过一步反应便得到了托品酮。反应的初始产率为 17%，后经改进可增至 90%。

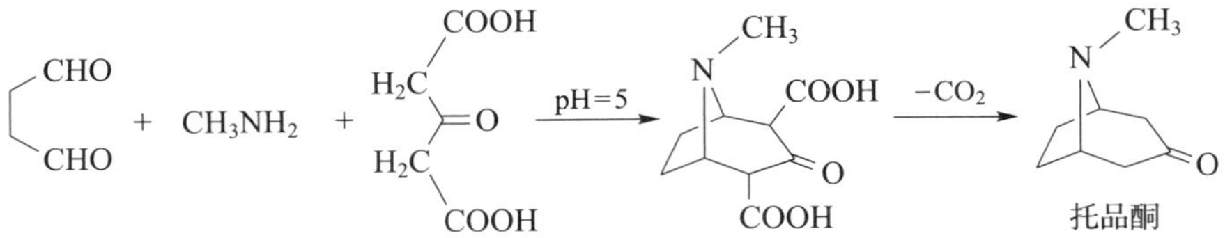

托品酮

特别值得提出的是在合成环系及氨基酸等方面，曼尼希反应有着重要的应用。例如，色氨酸的合成就是利用吲哚制备出草绿碱，再用其与乙酰氨基丙二酸乙酯在甲苯溶液中氢氧化钠的作用下发生共轭加成作用得到的。

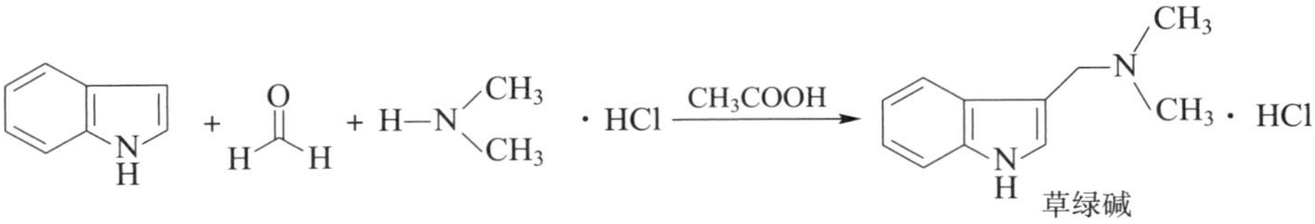

草绿碱

曼尼希碱在合成上也有很多应用，曼尼希碱受热分解可得到 α,β－不饱和酮，进一步还原即可得到增加一个碳原子的酮。若原料为不易分解的曼尼希碱还可将其与碘甲烷反应形成季铵盐，再用强碱处理，利用霍夫曼消除反应也可得到 α,β－不饱和酮。

$$R_1COCH_3 + HCHO + HNR_2R_3 \xrightarrow{HCl} R_1COCH_2CH_2NR_2R_3 \xrightarrow{\triangle} R_1COCH{=}CH_2$$

曼尼希碱在雷尼镍催化下进行氢解亦可直接得到增加一个碳原子的酮。

$$p\text{-}H_3COC_6H_4COCH_2CH_2N(CH_3)_2 \xrightarrow[\text{雷尼镍}]{H_2} p\text{-}H_3COC_6H_4COCH_2CH_3 + (CH_3)_2NH$$

曼尼希碱中的氨基被氰基取代后水解也可用来制备羧酸及氨基酸。

$$\text{吲哚-3-}CH_2N(CH_3)_2 \xrightarrow{CN^-} \text{吲哚-3-}CH_2CN \xrightarrow{KOH} \text{吲哚-3-}CH_2COOH$$

6.8 珀金反应

不含 α－H 的醛通常是芳香醛与脂肪族酸酐在相应的脂肪酸碱金属盐的催化下缩合，生成 β－芳基丙烯酸类化合物的反应称为珀金反应（Perkin reaction）。如肉桂酸的制备：

$$C_6H_5CHO + H_2\overset{-}{C}COOCOCH_3 \xrightarrow[\text{或}K_2CO_3]{CH_3COOK} C_6H_5CH(OH)CH_2COOCOCH_3 \xrightarrow{-H_2O}$$

$$C_6H_5CH{=}CHCOOCOCH_3 \xrightarrow{H^+} C_6H_5CH{=}CHCOOH \xrightarrow[\triangle]{-COOH} C_6H_5CH{=}CH_2$$

肉桂酸

羧酸酐是活性较弱的亚甲基化合物，而羧酸盐催化剂又是弱碱，所以要求较高的反应温度（150～200℃）。催化剂一般用无水羧酸钠，但有时羧酸钾或碳酸钾的效果比钠盐好，反应速率快，收率也较高。在高温下，肉桂酸还可以发生脱羧反应得到苯乙烯。

脂肪醛不易起反应，酮类很少被研究。芳醛的芳基可以是苯基、萘基、蒽基、联苯基、杂环基等。苯环上如有吸电子取代基，有利于亲核试剂进攻，反应速率快，产率也较高；给电子取代基则效果相反。当收率低时可改用前面介绍的克脑文盖尔反应，利用丙二酸在有机碱如吡啶或哌啶的催化下制备 α，β－不饱和羧酸。

由于珀金反应使用的原料价廉易得，因而工业上仍有一些产品采用珀金反应来制备 α，β－不饱和羧酸。例如，我国首个医治血吸虫病的口服药呋喃丙胺就需要以呋喃丙烯酸为原料：

$$\text{2-furaldehyde (CHO)} + H_3C\text{-}CO\text{-}O\text{-}CO\text{-}CH_3 \xrightarrow[150^\circ C,\ 7\ h]{CH_3COONa} \text{3-(2-furyl)acrylic acid (COOH)}$$

还可利用珀金反应来制备香豆素。

$$\text{salicylaldehyde (CHO, OH)} + H_3C\text{-}CO\text{-}O\text{-}CO\text{-}CH_3 \xrightarrow{CH_3COONa} \text{coumarin}$$

香豆素

6.9 施托贝反应

施托贝反应（Stobbe reaction）指的是醛或酮与丁二酸二酯在强碱性催化剂存在下缩合生成 α－亚烃基丁二酸单酯的反应。常用的催化剂为 $t-C_4H_9OK$，RONa，NaH 等。醛可以是脂肪醛、芳醛或 α，β－不饱和醛；酮可以是脂肪酮、脂环酮和芳酮、酮酯、二酮类、氰基酮。丁二酸酯可以是丁二酸二乙酯、丁二酸二甲酯和丁二酸二叔丁酯，亦可用 α－丁二酸酯。其反应历程如下：

$$R_1R_2C{=}O + {}^{-}CH(COOEt)CH_2COOEt \xrightarrow{(CH_3)_3CO^-} R_1R_2C(O^-)\text{-}CH(COOEt)\text{-}CH_2COOEt \xrightarrow{-EtO^-} \gamma\text{-lactone (COOEt)} \longrightarrow R_1R_2C{=}C(COOEt)\text{-}CH_2COO^-$$

γ－内酯

首先是丁二酸二酯在强碱的催化作用下脱质子，形成碳负离子，然后亲核进攻醛或酮分子中的羰基碳原子，形成的氧负离子后进攻分子内的酯羰基在酯键断裂后形成五元环 γ－内酯，进一步反应在另一端烷氧酯键断裂形成双键，最终生成 α－亚烃基丁二酸单酯。

施托贝反应所用的碱性催化剂和反应条件与克莱森缩合基本上相似。施托贝反应主要用于酮化合物缩合，即使位阻较大也能反应，如果对称酮分子中不含活泼 α－H 则只得到一种产物，收率很好，如果是不对称酮，则得到顺反异构体的混合物。

3，4－二氯二苯甲酮、丁二酸二乙酯和叔丁醇钾按 1∶1.6∶0.95 的摩尔比在叔丁醇中于氮气保护下，回流 16h，经酸化后处理得 α－（3，4－二氯二苯基）亚甲基丁二酸单乙酯粗品，收率 80%。

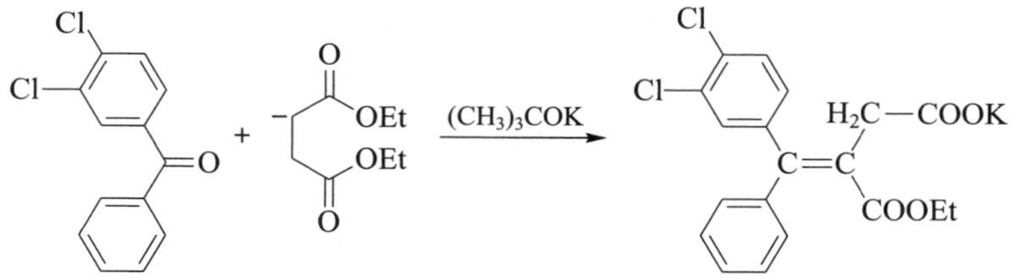

丙酮与丁二酸二乙酯缩合可制备芸康酸。

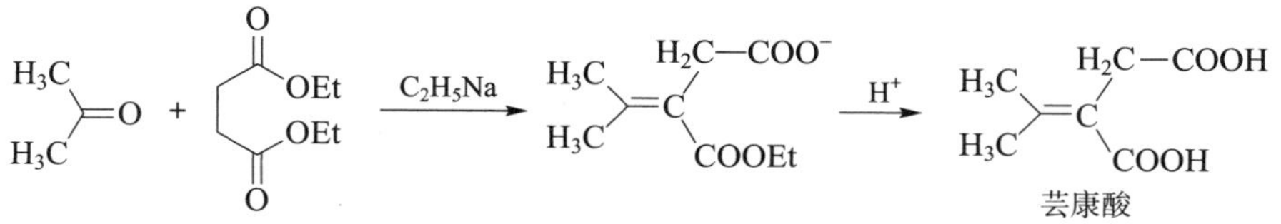

芸康酸

1-萘满酮与丁二酸二乙酯缩合，使用叔丁醇钾作为碱可将收率提高到90%，而最初使用乙醇钠时产率不高于50%。

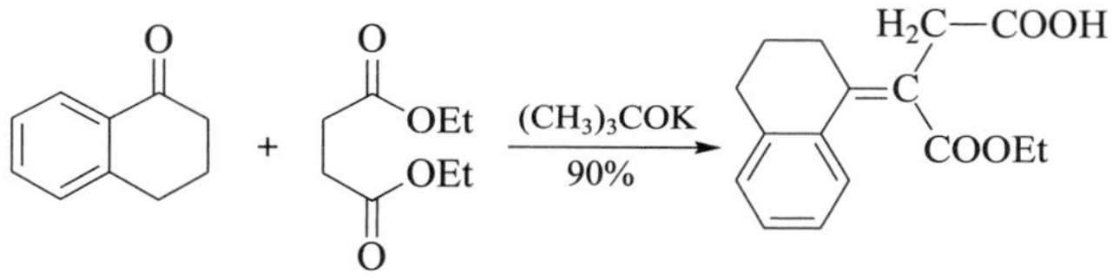

6.10 迈克尔加成反应

含有活泼氢的化合物与 α,β-不饱和羰基化合物的共轭加成反应，称为迈克尔加成反应或迈克尔反应（Michael reaction）。

该反应是在碱催化下进行的。常用的碱有醇钠、氢氧化钠、氢化钠、仲胺、叔胺、季铵碱等。提供活泼氢的化合物有丙二酸酯、氰乙酸酯、乙酰乙酸乙酯、酮、腈硝基烷、砜等。α,β-不饱和羰基化合物包括 α,β-不饱和醛、酮、酯、酰胺，还有 α,β-不饱和腈、硝基化合物、砜等。

迈克尔加成反应的机理：

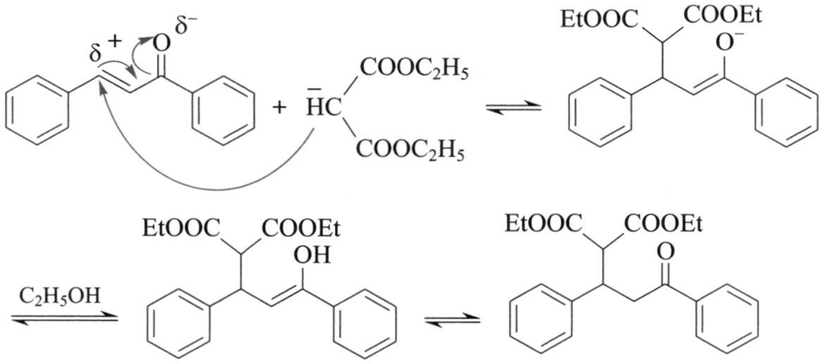

以丙二酸酯与查尔酮之间的反应来说明：由于烯烃双键与羰基产生 π-π 共轭而氧原子电负性较强，因而电子偏向于氧使得烯烃远离羰基一端的碳原子带有部分正电性。该具有正电性的碳原子在遇到碳负离子时即可发生 1,4-加成反应生成烯醇式中间体，进而转化生成酮式产物。

迈克尔加成反应广泛地应用于制备 1,5-二羰基化合物的合成中，是非常重要的一类碳负离子的反应。也是切断分析合成 1,5-二羰基化合物的基本反应。例如，

O O CH_3 O O

丙烯腈是非常活泼的共轭体系，它和含活泼氢的化合物作用则 α-H 被氰乙基取代，因而这一类反应又称为氰乙基化反应。

O H + CN $\xrightarrow[75\%]{KOH}$ CHO CN

O O OC_2H_5 + CN $\xrightarrow[85\%]{EtONa}$ O $COOC_2H_5$ CH_2CH_2CN

迈克尔加成反应与其他缩合反应配合使用，在有机合成中广泛用来合成环状化合物。例如，迈克尔加成与分子内的克莱森缩合反应结合，可以合成环状 1,3-二酮。迈克尔加成反应与分子内羟醛缩合反应结合称为罗宾逊（Robinson）环化。

R O CH_3 + O OC_2H_5 $\xrightarrow{C_2H_5ONa}$ $\bar{C}H_2$ O R OC_2H_5 O $\xrightarrow{C_2H_5ONa}$ O O R

O O + O $\xrightarrow{KOH}$ O O O $\xrightarrow[-H_2O]{\text{N-H}}$ O O

α,β-不饱和酮是迈克尔加成反应的重要原料，一般可用曼尼希碱受热分解来制备。

O N $\xrightarrow{\triangle}$ O + H_3C CH_3 N H

某些 α,β－不饱和酮不稳定，易聚合，有时可用相应的曼尼希碱参与反应。曼尼希碱或其季铵盐在碱性条件下很快地分解成 α,β－不饱和羰基化合物，紧接着参与迈克尔加成反应。

$$\text{2-(二甲氨基甲基)环己酮} + CH_3NO_2 \xrightarrow[CH_3OH]{CH_3ONa} \text{2-亚甲基环己酮} + \bar{C}H_2NO_2 \longrightarrow \text{2-(2-硝基乙基)环己酮}$$

6.11 安息香缩合

芳醛在含水乙醇中，以氰化钠（钾）为催化剂，加热后发生双分子缩合生成 α－羟基酮的反应称为安息香缩合（benzoin condensation）。此为芳醛在 KCN 或 NaCN 存在下自身缩合为 α－羟基芳酮的反应。反应机理：

$$Ar-CHO + Ar^1-CHO \xrightarrow{CN^-} Ar-CO-CH(OH)-Ar^1$$

$$Ar-CHO + CN^- \rightleftharpoons Ar-CH(CN)-O^- \rightleftharpoons Ar-\bar{C}(CN)-OH + Ar^1-CHO \rightleftharpoons Ar-C(CN)(OH)-CH(O^-)-Ar^1$$

$$\rightleftharpoons Ar-C(CN)(O^-)-CH(OH)-Ar^1 \rightleftharpoons Ar-CO-CH(OH)-Ar^1$$

反应过程首先是氰离子对羰基加成，进而发生质子转移，形成苯甲酰负离子等价体（benzoyl anion equivalent），该碳负离子与另一分子苯甲醛的羰基进行加成，继后消除氰负离子，得到 α－羟基酮。

某些带有烷基、烷氧基、卤素、羟基等给电子基团的苯甲醛，可发生自身缩合，生成对称的 α－羟基酮。

$$2CH_3O-C_6H_4-CHO \xrightarrow[44\%]{KCN/C_2H_5OH} CH_3O-C_6H_4-CO-CH(OH)-C_6H_4-OCH_3$$

N,*N*－二甲氨基苯甲醛的自身缩合反应难以进行，但可与苯甲醛反应。

$$(CH_3)_2N-C_6H_4-CHO + C_6H_5-CHO \xrightarrow[65\%]{CN^-/C_2H_5OH/H_2O} (CH_3)_2N-C_6H_4-CO-CH(OH)-C_6H_5$$

安息香缩合为人们提供将分子系统的大小加倍的合成途径，而且该缩合的产物安息香为重要的有机合成中间体。

$$2H_2C{=}CH{-}C_6H_4{-}CHO \xrightarrow[62\%]{KCN/C_2H_5OH} H_2C{=}CH{-}C_6H_4{-}\underset{\displaystyle O}{\overset{\|}{C}}{-}\underset{\displaystyle OH}{\overset{|}{CH}}{-}C_6H_4{-}CH{=}CH_2$$

安息香缩合亦可在某些相转移催化剂作用下进行，例如，将少量的氰化四丁基铵在室温下加入 50% 的甲醇水溶液中，即能实现苯甲醛向安息香的转化。除了氰离子可作为安息香缩合的催化剂外，亦可用 *N*－烷基噻吩鎓盐、咪唑鎓盐、维生素 B_1 等作为催化剂。

$$2\,C_6H_5{-}CHO \xrightarrow[\substack{(C_2H_5)_3N/CH_3OH\\79\%}]{\text{PhCH}_2{-}\overset{+}{N}(\text{Cl}^-)\text{噻唑鎓}{-}CH_3} C_6H_5{-}\overset{O}{\overset{\|}{C}}{-}\overset{OH}{\overset{|}{CH}}{-}C_6H_5$$

例如，抗癫痫药苯妥英钠（sodium phenytion）的合成，以苯甲醛为起始原料，在维生素 B_1 的催化下，经安息香缩合，再经氧化，以及与尿素缩合，水解而制得。

$$C_6H_5CHO \xrightarrow{VB_1} C_6H_5{-}\underset{\displaystyle O}{\overset{\|}{C}}{-}\underset{\displaystyle OH}{\overset{|}{CH}}{-}C_6H_5 \xrightarrow[\text{或}FeCl_3]{HNO_3} C_6H_5{-}\overset{O}{\overset{\|}{C}}{-}\overset{O}{\overset{\|}{C}}{-}C_6H_5$$

$$\xrightarrow[(2)\ HCl]{(1)\ H_2NCONH_2,\ NaOH} \text{5,5-二苯基乙内酰脲（Ph, Ph; N–H; C=O; N–H; O）} \xrightarrow{NaOH/H_2O} \text{苯妥英钠（Ph, Ph; N–H; C–ONa; =N; O）}$$

苯妥英钠

6.12 铃木反应

铃木反应（Suzuki reaction），也称为铃木偶联反应、铃木－宫浦反应（Suzuki－Miyaura reaction），是一种较新的有机偶联反应，是在零价钯配合物催化下，芳基或烯基的硼酸或硼酸酯与氯、溴、碘代芳烃或烯烃发生交叉偶联。在 20 世纪 70 年代，钯催化的有机金属化合物的交叉偶联反应得到了广泛发展。1981 年，铃木和宫浦将苯硼酸作为亲核试剂，与溴代化合物的 C—C 交叉偶联反应。在催化剂 $Pd(PPh_3)_4$ 的存在下，以 Na_2CO_3 为碱和苯为溶剂可以顺利得到偶联产物。

铃木偶联反应是指在 Pd 催化下的有机硼化合物参与的 C—C 交叉偶联反应，反应通式：

$$RX + R'BY_2 \xrightarrow{\text{Pd催化剂}} R{-}R'$$

$$(R{=}\text{aryl, vinyl, alkyl};\ X{=}Cl, Br, I, OTf;\ Y{=}OH, OR^2\text{等})$$

铃木偶联反应的机理：

R−R′ ← LnPd(0) ← RX

还原消去　　氧化加成

2 LnPd(Ⅱ)(R)(R′)　　LnPd(Ⅱ)(R)(X) 1

转金属化反应

X−BY_3^-　$R'-BY_3^-$

这是一个三步历程的催化循环：① 氧化加成；② 转金属化反应；③ 还原消去。

在铃木偶联反应中，如果 RX 与 $R'BY_2$ 的反应进行缓慢，往往会生成 $R'BY_2$ 自身偶联的副产品 R′—R′。科学家对此反应机理进行了推测：在活性催化剂与 $R'B(OH)_2$ 完成加成与消去历程之后会生成 $(HO)_2B$—Pd—$B(OH)_2$，该化合物再以 O ═ B—OH 形式脱去硼，生成的 PdH_2，继而脱去 H_2 后再与配体 L 配合生成活性催化剂 LnPd(0)，完成一个完整的催化循环。

$PhB(OH)_2$ + Br−C_6H_4−COOMe →（$Pd(PPh_3)_4$, 6h；Na_2CO_3, PhH；94%）C_6H_5−C_6H_4−COOMe

铃木反应在有机合成中的用途很广，具有较强的底物适应性及官能团容忍性，常用于合成多烯烃、苯乙烯和联苯的衍生物，从而应用于众多天然产物、有机材料的合成中。铃木章也凭借此贡献与理查德·赫克、根岸英一共同获得 2010 年诺贝尔化学奖。

铃木反应中的主要影响因素包括底物结构、催化剂、碱的类型、溶剂、添加剂等。

1. 底物结构

(1) **卤化物**　铃木反应对官能团的耐受性非常好，反应物可以带着—CHO，—$COCH_3$，—$COOC_2H_5$，—OCH_3，—CN，—NO_2，—F 等官能团进行反应而不受影响。反应有选择性，不同卤素，以及不同位置的相同卤素进行反应的活性可能有差别，三氟甲磺酸酯、重氮盐、碘鎓盐或芳基锍盐和芳基硼酸也可以进行反应，活性顺序如下：$ArN_2^+X^- \gg$ R—I > R—OTf > R—Br ≫ R—Cl。其中常用的是卤代物，尤其是碘代和溴代最为常见，反应效果也最好。

(2) **芳基硼酸**　由芳基锂或格氏试剂与烷基硼酸酯反应制备。它主要有以下优点：① 反应所用亲核试剂（即各类硼酸衍生物）化学性质稳定、低毒、易保存；② 硼原子具有与碳原子相近的电负性，使得该类亲核试剂中可以有功能基团的存在（如氨基、醛基和羰基等），从而使得该反应可以用于功能分子的合成；③ 反应中所产生的硼化合物副产品易于后处理（如碱液洗涤等）。各类硼酸衍生物作为亲核试剂的使用，是铃木偶联反应的基础。

2. 催化剂

在常见的过渡金属催化的有机反应中，催化剂前驱体通常可以分为需要配体参与和无需配体参与两种类型。在铃木偶联反应的催化体系中，前者多为$PdCl_2$，$Pd(OAc)_2$，PdI_2等化合物。而后者则包含了各类常见配体配合后的钯化合物，如$Pd(PPh_3)_4$，$PdCl_2(dppf)$，$PdCl_2(PPh_3)_2$，PdCl(dppb)，$PdCl_2(ally)_2$和$PdCl_2(SEt_2)_2$等。其中，$Pd(PPh_3)_4$是在铃木反应发展初期使用最为广泛的一种催化剂前驱体，至今仍被频繁使用。

① **单齿膦配体**。在铃木偶联反应近三十年的发展过程中，配体也不断推陈出新。从最早使用的PPh_3到无膦的卡宾配体，其种类不一而足。根据配合原子的不同可将其分为膦配体、碳配体、氮配体等，由于膦配体形式最为多样，因此膦参与的P—C，P—N，P—O，P—S等二齿配体也归为膦配体一类。

在铃木反应中的单齿配体有以下几类：

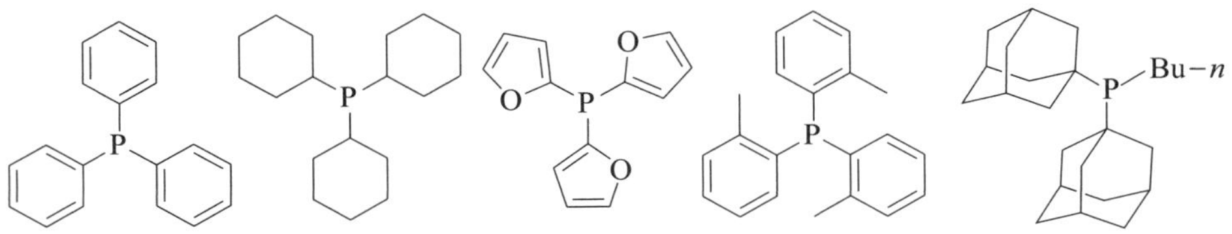

PPh_3　PCy_3　$P(2\text{-furyl})_3$　$P(o\text{-tolyl})_3$　$n\text{-}BuP(1\text{-}Ad)_2$

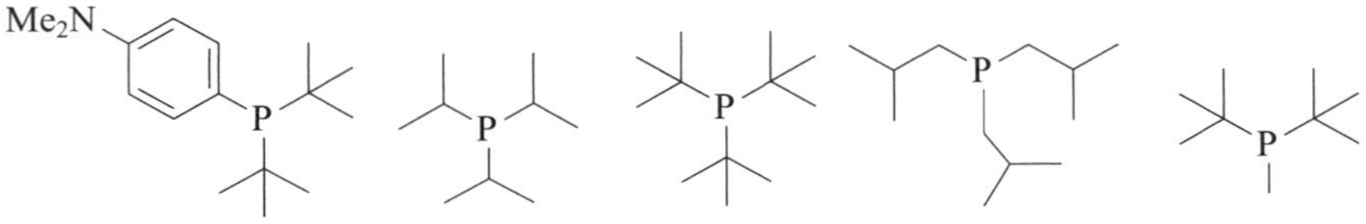

$P(t\text{-}Bu)_2(p\text{-}NMe_2\text{-}Ph)$　$P(i\text{-}Pr)_3$　$P(t\text{-}Bu)_3$　$P(i\text{-}Bu)_3$　$P(t\text{-}Bu)_2Me$

② **双齿膦配体**。在铃木偶联反应中常见的含膦双齿配体有P—P，P—C，P—O，P—N和P—S等类型，其中以P—P型双齿化合物为主。

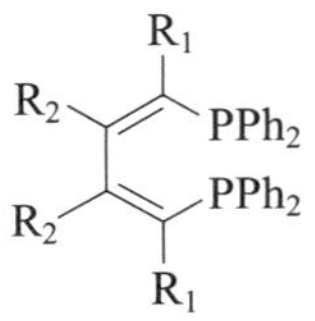

$R_1=R_2=Ph, Me$
$R_1=Ph, R_2=Me$
NUPHOS　R=Et, Ph NUPHOS　(R)-(+)-BINAP 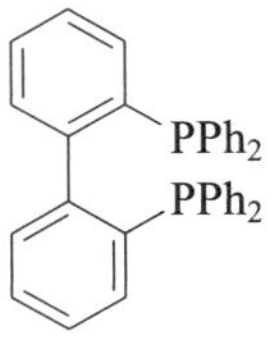　BIPHEP

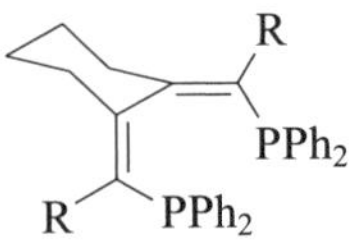

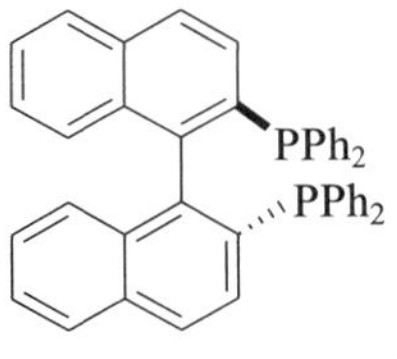

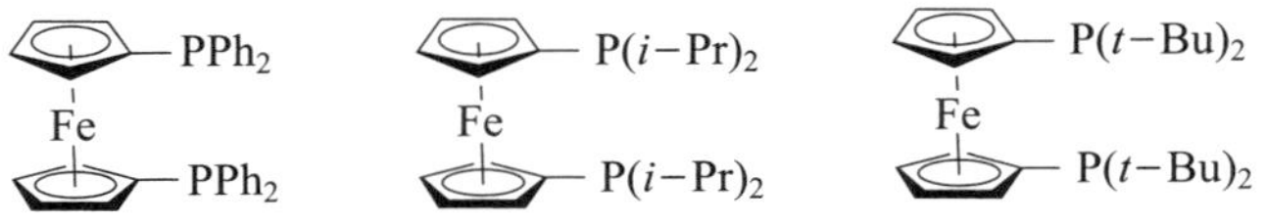

DPPF　D*i*PPF　D*t*BPF　DPPE

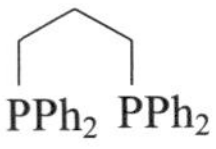

DPPP 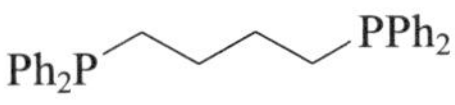　DPPB 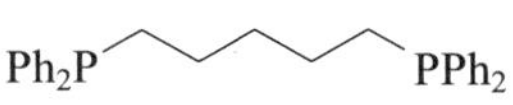　DPPPent

③ **卡宾和烯烃配体**。除膦配体外，应用广泛的还有碳配体，根据其与金属钯成键形式的不同，可以分为两类：一类是以碳原子上未成键电子配合的卡宾配体，另一类则是以 π 键配合的各类烯烃化合物。

卡宾由于可以和金属形成稳定的配位结构，从而有效地降低了配体的用量（这是该类配体相对于很多膦配体的最大优势）。因此，它是一类重要的无膦配体，又被称为“模拟膦配体”。这类配体最早由 Herrmann 应用于铃木偶联反应，发展至今已有多种形式被开发出来。它们通常以咪唑为基本卡宾结构，通过取代基来调节卡宾结构的富电性和空间位阻，从而达到调节配体催化活性的目的。Organ 的研究结果发现：提高富电性可以提高氧化加成的速率，而还原消去历程则主要受到空间位阻的影响。

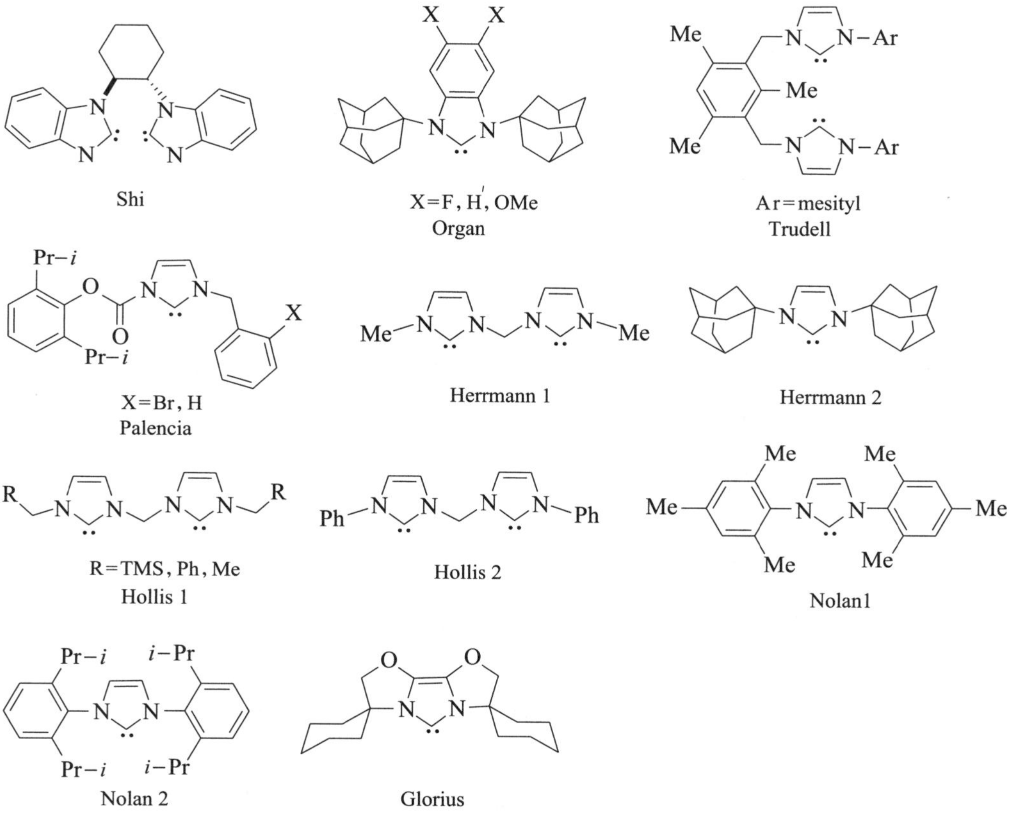

Shi

X=F, H, OMe
Organ

Ar=mesityl
Trudell

X=Br, H
Palencia

Herrmann 1

Herrmann 2

R=TMS, Ph, Me
Hollis 1

Hollis 2

Nolan1

Nolan 2

Glorius

另一类用于铃木偶联反应的碳配体多数是双烯烃化合物，常见的包括 COD 和 dba 等。个别单烯烃化合物也可以和其他配体一起参与配合，例如，烯丙基苯可以和卡宾配体一起参与配合等。这类碳配体通常对于氯代芳香化合物和 OTf 取代芳香化合物的铃木偶联反应都具有较好的催化活性。

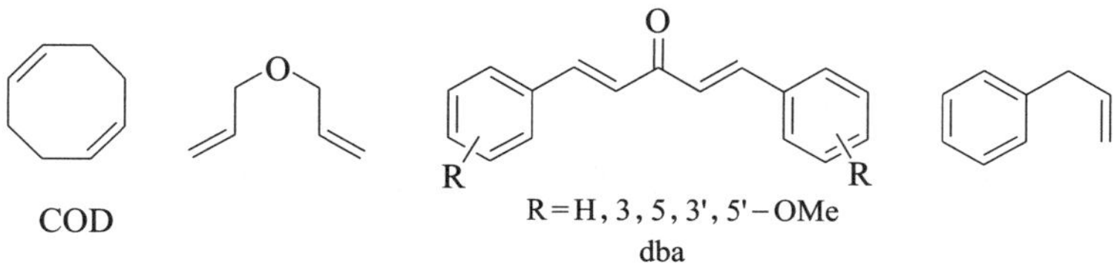

COD

R=H, 3, 5, 3', 5'-OMe
dba

3. 碱的类型

从铃木偶联反应的机理可以看出，碱在整个反应过程中起着重要的作用：它可以将有机硼化合物转变为带负电荷的 $R'BY_3^-$，继而再进行转金属化历程。反应中碱的影响不仅取决于碱（负离子）的强弱，而且要兼顾阳离子的性质。阳离子如果太小则不利于生成中间的过渡态 ylide（Pd）中间体。Chan 曾就铃木偶联反应中碱的影响做了专门研究，结果发现：在溶剂 DME 中，强碱和大的阳离子可以提高反应速率和反应收率，这是因为强碱可以提高 $R'BY_3^-$ 的亲核性，从而加快转金属化历程的进行，而大的阳离子由于具有更好的溶解性，则可以产生亲核性更强的阴离子 $t-BuO^-$。碱对反应的影响见表 6-2。

Bu-*t*；*t*-Bu；OMe；$B(OH)_2$ ＋ R_2；R_1；X；N $\xrightarrow[\text{DME，碱}]{Pd(PPh_3)_4}$ Bu-*t*；*t*-Bu；OMe；R_1；N；R_2

表 6-2 不同碱对反应速率和收率的影响

碱	收率/%（反应时间/h）		
	$R_1=R_2=H, X=Br$	$R_1=Me, R_2=H, X=Br$	$R_1+R_2=(CH_2)_4, X=Br$
Na_2CO_3	26(90)	0(90)	0(90)
NaOH	40(140)	22(24)	44(26)
NaOEt	74(4)	0(12)	45(26)
KOBu-*t*	86(4)	83(16)	77(10)

通常用于铃木偶联反应的碱既有无机碱也有有机碱。常用的无机碱有 K_3PO_4，K_2CO_3，KOH，Cs_2CO_3，Na_2CO_3，KF，CsF 和 $Ba(OH)_2$ 等；常用的有机碱有 KOBu-*t*，NaOBu-*t*，KOMe，NEt_3 和 $t-BuNH_2$ 等。其中最常用的是碳酸钠。碱金属碳酸盐中，活性顺序为 $Cs_2CO_3 > K_2CO_3 > Na_2CO_3 > Li_2CO_3$。

4. 溶剂

同碱一样，溶剂在铃木偶联反应中也起着重要的作用。它除了可以使参与反应的各个组分处于均相之外，也是调节反应温度的载体。在铃木偶联反应中各类溶剂均有应用，如 DMF、二氧六环、THF、甲苯、二甲苯、乙腈、三氯甲烷、丙酮及各种醇，如甲醇、丙醇、丁醇和聚乙二醇（PEG-400）。其次，一些混合溶剂如甲苯-乙醇混合溶剂在该反应中也有很好的表现。此外，一些更为环境友好的绿色化溶剂也在铃木偶联反应中得到了应用，如水、离子液体和超临界流体等。

5. 添加剂

应用于铃木偶联反应中的添加剂主要有两大类：一类是诸如 LiCl，Ag_2O 和 AgOTf 等金属盐，另一类便是各种季铵盐，如 TBAB 和 $C_{16}H_{33}(CH_3)_3NBr$ 等。这些添加剂由于可以稳定催化剂与反应底物配合所形成的过渡态化合物，从而起到抑制副反应和提高产率的效果，因此是一些反应中必不可少的组分。

苷类化合物广泛存在于自然界的植物和动物体内，它们不仅是一些中草药的有效成分，也是生物体内能量的主要来源。苷元则是苷水解后的产物之一，是苷类化合物的基本结构单元，常见苷元的合成多用内酯化方法来完成。近年来，Sulikowski 提出了一种合成苷元 1 的新方法，其中一个重要分子片段的 C—C 成键反应是利用了碘代烯烃化合物与硼酸酯化合物的铃木偶联反应来完成的。

Me I OTES MeO CHO + TESO Me B O O

$\xrightarrow[\text{THF, H}_2\text{O, 室温, 70\%}]{\text{Pd(PPh}_3)_4\text{, 30 min, TlOH}}$

TESO Me Me OTES CHO OMe

1α,25-二羟基维生素是维生素 D_3 在体内的活性形式，它具有显著调节钙和磷代谢的作用，不仅可以促进小肠黏膜对磷的吸收和运转，同时也能促进肾小管对钙和磷的二次吸收，对新骨的钙化和维持血钙平衡具有重要作用。在维生素 D_3 的多种合成方法中均使用了铃木偶联反应。在 Sato 提出的合成方法中，最终两个分子片段的连接就是利用溴代烯烃化合物与硼酸酯化合物的铃木偶联反应来完成的。

t-BuMe₂SiO t-BuMe₂SiO Br + O O B OTMS

(1) Pd(dppf)Cl_2, KOH THF/H_2O, 60℃, 24 h
(2) TBAF, THF

OTMS HO OH

从黏细菌中分离得到的埃坡霉素（epothilone）是一类十六元环的大环内酯类药物，它对乳腺癌和卵巢癌等八种恶性肿瘤都有很好的疗效。相对抗癌明星紫杉醇，其抗肿瘤活性更好、水溶性更高、结构更简单和毒副作用更低。在一系列埃坡霉素化合物的合成中，铃木偶联反应均占有重要的地位。在埃坡霉素 A 的合成中，首先将烯烃化合物通过 9-BBN-H

转化为有机硼烷化合物。然后，在催化剂 Pd(dppf)Cl_2 作用下完成与碘代化合物的铃木偶联反应，从而完成中间体化合物的合成。

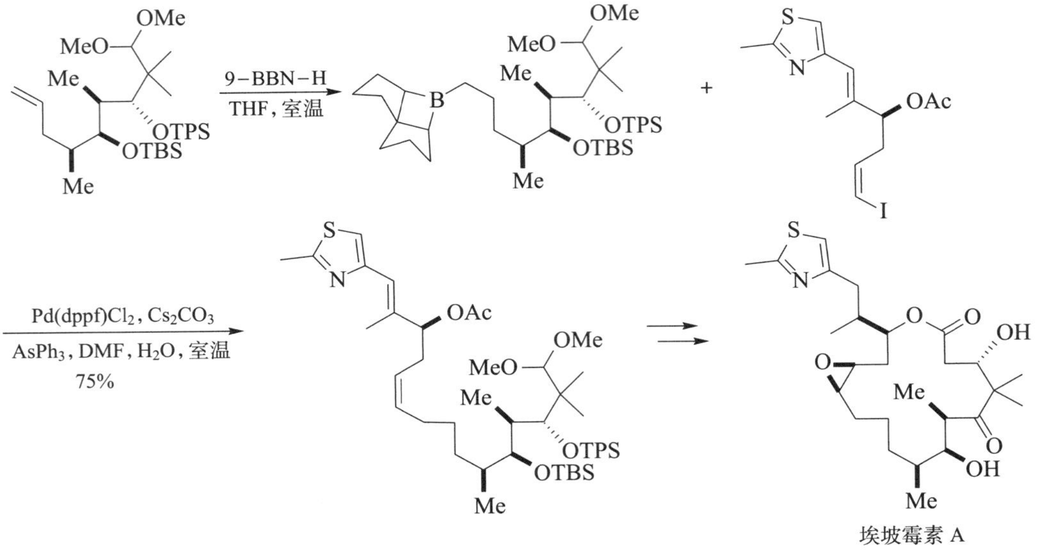

9-BBN-H, THF, 室温

Pd(dppf)Cl_2, Cs_2CO_3, $AsPh_3$, DMF, H_2O, 室温, 75%

埃坡霉素 A

6.13 赫克反应

赫克反应（Heck reaction）是利用卤代芳烃、卤代烯烃或者它们的类似物与烯烃在强碱和钯催化下生成取代烯烃的交叉偶联反应。该反应是合成芳香取代烯烃或者联烯烃等化合物的有效方法，可用以下通式来表示。

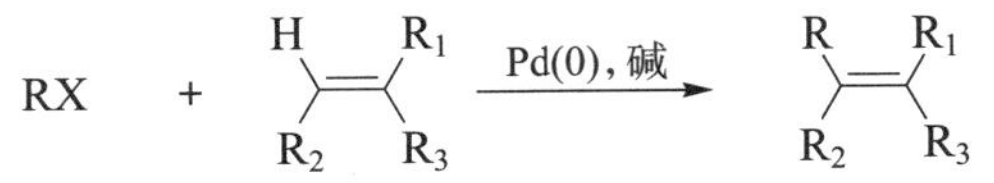

$$RX + (H)(R_2)C{=}C(R_1)(R_3) \xrightarrow{Pd(0),\ 碱} (R)(R_2)C{=}C(R_1)(R_3)$$

(R＝芳基或烯基；X＝I, Br, Cl, N_2^+X, COCl, OTf, SO_2Cl等)

它的发展过程可以追溯到20世纪70年代初。1971年，Mizoroki 等人使用类似于 Ni 催化芳烃羰基化的反应条件，发现零价钯或者二价钯可以催化碘苯与乙烯基化合物之间的偶联反应。

与此同一个时期，Heck 在大量研究金属催化偶联反应的基础上，独立发现并更加全面地报道了金属钯催化乙烯基化合物芳基化的反应。比较 Mizoroki 的研究结果，Heck 报道的偶联反应具有产率高和反应条件更加温和的优点。随后，Heck 继续深入地研究了这一反应，不仅显著地拓展了底物范围，而且成功地缩减了催化剂的用量，使之能够达到 0.05%（摩尔分数）用量。这些工作初步奠定了赫克反应在合成有机化学中的重要地位。现在，赫克反应已经成为有机合成中一个极其重要的构建碳碳键的方法，被广泛用于各类芳香取代烯烃或者联烯烃的合成。

赫克反应机理如下：

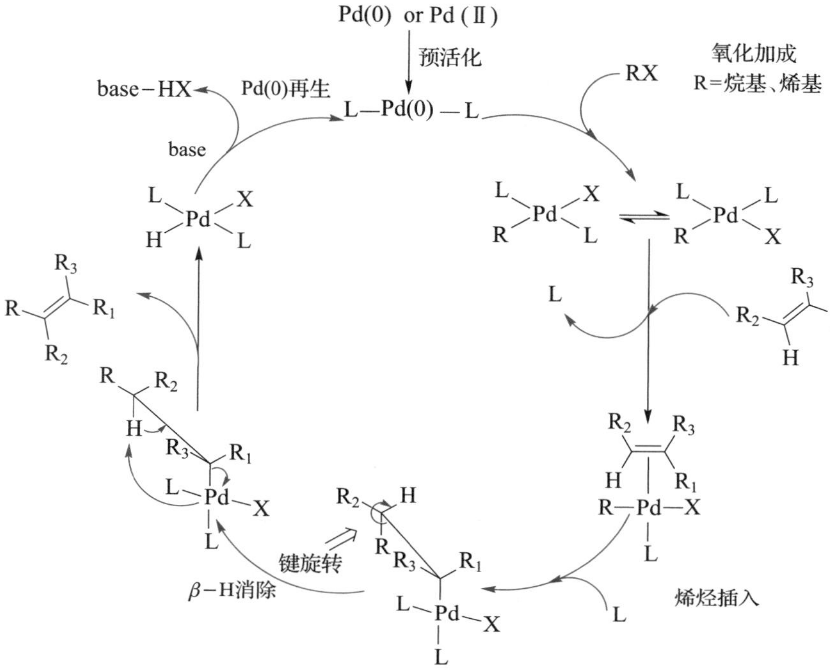

该机理将赫克反应的催化循环过程分为四个阶段：催化剂前驱体活化（catalyst preactivation）、中间体 $RPdXL_2$ 氧化加成（oxidative addition）、烯烃迁移插入（alkene insertion）、钯氢的 β－还原消除（β－hydrogen elimination）。

首先是零价钯或二价钯的催化剂前体被活化，生成能直接催化反应的配位数少的零价钯。该步骤的必要性是由于赫克反应中真正起催化作用的通常是二配位的零价钯。这种二配位的零价钯中间体活性很高，难以稳定地保存。实验室常用易保存的、较为稳定的有零价钯配合物 $Pd(PPh_3)_4$ 或二价醋酸钯和三苯基膦的混合物。需注意如果加入过量的膦配体，则容易发生催化剂的聚集，即生成无催化活性的钯黑（零价钯的聚集体）。

$$(CH_3COO)_2Pd + 3PPh_3 \longrightarrow Pd(PPh_3)_2 + Ph_3PO$$

赫克反应的第二个阶段是被活化了的二配位零价钯与卤代（或者类卤代）芳烃（及烯烃）发生反应，通过氧化加成生成四配位的中间体 $RPdXL_2$。在氧化加成的过程中，C—X 键的断裂与 M—C 和 M—X 键的形成是同时进行的，这是整个反应的决速步骤。各种不同的卤代（或者类卤代）芳烃在氧化加成中反应速率的大小顺序通常为：$ArN_2X > ArI \gg ArOTf > ArBr \gg ArCl \gg ArF$。其中碘代芳烃不仅反应速率快、收率高，而且反应的条件温和，因而成为最为常用的赫克反应底物。

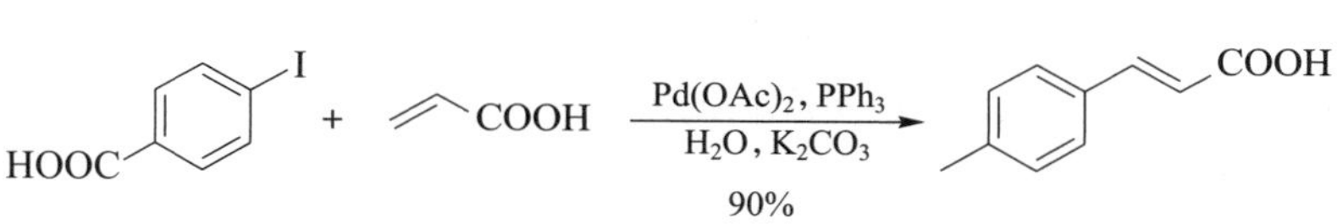

$Pd(OAc)_2$, PPh_3；H_2O, K_2CO_3；90%

碘代、溴代及氯代芳烃或烯烃的活性随着碳卤键键能的增加而递减，氟代芳烃很难参与氧化加成反应，因而一般不在赫克反应中使用。当芳基上带有吸电子取代基时，氧化加成的反应速率在一般情况下加快。

赫克反应的第三阶段是烯烃的迁移插入。该步骤决定着整个赫克反应的区域选择性，导致生成以 a 和 b 两种不同方式插入的偶联产物。

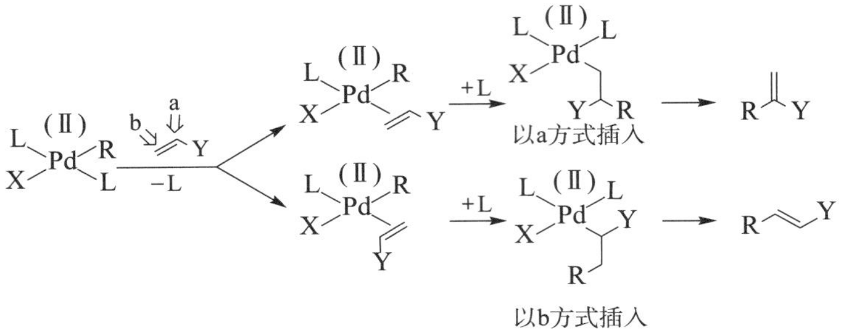

以a方式插入

以b方式插入

在迁移插入过程的开始，四配位的 Pd－配合物($RPdXL_2$)需要与进攻的烯烃形成 π－配合物。因此，$RPdXL_2$ 必须首先脱离一个配位基团，为新来的烯烃提供一个空位。根据该 π－配合物形成过程中离去基团的不同，可以将迁移插入的机理分为中性途径(neutral pathway)和阳离子途径(cationic pathway)。在某些赫克反应中主要以其中一种途径为主，而在另外一些赫克反应中则同时存在。烯烃上的取代基是影响其途径选择的重要因素之一，当然，更为重要的影响因素是 Pd－配合物中离去基团的性质。

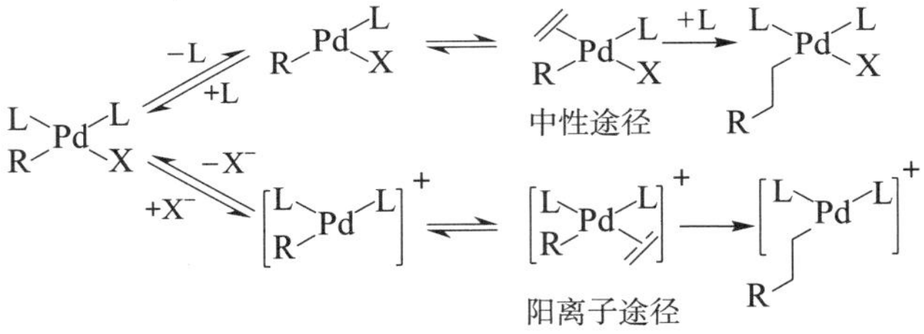

中性途径

阳离子途径

在 Pd－配合物中，如果离去基团 X 与 Pd 原子之间的结合很紧密，使得 L－Pd 的键能低于 X－Pd 的键能，则配体 L 比 X 更易从 Pd 原子上脱去。在这种情况下赫克反应倾向于中性途径。

在中性途径中，R 基团通常插入取代较少的双键碳原子上。产生这种现象的原因主要可以归结为空间位阻效应。除此之外，电子效应也发挥了重要的作用。

对于双键上取代基为吸电子基的情况，由于 β 位的电子云密度较 α 位来得更低，带有负电荷性质的 R 基团更加倾向于在 β 位插入。相反，如果双键上的取代基是强给电子基时，由于电子云密度的影响，则在两个位置的插入都成为可能，而反应产物也变成混合物。这时，R 基团上取代基的效应也会影响 R 基团的插入位置(见表 6－3 和表 6－4)。由此可见，使用中性途径的赫克反应对于很多底物的区域选择性不够理想。

表 6-3 烯基取代基对区域选择性的影响

序号	乙烯基化合物	α 位插入 / β 位插入	
		中性途径	阳离子途径
1	COOMe	0/100	0/100
2	OH	0/100	100/0
3	OH	10/90	95/5
4		20/80	(80/20)~(85/15)
5	O N	40/60	100/0
6	OBu	异构体混合物	100/0
7	OAc	异构体混合物	95/5

R—C_6H_4—Br + OBu —[$Pd(OAc)_2$, PPh_3, CH_3CN; ($R=H, NO_2$)]→ R—C_6H_4—C(=CH_2)OBu + R—C_6H_4—CH=CH—OBu

表 6-4 R 对区域选择性的影响

序号	R	转化率 /%	收率 /%		比例
			α 位插入	β 位插入	α / β
1	H	66	22	34	0.6
2	NO_2	100	71	21	3.4

1992 年,Cabri 和 Hayashi 提出了阳离子途径机理,主要用于描述 Ar-OTf 等底物在双齿膦钯配合物催化下的赫克反应。在这种情况中(X = OTf),其配合 Pd 的能力比不上膦配体,因而优先离去。这导致了带有正电荷的阳离子 Pd-配合物中间体的形成,并与烯烃的双键进行配位。在该途径中,阳离子配合物的电子效应较强,并对插入的选择性有着很大的影响。对于双键上带有强给电子基的情况,Pd 上的芳基极易插入电子云密度低的仲碳(α 位)上,区域选择性较为理想(见表 6-5)。当然,除了电子效应的影响之外,空间位阻因素对于插入选择性的影响也要考虑。

$(R=OCH_3, CN, NO_2)$

表 6-5 R基团及其位置对区域选择性的影响

序号	R	反应温度/℃	反应时间/h	α/β
1	H	80	3	>99/1
2	$o-OCO_3$	80	4	>99/1
3	$m-OCO_3$	80	2	>99/1
4	$p-OCO_3$	80	1.5	>99/1
5	$o-CN$	80	2.5	>99/1
6	$m-CN$	80	4.5	>99/1
7	$p-CN$	80	3	>99/1
8	$o-NO_2$	100	6	>99/1
9	$m-NO_2$	100	3	95/5
10	$p-NO_2$	100	3.5	99/1

赫克反应的最后一步是 β-还原消除,得到产物为取代烯烃和钯氢配合物。钯氢配合物在碱的作用下能够重新生成二配位的零价钯,从而再次进入催化循环。但是,目前对催化循环中 Pd(Ⅱ)如何被还原生成 Pd(0)的过程还没有准确的实验结论。比较普遍接受的观点认为,碱促进的脱氢反应使得 Pd(Ⅱ)被还原成为 Pd(0)。

还原消除这一步骤的重要性在于它涉及产物的立体化学。在通常的情况下,还原消除遵从 Curtin-Hammett 动力学控制规则,即过渡态的能量反映了顺反异构体的比例。其结果是只有与 Pd 原子同一侧的 β-氢才能发生消除反应,从而得到热力学更稳定的反式烯烃产物。

主要产物

白藜芦醇(resveratrol)是近年来引起人们广泛关注并具有多种生理活性的天然产物。具有防癌抗癌、抗血小板凝聚、抗氧化及降血脂等作用。其化学合成可以采用赫克反应实现:

(1) Ac_2O, pyr, 90%
(2) $SOCl_2$, 91%

$Pd(OAc)_2$, 1%, L
NEM, xyl, 120℃
73%

NaOH, THF
88%

白藜芦醇

喜树碱(camptothecin)是一种从喜树中分离出来的五个环的稠环生物碱,是一种重要的抗癌药物先导化合物。合成路线如下:

t-BuOK
DEM

$Pd(OAc)_2$, $Bu_4N^+Br^-$ DMF, KOAc, 90℃

喜树碱

贝前列素(beraprost)是前列腺素的一种衍生物,具有口服抗血栓活性,水溶性好,而且稳定,细胞毒性也小。

COOMe 1～2eq.
$Pd(OAc)_2$
$(n-C_{12}H_{25})_3N$
94%

5%Pd/C
H_2-balloon
MeOH, 室温, 5 h
96%

贝前列素

小结

缩合反应被广泛地应用于药物合成当中，例如，用于制备 α，β－不饱和羰基化合物，通过缩合增加 1～2 碳到原有醛酮分子中，将长链分子通过缩合关环，制备多种杂环衍生物等。

本章对常见缩合反应的基本理论和基本规律进行了详细的总结。包括反应类型、反应机理、适用范围、具体应用实例等，将理论与实践相结合，比较全面、系统地介绍了缩合反应。

（刘娟）

参考文献

习题

一、完成下列反应

1. C_6H_5CHO + 2 $C_6H_5COCH_3$ $\xrightarrow{OH^-}$

2. C_6H_5CHO + $C_2H_5OCOCH_2S(O)OCH_3$ $\xrightarrow[RCOOH]{哌啶}$

3. 2-萘酚（OH） + HCHO + 哌啶（NH） $\xrightarrow{H^+}$

4. 环己酮（=O） + $NCCH_2COOH$ $\xrightarrow{NH_4OAc}$

5. 3-呋喃甲酸乙酯（$COOC_2H_5$） + $H_3CCOOC_2H_5$ $\xrightarrow{C_2H_5ONa}$

6. $O_2N-C_6H_4-CHO$ + Ac_2O $\xrightarrow[\triangle]{NaOAc}$

7. 烟酸甲酯（$COOCH_3$，吡啶N） + $CH_3CH_2CH_2COOC_2H_5$ $\xrightarrow{NaH}$

8. $(CH_3)_2N-C_6H_4-CHO$ + CH_3NO_2 $\xrightarrow{C_5H_{11}NH_2}$

9. 2 [o-nitrovinylbenzene, NO_2] + $NCCH_2COOC_2H_5$ $\xrightarrow{C_2H_5ONa}$

二、判断下列反应哪些是正确的，哪些是错误的，正确的请写出各步反应机理，错误的也请说明理由

10. $PhCH_2CHO$ + HCHO $\xrightarrow{K_2CO_3}$ $PhC(CH_2OH)_3$

11. $(CH_3)_2CHCOCH_3$ + HCHO $\xrightarrow{Ca(OH)_2}$ $HOH_2C-C(CH_3)_2-COCH_3$

12. CH_3CH_2CHO + $NaNH_2$ + $(CH_3)_3CCl$ $\longrightarrow$ $CH_3CH(C(CH_3)_3)CHO$ + NH_3 + NaCl

三、问答题

13. 合成对硝基肉桂醛的过程中，试分析与肉桂醛的合成相比，哪个更容易发生反应？

$PhCH{=}CHCHO$　肉桂醛　　$O_2N-C_6H_4-CH{=}CHCHO$　4－硝基肉桂醛

14. 利用缩合反应，下面化合物有几种可能的合成路线，请给出合理的切断分析。

$PhCOCH_2COCH(CH_3)_2$

15. 试将一个 1,4－二羰基化合物合成为 1,5－二羰基化合物。例如，

$ArCOCH_2CH_2COOC_2H_5$

四、由指定原料合成化合物

16. 用苯及不超过 3 个碳原子的有机物合成：

$PhCH_2-C(Ph)(OCOCH_3)-CH(CH_3)-CH_2N(CH_3)_2$

17. 用环己酮、苯和乙酰乙酸乙酯合成：

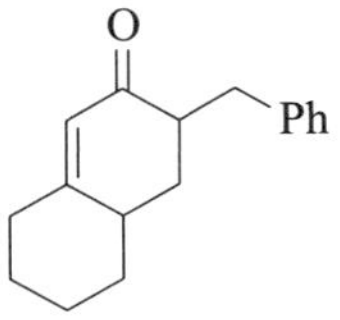

18. 用丙二酸二乙酯和丙烯腈合成：

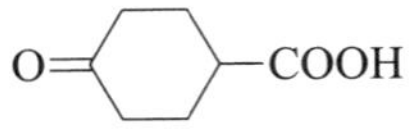

O=⟨环己基⟩—COOH

19. 利用苯甲醛和苯乙酮制备查尔酮。

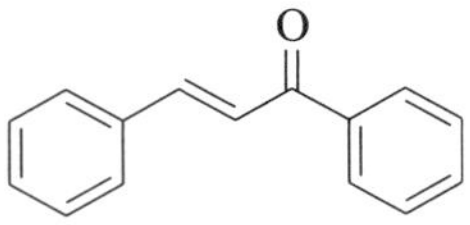

五、由必要的无机和有机试剂合成下列化合物

20.

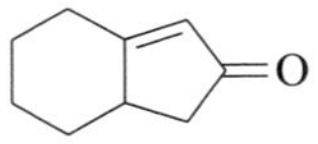

21. $CH_2—CO—COOH$
$|$
CH_2COOH

22. 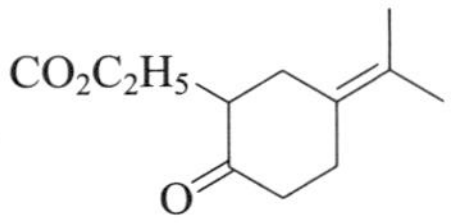 $CO_2C_2H_5$

23. 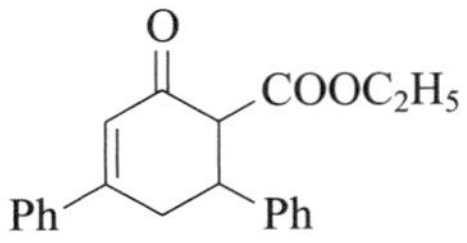 $COOC_2H_5$ Ph Ph

24. 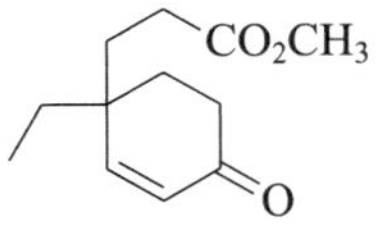 CO_2CH_3

25. 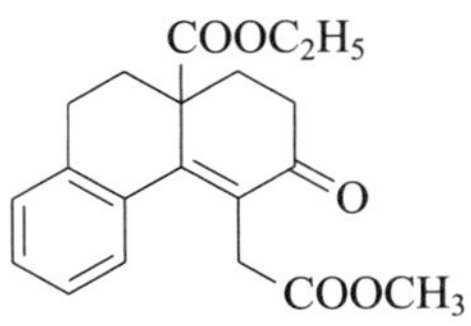 $COOC_2H_5$ $COOCH_3$

第 7 章　碳环化反应

1. 课程目标

在了解碳环化反应的基本概念、分类等基础上，掌握狄克曼缩合反应（Diekmann condensation）、分子内的羟醛缩合（aldol condensation）和罗宾逊环化反应（Robinson cyclation reaction）、狄尔斯－阿尔德反应（Diels－Alder reaction）、丁二烯和己三烯的电环化反应等重点反应，了解活性亚甲基不同形式、几种分子内缩合的共同点和区别、环加成反应和电环化反应的机理和特点。使学生能够依据起始原料及产物性质等，综合考虑安全环保及技术经济等因素，合理地选择碳环的合成途径、条件及衍生化的方法。

2. 重点和难点

重点：缩合成五元和六元碳环的反应，狄尔斯－阿尔德反应，丁二烯和己三烯的电环化反应。

难点：用分子轨道对称性守恒原理理解不同结构底物在不同条件下进行环加成和电环化环反应时产物的立体构型。

引　言

在有机化合物中，根据有机化合物分子的碳架结构，可将有机化合物分为开链化合物、碳环化合物和杂环化合物三类。碳环化合物根据其环是否含有苯环又可分为脂肪碳环化合物和芳香碳环化合物两类。其中脂肪碳环化合物又称脂环化合物，是指不具有芳香性的一类碳环化合物，其碳架虽然是环状，但它们的性质却和链状脂肪族化合物相似；芳香碳环化合物又称芳环化合物，是指苯环或由苯环稠合而成的碳环体系，具有与链状脂肪化合物和脂环化合物不同的特殊性质。此外，碳环化合物根据成环碳原子数又可分为小环（C_3~C_4）、普通环（C_5~C_6）、中环（C_7~C_{11}）和大环（C_{12} 及以上）四种。通常环的大小与其稳定性及反应活性密切相关。在自然界中存在大量的碳环化合物及其衍生物，它们通常可作为石油化工、农药、染料、医药等领域的重要基础原料或中间体，特别是在药物及精细有机品的合成中有着重要而广泛的应用。与此同时，对于有机合成来说，合成某些具有特定结构或特定作用的碳环化合物无疑是一个巨大的挑战与考验。因芳香碳环化合物合成相对特殊，本章将仅介绍脂环化合物的合成。

对于脂肪碳环的合成主要包括构建新环的环化反应及对已有的环进行修饰两种方法，如何建立新的环体系是本章介绍的重点。根据成环反应类型及反应机理不同，建立新的碳环有多种途径，本章主要介绍分子内缩合反应、分子间缩合反应、环加成反应和电环化反应四种方式。其中重点介绍狄克曼缩合反应(Diekmann condensation)、分子内的羟醛缩合和罗宾逊环化反应(Robinson cyclation)、狄尔斯-阿尔德反应(Diels-Alder reaction)、丁二烯和己三烯的电环化反应,简单介绍偶姻(acyloin)缩合反应、索普-齐格勒反应(Thorpe-Ziegler reaction)、活泼亚甲基与二卤代烃的缩合反应及碳烯对不饱和键的环加成反应。希望通过本章的学习,能够对脂肪碳环化合物的合成各方面的知识有较深入的了解和掌握。

7.1 分子内缩合反应

分子内缩合反应构建碳环化合物是指具有多官能团化合物通过分子内缩合反应(第六章介绍)形成新的碳碳键,从而将链状分子环合形成一个新的环状化合物的反应。涉及的反应包括狄克曼缩合反应、分子内的羟醛缩合反应和罗宾逊环化反应、分子内偶姻缩合反应和索普-齐格勒反应等。

7.1.1 狄克曼缩合反应

1. 反应通式

狄克曼缩合反应或狄克曼反应是指双酯化合物在碱作用下发生分子内缩合生成环状β-酮酸酯的反应,也被称为分子内的克莱森缩合反应。它以德国化学家沃特尔·狄克曼命名。其反应通式为

RO(C=O)CH$_2$CH$_2$(CH$_2$)$_n$CH$_2$CH$_2$(C=O)OR $\xrightarrow{碱}$ $\xrightarrow{H_3O^+}$ 2-氧代环烷-1-甲酸酯(环上含 (CH$_2$)$_n$) $n=1\sim3$

2. 反应机理及特点

该反应可很好地生产较稳定的五元至七元环状β-酮酸酯,收率较高。若合成更大环的化合物则产率很低或难以合成。当反应在高度稀释的溶液中进行,可抑制二酯分子间的缩合而增加二酯分子内缩合的概率,从而利于合成更大环的化合物。以合成五元环状β-酮酸酯为例,其反应机理如下:

[反应机理图:己二酸二酯经 B: 夺取α-H 形成烯醇负离子(O^-),进攻另一酯羰基形成环状四面体中间体(^-O、OR),消除 OR 得 2-氧代环戊烷甲酸酯;B: 夺取其活泼H生成烯醇负离子,再经 H^+ 质子化得 2-氧代环戊烷甲酸酯(产物含 O、O、OR)]

首先,在碱作用下,分子内一个酯基的 α - H 被夺取后经烯醇互变,形成烯醇负离子,接着烯醇负离子的碳端对分子内的另一个酯基进行亲核加成,然后烷氧负离子离去形成 β - 酮酸酯。由于碱性环境下,碱将进一步夺取 β - 酮酸酯的 α - H,不可逆地生成稳定的烯醇负离子,因此,最后需经酸处理得到稳定的 β - 酮酸酯产物。如果将酯水解,然后脱羧,则可以得到环酮产物。

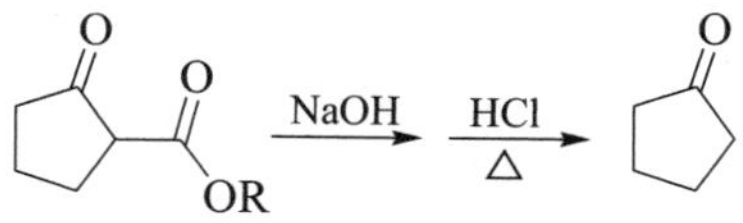

NaOH　HCl, △

对于对称的二酯化合物发生缩合时,无论哪一个 α - C 形成碳负离子,其环合后形成的缩合产物都相同。对于不对称的二酯化合物,虽然可以有两种不同的缩合方式,但通常以酸性较强的亚甲基形成碳负离子后发生缩合为主。

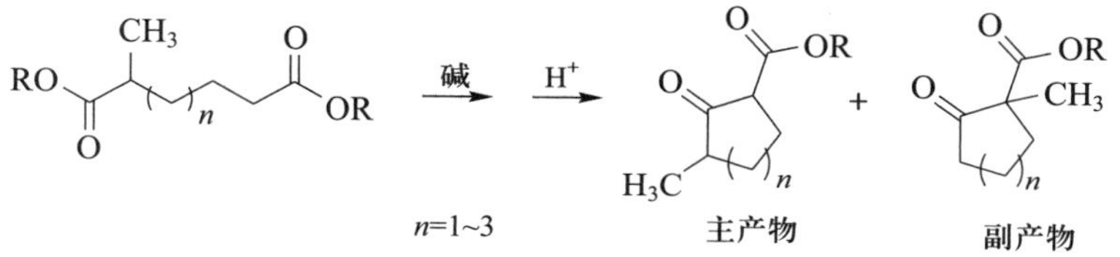

碱　H^+

n=1~3　主产物　副产物

3. 应用

狄克曼缩合反应广泛用于合成五元、六元和七元环的脂环酮酯类化合物,也可利用脂环酮酯类化合物进一步转化为脂环酮类化合物。

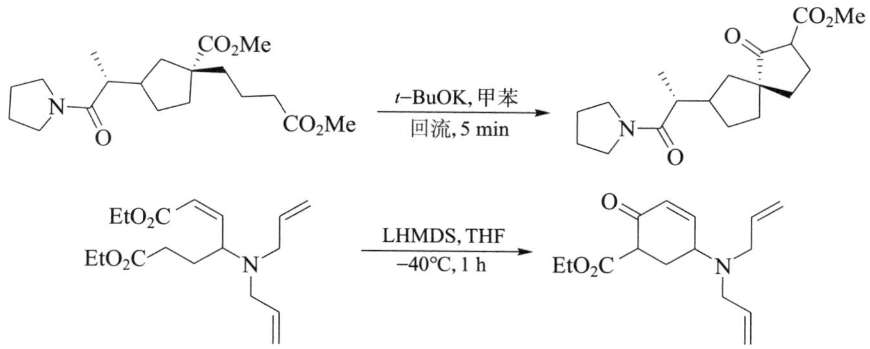

t-BuOK, 甲苯　回流, 5 min

LHMDS, THF　−40°C, 1 h

7.1.2 分子内的羟醛缩合和罗宾逊环化反应

1. 反应通式

分子内的羟醛缩合是指具有活泼 α - 氢的二醛酮在碱催化下发生分子内羟醛缩合(第 6 章已介绍),生成五元、六元等环状 β - 羟基醛酮,β - 羟基醛酮受热进一步脱水生成 α, β - 不饱和醛或酮的反应。其反应通式为

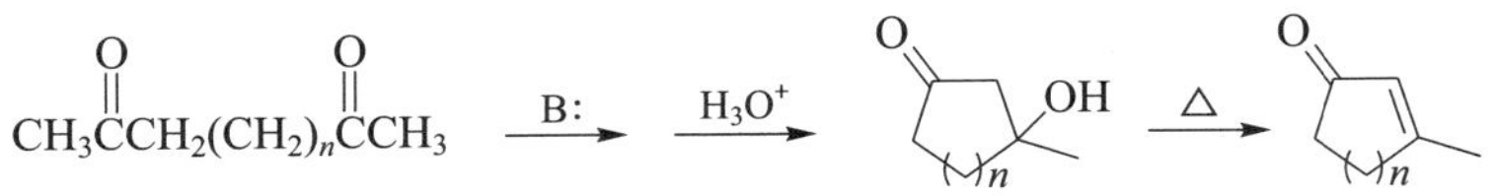

2. 反应机理及特点

具有 α－活泼氢的二醛酮在碱的催化下生成一个 α－碳负离子,然后碳负离子作为亲核试剂对分子内另一缺电子的醛或酮进行亲核加成,随后经酸化生成环状 β－羟基醛酮,经进一步加热失水生成环状 α,β－不饱和醛或酮。

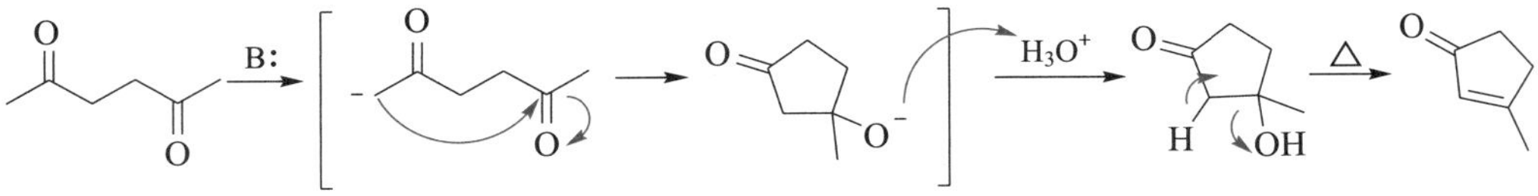

脂环酮与 α,β－不饱和酮发生迈克尔加成反应后的产物进一步发生分子内的羟醛缩合,可以在原来环结构基础上再引入一个环,该反应称为罗宾逊环合反应,该反应由英国牛津大学著名化学家罗伯特·罗宾逊爵士发明。

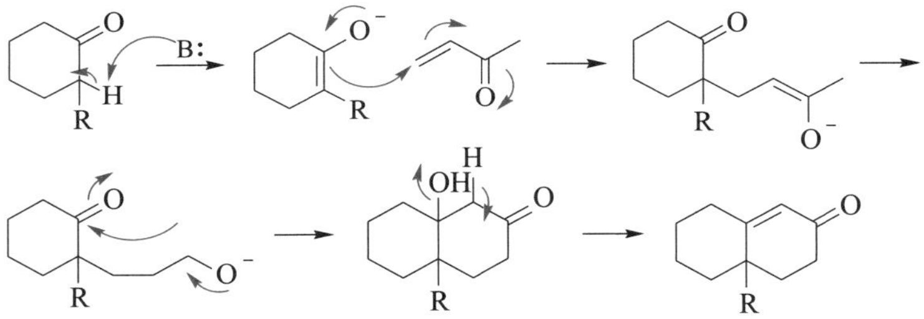

[2+2]环加成反应也是有机化学中非常重要的一类反应,其早期机理表明其是协同反应,但对其环合机理的研究一直是实验和理论工作者关注的课题之一,[2+2]环合反应包括简单烯烃或炔烃参与的环加成反应、累积双键体系参与的环加成反应及稀土钍化合物参与的环加成反应。后来的反应机理研究得出:对于简单的烯烃或炔烃之间的环加成反应一般是按双自由基机理进行,而其他两类反应主要按协同机理或两性离子方式进行,并且从前线分子轨道作用理论角度分析了产生不同反应机理的原因。

对于四元碳环的合成,根据伍德沃德－霍夫曼(Woodward－Hofmann)分子轨道对称守恒原理,协同的[2+2]环加成反应在基态时轨道对称性不允许的,将产生显著的动力学能垒,阻碍反应的发生。因此,相比于较成熟的[4+2]环加成反应,如何促使烯烃[2+2]环加成反应的进行,是有机合成方法学研究中的热点之一。协同的烯烃[2+2]环加成反应涉及两根 C—C 键的协同形成,实验研究发现,利用一些廉价过渡金属中心,可将该协同过程分解为一次只形成一根 C—C 键的分步[2+2]环加成,该过程可有效降低[2+2]环加成反应的能垒,但其背后的机理,特别是开壳层廉价金属各自旋态,以及其氧化还原配体所起的作用尚不清楚。

3. 应用

在立方烷的合成中应用了[2+2]环加成反应，再经法沃斯基(Favorskii)重排，脱羧得到。

hν
(1) 50%NaOH，回流
(2) 酯化
CO_2Me
MeO_2C

烯酮可以作为烯酮参与[2+2]环合反应，下面例子中，由于4位存在较大体积的叔丁基，因此，环合时产生一定的非对映选择性。

hν
A
B
A:B=2.3:1

7.1.3 电环化反应

在加热或光照条件下，链状共轭体系的两个尾端碳原子之间的 π 电子环化形成 σ 键的单分子反应或其逆反应，称为电环化反应。其中成环的反应，也叫电环合反应，开环的反应也叫电开环反应。电环合反应的结果是减少了一个 π 键，形成了一个新的 σ 键。该类反应原子利用率为100%，属于绿色反应。根据链状共轭体系 π 电子数，电环化反应可分为 $4n$ 体系电环化和 $4n+2$ 体系电环化两种反应类型。

1. 4*n* 体系共轭烯烃的电环化反应

(1) 反应通式　在加热或光照条件下1,1,4,4-四取代丁二烯电环化后将得到不同构型的3,3,4,4-四取代环丁烯。该反应属于 $4n$ 体系电环化反应，反应通式如下：

△或hν
或

式中a、b是两个末端 π 键上不同的取代基，经电环化后它们相对于环丁烯平面，处于不同位置。其中，即在该反应中，由原料到产物，轨道的对称性始终保持不变。因为只有这样，才能用最低的能量形成反应中的过渡态。

(2) 反应机理及特点　$4n$ 体系的电环化反应在加热条件下，利用其HOMO轨道进行头尾相接，在对接过程中 π 键轨道位相同侧相反，顺旋才能有效重叠，形成四元碳环；在光照条件下，则采取对旋重叠，形成四元碳环。

(3) 应用示例 丁二烯的电环化反应是四元环及其衍生物合成的重要方法。

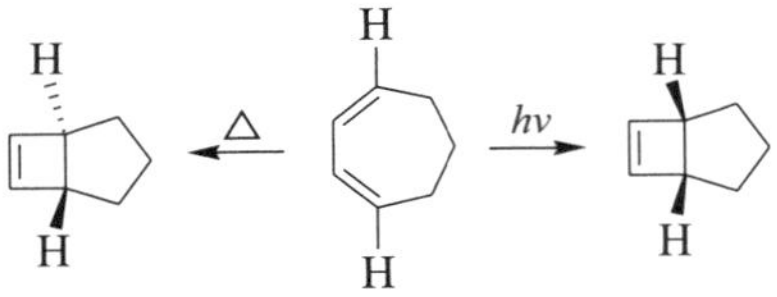

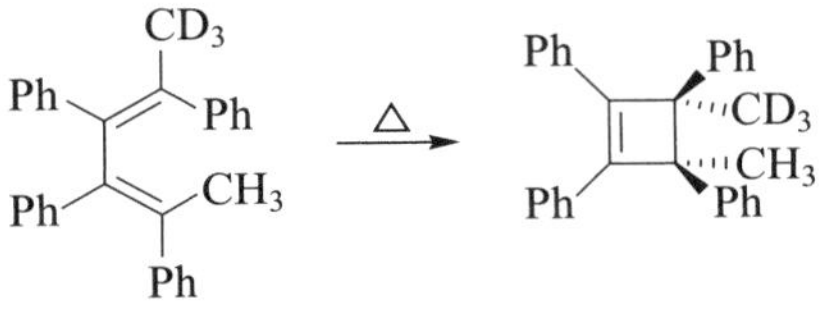

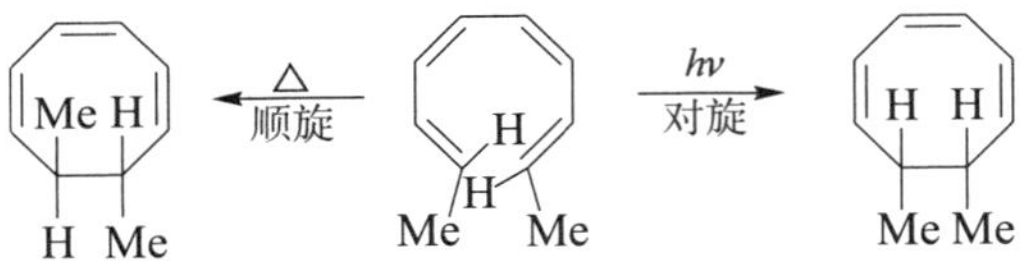

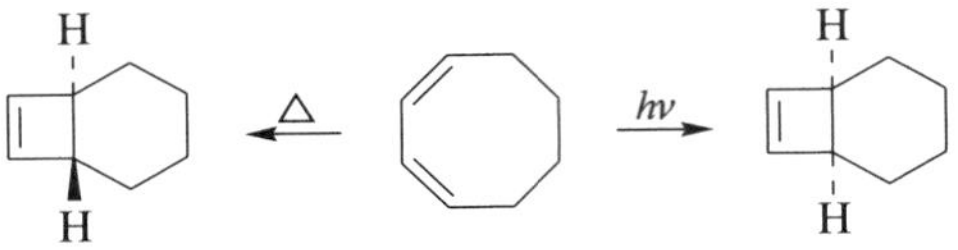

对于末端碳原子带有取代基的 $4n$ 体系共轭烯烃，由于存在顺反异构，可以通过在光照或加热条件下进行电环化闭环，如果再在相同条件下开环，则得到原料；但如果在不同条件下开环，则可以得到几何构型不同的共轭烯烃。以上面 $(2E,4E)$-2,3,4,5-四苯基-1-三氘代-2,4-己二烯为例，在加热条件下，得到顺式-1,2,3,4-四苯基-3-三氘代-3,4-二甲基环丁烯，那么，在光照条件下开环，产物的结构将不再是原料，而是其异构体，原因在于：丁二烯在加热条件下为顺旋环合，而光照条件下为对旋环合。

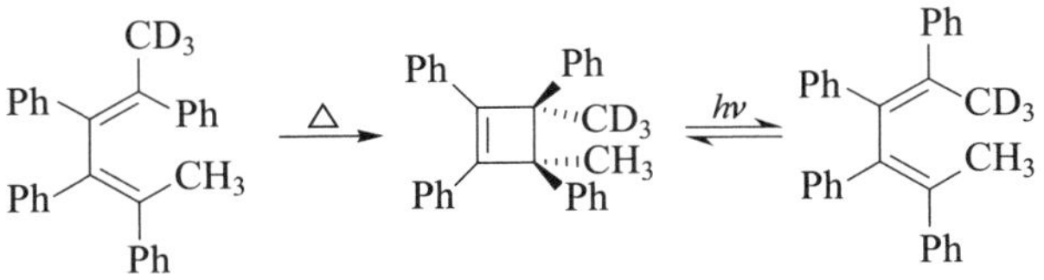

2. 己三烯的电环化反应

(1) 反应通式 在加热或光照条件下取代己三烯电环化后得到不同构型的取代环己二烯。该反应属于 $4n+2$ 体系电环化反应，反应通式如下：

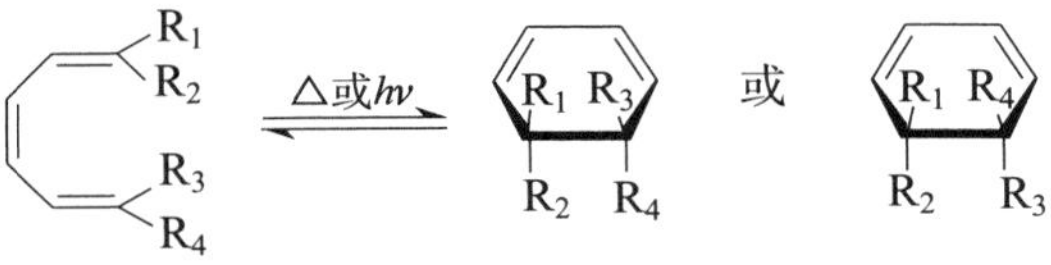

(2) 反应机理及特点　己三烯在加热条件下电环化时，利用 HOMO 轨道，此时两端位相相同，需采用对旋方式环合；在光照条件下，利用 LUMO 轨道，两端位相相反，需采取顺旋方式环合。而电开环反应形成的取代己三烯中取代基的空间排布也遵循分子轨道对称性守恒原理（伍德沃德－霍夫曼规则）。

(3) 应用示例　己三烯的电环化反应是六元环及六元环衍生物合成的重要方法。天然产物山道年的二氢化衍生物的合成也涉及己三烯的电环化反应。

hv 顺旋开环　室温 对旋关环

二氢山道年

hv　130℃

hv 顺旋　△ 对旋

7.2 碳烯对不饱和键的环加成反应

碳烯又称为卡宾，也可以与烯烃进行环合，生成环丙烷衍生物。

1. 反应通式

参与反应的碳烯又叫卡宾，是电中性的二价碳中间体，碳原子与两个 R 基以共价键相连，另外两个价电子分布于两个非键轨道中。若两个价电子自旋方向相反，即两个电子在同一轨道中而另一轨道是空的，称为单线态碳烯；若两个价电子自旋方向相同，即两个电子分别分布在两个非键轨道，称为三线态碳烯。

单线态碳烯　三线态碳烯

常用的单线态碳烯，一般为重氮甲烷的光分解或热分解获得。三线态碳烯则由重氮甲烷在光敏剂二苯甲酮存在下光照制得。

2. 反应机理

单线态碳烯与烯烃的反应具有立体定向性，是协同反应。其机理是重氮甲烷在加热或光照的作用下，生成单线态的碳烯，随后两个孤对电子与烯烃上的两个 π 电子通过三元环过渡态，形成两个新的 σ 键。

$$\overset{-}{H_2C}-\overset{+}{N}\equiv N \xrightarrow{\triangle 或 h\nu} H_2C{:} \xrightarrow{H_3C(R_1)C=C(R_2)CH_3} [过渡态] \longrightarrow 1\text{-}R_1\text{-}1\text{-}H_3C\text{-}2\text{-}R_2\text{-}2\text{-}CH_3\text{-环丙烷}$$

当反应在高度稀释的气相中进行时，生成的单线态碳烯将转化为三线态碳烯。这时两个孤电子自旋平行，只有一个电子可以与双键的 π 电子成键，未成键的两个电子，只有当碰撞使其中一个电子改变自旋方向才能成键。此时，因碳碳单键可以自由转动，产物不再保持立体定向性，属于自由基反应。

$$H_2C{:} \xrightarrow{气相(N_2稀释)} H_2\dot{C}\cdot \xrightarrow{H_3C(R_1)C=C(R_2)CH_3} \cdot CH_2-C(H_3C)(R_1)-\dot{C}(R_2)CH_3$$

$$\longrightarrow \cdot CH_2-C(H_3C)(R_1)-\dot{C}(R_2)CH_3 \longrightarrow (H_3C,R_1,R_2,CH_3\ 环丙烷) + (H_3C,R_1,R_2,CH_3\ 环丙烷)$$

除了使用重氮甲烷产生卡宾外，也可以利用二卤甲烷与锌粉作用产生卡宾：

$$CH_2I_2 \xrightarrow[-ZnI_2]{Zn} CH_2{:} + CH_2=CH-R \longrightarrow \triangleright\!-R$$

3. 应用

碳烯对不饱和键的环加成反应是环丙烷及其衍生物的重要合成方法。由于重氮甲烷为有毒气体且具有爆炸性，因此在实际合成过程中，通常采用西蒙斯－史密斯(Simmons－Smith)试剂(二碘甲烷与锌－铜齐制得的有机锌试剂)与不饱和烃反应。该反应中，烯烃分子中含有的其他官能团，如卤素、羰基、酯基、氨基等，在加成时均不受影响，所以非常适用于多种天然存在的环丙烷生物的合成。例如，吲哚类生物碱(－)－lundurine A 的全合成中，采用了一个分子内的西蒙斯－史密斯环丙烷化反应解决了(－)－lundurine A 所面临的具有挑战性的环丙烷构筑。

$$CH_3(CH_2)_7HC=CH(CH_2)_7COOCH_3 \xrightarrow[(2)\ NaOH/H_2O]{(1)\ CH_2I_2/Zn-Cu} CH_3(CH_2)_7HC\overset{\triangle}{—}CH(CH_2)_7COOCH_3$$

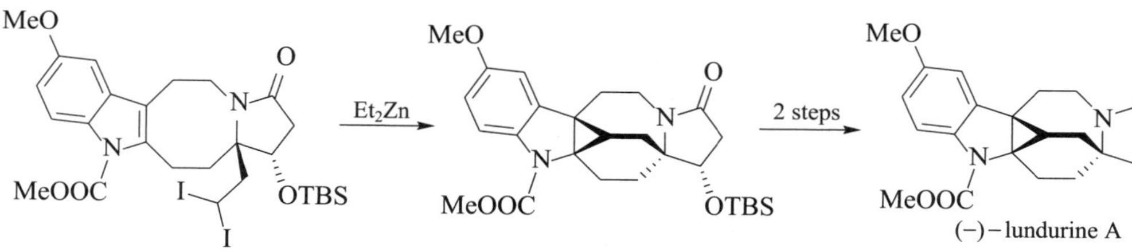

MeO　O　N　MeOOC　I　I　OTBS　$\xrightarrow{Et_2Zn}$　MeO　O　N　MeOOC　OTBS　$\xrightarrow{\text{2 steps}}$　MeO　O　N　MeOOC

(−)−lundurine A

此外,碳烯也可与芳香族化合物发生加成反应得到扩环产物。例如,苯环与重氮甲烷在光照下经溴化亚酮催化反应得到环庚三烯的扩环产物。

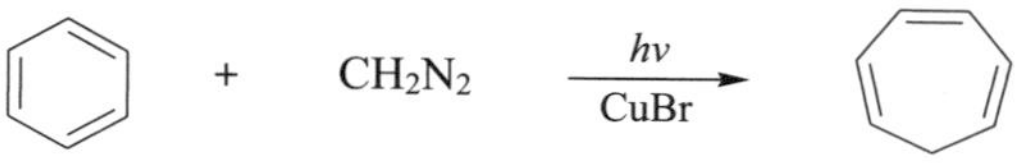

$$+ \ CH_2N_2 \xrightarrow[CuBr]{h\nu}$$

二碘甲烷与丙烯酸酯环合则得到环丙烷基甲酸酯。

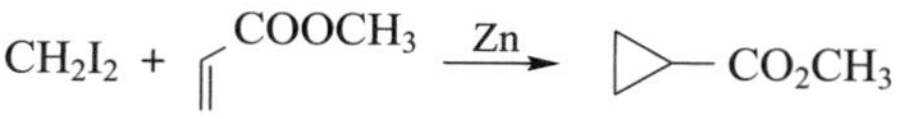

$$CH_2I_2 + \ COOCH_3 \xrightarrow{Zn} \ CO_2CH_3$$

用二碘(或溴)氯甲烷或二碘(或溴)二氯甲烷与烯烃反应,则得到环上带有氯的环丙烷衍生物。

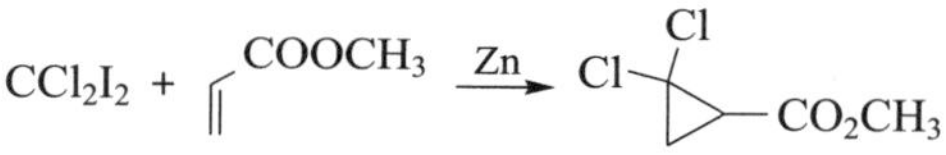

$$CCl_2I_2 + \ COOCH_3 \xrightarrow{Zn} Cl \ Cl \ CO_2CH_3$$

(杨羚羚)

参考文献

习题

一、完成下列反应式(每空只填写主要反应产物或反应条件)

1. $CH_3CH(CH_2CH_2COOC_2H_5)_2 \xrightarrow{NaOC_2H_5}$

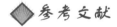

2. 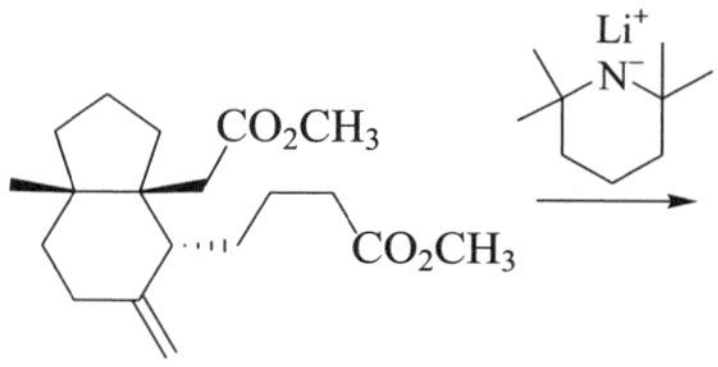 CO_2CH_3　CO_2CH_3　$\xrightarrow{\ Li^+\ N^-\ }$

3. 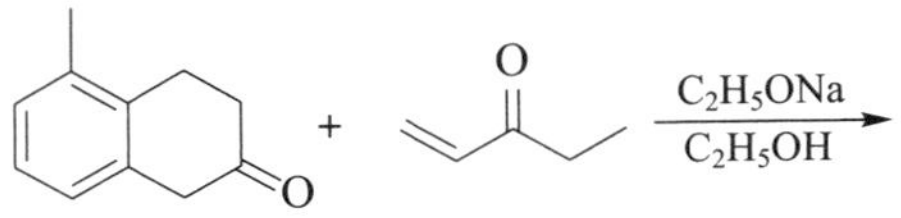 （结构式）+ （结构式）$\xrightarrow[C_2H_5OH]{C_2H_5ONa}$

4. 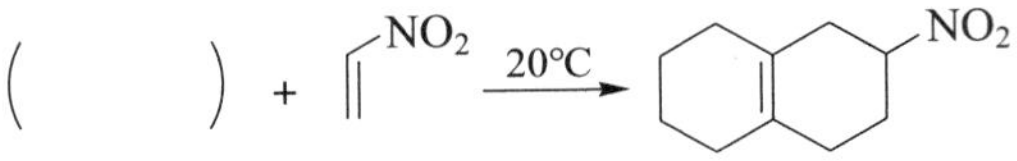 (　　) + （结构式，NO_2）$\xrightarrow{20℃}$ （结构式，NO_2）

5. 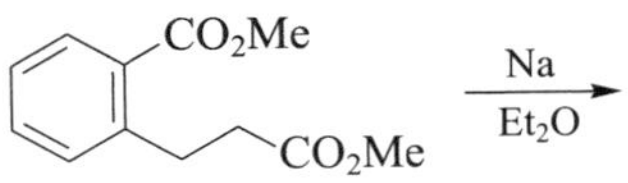 （结构式，CO_2Me，CO_2Me）$\xrightarrow[Et_2O]{Na}$

6. 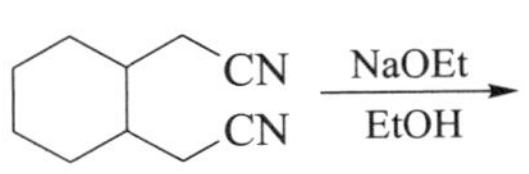 （结构式，CN，CN）$\xrightarrow[EtOH]{NaOEt}$

7. 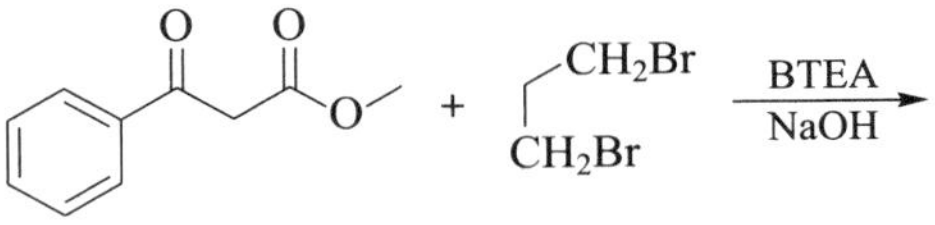 （结构式）+ CH_2Br—CH_2Br $\xrightarrow[NaOH]{BTEA}$

8. 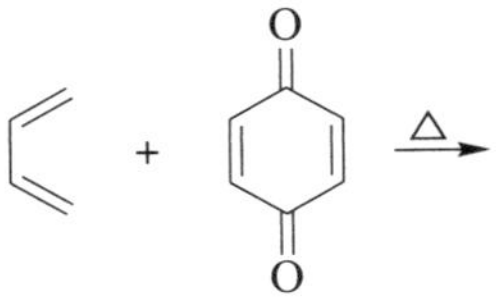 （结构式）+ （结构式）$\xrightarrow{\triangle}$

9. 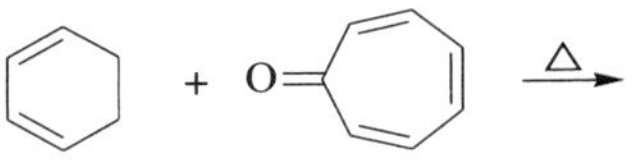 （结构式）+ （结构式）$\xrightarrow{\triangle}$

10. 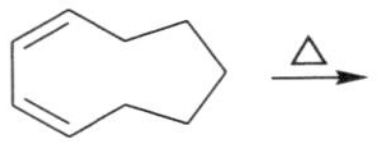 （结构式）$\xrightarrow{\triangle}$

11. 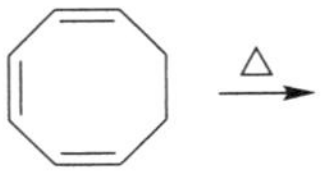 （结构式）$\xrightarrow{\triangle}$

12. 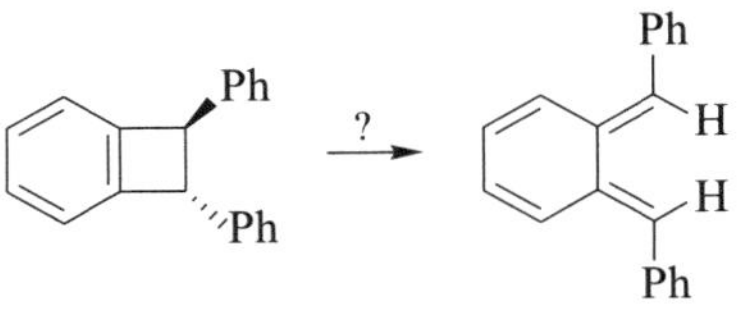 （结构式，Ph，Ph）$\xrightarrow{?}$ （结构式，Ph，H，H，Ph）

13. 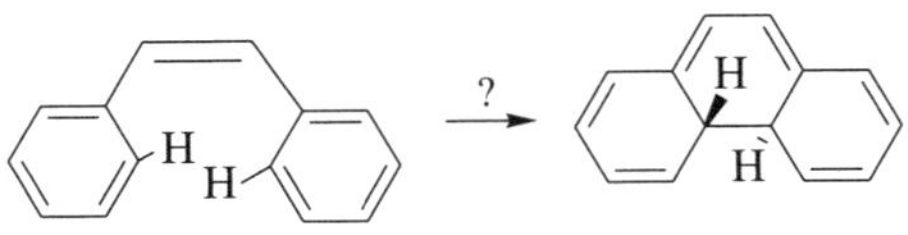 （结构式，H，H）$\xrightarrow{?}$ （结构式，H，H）

二、思考题

14. 将乙酰乙酸乙酯、2,4－戊二酮、丙二酸二乙酯、α－氰基乙酸乙酯、α－硝基乙酸乙酯的亚甲基上的氢按酸性由强到弱的顺序排列，并简单阐明理由。

15. 下列双烯体哪些能进行狄尔斯－阿尔德反应？哪些不能？为什么？

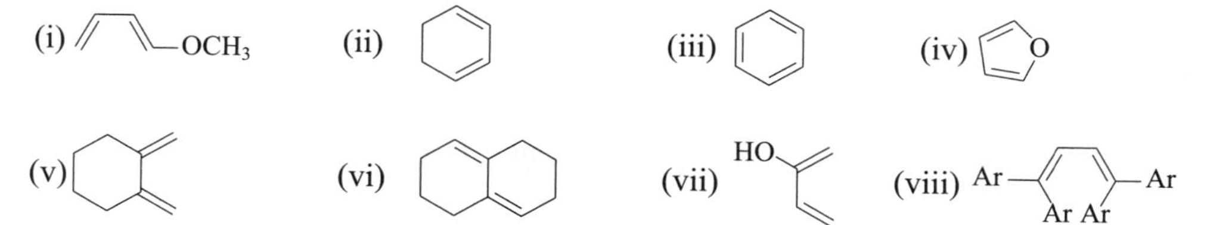

16. 下列分子中各存在哪些类型的共轭？画出这些共轭体系的 π 轨道示意图，并简述共轭对结构产生的影响。

(i) $H_3C-CH=CH-\overset{+}{C}(CH_3)-CH_3$　(ii) $H_2C=CH-CH=CH-\dot{C}H_2$　(iii) $H_2C=CH-\dot{C}H-CH=CH_2$　(iv) $H_3C-\overset{-}{C}H-CH=CH_2$

第 8 章　杂环化合物的合成与反应

1. 课程目标

了解一般杂环化合物和衍生物的合成方法，了解核苷类化合物的合成。掌握常见含一个杂原子的杂环化合物的合成和反应类型，通过本章学习，使学生对杂环化合物的重要性有基本了解。

2. 重点和难点

重点：常见杂环化合物的合成和衍生化反应，反应位置和常用试剂。

难点：含烷基取代基杂环化合物的合成和衍生化反应。

引　言

杂环化合物是指环上含有一个或多个非碳杂原子的一大类环状有机物，杂原子主要为氮、硫、氧等，它们可以作为基础化工原料，有些具有重要的生理或药理作用。生物遗传物质的 DNA、RNA 是由嘧啶和嘌呤核苷酸构成的；蛋白质基本组成单元的氨基酸中色氨酸、组氨酸、脯氨酸、羟脯氨酸等也含有杂环基团；生物代谢过程中大部分酶或辅酶也是杂环化合物；在香料工业中，含有吡嗪、苯并吡喃酮等杂环化合物的香料也占有一定比例。据不完全统计，目前临床使用的药物中，含有杂环的化合物占了一半以上，如唑类抗真菌药、青霉素类、头孢类和大环内酯类；在很多有机功能材料中，许多也含有有机杂环。可以说，有机杂环化合物无论在维持生命延续、保证生命健康，还是在合成功能材料等方面都具有十分重要的地位。因此，对杂环化合物，特别是芳香杂环化合物的合成方法、反应活性、理化性质的了解，对于今后在新药设计和合成、功能材料等方面的发展都是十分重要的。

杂环化合物种类繁多，性质各种各样，合成方法各异。考虑到使用本书的读者已初步具备了一定的关于芳香性、共振式、休克尔分子轨道理论（前线轨道理论）等基础知识，同时对吡啶、呋喃、噻吩等基础杂环化合物的反应性等有一定的了解，因此，本章对于这些知识仅作简单介绍；对于三元杂环，主要包括氮杂环丙烷、环氧乙烷、环氧氯丙烷等，结构简单，在本章中不再讨论。而对于不太熟悉的如喹啉、吲哚、二嗪、唑类、嘧啶等杂环化合物的合成、反应性等将进行较为详细的讨论。希望通过本章的学习，能够对杂环化合物各方面的知识有较深入的了解和掌握。

8.1 四元杂环化合物

四元杂环化合物，主要为 β - 内酰胺类结构，如头孢菌素类、青霉素类和非经典的 β - 内酰胺类抗生素，还有如氨曲南、多尼配南、亚胺配南、美罗配南等药物中都含有该结构；β - 内酰胺类化合物在强酸和强碱性条件下的稳定性非常差，主要发生开环，在酸性条件下有一定的稳定性，但是也容易开环；主要的反应是发生 3 - 或 4 - 的亲核或亲电取代反应。含有其他杂原子的四元杂环化合物较少（主要为 β - 内酯）。

8.1.1 分子内亲核取代反应成环

分子内环合形成 β - 内酰胺方法包括两种：一种是分子中含有易离去基团和活泼酰胺，例如，L - 苏氨酸衍生物经分子内环合得到氨曲南的 β - 内酰胺原料。

OMs O N SO_3^- H ROCHN —$NaHCO_3$→ [OMs O N SO_3^- ROCHN] —83%→ ROCHN O N SO_3^-

另一种是先形成酰胺，然后氨基带有的邻位亚甲基较活泼，在强碱作用下生成碳负离子，再与酰胺羰基旁的酮（或醛）、环氧、卤原子等发生亲核取代反应成环，如碳青霉烯类中间体 4 - AA 的合成。

O O Ph O N PMP → OH H H O Ph O N PMP → TBDMSO H H O Ph O N PMP →

TBDMSO H H O Ph O NH → TBDMSO H H OCOPh O NH → TBDMSO H H OAc O NH

4 - AA

通过光学纯 β - 氨基酸的直接环合是构建光学纯 β - 内酰胺的一种非常好的方法，例如，L -（+）- 天门冬氨酸经施密特（Schmidt）或科尔提乌斯（Curtius）重排，得到 L -（+）- 2，3 - 二氨基丙酸，再经分子内缩合得到 β - 内酰胺。

O NH_2 HO OH O —HN_3, 90%→ NH_2 H_2N OH O —$PPh_3/(PyS)_2$, 78%→ H_2N O NH

8.1.2 [2+2]环加成

酰氯与三乙胺在有机非质子性溶剂中，原位产生烯酮，然后与亚胺环合得到 β-内酰胺，然而这种方法得到的化合物的手性难以控制。一般使用手性辅助基团对所合成的内酰胺环的手性进行调控。如使用手性胺与醛得到亚胺，来控制产物的立体构型，即使这样，所得到的产物一般也是几种非对映异构体的混合物。

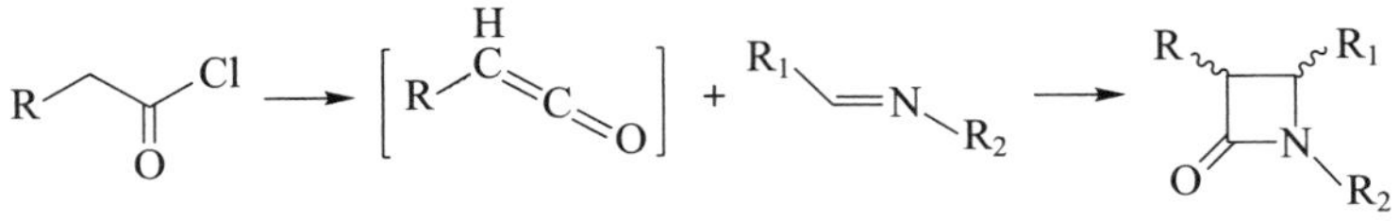

8.1.3 青霉素直接开环法

利用青霉素的四氢噻唑环不稳定，而且开环后硫化物部分易离去的特点，直接得到光学纯的 β-内酰胺。

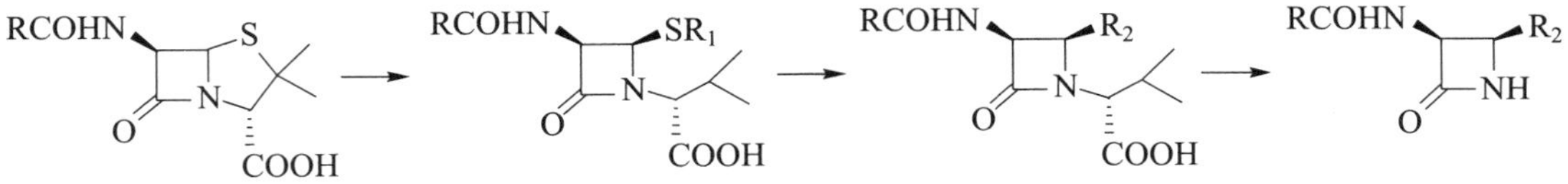

当 β-内酰胺的3-或4-含有易离去基团或未取代时，常在这个位置发生亲电或亲核取代反应制备新的 β-内酰胺衍生物。例如，4-乙酰氧基可以与含卤素的化合物或有机锂反应，构建新的碳-碳键。未取代的3位在强碱条件下与醛、酮、卤化物等反应。

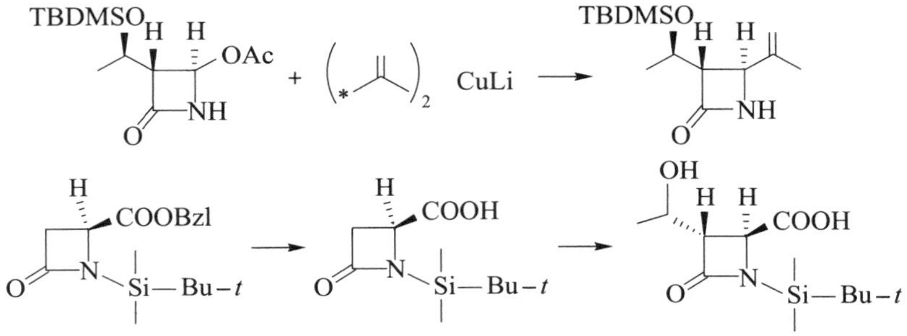

8.2 五元杂环化合物

五元杂环化合物的种类较多，含一个杂原子的有吡咯、呋喃、噻吩、吡咯啉、四氢呋喃；含两个杂原子的有咪唑、噻唑、噁唑、吡唑、异噻唑、异噁唑；含三个杂原子的有1,2,4-三氮唑、1,2,3-三氮唑、吡噁唑、噻二唑等；含四个杂原子的有四氮唑。五元杂环化合物的中英文名称见表8-1。

表 8-1 五元杂环化合物的中英文名称

结构	中文化学名	英文化学名
	呋喃	furan
	吡咯	1*H*-pyrrole
	噻吩	thiophene
	咪唑	1*H*-imidazole
	噻唑	thiazole
	噁唑	oxazole
	吡唑	1*H*-pyrazole
	异噻唑	isothiazole
	异噁唑	isoxazole
	1,2,4-三唑	1*H*-1,2,4-triazole
	1,2,3-三唑	1*H*-1,2,3-triazole
	1,3,4-噁二唑	1,3,4-oxadiazole
R_1 R_2	1,2,5-噁二唑	1,2,5-oxadiazole
	1,2,4-噻二唑	1,2,4-thiadiazole
	1,2,3,4-四唑(或四唑)	1*H*-1,2,3,4-tetrazole

8.2.1 含有一个杂原子的五元杂环化合物

含有一个杂原子的五元杂环化合物主要有芳香性的吡咯、呋喃、噻吩和它们对应的饱和化合物四氢吡咯（也称吡咯啉、吡咯烷）、四氢呋喃。本节主要讨论吡咯、呋喃、噻吩的合成和反应性，饱和化合物不作介绍，因为它们可以直接从对应的链状化合物直接环合得到。吡咯、呋喃、噻吩可以由相同的1,4-二酮与不同的杂原子源反应合成，而且它们之间可以在氧化铝催化下进行杂原子互换。

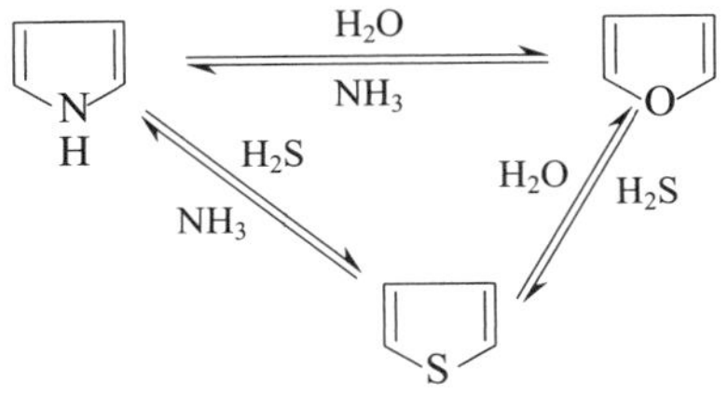

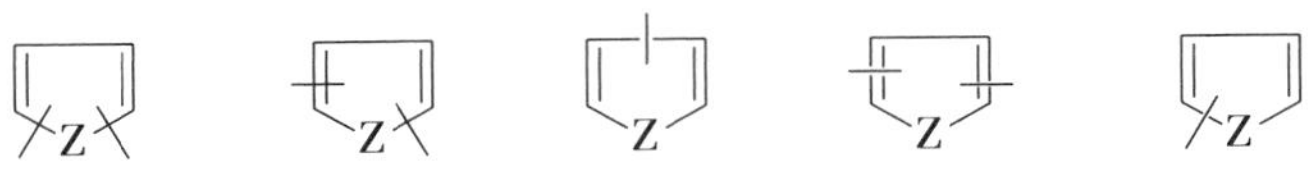

由于杂原子氮、氧、硫的电负性不同，O>N>S≈C，因此，它们的反应稳定性有一定的差异，稳定性顺序为噻吩>吡咯>呋喃，噻吩的稳定性接近苯环。例如，对于磺化反应，吡咯和呋喃不能使用发烟硫酸，而必须使用更温和的三氧化硫与吡啶的络合物；同样，硝化反应时，吡咯和呋喃也不能使用发烟硝酸，而要使用发烟硝酸与醋酐得到的混合酸酐体系。噻吩的磺化和硝化可以使用苯环磺化和硝化的反应条件。

1. 吡咯的合成

吡咯和一般的烷基吡咯都是无色的液体，具有比苯胺弱的氨味，在空气中易自动氧化，使颜色加深。工业上的生产方法是用氧化铝作催化剂，四氢呋喃与氨在气相下反应。吡咯结构广泛存在于天然产物中，例如，植物所含有的叶绿素，哺乳动物血红蛋白中的血红素（卟啉）等，抗肿瘤药舒尼替尼中含有吡咯和吲哚酮结构。因此，了解吡咯及其衍生物的化学性质是十分必要和重要的。

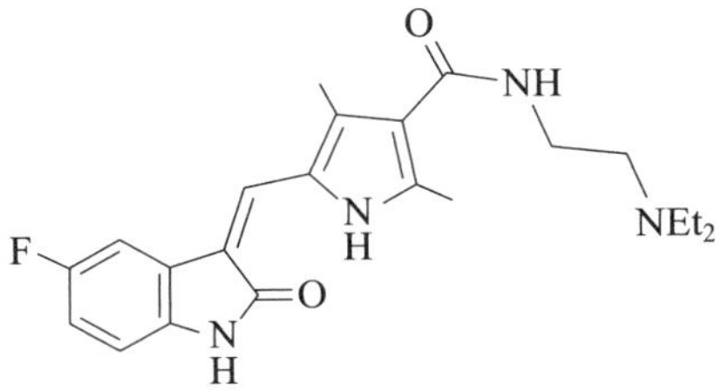

舒尼替尼

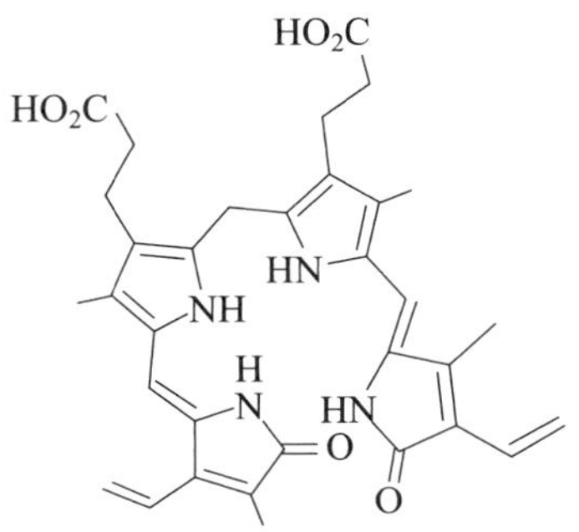

胆红素

吡咯的合成方法较多，具体采用什么原料进行合成，主要取决于目标产物上所带的取代基种类。由于吡咯环非常活泼，以其为原料合成一些单取代衍生物较困难，因此主要从成环反应的原料着手加以解决。

（1）1，4－二羰基化合物与氨或伯胺合成法　具有1，4－二羰基的化合物与氨或伯胺反应，直接环合得到吡咯，至于环上所带的基团，除非为卤素或硝基等，一般使用含有这些基团的二酮和胺。1，4－二酮可以直接用呋喃或1，4－二氯－1，4－二甲氧基丁烷代替，高收率地合成吡咯。

$R_1COCH(R_2)CH(R_3)COR_4 + RNH_2 \longrightarrow R_1COCH(R_2)CH(R_3)C(=NR)R_4 \longrightarrow R_1COCH(R_2)C(R_3)=C(NHR)R_4 \longrightarrow$ [吡咯鎓中间体] $\xrightarrow{-H^+}$ 1-R-2-R_1-3-R_2-4-R_3-5-R_4-吡咯

（2）α－氨基羰基化合物与活泼酮的合成法　例如，乙酰乙酸乙酯与半当量的亚硝酸钠在乙酸中反应，得到的肟原位用锌粉还原，然后与剩余的乙酰乙酸乙酯环合，得到3，5－二甲基－2，4－二羧酸二乙酯吡咯。

反应式：

$H_3CCOCH_2COOEt \xrightarrow[AcOH]{NaNO_2} H_3CCOC(=NOH)COOEt \xrightarrow[AcOH]{Zn} H_3CCOCH(NH_2)COOEt \xrightarrow{H_3CCOCH_2COOEt}$ 3，5-二甲基-2，4-二（COOEt）吡咯（收率60%）

操作过程：

乙酰乙酸乙酯（150 mL，1.18 mol）与冰醋酸（300 mL）于冰水浴中搅拌下，滴加亚硝酸钠（40.6 g，0.59 mol）的60 mL水溶液，30 min滴毕，冰浴下反应2.5 h后，于室温搅拌下，分批少量加入锌粉（77 g，1.18 mol），反应液温度升高直到沸腾，呈淡黄色。加毕，回流反应1 h，倾入冰水（2 L）中，搅拌析出淡黄色固体，过滤，滤饼用冰水洗涤，无水乙醇（300 mL）重结晶，烘干得到白色海绵状结晶（84.6 g，收率60%），熔点134～135℃。

反应影响因素：反应中亚硝酸钠的量必须为乙酰乙酸乙酯量的一半，让一半转化为氨基化合物，然后与剩余的一半环合，添加锌粉时保持反应液微沸，有利于还原的同时进行环合反应。

反应形成的含有酯基的吡咯可以通过先水解，再脱除羧基的方法得到2，4－二甲基吡咯－3－羧酸乙酯。对于含有取代基的吡咯而言，当直接合成时，原料不容易得到的，往往采用间接合成方法。

另外，除了直接使用含有活泼亚甲基的酮外，也可以使用 α,β－烯醚酮或酯，还可以使用含有 α－炔键的酮或酯。

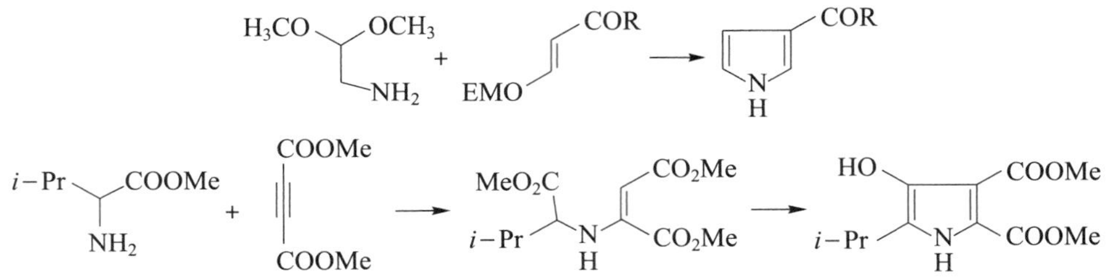

(3) 1,3－二羰基化合物与甘氨酸酯合成法 1,3－二羰基化合物利用其含有的两个羰基分别与甘氨酸酯的氨基和亚甲基成键环合，得到吡咯－2－羧酸酯；此外，二羰基化合物也可以使用活泼亚甲基或甲基酮首先与 N,N－二甲基甲酰胺及二甲胺存在下形成亚胺盐，再与甘氨酸酯反应关环，得到吡咯。

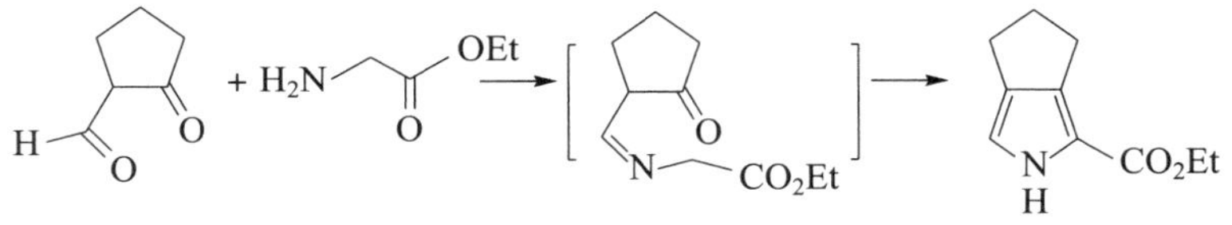

采用 α,β－不饱和醛/酮与氨基被活化的甘氨酸酯反应，例如，甘氨酸乙酯用对甲苯磺酰保护后，氨基氮原子被活化，首先进行迈克尔加成反应，甘氨酸酯亚甲基部分再与羰基加成环合，最后芳香化并脱除对甲苯磺酰基，得到吡咯衍生物。

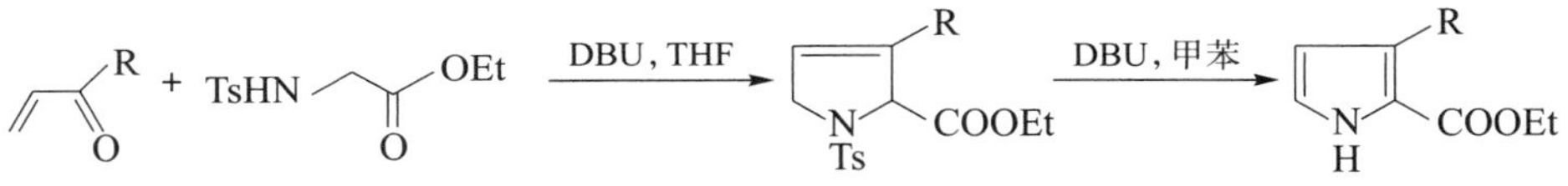

此外，1,3－二羰基化合物与氨基乙醛缩二甲醇反应，也可以用于吡咯的制备。

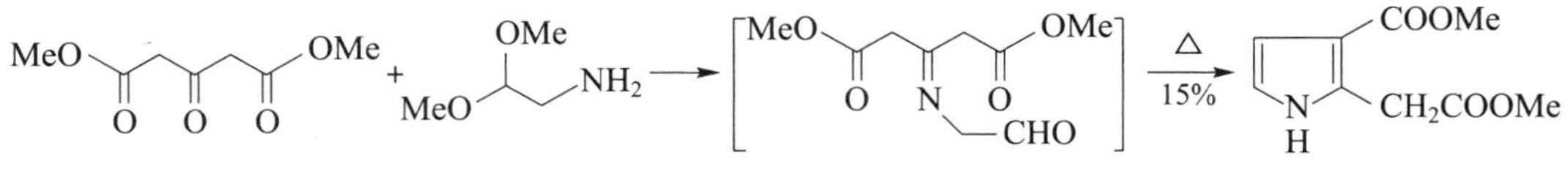

(4) α－卤代羰基化合物与 β－酮酸酯及氨合成法 利用 β－酮酸酯的亚甲基比较活泼的特点，其形成碳负离子，与 α－卤代羰基化合物进行亲核取代反应，得到1,4－二羰基化合物，与氨/胺关环，得到吡咯衍生物。

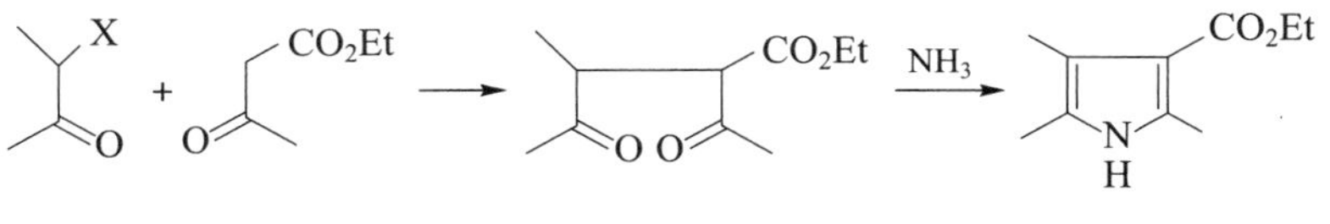

一般地说，凡是含有活泼 α - 亚甲基的羰基化合物均可以与 α - 卤代羰基化合物及氨/胺用于吡咯的合成。

(5) α，β - 不饱和酯或酮与异氰化合物的合成法　对甲苯磺酰基甲基异氰阴离子与 α，β - 不饱和酯、酮或砜反应，失去对甲苯亚磺酸。同样，异氰基乙酸酯与 α，β - 不饱和硝基化合物反应失去亚硝基，也可得到吡咯。

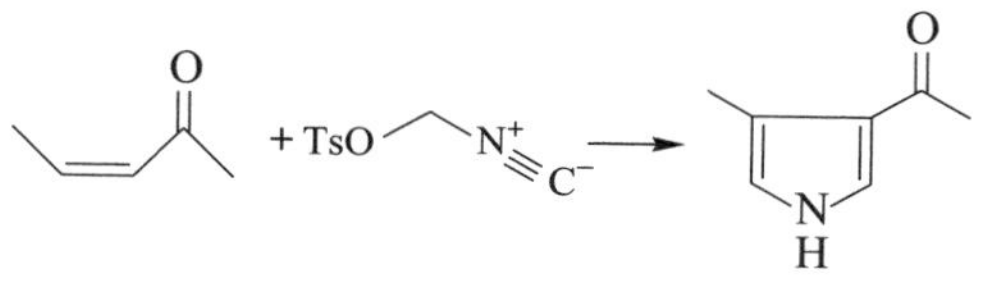

(6) α，β - 不饱和醛/酮、胺与硝基烷合成法　硝基烷的 α - 亚甲基比较活泼，而且硝基易于离去，反应中使用碘化钐作为催化剂。首先胺与 α，β - 不饱和醛缩和形成亚胺，然后硝基烷的活泼亚甲基与烯键加成，最后氨基进攻硝基邻位同时硝基离去，闭环得到吡咯。

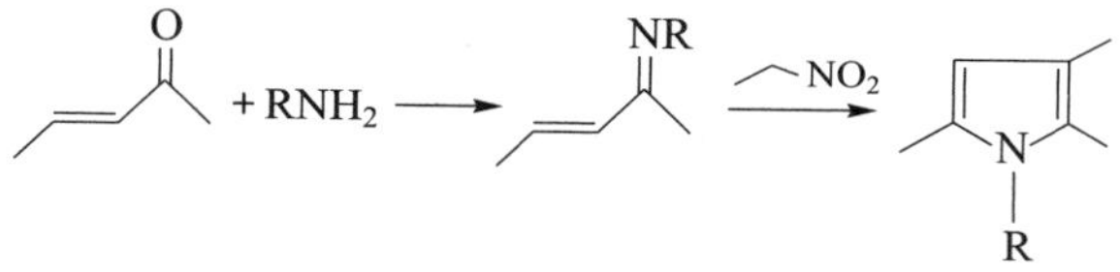

2. 呋喃的合成

呋喃衍生物具有重要的生理活性，常用的有呋喃妥因、呋喃唑酮、呋喃西林等。工业上最早合成和使用的呋喃衍生物是糠醛，它是用木糖经酸催化脱水制备的。呋喃衍生物可通过 1,4 - 二羰基化合物原料进行合成，或者采用其他更简单的原料经 1,4 - 二羰基化合物类似物进行合成。

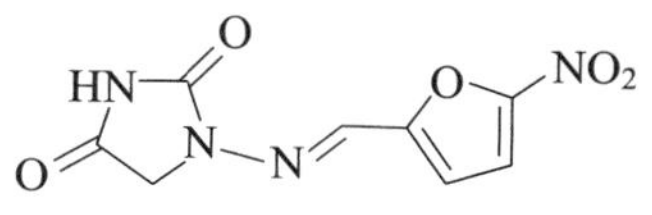

呋喃妥因 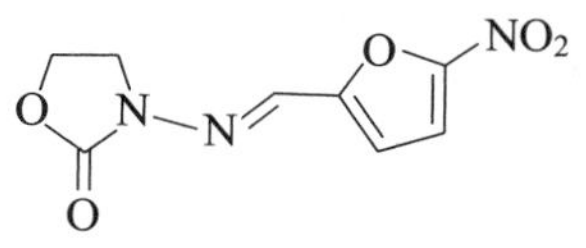　　呋喃唑酮 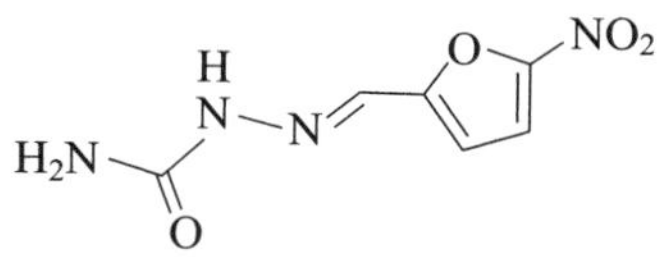　　呋喃西林

(1) 1,4 - 二羰基化合物合成法　1,4 - 二羰基化合物在酸催化下脱水环合，得到呋喃。

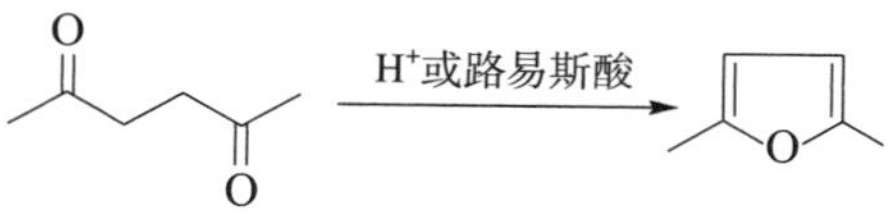

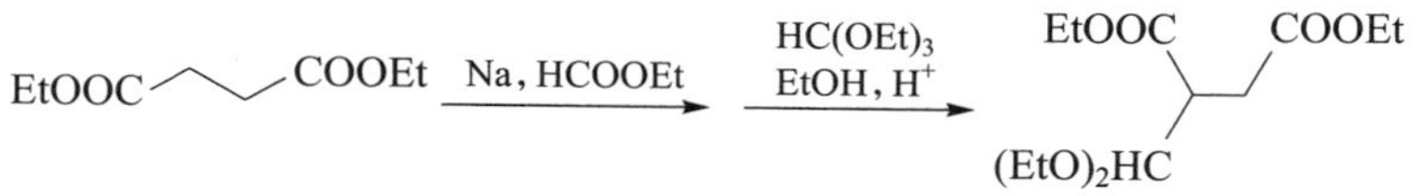

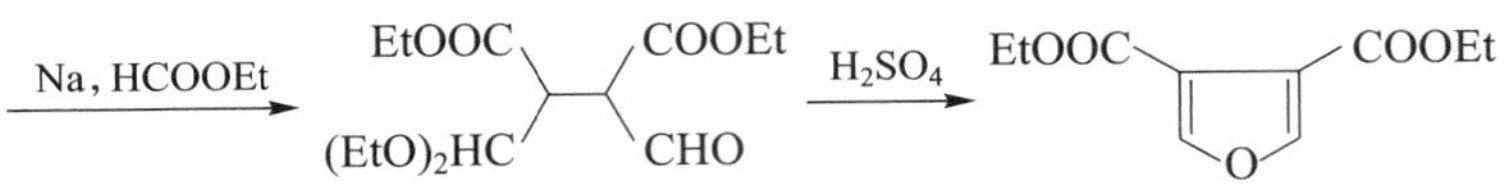

(2) 丙二烯基酮合成法 利用金属离子或金属催化剂使丙二烯基酮环合得到呋喃。常用的金属催化剂有钯、银、镁等。

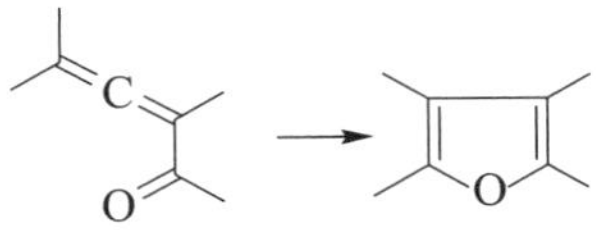

(3) α－卤代羰基与1,3－二羰基化合物合成法 α－卤代羰基与1,3－二羰基化合物在非氨基碱的存在下,1,3－二羰基化合物的活泼亚甲基形成碳负离子,与卤代羰基化合物的卤原子发生亲核取代,再失去水得到呋喃。

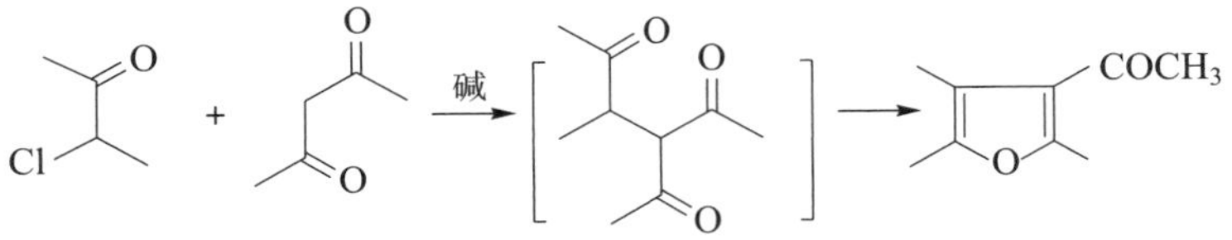

(4) γ－羟基－α,β－不饱和羰基化合物合成法 γ－羟基－α,β－不饱和羰基化合物在无机酸或路易斯酸存在下脱水,得到呋喃。起始原料可以通过诸如炔、环氧化物、β－酮膦酸酯等进行制备。

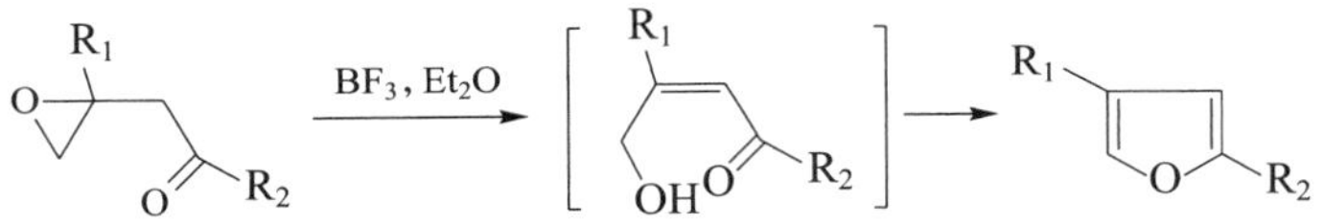

(5) 由核糖合成呋喃

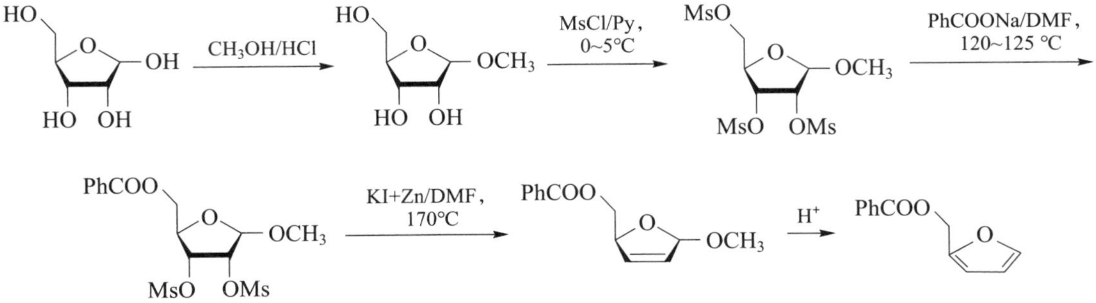

3. 噻吩的合成

(1) 1,4－二羰基化合物与硫合成法

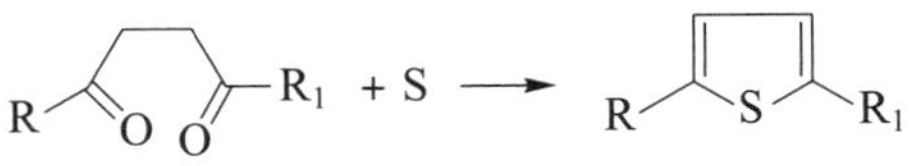

(2) 硫代二乙酸酯与 1,2-二羰基化合物合成法

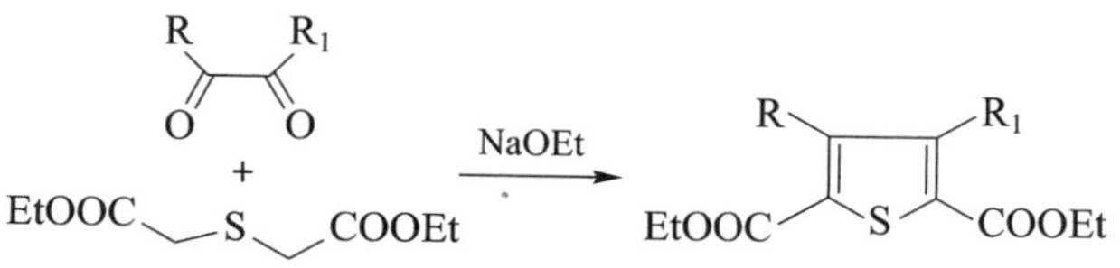

该反应通过连续的二次羟醛缩合环合得到噻吩。

(3) 巯基乙酸酯与 1,3-二羰基化合物合成法

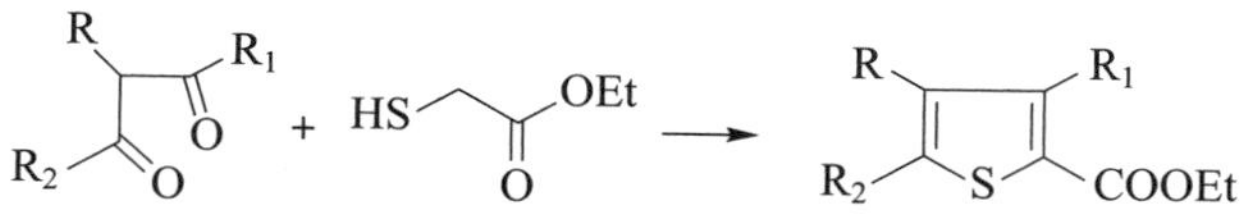

该方法也可以用丙烯酸酯代替二羰基化合物与巯基乙酸酯缩合,得到噻吩环。

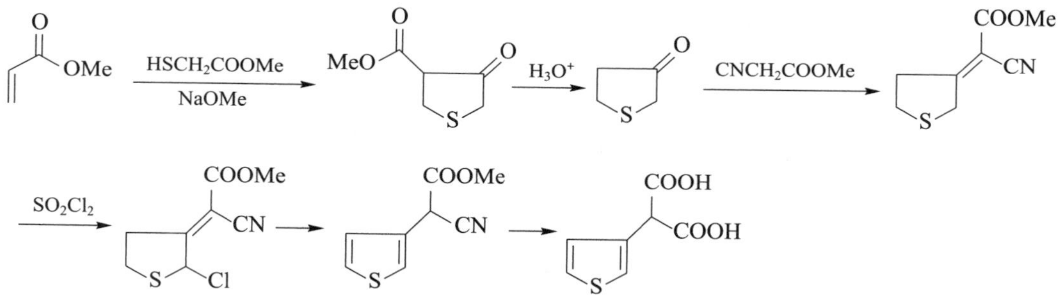

(4) 二硫化碳合成法　通过碳负离子进攻二硫化碳进行加成,经烯醇化成二盐后,与溴代丙酮反应,得到 S-丙酮基,再进行分子内羟醛缩合,然后进行 S-烷基化反应,得到 2-烷基硫基噻吩化合物。能够形成 α-碳负离子的羰基化合物均可与二硫化碳反应合成噻吩。

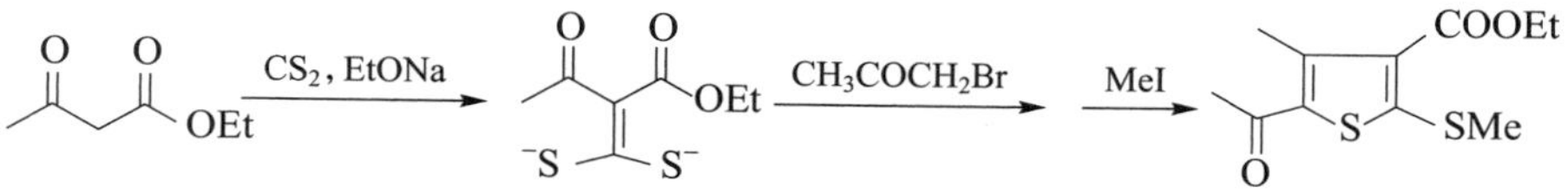

(5) 以噻唑为原料的合成法　噻唑与炔在强热条件下,发生[4+2]狄尔斯-阿尔德环加成反应,生成双环中间体,然后再发生逆[4+2]狄尔斯-阿尔德反应,开环得到噻吩。该反应的收率非常高,但反应条件苛刻。

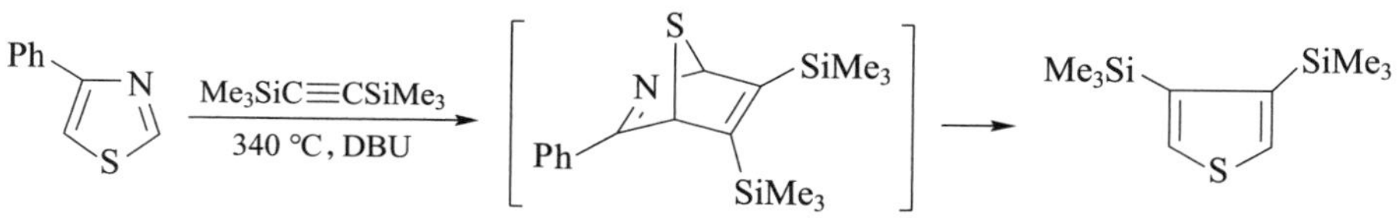

(6) 乙炔及乙炔衍生物与单质硫反应

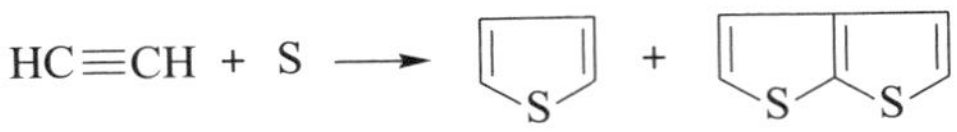

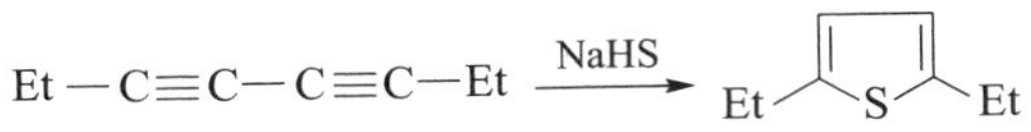

(7) 2,5-二羟基-1,4-二噻烷与羰基化合物反应　例如,氯吡格雷中间体的合成:

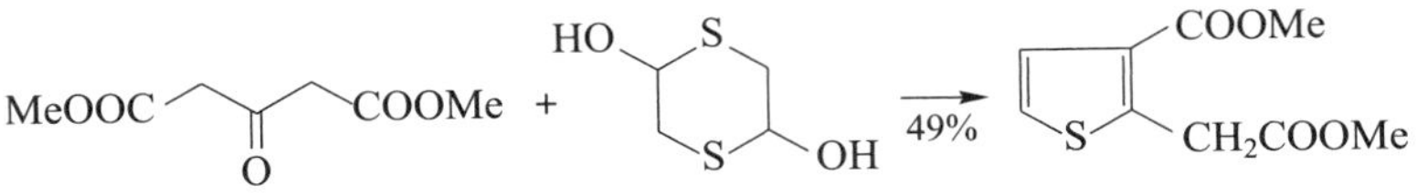

在5 L烧瓶中,将1,3-丙酮二羧酸二甲酯(100 g)溶解于2.8 L 1,4-二氧六环中,加入溴化锂(5 g)和2,5-二羟基-1,4-二噻烷(52.5 g),加热回流24 h。冷却,减压浓缩至干,用正己烷萃取,蒸除正己烷,剩余物减压蒸馏,收集150~160℃/15 mmHg馏分,得到2-甲氧羰基甲基噻吩-3-羧酸甲酯,收率49%。

4. 吡咯的反应

(1) 与亲电试剂的反应　吡咯具有弱碱性,能与酸性物质成盐,即发生质子化作用,这也是它常常作为化学反应中碱的原因。事实上,在溶液中,吡咯环上所有的位置都可进行可逆的质子化,不过,最快的位置是在氮上,但是,由于N-质子化产物稳定性较差,而C_2-质子化产物在热力学上最稳定,因而N-质子化产物会转化为C_2-质子化产物。因此,测定的pK_a值是C_2-质子化产物的pK_a值。随着烷基取代的增加,吡咯的碱性也迅速增大。例如,吡咯的pK_a为-3.8,而2,3,4,5-四甲基吡咯的pK_a为+3.7,接近苯胺的pK_a(+4.6)。

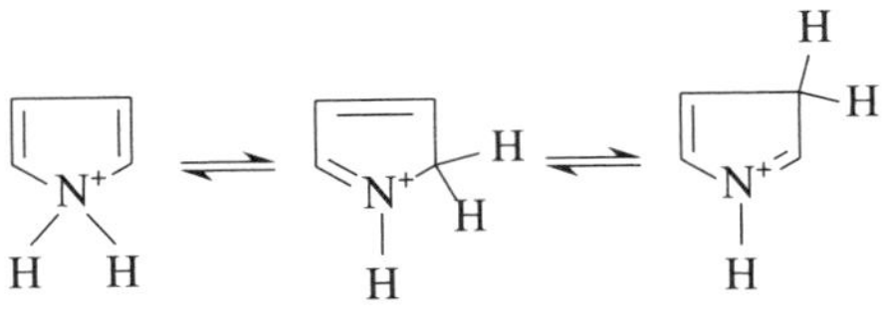

由于吡咯具有芳香性,同苯环一样,它可以进行卤化、磺化、硝化、酰基化、烷基化反应,与醛、酮、亚胺等发生缩合反应,与重氮盐进行偶合反应等。但是,由于吡咯环含有氮原子,在强酸条件下容易形成氮正离子,使环变得不稳定,因此,使用同苯环硝化、磺化相同的试剂对吡咯进行类似的反应,将导致吡咯环的分解。要对吡咯进行磺化、硝化反应,必须使用低酸度的温和试剂,如吡啶-三氧化硫络合物、硝酸乙酰酯等。根据上面讨论的,由于C_2-质子化稳定性最高,同样地,对于亲电试剂的进攻,主要生成C_2-取代产物,也有部分C_3-产物生成。

① 卤化反应。吡咯的卤化反应非常容易进行,如不控制反应条件,将完全转化为最稳定的四卤代产物。因此,在进行卤代反应时,一般不使用卤素单质,而使用硫酰氯进行氯代,

使用 NBS 进行溴代，碘代反应使用碘化钾在醋酸和过氧化氢存在下进行，即使这样，要得到单卤代产物也是非常困难的。一种方式是使用特殊的溴代试剂 1,3－二溴－5,5－二甲基乙内酰脲，反应后，必须立即将其转化为 N－Boc 衍生物而使之稳定。

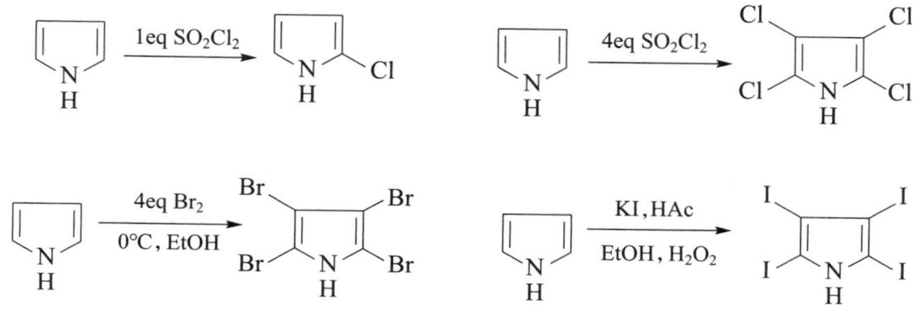
1eq SO_2Cl_2
Cl
4eq SO_2Cl_2
Cl
Cl
Cl
Cl
4eq Br_2
0°C, EtOH
Br
Br
Br
Br
KI, HAc
EtOH, H_2O_2
I
I
I
I

② 硝化反应。如上介绍的情况，吡咯的硝化反应不能使用混酸、浓硝酸加硝酸钾、发烟硝酸等常用硝化试剂。可以将发烟硝酸与醋酸酐混合形成硝酸乙酰酯和乙酸，再除去无机酸，然后与吡咯在低温下进行硝化反应。硝化反应时，可以在 α 或 β 位进行，N 位无取代时，得到 $\alpha:\beta=4:1$ 产物，当 N 位为甲基时，$\alpha:\beta=3:1$，随着 N 位取代基的增大，β 位硝基取代的比例将越来越大，甚至完全为 β 位硝基产物。

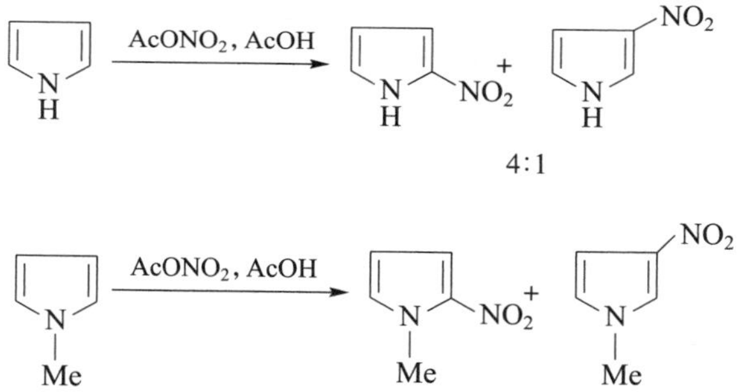
$AcONO_2$, AcOH
NO_2
+
NO_2
$AcONO_2$, AcOH
NO_2
+
NO_2
Me
Me
Me

4:1

3:1

③ 磺化反应。同样地，吡咯及其衍生物的磺化反应也不能使用浓硫酸或发烟硫酸，可以使用吡啶(或取代吡啶)－三氧化硫络合物对吡咯进行磺化反应，生成吡咯－2－磺酸。

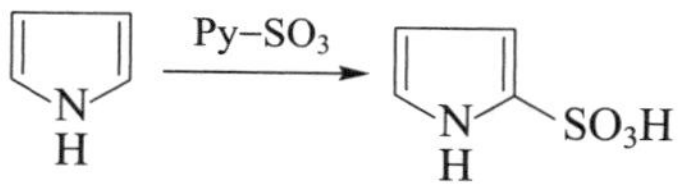
Py－SO_3
SO_3H

④ 酰化反应。理论上讲，吡咯的酰化反应可以在 N－、2－和 3－三个位置上进行。但是，吡咯的甲酰化、乙酰化等主要发生在 2 位，不需加入如苯环发生傅克反应那样的路易斯酸催化剂就能发生。N－乙酰化产物可以加热吡咯与 N－乙酰咪唑得到；当 N 位带有如苯磺酰基等强吸电子的取代基时，酰化反应也能发生，但需要使用傅克反应的路易斯酸催化剂，而且反应发生在 3 位。

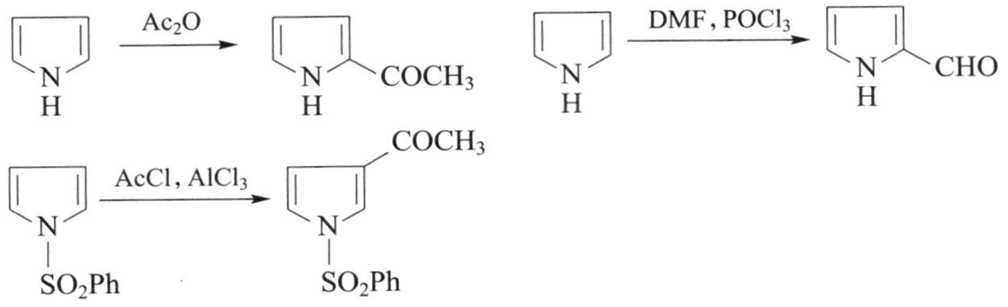

(2) 与醛、酮的缩合反应　吡咯与醛、酮的缩合反应是在酸催化下进行的，但是缩合产物很难分离出来，容易发生聚合，生成线性聚合物或树脂状产物。当吡咯衍生物仅有一个空的 α 位时，则生成二吡咯甲烷衍生物。

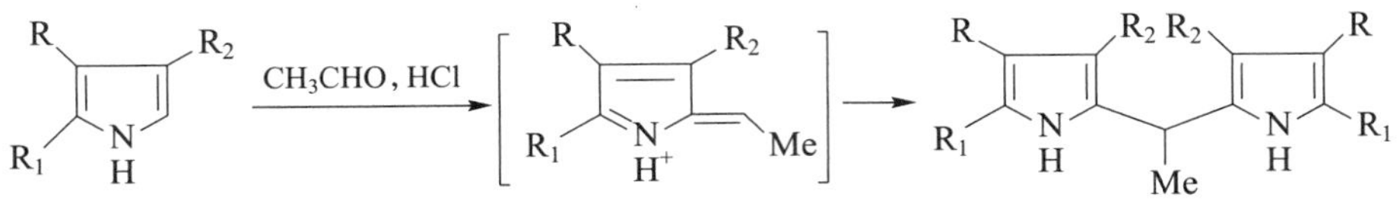

当吡咯与甲醛在碱催化下反应时，首先生成二羟甲基吡咯，它很容易在酸存在下再与未反应的吡咯反应得到三吡咯烷，进一步与二羟甲基吡咯反应，生成卟啉原，再氧化得到卟啉。

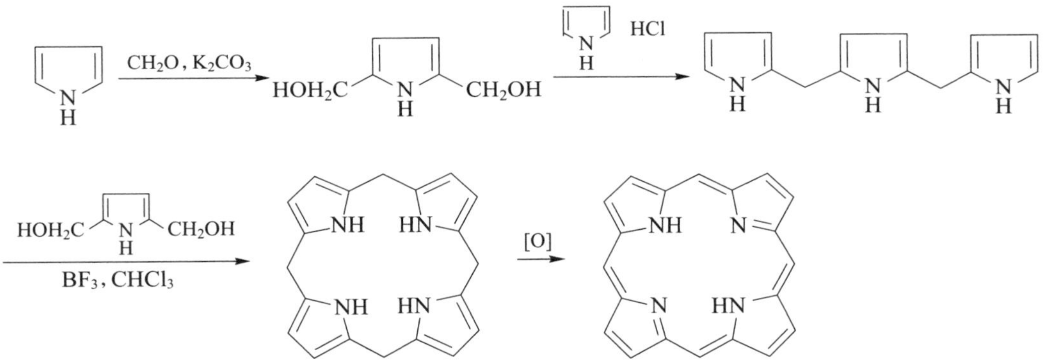

(3) 与亚胺及亚胺离子的反应　吡咯与亚胺或亚胺离子可以进行曼尼希(Mannich)反应，即生成 α 位胺甲基化产物，反应中使用的亚胺或亚胺离子可以在反应过程中原位生成，例如，下面的反应中，将乙醛、二乙胺、醋酸与吡咯混合，室温下即可得到 60% 以上收率的产物。

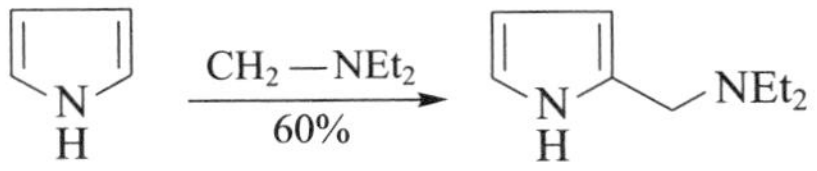

使用环状亚胺也可以得到类似的产物：

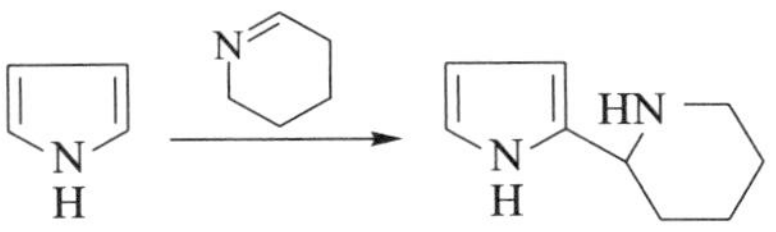

5. 呋喃的反应

呋喃相对于吡咯而言，对于酸的稳定性较差，在浓硫酸或 $AlCl_3$ 等路易斯酸存在下，立即分解—开环，在热的稀无机酸水溶液中也会发生开环。

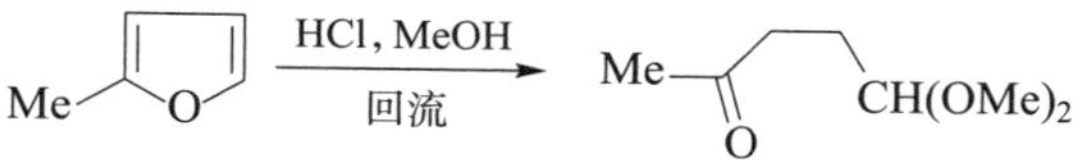

由于呋喃对浓酸和路易斯酸比较敏感，因此呋喃的硝化、磺化、酰化等反应不能使用浓质子酸。虽然呋喃对 $AlCl_3$ 之类的路易斯酸也不稳定，但是，在卤化、酰化、烷基化和电环化反应中，却需要使用路易斯酸作为催化剂。

(1) 硝化反应　呋喃的硝化反应使用乙酰硝酸作为硝化试剂。反应过程中，首先生成非芳香性的 2－硝基－5－乙酰氧基－2,5－二氢呋喃，消除乙酸后得到 2－硝基呋喃，它可以进一步硝化，得到 2,5－二硝基呋喃。

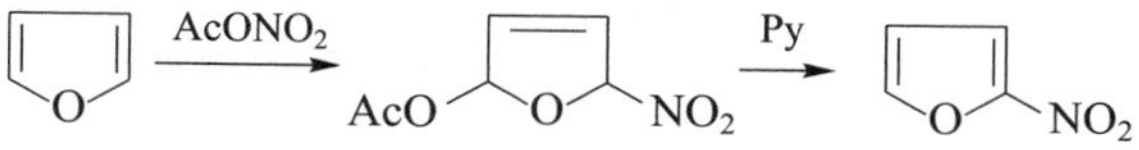

(2) 磺化反应　呋喃的磺化反应使用吡啶－三氧化硫络合物或 2－甲基吡啶－三氧化硫络合物，但是这两种磺化剂均可得到 2,5－二磺酸化呋喃，特别是磺化能力更强的 2－甲基吡啶－三氧化硫络合物进行的磺化。如果要合成二磺酸化呋喃，可以使用磺化能力更强的 1,4－二氧六环－三氧化硫络合物。

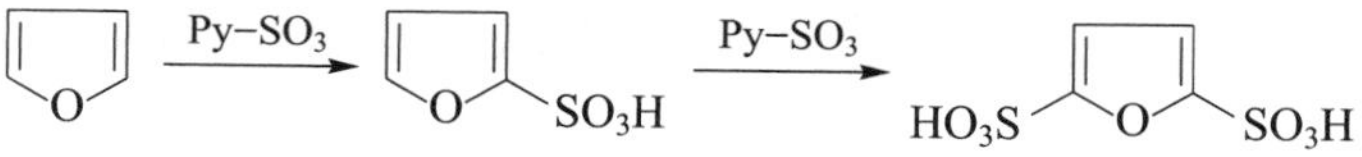

(3) 卤化反应　呋喃的卤化反应，特别是与氯、溴的反应，在室温下即可剧烈地进行，生成多卤代产物，但不与碘反应。反应溶剂对产物有很大的影响，例如，在 DMF 等惰性溶剂中与溴反应，可以得到 2－或 2,5－二溴呋喃；在甲醇中反应，生成的溴代产物会发生甲醇解，得到 2,5－二甲氧基－2,5－二氢呋喃的顺反异构体混合物，进一步还原得到 2,5－二甲氧基四氢呋喃，它为非常有用的 1,4－二羰基合成子。2,5－二甲氧基－2,5－二氢呋喃用乙二醇开环得到 1,4－二酮。

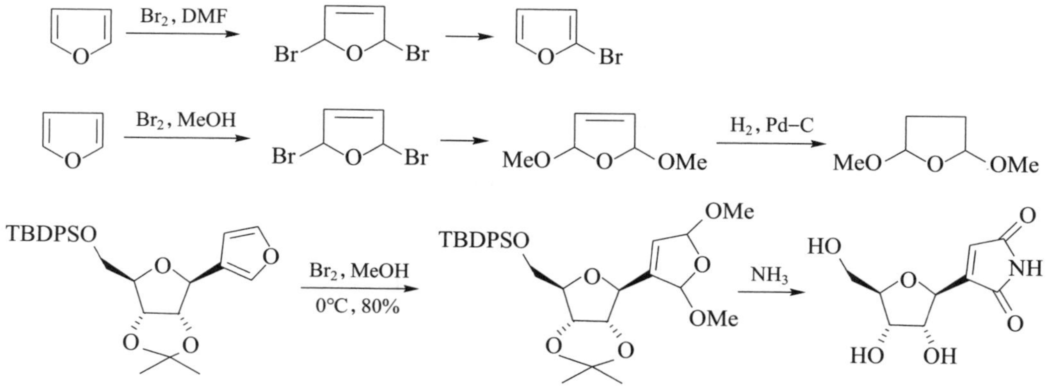

(4) 酰化反应 呋喃可以与羧酸酐或酰氯进行傅克酰基化反应，通常使用BF_3作为催化剂；酰基取代反应主要发生在 α 位，β－酰基取代反应很难进行，如2－烷基呋喃的乙酰化反应主要发生在5位。

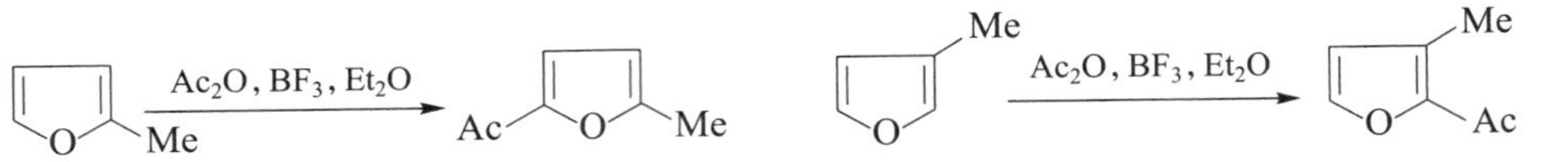

呋喃的甲酰化一般使用维尔斯迈尔－哈克反应(Vilsmeier－Haack)，甲酰化取代的位置也主要发生在 α 位，2－甲基呋喃生成5－醛，3－甲基呋喃生成2－醛。

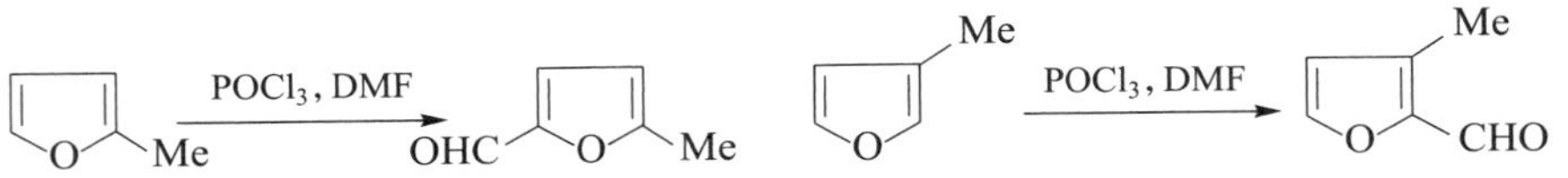

(5) 烷基化反应 呋喃的烷基化反应常发生催化聚合和多烷基化副反应。一般地讲，多取代呋喃衍生物或在呋喃环上取代上大基团的反应才具有使用价值，如呋喃与叔丁基溴生成2,5－二叔丁基呋喃。

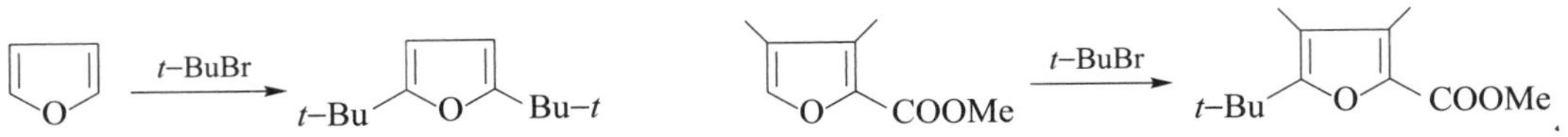

(6) 与醛、酮的缩合反应 同吡咯类似，呋喃与醛、酮的缩合反应由于在酸催化下进行，中间体一般发生进一步反应，形成大环化合物，没有制备价值。

(7) 与亚胺或亚胺离子的反应 呋喃或单取代呋喃可以发生曼尼希反应，主要得到 α 位产物。

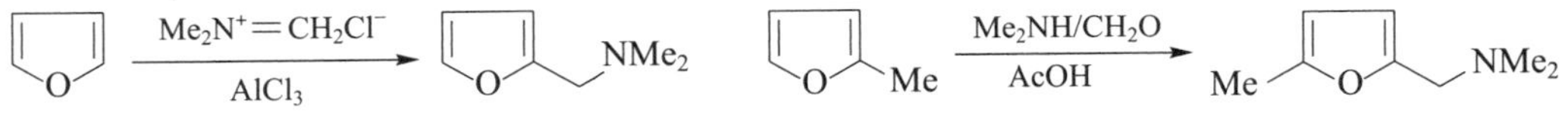

(8) 与氧化剂的反应 呋喃或取代呋喃可以用溴－丙酮－水开环形成反式烯二酮或形成二羧酸；使用$Pb(OAc)_4$氧化可以高产率地得到2,5－二乙酰氧基－2,5－二氢呋喃；此外，也可以使用间氯过氧化苯甲酸、次氯酸钠进行氧化开环。

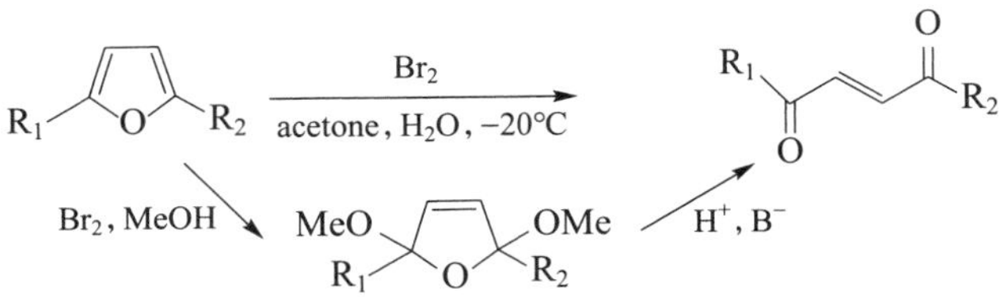

(9) 金属化呋喃的反应 呋喃或卤代呋喃与 n－BuLi 反应生成呋喃基锂，α 位卤代基或氢的活性大于 β 位，当温度高于－40℃时，β－呋喃基锂会转化为 α－呋喃基锂，两者均可以与醛、酮、卤代烷、DMF、CO_2等反应生成各种衍生物；由于呋喃基锂能与水或醇反应形

成呋喃,因此,反应必须在无水、无氧、无 CO_2 等的惰性气体条件下进行。

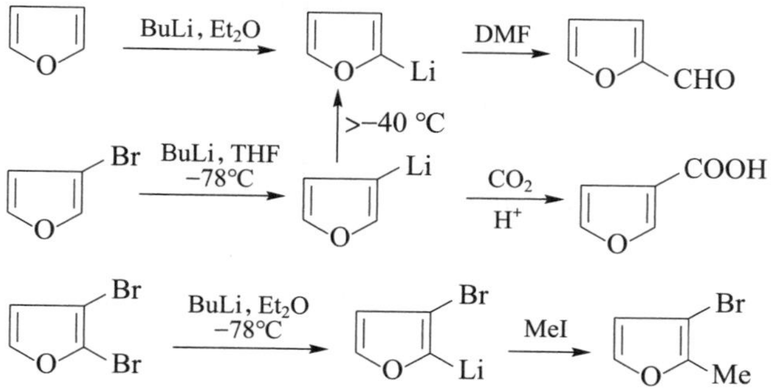

(10) 与还原剂的反应　呋喃可以用雷尼 Ni 催化氢化为四氢呋喃,有些呋喃衍生物也可以用金属 / 液氨还原为 2,5 - 二氢呋喃衍生物。

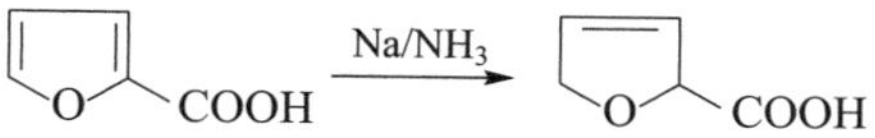

(11) 电环化反应　呋喃、2 - 甲基呋喃或 2,5 - 二甲基呋喃可以作为狄尔斯 - 阿尔德(Diels - Alder) [4 + 2] 环化反应中的双烯原料,与带有吸电子基团的烯烃进行电环化反应,双烯可以是顺丁烯二酸酐、顺 / 反 - 丁烯二羧酸二乙酯、丙烯腈或丙烯酸酯。当反应产物存在内 / 外异构体时,外向异构体为热力学控制产物,内向异构体为动力学控制产物。例如,去甲斑蝥素的合成:

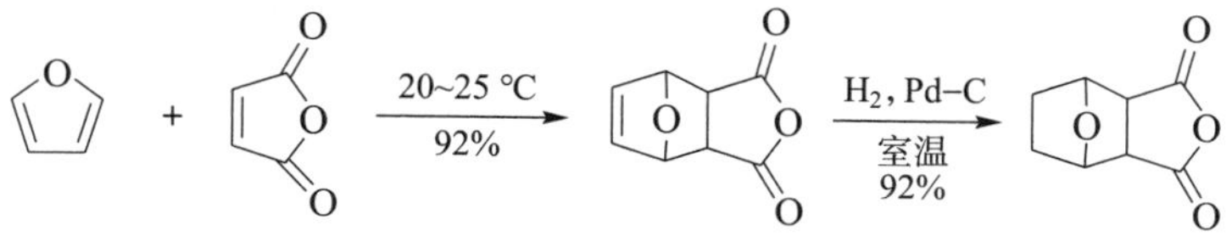

呋喃也可以与 1,3 - 离子偶联进行电环化反应,然后用三甲基卤硅烷开环,作为在呋喃 2 位引入酰甲基的方法。

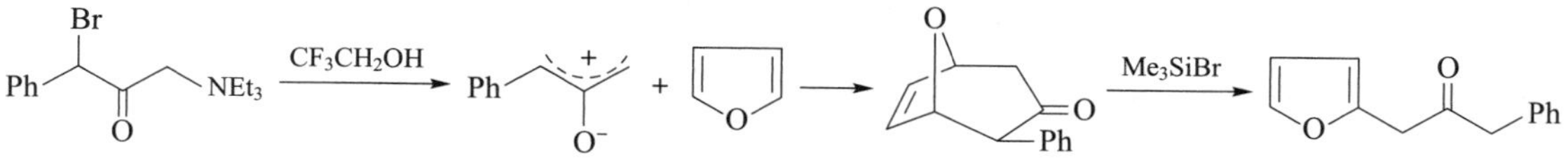

6. 噻吩的反应

前面提到,噻吩比吡咯和呋喃都稳定,例如,可以在硫酸作用下进行磺化。噻吩虽然也可以进行质子化反应,但是主要为 2 - 质子化,而且在加热条件下,容易发生聚合,得到三聚体。

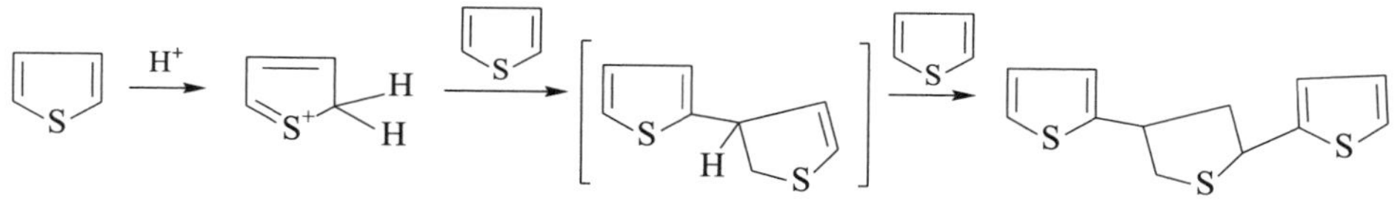

噻吩的性质与苯相似，可以发生苯类似的反应。由于噻吩含有一个硫原子，能在硫上进行一些特殊的反应，也可以作为[4+2]电环化反应的原料与烯和炔进行电环化反应。

(1) 碳上的亲电取代反应

① 硝化反应。噻吩的硝化反应产物主要为2-硝基噻吩，同时约有10%的3-硝基异构体。需要注意的是，噻吩的硝化反应不能使用亚硝酸盐与浓硝酸或发烟硝酸的混合物进行硝化，否则将引起爆炸。可以使用硝基乙酰酐或四氟硼酸硝基鎓；若噻吩的2位被取代，则主要生成5位和3位硝基噻吩衍生物；同样，若3位被取代，则生成2-硝基-4-取代噻吩和2-硝基-3-取代噻吩，前者占主要。

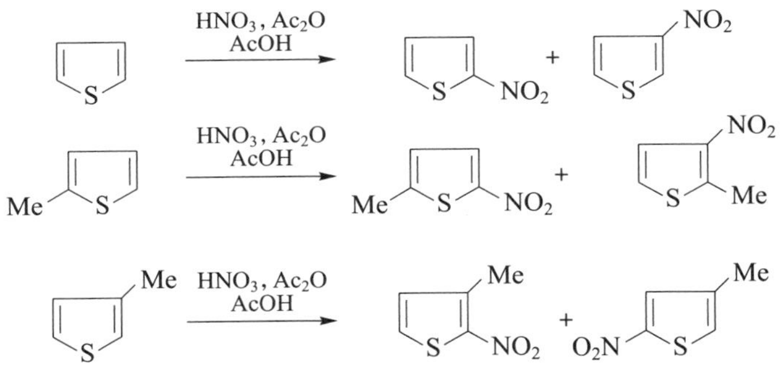

② 磺化反应。噻吩的磺化反应可以使用硫酸，但最好的方法还是使用吡啶-三氧化硫络合物，当使用氯磺酸时得到2-噻吩磺酰氯，与硫氰酸盐反应得到2-硫氰基噻吩。

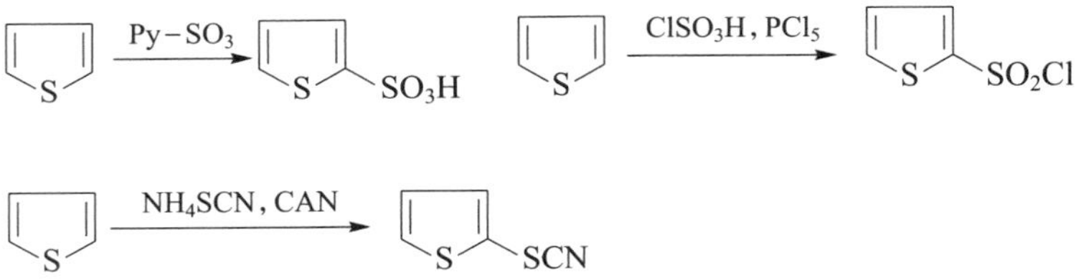

③ 卤化反应。噻吩的卤化反应非常容易进行，如果不控制卤化剂用量，将生成四卤代产物。控制卤化试剂的用量，可以得到2-和2,5-二卤代噻吩。当得到多卤代噻吩时，可以选择性地对2或/和5位卤素还原，得到3位卤代噻吩，这是直接卤代无法得到的。对于取代噻吩，3位取代时，用NBS或I_2-HgO均在2位取代；2位取代噻吩，进行碘代时主要发生在另一侧 α 位上。

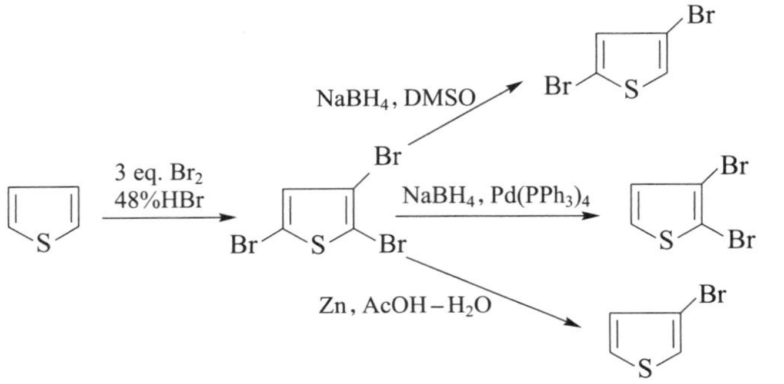

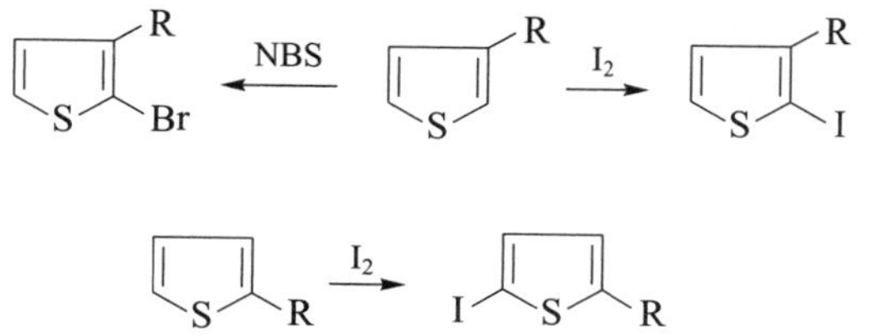

④ 酰基化和烷基化反应。噻吩的烷基化反应在制备中没有特殊的应用，主要是噻吩的酰基化反应应用较广。但是，噻吩的酰基化不能使用 $AlCl_3$ 作为催化剂，它会与噻吩生成焦油，可以使用磷酸、$SnCl_4$ 等催化剂代替。噻吩可以采用维尔斯迈尔－哈克反应在2位进行甲酰化。

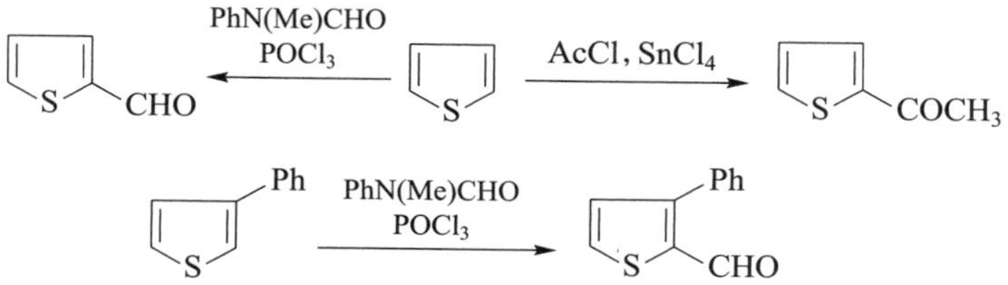

噻吩上的取代基含有适当的酸时，同苯类似地可以进行分子内环合，得到噻吩并五元或六元环。

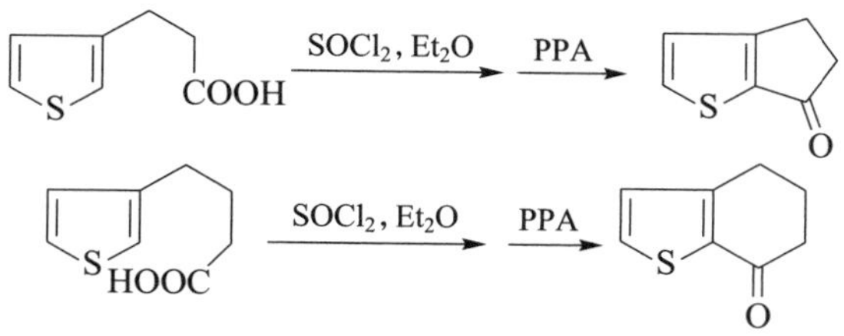

(2) 与醛、酮的缩合反应　噻吩与醛、酮在酸催化下的反应，一般不作为噻吩羟烷基化产物的制备，因为产物在反应条件下不稳定。噻吩与甲醛在氯化锌或浓盐酸作用下的氯甲基化反应可以用于噻吩衍生物制备，但是需要控制反应条件，否则会生成双氯甲基化产物。

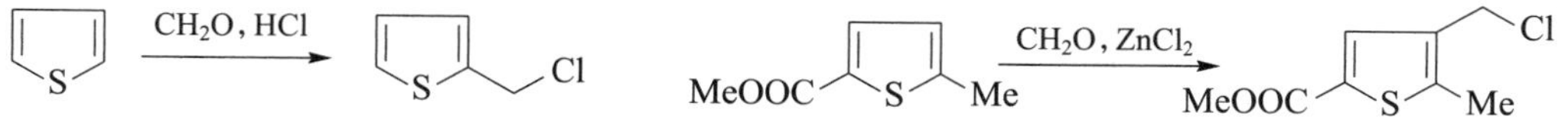

(3) 与亚胺及亚胺离子的缩合反应　噻吩的曼尼希反应同吡咯一样，但是需要带有活化基团，如果没有活化基团的存在，则需要使用亚胺离子进行氨甲基化反应。

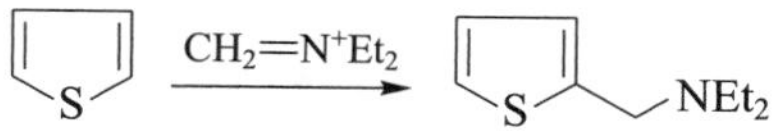

(4) 硫原子上的加成反应　噻吩的硫原子也可进行烷基化形成锍盐，但是该锍盐稳定性较差，如果噻吩环上 α 或 β 位无取代基，则锍盐硫上的烷基将会转移到这些位置上，特别

是 α 位；因此，对于未取代噻吩而言，硫原子上的亲电加成反应没有实际应用价值，只有当噻吩环全部被取代时，才能形成稳定的锍盐。

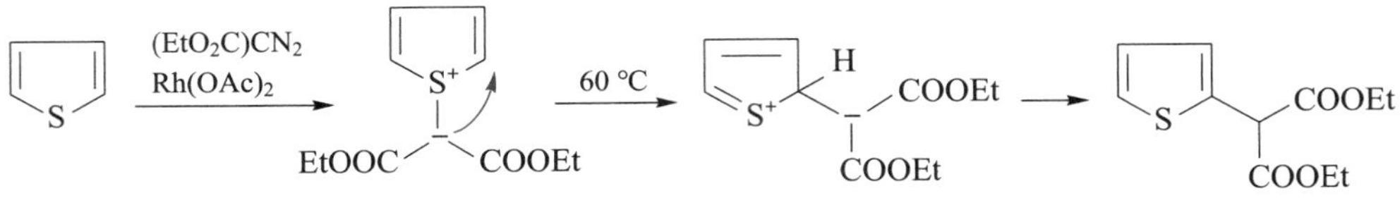

$(EtO_2C)CN_2$, $Rh(OAc)_2$；60 ℃

另外，噻吩硫原子也可被氧化剂氧化为亚砜或砜。

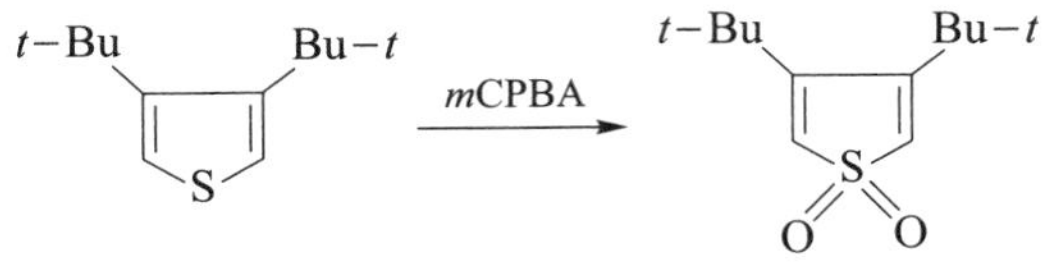

mCPBA

(5) 与亲核试剂的反应　简单的噻吩不能与亲核试剂反应，而硝基噻吩或硝基卤代噻吩，由于硝基的活化作用，使噻吩环上的氢或卤素可以较容易地被亲核试剂取代。

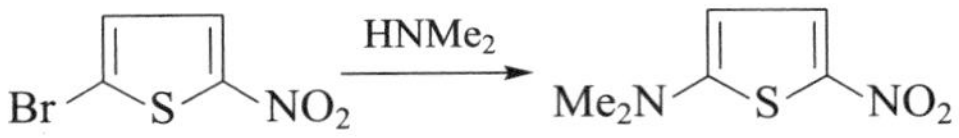

$HNMe_2$

除了带有活化基团的噻吩可以被亲核试剂取代外，使用铜或铜盐作为催化剂，即使没有活化基团，溴或碘代噻吩同样可以发生亲核取代反应。但是氯代噻吩活性较低，即使采用铜或铜盐作催化剂，也不会发生亲核取代反应。

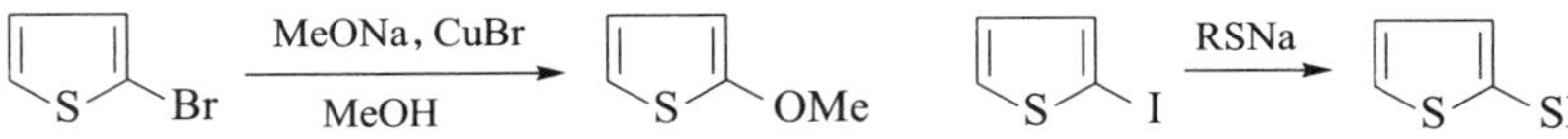

MeONa, CuBr / MeOH；RSNa

(6) 与还原剂的反应　噻吩在还原剂作用下，可以比较容易地进行加氢反应，但是，会发生氢解的副反应，脱除硫，特别是雷尼镍催化下的加氢反应，这也为合成增加四个碳原子的化合物提供了一种方法。

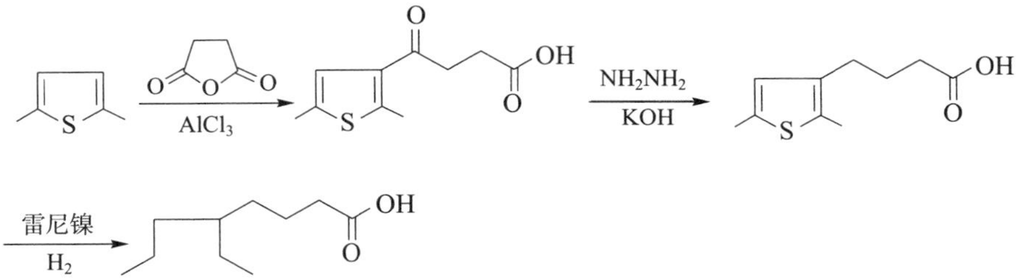

$AlCl_3$；NH_2NH_2 / KOH；雷尼镍 / H_2

使用金属与液氨，或有机硅氢化物还原，可以得到2,5－二氢噻吩或四氢噻吩。

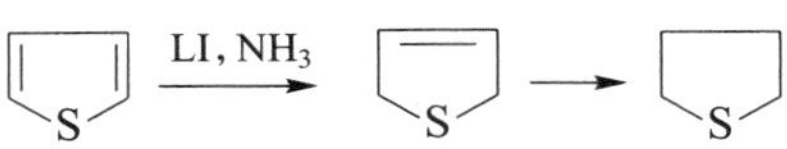

LI, NH_3

（7）*C*－金属化物的反应　噻吩与 *n*－BuLi 或 LiPh 反应主要得到 *α*－噻吩锂，后者可以与多种试剂反应，如醛、酮、卤代烷、CO_2 等。对于含有卤素的噻吩而言，使用正丁基锂和二异丙氨基锂（LDA）得到不同的产物。

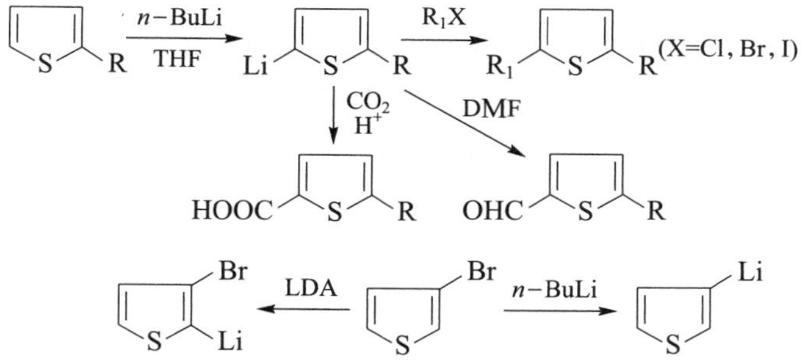

卤代噻吩，特别是溴代和碘代噻吩可以与金属镁反应形成格氏试剂。

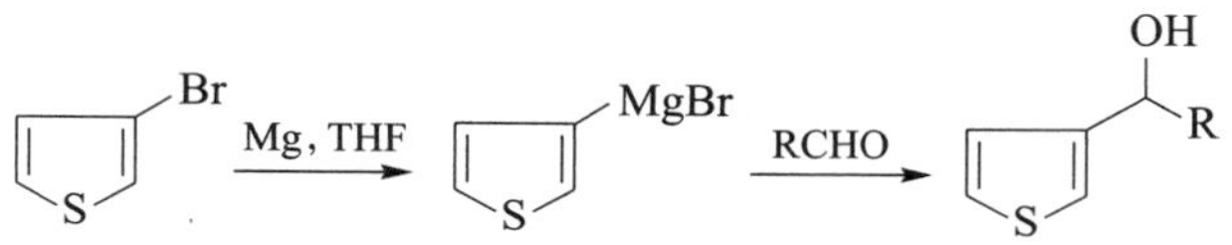

（8）与自由基的反应　噻吩可与自由基试剂反应，主要生成 2－取代噻吩。

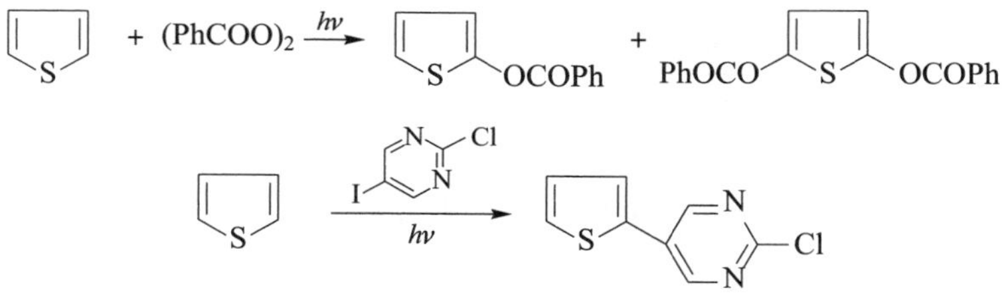

（9）电环化反应　噻吩可以发生呋喃类似的狄尔斯－阿尔德反应，但是简单的噻吩很难作为［4+2］环加成反应中的 4π 供体，发生狄尔斯－阿尔德反应条件非常苛刻，而且收率较低。当噻吩环上带有甲氧基时，收率更低；噻吩砜很容易发生环加成反应，亚砜与砜相比反应性要差得多。反应产物经还原脱硫得到六元环产物，这也为六元环化合物的合成提供了一种方法。

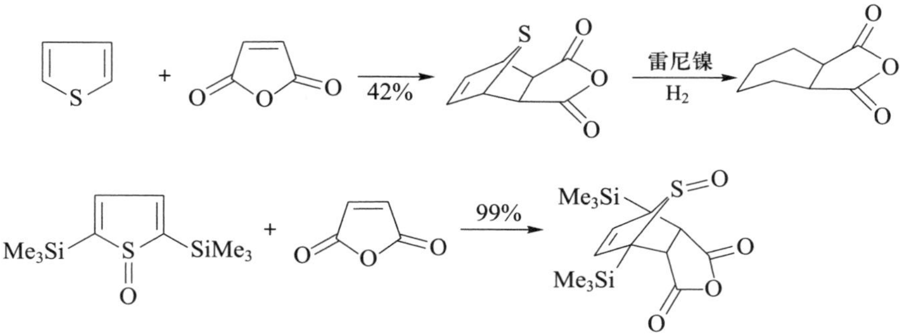

8.2.2 含有两个杂原子的五元杂环化合物

含有两个杂原子的五元杂环化合物包括咪唑、吡唑、噻唑、异噻唑、噁唑和异噁唑，这类化合物主要作为药物或农药中间体。人体几乎所有组织中含有的组胺即含有咪唑环；*N*-取代咪唑衍生物具有优良的杀真菌或细菌的作用，如米康唑、克霉唑等抗真菌药；甲巯咪唑作为抗甲状腺药；二甲硝咪唑具有抗原虫及各种细菌的药理作用；硝基咪唑是良好的抗菌或抗原生生物药物；吡唑衍生物也有较好的药理作用，最早使用的药物包括氨基比林、氨替比林等，依达拉封作为脑卒中的自由基清除剂也被广泛应用；噁唑、异噁唑等杂环结构在许多农药和医药中也是常见的结构。

1. 咪唑

(1) 咪唑的合成

① 由乙二醛、甲醛与硫酸铵反应

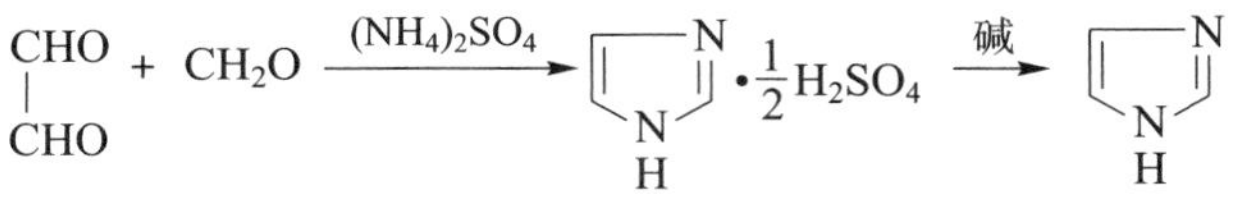

② 由乙二胺与乙氰反应

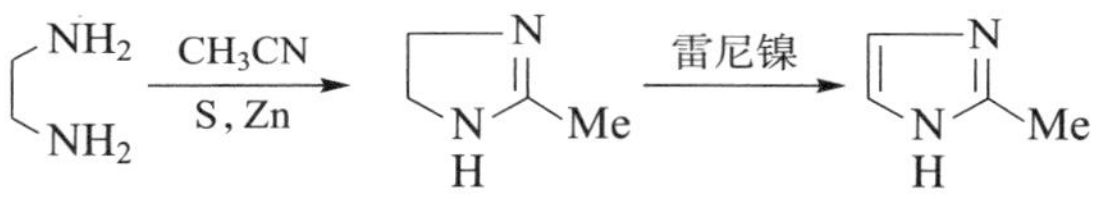

③ 由 *N*,*N'* -二甲基乙二酰胺在 PCl_5 作用下反应

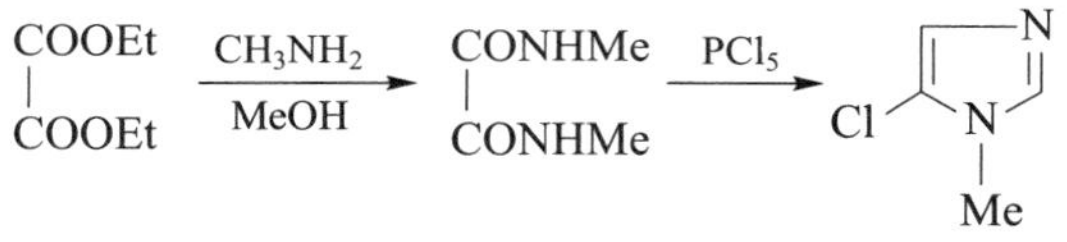

④ 脒与邻二酮或 α-溴代酮反应

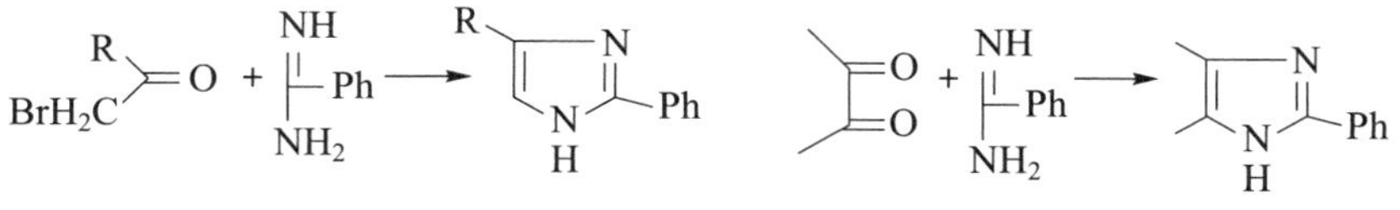

⑤ α-羟基醛(酮)与胺(氨)、醛反应。该反应是在铜离子(Ⅱ)催化下进行的，常用醋酸铜。

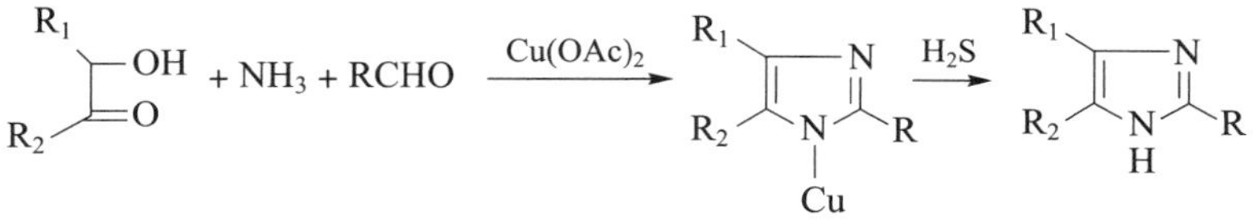

⑥ 由邻苯二胺与甲酸合成苯并咪唑再氧化开环法

NH_2 HCOOH N H H_2O_2 N COOH COOH N H N COOH N H N N H

(2) 咪唑的反应　咪唑可以发生与苯类似的各种反应,如亲电反应和亲核反应,除此之外,由于咪唑还含有两个氮原子,因此还发生氮原子上的反应,如 *N*－质子化、*N*－烷基化、*N*－酰基化反应等。咪唑的碱性($pK_a=7.1$)比噻唑、噁唑强得多,也比吡啶($pK_a=5.2$)强,因此咪唑有时也可作为有机碱使用。但是由于咪唑本身的性质比较活泼,因此,选择咪唑作为碱(缚酸剂)时应当考虑在反应条件下,咪唑是否会参与反应。

① 咪唑氮上的烷基化反应。咪唑的氮原子可以与卤代烃进行烷基化反应,生成 *N*－烷基化咪唑,可以进一步反应生成 *N*,*N*′－二烷基化咪唑离子。当咪唑本身含非 2 位取代基时,将生成 *N*－烷基－4－取代咪唑为主的混合物,即 *N*－烷基－5－取代咪唑占少数。由于咪唑与卤代烃反应时,会产生氢卤酸与咪唑发生质子化成盐,因此,只有一半的咪唑会发生烷基化反应,通常在反应体系中加入无水碳酸钾等碱的方法中和生成的氢卤酸,使咪唑反应完全。

N N H + $BrCH_2COOEt$ K_2CO_3/acetone N N CH_2COOEt

Ph N N H MeI/K_2CO_3 Ph N N Me + N Ph N Me

4.5 : 1

当咪唑氮原子上带有酰化取代基时,使反应的位置选择性得到改变,但是,这时使用一般的卤化物(氯化物或溴化物)很难进行,需要使用三氟甲烷磺酸甲酯或 Meerwein 盐使反应在温和的条件下进行。

② 咪唑氮上的酰基化反应。咪唑的 *N*－酰基化反应,通常需要 2 mol 的咪唑与 1 mol 的酰化试剂反应,其中 1 mol 咪唑在反应体系中应该作为碱,捕获因酰化时生成的酸。咪唑的酰化产物中使用最多的是羰基二咪唑,它作为光气的替代物,为反应提供一个 C＝O 基团,使用安全性大为增加,用于酰胺或酯的合成。

N N H + $COCl_2$ ⟶ N N O N N

此外,由于 *N*－酰基咪唑易于离去,在反应中 *N*－酰基咪唑酯被亲核试剂进攻而离去,相当于磺酸酯。

$$\text{咪唑} + ROH \xrightarrow{SO_2Cl_2} \text{1-}SO_3R\text{-咪唑} \xrightarrow[\text{TEAB}]{NaN_3} RN_3$$

③ 磺化反应。与苯相似,咪唑的磺化反应是在发烟硫酸中加热进行的,主要生成5-磺酸化咪唑。当咪唑带有给电子取代基时,反应相对容易。

$$\text{咪唑} \xrightarrow{\text{发烟}H_2SO_4} \text{5-}HO_3S\text{-咪唑}$$

④ 硝化反应。咪唑的硝化主要生成4-硝基咪唑,几乎不在2位上发生硝化,即4,5-二甲基咪唑难以进行硝化反应。

$$\text{咪唑} \xrightarrow{HNO_3/H_2SO_4} \text{4-}O_2N\text{-咪唑}$$

⑤ 卤代反应。咪唑及1-烷基咪唑能在几乎所有的位置上进行溴代反应,要得到4-溴代咪唑,需要对三溴代咪唑进行还原,使用温和的溴代试剂如NBS或吡啶-三溴化物可以直接得到4-溴代咪唑。在碱性溶液中使用次氯酸钠进行氯代反应,仅在4位和5位发生,而2位不进行反应。因此,当4位或5位带有取代基时,可以直接得到5-或4-氯代咪唑。

$$\text{咪唑} \xrightarrow{Br_2} \text{2,4,5-三溴咪唑} \xrightarrow{Na_2SO_3} \text{4-Br-咪唑} \xrightarrow[NaOH]{NaOCl} \text{4-Br-5-Cl-咪唑}$$

⑥ 酰基化反应。咪唑的酰基化反应首先发生在氮上,因此,*N*-烷基化咪唑进行酰化反应时,首先生成*N*-烷基-*N'*-酰基咪唑内鎓盐,进而再在2位发生酰基化,最后脱除*N*-酰基。

$$\text{1-Me-咪唑} \xrightarrow{CH_3COCl} \text{1-Me-3-}COCH_3\text{-咪唑鎓} \longrightarrow \text{1-Me-2,3-二}COCH_3\text{-咪唑鎓} \xrightarrow{HCl} \text{1-Me-2-}COCH_3\text{-咪唑}$$

⑦ 咪唑与亲核试剂的反应。咪唑与亲核试剂的反应应用最多的是卤代咪唑被胺、硫醇、氰基等亲核试剂取代,生成含有这些取代基的咪唑衍生物。

$$\text{4-Cl-咪唑} \xrightarrow{PhSNa} \text{4-PhS-咪唑}$$

2. 噁唑

(1) 噁唑的合成

① α－重氮羰基化合物与腈环合制备噁唑。α－重氮羰基化合物首先失去氮，变为卡宾，然后与腈环合称为噁唑。

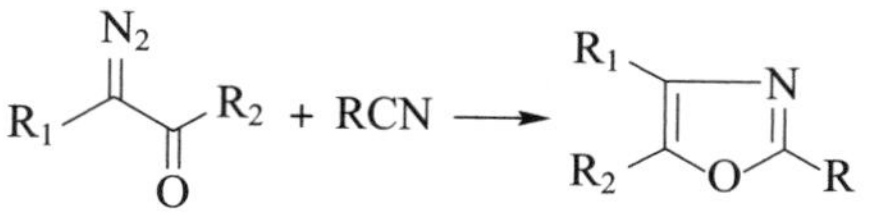

② α－酰胺基羰基化合物失水

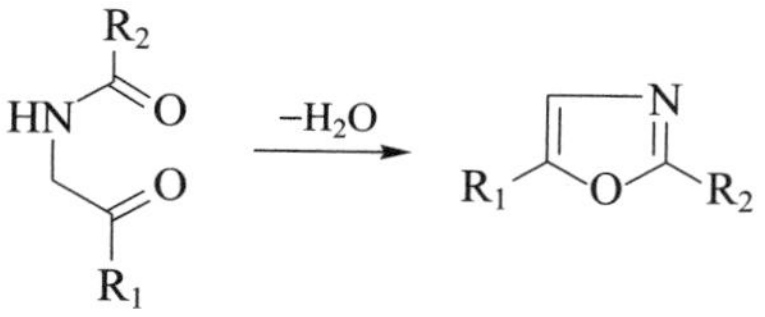

③ 异氰化物与酰卤反应。用带有易离去基团的异氰化合物与酰卤反应，相当于［2＋3］环合，制备噁唑。

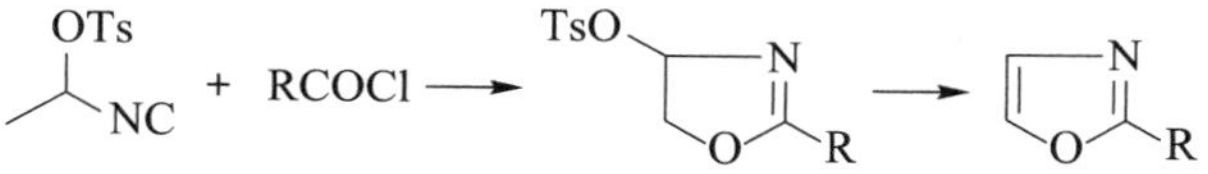

④ α－卤代羰基化合物与酰胺反应。该反应与 α－酰胺基羰基化合物失水制备噁唑类似，机理上也是先形成 α－酰胺基羰基化合物，然后再失水。

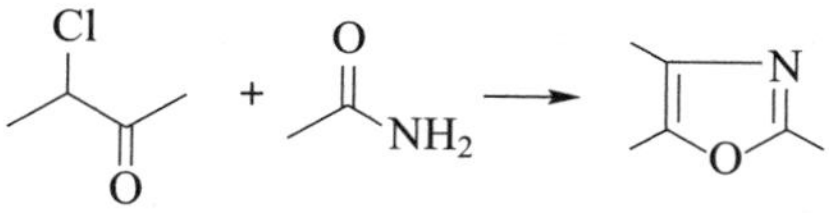

(2) 噁唑的反应。与咪唑和噻唑相比，由于噁唑中氧的吸电子效应，使其氮原子的碱性弱得多，其本身不能与强酸形成盐(质子化)，但烷基噁唑的亚胺氮原子却能发生质子化，形成噁唑鎓盐。

虽然噁唑环只含有一个亚胺氮，也能发生如 N－烷基化、N－酰基化等反应，但是对于不活泼的噁唑，要发生碳上亲电取代和亲核取代是非常困难的，例如，简单的噁唑不能发生硝化、磺化、卤化反应，不能发生曼尼希反应。噁唑环在胺的作用下容易开环，在酰胺作用下开化后再关环得到咪唑衍生物。

① N－烷基化。与咪唑和噻唑相比，噁唑发生 N－烷基化和 N－酰基化的速率要慢得多，产物为噁唑鎓盐。

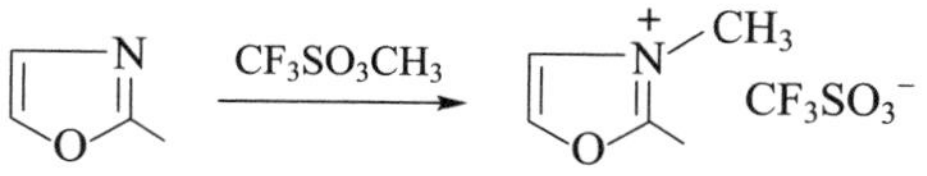

② 亲核取代反应。噁唑环上的卤素等易离去基团可以被亲核试剂取代，如2－卤代噁唑与伯胺或仲胺反应，生成2－氨基噁唑。

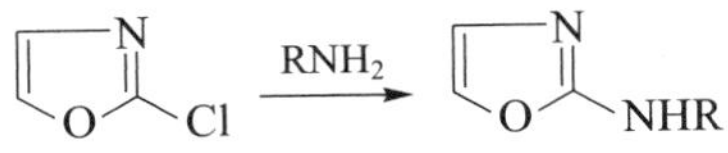

③ 电环化反应。噁唑与呋喃类似，容易进行环加成反应。噁唑与炔类亲双烯体环加成后，发生逆狄尔斯－阿尔德反应，消除腈形成呋喃。

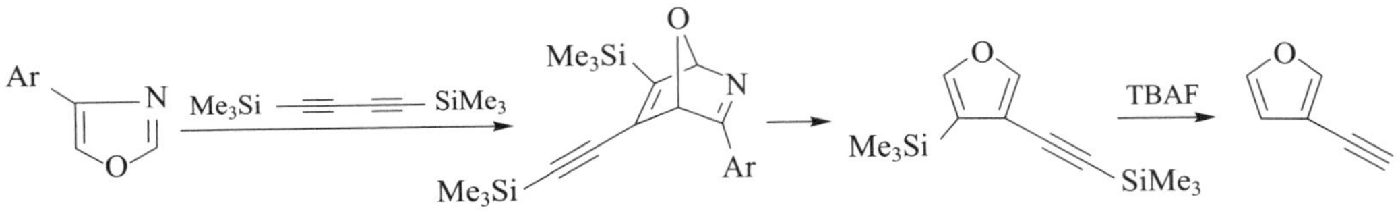

④ 侧链烷基的反应。噁唑或其他1,3－唑类化合物的2－烷基上的质子具有一定的酸性，可以被强碱夺去，生成亚甲基负离子，进而与醛、卤代烃等发生偶联或缩合反应。

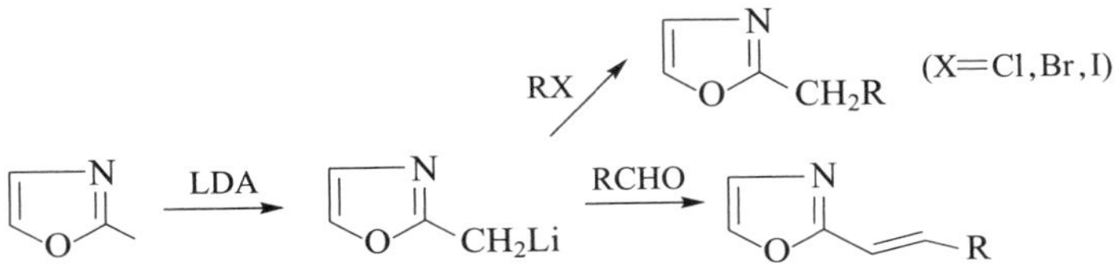

(X=Cl, Br, I)

3. 噻唑

噻唑的化学反应性介于咪唑与噁唑之间，它的碱性比噁唑强，比咪唑弱得多。烷基取代噻唑要比简单的噻唑活泼得多。例如，简单的噻唑不能发生硝化反应，而烷基噻唑却非常容易进行。

① 烷基化反应。噻唑的烷基化反应比噁唑容易，但与咪唑相比，反应速率慢得多。可以使用碘甲烷或三氟甲烷磺酸甲酯作为 N－甲基化试剂，产物为噻唑鎓盐。

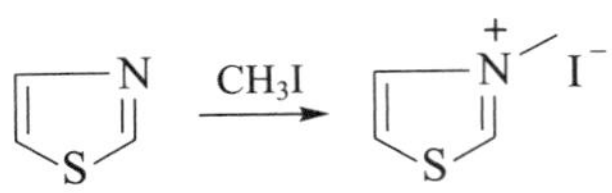

② 硝化反应。无烷基取代的噻唑较难发生硝化反应，例如，在浓硝酸和发烟硫酸中加热到160℃也不反应，而甲基噻唑却非常容易反应，产物中5－硝基噻唑比4－硝基噻唑多，2位不反应。因此，4,5－二甲基噻唑不会发生硝化反应。

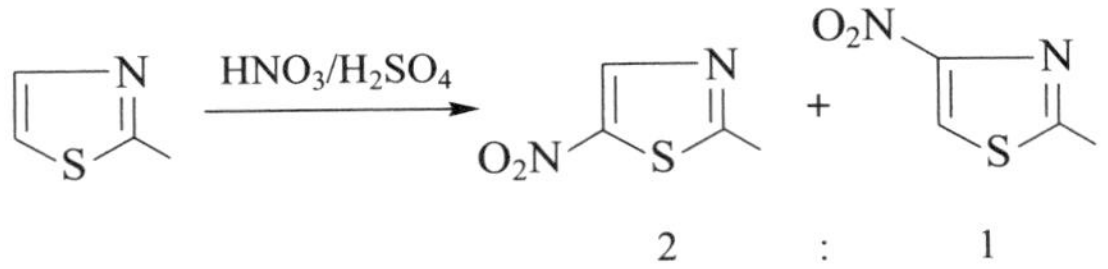

2 : 1

③ 磺化反应。噻唑的磺化需要在高温和 $HgSO_4$ 催化下进行，一般条件下即使高温也不发生磺化。

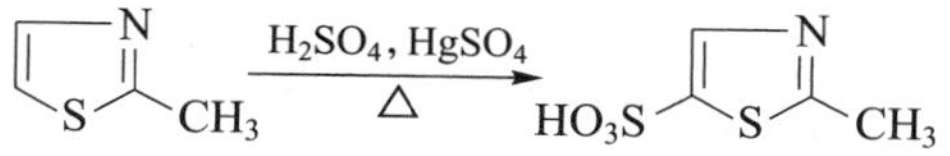

④ 亲核取代反应。噻唑环上的易离去基团如卤素可以被胺等亲核试剂取代。

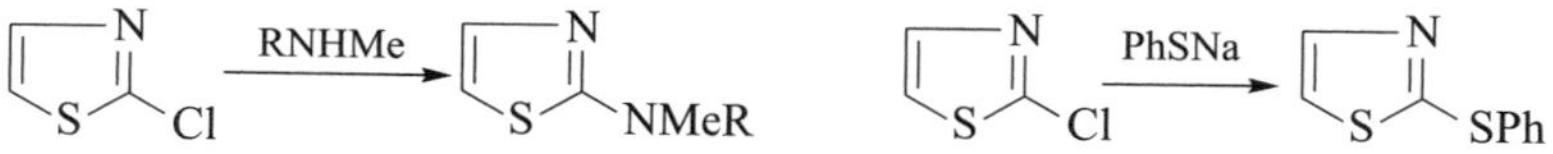

⑤ 噻唑烷基的反应。噻唑环上的甲基在强碱作用下，可以生成碳负离子，可与醛、酮、卤代烃等反应。当环上有强吸电子取代基如硝基时，一般强度的碱即可使之形成碳负离子。

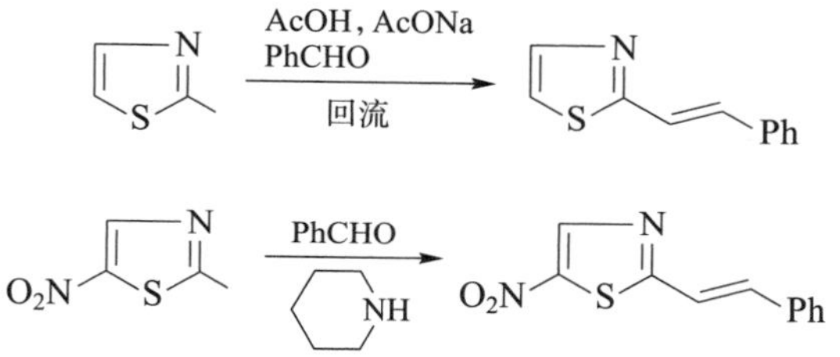

⑥ 噻唑 C－金属化物的反应。噻唑的 C－2 位氢容易被正丁基锂等夺去，生成 2－锂基噻唑。噻唑环上的卤素等可以被 LDA、n－BuLi 等强碱取代，变为锂基噻唑，然后与卤代烃、卤素、醛、酮等反应。

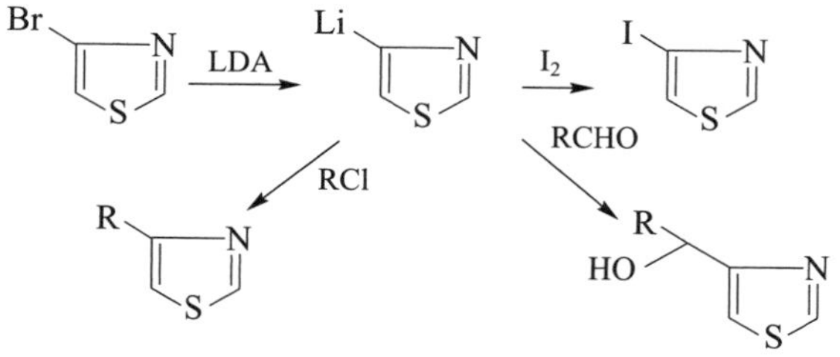

当噻唑环上有一个以上的卤素时，首先发生 2－金属化反应，再发生其他位置的金属化反应，反应顺序为 2 位 > 4 位 > 5 位。

4. 吡唑、异噁唑和异噻唑的合成

(1) 吡唑的合成

① 由肼或取代肼与 1,3－二羰基化合物反应。吡唑的合成常用 1,3－二羰基化合物与肼或取代肼（如苯肼等）反应制备。当 1,3－二羰基化合物为 β－酮酸酯时，得到吡唑酮，如依达拉奉（edaravone，3－甲基－1－苯基－2－吡唑啉－5－酮）的合成。当使用的 1,3－二酮不对称时，往往得到混合物，为了避免混合物的生成，可以使用炔醛或炔酮，因为它们与肼反应时，首先生成腙或肟，然后再进行环合。

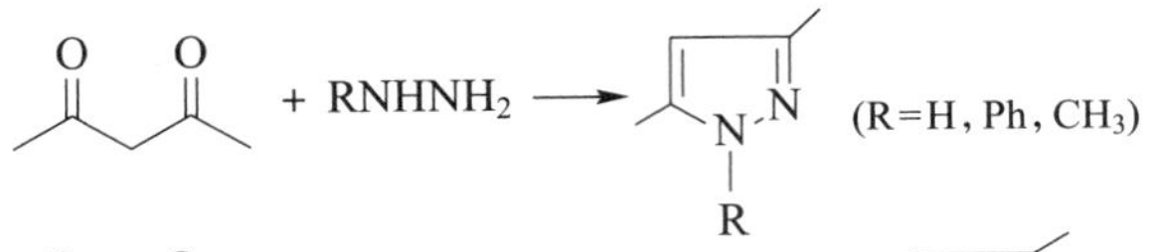

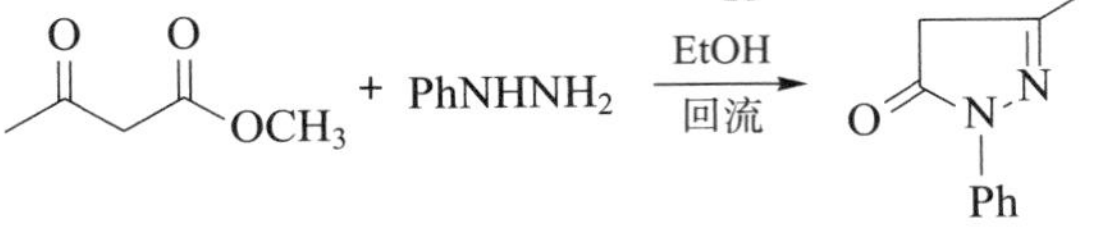

$+ RNHNH_2 \longrightarrow$ (R=H, Ph, CH_3)

OCH_3 + $PhNHNH_2$ $\xrightarrow[\text{回流}]{EtOH}$ O N N Ph

依达拉奉

② 由氰亚胺与炔环合

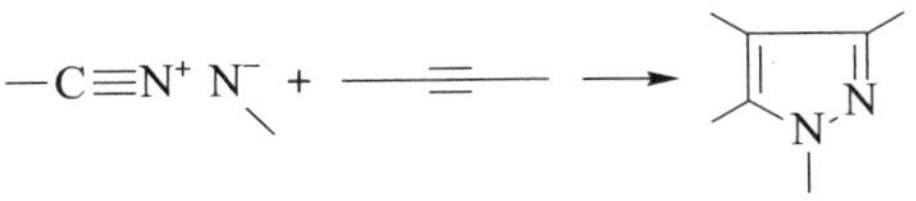

$-C\equiv N^+ N^-$ + —≡— ⟶

③ 由腙制备

R H_3C N N R_2 H $\xrightarrow{n-BuLi}$ R LiH_2C N NLi R_1 $\xrightarrow{R_2CHO}$ R N NLi R_2 R_1 ⟶ R R_2 N N R_1

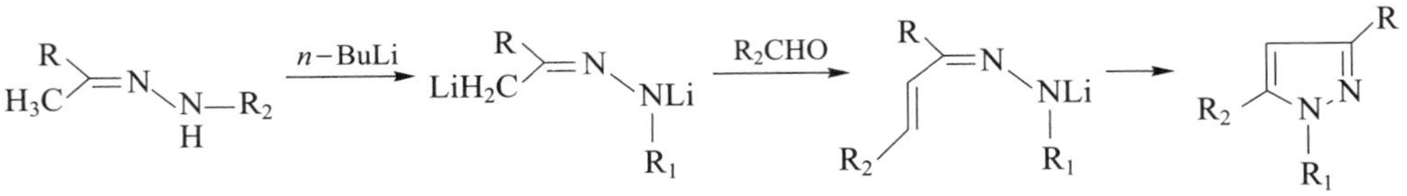

(2) 异噁唑的合成

① 由 1,3－二羰基化合物与羟胺反应

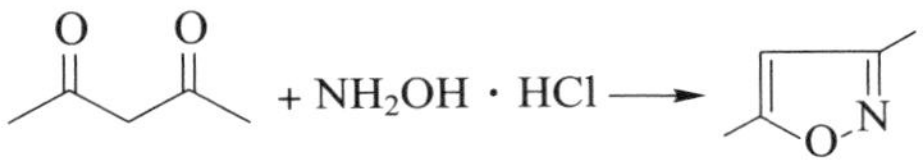

+ $NH_2OH \cdot HCl$ ⟶

② 由氰氧化物与炔环合

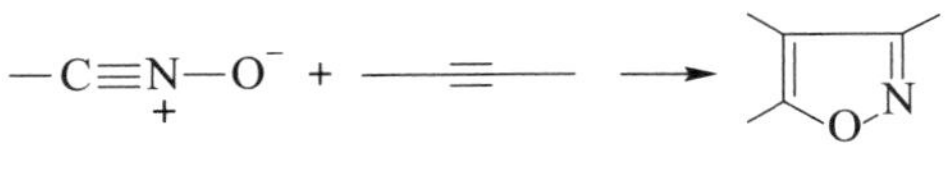

$-C\equiv \overset{+}{N}-O^-$ + —≡— ⟶

③ 由肟制备

R H_3C N OH $\xrightarrow{n-BuLi}$ R LiH_2C N OLi $\xrightarrow{DMF}$ R

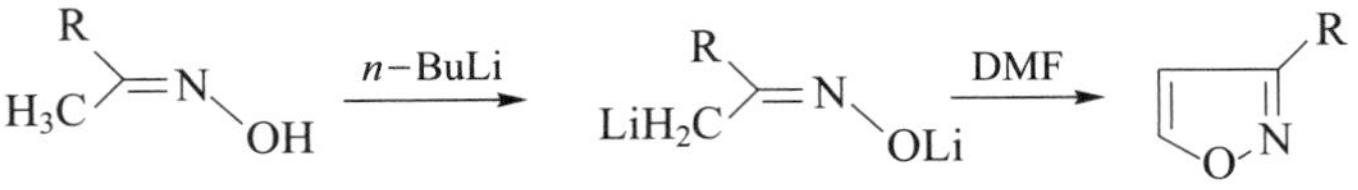

(3) 异噻唑的合成

① 由噁唑合成。噁唑经还原开环,然后与 P_4S_{10} 反应,再脱氢后环合为异噻唑。

② 由 β－氨基－α,β－不饱和硫代酰胺环合

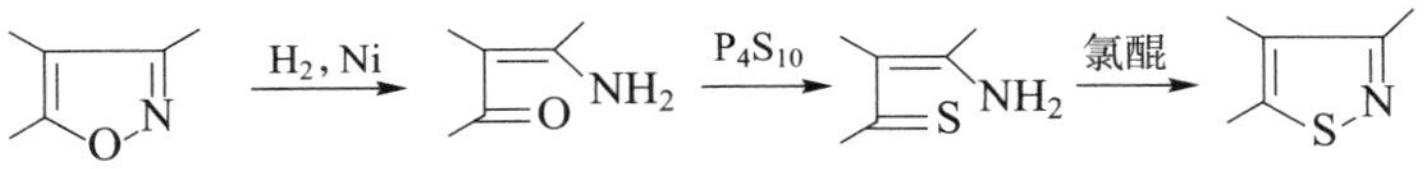

$\xrightarrow{H_2,\ Ni}$ NH_2 $\xrightarrow{P_4S_{10}}$ NH_2 $\xrightarrow{\text{氯醌}}$

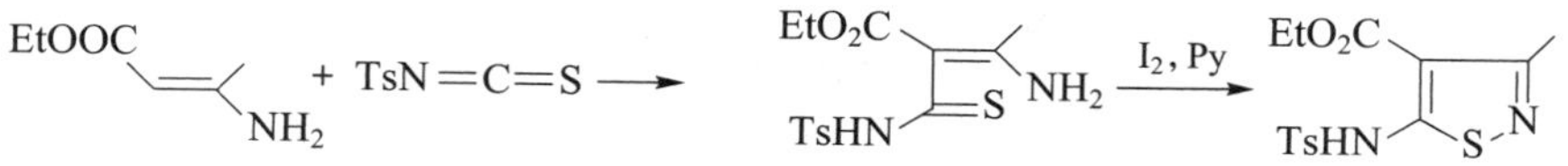

5. 吡唑、异噁唑和异噻唑的反应

吡唑的碱性($pK_a=2.5$)比异噁唑($pK_a=-0.3$)和异噻唑($pK_a=-0.5$)强，但比咪唑($pK_a=7.0$)弱得多，主要原因是两个杂原子相连造成的。吡唑可以发生质子化，用过氧化苯甲酰氧化成 *N*-羟基吡唑。它们的化学反应性有一定的差别，例如，吡唑和异噻唑都可发生 *N*-烷基化反应，但是异噻唑的烷基化反应需要非常活泼的试剂如苄氯或 Meerwein 盐才能进行，而且异噻唑形成的鎓盐容易开环。只有吡唑能发生 *N*-酰基化反应。

(1) *N*-烷基化反应 由于吡唑结构的特殊性，它比异噻唑和异噁唑都容易发生 *N*-烷基化反应，而且产物较稳定，但是形成 *N*,*N'*-二烷基化吡唑鎓盐的速率很慢，需要更为强烈的条件。异噁唑难以发生 *N*-烷基化形成异噁唑鎓盐，而异噻唑虽然可与活泼的烷基化试剂形成 *N*-烷基化异噻唑，但是产物稳定性差。

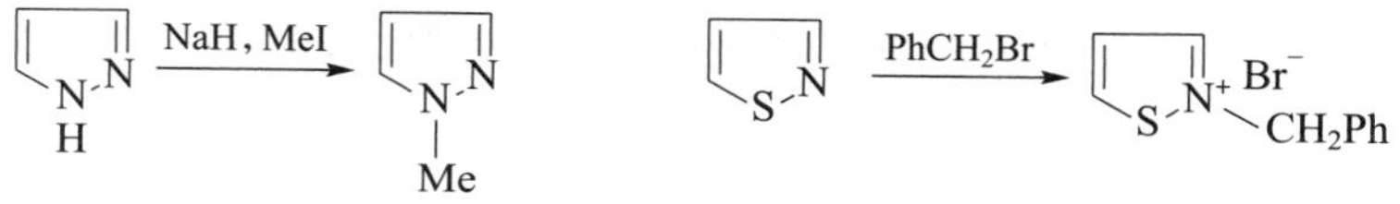

(2) *N*-酰基化反应 只有吡唑可以进行 *N*-酰基化反应，而且反应条件温和，只需在弱碱条件下，用乙酰氯或苯甲酰氯即可较高收率地得到 *N*-酰基化吡唑。

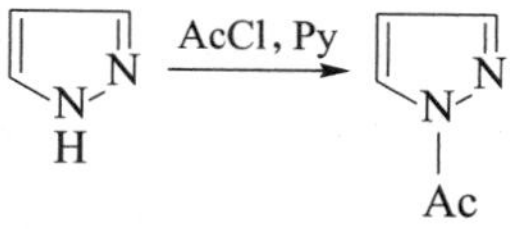

(3) 碳上的取代反应 由于氧的电负性比氮和硫大，因此造成异噁唑难以发生亲电的硝化和磺化反应，需要有甲基等给电子取代基的活化，才能进行这些反应。

① 硝化反应。吡唑和异噻唑的硝化反应发生在 C-4 位，简单的异噁唑不发生硝化，3-甲基异噁唑能得到一定收率的 4-硝化产物。对于吡唑的硝化反应，首先形成 *N*-硝基化物，然后在硫酸存在下发生重排，硝基转移到 C-4 位上。

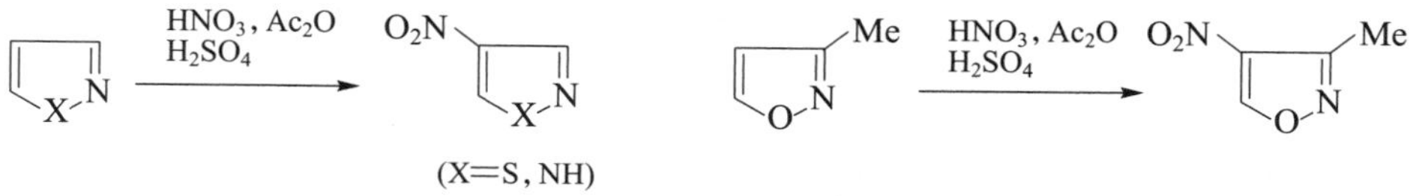

HNO_3, Ac_2O / H_2SO_4 (X=S, NH)

② 磺化反应。异噁唑不能发生磺化反应，3-甲基异噁唑也只能以较低的收率进行，含有苯环的异噁唑用氯磺酸进行磺化反应时，磺化发生在苯环上。异噻唑和吡唑却能较高收率地进行磺化。磺化主要发生在 C-4 位。

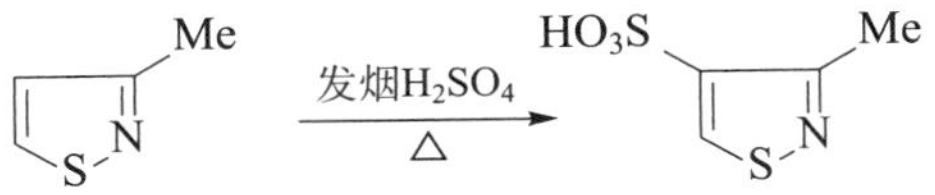

③ 卤化反应。吡唑的卤代反应受反应条件的影响较大，在中性或弱酸性条件下，主要生成C-4位的溴代、碘代和氯代产物，而在碱性条件下，可以得到3,4,5-三溴代吡唑。异噁唑和异噻唑的卤代需要在活化基的存在下才能进行，活化基可以是甲基等给电子体。

④ 酰基化反应。由于吡唑能发生*N*-酰基化和*C*-酰基化反应，因此，为了获得较好收率的*C*-酰基化产物，需要对氮原子进行酰基化，然后再对碳原子进行酰基化。异噻唑和异噁唑的酰基化反应没有进行很好的研究，而且收率较低。

(4) 与亲核试剂的反应　吡唑等在一般情况下难以发生亲核取代反应，但是当4位含有硝基、羰基等活化基团时，5-卤素可以被取代，而3位较稳定。

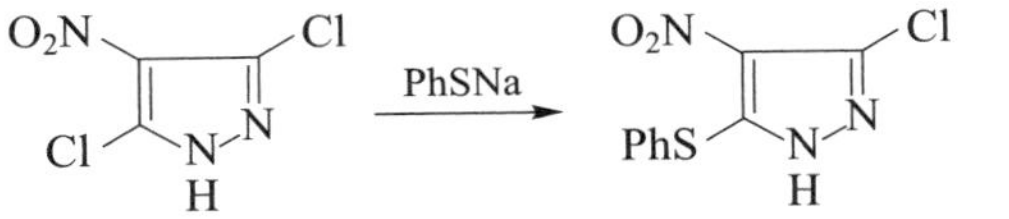

(5) *N*-金属化物的反应　吡唑的氮能形成*N*-金属化物，而异噻唑和异噁唑却不能。使用弱碱如碳酸氢钠或乙醇钠等即可使吡唑形成*N*-负离子，从而与卤代烃进行*N*-烷基化反应。

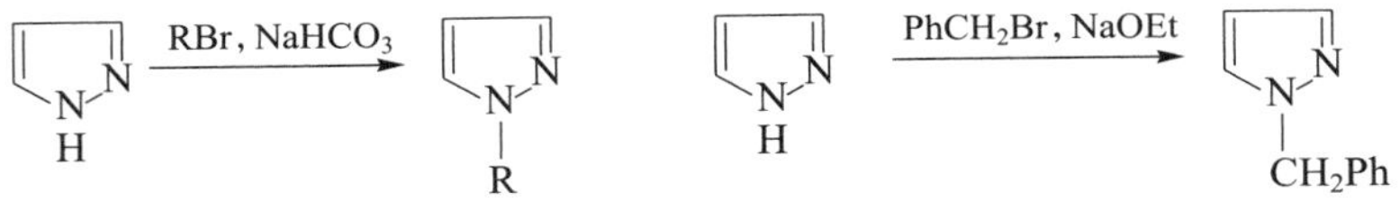

(6) *C*-金属化物的反应　吡唑的*C*-金属化，必须将吡唑*N*-1位进行保护，否则将首先形成*N*-金属化物，从而使产物复杂化。N_1-取代吡唑和异噻唑与*n*-BuLi反应形成C-5位金属化物；使用卤代吡唑或异噻唑也可以与*n*-BuLi在卤素位置形成*C*-金属化物；或者碘代唑类与烷基格氏试剂进行交换形成唑类格氏试剂，然后进行反应。

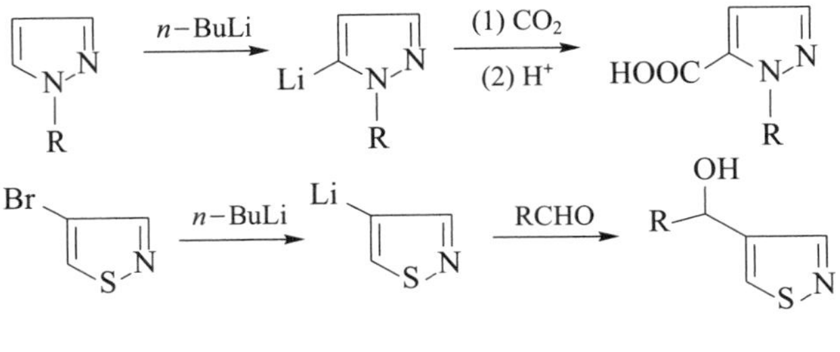

6. 吡唑啉酮等氧代化合物及氨基吡唑类的反应

吡唑啉酮等可以看成羟基取代吡唑、异噻唑和异噁唑。其中3或5位羟基唑主要以酮式存在，而4-羟基唑类则具有苯酚的性质。较早使用的止痛药氨基比林和氨替比林即是吡唑啉酮类。吡唑啉酮类的亚甲基比较活泼，具有一定的酸性，能与醛进行缩合反应。

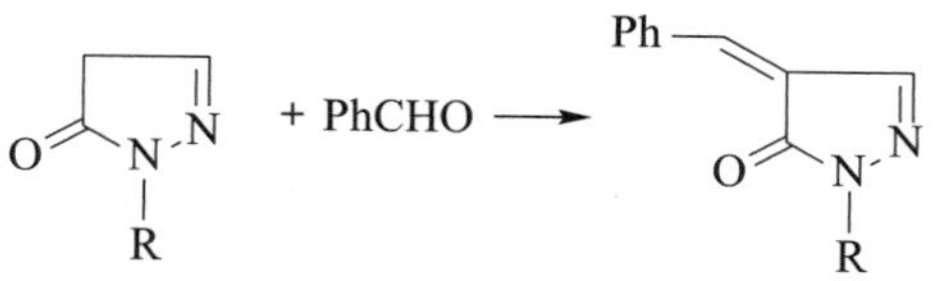

3－氨基吡唑和3－氨基异噻唑具有苯胺类似的反应性，例如，进行溴代反应时，发生在C－4位溴代；氨基可以进行重氮化反应，然后发生桑德迈尔反应，可以得到各种卤代吡唑或异噻唑。

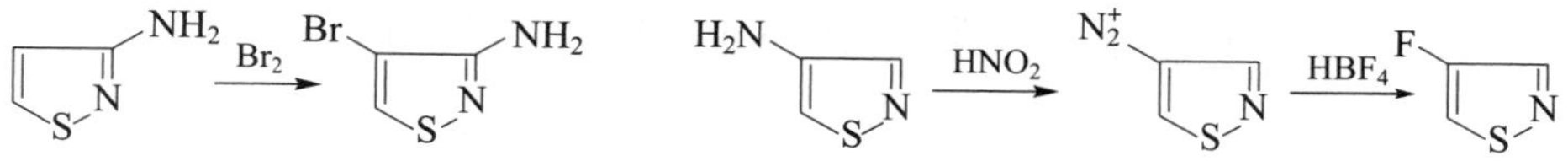

8.2.3 含有三个杂原子的五元杂环化合物

含有三个杂原子的五元杂环化合物包括三氮唑、噻二唑、噁二唑等。它们作为抗生素（如头孢噻利、多尼配南等）、抗病毒（如三氮唑核苷或叫利巴韦林）等药物的中间体，它们的合成具有重要意义。

1. 三唑类

三唑类包括1,2,4－三唑和1,2,3－三唑，其中1,2,3－三唑的稳定性非常高。三唑与二唑（咪唑、吡唑）相比，碱性大为降低，而酸性增加。因此，三唑环发生*N*－烷基化、酰基化反应可以在中性或弱碱性条件下进行，此外，三唑化合物也可以发生卤代反应，亲核取代反应，*N*－烷基三唑还可以与LDA形成锂基三唑。

（1）1,2,4－三唑　1,2,4－三唑最早由*N*,*N'*－二酰肼与胺环化合成，但是反应条件苛刻。各种取代的3－氨基－1,2,4－三氮唑可以通过氨基胍碳酸氢盐与甲酸或酯加热环合得到，再用亚硝酸钠和浓硝酸氧化为3－硝基－1,2,4－三氮唑，或者经重氮化后脱去氮气。

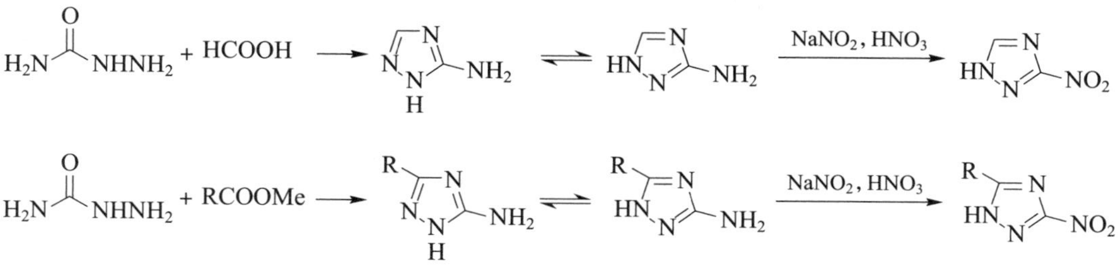

另外，还可以使用1,3,5－三嗪（又称对称三嗪）为原料，与肼、芳基肼或烷基肼缩合，形成1,2,4－三唑。

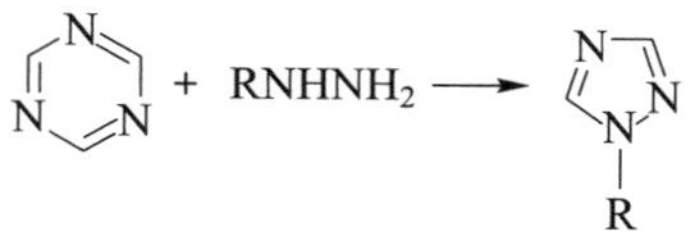

在利巴韦林中间体的合成中，使用氨基胍碳酸氢盐与草酸单甲酯在硫酸催化下环合得到5-氨基-1,2,4-三氮唑-3-羧酸，经亚硝酸重氮化后脱氮，再经甲酯化得到1,2,4-三氮唑-3-羧酸甲酯，也可以先合成3-甲基-1,2,4-三氮唑后经氧化甲基为羧酸再酯化得到。

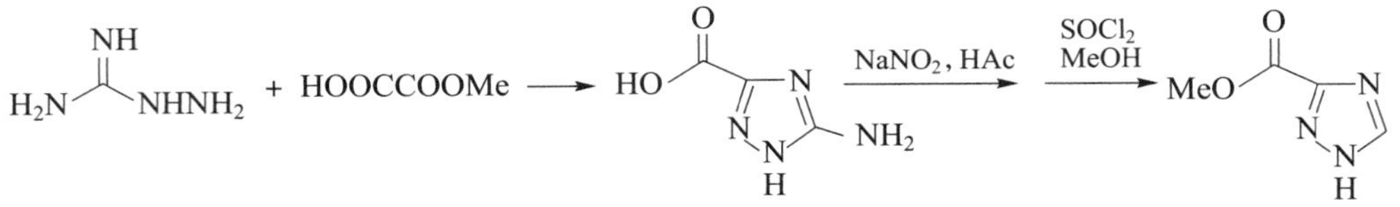

1,2,4-三唑的亲电取代反应主要发生在5位，当进一步取代时，则3位上也被取代。

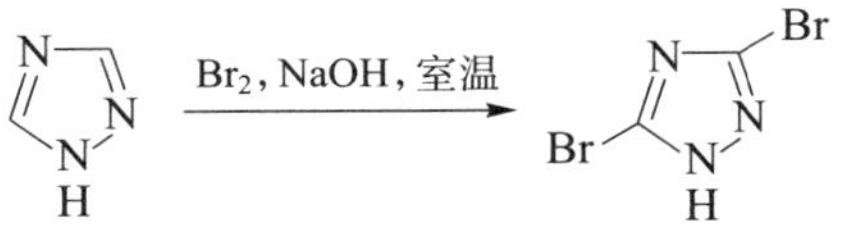

1,2,4-三唑的烷基化和酰基化反应一般发生在N-1位，若要得到4-烷基化三唑，可以先进行N-1位酰基化，然后再进行烷基化反应，脱除酰基得到。

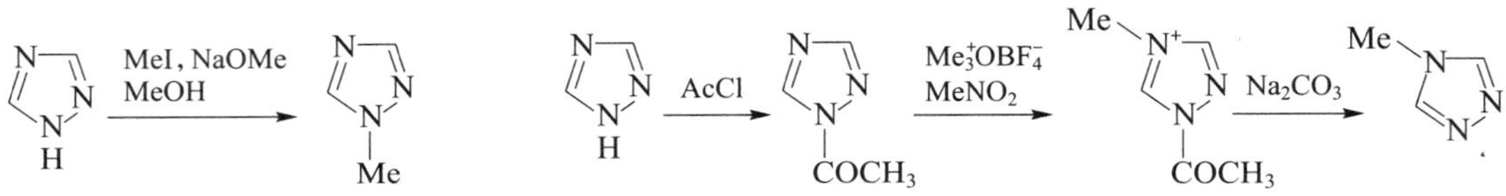

三唑环上原有的取代基如卤素、硝基等可以被各种亲核试剂取代：

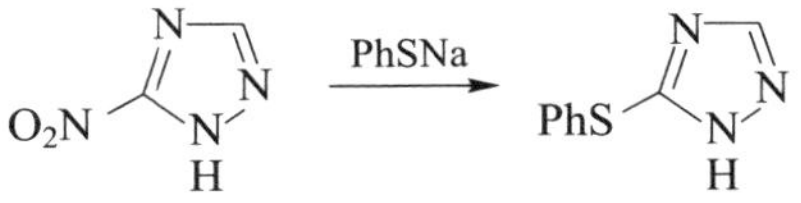

(2) 1,2,3-三唑　1,2,3-三唑可以由叠氮化物与炔的环加成来合成，但当进行*N*-烷基化三唑的合成时需使用具有爆炸性的烷基叠氮化物，需引起注意。一种安全的合成方法是使用三甲硅基叠氮化物与乙酸乙烯酯（代替气态的乙炔），也可以使用烯胺或烯醇醚作为乙炔的替代物制备1,2,3-三唑。

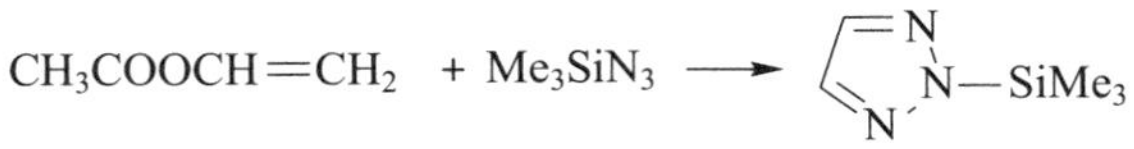

1,2,3-三唑的烷基化和酰基化反应可以在N-1和N-2两个位置上进行，得到*N*-1和*N*-2烷基化或酰基化的混合物，使产物复杂化。一种解决方法是用三甲基硅烷化保护，该反应选择性地在N-2位进行，随后发生N-1位烷基化反应，最后脱除三甲基硅基。

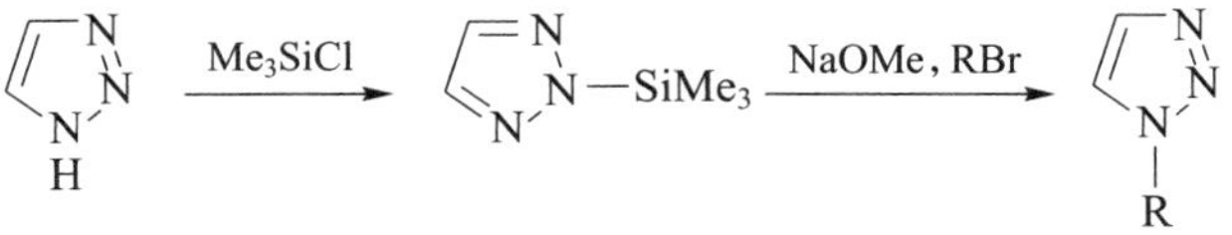

1,2,3-三唑的溴代反应主要在4位进行，当提高温度或使用催化剂时，可以得到4,5-二溴代产物。同时 N-1 甲基三唑比较容易进行，而 N-2 甲基三唑的溴代，即使进行4位单溴代反应，也需要使用铁粉作催化剂才能进行。

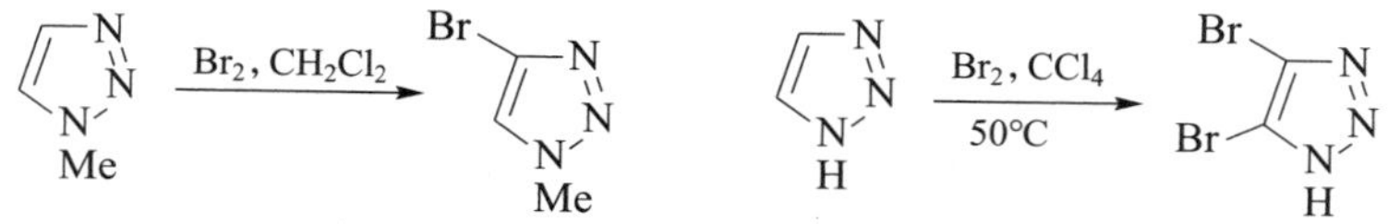

1-取代的1,2,3-三唑与 n-BuLi 或 LDA 得到5-锂基化三唑，但是反应需要在低温下进行，如果温度高将发生失氮气的开环反应。锂基化三唑可以像其他锂化物一样，与卤代烷、Me_3SnCl、醛、酮、酯等发生反应。

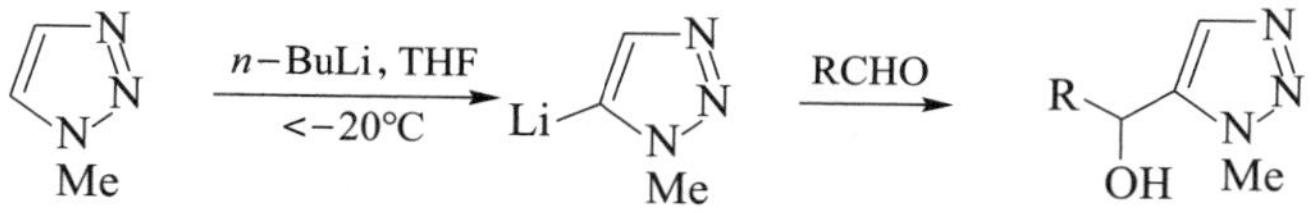

2. 噻二唑

(1) 1,3,4-噻二唑　1,3,4-噻二唑的合成方法有多种，最早采用的是 N,N'-二酰肼与 P_2S_5 缩合法，后来发展了以双硫脲、单酰氨基硫脲直接脱水法合成。

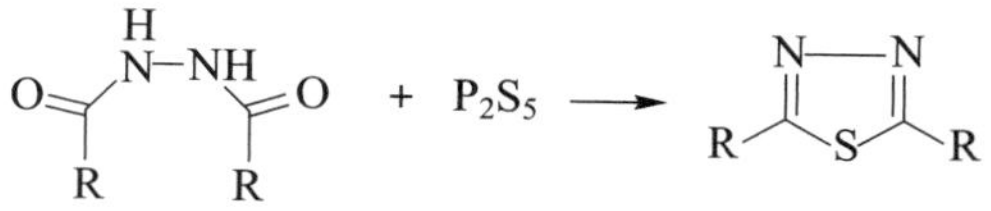

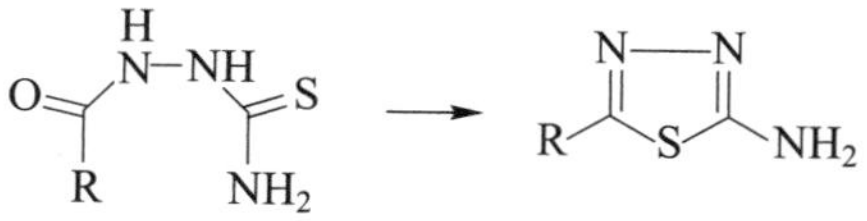

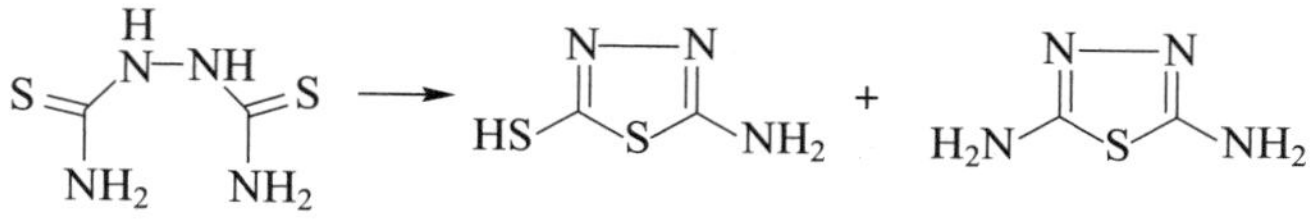

由乙酰肼经 N-乙酰肼基二硫代甲酸盐合成1,3,4-噻二唑衍生物。

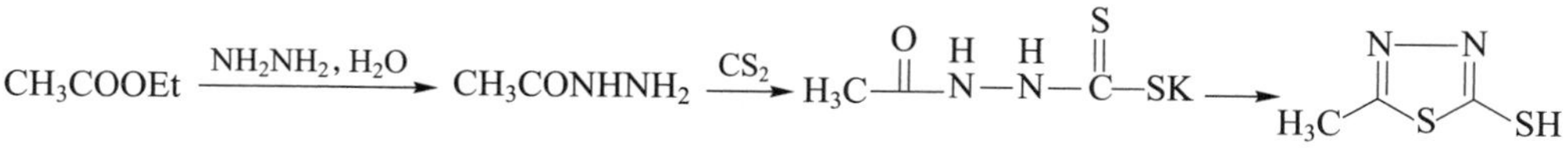

1,3,4-噻二唑对于碱易于开环并进行重排，2-氨基或肼基噻二唑开环重排转化为硫酮：

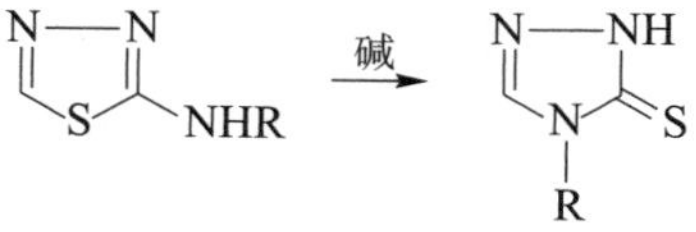

1,3,4-噻二唑对酸也可开环并重排：

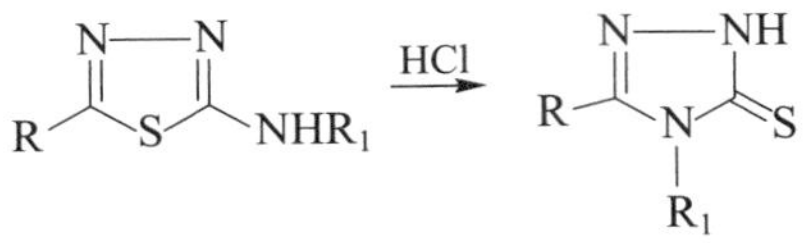

1,3,4-噻二唑的碱性很弱，难以进行亲电取代，当2位带有氨基等强给电子取代基活化噻二唑环后，则可进行亲电取代反应；但是1,3,4-噻二唑则可以进行亲核取代，如氯原子被亲核试剂取代。另外，即使如2-氨基-1,3,4-噻二唑的碱性也很弱，需要在足够强的酸性条件下进行重氮化，可以与酰氯进行氨基酰化反应。

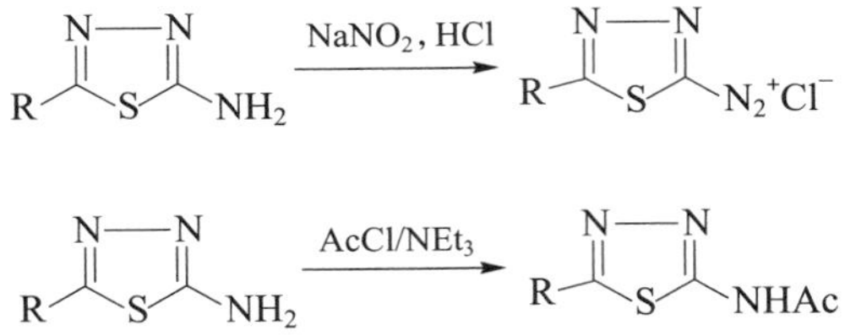

(2) 1,2,3-噻二唑　1,2,3-噻二唑可以由含有酸性亚甲基的腙与二氯亚砜反应来制备，苯并[*d*][1,2,3]-噻二唑可以由邻氨基硫代苯酚与亚硝酸进行合成。

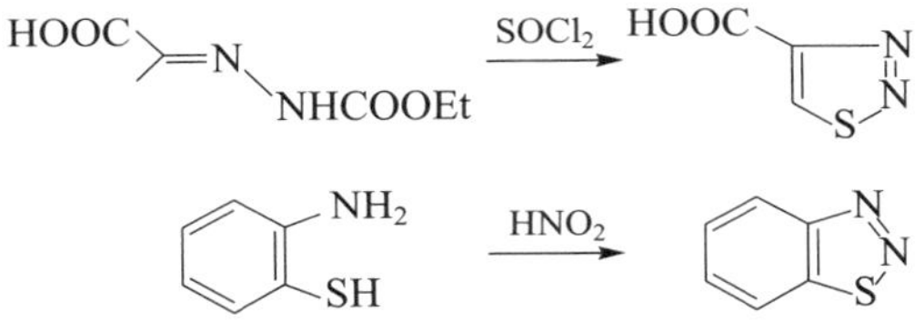

1,2,3-噻二唑类化合物对酸或氧化剂稳定，环上的烷基可以被氧化为羧基，并发生脱羧而环不被破坏。但是1,2,3-噻二唑环对碱和还原剂却不稳定，发生分解并产生H_2S。虽然1,2,3-噻二唑的碱性很弱，但仍能形成季铵盐。

(3) 1,2,5-噻二唑(也称为2,1,3-噻二唑)　孤立的1,2,5-噻二唑可以通过苯并-1,2,5-噻二唑氧化苯环、脱羧来制备。1,2,5-噻二唑对氧化剂比较稳定，但却容易被还原剂还原为苯二胺。也可以用S_2Cl_2与乙二胺反应直接得到1,2,5-噻二唑。

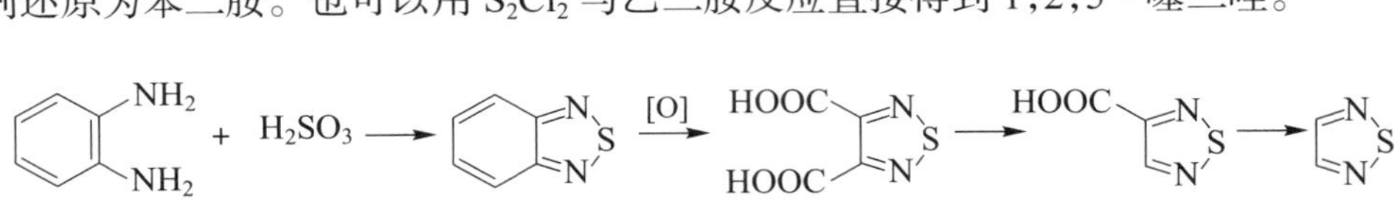

1,2,5-噻二唑虽然有两个氮原子存在，但碱性非常弱，甚至比吡嗪还弱。它难以进行亲电取代反应，而容易进行亲核取代反应。

(4) 1,2,4-噻二唑　1,2,4-噻二唑的合成方法有多种，由硫代酰胺氧化得到3,5位含有相同取代基的1,2,4-噻二唑；由脒与全氯甲基硫醇制备5-氯-1,2,4-噻二唑；苯甲酰胺羟肟化后与CS_2或异硫氰酸苯酯反应制备；由氨基乙腈与氯气、二氯化硫合成。许多β-

内酰胺类药物的侧链中都含有 1,2,4-噻二唑结构。

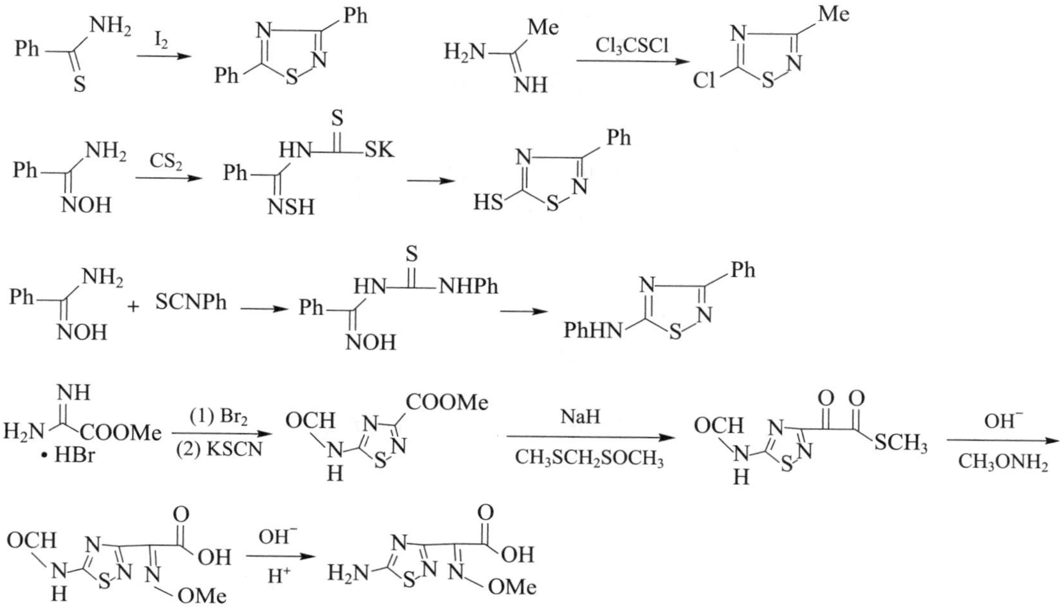

1,2,4-噻二唑和其他噻二唑类一样，都容易进行亲核取代反应，但 3-氯和 5-氯相比，5-氯更容易被取代。5-氨基-1,2,4-噻二唑在强酸条件下可以发生重氮化反应，在弱酸性条件下只发生 *N*-亚硝基化反应。

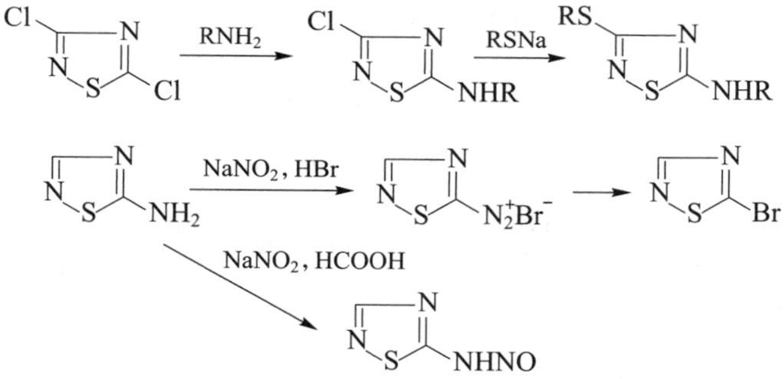

3. 噁二唑

（1）1,2,5-噁二唑　1,2,5-噁二唑又称为呋咱(furazan)，其 *N*-氧化物称为 furoxan。两者之间可以通过氧化/还原进行转化，从 *N*-氧化物还原为呋咱比较容易实现，但是从呋咱一步氧化为 furoxan 却不能实现，需要从制备呋咱的原料在氧化条件下反应制备 furoxan。

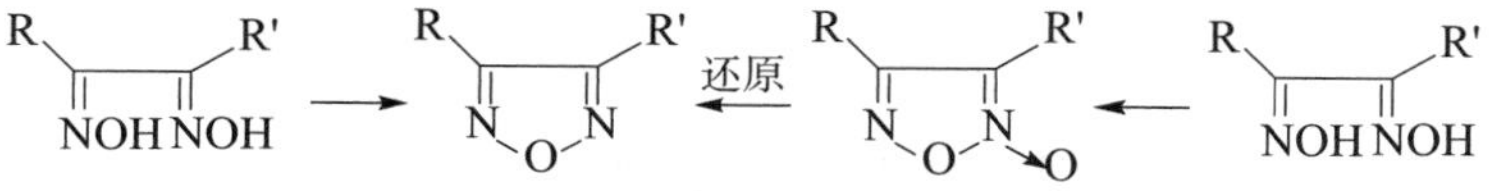

当两个碳上均带有取代基时，1,2,5-噁二唑及其 *N*-氧化物是比较稳定的，可使侧链烷基被氧化而环不被破坏，但是当只有一个碳上带有取代基时，容易转位重排为

(2) 1,2,3-噁二唑　1,2,3-噁二唑又称为斯德酮(sydnone)。性质很不稳定,一般没有多大的实用价值。

(3) 1,2,4-噁二唑　1,2,4-噁二唑可由偕氨基肟与羧酸、酸酐或酰氯关环制备。它具有一定的稳定性,但是在碱性或酸性条件下加热容易被开环。

(4) 1,3,4-噁二唑　1,3,4-噁二唑可由对称二酰肼脱水制备,从 *N*-酰基氨基硫脲脱水也可制备 1,3,4-噁二唑。

1,3,4-噁二唑很难进行碳上的亲电取代反应,特别是在酸性条件下,因为氮原子有质子化的可能,使 1,3,4-噁二唑的芳香性减弱,因此未曾报道有硝化和磺化反应;卤代反应也未曾报道过;同时,1,3,4-噁二唑发生亲核取代也比较困难,收率较低。2-氨基-1,3,4-噁二唑在亲核试剂作用下发生开环并重排。

8.2.4 含有四个杂原子的五元杂环化合物

含有四个杂原子的五元杂环化合物主要为 1,2,3,4-四氮唑,由于它具有较强的酸性,在利用生物电子等排体原理进行新药设计时,常将它与羧基、磺酸基等强酸性基团进行互换,增加药物对细胞的通透能力,特别是抗生素药物中,得到抗菌谱更广的药物。

四唑的合成有多种方法,偕亚胺酰肼与亚硝酸反应;氨基酸与叠氮化钠反应后,再用原甲酸三乙酯环合;硫氰化胺与叠氮化钠关环;氢氰酸与叠氮酸关环;叠氮化钠与异氰反应等。

$$SCNCH_2COOEt + KN_3 \longrightarrow$$ (1-(CH₂COEt)-5-巯基四氮唑)　　$$HCN + HN_3 \longrightarrow$$ (1H-四氮唑)

$$R-C(=NH)NHNH_2 + HNO_2 \longrightarrow$$ (5-R-1H-四氮唑)　　$$RCN + HN_3 \longrightarrow$$ (1-R-四氮唑)

此外,还有以二硫代氨基甲酸酯为中间体的合成方法,该中间体与叠氮化钠反应,得到四氮唑。

$$HOCH_2CH_2NH_2 \xrightarrow[KOH]{CS_2,\ MeOH} HOCH_2CH_2NHCSSMe \longrightarrow \text{THP-O-}CH_2CH_2NHCSSMe \xrightarrow[H^+]{NaN_3} HS\text{-四氮唑-}N\text{-}CH_2CH_2OH$$

四唑化合物 N 上的芳香基可以通过氧化方法除去,也可将四氮唑碳上的烷基氧化为羧酸;四唑环对还原剂也是稳定的,例如,苯并四唑在 $NaBH_4$ 作用下吡啶环被分解断裂,而四唑环不被破坏;但是四唑环在浓盐酸中煮沸则被分解为 CO_2、NH_3 和 N_2。

8.3 六元杂环化合物

六元杂环化合物主要包括含有一个杂原子的吡啶、吡喃酮;含有两个杂原子的吡嗪、嘧啶和哒嗪。

8.3.1 吡啶及氧化吡啶

吡啶及其衍生物是一类重要的有机合成原料和溶剂,主要用于医药工业制磺胺、无味红霉素、维生素、可的松、驱虫药、局部麻醉药等,另外,用于农药、染料、印染助剂、橡胶硫化促进剂、热油安定剂等的中间体。

吡啶是一种具有特殊臭味的无色液体,沸点 115℃,能溶解于绝大多数有机溶剂及水中,也能溶解大多数有机化合物。吡啶非常稳定,而且具有弱碱性,$pK_a = 5.2$,因此,可以作为 N- 和 O- 磺酰化和酰化反应的溶剂和碱。由于吡啶或甲基吡啶与水混溶,反应完毕后,将反应液倒入水中,直接析出产物,或者利用有机溶剂进行萃取,得到产物。

许多吡啶衍生物具有重要的临床应用价值,例如,抗结核的药物——异烟肼,抗细菌感染的磺胺药物——磺胺吡啶,烟酸和烟酰胺是维生素类药物,参与肌体的新陈代谢,用于治疗癞皮病,其他还包括血脉宁、溴新斯的明、尼可刹米等,而这些衍生物并不是在成环反应时合成的,需要由吡啶或其衍生物进一步取代得到目标化合物,因此,了解吡啶及其衍生物具有的合成方法及其化学反应是十分必要的。

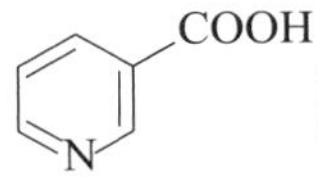

烟酸 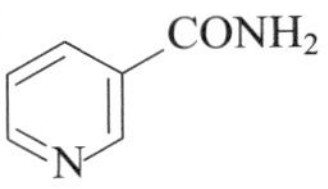 烟酰胺 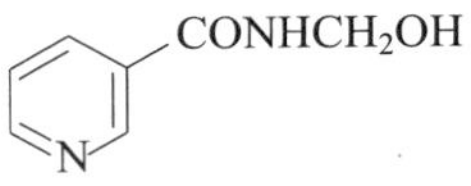 羟甲烟酰胺 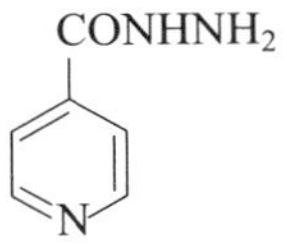 异烟肼 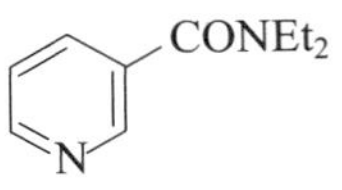 尼可刹米

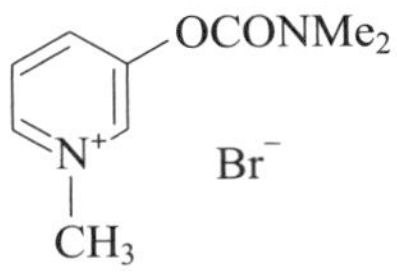

溴新斯的明 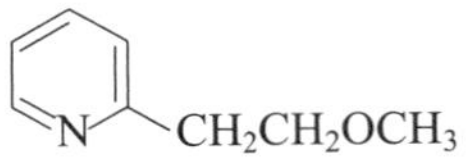 驱虫啶 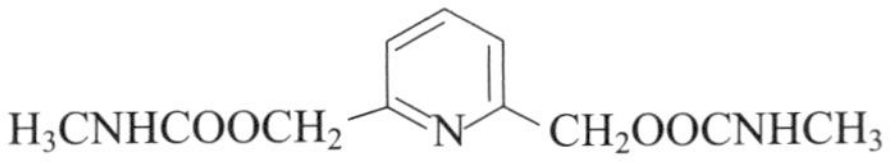 血脉宁

1. 吡啶及其衍生物的合成

吡啶及其同系物的最早来源是煤焦油，现在，工业上大规模的生产是以乙炔和氨为原料，或由乙醛、甲醛、空气和氨在硅－铝催化剂的作用下气相高温反应。

(1) 由乙醛、甲醛和氨气相反应　由乙醛、甲醛与氨气相反应，得到吡啶与3－甲基吡啶的混合物，两者比例取决于乙醛与甲醛的比例。

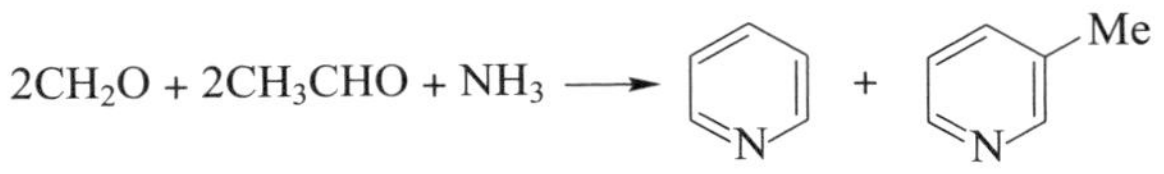

$$2CH_2O + 2CH_3CHO + NH_3 \longrightarrow$$

(2) 以氢化糠醇为原料　以2－四氢呋喃甲醇与氨反应后，再脱氢得到吡啶。

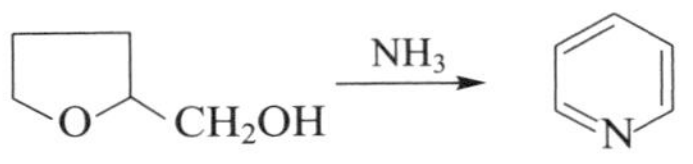

(3) 以呋喃甲胺为原料

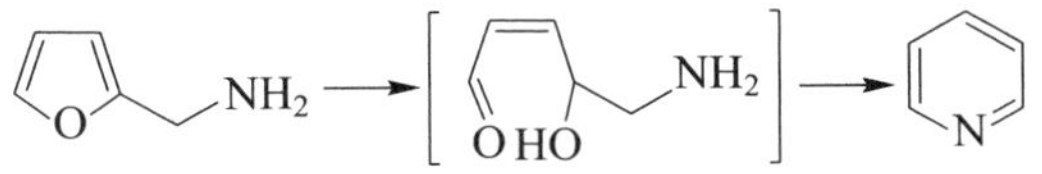

(4) 以1,5－二羰基化合物与氨反应　以1,5－二羰基化合物与氨缩合关环后，形成二氢吡啶，通过氧化法使其芳构化；如果使用羟胺代替氨，则可以避免氧化步骤，直接得到吡啶。

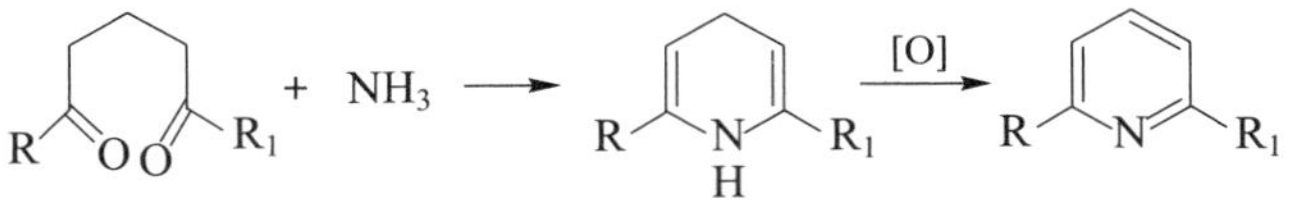

(5) 以醛、两个1,3－二羰基化合物或其等价物与氨反应

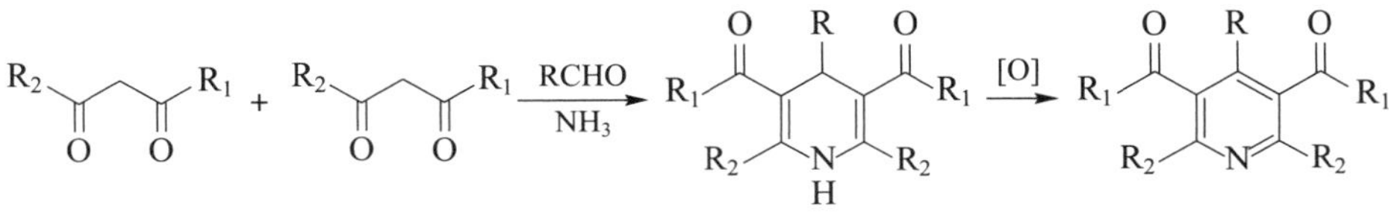

上面的反应中,若 R_1 和 R_2 不相同,则得到的是吡啶衍生物的混合物。

2. 吡啶的反应

吡啶的各个位置均可进行反应,如 *N*-质子化、*N*-氧化物、*N*-SO_3 络合物、*N*-Br_3 络合物等,碳上进行亲电取代反应和亲核取代反应等。对于亲电取代,主要发生在 C-3 位,较少地发生在 C-2 和 C-4 位,但是吡啶 *N*-O 化合物却具有苯酚类似的性质,其硝化反应主要发生在 C-4 位,而磺化反应仍然以 C-3 位为主。

(1) 与亲电试剂的反应

氮上的亲电反应:

吡啶及甲基吡啶的氮上可以进行各种亲电反应,例如,吡啶作为碱时,发生质子化;在醋酸中与过氧化氢反应生成稳定的吡啶 *N*-O 化合物;与 NO_2BF_4 反应,生成 *N*-硝基化物,作为温和的吡啶硝化试剂,具有位置选择性的优点;与单质溴反应生成 N^+-Br_3^- 络合物,用于选择性溴代的试剂;与三氧化硫或氯磺酸反应生成 *N*-SO_3 络合物,作为磺化反应试剂等。

吡啶碳上的亲电取代反应:

一般情况下,吡啶的取代反应活性低于相应的苯,主要原因是反应试剂或反应介质中的质子优先加成到氮上,生成的吡啶阳离子,对于亲电试剂的进一步进攻具有很大的阻力。例如,吡啶不能发生弗里德-克拉夫茨烷基化和酰化反应。

① 硝化反应。吡啶的直接硝化是非常困难的,在一般的硝化条件下,只发生极少量的硝化。吡啶环上取代基的存在,可以改善硝化反应的进行,例如,2,6-二氯吡啶,使用 NO_2BF_4 作为硝化试剂,可以得到 77% 的 3-硝化产物。

2,6-二氯吡啶 $\xrightarrow[77\%]{NO_2^+BF_4^-,\ MeCN,\ 回流}$ 2,6-二氯-3-硝基吡啶

此外,吡啶与硝基甲烷在 P_2O_5 存在下生成 *N*-硝基吡啶的硝酸盐,再与亚硫酸钠发生加成反应,通过[1,3]-σ 迁移,以及随后的消除反应,将硝基转移到 C-3 或 C-5 位。

吡啶 $\xrightarrow{P_2O_5,\ MeNO_2}$ *N*-硝基吡啶鎓 NO_3^- $\xrightarrow{NaHSO_3}$ 1-硝基-1,2-二氢吡啶-2-OSO_2H $\longrightarrow$ 3-NO_2-2,3-二氢吡啶-2-OSO_2H $\longrightarrow$ 3-硝基吡啶

2,4,6-三甲基吡啶可以较高收率反应生成硝基化产物,中间通过吡啶季铵盐过程。

2,4,6-三甲基吡啶 $\xrightarrow[90\%]{浓HNO_3,\ 发烟硫酸}$ 2,4,6-三甲基-3-硝基吡啶

② 磺化反应。吡啶在浓硫酸或发烟硫酸条件下经300℃以上长时间加热也只能生成少量的3-吡啶磺酸。但在醋酸汞催化下,可以在220℃的温度下以较高收率进行磺化。

③ 卤代反应。吡啶在发烟硫酸中与溴反应可以得到较好收率(86%)的3-溴代吡啶;用$AlCl_3$作催化剂,在100℃下可以进行氯代反应,生成3-氯吡啶;用$PdCl_2$作催化剂,通过吡啶与相应的卤素在0~5℃反应生成2-溴或2-氯吡啶。

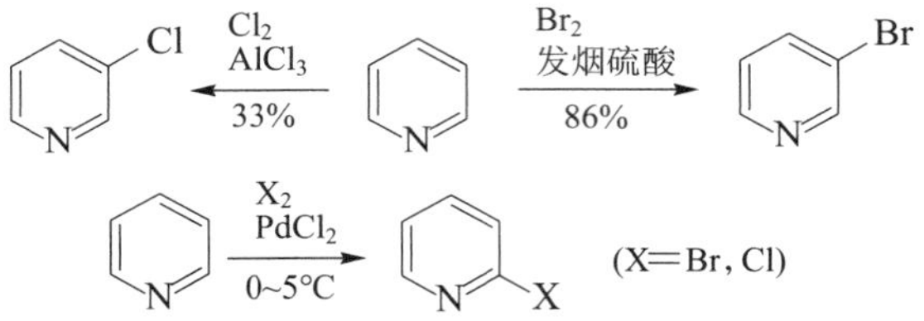

(X═Br, Cl)

(2) 与亲核试剂的反应

① 烷基化和芳基化反应。吡啶与烷基锂(主要为正丁基锂)或苯基锂反应,首先加成生成二氢吡啶N-锂盐,然后消除氢化锂,从而转化为烷基或芳基取代吡啶,反应主要选择性地发生在2位。

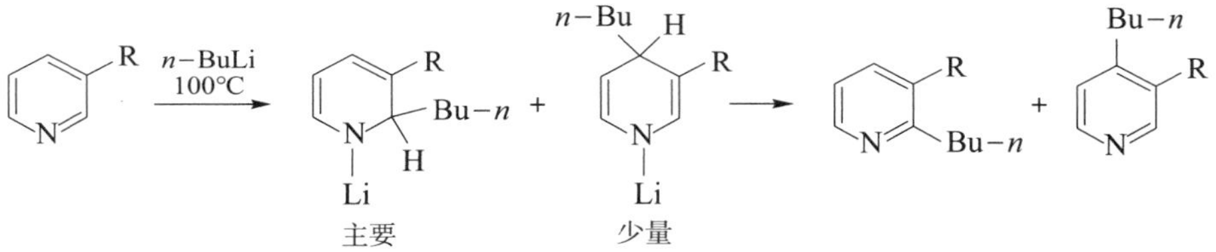

② 氨基化反应。吡啶及其衍生物,可以与氨基钠反应,主要生成2-氨基化产物;2-或4-烷基吡啶的氨基取代反应较难进行,原因在于要发生吡啶环上的反应,涉及侧链上烷基负碳离子的形成,因此必须形成双负碳离子,导致了芳环上氨基取代反应难以进行。

当吡啶环上既有给电子取代基,如甲氧基,又有吸电子取代基如硝基时,通过与甲氧基胺反应,氨基取代主要发生在硝基的邻位。

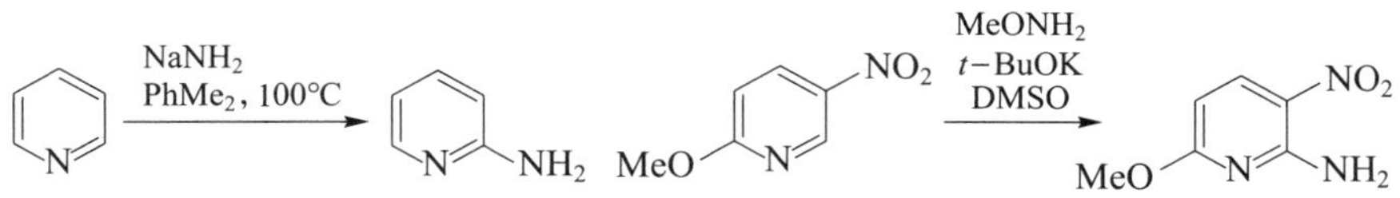

③ 与离去基团的亲核取代反应。当吡啶含有2-或4-取代的卤素、甲氧基、少数情况下硝基、烷氧磺酰基时,容易被许多亲核试剂取代,氟化物的反应性高于其他卤素;相对而言,3位取代的上述基团的反应性较差。因此,当2,3或3,4位同时存在相同的基团时,优先发生2或4位取代,如要进一步在3位发生取代,需要更强的反应条件。

液氨 160℃

液氨 $CuSO_4$, 140℃

PhLi Et_2O

PhSH Et_3N

3. 吡啶 *N*－氧化物的反应

吡啶 *N*－氧化物具有与苯酚类似的化学性质，可以进行 3 或 4－卤化、3－磺化、4－硝化。例如，4－氨基吡啶的合成，可以通过先合成 *N*－氧化物，再进行硝化，最后用 AcOH－Zn 还原得到；或者使用 PPh_3 进行还原得到 4－硝基吡啶；中间体 4－硝基吡啶－*N*－氧化物的硝基可以被亲核试剂取代，从而转化为其他衍生物，例如，在质子泵抑制剂奥美拉唑的合成中，即用甲氧基取代硝基。对于卤代反应，如果在发烟硫酸中进行，首先发生 *O*－质子化，按照经典的吡啶－吡啶盐机理进行，生成 3－卤代产物；如果在惰性溶剂中，在有机碱存在条件下反应，则主要生成 4－卤代产物。

H_2O_2 HAc　发烟硝酸 浓硫酸　HAc Zn　PPh_3

如果吡啶－*N*－氧化物中存在 2－甲基，与醋酸酐加热，首先生成 *N*－乙酰氧基中间体，再发生重排，转化为 2－乙酰氧基甲基吡啶。例如，兰索拉唑的合成中吡啶部分的合成。

发烟硝酸 浓硫酸　CF_3CH_2OH K_2CO_3　HAc－Ac_2O

8.3.2 吡喃鎓和吡喃酮

由于氧为二价的，当形成与吡啶类似的六元环芳香化合物时，氧将成为阳离子，即所谓吡喃鎓。当 2*H*－吡喃或 4*H*－吡喃要成为芳香性化合物时，在 2 位或 4 位上氧代时，变为 2－吡喃酮和 4－吡喃酮。

吡喃鎓　2*H*－吡喃　2－吡喃酮　4*H*－吡喃　4－吡喃酮

吡喃鎓的高氯酸盐、四氟硼酸盐和六氯化锑盐都是稳定的，但又具有一定的化学反应活性，而且高氯酸盐具有易爆炸性，因此使用时需要小心。

1. 吡喃鎓的合成和反应

吡喃鎓参与的反应，一般都是首先进行 α 位亲核加成，偶尔发生 γ 位亲核加成，加成产物再开环，发生其他的环合反应，形成新的杂环化合物。由于吡喃鎓中氧的吸电子作用，使其不能进行硝化、磺化等亲电反应。它主要进行亲核加成、亲核取代、自由基反应、环加成反应等。

(1) 吡喃鎓的合成　吡喃鎓的合成方法主要包括：1,5－二羰基化合物在氧化剂存在下的失水环合；烯烃的二酰基化，然后关环；1,3－二羰基化合物与酮缩合后关环。

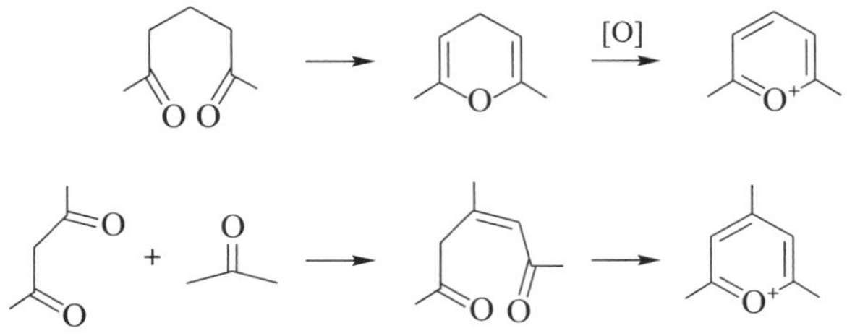

(2) 吡喃鎓的亲核加成反应

① 吡喃鎓与水或氢氧根离子的加成。无取代基的吡喃鎓与水的加成在0℃即可进行，而2,4,6－三甲基取代吡喃鎓则对水是稳定的，即使在100℃也不发生加成反应。但是上述两种结构情况下，对氢氧根离子的加成却很容易进行。产物以环状加成物为主，部分形成二酮或烯醇化酮；若在强碱作用下，开环后，再环合得到苯酚衍生物。

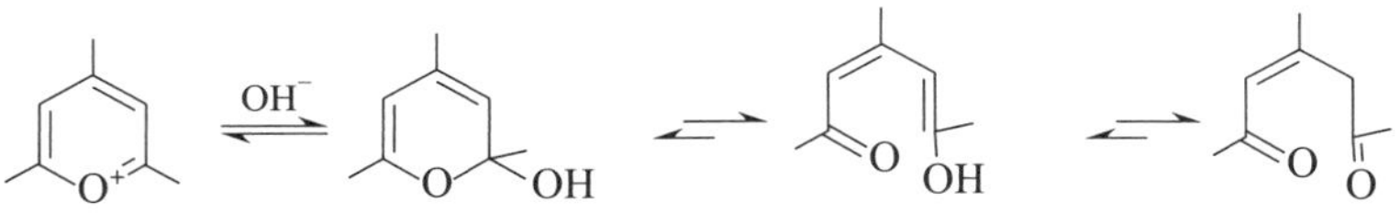

② 吡喃鎓与氨、胺的加成。吡喃鎓与氨、伯胺加成后的产物，先开环再闭环成为吡啶衍生物；与仲胺加成后开环，再闭环时成为氨基取代苯衍生物。

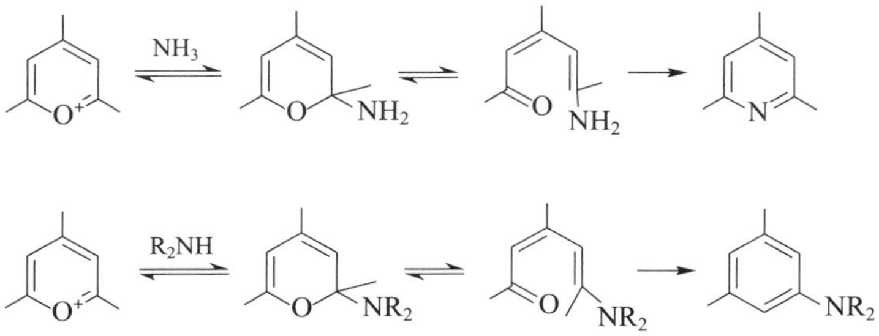

③ 吡喃鎓与碳负离子的加成。吡喃鎓可与碳负离子进行 α 位加成为主的反应，产物开环成为二烯酮，根据反应条件的不同，可以进一步闭环得到各种苯衍生物。

EtO$_2$CCH$_2$CO$_2$Et
EtONa
COOEt
COOEt
COOEt
COOEt
$^-$O
EtOOC
COOEt
COOH

④ 吡喃鎓与金属化物的加成。吡喃鎓与金属化物如正丁基锂进行加成,产物开环成为二烯酮,其也可进一步闭环成为苯衍生物。

n-BuLi
Bu-n
Bu-n
Bu-n

(3) 吡喃鎓与还原剂的反应　吡喃鎓很容易与还原剂(如硼氢化钠等)的氢进行 α 位的加成,生成 2H-吡喃,产物很快开环并形成二烯酮,副产物主要是 4H-吡喃。

NaBH$_4$

2. 2-吡喃酮和 4-吡喃酮

(1) 2-吡喃酮和 4-吡喃酮的合成　2-吡喃酮的合成可以用 1,3-酮酸与羰基化合物缩合后关环;β,γ-烯酸与醛或酮缩合再关环;α,β-不饱和羧酸与草酸二甲酯缩合再关环等方法。4-吡喃酮的合成则主要使用 1,3,5-三羰基化合物关环得到,也可以使用能形成 1,3,5-三羰基化合物的原料进行多步合成。

COOH +
COOH

COOH + CH$_2$O
NBS
碱

COOMe
COOMe
MeOOC
COOMe
MeOOC
COOMe

(2) 吡喃酮与亲电试剂的反应　2-吡喃酮能与溴素、NO$_2$BF$_4$ 等进行加成,加成物随后生成 3-溴代-2-吡喃酮和 5-硝基-2-吡喃酮。而 4-吡喃酮很少发生这样的亲电加成-

取代反应，但是它能与硫酸二甲酯进行1,4-加成形成吡喃鎓，与高氯酸形成4-羟基吡喃鎓等。

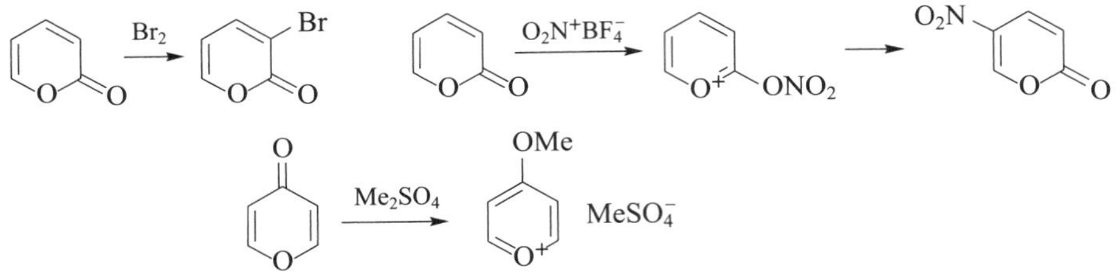

(3) 吡喃酮与亲核试剂的反应 2-吡喃酮具有内酯的性质，能与各种亲核试剂进行加成反应，并发生开环反应，视亲核试剂引入取代基的不同，可以再关环，得到各种衍生物。4-吡喃酮与亲核试剂的加成反应主要发生4位羰基的反应，也包括开环反应；与胺反应，主要进攻 α 位，然后开环再闭环，将4-吡喃酮转化为4-吡啶酮。

(4) 吡喃酮的环加成反应 只有2-吡喃酮能作为狄尔斯-阿尔德反应中的双烯体与亲双烯体反应，产物往往容易失去 CO_2，成为另一个双烯体，再进行狄尔斯-阿尔德反应。当反应条件比较温和时，不会失去 CO_2，例如，在镧系催化或高压条件下反应，得到初始加成物。

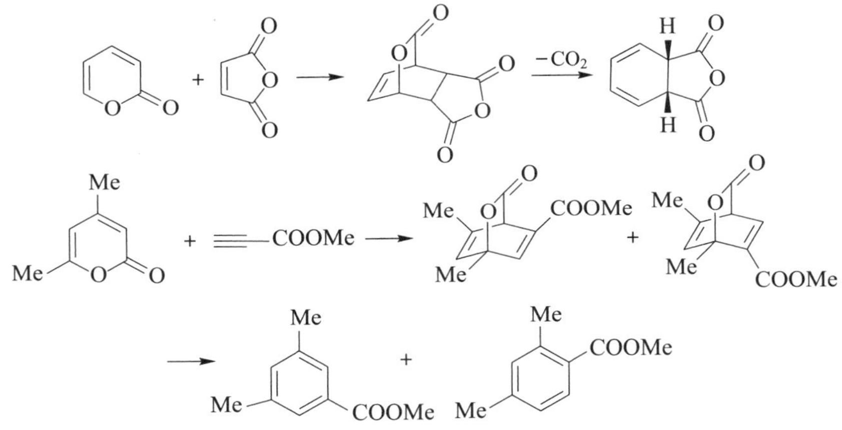

简单的2-吡喃酮需要与活化的双烯体才能反应，当2-吡喃酮的3或5位带有溴时，双烯体不需活化就能反应。当亲双烯体具有不对称结构式，一般内式构象产物占主要，外式构象产物占次要。

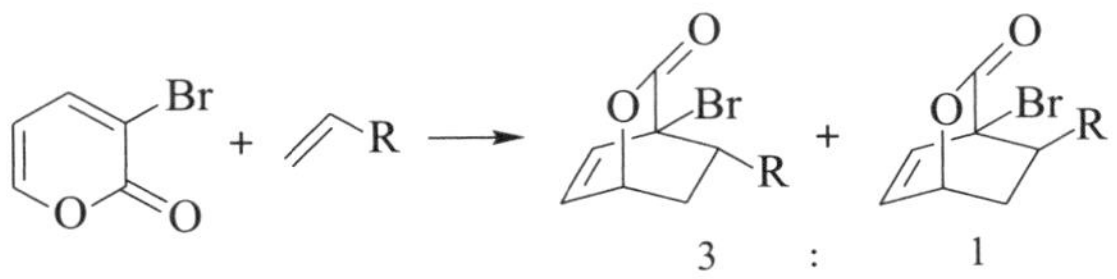

(5) 吡喃酮侧链的反应 2-吡喃酮或4-吡喃酮的6位甲基，具有类似于苯环甲基的反应性，能与芳香醛进行缩合反应。反应条件比较温和，例如，与芳香醛缩合时使用一般的强碱KOH，与脂肪醛缩合时使用二异丙氨基锂(LDA)。

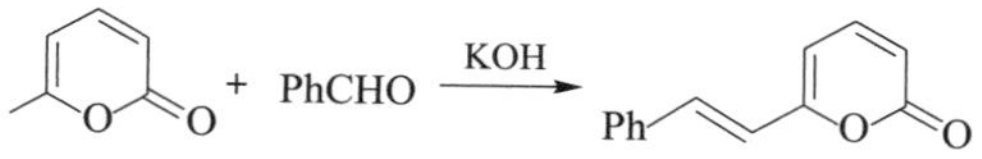

此外，侧链甲基能与卤素发生卤化反应，与甲苯类似，可形成单卤代、二卤代和三卤代产物。

8.3.3 嘧啶

嘧啶衍生物广泛地存在于自然界，是构成许多基本新陈代谢重要的物质，是物种演变和延续的重要遗传物质，许多合成药物也是嘧啶的衍生物。自然界存在的嘧啶包括尿嘧啶、胞嘧啶和胸腺嘧啶所构成的核糖核苷或脱氧核糖核苷，它们与嘌呤核苷一起构成遗传物质DNA和RNA。嘧啶衍生物具有多种重要的生理活性，如巴比妥类、氟尿嘧啶、氟胞嘧啶、嘧啶磺胺等。

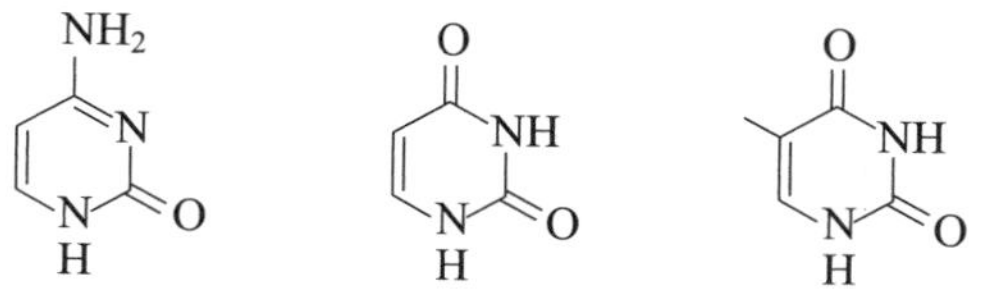

胞嘧啶　　尿嘧啶　　胸腺嘧啶

1. 嘧啶的合成

嘧啶合成中所用原料，取决于最终所合成的嘧啶衍生物所带有的取代基，如果要得到含有羟基的嘧啶，可以使用酰胺、酯；要得到带有氨基的嘧啶，可以使用氰、胍、脒等。

(1) 二胺或二酰胺与醛或甲酸酯反应

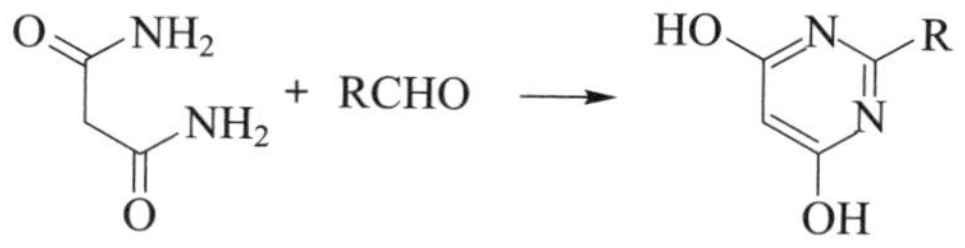

(2) 尿素与1,3－二羰基化合物反应　1,3－二羰基化合物包括丙二酸酯、1,3－二酮化合物，如巴比妥类药物的合成，首先是丙二酸酯与卤代烃在乙醇钠的作用下，发生亚甲基部位的取代反应，然后再与另一个卤代烃反应，生成2,2－二取代丙二酸酯，最后与尿素缩合，得到巴比妥盐，用盐酸酸化得到巴比妥。

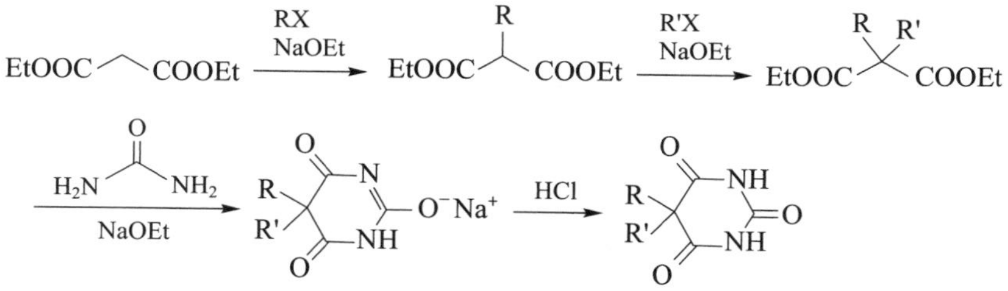

(3) 尿素与氰基乙酸酯反应 α－氰基乙酸乙酯相当于1,3－二羰基化合物,当它与尿素反应时,尿素的氨基首先进攻乙酸酯部分,形成酰胺,然后,另一个氨基与氰基加成环合。

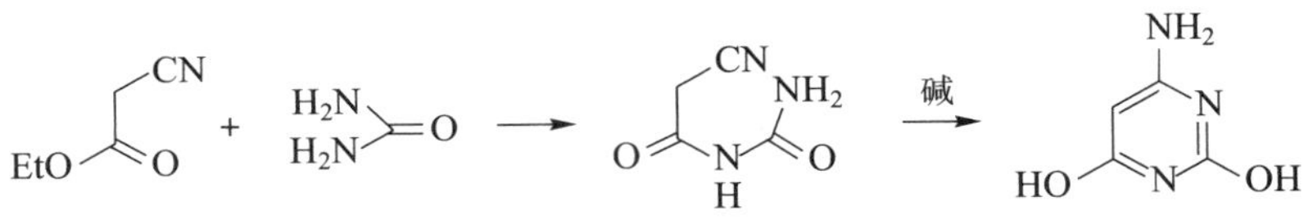

从胍与氰基乙酸酯反应,可以直接得到2－氨基嘧啶。

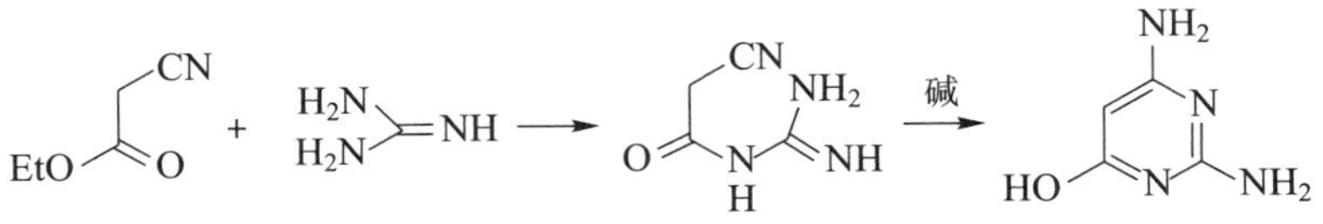

(4) α,β－不饱和羧酸酯与尿素反应 α,β－不饱和羧酸酯与尿素首先形成非芳香性的二氮杂环己二酮,然后再氧化为芳香性的嘧啶。

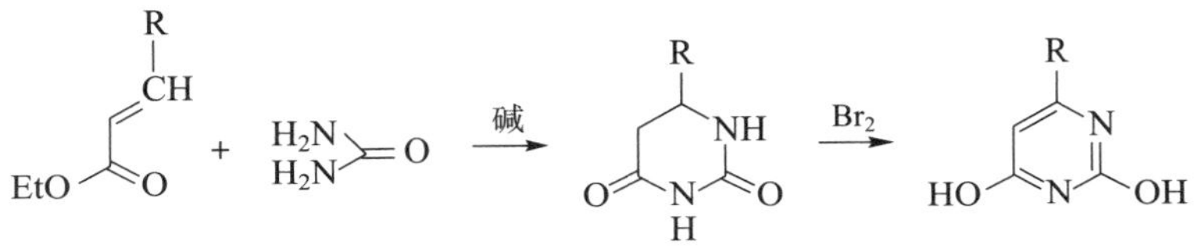

5－氟尿嘧啶的合成中也应用到类似的原料:

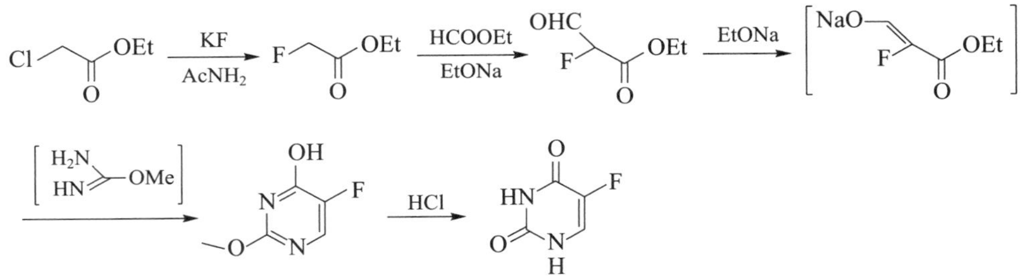

2. 嘧啶的反应

(1) 嘧啶的亲电取代反应 嘧啶5位由于受到氮原子的影响较小,因此,可以在该位进行卤化、硝化等亲电取代反应,5－卤代产物非常稳定,不易受到亲核试剂的进攻。但是,在浓的强碱作用下能发生分解。嘧啶的其他位置难以发生亲电取代反应。尽管如此,要使嘧啶在5位上发生亲电取代反应,往往需要在嘧啶环上带有一个或多个给电子取代基的协助。例如,4,6－二羟基或二氨基嘧啶可以发生硝化或亚硝化反应,而含有单羟基或单氨基的嘧啶却只能在更加剧烈的条件下进行硝化。未取代的嘧啶也能发生溴化反应,但不是简单的亲电取代,而可能是自由基反应历程。对于反应性更高的氟化反应,当其他位置含有吸电子取代基时，也能发生。例如，2,4,6-三氟嘧啶在三全氟丁胺溶液中被氟化银氟代，生成四氟代嘧啶。

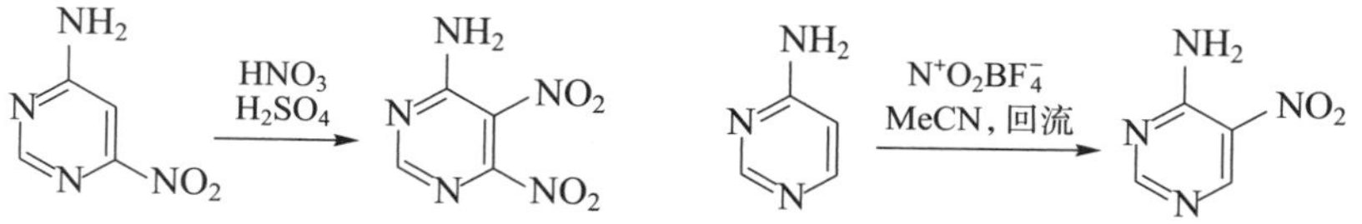

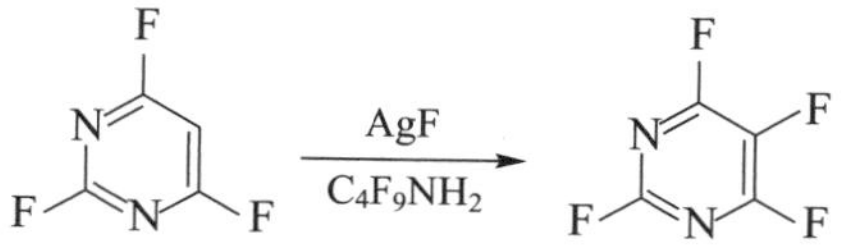

(2) 嘧啶的亲核取代反应 嘧啶的5位易发生亲电取代反应，进入该位置的吸电子基团，特别是氟和氯，对其他位置的基团被亲核试剂取代具有推动力，被取代的基团包括处于2,4,6位，用处最大的是卤素被氨或取代氨基所取代。当2和4位含有同样的卤素时，由于空间位阻的原因，4位卤素优先于2位被取代。氨或烷基胺对相同底物的取代反应速率几乎相同，β 位甚至更远位置具有支链的烷基胺对取代反应速率无影响，而 α 位带有支链的烷基胺的取代反应速率显著下降。

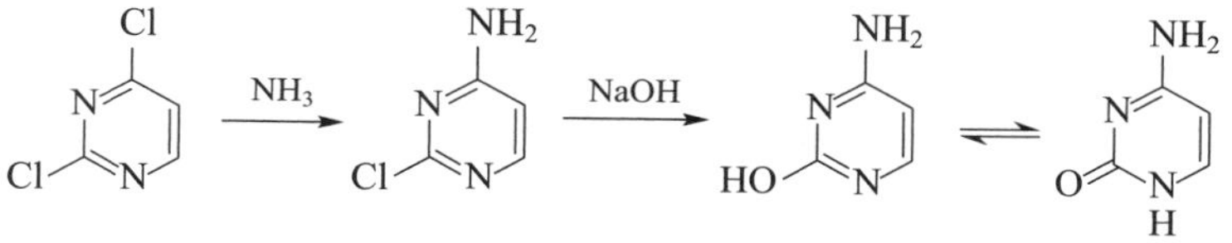

当嘧啶环上带有吸电子取代基如氟、硝基、氯、溴、三氟甲基等时，其他位置的亲核取代反应速率显著增加，而且吸电子基团越多，反应速率越快。

当环上含有羟基、氨基和巯基时，这些基团可以与嘧啶环形成共振的羰基、亚氨基、硫基，因而发生烷基化反应时，能发生 N-或 O-烷基化，因此，具体生成哪种产物为主，取决于共振式中哪种结构占优。一般地说，氨基主要保持原有的结构，很少形成亚氨基；氧则倾向于形成羰基，巯基倾向于形成硫基。

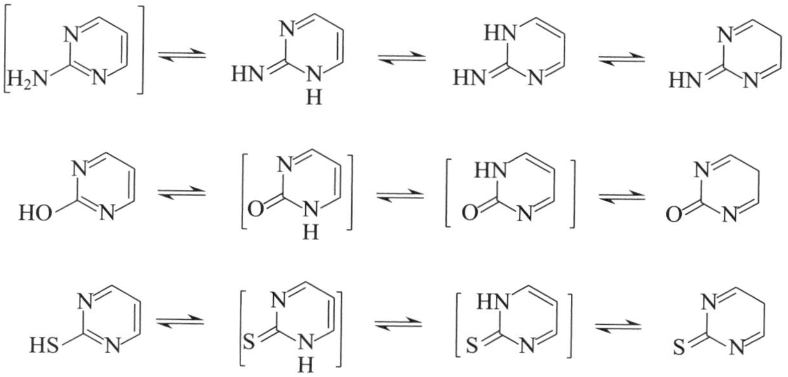

8.3.4 吡嗪

吡嗪及其衍生物是一类非常重要的医药中间体，例如，吡嗪酰胺是一线抗结核药，它也可以作为抗肿瘤药，对埃尔利希腹水肿瘤细胞有显著作用，有效抑制肿瘤细胞的有丝分裂，减少肿瘤细胞数量，使肿瘤细胞从腹水中消失。吡嗪衍生物中有许多可作为血液药物，例如，氨乙基吡嗪化合物可作为降血压和抗炎症的药物，吡嗪甲醇可防止血小板凝聚等。

吡嗪化合物含有两个氮原子，使得电子云更加分散，发生亲电取代反应的活性下降，而更容易发生亲核反应。它们的碱性比吡啶还要弱，但是，吡嗪衍生物仍然能成盐，与卤代烃、过氧酸反应，当形成单盐后，存在的正电荷使得第二个氮原子发生亲电加成很难发生。

吡嗪化合物不管发生亲核加成，还是亲核取代反应，都是在 α 或 γ 位上进行。将吡嗪氧化为吡嗪 *N*－氧化物，可以使该N原子 α 位碳原子或 α 位碳上取代基的反应性得到增强，例如，与 $POCl_3$、SCl_2 等发生该位的卤化反应，α－甲基可以进行乙酰氧基取代等。

吡嗪的饱和化合物称为六氢吡嗪（哌嗪），哌嗪及其衍生物也是一类重要的医药中间体，例如，哌嗪是生产氟哌酸、吡哌酸、利福平等喹诺酮类药物的关键中间体；*N*－甲基哌嗪、*N*－乙基哌嗪等衍生物广泛应用于抗生素、驱虫药等医药的生产。它们可以通过吡嗪还原得到，也可以用二卤代烃与二胺反应直接得到，或用羟基胺在高温下催化缩合进行生产。

1. 吡嗪的合成

（1）α－氨基酮自身缩合反应　对称的吡嗪可以从2－氨基酮或2－氨基醛自发进行缩合，再氧化得到。但是，2－氨基酮只在以盐的形式存在时才稳定，因此，往往通过叠氮酮、肟基酮或重氮基酮原位还原，直接缩合，而且得到的二氢吡嗪能自动氧化芳构化为吡嗪。

R, O, R', NH_2 + H_2N, R', O, R → R, N, R', R', N, R —[O]→ R, N, R', R', N, R

R, O, R', Br —NaN_3→ R, O, R', N_3 —H_2, Pd→ R, O, R', NH_2 + H_2N, R', O, R → R, N, R', R', N, R —[O]→ R, N, R', R', N, R

α－氨基酸酯比较稳定，不易自身缩合，而且环合后得到的2,5－二酮哌嗪很难被氧化，一般先转化为二氯或二甲氧基二氢吡嗪，再进行氧化得到吡嗪，收率较低。

EtO, O, R, NH_2 + H_2N, R, O, OEt → R, N, O, O, N, H, R → R, N, OMe, MeO, N, H, R —[O]→ R, N, OMe, MeO, N, R

(2) 1,2-二胺与1,2-二羰基化合物反应

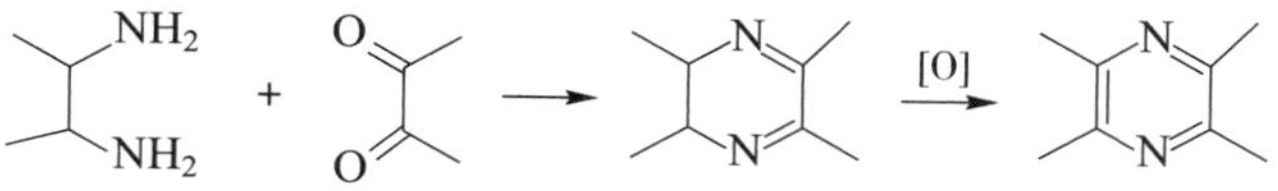

由二胺与二羰基化合物反应非常适合于对称吡嗪的合成,如果二胺或二羰基化合物的取代基不同,可以得到两种异构体。

利用1,2-烯二胺与1,2-二羰基化合物直接得到芳构化的吡嗪,目前主要利用二氨基顺丁二氰比较稳定的特点,与二羰基化合物缩合为吡嗪。

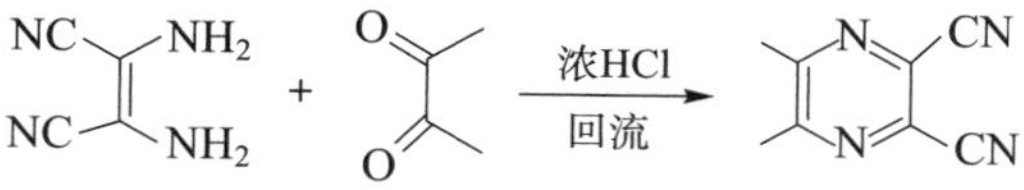

(3) 苯并吡嗪氧化法

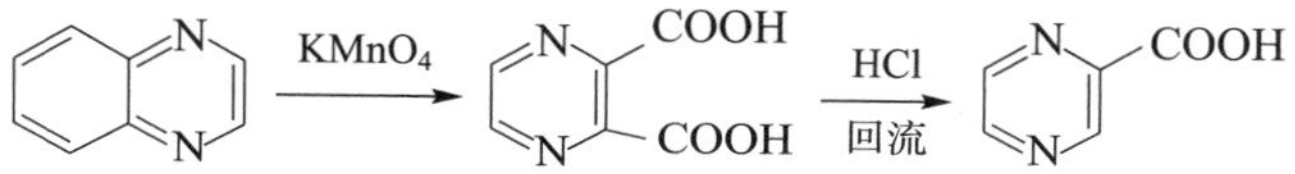

苯并吡嗪在 $KMnO_4$ 作用下被氧化为1,2-吡嗪二羧酸,然后脱除一个羧基,得到吡嗪甲酸。

(4) 吡嗪的工业生产方法

① 哌嗪高温催化脱氢。以哌嗪或取代哌嗪为原料,使用负载 CuO、Cr_2O_3、MnO_2 硅藻土催化剂,在350~370 ℃温度下进行脱氢,得到吡嗪。收率可达80%以上,转化率近80%。

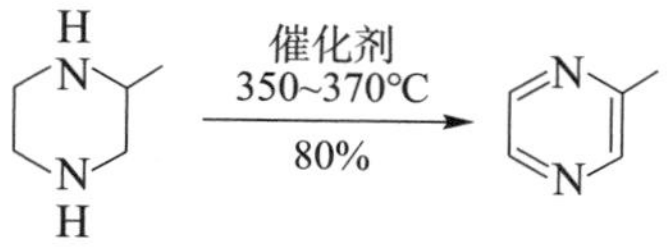

② 1,2-丙二醇与乙二胺缩合。使用HB-33三元组分催化剂,原料比为乙二胺:1,2-丙二醇:水=1:1:13(物质的量),反应温度350~410℃,收率80%。

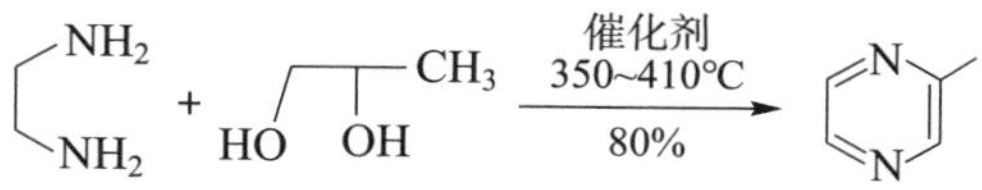

③ *N*-(*β*-羟丙基)乙二胺法。在Cu-Cr催化剂作用下,由 *N*-(*β*-羟丙基)乙二胺制备2-甲基吡嗪,反应温度300℃,反应时间1.5 h,收率70%。

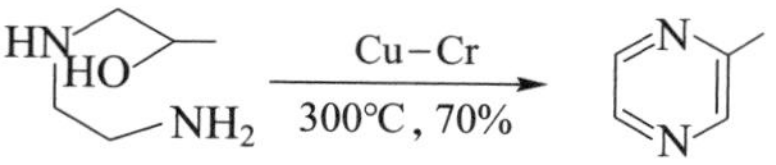

对于具有不同取代基的吡嗪衍生物的合成，所使用的醇或胺作适当的改变，但此时所得到的产物要复杂得多。

2. 吡嗪的反应

吡嗪的碱性（$pK_a = 0.65$）比吡啶（$pK_a = 5.2$）要弱得多，属于一元碱性物质，发生 N,N'-双质子化非常困难。由于氮原子的吸电子效应，使得吡嗪环上的碳原子的电子云密度下降，因此，吡嗪化合物容易受到亲核试剂的进攻，发生亲核取代和亲核加成反应，也可以发生亲电反应，但主要发生在氮原子上如 N-烷基化反应、N-氧化反应、N-质子化。此外，虽然吡嗪化合物的亲电反应性下降，但仍然能进行碳上的取代反应（如卤化反应）、亲核反应（碳上氢的取代、易离去基团的取代）、还原反应、与自由基反应、电环化等各种类型的反应。

(1) 吡嗪的亲电反应　吡嗪与亲电试剂的反应包括氮上的质子化、烷基化和氧化反应，碳上的卤化反应。虽然吡嗪的碱性比吡啶弱得多，但是仍然能发生氮上的质子化，但是要得到双质子化吡嗪非常困难，因为单质子化使吡嗪其中一个氮成为阳离子，进一步减弱了另外一个氮的碱性，需要使用非常强的酸。

① 氮上的烷基化反应。吡嗪氮的烷基化反应虽然比较困难，但仍然能进行，单烷基化反应可以使用一般的碘代烷或溴代烷，但是要得到双烷基化产物，必须使用 Meerwein 盐（$Et_3O^+BF_4^-$）才能进行。

MeI　I^-　Me　$Et_3O^+BF_4^-$　Et　Et　$2BF_4^-$

② 氮的氧化反应。吡嗪的氮原子是很容易被氧化为 N,N'-二氧化物的，即使在空气中，吡嗪也能被氧化为 N-氧化物。一般使用过氧酸、过氧化氢 + 有机酸，或使用过氧化苯甲酰进行氧化，控制反应条件可以得到单氧化物为主的产物。使用的过氧酸的酸度对氧化反应有很大的影响，因为酸度强，首先会发生 N-质子化，太强的话，可能形成 N,N'-双质子化中间体，这样会减弱吡嗪的氧化反应性，因此如果使用有机酸，一般使用过氧乙酸或乙酸 + 过氧化氢，而不使用过三氟乙酸。

③ 碳上的卤化反应。吡嗪环的碳可以在比较温和的条件下被氯化，反应过程为加成/消除机理，而不是经典的芳香卤化机理。

Cl_2, CCl_4　Cl

(2) 吡嗪的亲核反应　前面提及，由于吡嗪氮原子的吸电子效应，使碳原子具有较大的电正性，因此很容易发生碳上氢的亲核取代反应，以及环上卤素取代基被亲核试剂置换的反应,这种亲核反应性甚至比吡啶还要活泼。吡嗪环上的卤素也很容易被氢或 HI 所还原。

① 碳上的烷基化和芳基化取代反应。在 n-BuLi 或 LDA 作用下,吡嗪环碳上的氢被金属取代,形成金属化物,然后与卤代烃、卤代芳烃反应,得到烷基化和芳基化二氢吡嗪,最后需要使用氧化剂脱氢,使中间产物转化为芳香性的吡嗪衍生物。

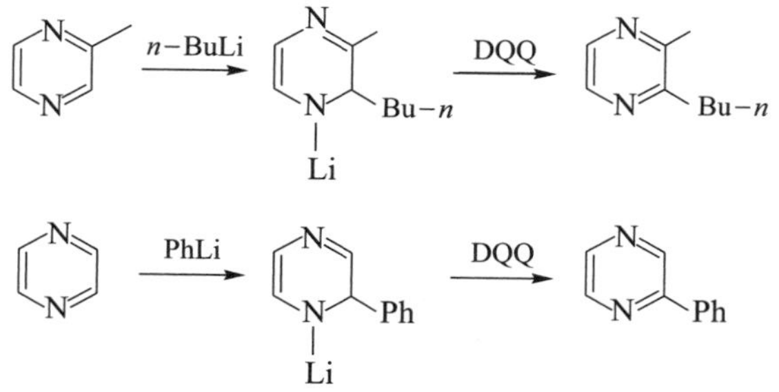

② 碳上易离去基团的亲核取代反应。吡嗪环上卤素可以很容易地被各种亲核试剂取代,值得指出的是,氨和胺的亲核取代反应在酸性条件下的反应速率比在中性或碱性条件下更快。

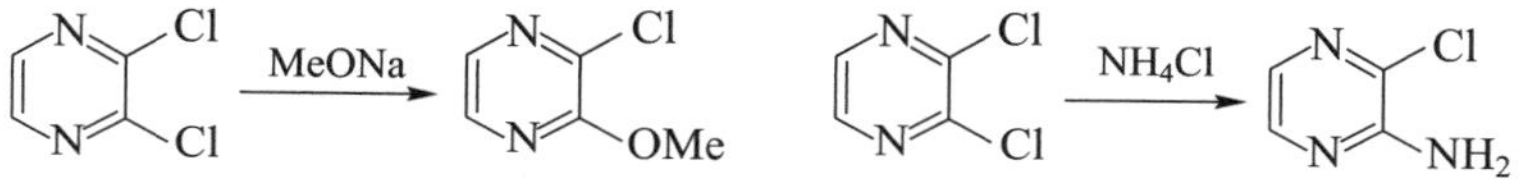

③ 碳上质子的金属化反应。吡嗪环碳上的质子容易被 n-BuLi、LiTMP 或 LDA 金属化,与醛、酮、羧酸酯、卤代烃等进行反应。在前面的碳上烷基化和芳基化反应中已经提到,如果先将吡嗪与金属化试剂(n-BuLi 或 LDA)反应,容易形成大量的正丁基取代产物,因此碳上质子的金属化反应中,需要把要反应的醛、酮等原料加入反应体系中,再加入金属化试剂。然而,使用 LiTMP 就不存在这样的问题,可以先用 LiTMP 将吡嗪碳金属化后,再往其中加入另一种试剂。

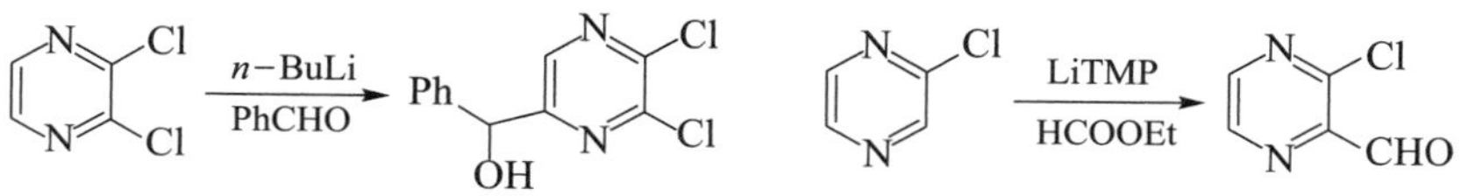

④ 吡嗪侧链上的卤化反应。吡嗪环所带有的甲基等烷基可以被卤素取代,但是直接将甲基吡嗪与卤素反应,将发生吡嗪环碳上的亲电取代。要使卤代发生在甲基上,可以在反应体系中加入催化量的过氧化苯甲酰,先形成 N-氧化物进行活化,这样可以保证卤化在甲基上进行。

想一想

为什么要在过氧化物作用下才能发生侧链的卤化?而直接使用卤素则发生吡嗪环上的卤化呢?

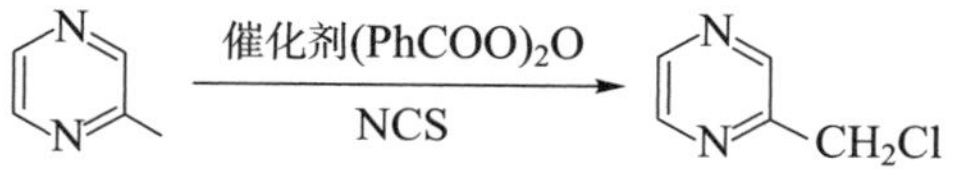

8.4 稠杂环芳香化合物

稠杂环芳香化合物主要为苯并杂环(吲哚、苯并呋喃、苯并噻吩、苯并咪唑、苯并吡唑、喹啉、异喹啉、喹嗪等)、嘌呤环、中氮茚、吩噻嗪等,这里主要讨论苯并五元杂环和喹啉两大类芳香杂环化合物,嘌呤化合物将在下节介绍。

8.4.1 吲哚

吲哚衍生物具有很重要的生理作用,吲哚及其衍生物可以作为药物中间体,如色氨酸、色胺都是吲哚的衍生物,因此了解吲哚衍生物的合成及其反应非常重要。

1. 吲哚的合成

吲哚及其衍生物的合成方法有许多种,最经典的合成方法是费歇尔(Fischer)吲哚合成法,即苯肼与醛或酮形成的腙经重排反应得到吲哚;苯胺与邻溴酰溴反应合成吲哚;以苯胺、取代苯胺与水合氯醛反应合成吲哚衍生物靛红,然后经还原得到吲哚-2-酮等。

(1) 费歇尔吲哚合成法　虽然吲哚的合成方法有许多种,但是费歇尔吲哚合成法仍然是一种最经典也是最常用的方法,其主要过程包括:苯肼或取代苯肼与醛或酮形成腙,然后在酸或路易斯酸催化下重排脱氨,得到吲哚。对于取代苯肼而言,当存在位置选择性时,反应位置取决于取代基的定位效应;而当所使用的醛、酮存在选择性时,所得产物的结构取决于反应条件,即反应中所用的酸或路易斯酸的强度。

$NHNH_2$ $\xrightarrow{RCH_2CHO}$ N—N=CH(H)—CH_2—R → N—N(H)—CH=CH—R $\xrightarrow{H^+}$

N—H_2^+N—CH=CH—R → NH, NH_2^+ → 3-R-吲哚(N—H)

该反应必须采取一定的措施将吲哚产物从反应体系中及时分离出来,否则得不到吲哚产物或收率很低,而是得焦状聚合物。

使用环己酮与苯肼缩合,然后直接关环就可得到吲哚,中间也经过类似的重排。

$NHNH_2$ + O(环己酮) → NHNH—(环己烯基) → N—H(四氢咔唑)

费歇尔吲哚合成法的一个变化是所谓的格兰伯格(Grandberg)色胺合成法,采用4-氯丁醛与苯肼反应,然后经一系列的重排反应得到色胺,有意思的是反应过程中未往体系中通入氨,而得到2-(3-吲哚)乙胺,很明显,乙胺部分的氨基来自于脎重排时释放出的氨,该合成也揭示出脎中间体重排时释放出氨气。

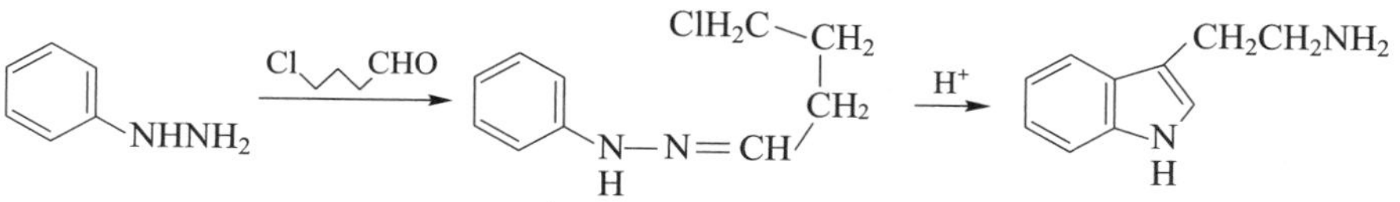

(2) 2-(2-羰基)苯胺合成法 由于氨基很容易与醛、酮形成亚胺,然后双键移位得到吲哚,因此,使用邻位带有2-羰基的苯胺环合是非常方便的吲哚合成法。

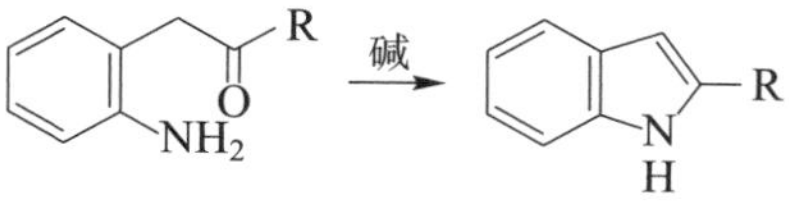

(3) 苯胺与 α-溴代酰溴合成法 苯胺与 α-溴代酰溴先进行酰胺化,然后关环得到2-吲哚酮,再经还原得到二氢吲哚。

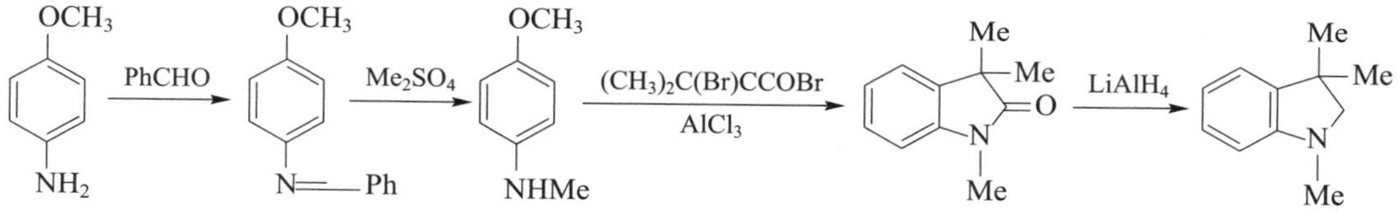

(4) 邻炔基苯胺合成法 炔基可以经转化为醛基,然后与邻位的氨基缩合得到吲哚;炔基与氨基在过渡金属催化下直接闭环得到吲哚;因此邻炔基苯胺转化为吲哚的途径有许多种。

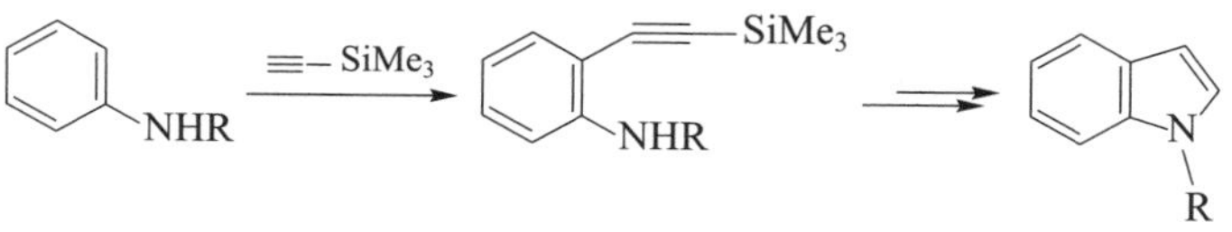

(5) 邻酰胺基甲苯合成法 邻甲基-N-酰基苯胺在烷基锂如 n-BuLi 作用下,形成亚甲基锂化合物,然后与酰胺的羰基反应关环,得到吲哚。

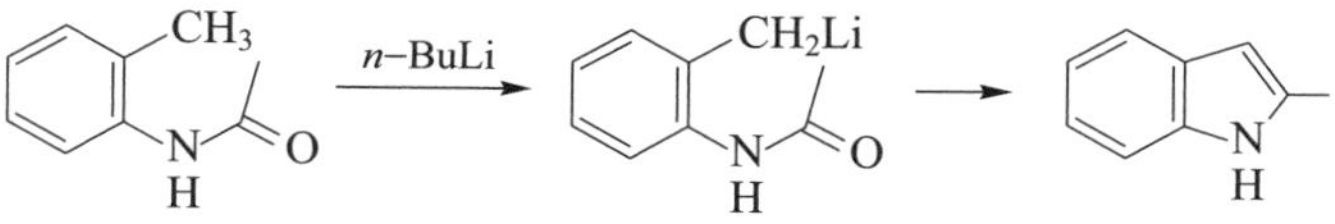

(6) 烯胺与对苯醌合成法 对苯醌的羰基具有醛酮的性质,与烯胺缩合得到烯亚胺,然后闭环并重排得到吲哚。

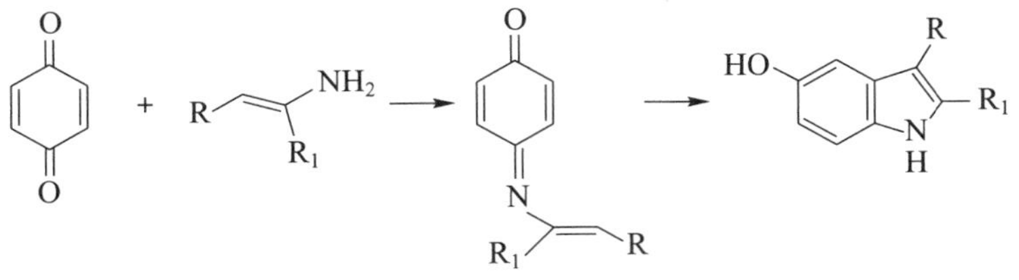

(7) 苯胺与水合氯醛合成法 苯胺与水合氯醛反应，先形成酰胺，然后醛基与羟胺形成肟，闭环得到靛红，再经还原得到吲哚。

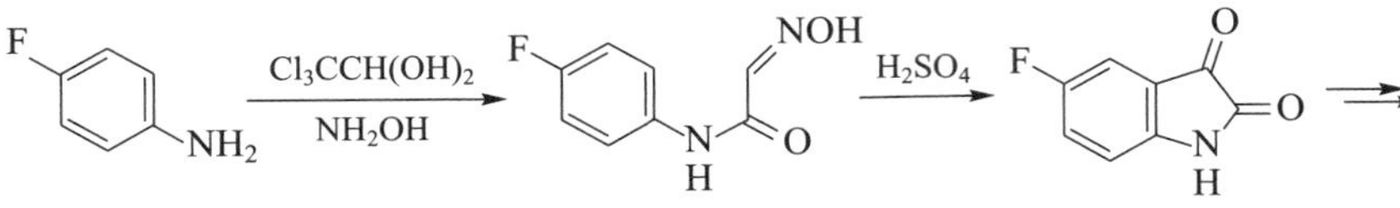

总之，吲哚的合成方法有许多，具体采用哪种方法，取决于吲哚衍生物的结构，从而选择不同的原料和方法。

2. 吲哚的反应

吲哚为弱碱性（$pK_a = -3.5$），3－烷基取代吲哚的碱性比吲哚强，而2－烷基取代吲哚的碱性却比吲哚自身还弱。吲哚在强酸性条件下加热容易产生聚合物，因此吲哚的反应要避免在强酸条件下高热反应。吲哚可以发生硝化、磺化、卤代、烷基化、酰基化等，一般在3位上进行。吲哚的3位亚甲基的酸性比较强，在一般强度碱的作用下即可与醛、酮进行缩合。

(1) 硝化反应及与其他含氮试剂的反应 由于吲哚在强酸条件下加热容易发生聚合反应，因此它的硝化反应不能使用混酸，可以用浓硝酸－醋酸酐在低温下进行硝化；也可以使用 NO_2BF_4 进行硝化。一般使用 *N*－烷基化或 *N*－酰基化吲哚作为原料。

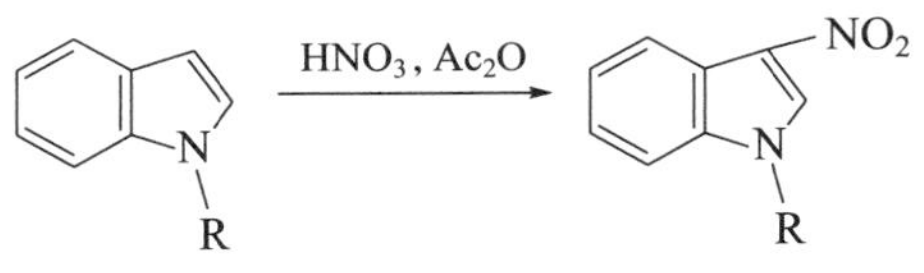

吲哚与偶氮二羧酸二酯进行亲电的胺化，再用锌粉还原，可得到3－酰胺化吲哚。

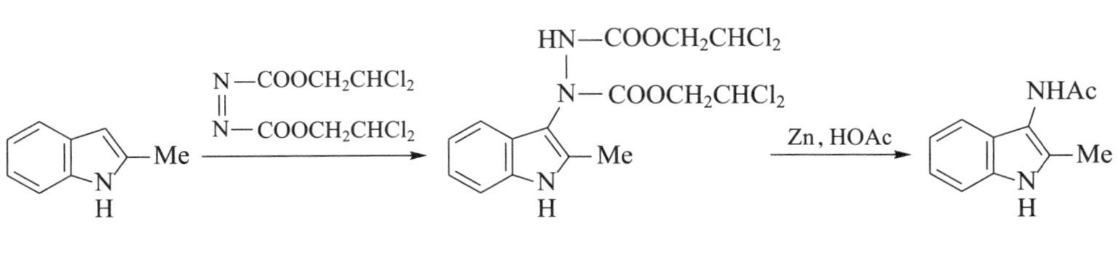

(2) 磺化反应及与其他含硫试剂的反应 吲哚用吡啶－三氧化硫络合物进行磺化，它也可以与硫氰化铵反应，还可以与次磺酰氯反应。

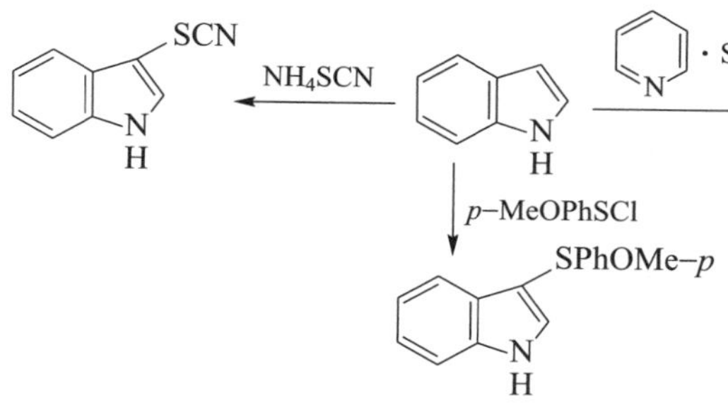

NH$_4$SCN；p-MeOPhSCl；SCN；SO$_3$H；SPhOMe-p

(3) 卤代反应　吲哚的卤化可以使用卤素在氢氧化钠溶液中进行，也可以使用吡啶三溴化物进行溴代。当吲哚 3 位带有取代基，卤代反应往往在苯环的 5 或 6 位进行，得到 5 或 6 - 卤代产物的混合物。

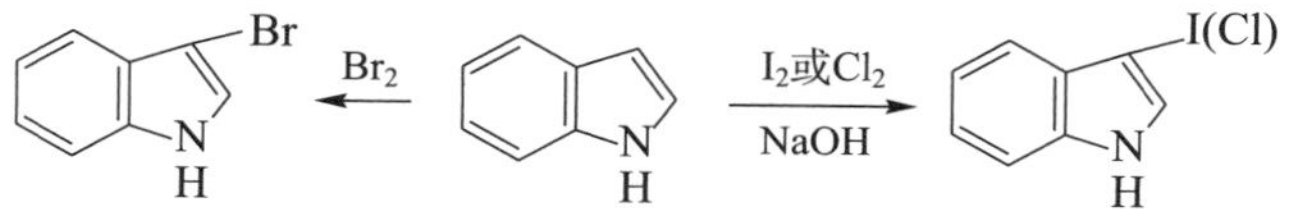

Br$_2$；I$_2$或Cl$_2$，NaOH；I(Cl)

(4) 酰基化反应　吲哚的酰基化反应可以在 3 位碳原子上进行，也可以在氮原子上进行，控制反应条件可以仅得 N - 酰化产物，也可以先得到 N,3 - 二酰化产物，再于氢氧化钠溶液中脱除 N - 酰基。

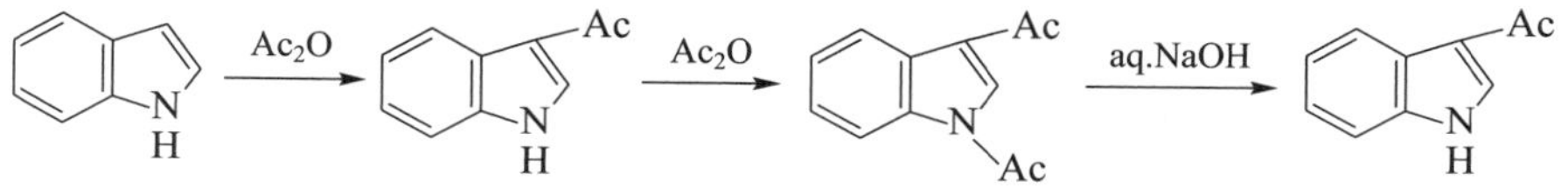

Ac$_2$O；Ac$_2$O；aq.NaOH

(5) 烷基化反应　吲哚与卤代烃(特别是碘甲烷)之间的反应随着温度的增加及卤代烃化学计量的增大，可以得到 3 - 甲基吲哚，进一步反应得到 1,2,3,3 - 四甲基吲哚碘盐。

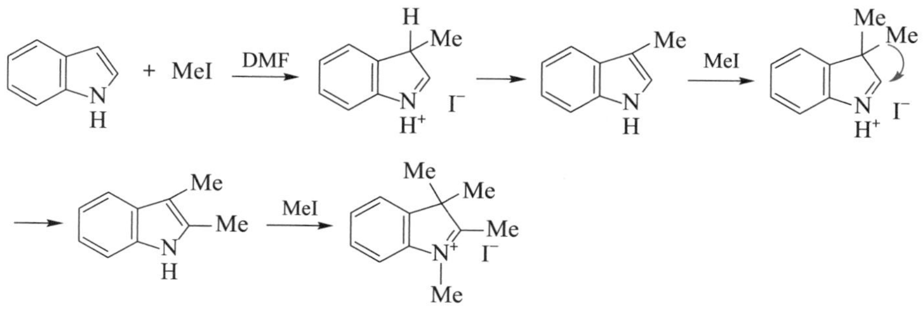

+ MeI；DMF；MeI；MeI；I$^-$；H$^+$

要合成 N - 甲基吲哚，可使用硫酸二甲酯在碳酸钠或碳酸氢钠存在下与吲哚反应。

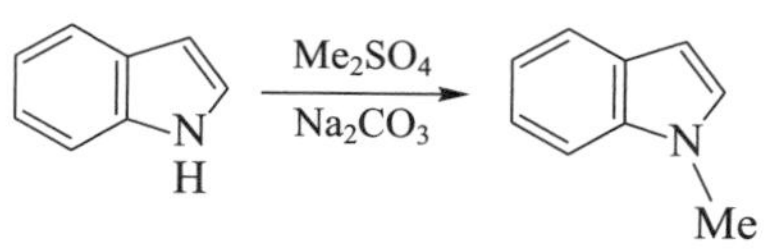

Me$_2$SO$_4$，Na$_2$CO$_3$

(6) 曼尼希反应　在低温及中性条件下,吲哚与甲醛、胺反应,得到 N-胺甲基化产物,升高温度后,发生重排,得到3-胺甲基化吲哚。也可以先将甲醛与胺在醋酸条件下形成亚胺离子,即可在室温下合成3-胺甲基化吲哚。

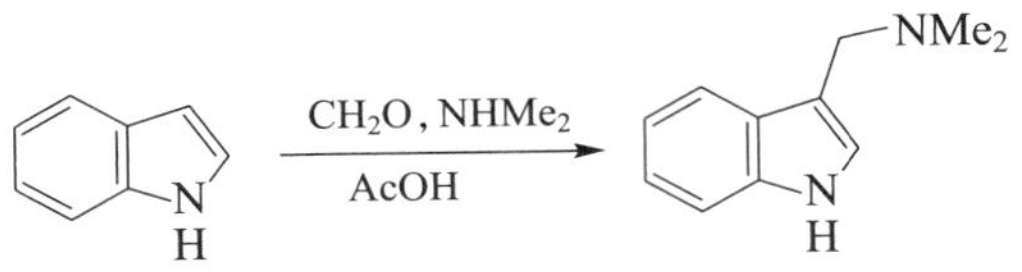
CH2O, NHMe2
AcOH
NMe2
N
H
N
H

(7) 与 α,β-不饱和酮、腈及硝基化合物的反应　吲哚可以与 α,β-不饱和酮、腈及硝基化合物反应得到反马氏加成产物,反应条件比较温和。

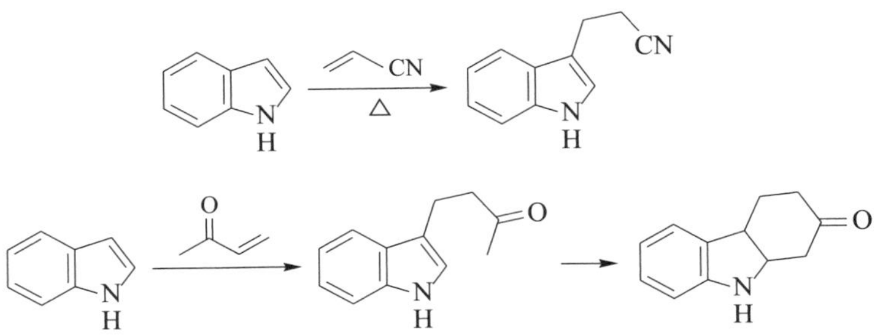
CN
△
CN
O
O
O

(8) 与醛、酮的缩合反应　由于吲哚3位亚甲基的活泼性,它能与醛、酮在酸催化下进行缩合,首先进行加成得到羟基中间体,随后在酸催化下失水得到吲哚盐,如果在非酸性条件下反应,产物可以保留在吲哚醇阶段,失水产物可与另一分子吲哚反应,得到二吲哚甲烷。

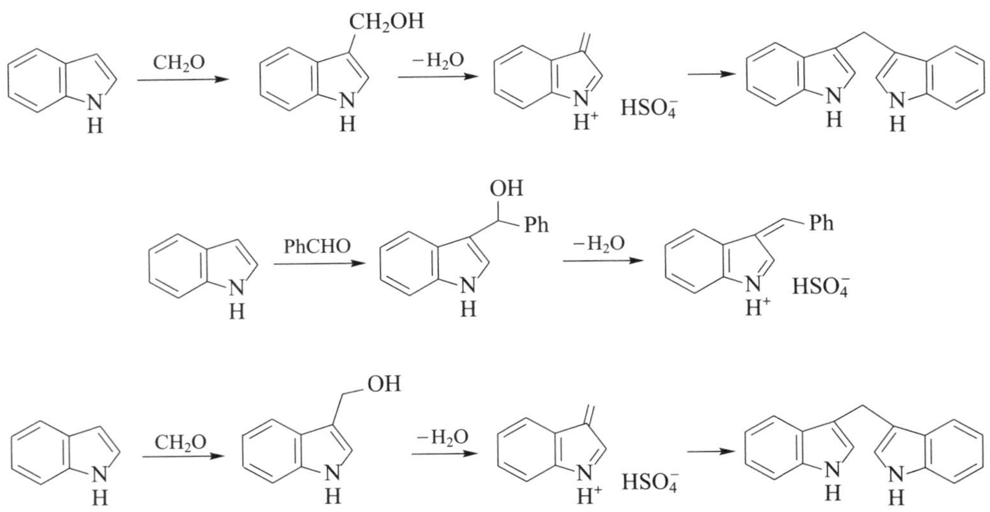
CH2O
CH2OH
−H2O
HSO4−
PhCHO
OH
Ph
−H2O
Ph
HSO4−
CH2O
OH
−H2O
HSO4−

(9) 吲哚的环加成反应　吲哚可作为亲双烯体参与狄尔斯-阿尔德环加成反应。另外,在光照射下,吲哚也可与带有吸电子取代基的烯烃发生[2+2]环加成反应。3位带有 α,β-双键的吲哚也可作为双烯体与亲双烯体发生狄尔斯-阿尔德反应。

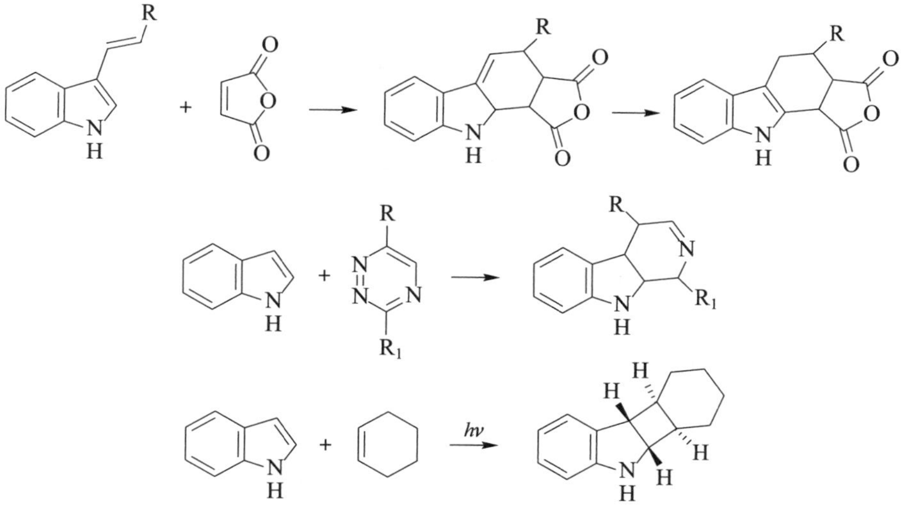

8.4.2 喹啉、异喹啉和喹诺酮

喹啉最早是从煤焦油中提取出来的带有甜味的油状物质，喹啉衍生物具有重要的药用价值，例如，从南美金鸡纳树提取的奎宁是抗疟疾药；人工合成的氯喹也是抗疟疾药；喹诺酮类抗菌药具有二氢喹啉酮结构。

1. 喹啉和异喹啉的合成

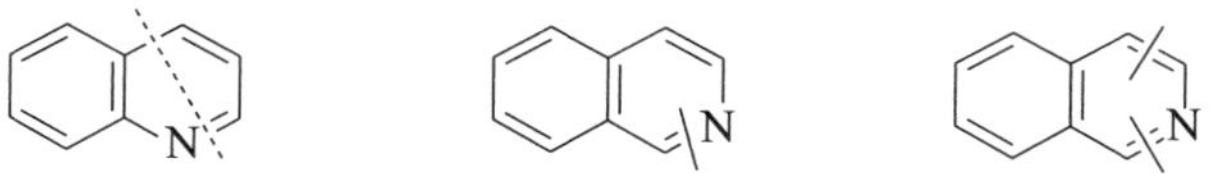

从上面的图示可以看出，喹啉和异喹啉的合成可以从芳胺或芳乙胺与醛、酮或 α,β－不饱和醛、酮环合，或者从芳醛与 α－氨基醛、酮得到异喹啉。

(1) 芳胺与1,3－二羰基化合物合成喹啉　芳胺特别是带有活化基团的芳胺很容易地与1,3－二羰基化合物缩合关环得到喹啉。首先，一个羰基与氨基形成亚胺，然后另一个羰基与苯环氨基邻位缩合，得到喹啉，反应是在浓酸条件下进行的。当二羰基化合物中的一个羰基为酯基时，得到喹诺酮产物。而当二羰基化合物具有非对称结构时，可能得到两个喹啉异构体。

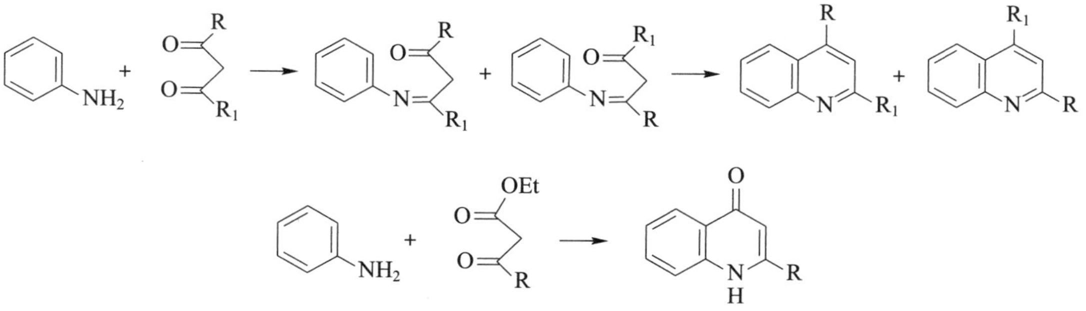

(2) 芳胺与 α,β－不饱和醛、酮合成喹啉 芳胺或带有活化基团的芳胺与 α,β－不饱和醛、酮反应时，首先进行双键加成，得到 β－氨基醛、酮，最后关环得到喹啉。

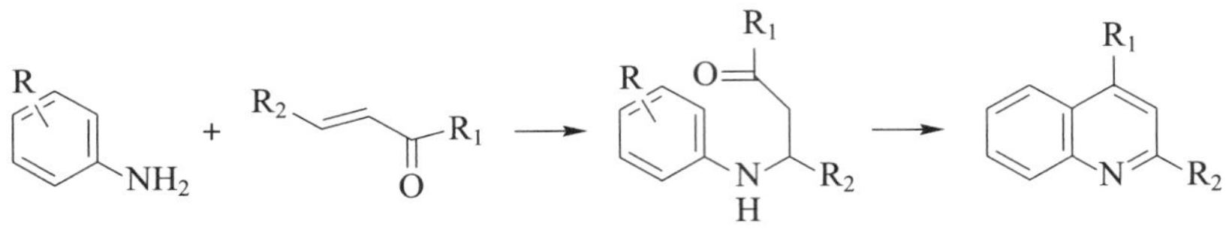

(3) 芳醛与 α－氨基醛、酮合成异喹啉 芳醛与 α－氨基醛、酮首先进行亚胺化缩合，然后羰基与苯环关环得到异喹啉，除了使用苯甲醛外，还可以使用溴代苄或碘代苄，也可以得到喹啉，不过，最后需要脱氢芳构化。

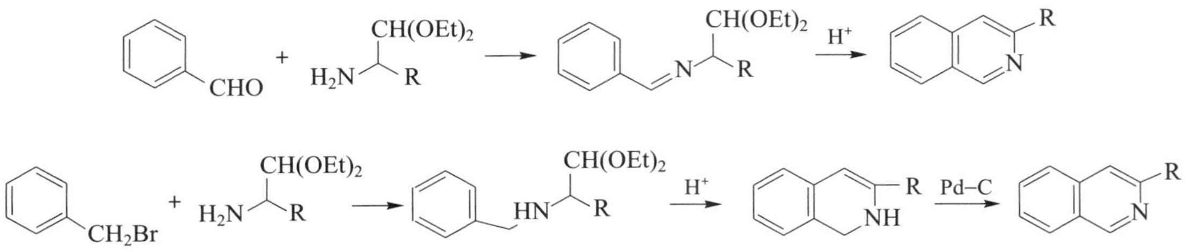

(4) 芳乙胺与醛合成异喹啉 使用芳乙胺或带有活化基团的芳乙胺可以很容易地与醛缩合关环，从而得到异喹啉。

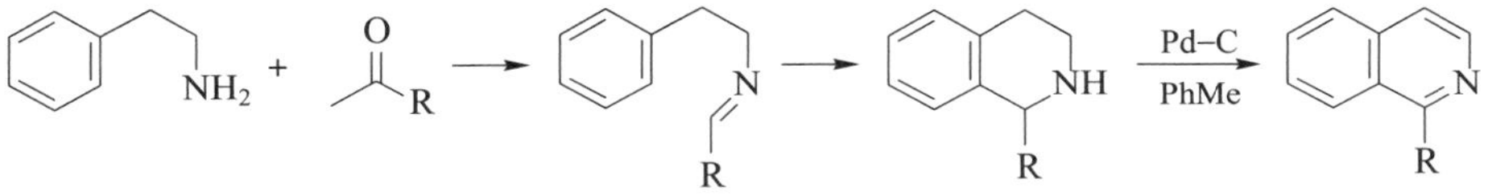

使用甲醛时，先进行羟甲基化，随后闭环，最后芳构化。

喹啉和异喹啉的合成方法除了上面提到的外，还有许多改进方法，可以参考有关的资料。

2. 喹诺酮的合成

喹诺酮类作为抗菌药具有非常重要的应用，它的合成方法有许多种，都可用多卤代苯与乙酰氯进行傅克酰化，再与丙二酸二酯反应，随后水解脱羧，再与原甲酸三乙酯反应，最后与胺反应成环，得到喹啉酮中间体，最后与侧链反应得喹诺酮药物。如环丙沙星(ciprofloxacin)的合成。

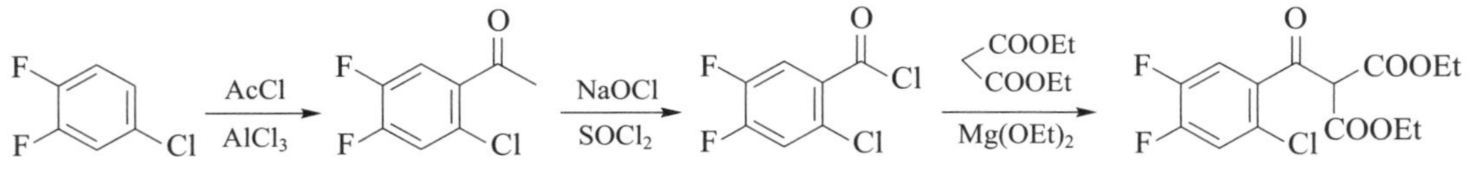

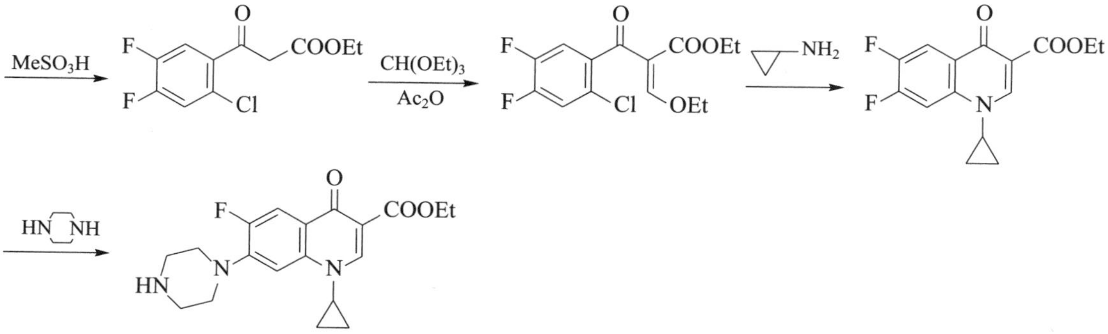

环丙沙星

3. 喹啉和异喹啉的反应

喹啉和异喹啉具有类似于吡啶的性质，碱性也与吡啶相近，它们都能发生与吡啶相似的反应，如与亲电试剂、亲核试剂的反应，还能被氧化为 N – 氧化物。

(1) 亲电取代的反应

① 硝化反应。喹啉的硝化反应几乎生成等量的 5 和 8 – 硝基产物，异喹啉则主要生成 6 – 硝基异喹啉，8 – 硝基异喹啉的生成量很少。反应都在苯环部分进行，原因是氮质子化，使吡啶环电子云密度降低，活性减弱。

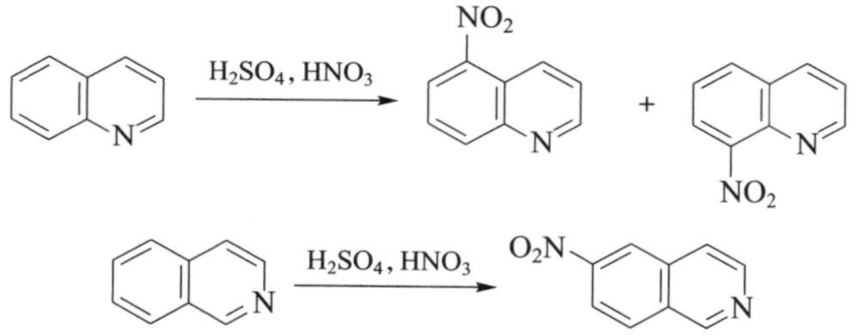

② 磺化反应。喹啉的磺化反应主要生成 8 位喹啉磺酸，异喹啉则主要生成 6 位异喹啉磺酸。在较高温度下，5 和 8 – 喹啉磺酸都可转化为 6 – 喹啉磺酸。

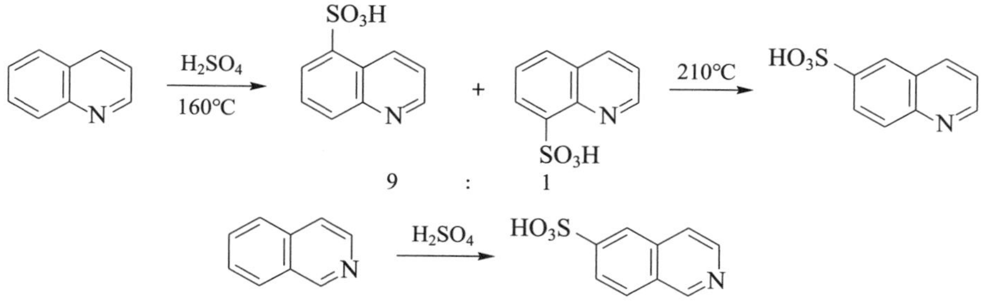

9 : 1

③ 卤代反应。喹啉和异喹啉的卤代反应非常复杂，产物类型受反应条件的影响较大。在浓硫酸存在下，喹啉溴代生成 5 – 溴喹啉和 8 – 溴喹啉的混合物，而异喹啉在三氯化铝作用下则主要生成 6 – 溴异喹啉。为了得到杂环上的溴代产物，可以先用盐酸与喹啉或异喹啉成盐，然后加入溴素，分别生成 3 – 溴喹啉和 5 – 溴异喹啉。

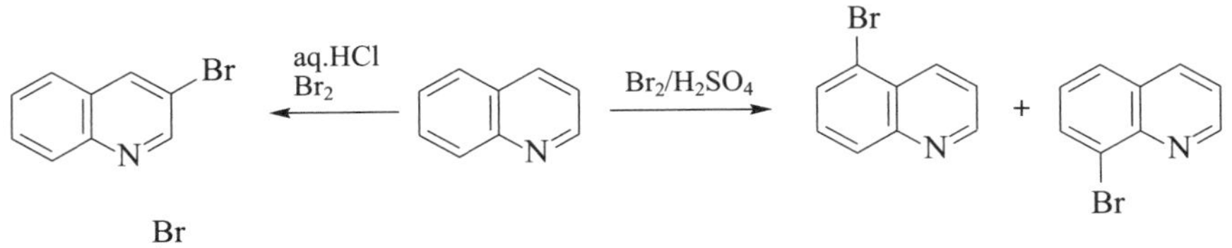

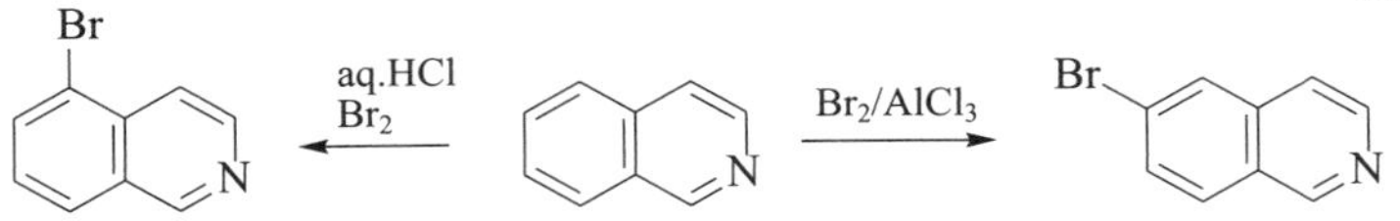

(2) 亲核取代的反应　当喹啉或异喹啉带有吸电子取代基时,它们发生亲核取代反应的活性得到较大提高。例如,未取代喹啉或异喹啉必须与烷基锂或芳基锂才能进行烷基化或芳基化反应,而带有硝基的喹啉却可以与邻位带有吸电子基团的烷基氯进行烷基化反应。同样地,氨基化和卤素的置换反应也因为吸电子取代基的存在而使反应性大大提高。在烷基化、芳基化或氨基化反应中,先生成二氢喹啉或二氢异喹啉,需要在氧化剂作用下重新进行芳构化。

① 烷基化和芳基化反应。喹啉或异喹啉的烷基化和芳基化反应,可以使用格氏试剂或锂化合物,产物二氢喹啉和二氢异喹啉经氧化得到芳构化的产物。

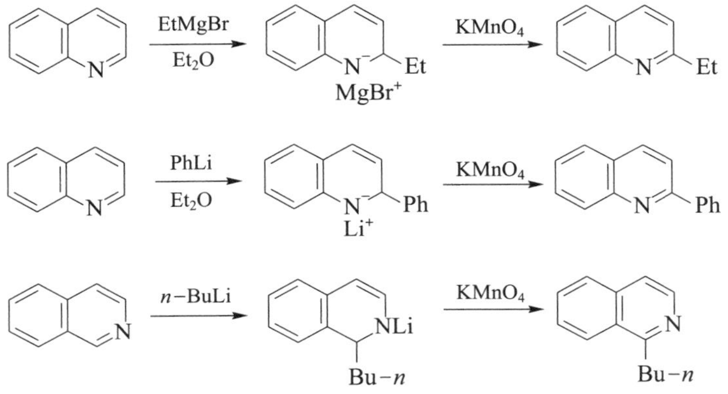

② 氨基化反应。在液氨中,喹啉用氨基钾(或钠)转化为2-氨基二氢喹啉,当温度升高时(-40℃)重排为4-氨基二氢喹啉,因此为了得到2-氨基喹啉,需要在低于-50℃时加入氧化剂将2-氨基二氢喹啉氧化为2-氨基喹啉。而异喹啉与氨基钾的反应则生成*N*-氨基异喹啉。

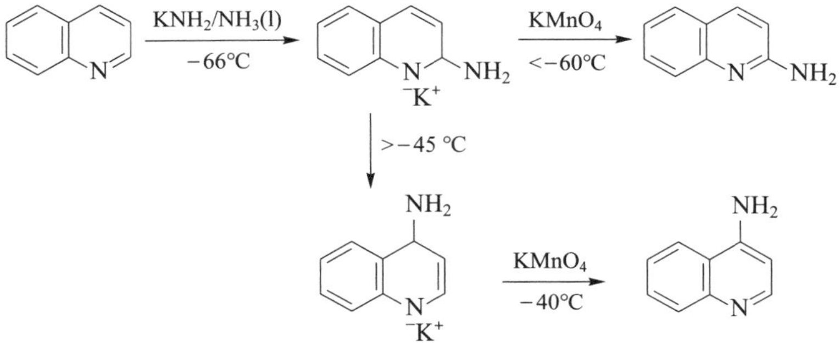

③ 易离去基团的取代反应。带有卤素或其他易离去基团的喹啉或异喹啉可以用亲核试剂如烷氧基、烷硫基、胺等取代，当同时含有吸电子取代基如硝基等时，则取代反应活性提高。

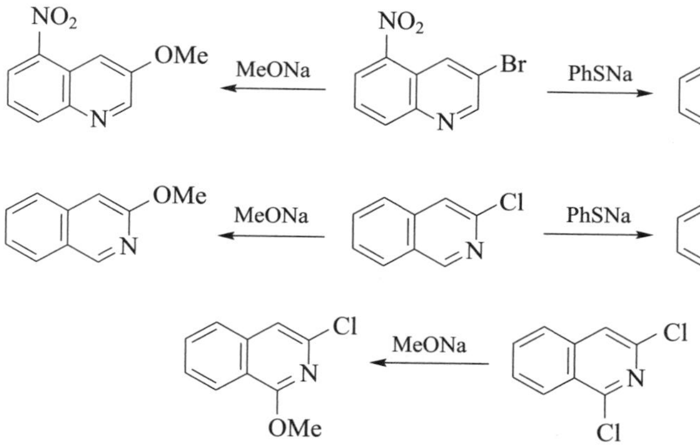

(3) 氧化还原反应　喹啉很容易被氧化开环，生成2,3-吡啶二羧酸，异喹啉则氧化为3,4-吡啶二羧酸。

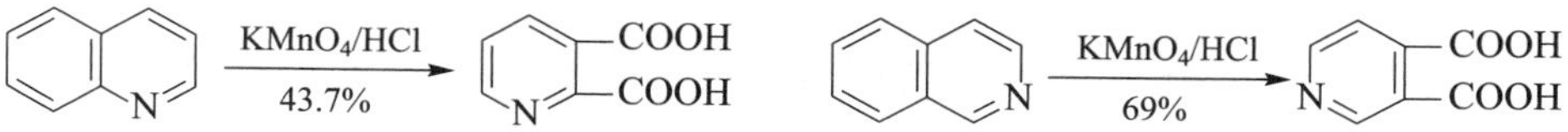

喹啉和异喹啉的两个环也比较容易被还原，到底还原哪个环受还原条件的影响比较大，例如，在中性条件下，得到杂环被还原产物；而在酸性条件下，因杂环成盐被钝化，则得到苯环被还原产物。季铵型喹啉或异喹啉的还原可采用催化氢化法，也可使用硼氢化钠进行还原，此时还原部位为杂环。

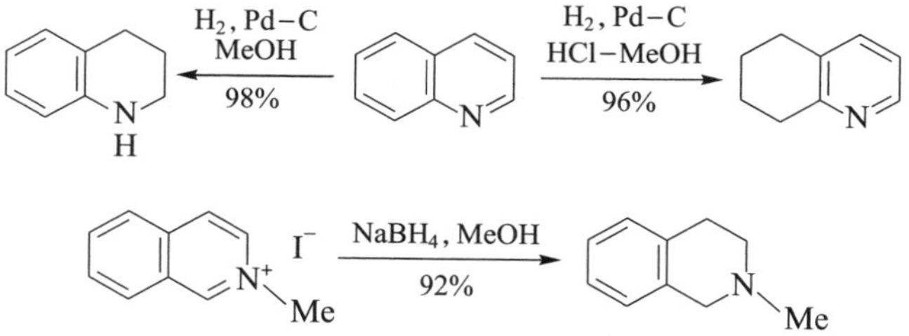

8.5 嘌　　呤

嘌呤及其衍生物是嘌呤核苷(酸)的基本构造单元，自然界中存在的嘌呤主要是鸟嘌呤和腺嘌呤，它们是DNA和RNA中嘌呤核苷酸的组成部分；有的嘌呤衍生物本身就具有生物活性，如巯嘌呤可作为抗肿瘤药。但巯嘌呤需要在人体内经过转化为6-巯基嘌呤核糖核苷酸后才具有活性，从而具有了抑制肿瘤细胞增殖的作用，对处于S增殖周期的细胞较敏感，除能抑制细胞DNA合成外，对细胞RNA合成也有轻度抑制作用，临床上主要用于绒毛膜上皮癌、恶性葡萄胎、急性淋巴细胞白血病及急性非淋巴细胞白血病、慢性粒细胞白血病的急变期。理论上讲，当嘌呤衍生物构成核苷或核苷酸时，其结构中保留二至三个具有氢键形成能力的原子（包括嘌呤环本身的氮原子）或基团（电负性基团）就可以与病毒或肿瘤的DNA或RNA聚合酶结合进而抑制病毒或肿瘤的生长。

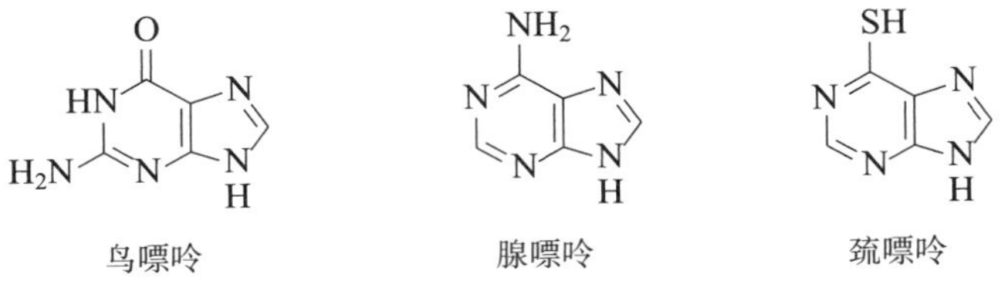

鸟嘌呤　　腺嘌呤　　巯嘌呤

嘌呤及其衍生物的合成可以先构建嘧啶环部分，再形成咪唑环。但是在使用鸟嘌呤或腺嘌呤形成核苷时，往往需要对它们的氨基进行烷基硅保护，然后才能形成苷键，因此，采用2,6-二氯嘌呤或6-氯嘌呤构建核苷键具有更大的用途，当核苷形成后，通过先水解再氨解的方式转化为所需的鸟嘌呤核苷或腺嘌呤核苷，将在下节介绍。

8.5.1 鸟嘌呤

由氰乙酸甲酯与硝酸胍在乙醇钠的作用下环合为嘧啶环，然后经亚硝化、还原，再与甲酸环合为鸟嘌呤。

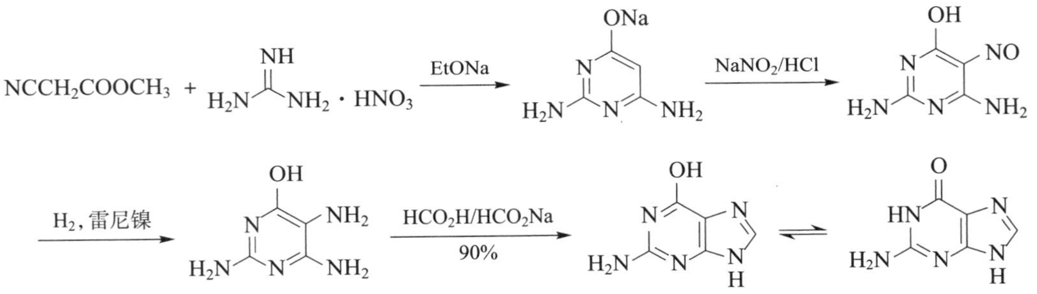

鸟嘌呤可以通过2-氨基的保护，然后将6-羟基转化为氯制备2-氨基-6-氯嘌呤。

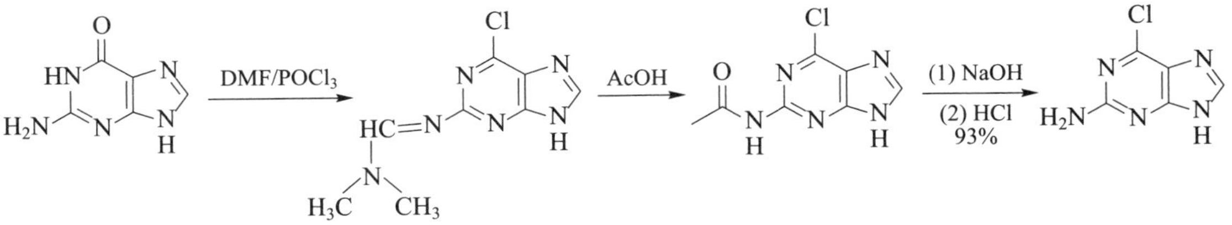

8.5.2 腺嘌呤

由2,6-二羟基嘧啶经硝化、氯取代、还原和环合，再氨解来制备。

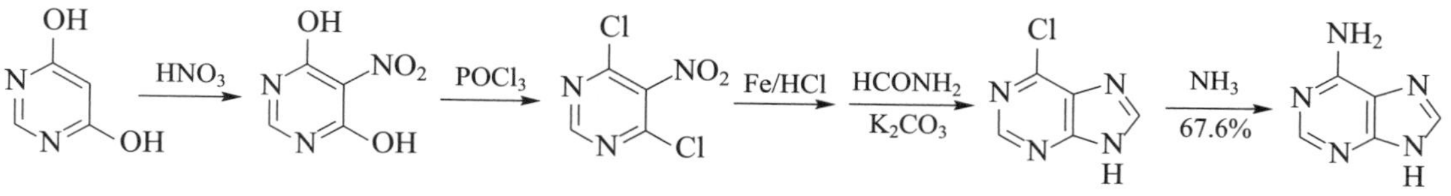

也可以由来源丰富的肌苷经裂解得到9-乙酰基次黄嘌呤，再将氧转化为氨基来制备。

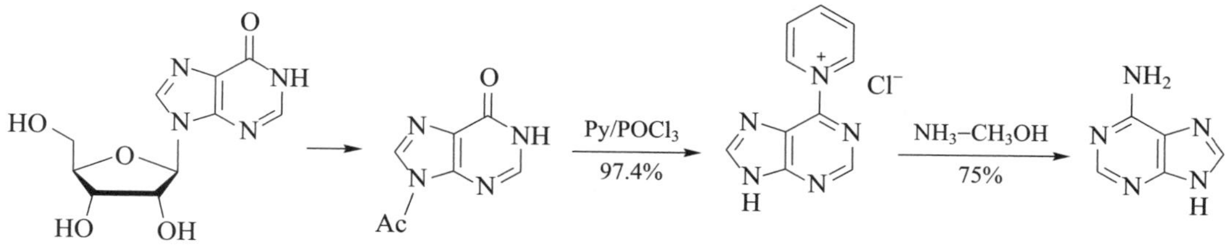

8.5.3 6-氯嘌呤

6-氯嘌呤是重要的医药中间体，可制备多种新型核苷类药物。6-氯嘌呤的氯可以转化为氨基得到腺嘌呤，也可以用巯基取代得到巯嘌呤，或在碱性条件下水解为次黄嘌呤，以及与其他亲核试剂反应进行衍生化。

6-氯嘌呤主要由前面介绍的腺嘌呤合成中的中间体得到，也可以由次黄嘌呤经氯代来进行制备。

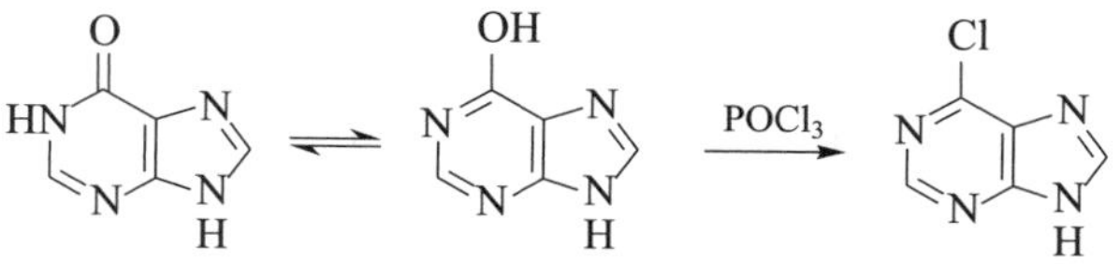

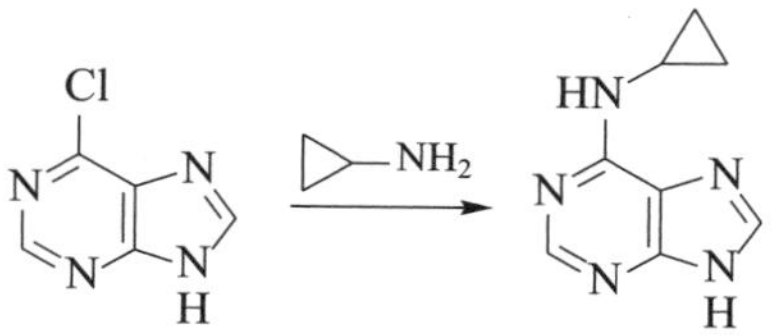

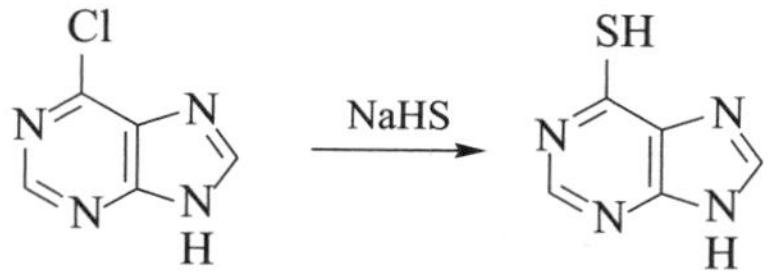

6-氯嘌呤进行硝化反应，再将硝基转化为氟得到2-氟-6-氯嘌呤，最后将氯转化为氨基得到2-氟腺嘌呤。

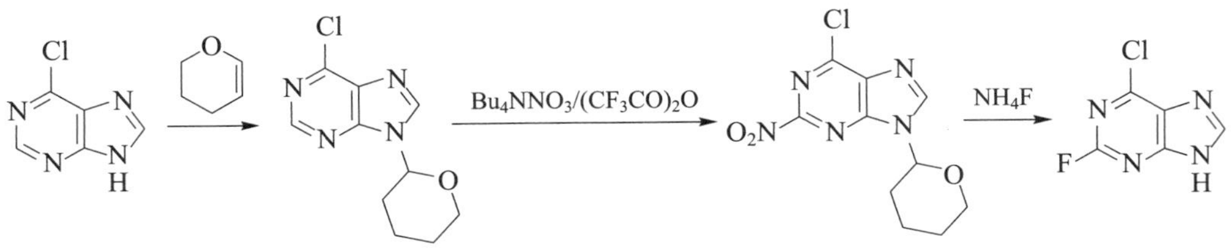

8.5.4 2,6-二氯嘌呤

2,6-二氯嘌呤可以用氰乙酸甲酯与硫脲环合，再经硝化或亚硝化、还原，与甲酸环合得到2-巯基-6-羟基嘌呤，将羟基转化为巯基，成为2,6-二巯基嘌呤，最后用氯气转化得到。

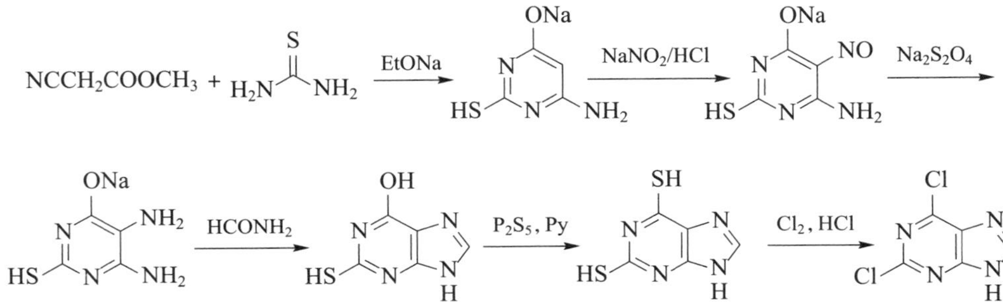

2,6-二氯嘌呤在合成鸟嘌呤核苷中具有较大的优势，即无需使用保护试剂，形成核苷后，两个氯可以分别转化为不同的嘌呤衍生物。

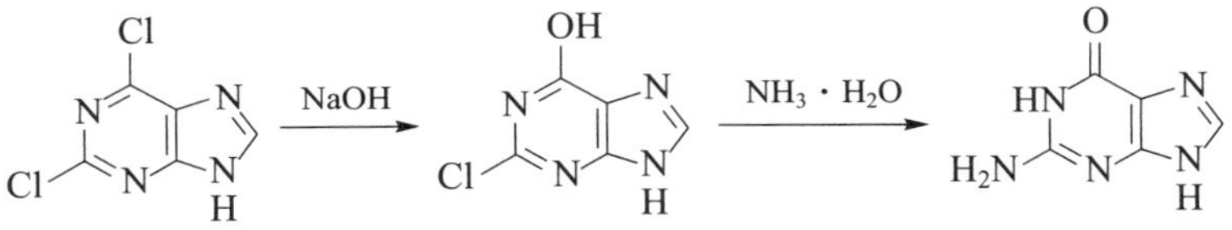

8.5.5 别嘌呤醇

别嘌呤醇又称别嘌醇(allopurinol)，本身及其代谢产物可抑制黄嘌呤氧化酶，使次黄嘌呤及黄嘌呤不能转化为尿酸，即减少尿酸合成，进而降低血中尿酸浓度，减少尿酸盐在骨、关节及肾脏的沉着。别嘌呤醇可以由氰乙酸乙酯与原甲酸三乙酯缩合，再分别与甲酰胺和水合肼环合得到。别嘌呤醇的羟基可以经氯代进一步转化为其他衍生物。

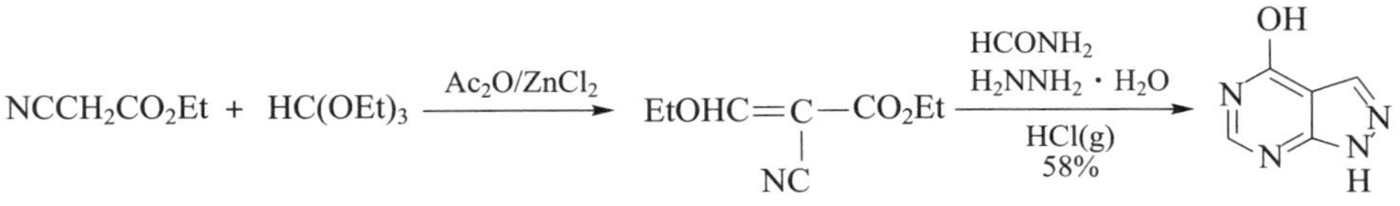

$$\mathrm{NCCH_2CO_2Et + HC(OEt)_3 \xrightarrow{Ac_2O/ZnCl_2} EtOHC{=}C(CN){-}CO_2Et \xrightarrow[\text{HCl(g)},\ 58\%]{HCONH_2,\ H_2NNH_2\cdot H_2O}}$$ 别嘌呤醇

8.6 核　苷

自从第一个核苷药物碘苷(IDU)被用于治疗疱疹性角膜炎获得成功以来,抗病毒化学疗法取得了相当大的进展,然而许多病毒性疾病如肝炎、艾滋病等仍缺乏有效的防治手段,近年来出现的新型冠状病毒具有较强的传染性和较高的致死率,严重地威胁着人类的生命。同时目前存在的几十种核苷药物亦存在许多缺陷,如口服吸收率低、溶解度小,并在体内迅速失效,以及潜在致畸等毒副作用。近几十年来,核苷类抗病毒抗肿瘤药的研究相当活跃,特别是阿昔洛韦的成功研制引起了人们的广泛关注,核苷类抗病毒药的研究报道大量涌现,相继推出了一系列高效低毒的药物。

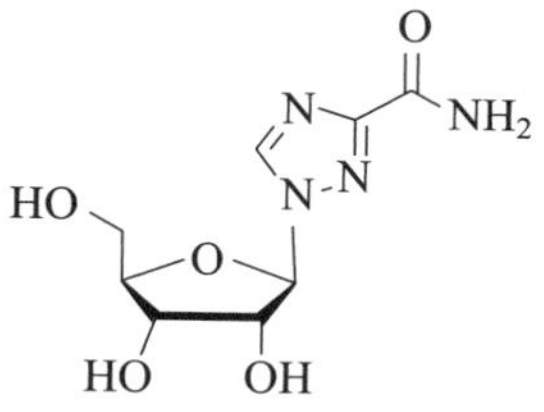

利巴韦林
(ribavirin)

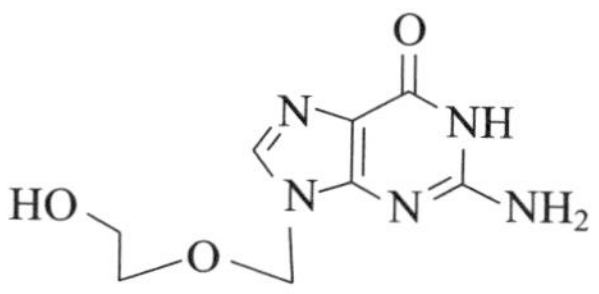

阿昔洛韦
(aciclovir)

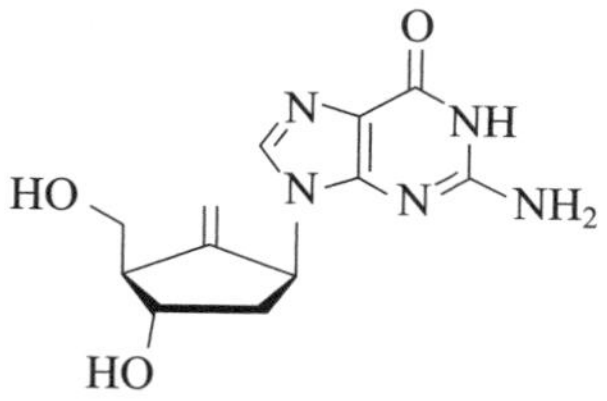

恩替卡韦
(entecavir)

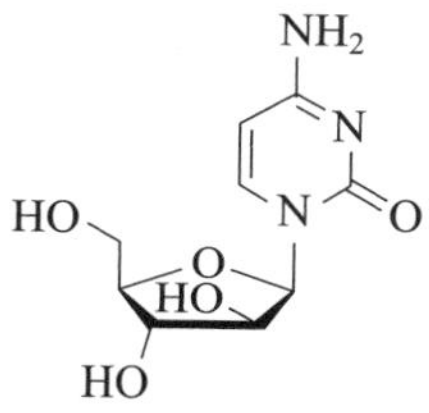

阿糖胞苷
(cytarabine)

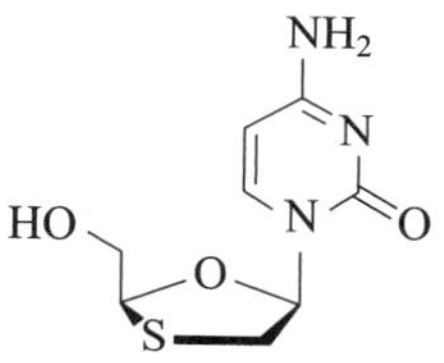

拉米夫定
(lamivudine)

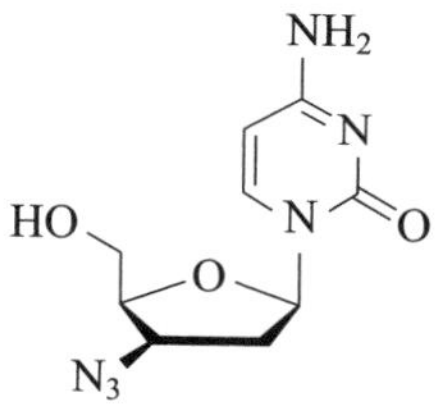

齐多夫定
(zidovudine)

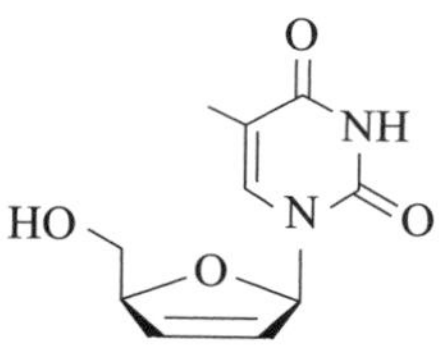

司他夫定
(stavudine)

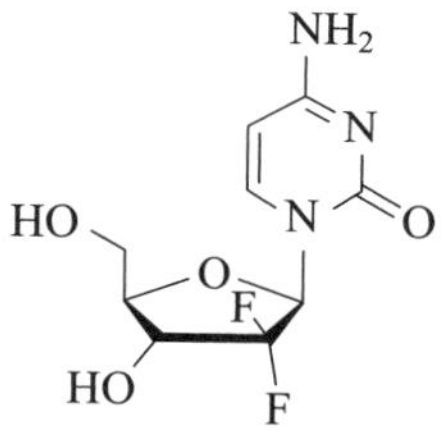

吉西他滨
(gemeitabine)

核苷(含无环核苷)类化合物的合成主要是形成 β-D(/L)构型核苷键,当使用正常碱基如C、T、G、A、U时,一般需要使用 Me_3Si- 或乙酰基对环外或环内氨基(/氮)进行保护,在路易斯酸如 $SnCl_4$ 或质子酸催化下与三乙酰脱氧核糖或四乙酰核糖进行缩合形成 β-D(/L)构型占主要的核苷,最后去除保护基。

阿昔洛韦(aciclovir)的合成中使用乙酰基对鸟嘌呤进行保护,然后在 $NaHSO_4$ 催化下构建核苷键。

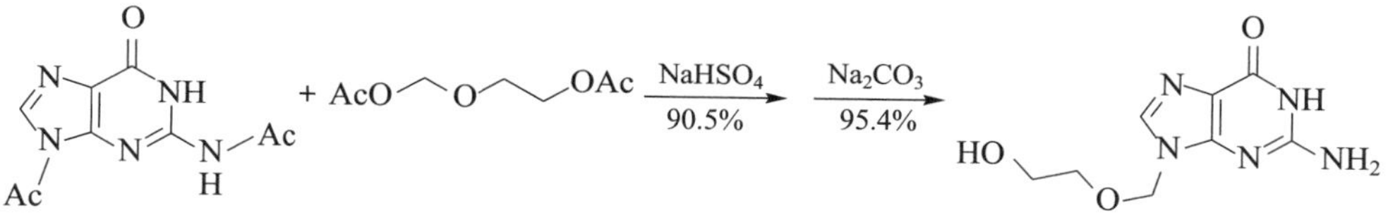

$NaHSO_4$ 90.5%；Na_2CO_3 95.4%

阿昔洛韦

在更昔洛韦(genciclovir)的合成中,使用 CF_3CO_2H 作为催化剂构建核苷键。

CF_3CO_2H 48.5%　MeOH(40%) 85.4%

更昔洛韦

地西他滨(decitabine)的合成中,使用三甲基硅基保护碱基的氨基和羟基,然后在三氟甲磺酰三甲硅酯作用下缩合,通氨水解得到地西他滨。

TMSOTf 64.2%　NH_3 61%

地西他滨

当需要对糖基部分进行修饰时,可以使用所需结构的糖部分与碱基进行偶联得到,也可以先形成核苷后对糖基部分进行修饰。

齐多夫定(zidovudine)的合成中,先得到 β-D-2-脱氧胸苷,再进行5′-羟基的保护,同时3′-羟基与3-羰基氧形成环醚,最后用 NaN_3 取代,水解得到齐多夫定。

p-MeOPhCOOH DEAD/PPh_3 85%

(1) NaN_3/NH_4Cl (2) 1%NaOH, MeOH 77.1%

齐多夫定

吉西他滨(gemcitabine)的合成中,先形成2′,2′-二氟核糖,再与胞嘧啶进行偶合得到。

OH^-　Ph-PhCOCl Py/DMAP　LiAl(OBu-t)$_3$H

Ph－PhOCO … OH —MsCl→ Ph－PhOCO … OMs —(1) NHTMS, OTMS 72%; (2) MeONa, MeOH 55%→ 吉西他滨

8.7 应用实例

利巴韦林(ribavirin)作为较老的治疗流感病毒 A 引起感冒的药物,其合成反应式如下:

MeO … —DPNPPA 160~170℃→ … —NH_3－MeOH 85%→ 利巴韦林

(DPNPPA＝p－O_2NPhO－P(＝O)(－OH)－OPhNO_2－p)

操作步骤:在反应釜中,加入 100 kg 1,2,4－三氮唑－3－羧酸甲酯和 120 kg 四乙酰基核糖,以及 1 kg 磷酸二(对硝基苯)酯(DPNPPA),快速升温至 140℃,开动搅拌,混合物开始慢慢熔化,此时开始抽真空,并升温到 170℃,保温并在真空条件下反应 45 min,撤去真空,并缓慢冷却到 50℃左右。往反应物中加入甲醇,搅拌溶解后,冷却到 0℃,通入氨,并于室温下搅拌 12 h。过滤,水洗至中性,即可得利巴韦林粗品,用乙醇－水重结晶得到成品。

影响因素:加料完成后,待加热到 120~130℃时,四乙酰核糖开始熔化,当所有固体全部熔化后,开启搅拌,同时开始抽真空,及时将生成的乙酸排出,否则会影响收率,最终在 170~175℃下抽真空 45~60 min,完成反应。待温度降低到 70℃时加入甲醇,否则会引起产物板结,影响后处理。通氨至饱和后,室温下搅拌 12 h 使水解完全。

小结

杂环化合物的种类还有许多,几乎所有环系,不论是饱和的还是芳香性的碳环化合物,都可以在环的任一位置上用杂原子(以氮最多)取代碳原子形成杂环。由于篇幅的限制,在此未能逐

一介绍，对于那些简单的或复杂的环系，首先分析其结构，有时环上带有的取代基是否在成环前就应该先取代上，还是在环形成后再取代上去，取决于化合物的稳定性和反应的位置选择性，以及带上取代基对于成环反应性是否有较大的影响等等。因此，对于任一环系，都需要了解它的合成方法和反应性。

（李子成）

参考文献

习题

一、简答题

1. 比较1,2-唑类与1,3-唑类，哪个碱性更强？

2. 如何用1,3-二羰基化合物合成吡唑和异噁唑？

3. 写出三种合成3-吲哚乙酸的方法。

二、完成下列反应式（每空只填写主要反应产物或反应试剂）

4. H_3C—(thiophene)—CH_3 $\xrightarrow{Br_2/P}$ [　　　]

5. F—(indolin-2-one, NH) $\xrightarrow[\text{NaOEt, EtOH}]{\text{OHC-pyrrole(NH)-COOEt}}$ [　　　] $\xrightarrow{H_2N\text{—}CH_2CH_2\text{—}NEt_2}$ [　　　]

舒尼替尼

6. (pyridine, N) $\xrightarrow[\triangle]{Cl_2/AlCl_3}$ [　　　]

7. (furan, O)—Br $\xrightarrow{n\text{-BuLi}}$ $\xrightarrow{CH_3COOEt}$ [　　　]

8. HO—(deoxyribose, O, OH)—N(purine, N, N, N)—Cl, Cl $\xrightarrow{NaOH}$ $\xrightarrow{NH_3}$ [　　　]

三、根据下列描述写出各步产物结构或推断下列得到的化合物的结构

9. 1-甲基咪唑与过量的溴在乙酸中反应，生成$C_4H_3Br_3N_2$，再与EtMgBr反应，接着水解，生成$C_4H_4Br_2N_2$，进而与n-BuLi反应，再与$(MeO)_2CO$反应，生成$C_6H_7BrN_2O_2$。

10. 2－锂基呋喃与环己酮反应的产物。

11. 5－乙氧基噁唑与丁炔二羧酸二甲酯共热，生成 $C_{10}H_{12}O_6$。

12. 2,5－二甲基呋喃与顺丁烯二酸酐加热反应的产物。

13. 草酸二乙酯、$(EtOCCH_2)_2S$ 及乙醇钠反应，再用氢氧化钠水解，随后与 Me_2SO_4 反应，生成分子式为 $C_8H_8O_6S$ 的噻吩化合物的结构。

14. 靛红、氢氧化钠、苯乙酮反应，生成 $C_{16}H_{11}NO_2$ 的结构。

15. 推断下列反应生成的 1,3－唑类化合物的结构：

(1) 氯－2－丁酮与硫脲反应产物；

(2) 硫代苯甲酰胺与氯乙醛反应产物；

(3) 4－溴－1－甲基咪唑与 n－BuLi 在 －78 ℃反应，再与 DMF 反应，生成 $C_5H_6N_2O$；若在加入 DMF 之前，将反应液升温到 0℃，得到另一异构体。

四、思考题

16. 从电子云密度从发，噻吩与苯环哪个更容易发生弗里德－克拉夫茨酰化反应？

17. 吡啶是比较惰性的，在一般情况下进行卤代或硝化反应均得到 3 位取代产物。如何通过其衍生化反应合成 4 位硝化或卤代产物？

18. 如果需要在嘧啶或嘌呤环的碳上带有烷基类取代基，该怎样进行合成呢？

第9章 官能团的保护

1. 课程目标

掌握常见官能团保护试剂的选择和脱除方法。

2. 重点和难点

重点：保护试剂及脱除试剂的选择。

难点：去保护试剂对底物中基团稳定性的影响。

引 言

在有机反应中，当底物含有两个相似反应性基团，但需要在活性低的基团上进行反应，此时需要将其中活性大的基团进行保护后，再在活性小的基团上进行反应。例如，含有羟基和氨基的底物要进行羟基的氧化，氨基更容易氧化为羟胺、亚硝基、硝基；又如需要形成酯而氨基保持不变，此时需要将氨基先保护起来。总之，官能团的保护在有机合成中具有非常重要的地位。

9.1 概 述

有机合成中，在多官能团底物上进行反应时，常遇到官能团的保护和去保护问题。为了确保非反应位置官能团不受试剂侵扰，须将敏感基团保护起来，反应完后再脱除保护基，恢复原有官能团。有机化合物官能团的保护已成为有机合成中的重要方法。

那么，是否所有含多官能团的化合物进行反应时都需要进行保护呢？由于官能团的保护和去保护，会增加两步反应，消耗试剂和溶剂，增加成本，因此能不使用保护基的最好不用。当官能团的活性相差悬殊时，若需要在活性大的基团上进行反应，则只需控制试剂量和加料方式即可，不需使用保护基；但若要在活性小的基团上进行反应，则必须先对活性高的基团进行保护加以屏蔽，再使活性低的基团反应，最后脱除保护基；当两者的活性差别不大时，除了空间效应因素外，可以使用具有选择性的反应试剂，如在化合物中同时存在伯、仲和叔羟基时，可以使用三苯甲基将伯羟基进行保护，再对仲羟基或叔羟基进行所需的反应。

对官能团进行保护,具有以下几个方面的目的:

(1) 使反应具有化学选择性。

(2) 使反应具有区域选择性。

(3) 使反应具有立体选择性。

(4) 有利于产物的分离纯化。

由于增加了保护和去保护两步反应,会使用保护试剂和去保护试剂,总收率会受到影响,因此要使用保护基对官能团进行保护,必须综合以下情况选择保护试剂:

(1) 保护试剂的来源,应考虑其价格,以及资源丰富与否。

(2) 保护基能容易地引入,而且保护反应的收率应高。

(3) 保护基的引入,最好不要产生新的手性中心,而且对化合物的结构确认不要有太大的影响。

(4) 保护基引入后,必须具有一定的稳定性,即在后续反应中能耐受反应条件,且在化合物分离、纯化过程中保持稳定。

(5) 保护基在高度专一的条件下能选择性、高效率地脱除。

(6) 去保护基的过程中产生的副产物与产物能容易地分离。

一般来说,保护基的引入与普通的化学反应没有本质上的区别;它的脱除则因保护基类型的不同,需要选择不同的方法和试剂。保护基的脱除方法很多,如催化氢化法、金属还原消除法、氧化法、重金属盐去保护法、酸或碱(包括路易斯酸、碱)水解法、氟离子断裂 Si—O 或 Si—C 键法等。总之,去保护基方法的选择,需要根据保护基团性质、保护后中间体稳定性,以及去除难易程度来决定。

9.2 羟基的保护及去保护

单一醇或酚羟基的保护可以采用烷基醚、硅基醚、羧酸酯等形式,邻二醇或 1,3-二醇可采用缩醛、缩酮、碳酸酯等形式。保护基种类的不同,脱除方法也各异,应根据底物中存在的其他官能团在去保护基条件下稳定性,选择保护试剂。

9.2.1 羟基的醚化

醇或酚羟基的醚类保护基主要有烷基醚和硅基醚等。

1. 烷基醚

烷基醚保护基主要包括甲基醚、甲氧基甲基醚(MOM)、甲氧基乙氧基甲基醚(MEM)、甲硫基甲基醚(MTM)、苄氧基甲基醚(BOM)、四氢吡喃醚(THP)、对甲氧基苄基醚(PMB)、3,4-二甲氧基苄基醚(DMB)、三苯基甲基醚(Tr)、叔丁基醚和烯丙基醚等。

(1) 甲基醚　甲基醚保护羟基是一个经典的方法。用碘甲烷、硫酸二甲酯、重氮甲烷或三氟甲磺酸甲酯(MeOTf)在碱性条件下和羟基反应即可引入甲基醚保护基。该法的优点是：保护基容易引入，对酸、碱、氧化剂或还原剂均很稳定，缺点是难于脱去保护基。简单的甲醚衍生物可用 BCl_3、BBr_3 处理脱去甲基。近年发现，用 BF_3/RSH 溶液同甲醚一起放置数天，可脱去甲基。该法虽费时，但条件温和，仍有其实用价值。

$$\text{ROH} \xrightarrow[\text{NaOH}]{\text{Me}_2\text{SO}_4} \text{ROMe} \xrightarrow{\text{BF}_3/\text{RSH}} \text{R—OH}$$

(2) 苄基醚 苄基醚(Bn)的稳定性与甲基醚类似，对于多数酸和碱都非常稳定。苄基广泛用于保护糖环及氨基酸中的醇羟基，形成反应物的苄基溴或苄基氯便宜易得。脱除保护的条件具有专一性，Pd/C－H_2 氢解是它特征性脱除保护反应。苄基酚醚具有类似的性质，所以苄基也常被用于保护酚羟基。

BnO MeO N O → Pd/EtOH, 20℃, 3 h → HO MeO N O

HO O OMe O O → $BnBr/Na_2CO_3$ → BnO O OMe O O

(3) 三苯基甲基醚 三苯基甲基醚(Tr)广泛用于保护糖类、核苷及甘油酯中的伯羟基，它的最大优点是可以选择性地与多元醇的伯羟基反应。该基团可以在乙酸、三氟乙酸、稀盐酸等酸性条件下除去。

CH_2OH O OH OH OMe OH → TrCl/Py → CH_2OTr O OH OH OMe OH ($TrCl=Ph_3CCl$)

(4) 四氢吡喃醚 四氢吡喃醚(THP)是醇羟基常用的保护方法之一。在氯化氢、对甲苯磺酸、磷酰氯等催化下，2,3－二氢吡喃与醇在低于室温下即可快速且几乎定量地生成四氢吡喃醚。反应条件温和，操作简单，伯、仲、叔、季醇羟基都能用 THP 保护，因此，对各类醇没有选择性，但在酚羟基的保护中使用较少。四氢吡喃醚对强碱、格氏试剂、烷基锂、四氢化铝锂、烷化试剂和酰化试剂均稳定，采用该保护基的缺点是产物引入一个手性中心，使产物结构的核磁图谱复杂化。四氢吡喃醚可在酸催化下水解除去，如使用 0.01 mol/L 盐酸或吡啶的对甲苯磺酸盐来脱除。

O + H^+ → O^+ → H—Ö—R → O $\overset{+}{O}$(H)R → $-H^+$ → O OR

(5) 叔丁基醚　醇叔丁基醚的制备是在酸催化下与异丁烯反应，常用的催化剂为硫酸或 TsOH。由于叔丁基较大的体积，在伯羟基、仲羟基和叔羟基存在时，优先在位阻小的伯醇上反应，因此，具有一定的选择性。

$$R{-}OH + (CH_3)_2C{=}CH_2 \xrightarrow[\text{或 TsOH}]{H_2SO_4} R{-}OBu{-}t$$

叔丁基醚对酸的稳定性比甲基醚或苄基醚差，但在非强酸性条件下仍具有一定的稳定性。该保护基对亲核试剂、有机金属试剂、氢化物还原、催化氢化、氧化、格氏试剂等稳定。

叔丁基醚的脱除一般采用三氟乙酸、乙酸或稀盐酸，也可采用三甲基碘硅烷。

(6) 烯丙基醚　醇烯丙基醚的制备是醇首先与 NaH(或 NaOH) 反应得到醇钠，然后加入烯丙基溴反应。由于烯丙基醚中存在末端烯烃，烯烃又与氧之间存在 p－π 共轭，因此，烯丙基醚具有一定的稳定性，其对中等强度的酸碱条件稳定。但是在强碱条件下如 KOBu－t/DMSO，在 100℃会转化为丙烯基醚，而丙烯基醚对酸不稳定可用酸脱除，丙烯基醚也可以用 $HgCl_2$ 除去。

$$ROH + H_2C{=}CH{-}CH_2Br \xrightarrow{NaH} RO{-}CH_2{-}CH{=}CH_2 \xrightarrow[DMSO]{KOBu{-}t} RO{-}CH{=}CH{-}CH_3$$

2. 硅基醚

硅醚是常见的保护羟基的试剂之一。随着硅原子上取代基的不同，保护和去保护的反应活性及选择性有一定变化。分子中存在多官能团时，空间效应及电子效应是影响反应的主要因素。在进行选择性去保护反应时，硅原子周围的空间效应，以及被保护分子的结构环境均需考虑。烷基硅醚在酸中容易去保护，而酚羟基硅醚在碱性条件下更容易去保护。降低硅的碱性还可以用于改变路易斯酸催化反应的结果，并且有助于选择性去保护。在硅原子上引入吸电子取代基可以提高碱性条件下水解反应的灵敏性，而对酸的敏感性降低。对大多数醚来说，在酸中的稳定性顺序为：

TMS(1) < TES(64) < TBDMS(20,000) < TIPS(700,000) < TBDPS(5,000,000)

在碱中的稳定性顺序为：

TMS(1) < TES(10～100) < TBDMS～TBDPS(20,000) < TIPS(100,000)

一般而言，对于没有位阻的伯醇和仲醇，尽量不要选用 TMS 作为保护基，因为得到的产物一般在硅胶这样弱的酸性条件下就会被裂解掉。

任何羟基硅醚都可以通过四烷基氟化铵如四丁基氟化铵(TBAF)脱除，其主要原因是硅原子对氟原子的亲和性远远大于对氧的亲和性。在用 TBAF 裂解硅醚后，分解产生的四丁铵离子有时通过柱色谱或 HPLC 很难除干净，而季铵盐的质谱丰度(Bu_4N^+:242)特别强，有时会干扰质谱，因此这时需要使用四甲基氟化铵或四乙基氟化铵来脱除。当硅基保护中间体溶于水或醇－水溶液时，也可以选择 KF 作为去保护试剂。

使用硅醚保护的另一个好处是可以在分子中伯胺或仲胺存在下，对羟基进行选择性保护，这主要由于硅－氮键的结合远弱于硅－氧键，硅原子优先与羟基上的氧原子结合，这也正是硅醚与其他保护基不同之处。

（1）三甲基硅醚 许多硅基化试剂如三甲基氯硅烷、六甲基二硅氮烷或六甲基二硅氧烷均可用于各种醇中引入三甲基硅基（TMS）。一般来说，空间位阻较小的醇最容易硅基化，但该保护基在酸或碱中也非常易水解。在非质子溶剂条件下如无水四丁基氟化铵/THF 溶液中脱除 TMS 保护基。

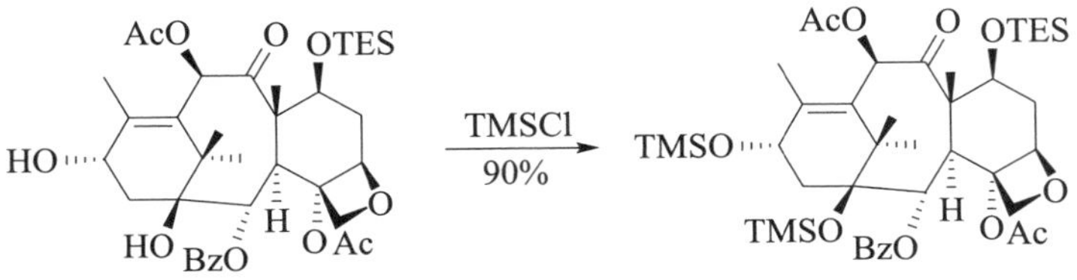

（2）叔丁基二甲基硅基醚 在分子中羟基位阻不大时可以使用叔丁基二甲基氯化硅（TBDMS）对羟基进行保护。但当羟基位阻较大时则采用活性更强的 TBDMSOTf 来实现。TBDMS 在多种反应条件下相当稳定。它在碱性水解时的稳定性约为 TMS 的 10^4 倍，相对来说对酸敏感些。TBDMS 的生成和断裂的难易也与空间因素有关，因此常常用于多官能团且位阻不同的分子进行选择性保护。相对仲醇来说，TBDMS 更易与伯醇反应。它的去除既可用常用的四烷基氟化铵，也可用酸。当分子内没有对强酸敏感的官能团存在时，还可用 HCl－MeOH，HCl－Dioxane 体系去除 TBDMS，若有对强酸敏感的官能团存在时，则可选用 AcOH－THF 体系。

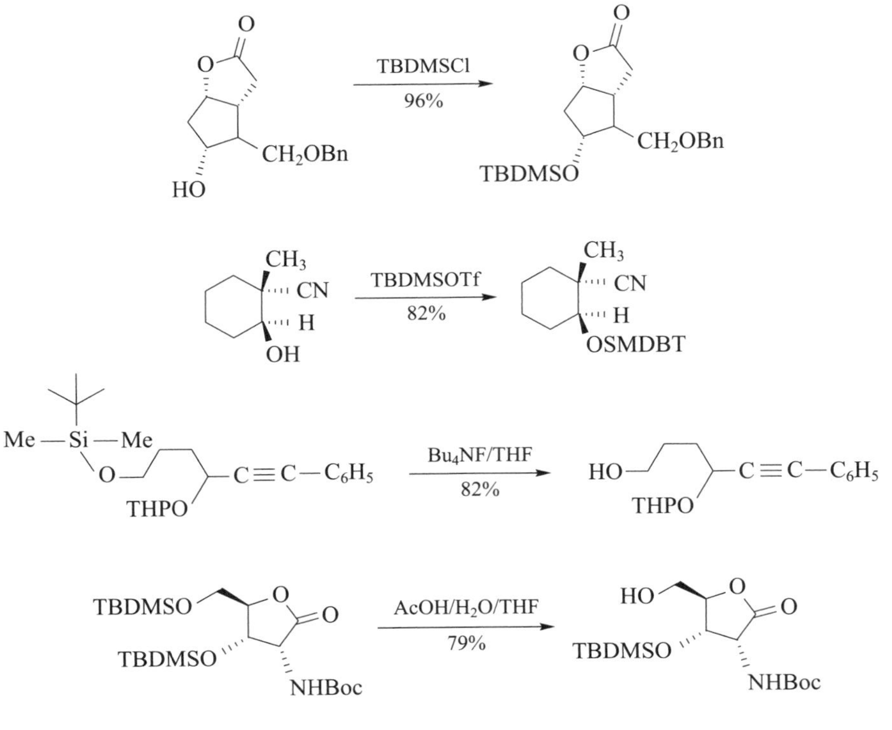

(3) 叔丁基二苯基硅醚 在酸性水解条件下叔丁基二苯硅基(TBDPS)保护基比 TBDMS 更加稳定(约 100 倍),而 TBDPS 保护基对碱的稳定性比 TBDMS 要差。由于该保护基的分子量较大,容易使底物固化而易于分离。TBDPS 保护基对许多与 TBDMS 保护基不相容的试剂显出更好的稳定性。TBDMS 基团在酸性条件下不易迁移。TBDPS 醚对 K_2CO_3/CH_3OH、9 mol/L 氨水、MeONa(cat.)/CH_3OH 均稳定;对 80% 乙酸也稳定,而 TBDMS 可用 80% 乙酸脱除。

$$\text{HO}\diagup\!\diagdown\!\diagup\!\diagdown\text{OH}\xrightarrow[95\%]{i\text{-}Pr_2NEt/t\text{-}BDPSiCl/CH_2Cl_2}\text{TBDPSO}\diagup\!\diagdown\!\diagup\!\diagdown\text{OH}$$

(4) 三异丙基硅醚 酸性水解时,较大体积的三异丙基硅基(TIPS)比 TBDMS 更稳定,但比 TBDPS 差。TIPS 基碱性水解条件下比 TBDMS 基或 TBDPS 基稳定。相对于仲羟基,TIPS 基对伯羟基有更好的选择性。脱除时可以选择 KF 或其他氟盐。

OPMB, MOM, HO, O, $N(OCH_3)CH_3$ $\xrightarrow[\text{2, 6-lutidine, 89\%}]{TIPSOTf/CH_2Cl_2}$ OPMB, MOM, TIPSO, O, $N(OCH_3)CH_3$

9.2.2 羟基的酯化

酯类是常用且有效的羟基保护基,主要有乙酸酯、苯甲酸酯、氯乙酸酯或二氯乙酸酯、新戊酸酯等。它们广泛应用于核苷、寡糖、肽、甾体等的合成中。一般采用醇和相应的酸酐或酰氯在吡啶或三乙胺存在下反应制备酯,也可以采用羧酸与醇在质子酸或缩合剂(如 DCC 等)条件下制备。去保护通常采用碱水解或碱的醇水混合溶剂水解法,水解能力次序大致为

$$ClCH_2COO\text{—} > MeCOO\text{—} > PhCOO\text{—} > t\text{-}BuCOO\text{—}$$

1. 乙酸酯

乙酸酯的形成和去保护既方便又经济,是最常用的保护基。在进行催化氢化、硼氢化物还原、氧化反应时可采用乙酸酯保护。由于乙酸酯对 CrO_3/Py 氧化剂很稳定,可用于甾类、糖类、核苷等醇羟基的保护。乙酰化反应通常使用醋酸酐在吡啶或三乙胺溶液中进行,也可用醋酸酐在无水醋酸钠中进行。对于多羟基化合物的选择性酰化只有在一个或几个羟基比其他羟基的空间位阻小时才有可能。用醋酸酐 / 吡啶于室温下反应,可选择性地酰化多羟基化合物中的伯、仲羟基而不酰化叔羟基。

OH, OH, OH $\xrightarrow{Ac_2O/AcONa/AcOH}$ OAc, OAc, OH

乙酸酯的脱除方法很多，且各有特点。当底物中不含有对强碱下稳定性差的基团时，最简单的是采用 NaOH、KOH 或 LiOH 水溶液或乙醇－水混合溶液在室温或加热条件下脱除；用 K_2CO_3/CH_3OH 水溶液可将仲醇和烯丙醇上的乙酰基脱去，收率高；用 KCN/C_2H_5OH 溶液则可脱去对酸、碱敏感化合物分子中的乙酰基。用 Bu_3SnOMe 在二氯乙烷中或者用 BF_3 乙醚的含水乙腈中则可选择性地脱去葡萄糖分子中苷羟基上的乙酰基。若分子中同时存在苯甲酰基和乙酰基，则可用 DBU 或甲氧基镁选择性地脱去乙酰基。

AcO OAc / AcO O OAc / OAc —Bu_3SnOMe→ AcO OAc / AcO O OH / OAc

2. α－卤代酸酯

α－卤代酸酯衍生物如 $ClCH_2COOR$、$Cl_2CHCOOR$、Cl_3CCOOR、F_3CCOOR 等，可分别由酰卤、酸酐和羟基化合物反应来制备。这类保护基在分子中引入了卤素，使羰基碳原子的亲电性增强，从而易于水解，利用这一特性进行选择性的去除。其保护基的去除通常在碱性条件下或胺类化合物中进行。

2,2,2－三氯乙氧基羰基（Troc）保护基对 CrO_3 与酸是稳定的。保护基可在 20 ℃下被 Zn/AcOH 顺利地还原分解。该保护法在类脂、核苷酸的合成中应用广泛。

O O OH —Cl_3C～O–C(=O)–Cl, $HCl/H_2O/CH_3OH$→ HO HO OTceoc —RCOCl/Py, Zn/AcOH→ RCOO RCOO OH

3. 苯甲酸酯

苯甲酸酯类似于乙酸酯但比之更稳定，适用于有机金属试剂、催化氢化、硼氢化物还原、氧化反应时对羟基的保护。通常在 0 ℃下，在吡啶溶液中与 BzCl 或 Bz_2O 反应，其中苯甲酰氯最常用。随被保护羟基性质的不同，反应条件有所差异。对于多羟基底物，苯甲酰化比乙酰化更容易实现多种选择性，不同的醇反应活性如下：伯醇 > 仲醇；平伏键羟基 > 直立键羟基；环状仲醇 > 开链仲醇。

H_3C OH H_3CO OH —Ph_3P, DIAD, $PhCO_2H$, THF→ H_3C OH H_3CO OBz

利用苯甲酸酯稳定性的不同及调控适宜的去保护条件可实现一些选择性去保护。在核苷合成（B 为碱基）中，由于 2 位羟基的酸性最强，肼解时优先去除 2 位苯甲酸酯保护基，3，6 位苯甲酸酯可保留。

PhCOO PhCOO OOCPh B O NH_2NH_2/AcOH/Py PhCOO PhCOO OH B O

4. 新戊酸酯

对于多羟基底物采用位阻大的 *t*－BuCOOR 可以实现伯醇、仲醇共存时伯醇的选择性保护，以及立体位阻有差异的两个伯醇羟基之一的选择性保护，反应条件通常为 PvCl/Pyr/0～75℃，收率能够达到 99%。

OH H HO X *t*－BuCOCl, Py OCO*t*－Bu H HO X

去保护基时常需较强的碱性体系（KOH－MeOH－H_2O），若分子中还含有 TBDMS 醚，则将受到影响，此时可选用金属氢化物 $LiAlH_4$ 或 DIBAL 等在低温下去除 *t*－BuCOOR 保护。

OH HO OH *t*－BuCOCl Py OH HO OCO*t*－Bu (1) TBDMSCl (2) DIBAL，－78℃ OTBDMS TBDMSO OH

5. 碳酸酯

虽然像一般的羧酸酯一样，碳酸酯也能在碱水解下脱除，但由于第二个氧的共振效应，通常对水解不敏感，需要在更强烈的条件下才能脱除。一般来说，通过引入第二个烷基取代物脱除碳酸酯，这种用于向醇上引入碳酰基的试剂也很容易与胺反应，用碱水解相应的氨基甲酸酯比碱性水解碳酸酯困难得多。

用 MeOCOCl 与羟基反应可生成烷氧基碳酸酯，保护基可在 1%K_2CO_3/MeOH，25℃下顺利脱去。

Cl MeO NH_2 OH MeOCOCl, CH_2Cl_2 0℃, 30 min Cl MeO $NHCO_2Me$ OCO_2Me 1% K_2CO_3/MeOH 25℃, 15 h Cl MeO $NHCO_2Me$ OH

6. 硼酸酯

羟基可以与 $BH_3 \cdot Me_2S$ 在 25℃下反应，或者与 $B(OR)_3$ 在苯中反应，生成硼酸酯。一般的硼酸酯通常可以用酸或碱水解脱除。但多数有立体阻碍的硼酸酯，如蒎烷二醇衍生物对水解是十分稳定的，有些有位阻的硼酸酯对于酸和碱的水溶液、HBr/BzOOBz、NaH 及 Wittig

反应也是稳定的。但硼酸酯一般很少用于简单醇的保护，而主要用于邻二醇的保护。

7. 磺酸酯

磺酸酯保护基一直局限于保护糖类化合物，它们用于保护不参与反应的2-OH，结果主要形成1,2-顺式糖苷。磺酸酯可在酸性条件下脱除。

Py·SO₃ / Py, 69%；(1) 1% H_2SO_4 (2) NaH, MeI, DME (3) 2% H_2SO_4

9.2.3 邻二醇的保护

二醇广泛存在于天然产物中（如碳水化合物、大环内酯物和核苷），在对这些二醇化合物进行改造时，常涉及其保护问题，因此发展出许多二醇保护基，它们对各种试剂具有不同稳定性。其中二氧戊环和二氧六环是保护二醇最普通的保护基。形成的难易顺序为

$$HOCH_2C(CH_3)_2CH_2OH > HO(CH_2)_2OH > HO(CH_2)_3OH$$

二醇在酸催化下与醛或酮形成五元或六元环状缩醛、缩酮得以保护。用于二醇和邻苯二酚保护的常用醛、酮有：甲醛、乙醛、苯甲醛、丙酮、环戊酮、环己酮及其缩二甲醇等。此类保护基对于氧化反应、还原反应及 *O*-烃化或酰化反应都具有足够的稳定性。去除保护基通常采用酸催化水解，一般情况是1,3-二氧环已烷去保护速率大于1,3-二氧环戊烷。此外，在中性条件下通过氢解可以方便而有效地去除苄亚基缩醛保护基。丙酮化物和苄亚基缩醛是多羟基化合物和糖化学中使用最多的二醇保护基。

R'R''C=O, H^+；H_2O, H^+；R'R''C(OMe)₂, H^+　(n=0, 1)

亚甲基缩醛　亚乙基缩醛　苄亚基缩醛　丙酮化合物(异丙亚基缩酮)

环戊基亚基缩酮　环己基亚基缩酮

1. 亚甲基缩醛

亚甲基缩醛对于酸水解是最稳定的。难以除去可能是该保护基不常用的原因。去保护通常需要强酸或路易斯酸(如 BBr_3 等)条件。

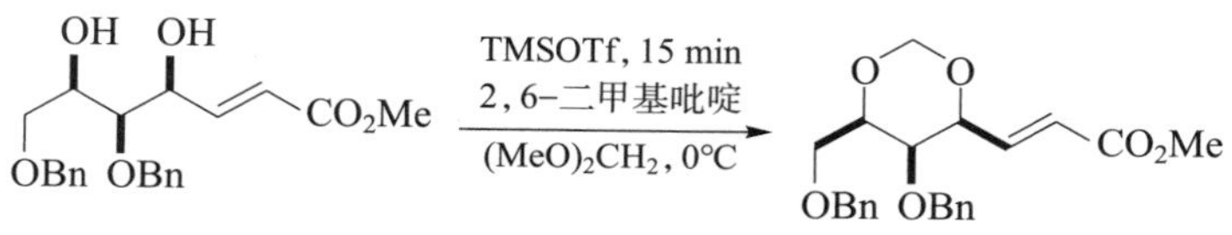

TMSOTf, 15 min
2,6-二甲基吡啶
$(MeO)_2CH_2$, 0℃

2. 亚乙基缩醛

下面反应中形成亚乙基缩醛时得到 1∶1 的 1,3-和 1,4-丙酮化物。它的除去可在无机酸催化下进行。

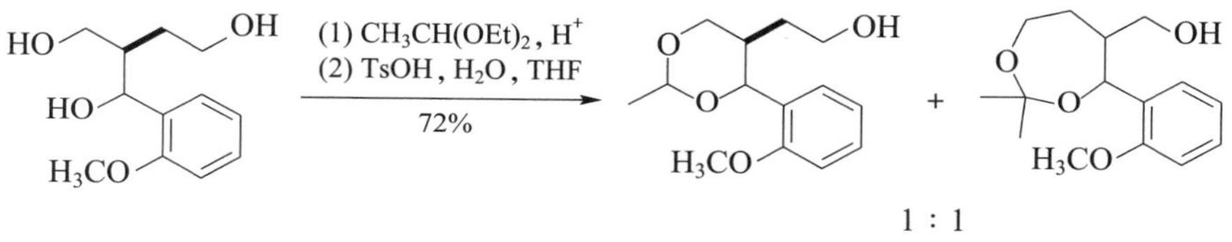

(1) $CH_3CH(OEt)_2$, H^+
(2) TsOH, H_2O, THF
72%

1∶1

3. 苄亚基缩醛

苄亚基缩醛经常用于保护 1,2-和 1,3-二醇。对于 1,2,3-三醇而言,形成 1,3-缩醛是有利的产物。苄亚基缩醛区别于其他缩醛,可在中性条件下通过氢解或酸解除去。1,2-二醇的苄亚基缩醛相对于 1,3-二醇的苄亚基缩醛更易氢解。事实上,前者在后者存在下就可以氢解除去。

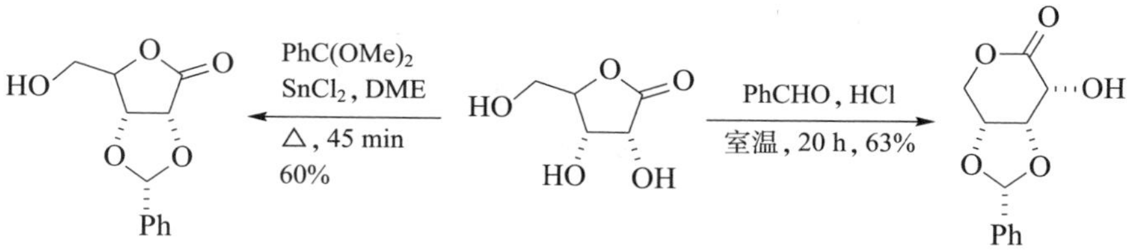

$PhC(OMe)_2$
$SnCl_2$, DME
△, 45 min
60%

PhCHO, HCl
室温, 20 h, 63%

4. 1,3-二氧环戊烷

丙酮化物是保护 1,2-和 1,3-二醇最常用的方法,它广泛应用于糖化学中,有选择性地保护糖的不同羟基。在制备三元醇的丙酮化物时,1,2-衍生物比 1,3-衍生物易生成,而 1,3-衍生物比 1,4-衍生物易生成。1,2-丙酮化物的选择性一定程度上由三元醇的结构决定。3-戊酮形成缩酮的 1,2-选择性要比丙酮好得多。同时它亲脂性更大,提高了由小分子醇如丙三醇形成的缩酮的分离效果。

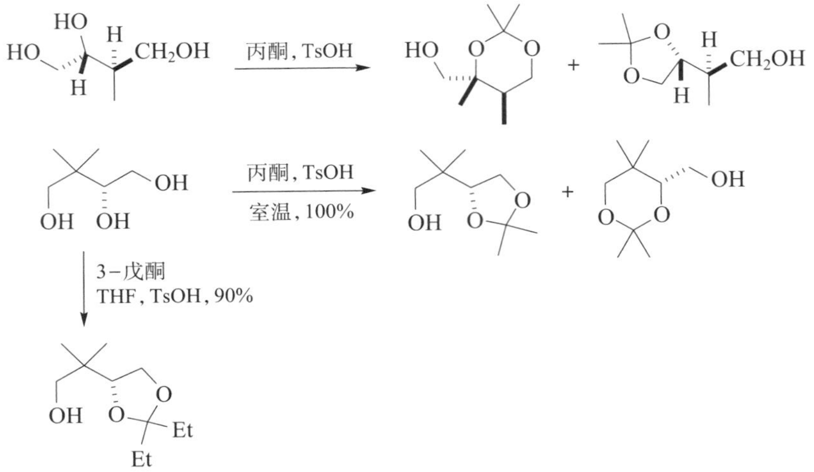

以D－酒石酸二甲酯为原料，与丙酮缩二甲醇反应，生成$C_{3,4}$－二醇的丙酮化物，还原酯基为醇羟基后再转化为二磺酸酯，以盐酸乙醇溶液去保护得到抗艾滋病药萘非那韦的重要中间体1,2,3,4－四丁醇－1,4－二对甲苯磺酸酯。

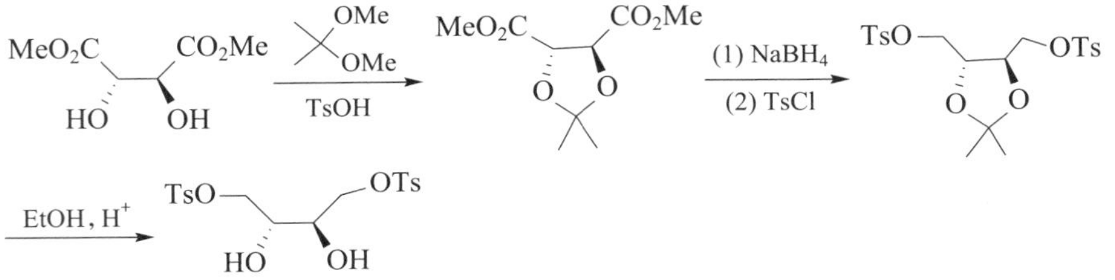

9.3 氨基的保护

伯胺和仲胺容易被氧化，并且容易发生烷基化、酰化及与醛或酮羰基的亲核加成反应生成亚胺等，其亲核性大于羟基。因此，在合成中经常需要将氨基进行保护。氨基一般可采用酰化、烷基化、成盐等形式进行保护，当氨基旁边有羧基或羟基时可与过渡金属形成螯合物等形式进行可逆屏蔽。

9.3.1 烷氧羰基类保护基

在肽类合成中，烷氧羰基类保护基用于氨基酸可减少外消旋化的程度。其中常用的有苄氧羰基(Cbz)、叔丁氧羰基(Boc)、9－芴甲氧羰基(Fmoc)和烯丙氧羰基(Alloc)。

1. 苄氧羰基

Cbz的优点在于：保护试剂CbzCl的制备和保护基的导入较容易；*N*－Cbz－氨基酸和肽易于结晶而且比较稳定；*N*－Cbz－氨基酸在活化时不易消旋；能用多种温和的方法选择

性地脱去。

CbzCl 可用苯甲醇与光气($COCl_2$)的反应来制备,在低温下可以保存半年以上而不发生明显分解。

$$C_6H_5CH_2OH \xrightarrow{COCl_2} C_6H_5CH_2OCOCl + HCl$$

游离氨基在 NaOH 或 $NaHCO_3$ 等碱性条件下与 CbzCl 反应得到 N－Cbz 氨基化合物。由于 CbzCl 不溶于水,可以先将其溶解于四氢呋喃,然后缓慢加入氨基酸的碱性水溶液中。在 pH 为 3.5～4.5 时,可用该试剂稍有选择性地保护 α,β－二胺。其选择性随碳链增长而减弱,如 $H_2N(CH_2)_nNH_2$, $n=2$ 时 71% 被单保护; $n=7$ 时 29% 被单保护。氨基酸酯与 CbzCl 的反应在有机溶剂中进行,用碳酸氢盐或三乙胺捕获产生的 HCl。此外,苄氧甲酸对硝基苯酯(CbzONB)等苄氧羰基活性酯也可导入苄氧羰基。相比仲胺,该试剂更易保护伯胺,但苯胺由于亲核性不足,与该试剂不反应。

$$R_2OOC-CH(NH_2)-R_1 \xrightarrow[\text{碱}]{CbzCl} R_2OOC-CH(NHCbz)-R_1$$

$$CH_3SCH_2CH_2CH(NH_2\cdot HCl)COOCH_3 \xrightarrow[K_2CO_3]{CbzCl} CH_3SCH_2CH_2CH(NHCbz)COOCH_3$$

苄氧羰基的脱除主要有以下方法:① 催化氢解;② 酸解裂解;③ Na/NH_3(液)还原。一般而言,催化氢解是目前实验室和工业化生产中最常用的方法,但当分子中存在对催化氢解敏感的基团时,可采用化学方法如酸裂解或 Na/NH_3(液)还原等。此外,已经报道过的苄氧羰基脱除方法还有 $HCl/CHCl_3$、HCl/HOAc、HBr/SO_2、液体 HBr、TosOH、HI/HOAc、碘化磷、Et_3SiH、沸腾的 TFA、8mol/L HCl 的乙醇溶液或 6 mol/L HCl 等。

$$CH_3SCH_2CH_2CH(NHCbz)COOH \xrightarrow{H_2/Pd} CH_3SCH_2CH_2CH(NH_2)COOH$$

2. 叔丁氧羰基

叔丁氧羰基(Boc)也是常用的氨基保护基,特别是在固相合成中,氨基的保护主要用 Boc 而不用 Cbz。Boc 具有以下优点:N－Boc－氨基酸除个别外都能得到结晶;易于酸解除去,但是具有一定的稳定性,N－Boc－氨基酸能较长期地保存而不分解;酸解时产生的叔丁基阳离子可再分解为异丁烯,一般不会带来副反应;对碱水解、肼解和许多亲核试剂稳定;Boc 对催化氢解稳定。当 Boc 和 Cbz 同时存在时,可以用催化氢解脱去 Cbz,Boc 保持不变,或用酸解脱去 Boc 而 Cbz 不受影响,两者能很好地搭配使用。

游离氨基在 NaOH 或 $NaHCO_3$ 碱性条件下,与 Boc_2O 在二氧六环或四氢呋喃与水的混

合溶剂中反应得到 *N*-Boc 氨基化合物。对一些亲核性较大的胺，一般可在甲醇中与 Boc_2O 反应，无需其他的碱，后处理简单。

对水较为敏感的氨基衍生物，采用 $Boc_2O/TEA/MeOH$ 或 DMF 于 40～50℃下反应。有空间位阻的氨基酸用 $Boc_2O/Me_4NOH \cdot 5H_2O/CH_3CN$ 是十分有利的。

芳香胺由于其亲核性较弱，在与 Boc_2O 反应时一般需要加入催化剂；对于芳伯胺，在 DMAP 催化下可以进一步得到两个 Boc 保护产物。

$$Ar—NH_2 \longrightarrow Ar—NHBoc \xrightarrow{Boc_2O,\ DMAP} Ar—N(Boc)_2$$

对于有酚羟基存在的胺，酚羟基与 Boc_2O 的反应速率也非常快，因而一般没太大的选择性；有醇羟基存在时，若用 DMAP 为催化剂，反应时间过长也会将醇羟基进行 Boc 保护，因此反应尽量不要过夜。

有位阻的胺往往与 Boc_2O 生成脲。可通过将胺先与 NaH 或 NaHMDS 反应，然后再与 Boc_2O 反应来避免。

Boc 的脱除一般可用 TFA 或 50%TFA（TFA : CH_2Cl_2 = 1 : 1，体积比）。而在固相肽合成中，由于 TFA 会带来一些副反应，因此多采用 1～2 mol/L HCl/ 有机溶剂。

用甲醇作溶剂，HCl/EtOAc 不裂解 TBDMS 和 TBDPS 酯及叔丁酯和非酚类酯，但能裂解 S-Boc。当同时脱除分子中 Boc 和叔丁酯，或分子中有游离羧酸时，不能用 HCl/MeOH，其可将羧酸变为甲酯。

Me_3SiI 在中性无水条件（$CHCl_3$ 或 CH_3CN）下，除了能脱除 Boc 外，也能断裂氨基甲酸酯、酯、醚和缩酮。因此，通过控制条件可以得到一定的选择性。

当分子中存在一些官能团可与副产物叔丁基碳正离子在酸性下反应时，需要添加硫酚来清除叔丁基碳正离子；也可使用其他的清除剂，如苯甲醚、苯硫基甲醚、甲苯硫酚、甲苯酚及二甲硫醚等。在 Boc 脱去过程中，TBDPS 和 TBDMS 基对 CF_3COOH 是稳定的（在 TBDPS 存在时，用 10%～20% 浓度的 TFA）。伯胺衍生物存在下，$ZnBr_2/CH_2Cl_2$ 可以选择性地脱除仲胺上的 Boc。

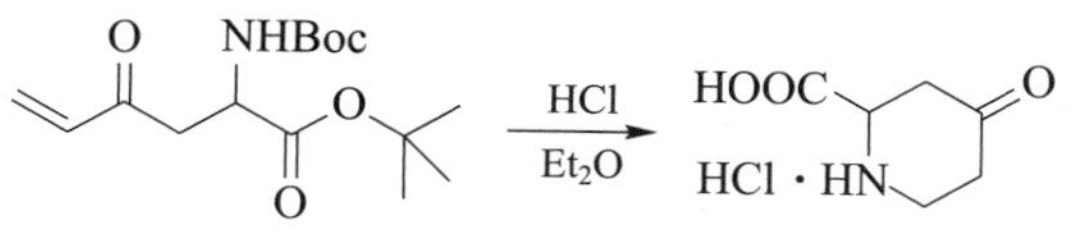

3. 9－芴甲氧羰基

9－芴甲氧羰基（Fmoc）对酸极其稳定。在它的存在下，Boc 和苄基可优先脱除。一般而言，Fmoc 对氢化稳定，但某些情况下，它可用 H_2/Pd－C 在 AcOH 和 MeOH 中脱除。

9－芴甲醇在无水 CH_2Cl_2 中与过量的 $COCl_2$ 反应可以得到高产率的 Fmoc－Cl。Fmoc－Cl 在二氧六环 /Na_2CO_3 或 $NaHCO_3$ 溶液与氨基酸反应则可得到 Fmoc 保护的氨基酸。引入 Fmoc 可以使用二异丙基乙胺抑制二肽的生成，也可以用 FmocOSu（Su＝丁二酰亚氨基）在乙腈 / 水中导入，或由 Fmoc－DMT、Fmoc－Benzotriazole 在一定条件下引入。

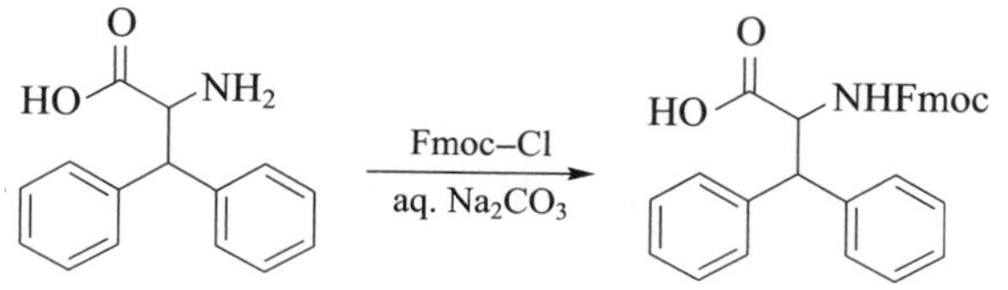

Fmoc 对酸稳定，可采用简单的胺去保护。

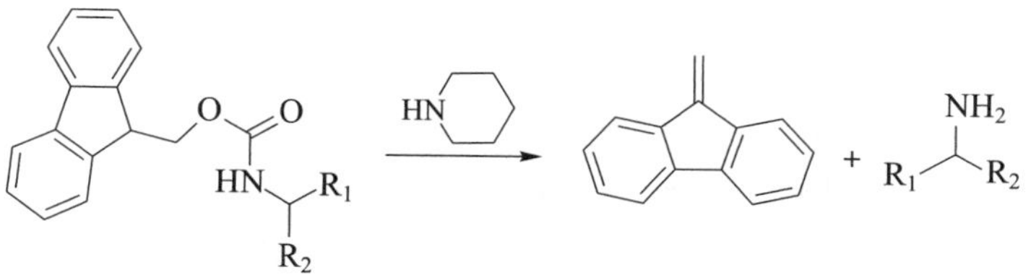

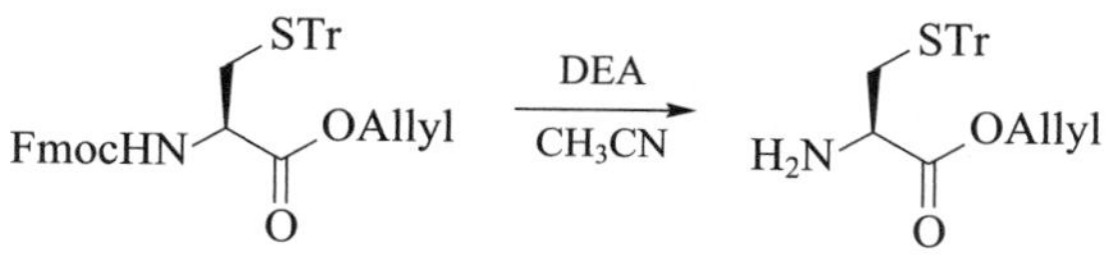

4. 烯丙氧羰基

Alloc－Cl 在有机溶剂 /Na_2CO_3、$NaHCO_3$ 溶液或在吡啶中与氨基化合物反应得到 Alloc 保护的氨基衍生物。

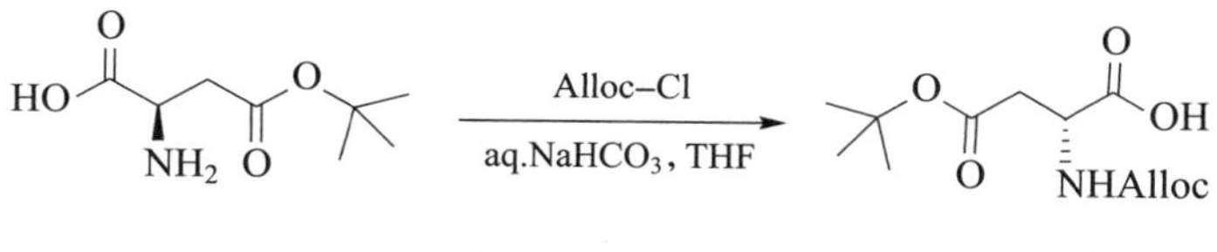

Alloc 保护基对酸、碱等有较高的稳定性，通常在 Pd(0)，如 $Pd(PPh_3)_4$ 或 $Pd(PPh_3)_2Cl_2$ 存在的条件下去保护。

9.3.2 酰基类保护基

常用的氨基酰化保护基见表9-1。

表9-1 常用的氨基酰化保护基

保护基	结构式	缩写
乙酰基	CH_3CO	Ac
苯甲酰基	PhCO	Bz
对甲苯磺酰基	*p*-MePhCO	Ts
邻位硝基苯磺酰基	*o*-O_2NPhCO	oNbs
三氟乙酰基	CF_3CO	Tfa
邻苯二甲酰基	(邻苯二甲酰亚胺基 N—)	Pht

1. 乙酰基

氨基的乙酰化保护在有机合成中广泛应用，氨基与乙酸酐或乙酰氯在TEA、Py或$NaHCO_3$等碱性条件下反应制备乙酰胺。例如，在芳胺的傅-克烷基化和酰基化反应、硝化反应、磺化反应、卤代反应等中，通常采用乙酰基对氨基进行保护，然后在路易斯酸催化下与卤代烃、酸酐、酰卤反应进行傅克反应，在硫酸-硝酸中进行硝化。

NH_2 —(Ac_2O)→ NHAc —(Br_2, *hν*)→ NHAc, Br —(aq.HCl)→ NH_2, Br

氨基的乙酰保护基的脱除可以在NaOH(或KOH)、盐酸条件下室温或加热反应。但如果底物含有醛酮羰基，或含有烷基取代卤时，最好的方法是采用盐酸脱除，使生成的氨基成盐，避免游离氨基与羰基或卤发生亲核加成或取代反应。例如，在下面L-苏氨酸衍生物的合成中，采用稀盐酸脱除氨基的乙酰保护基，控制反应体系保持酸性，避免了氨基或羧基在碱性条件下与卤的取代反应。

OH, COOMe, NHAc —($SOCl_2/Et_2O$)→ Cl, COOMe, NHAc —(HCl, EtOH–H_2O)→ Cl, COOH, NH_2

2. 苯甲酰基

氨基的苯甲酰化保护也是比较常用的方法之一，常采用苯甲酸酐或苯甲酰氯在碱性条件下与氨基化合物反应制备苯甲酰胺。苯甲酰胺的稳定性高于乙酰胺。因此，脱除苯甲酰保护基时，需要采用比乙酰基更强的酸碱条件，一般需要加热回流。

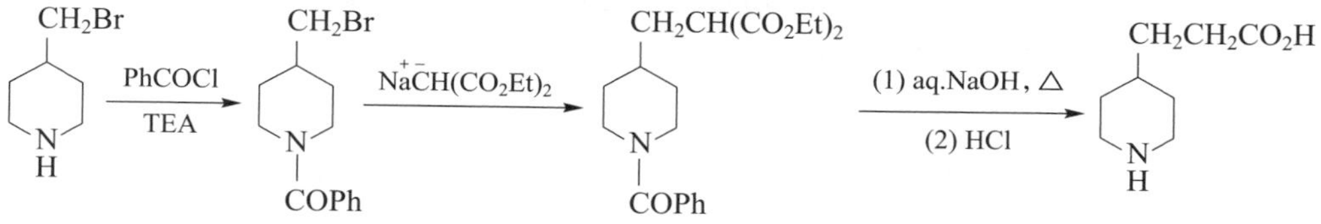

3. 对甲苯磺酰基

对甲苯磺酰胺可由胺和对甲苯磺酰氯在吡啶或水溶性碱存在下制得，它是最稳定的氨基保护基之一，对碱性水解和催化还原稳定。

在不同碱存在下，对甲苯磺酰氯（TsCl）能够选择性实现 *O*－和 *N*－上的磺酰化反应。例如，在吡啶溶剂中，能够优先发生 *N*－上的磺酰化反应；在三乙胺溶剂中，则可同时发生 *O*－，*N*－的磺酰化反应。

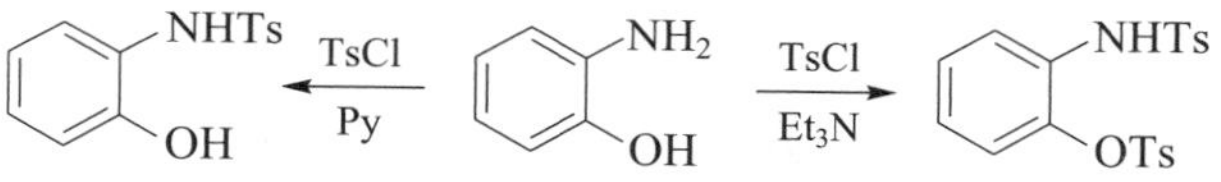

Ts 非常稳定，它经得起一般酸解（TFA 和 HCl 等）、皂化等多种条件，常用 Na/NH_3（液）和 Li/NH_3（液）处理脱去。48%HBr/苯酚和 Mg/MeOH 也是比较好的去保护方法。

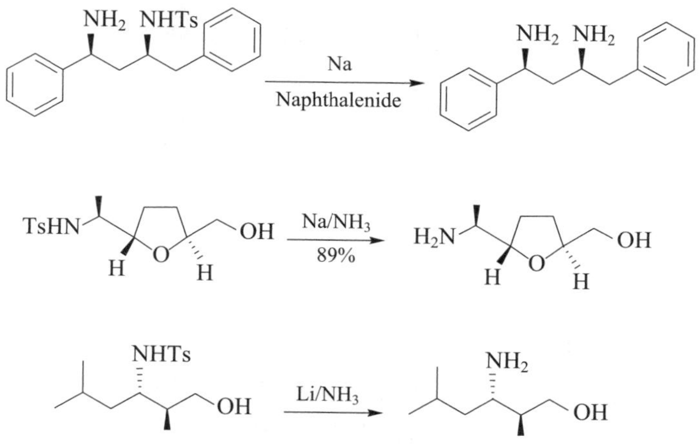

4. 邻硝基苯磺酰基

在 Ts 的苯环上引入邻位硝基可得到邻硝基苯磺酰基（*o*Nbs），*o*Nbs 保护的氨基酸无消旋化。此保护基可用苯硫酚或烷基硫醇处理除去，克服了 Ts 不易脱除的缺点。

5. 三氟乙酰基

三氟乙酰基（Tfa）是 Weygand 最先引入多肽合成中的。Tfa 可用三氟醋酐导入，脱除条件相对温和，用哌啶或 NaOH 处理即可脱除。但 Tfa 保护时容易消旋，并且在碱水解时容易断链，因而未被广泛应用。

由于三氟醋酐（TFAA）与氨基酸反应时易生成噁唑烷酮而发生消旋，可在低温下在三氟醋酸溶液中用三氟醋酐酰化。

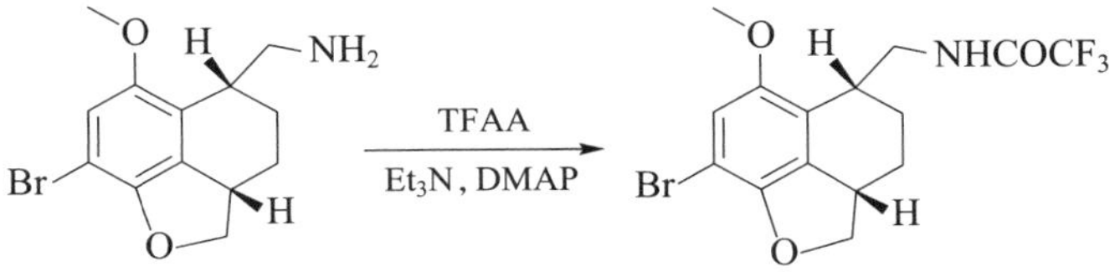

TFAA

Et_3N, DMAP

CF_3COOEt/Et_3N 经氨解反应形成酰胺是较好的方法，可在仲胺存在下，选择性地保护伯胺。胸腺嘧啶核苷的合成可采用该法进行氨基的保护。

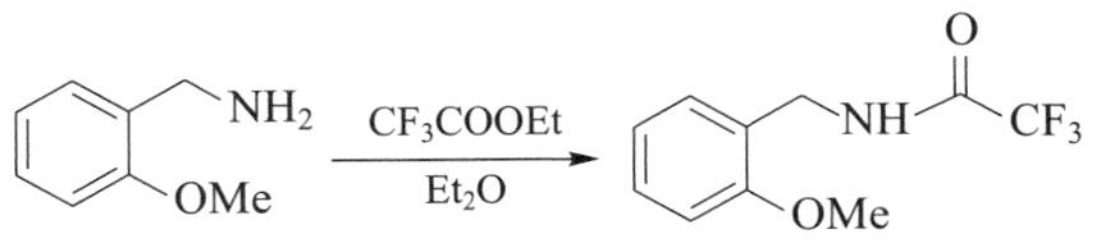

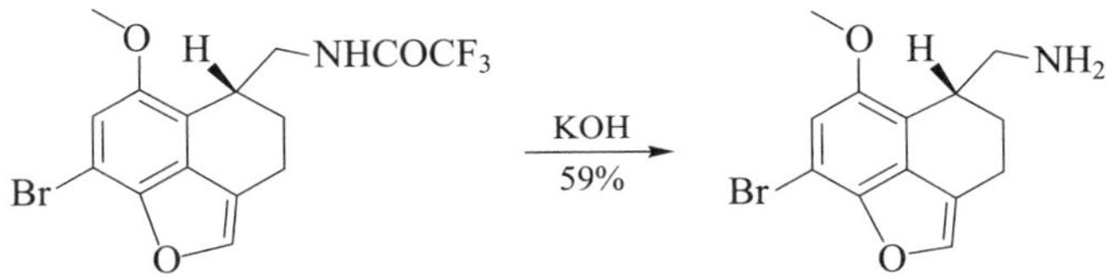

CF_3COOEt

Et_2O

KOH

59%

在 K_2CO_3 或 $Na_2CO_3/MeOH/H_2O$ 条件下，Tfa 可在甲基酯存在下于室温脱除。

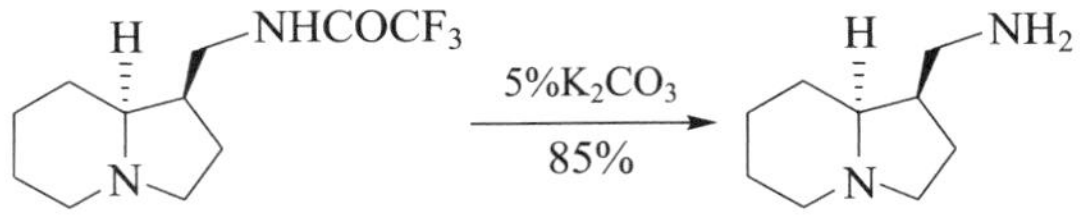

5%K_2CO_3

85%

6. 邻苯二甲酰基（Pht）

与一般的酰基氨基酸比较，Pht－氨基酸在接肽时不易消旋，但它对碱不稳定，在碱皂化的条件下，邻苯二甲酰亚胺环可开环生成邻羧基苯甲酰基衍生物。因此，当选用 Pht 作氨基保护基时，肽链的羧基末端则不能用甲酯（或乙酯）保护，只能用苄酯或叔丁酯保护，以避免将来用皂化去酯。

N－乙氧羰基邻苯二甲酰亚胺与氨基酸在 Na_2CO_3 水溶液中于 25 ℃反应 10~15 min，可以 85%~95% 的收率得到 Pht－氨基衍生物，并且在仲胺的存在时选择性地保护伯胺。

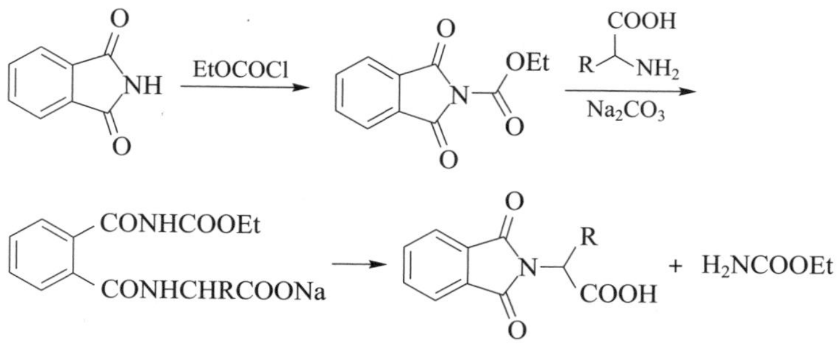

同时，邻苯二甲酸酐和邻苯二甲酸单乙酯也可以引入 Pht。

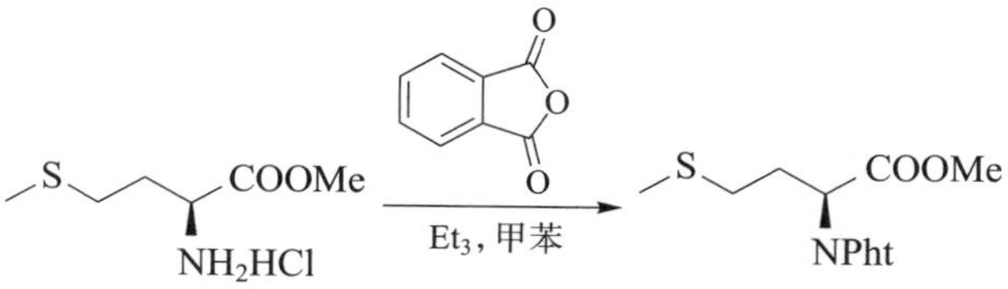

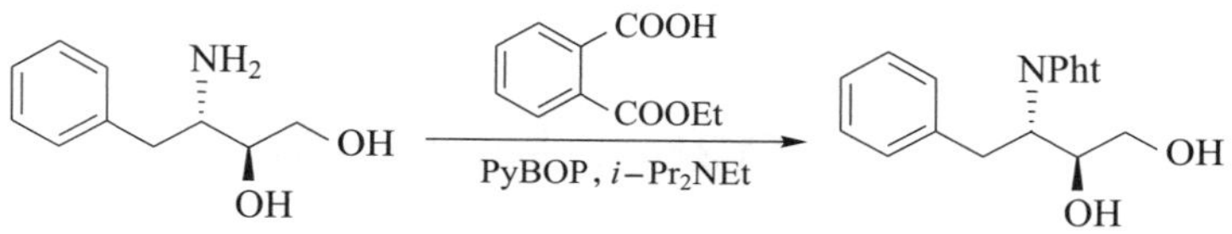

Pht－氨基衍生物用肼很容易脱除。一般用水合肼的醇溶液回流 2 h 或用肼的水或醇溶液室温放置 1～2 天都可完全脱去 Pht 保护基。在此条件下 Cbz、Boc、甲酰基、Tr、Ts 等均不受影响。

在肼无效的情况下，用 $NaBH_4$/i－PrOH－H_2O(6∶1)和 AcOH 在 80 ℃反应 5～8 h 能有效脱除。

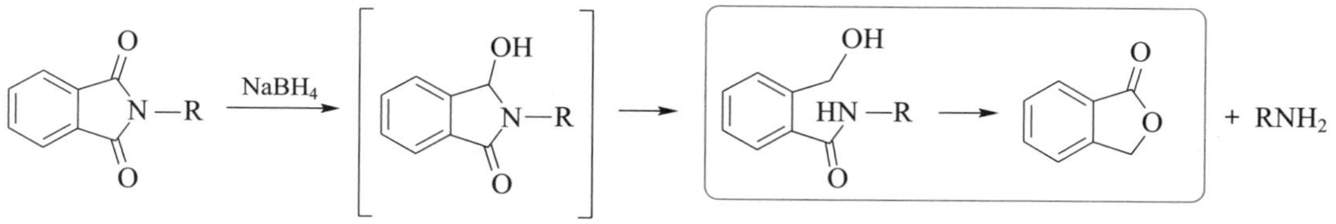

除了上面介绍的几种酰基化氨基保护试剂外，甲酰基、丁二酰基、取代苯甲酰基等，也可用于氨基的保护，可根据这些保护基的稳定性不同，选择适当的去保护条件。

9.3.3 烷基类保护基

1. *N*－甲基

甲基虽然对许多化学转化都是惰性的，但由于其难以去除，很少使用。

2. *N*－叔丁胺

叔丁基在酸中长时间加热（H_3O^+，回流，3～5天），可从胺上裂解，也很少使用。

3. *N*－烯丙基胺

烯丙基溴在 K_2CO_3 存在下于 THF 中与胺加热即可得到 *N*－烯丙基胺，是用于制备烯丙基胺的通用方法。

烯丙基胺可以异构化为烯胺（*t*－BuOK，DMSO），随后水解而除去。使用 $Pd(Ph_3P)_4$ 和 *N*，*N*－二甲基巴比妥酸也可去除烯丙基。

4. *N*－3－乙酰氧基丙基胺

氨基与丙烯醛经1，4－加成后，用硼烷还原再用醋酸酐将羟基酯化，得到 *N*－3－乙酰氧基丙胺衍生物，从而对氨基进行保护。

(1) CH_2=CHCHO，CH_2Cl_2，20 °C
(2) BH_3，THF，CH_2Cl_2，−78 °C
(3) Ac_2O，Py，20 °C 78%

N－3－乙酰氧基丙基的除去方法稍显麻烦，常采用下列方法：

(1) NaOMe, MeOH, 20 °C
(2) DMSO, DCC, CF_3CO_2H, Py, 20 °C
(3) $HClO_4$, $PhNMe_2$, 20 °C, 35%

3－乙酰氧基丙基被用于丝裂霉素A和C的合成中氮丙啶上—NH基团的保护；在该分子中，乙酰基、苯甲酰基和甲氧基甲基等基团保护效果均不理想。

5. *N*－氰基甲基胺

由胺和溴乙腈（DMF，TEA）反应而得到氰甲基胺，收率通常达到80%以上；去保护时可采用腈的还原，随后水解（PtO_2/H_2，EtOH，收率96%～98%），或者用 $AgNO_3$/EtOH（收率92%）的方法去保护。

6. 2－氮杂降冰片烯

由胺和环戊二烯、甲醛（H_2O，室温，3 h）反应得到保护的伯胺。去保护方法包括用 *N*－甲基马来酰胺捕获环戊二烯（H_2O，2.5 h，23～50℃，收率61%～97%）、$CuSO_4$（EtOH或MeOH，70℃，收率74%～99%），或BiO－Rad AG 50W－X_2 酸性离子交换树脂（收率82%～98%）等。

RNH_2 + [环戊二烯] + CH_2O ⟶ N－R

7. *N*－苄基

苄氯或苄溴在无机碱或有机碱催化下与胺反应得到 *N*－苄基胺。

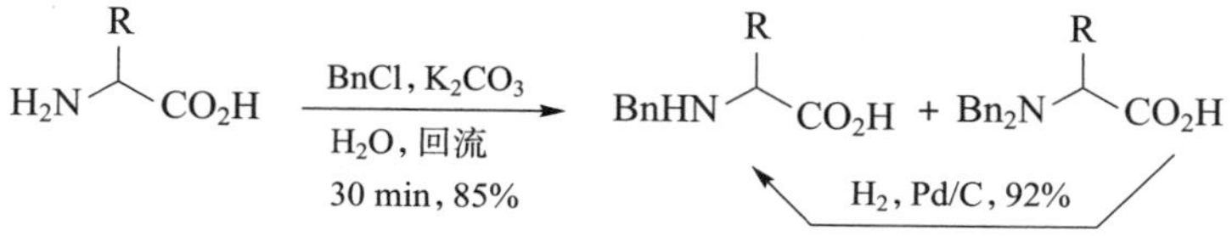

苄基保护基可以在 Pd/C 催化下加氢除去，也可以用甲酸、甲酸铵、水合肼等作为氢源。

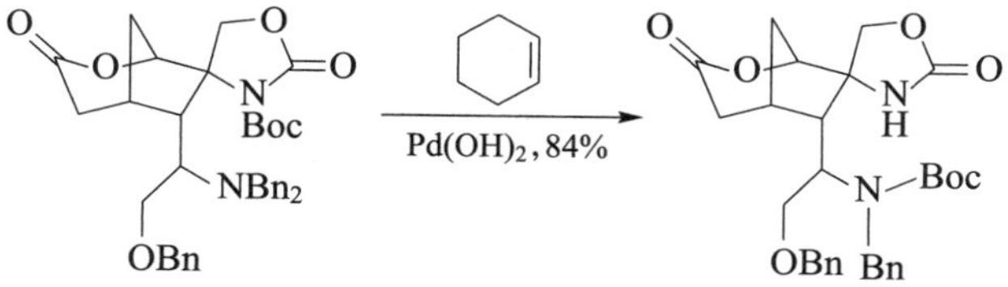

注意：OBn 基团保留下来，而 Boc 基团发生了迁移。

9.3.4 硅基类保护基

硅烷化试剂是一类很重要的保护试剂，除了能用于醇羟基、酚羟基、烯醇及其他含活泼氢的官能团保护外，也是使用较多的氨基保护基。硅基保护基由于其氟离子脱除的专一性，而其他常用保护基不受影响，故该类保护基可以与其他类氨基保护基合用来实现反应选择性，已成为有机合成中不可或缺的重要试剂。

1. 三甲基硅乙氧羰基

近年来，硅基保护基的使用一直在迅速发展，三甲基硅乙氧羰基（Teoc）在有机合成和生物化学中用作氨基的保护剂使用广泛。三甲基硅乙氧羰基（Teoc）同 Cbz、Boc、Fmoc 和 Alloc 不同，它对酸、大部分碱及贵金属催化等都很稳定，在它的存在下，Cbz、Boc、Fmoc 和 Alloc 等可选择性去保护，而它的脱除则通常使用氟离子，如 TBAF、TEAF、KF 和 HF 等。另外，TFA 也可选择性脱除三甲基硅乙氧羰基。

TeocCl、TeocOSu 或 TeocOBt 等在有机溶剂中，碱的存在下与氨基化合物反应可得到 Teoc 保护的氨基衍生物。

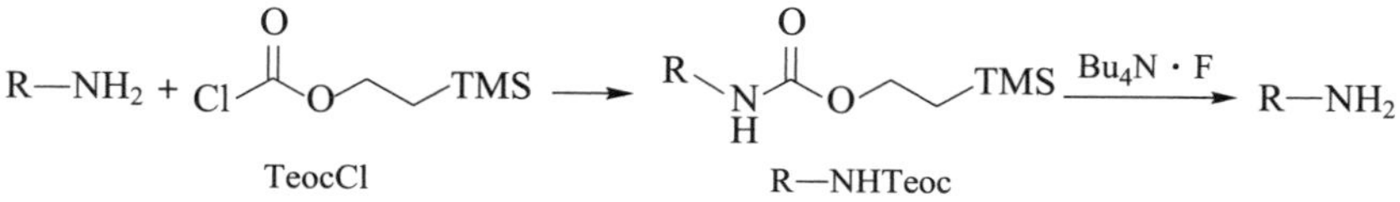

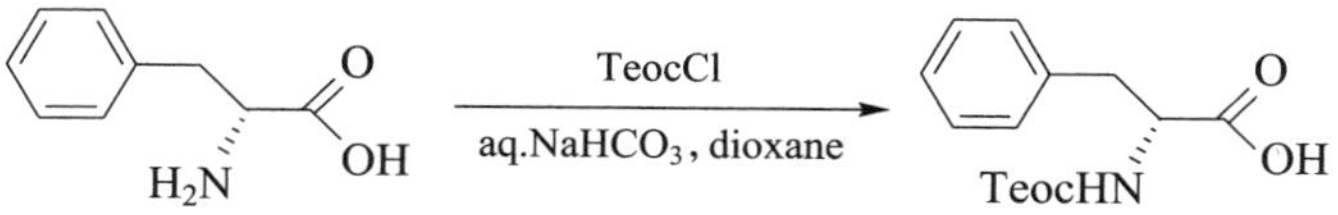

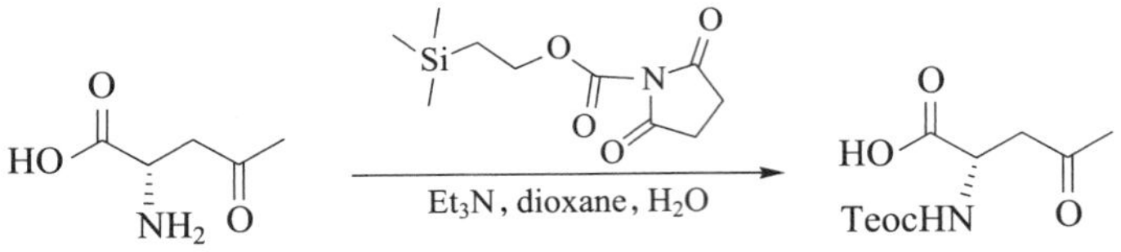

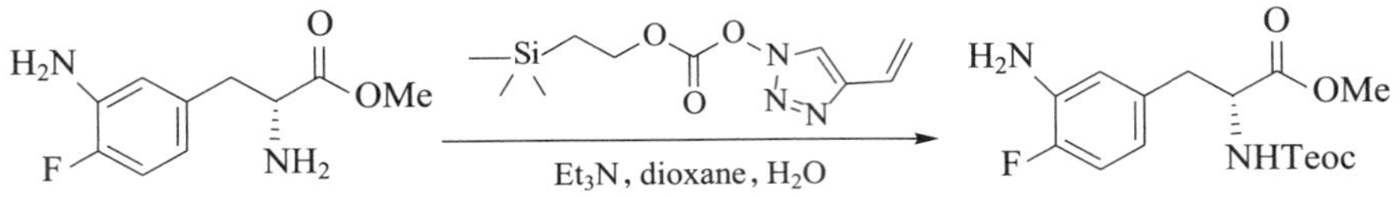

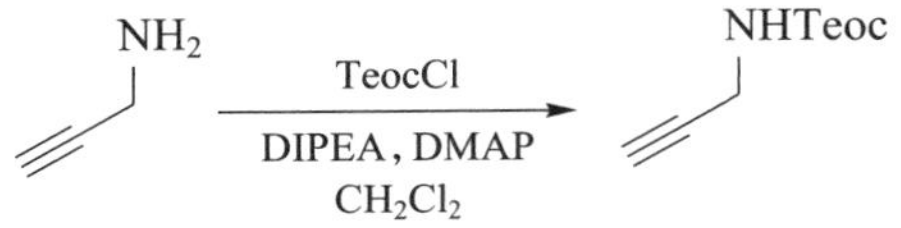

由于 Teoc 保护基的引入反应比较干净易处理，因此也常用于核苷酸保护，例如，胞苷衍生物在没有碱存在下即可引入 Teoc 基团。

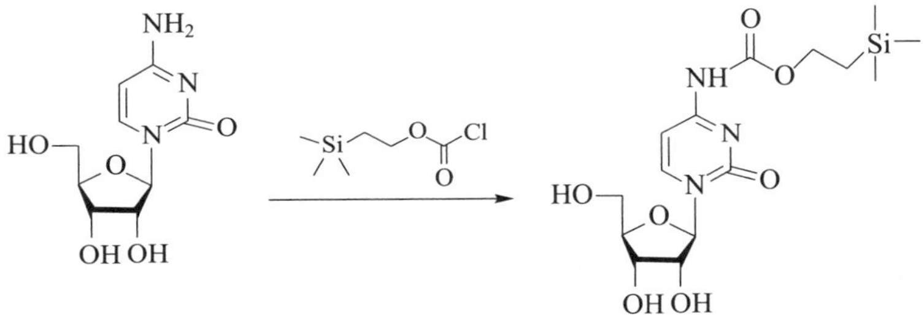

2. 三甲基硅基

常用而简单的 *N*-硅烷化保护是三甲基硅基(TMS)，由于 TMS 稳定性差，可以选择位阻较多的 TBDPS、TIPS 等。TMS 去保护容易，在水或醇中即可分解。若采用 TBDPS 可选择性保护伯胺，仲胺不受影响。

在胸腺嘧啶核苷合成时，首先用四个乙酸酯保护羟基，继而用三氟乙酰基保护氨基糖的氨基，再进行选择性单溴代和成苷反应，最后弱碱处理将三氟乙酰基、三个乙酰基和三甲基硅基同时脱除。

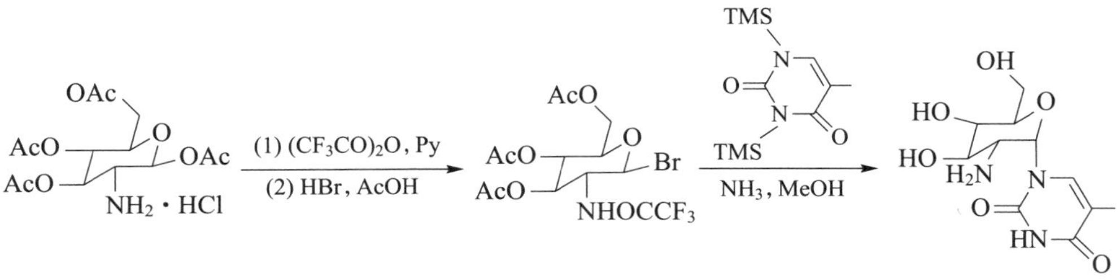

9.4 羰基的保护与去保护

在有机合成中，羰基是比较活泼的基团，能与许多试剂反应。因此，当要求羰基不受其他试剂影响时需对其进行保护。各种类型羰基的活性不同（脂肪醛 > 芳香醛 > 链状酮和环己酮 > 环戊酮 > α，β－不饱和酮或 α，α－二取代酮 ≫ 芳香酮），因此，可实现在一个活性较低的羰基存在下选择性地保护另一个活泼的羰基。

最常用的羰基保护基包括链状和环状的缩醛或缩酮及硫缩醛或硫缩酮。此外，羰基衍生物如氰醇、腙、亚胺、肟和缩氨脲也可用来保护羰基。羰基化合物经烯醇醚化后也可用于保护羰基。

羰基在酸催化下与醇、二醇、硫醇或二硫醇反应进行保护。环状和链状的缩醛和缩酮对水、碱、亲核试剂及有机金属试剂、氢化还原等都是稳定的。用于保护醛的 1，3－二硫（氧）六环或 1，3－二氧（硫）戊环可被强碱转变成碳负离子，实现极性的转化。仅含氧的保护基对中性、碱性条件和催化还原反应是稳定的，但对酸不稳定，可在酸性条件下除去。含硫保护基能毒化氢化反应催化剂 Pd/C，但可以被雷尼镍催化氢化或 Na/NH_3 还原，直接将羰基转化为亚甲基。

9.4.1 *O*，*O*－缩醛／酮保护

质子酸或者路易斯酸都可以催化醛或酮与醇反应生成缩醛或缩酮。通常，由醛制备 *O*，*O*－缩醛较酮容易；环状的 *O*，*O*－缩醛又比非环状的 *O*，*O*－缩醛容易形成；位阻大的羰基化合物形成缩醛的反应相当慢；对于芳香醛、酮，芳基上的吸电子基团比给电子基团更有利于缩醛的形成。由 1，2－乙二醇和 1，3－丙二醇在酸催化下与醛、酮反应制备环状缩醛最为常见，反应中除去生成的水有利于反应正向进行。常见的酸催化剂有 *p*－TsOH、CSA、PPTs 或酸性离子交换树脂等。

1. 非环缩醛和缩酮

（1）醛／酮缩二烷醇

AcO O CHO

MeOH，干燥 HCl，2 min
回流，12 min
⇌
2 mol/L H_2SO_4，MeOH
H_2O，室温

AcO O $CH(OCH_3)_2$

将醛／酮溶解于 MeOH 中，通入干燥 HCl 2 min；或在 ROH 中加入 DCC－$SnCl_4$，$(CO_2H)_2$，收率 > 90%；还可以使用原甲酸三甲酯（$CH(OMe)_3$）于 $MeNO_2$ 中使用 CF_3COOH 催化下回流 4 h，得到缩醛／酮，收率 81%～93%。

无环缩醛/酮在酸的水溶液中非常不稳定，可以采用下列方法去保护：50%CF_3COOH，$CHCl_3$，H_2O，0℃，90 min；TsOH/酮－水；草酸或硫酸水溶液中搅拌 0.5～24 h。

醛/酮缩二甲醇的保护和去保护方法也适用于醛/酮缩二乙醇、缩二异丙醇或缩二苄醇等。

将醛/酮溶解于异丙醇中，加入原甲酸三异丙酯[$CH(OPrO-i)_3$]和 CSA，蒸馏去除甲醇 3 h，收率 68%～92%。

在甲酸－THF－H_2O 中，脱除缩二异丙醇保护的收率能达 100%。

BnOH，$HgCl_2$，HgO，$CaSO_4$，70℃，3 h，75%
Pd/C，H_2，MeOH，3 h

(2) 二乙酰基缩醛/酮：$R_2C(OAc)_2$　将醛/酮溶解于乙酸酐中，以浓硫酸、$ZnCl_2$ 或 $FeCl_3$ 为催化剂，很快即可得到二乙酰基缩醛/酮。

二乙酰基缩醛/酮的去保护是在 THF－H_2O 或 MeOH 中以 NaOH 或 K_2CO_3 作碱来实现的。该保护基对甲醇、10%HCl(MeOH)、10%Na_2CO_3(H_2O-Et_2O)和 $NaHCO_3$(THF－H_2O)是稳定的。

2. 环状缩醛和缩酮

1,2－乙二醇、1,3－丙二醇或 1,4－二醇可以与醛/酮形成环状缩醛/酮，从而用于醛/酮的保护。环状缩醛/酮的稳定性远高于非环状缩醛/酮，随着环大小的不同，稳定性顺序如下：

$$HOCH_2C(CH_3)_2CH_2OH > HO(CH_2)_3OH > HO(CH_2)_2OH$$

HCl 水溶液催化水解某些二氧戊环的相对速率为：2,2－二甲基二氧戊环：2－甲基二氧戊环：二氧戊环＝50 000：5 000：1。

$HO(CH_2)_3OH$，TsOH，甲苯，回流，35 min，61%

1,3－二氧戊环是应用最广泛的羰基保护基。在保护含其他酸敏感官能团的羰基时，应使用弱酸或吡啶盐。当底物含有两个相似酮基时，可在较小空间位阻的羰基处选择性保护。

$HOCH_2CH_2OH$，H^+

如果分子中一个羰基和双键共轭，则未共轭的羰基可被选择性保护。

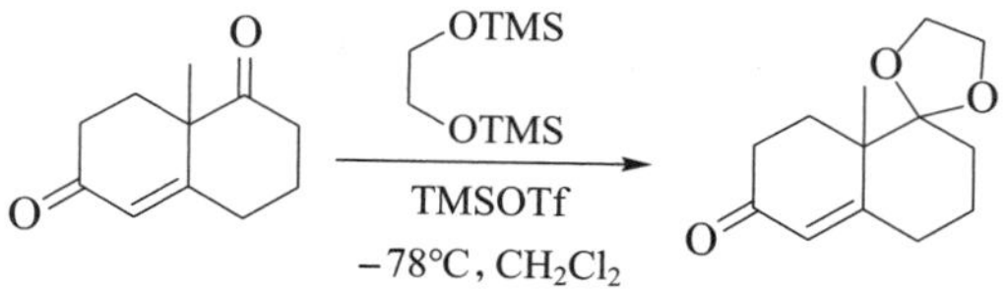

OTMS OTMS TMSOTf $-78℃, CH_2Cl_2$

1,3-二氧戊环保护基可经酸催化脱除。

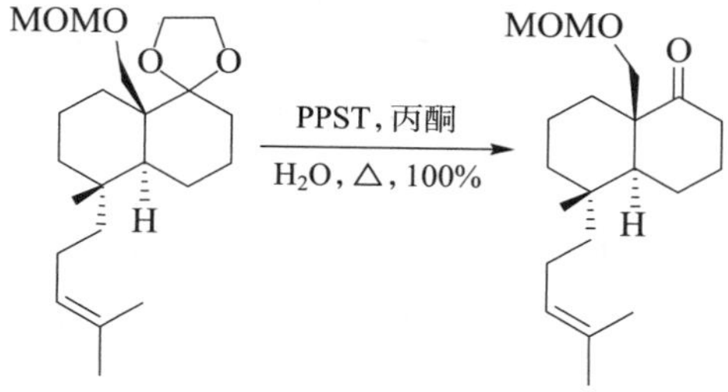

MOMO PPST，丙酮 H_2O，△，100%

9.4.2 *S*,*S*-缩醛/酮保护

酸催化下，羰基与硫醇或者二硫醇反应生成硫缩醛/酮也是常用的羰基保护方法。与一般氧缩醛/酮对酸敏感性不同，硫缩醛/酮对酸更稳定，一般酸性条件不能脱除，多采用重金属离子如 Hg^{2+}、Ag^{+} 和 Fe^{3+}，或其他氧化剂（*N*-溴代琥珀酰亚胺、I_2、2,3-二氯-5,6-二氰对苯醌和间氯过氧苯甲酸等）进行氧化脱除。硫缩醛/酮也有非环和环状两种，其中非环六缩酮/醛比环状容易脱除。此外，硫缩酮/醛还可在雷尼镍催化下直接氢化为亚甲基。

相较常规氧缩醛/酮，硫缩醛/酮更容易形成，这对一些位阻大且活性低的羰基保护更具有优势，而且其酸性条件下稳定性更好，这一特性非常有用。但是硫代缩醛/酮也有缺点，在去保护过程经常用重金属氧化（如 $HgCl_2+HgO$），这比常规氧缩醛/酮在酸性条件下水解更苛刻，对环境也不友好。为了解决这一问题，开发了单硫缩醛/酮，结构如下所示。单硫缩醛/酮稳定性介于氧缩醛/酮和硫缩醛/酮之间，既可以氧化去保护也可以酸性水解。

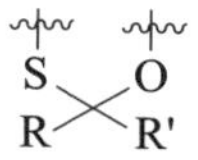

S O R R'

硫缩醛/酮形成过程中用到的小分子硫醇或者二硫醇有令人难以忍受的气味，这也限制了它的应用。目前有一些无臭的硫代试剂可以很好地克服这一问题，其结构如下所示：

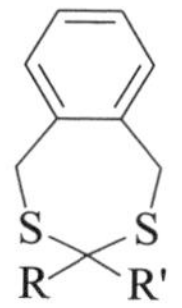

S S R R'

非环和环状硫缩醛/酮是由羰基混合物与硫醇或者二硫醇在酸催化下反应而成。而硫醇沸点低,易挥发产生恶臭气味,所以人们更愿意使用二硫醇,故环状硫缩醛/酮比非环状的应用更加广泛,最具代表性的非环和环状硫缩醛/酮结构如下所示:

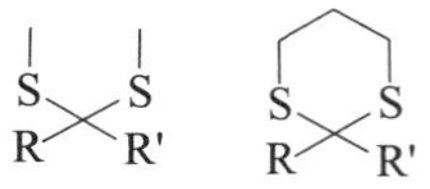

在合成实践中,由于二硫醇的沸点较高,而甲硫醇的沸点只有 34 ℃,因此环状 S,S-缩醛/酮的应用较为普遍。对于醛的二硫醇保护中,环状的亚甲基($pK_a = 31$)能够被 n-BuLi 夺取质子而成为负离子,且相当稳定,能够进行各种碳碳键的形成反应,从而将醛基碳由正电性转化为负电性,实现基团极性的反转。

与相应的 O,O-缩醛/酮相比,S,S-缩醛/酮的制备具有许多相似之处,路易斯酸和质子酸均可以催化缩合反应。对于一些性质较敏感的反应,不能使用 $BF_3 \cdot OEt_2$ 时,$Zn(OTf)_2$ 也是一种很好的催化剂。

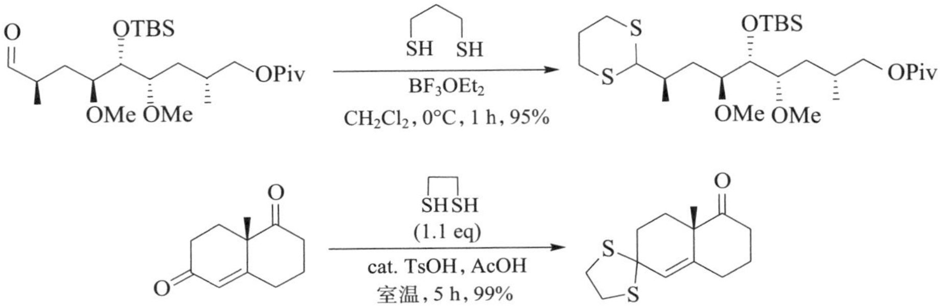

SH SH
BF_3OEt_2
CH_2Cl_2, 0°C, 1 h, 95%

SHSH
(1.1 eq)
cat. TsOH, AcOH
室温, 5 h, 99%

另外,S,S-缩醛/酮也可以通过 $TMSSCH_2CH_2CH_2STMS$ 来制备,反应中不会有水的生成。

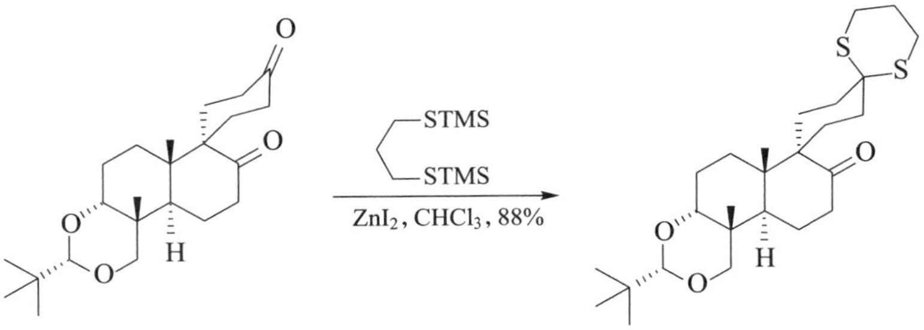

ZnI_2, $CHCl_3$, 88%

除非醛基有大的位阻等不利因素,否则醛在酮的存在下能选择性被保护。

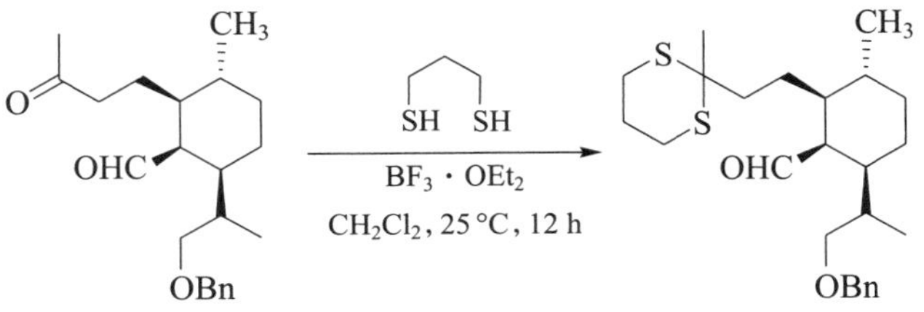

SH SH
$BF_3 \cdot OEt_2$
CH_2Cl_2, 25 °C, 12 h

在 $HSCH_2CH_2SH$、$Zn(OTf)_2/Mg(OTf)_2$、CH_2Cl_2 的条件下加热 16 h，收率为 85%~99%，在有位阻和没有位阻的酮之间有极好的选择性。α,β－不饱和酮(如香芹酮)不会完全转化为缩酮，因为存在着硫醇的迈克尔加成反应。

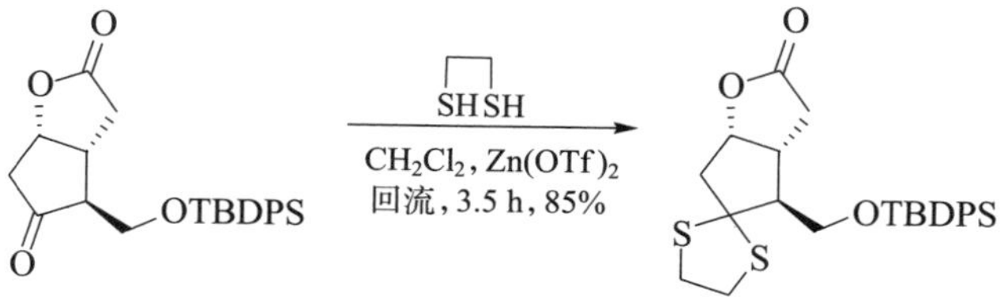

由于 S,S－缩醛/酮具有高度的热力学稳定性，因此 $HSCH_2CH_2SH$ 可以直接将一些 O,O－缩醛/酮置换为 S,S－缩醛/酮。如下反应，硫氧置换的同时环状结构打开，有助于后续反应的进行。

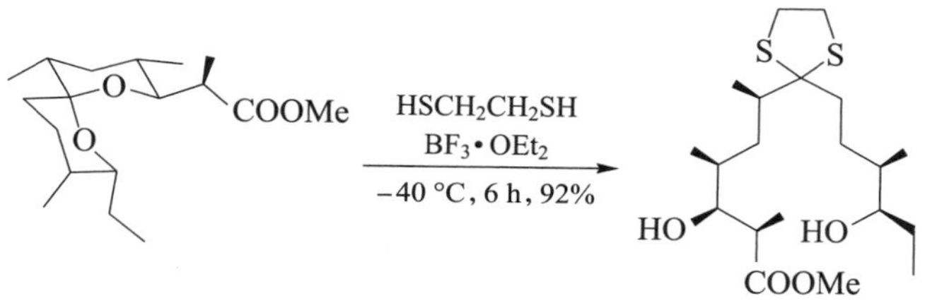

S,S－缩醛/酮在水解 O,O－缩醛/酮的条件下非常稳定。常见的脱除 S,S－缩醛/酮的方法是使用重金属盐，如 Hg(Ⅱ)、Ag(Ⅰ)、Ag(Ⅱ)、Cu(Ⅱ)或 Tl(Ⅲ)等。

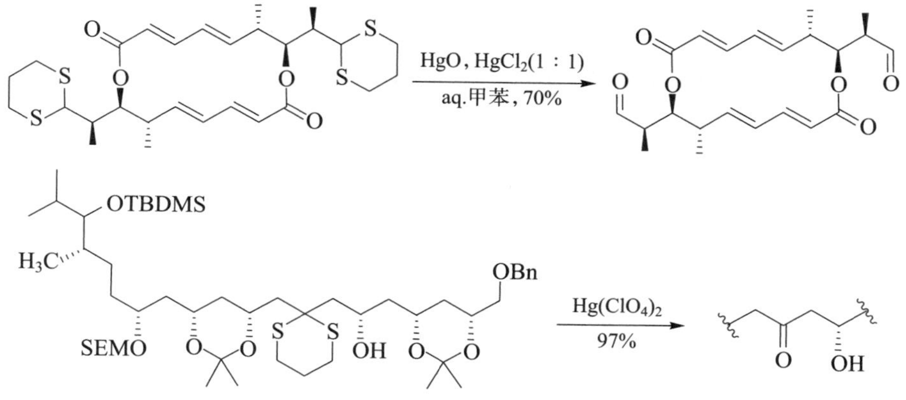

此外，可使用比较温和的硫烷基化试剂，如 MeI、$Me_3O \cdot BF_4$、$Et_3O \cdot BF_4$ 或 $MeOSO_2CF_3$ 等来脱除 S,S－缩醛/酮，如合成 azadirachtin 中间体中使用 MeI 脱除硫缩酮。

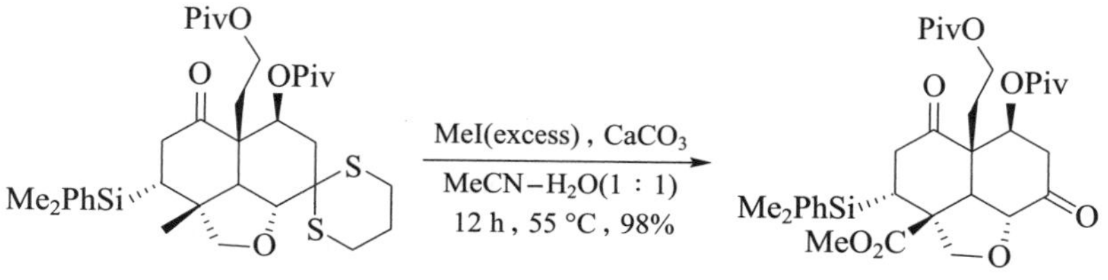

氧化反应也可脱除 S,S－缩醛/酮。氧化试剂包括卤素、NCS、NBS、t－BuOCl、Chloramine－T、MCPBA 或 HIO_4 等。由于一些可能的副反应，应用时要考虑底物的具体情况。例如，在合成 FK－506 时，多次使用氧化方法除去 S,S－缩醛/酮，尽管涉及的底物相当复杂，但其条件相当温和。

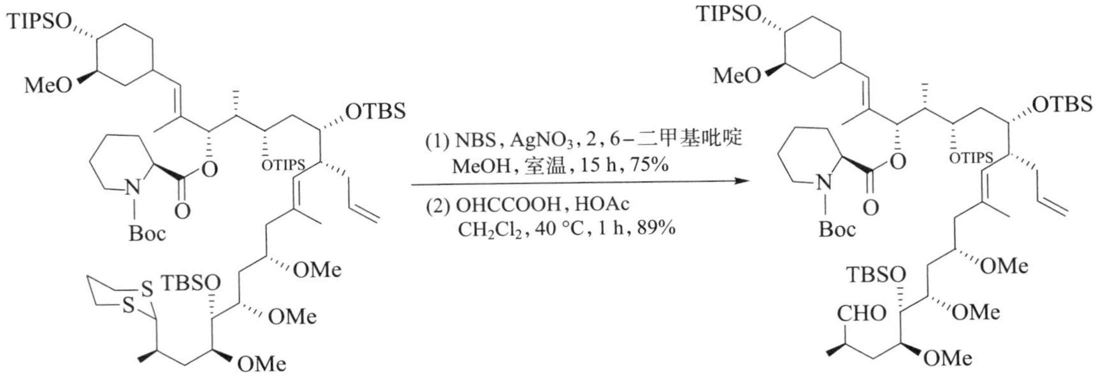

(1) NBS, $AgNO_3$, 2, 6－二甲基吡啶 MeOH, 室温, 15 h, 75%
(2) OHCCOOH, HOAc CH_2Cl_2, 40 °C, 1 h, 89%

9.4.3 *O*,*S*－缩醛/酮保护

这类保护基是前两类的混合体，但其应用不如前两类保护基普遍。在实际应用中，这类保护试剂中最常见的是巯基乙醇。

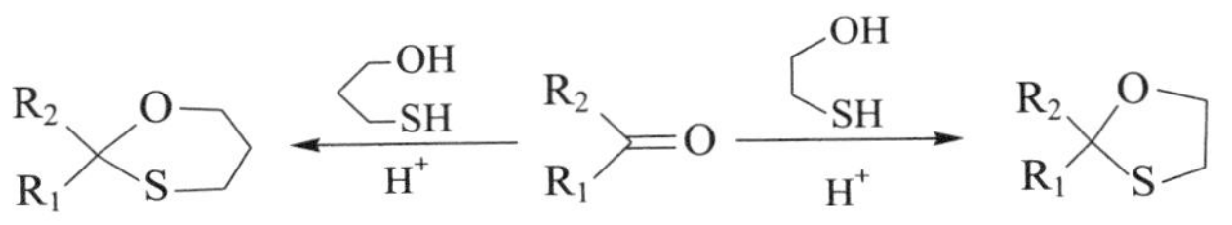

以下两种保护反应也较为常用，且均可到达 80% 以上的收率。

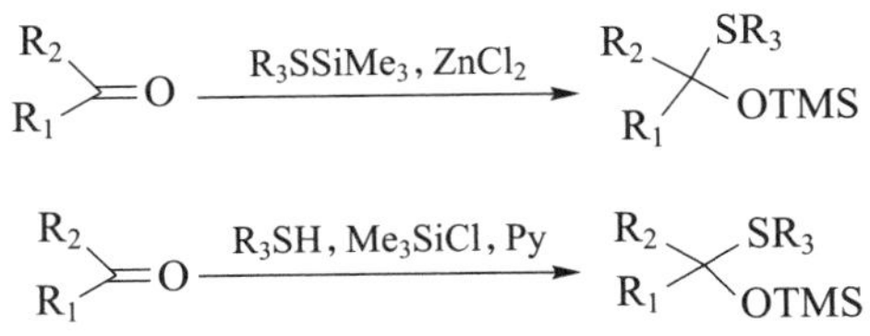

R_3SSiMe_3, $ZnCl_2$

R_3SH, Me_3SiCl, Py

在稀 HCl 条件下，O,S－缩醛/酮可脱去保护基。

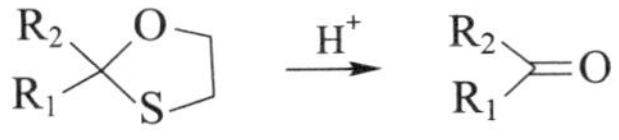

用来脱硫缩醛/酮保护的 $CeCl_3\cdot7H_2O$－NaI 条件也可用于脱除苄位的环状氧硫混合缩醛，同时烯丙基、炔丙基、对甲氧基苄基、TBDPS 等羟基的保护基可以不受影响。

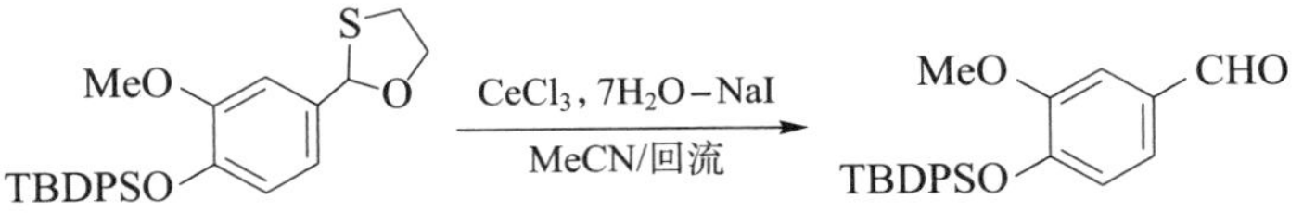

$CeCl_3$, $7H_2O$－NaI
MeCN/回流

选用 MeI－丙酮水溶液处理可选择性脱去 O,S－缩酮保护基，而不影响 O,O－缩醛和其他众多保护基或功能基。

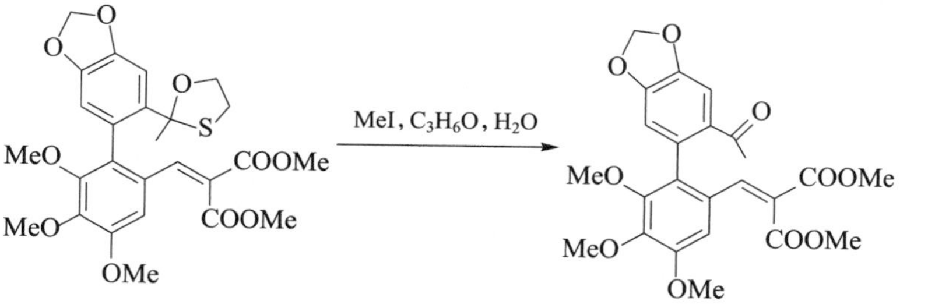

MeO MeO OMe COOMe COOMe O O O S

MeI, C_3H_6O, H_2O

MeO MeO OMe COOMe COOMe O O O

9.4.4 二氰亚甲基保护

醛/酮羰基与丙二腈经克脑文盖尔缩合得到二氰基亚甲基缩醛/酮，该保护基对许多亲电反应如傅克酰化反应、硫酰氯的氯化等都是稳定的。但脱除二腈亚甲基需要在较剧烈的浓碱条件下才能进行。

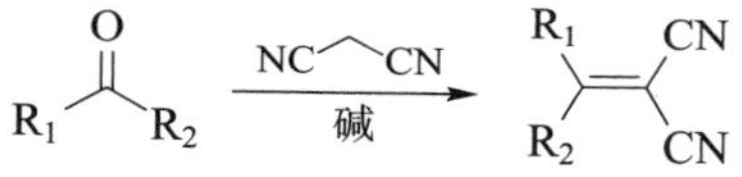

R_1 R_2 O → NC CN 碱 → R_1 R_2 CN CN

9.4.5 肟和腙

1. 肟

肟(oxime)是指含有羰基的醛、酮类化合物与羟胺作用生成的化合物。肟的通式为C═NOH 结构。由醛形成的肟称为醛肟，由酮形成的肟称为酮肟。肟经水解都能得到原来的醛或酮。

以对特辛基酚、乙酰氯、无水 $AlCl_3$ 和盐酸羟胺为主要原料，通过酰化、弗莱斯重排和肟化反应合成了新型铜萃取剂 2－羟基－5－特辛基苯乙酮肟。

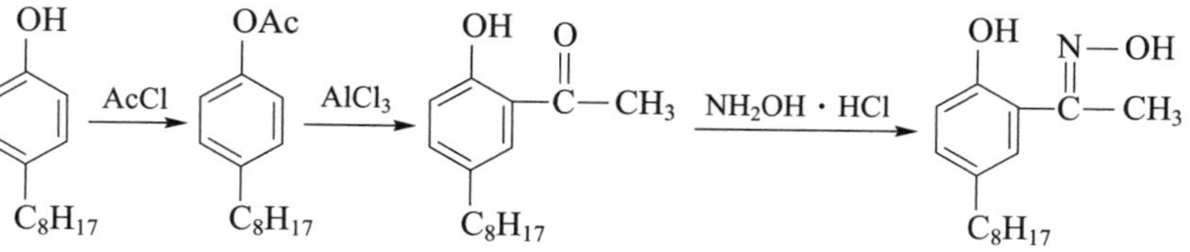

OH C_8H_{17} → AcCl → OAc C_8H_{17} → $AlCl_3$ → OH O C—CH_3 C_8H_{17} → $NH_2OH \cdot HCl$ → OH N—OH C—CH_3 C_8H_{17}

酮酸酯也可以肟化为羧基甲酮肟。

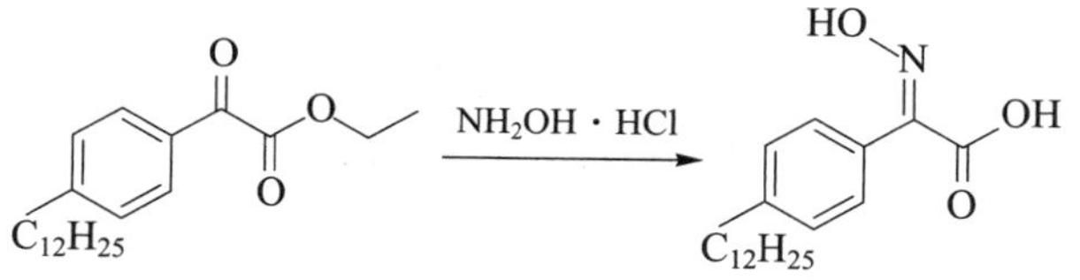

$C_{12}H_{25}$ O O O → $NH_2OH \cdot HCl$ → HO N OH O $C_{12}H_{25}$

2. 腙

腙(hydrazone)是指由肼或取代肼与含羰基化合物缩合生成的化合物。

$$\rangle\!=O + H_2N—NH_2 \longrightarrow \rangle\!=NNH_2$$

腙类化合物的形成一般在弱酸性条件下进行。其中,2,4-二硝基苯肼形成的腙最常用。2,4-二硝基苯腙大多数为固体,容易形成良好的晶形,常用于醛、酮的鉴定。以异烟酰腙的合成为例,在25 mL三口烧瓶中加入1.37 g异烟酰肼和15 mL无水乙醇,加热搅拌至完全溶解,再加入10 mmol的羰基化合物,继续搅拌回流2~24 h,冷却,有固体析出,过滤,用50%乙醇重结晶,得产品。

$$\text{Py—C(=O)NHNH}_2 + R_1COR_2 \longrightarrow \text{Py—C(=O)—NH—N=C(R}_1\text{)R}_2$$

腙类化合物可以通过水解还原成原来的醛、酮。有多种方法可用于腙的脱除,如酸水解、与过氧乙酸氧化等。全娜等报道了一种低毒、高效、绿色的二水氯化铜催化腙水解的化学方法。

$$R_1R_2C=N—Y \xrightarrow{CuCl_2 \cdot 2H_2O} R_1R_2C=O + Cu(NH_2Y)X_2$$

$(Y=—NMe_2, —NHR或—NH_2)$

9.5 羧基的保护与去保护

羧酸广泛存在于具有生物活性的化合物和中间体(如β-内酰胺、大环内酯和氨基酸等)中。在有机合成过程中常涉及羧基的保护,以便其他位置进行特定反应而不受到羧酸的干扰。羧基保护基的脱除反应条件也不能破坏其他易变基团。因此不同底物的羧基保护基需要根据其引入及脱除方法对其他基团可能造成的影响进行选择。

羧基的常见保护主要是形成各种烷基酯、酰胺和硅基酯。羧酸的烷基酯形成方法包括:① 羧酸与烷基醇(甲醇、乙醇、卤代乙醇、苄醇)在质子酸、路易斯酸、固体酸、缩合剂(如DCC、HBTU等)催化下的酯化反应;② 酸酐与醇的反应;③ 酰卤与醇的反应;④ 羧酸盐与卤代烃的反应;⑤ 羧酸与烯烃(如异丁烯)的加成反应;⑥ 羧酸与重氮烷的反应;⑦ 酯交换反应(详细反应参见第4章酰化反应)。由于酯在强酸强碱条件下稳定性差,且酯可与烷基金属(如格氏试剂、烷基铜等)进行反应,故有时羧基也用更加稳定和惰性的酰胺进行保护。

9.5.1 羧酸酯保护的去除

酯保护基在稳定性、经济性、选择性等方面有较大的选择，能用于羧酸保护的酯类主要有甲酯、乙酯、叔丁酯、苄酯或取代苄酯、烯丙酯、(2－卤代)乙酯、硅基酯等；特殊的保护基包括形成噁唑烷酮、原酸酯等。由于甲基、(2－卤代)乙基、(4－硝基、甲氧基)苄基等羧酸酯所用的醇价格低廉、来源广泛、酯化操作简便且收率高、脱除保护基条件温和，是羧基转化为各种烷基酯最常用的保护方法。

1. 甲酯或乙酯

根据羧酸甲酯或乙酯在水中的溶解性的不同，可以选择纯水、乙醇－水或甲醇－水为溶剂，在碱性条件包括 LiOH、NaOH、饱和石灰水或 Na_2CO_3，或稀盐酸或稀硫酸中进行水解，反应温度为室温至回流温度。

但当酯基周围存在较大空间位阻时，一般的强碱或强酸条件下很难发生水解，此时，可以使用 LiI 在回流的吡啶、2,3－二甲基吡啶、2,3,6－三甲基吡啶或 DMF 中进行水解；也可以使用正丙基硫醇锂在六甲基磷酰三胺中除去。

2. 叔丁酯

羧酸叔丁酯一般是用羧酸与异丁烯在 TsOH 催化下反应来制备，较少使用羧酸与叔丁醇在缩合剂作用下制备。羧酸叔丁酯在碱条件下较稳定，也不能通过氢解的方式除去。但它对酸很敏感，叔丁酯的除去可以使用稀盐酸、CF_3COOH、TsOH、乙酸水溶液在低温至室温下水解。

O_2N–C_6H_4–COCl + Ph–CH_2–$CH(CO_2Bu-t)_2$ $\xrightarrow[\text{(2) TsOH}]{\text{(1) NaH}}$ O_2N–C_6H_4–CO–CH_2CH_2–Ph

3. 苄酯或取代苄酯

羧酸苄酯(包括 4－取代苄酯)的脱除使用最多的是在 Pd/C、雷尼镍催化下的氢解，它在一定碱性条件下有较高的稳定性。苄酯也可以使用 CF_3COOH、HBr、HCl 等条件下水解除去，当苯环上带有吸电子取代基时，稳定性较高，如 4－硝基苄酯在室温下不能被 CF_3COOH 除去；当苯环上带有给电子取代基如烷基、烷氧基时，有利于苄氧负离子的形成，给电子取代基越多，酸水解越容易。

4. 2－卤代乙基酯

2－卤代乙基酯包括 2－氯乙基酯、2－二氯乙基酯、2－三氯乙基酯和 2－三氟乙基酯等，可以在酸性或碱性条件下脱除，也可以在低温下通过 Zn/HCl、Zn/AcOH 体系进行脱除，特别适合对强碱条件不稳定羧酸的保护。如保护 β－内酰胺羧基时，形成 2,2－二氯乙酯、

2,2,2－三氟乙酯等，用 Zn/AcOH 在冰水浴温度进行脱除。

5. 硅酯

三甲基硅烷基酯对非水反应条件稳定，但这取决于酯和三甲基硅烷基的空间环境。可在醇中回流裂解三甲基硅烷基酯；或在温和的酸性或碱性条件下水解裂解三甲基硅烷基酯。该物质的烷基取代越多，其性质越稳定。

(1) 三甲基硅　三甲基硅烷基酯的合成方法参考醇保护部分。在大多数情况下，三甲基硅烷基酯形成后不经分离直接进行下一步反应，主要是其在水、酸、碱条件下非常不稳定。

保护条件：

① Me_3SiCl/Py，CH_2Cl_2，30 ℃。

② $MeC(OSiMe_3)=NSiMe_3$，HBr，二噁烷，α－甲基吡啶。

③ $MeCH=C(OMe)OSiMe_3/CH_2Cl_2$，15～25 ℃。

④ $Me_3SiNHSO_2OSiMe_3/CH_2Cl_2$，30 ℃。

(2) 三乙基硅　保护条件：

①

HO, CO_2H, C_5H_{11}, HO, OTBDMS $\xrightarrow[60\ ℃,\ 0.5\ h,\ 95\%]{TESCl,\ Py}$ TESO, CO_2TES, C_5H_{11}, TESO, OTBDMS

② TESH，$Pd(OAc)_2$，甲苯，回流。

③ $Ru_3(CO)_{12}$，EtI，丙酮，Et_3SiH。该方法对由相应的硅烷，如 TIPS、TBS 等形成多种其他硅烷基酯同样有效。

④ TESH，$ZnCl_2$，DMF，120 ℃。

⑤ TESH $[RuCl_2(p-cymene)]_2$。该方法也可制备二甲基苯基硅烷基醚和甲基二苯基硅烷基醚，以及将醇转化为硅烷基醚。

(3) 叔丁基二甲基硅　保护条件：

① $t-BuMe_2SiCl$，咪唑，DMF，25 ℃。

② 吗啉，TBDMSCl，THF。该条件在酚的存在下形成酯。

③ $t-BuMe_2SiCl$，Pd/C，甲苯，70 ℃。

(4) 二甲基苯基硅　由氨基酸和二甲基苯基硅烷反应制备：Ni/THF，回流。

(5) 二叔丁基甲基硅烷基酯(DTBMS)　DTBMS 酯制备条件示例：DTBMSOTf，Et_3N，THF，室温。

9.5.2 羧基的酰胺化保护

一般酸碱条件下酰胺稳定性比酯高，而且酰胺不与格氏试剂、烷基金属反应，故在一些反应中将羧基通过酰胺化进行保护。

1. 羧酸与游离胺的酰胺化

羧酸与胺直接反应一般仅形成盐，因此在实验室中由羧酸与胺形成酰胺需要在缩合剂DCC、DIPC、CDI、HBTU、偶氮二甲酸二乙酯等条件下反应来制备。工业化酰胺生产一般在Al_2O_3等催化下高温进行氨解反应。

OH O —— H_2N OH / HBTU, Et_3N / DCM，室温 ——→ H N OH O

2. 酸酐与胺的酰胺化

酸酐与胺在无机碱或有机碱等缚酸剂催化下可以较高收率形成酰胺，是最常用的酰胺制备方法。如醋酸酐与氨基酸在碳酸钠、三乙胺等存在下可以形成乙酰基氨基酸。在氯霉素合成中间体的酰化中，由于存在酮羰基，其操作条件非常重要，否则会形成氨基与羰基的缩合产物（吡嗪衍生物）。

O_2N—C(=O)—CH_2—NH_2HCl ——$Ac_2O/AcONa$——→ O_2N—C(=O)—CH_2—$NHCOCH_3$

操作步骤：

反应罐中加入氯苯，冷至0~3 ℃，2－氨基－1－对硝基苯乙酮盐酸盐，开动搅拌，将结晶打碎成浆状。然后加入乙酸酐，搅拌均匀后，先慢后快加入38%~40%的乙酸钠溶液。加完乙酸钠时温度不超过22 ℃。在18~22 ℃反应1 h，检测无游离氨基后，将反应液冷却到10~13 ℃，析出结晶，过滤，先用水洗涤，再用1%~5%的碳酸钠洗涤至中性。

3. 酰氯与胺的酰胺化

酰氯与胺在无机或有机碱缚酸剂存在下也能较高收率地形成酰胺，也是制备酰胺的常用方法。

$$R_1COCl + R_2R_3NH \xrightarrow[\text{KOH(pH约11.5)/}H_2O\text{, 20~25°C}]{\text{TMEDA (0.1当量) / N-甲基咪唑 (0.1当量)}} R_1CONR_2R_3$$

4. 酯胺解的酰胺化

由于氨基氮原子的亲核能力大于醇氧原子，而且酰胺稳定性高于酯，因此通过酯的氨解反应也是合成酰胺的方法之一。

9.5.3 酰胺保护基的去除

在一定程度上，酰胺和酰肼等已被用于羧基的保护。烷基酯对亚硝酸及用于裂解酰肼的氧化剂[包括 $Pb(OAc)_4$、MnO_2、SeO_2、CrO_3 和 $NaIO_4$；$Ce(NH_4)_2(NO_3)_6$；Ag_2O_3；$Hg(OAc)_2$]稳定，上述氧化剂可选择性有效裂解酰胺。

由于酰胺稳定性较高，因此，除了上面的氧化裂解法外，还可以根据底物中其他官能团的稳定性，选择在盐酸条件下加热除去，或在强碱如 LiOH、NaOH 或 KOH 水溶液中加热除去。

小结

在官能团保护基的选择方面，需要综合考虑的因素除了保护基在后续反应条件下的稳定性外，还需要考虑底物原有的其他基团和反应后新形成的基团在脱除保护基条件下的稳定性。当然，除了上面介绍的几类官能团保护外，还有诸如端炔、苯环、巯基、磺酸根等其他官能团的保护问题，限于篇幅原因，在此不一一介绍。

（黄帅）

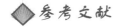

参考文献

习题

一、简答题

1. 为什么要进行官能团的转换？

2. 常见的几种羟基保护基有哪些？

3. 常见的醛、酮的保护基有哪些？

二、完成下列反应式（每空只填写主要反应产物或反应试剂）

4. HO—(呋喃糖, OCH$_3$, OH OH) $\xrightarrow[Et_3N]{Trcl}$ [　　　　]

5. (OH, COOH, NH_2) $\xrightarrow[NaOH]{Cb_2Cl}$ $\xrightarrow{HCl}$ [　　　　]

6. (Ph–CO–CH=CH–COOEt) $\xrightarrow[\text{TsOH}]{\text{HOCH}_2\text{CH}_2\text{SH}}$ [　　　]

7. TrO–CH_2CH_2–CO–oEt $\xrightarrow[\text{THF}-H_2O]{cF_3COOH}$ [　　　]

8. TmSO–CH_2CH_2–CH(NHCbz)–$COOCH_3$ $\xrightarrow[\text{THF}-H_2O]{Bu_4NF}$ [　　　]

9. (dioxolane-protected ketone, 1,3-dithiolane carboxylic acid, OH) $\xrightarrow{(\qquad)}$ (butyl 1,3-dithiolane carboxylic acid, OH)

三、运用官能团保护的知识，并选择适当的保护基或去保护试剂完成下列转变

10. (CH_3-benzene) ⟶ (CO_2H, NO_2-benzene)

11. (H, O, OH, H, OH, HOH_2C, OH, H, CH_2OH) ⟶ (H, O, OH, H, OH, HOH_2C, OH, H, CO_2H)

12. (O= ... lactone, O, O) ⟶ (O= ... OH, OH)

13. (H, N, CHO, $HO(H_2C)_2$) ⟶ (H, N, C(=O)CH_3, $HO(H_2C)_2$)

14. (NH_2-benzene) ⟶ (NH_2, NO_2-benzene)

15.

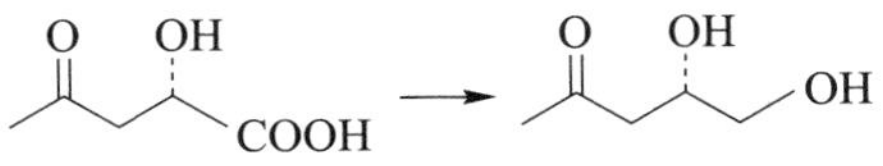

16.

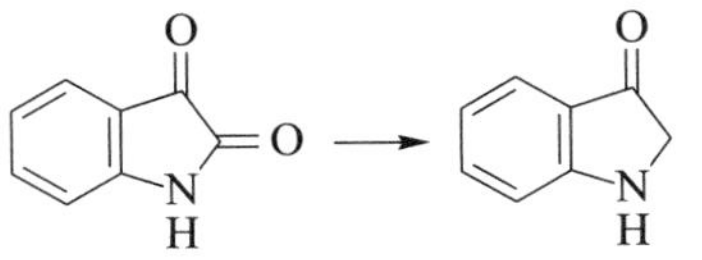

17.

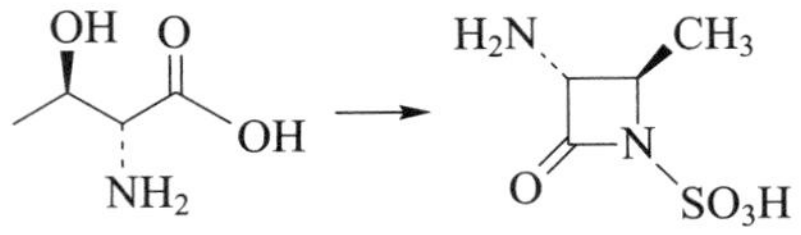

(L–苏氨酸)

第10章 还原反应

1. 课程目标

在理解还原反应定义的基础上，掌握各种类型有机化合物的还原反应，常用还原剂、还原条件及还原特点，熟悉有关人名反应及其在药物合成中的应用。使学生能够依据原料结构及产物性质等，并综合考虑安全环保及技术经济等因素，合理地选择还原反应试剂及条件，培养学生在实际药物合成工作中严谨的科学素养。

2. 重点和难点

重点：各类还原剂对各种官能团的还原能力和选择性。

难点：反应时如何选择还原剂及助剂。

引言

化学反应中，使有机物分子中碳总氧化数降低的反应称为还原反应，即在还原剂的作用下，能使有机分子得到电子或使参加反应的碳原子上的电子云密度增高的反应。更为直观地，还原反应可视为在有机分子中增加氢或减少氧的反应。

使用化学物质包括单质、化合物等作为还原剂所进行的还原反应称为化学还原反应，还原反应还包括电化学还原反应和催化氢化。化学还原反应按机理主要分为负氢离子转移还原反应和电子转移还原反应。另一种在催化剂存在下，借助于氢原子进行的还原反应称为催化氢化还原或催化加氢还原。还有一种利用微生物发酵或活性酶进行的还原反应称为生物还原反应，这里不作介绍。

还原反应根据所用还原剂及操作方法不同，基本上可以分为三类。① 亲核加成：包括金属复氢化物对羰基化合物及其衍生物（醛、酮、酰氯、酯、酰胺、腈、羧酸、酸酐等）、含氮化合物（硝基化合物、亚硝基化合物、肟和亚胺）的还原反应，烷氧基铝对醛、酮的还原反应，甲酸及其衍生物对羰基化合物的还原胺化；② 亲电加成：包括硼烷对不饱和键（烯烃、醛、酮、羧酸及其衍生物、腈和肟）的还原反应；③ 自由基反应：包括碱金属对芳香族化合物的还原，活泼金属对羰基化合物、含氮化合物（硝基化合物、肟和偶氮化合物）的还原，硫化物或含氧硫化物对含氮化合物（硝基化合物和偶氮化合物）的还原，活泼金属作用下的氢解反应，以及有机锡氢化物的脱卤氢解反应。

10.1 金属催化氢化及氢解反应

10.1.1 金属催化氢化

金属催化氢化是在金属催化剂作用下,反应物中不饱和键转化为饱和键的反应。虽然单质氢分子在常温常压下还原能力非常弱,但在催化剂作用下,可顺利地完成不饱和键和一些基团的转化,主要应用于三键、双键的还原,或氢原子取代烯丙基或苄基上的杂原子。还原性金属(Na、Zn、Fe 等)遵循自由基机理,可用于产生负离子自由基,而氮的低价化合物及磷的低价化合物一般用于除去有机分子中的杂原子。根据反应体系,催化氢化反应可分为多相催化氢化、催化转移氢化和均相催化氢化。

1. 多相催化氢化

多相催化氢化反应是指固体催化剂不溶于反应介质,氢气在液相溶液中对底物的非均相催化氢化反应。被还原的底物和氢气一般吸附在催化剂表面,活化后进行反应,常用的催化剂有铂、钯、氧化铂、氧化钯及其他一些金属的氧化物,工业上最常用的是镍催化剂。在多相催化氢化反应中,除被还原底物的性质、催化剂的活性和选择性、反应的温度和压力、振荡搅拌情况外,溶剂也具有重要的作用。常用的溶剂有醇、醚、乙酸乙酯、水和石油醚等,其中最常用的是乙醇。

多相催化氢化还原因其操作简单,后处理方便,成为众多还原方法中最常用的方法之一。该还原反应只需在适当的溶剂(若被还原的物质是液体,甚至可不需要溶剂),以及氢气条件下,将反应物与催化剂一起搅拌或者振荡即可进行;催化剂可直接过滤除去,产物从滤液中分离出即可。目前该方法也是工业生产上应用最多的。

(1) 反应机理 多相催化氢化顺式加成的反应机理认为,反应过程中吸附在金属表面的氢及碳－碳重键均被活化。氢原子从催化剂上转移到被吸附的反应物上是分步进行的,即一个氢原子先转移到重键上位阻最小的位置,形成吸附在催化剂表面的半氢化物;另一个氢原子从同一侧转移到半氢化的键上,如果氢化过程更慢,这种顺式选择性将大大降低。

$R_1R_2C{=}CR_3R_4$ + H_2 ⇌ [M surface–H / C=C adsorbed complex] ⇌ [half-hydrogenated adsorbed complex] → $HCR_1R_2{-}CR_3R_4H$

例如，下例中化合物同向加成得到 A/B 反式甾烷。

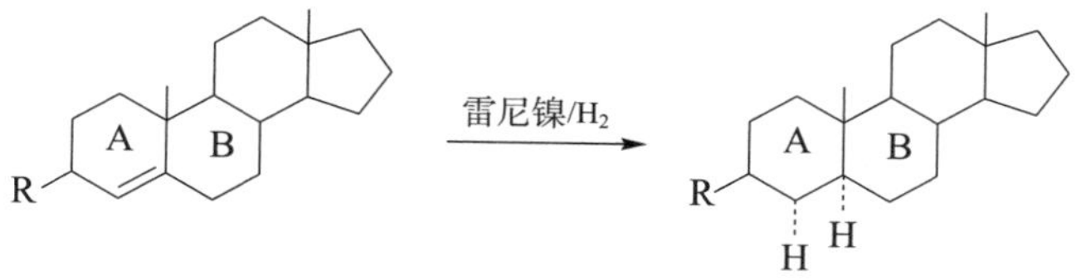

多相催化氢化还原常用的催化剂为镍（Ni）、钯（Pd）、铂（Pt）、铑（Rh）、钌（Ru）等。其活性顺序为 Pd＞Rh＞Pt＞Ni＞Ru。

(2) 影响因素　多相催化氢化反应的反应速率和选择性主要由催化剂、反应条件和底物结构决定。

① 常用催化剂种类

i. 镍催化剂

根据镍催化剂的制备方法和活性的不同，可以将其分为多种类型，主要有雷尼镍和硼化镍。

雷尼镍又称活性镍，是将含镍 40%～50% 的镍铝合金加入一定浓度的氢氧化钠溶液中，溶解其中的铝（有氢气产生）而得到具有多孔状的骨架镍。一般将不同条件下所制得的雷尼镍分为 W_1～W_8 等不同的型号，活性大小次序为 $W_6>W_7>W_3, W_4, W_5>W_2>W_1>W_8$。通常每克雷尼镍可以吸附 25～150 mL 的氢，接触空气即燃烧（利用这个性质来检验所制得的催化剂活性），故需贮藏在无水乙醇或蒸馏水中。催化还原反应前，向雷尼镍中添加少量的氯化铂、二氯化镍、硝酸铜和二氯化锰等，可提高其催化活性。

雷尼镍是最常用的氢化催化剂。在中性和弱碱性条件下，可以用于烯键、炔键、硝基、氰基、羰基、芳杂环和芳稠环等化合物的还原氢化及碳－卤键、碳－硫键的氢解，对苯环和羧基的催化活性弱，对酯、酰胺无催化活性；在酸性条件下活性下降，pH＜3 时活性消失。含有硫、磷、砷、锡、铝、碘等单质或其化合物可导致雷尼镍中毒。

硼化镍（Ni_2B）的制备可通过硼氢化钠在水（P－1 型）或醇（P－2 型）中还原醋酸镍，其中 P－2 型活性低但选择性好。硼化镍还原烯类化合物不产生双键的异构化，对顺式烯烃的还原活性大于反式烯烃，且随烯烃双键取代基数目的增加，催化活性下降。当烯键、炔键同时存在时，可选择性还原炔键，还原苄基或烯丙基时不会引起氢解副反应。

ii. 钯催化剂

钯催化剂常用的类型有钯黑、钯碳（Pd/C）和林德勒（Lindlar）催化剂。

钯催化剂一般都是通过浸渍的方法将活性钯及助催化剂活性组分负载到载体上。浸渍法是制造载体催化剂最有效和最常用方法，一般是将活性组分的一种可溶性盐，按比例配制成浸渍液，将选择好的一定量载体与浸渍液混合，待吸附饱和后，将负载的载体进行干燥、焙烧、活化等步骤制成催化剂。这种方法虽然简单，但整个制作过程，包括载体种类和性能、不同活性组分品种和负载量，以及浸渍方式、干燥、焙烧、活化条件、方式、次序等都会影响成品催化剂的性能。

水溶性钯盐经还原得到的极细金属粉末，呈黑色，称钯黑。负载有钯黑的载体称载体钯，载体为活性炭的称为钯碳，其中钯的含量通常为5%～10%。5%的钯碳催化剂有助于烯键、炔键的氢化，也可在室温、低压条件下还原硝基、氰基、肟、希夫碱等官能团；高压下催化氢化含有酚、醚的芳环，还可用于脱卤氢解、脱硫氢解及二硫键的还原。钯不易中毒，如选用适当的催化活性抑制剂，可用于复杂分子的选择性还原。

硫酸钡（或碳酸钙）是一种催化剂毒剂，具有抑制催化氢化反应活性的作用。如钯吸附在载体碳酸钙或硫酸钡上，并加入少量抑制剂（醋酸铅或喹啉），这种部分中毒的催化剂称为林德勒催化剂。常用的有 $Pd-CaCO_3/PbO$ 与 $Pd-BaSO_4$/喹啉两种，其中钯的含量为5%～10%。林德勒催化剂具有较好的选择性还原能力，可选择性还原炔键为烯键。

iii. 铂催化剂

铂催化剂主要有铂黑、铂碳（Pt/C）和二氧化铂（PtO_2）三类。

水溶性铂盐经还原得到的极细黑色金属粉末，称为铂黑，铂黑吸附在载体活性炭上称为铂碳，其作用是增强活性，减少催化剂用量。二氧化铂也称亚当斯（Adams）催化剂，具有便于保存的优点，使用时被还原为铂从而产生催化作用。铂催化剂活性高，使用范围十分广泛。可在室温、常压下发生催化氢化及氢解反应。碱性物质可使铂催化剂钝化而失活，因此，铂催化剂通常在酸性介质中进行还原。铂催化剂除用于雷尼镍催化剂所应用的底物范围外，还可用于酯基和酰胺基的氢化还原，对苯环及共轭双键的氢化能力较钯催化剂强。

② 影响催化反应速率和选择性的因素

i. 催化剂因素的影响

影响催化剂的因素有催化剂的种类、类型、用量、载体及助催化剂、毒剂或抑制剂的选用等。一般情况下，催化剂活性大，则选择性差。催化剂中加入适量助催化剂，可增加催化剂的活性，加快反应速率；加入适量抑制剂，可使催化剂活性降低，但会提高反应选择性。对于氢化反应常用的催化剂来说，在催化剂的制备或氢化反应过程中，常常由于引入少量的杂质，使催化剂的活性大大下降或完全消失，并难以恢复到原有活性，这种现象称为催化剂中毒。使催化剂中毒的物质称为毒剂，主要包括硫、磷、砷、铋、碘等离子及某些有机硫和有机胺类。一般认为，这些毒剂与催化剂的活性中心发生强烈的化学吸附，“占据”了催化剂的活性中心，且通常无法进行解吸，从而使催化剂丧失催化活性。如果仅使催化剂活性在某一方面受到抑制，经过适当活化处理可以再生，这种现象称为阻化。使催化剂阻化的物质称为抑制剂，使催化剂部分中毒，从而降低催化活性。毒剂和抑制剂之间，因使用条件而异，并无严格的界限。

ii. 反应条件的影响

(a) 反应温度

与通常的化学反应相同，升高温度，反应速率加快，但若催化剂有足够的催化活性，温度升高，会使副反应增多和反应选择性下降。

$$\text{PhCH=CHCH=CHCOCH}_3 \xrightarrow[9.81\times10^3\ \text{kPa}]{\text{H}_2/\text{雷尼镍}} \begin{cases} 25\ ^\circ\text{C}: \text{Ph(CH}_2)_4\text{COCH}_3 \\ 120\ ^\circ\text{C}: \text{Ph(CH}_2)_4\text{CH(OH)CH}_3 \\ 260\ ^\circ\text{C}: \text{C}_6\text{H}_{11}\text{(CH}_2)_4\text{CH(OH)CH}_3 \end{cases}$$

（b）反应压力

氢气压力增大即氢气浓度增大，不仅可以提高反应速率，而且有利于平衡向氢化反应方向移动，但会使反应的选择性下降。如炔烃在常压下催化氢化还原可部分停留在烯烃阶段，若氢气压力大于 9.81×10^3 kPa 时，则主要产物为烷烃。因此，在实际氢化反应中，需要综合考虑反应需要和设备条件设置合理的压力条件。

（c）溶剂及介质的酸碱性

通常选用的溶剂沸点应该高于反应温度，并对产物有较好的溶解性，以利于产物从催化剂表面解吸。常用的溶剂有水、甲醇、乙醇、乙酸、乙酸乙酯、四氢呋喃、环己烷和二甲基甲酰胺等。

介质的酸碱性，不仅可以影响反应速率和选择性，而且对产物的构型也有较大的影响，例如，有机胺或含氮芳杂环的氢化还原通常选用乙酸作溶剂，可使碱性氮原子质子化而防止催化剂中毒。

（d）搅拌速率

氢化反应为多相反应，且为放热反应，采用高效强有力的搅拌，有利于氢化反应的进行，可避免反应体系出现过热现象，有效减少副反应的发生。

iii. 底物结构的影响

通常情况下，炔键活性大于烯键，位阻较小的不饱和键活性大于位阻较大的不饱和键，三（四）取代烯烃需在较高的温度（100～200℃）和压力（7.85×10^5～98.11×10^5 Pa）下，反应方能顺利进行。

（3）应用　催化氢化是将碳－碳不饱和键还原为碳－碳单键的首选方法。烯烃和炔烃易于催化氢化，且具有较好的官能团选择性。二者经加氢还原均可得到相应的烷烃，若控制反应条件，炔烃的还原产物可停留在烯烃阶段。

$$\text{R}_1\text{R}_3\text{C=CR}_2\text{R}_4 \xrightarrow[\text{催化剂}]{\text{H}_2} \text{R}_1\text{R}_3\text{CH—CHR}_2\text{R}_4$$

$$\text{R}_1\text{—C}\equiv\text{C—R}_2 \xrightarrow[\text{催化剂}]{\text{H}_2} \text{R}_1\text{—CH}_2\text{—CH}_2\text{—R}_2 \text{ 或 } \text{R}_1\text{CH=CHR}_2\ (\text{顺式})$$

烯烃和炔烃的催化氢化反应为同面加成，一般都是在分子空间位阻较小的一面发生化学吸附，然后氢化，以顺式产物为主，但由于部分反式构型更稳定，因此反应过程中仍然会产生一定量的反式产物。如抗雄性激素药戊双氟酚的制备，即是通过反式烯烃中间体经钯催化氢化发生顺式加成反应，而后断裂醚键得到。

$H_2/Pd-C/C_2H_5OH/HCl/H_2O$

9.81×10^4 Pa

93% 7%

(1) $H_2/Pd-C$

(2) HBr

在催化剂存在下烯烃的双键通常易被还原成饱和烃。少数立体位阻较大的烯烃由于难以吸附到催化剂的催化作用点而较难氢化。氢化的难易程度与碳－碳重键上取代基的大小和数目成反比。例如，

5%Pd－C，1%Na_2CO_3

384 K，4 h，H_2

$H_2/Rh-AlPO_4$

CH_3OH

100%

H_2/PtO_2

与羰基共轭的双键既可以用催化氢化法还原，也可以采用金属－供质子剂还原法，不过两种还原方法所得产物的立体化学结果不同。当以催化氢化法还原时，底物以位阻较小的一面与催化剂接触，并与活化的氢同面顺式加成；而金属－供质子剂还原法是经过阴离子自由基质子化过程，以形成热力学稳定的异构体为主（详见 10.2 节）。如以二氧化铂为催化剂，对反应物中的 α,β－不饱和甲酸酯进行催化氢化，由于反应物 N 原子上取代基的影响，分子 β 面空间位阻较小，同面加成氢化的结果使得最终生成（2*S*，3*S*）－1，2－双取代吡咯烷－3－甲酸甲酯。

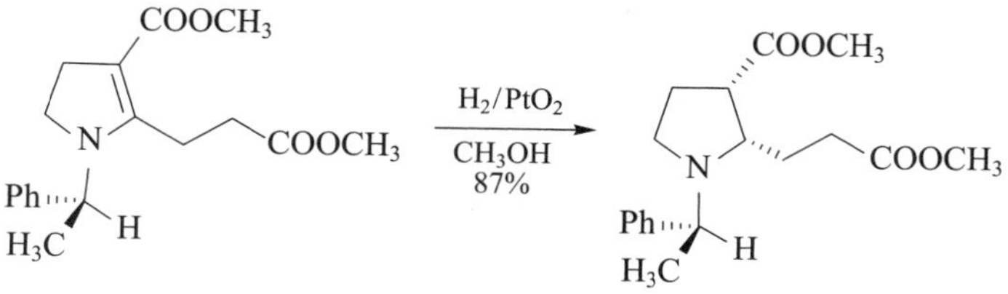

若分子中同时存在共轭双键及非共轭双键时，共轭双键可被选择性还原。如盐皮质激素去氧皮质酮的合成中，分子中的5，6位非共轭双键、16，17位共轭双键及20位羰基均可催化氢化还原，但16，17位双键因与20位羰基共轭导致电子云密度降低，更易发生还原反应，得到选择性部分氢化16，17位双键的还原产物。

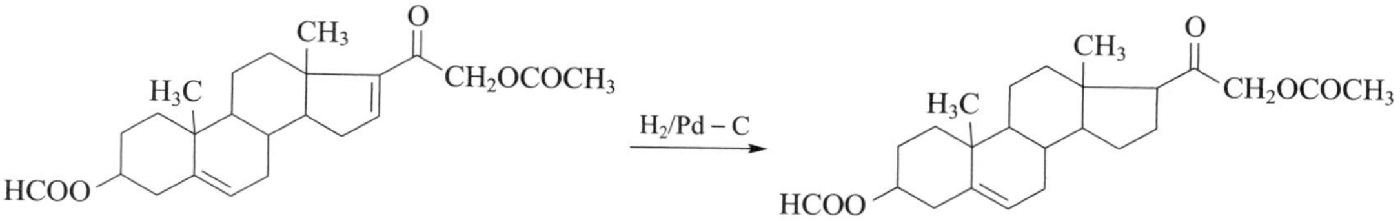

除了极易被还原的酰卤和芳硝基外，当烯烃和炔烃分子中存在其他的可还原官能团时，均可通过催化氢化法选择性地还原烯键和炔键，而不会影响其他的官能团。拟交感神经药多巴酚丁胺及镇痛药苯噻啶中间体的制备，通过控制氢化反应条件，选择性地还原双键，而底物结构中的羰基、羧基、芳环未受影响。

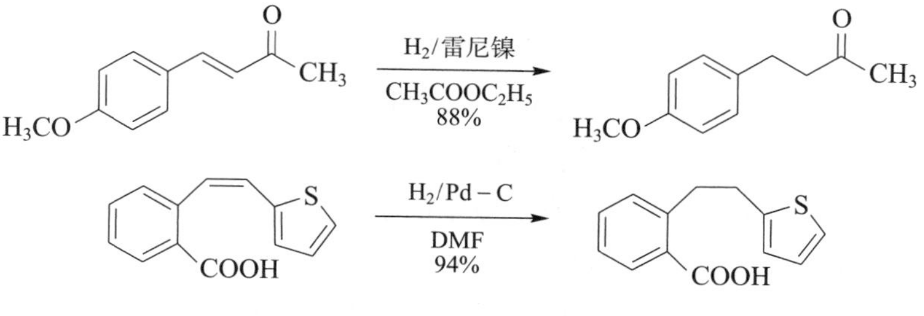

P－2型硼化镍也可以选择性地还原末端烯键，不影响非末端烯键。还原多烯类化合物时不发生烯键异构化、苄基或烯丙基氢解等副反应。例如，

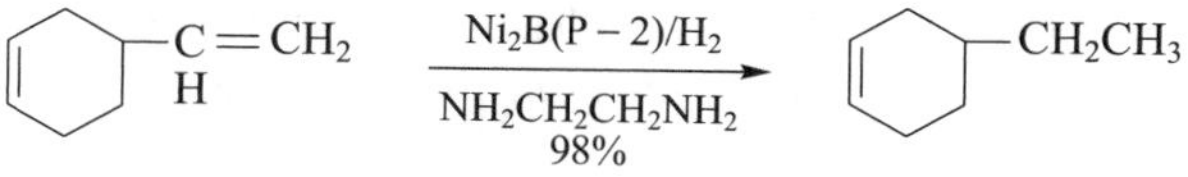

炔键易被还原剂氢化发生完全氢化或部分氢化。常用的催化剂（铂、钯、镍等）催化可使炔烃加成得到饱和烃。选择合适的催化剂可以控制催化氢化的程度，得到烯烃。在这一过程中最重要的就是还原成顺式烯烃还是反式烯烃。氢化二异丁基铝、林德勒催化剂或P－2型硼化镍可还原炔，高收率地得到顺式烯烃。林德勒催化剂就是在钯/碳酸钙/醋酸铅催化剂中加入适量的吡啶、喹啉或铋盐作为抑制剂，降低其催化活性，达到选择性地还原炔成顺式烯烃的目的。例如，天然含三键的硬脂炔酸利用林德勒催化剂经部分还原炔烃得到顺式

油酸；在维生素 A 的制备中，采用林德勒催化剂，低温下定量地通入氢气，可选择性地将炔键部分氢化为烯键而达到选择性还原的目的。

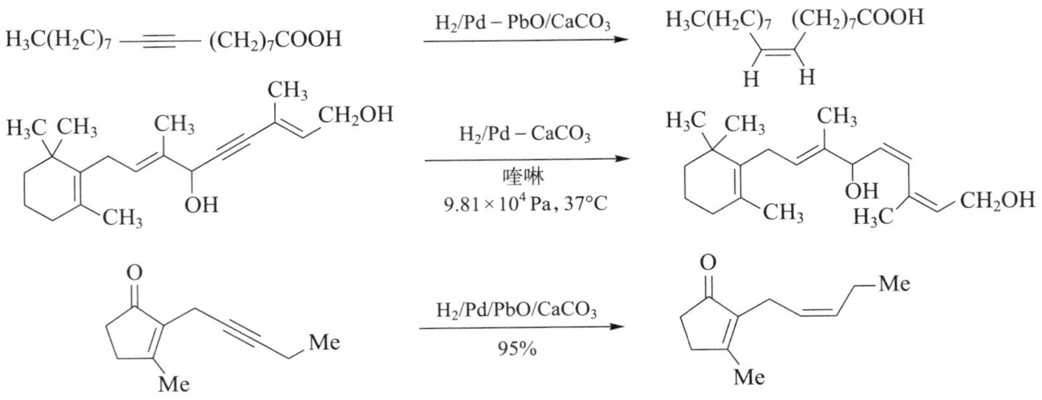

环丙烷在一定条件下可以发生氢解开环反应。环丁烷亦可催化氢解。五元环及以上一般不能氢解开环。例如，

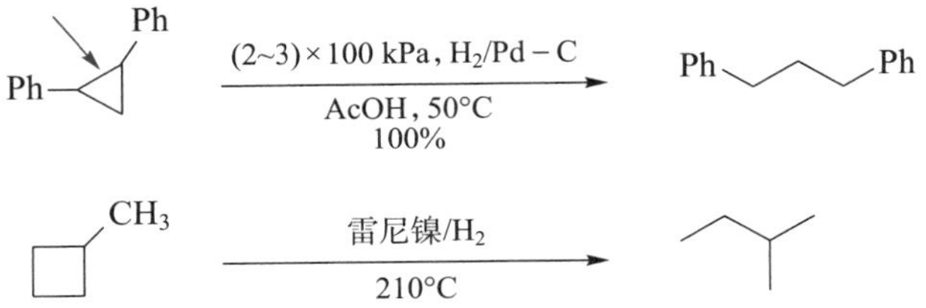

芳烃的催化还原亦为非均相催化加氢反应机理。苯环是难以氢化的基团，芳稠环如萘、蒽、菲等芳香环因芳香性较弱，较苯环易于氢化。取代苯（如苯酚、苯胺等）及含氮、氧、硫等杂原子的芳杂环由于取代基或杂原子的引入，导致芳环极性增加，比苯环更易于发生催化氢化反应。芳烃还原最常用的催化剂是铂和铑，它们可以在常温下还原，而雷尼镍和钌则需要高温高压的反应条件。在乙酸中用铂作催化剂时，取代苯的活性顺序为 $ArOH > ArNH_2 > ArH > ArCOOH > ArCH_3$。

芳烃的催化氢化可用于环己烷类化合物的制备。例如，对甲基苯酚在雷尼镍催化下，可在较温和条件下还原为降糖药格列苯脲的中间体——4-甲基环己醇；抗胆碱药安胃灵中间体——环己基苯基羟乙酸的合成也采用芳烃催化氢化的方法，通过控制反应温度及氢气量，得到单一的芳环氢化产物。

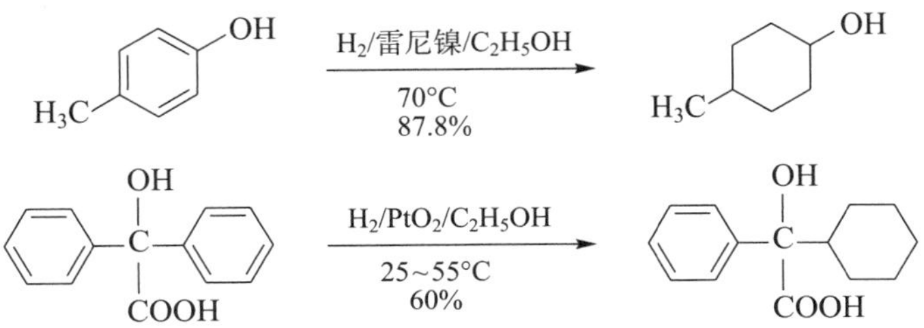

酚类化合物通过催化氢化反应可得到环己酮类化合物，该方法是制备取代环己酮类化合物的简便方法。例如，采用1,5－二萘酚的催化氢化反应可制得青光眼治疗药物左布诺洛尔中间体5－羟基萘满酮。

应用实例

反应式

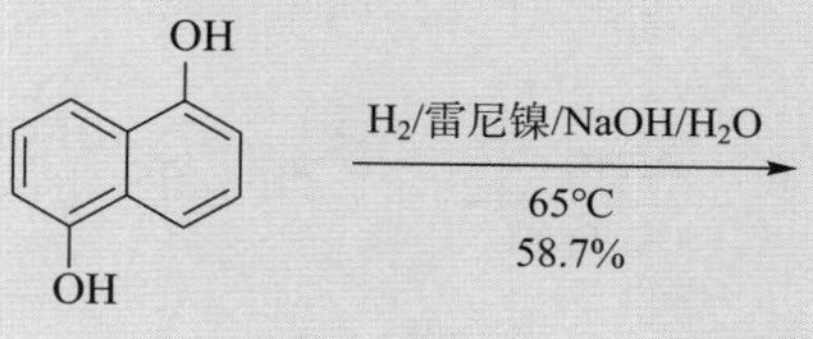

$$\xrightarrow[\text{65°C}\ \ 58.7\%]{H_2/\text{雷尼镍}/NaOH/H_2O}$$

操作过程

在反应釜中加入1,5－二萘酚(160 g,1 mol)、氢氧化钠(25 g,0.625 mol)、雷尼镍(24 g)和水(500 mL)，密闭，抽尽釜中空气，升温至65℃开始通氢气(80 mL/min左右)，常压氢化，反应约需5 h(HPLC检测)，冷却至室温，滤除固体，滤液用6 mol/L盐酸酸化至析出大量沉淀为止。抽滤，水洗，真空干燥，得5－羟基萘满酮粗品(94 g,58.7%)。用95%乙醇重结晶，得白色针状精品78 g，熔点213~215℃，纯度为97.3%(HPLC内标法)。

含杂原子氮、氧、硫等的芳杂环较芳环易于催化氢化，当芳环与芳杂环同时存在时，可通过控制还原条件，实现选择性催化氢化。例如，抗抑郁药哌苯甲醇及抗心律失常药氟卡尼的制备中，在钯碳催化氢化条件下，控制通入氢气的量，易于氢化的吡啶环被选择性氢化而苯环保留。

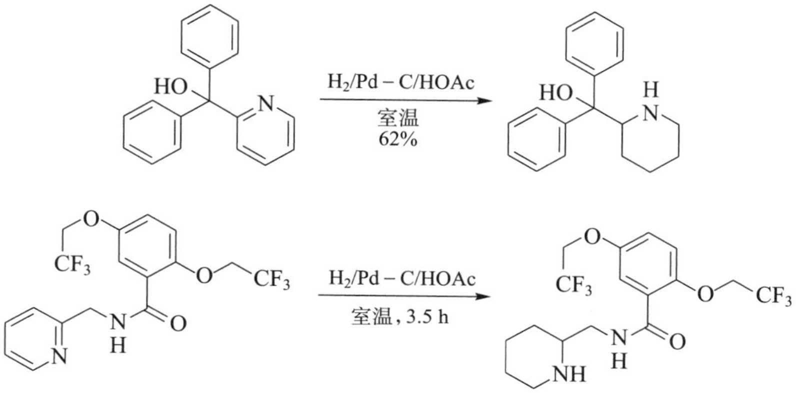

$$\xrightarrow[\text{室温}\ \ 62\%]{H_2/Pd-C/HOAc}$$

$$\xrightarrow[\text{室温, 3.5 h}]{H_2/Pd-C/HOAc}$$

含氮杂环的氢化通常在强酸性条件下进行，采用铂或钯催化剂催化。含氧、硫的芳杂环在酸性条件下可发生开环反应，因此，若选用雷尼镍对其催化氢化，需要在高温高压的条件下反应。如在 100 ℃下,以雷尼镍催化氢化制备 2-甲基四氢呋喃。

$$\text{2-甲基呋喃} \xrightarrow[100°C]{H_2/\text{雷尼镍}} \text{2-甲基四氢呋喃}$$

醛、酮的还原活性通常强于芳烃,但弱于不饱和双键和三键,醛比酮更容易被催化氢化。羰基与烯键共存时,选择性还原反应较容易发生在烯键上。可是也存在一些金属催化剂可选择性还原羰基而不影响双键。醛、酮在质子溶剂中可被多种金属还原成醇,且具有良好的立体选择性。例如,

$$\text{2-萘甲醛(CHO)} \xrightarrow[FeCl_3,\ EtOH]{H_2/PtO_2} \text{2-萘甲醇}(CH_2OH)$$

$$\text{苯基酮(含烯键)} \xrightarrow{H_2/\text{雷尼镍}-Cr} \text{相应的醇(OH),烯键保留}$$

选用锇碳为催化剂,可将 α,β-不饱和醛选择性地还原为不饱和醇。例如,

$$C_6H_5-CH{=}CH-CHO \xrightarrow[3\times10^6\ Pa,\ 100°C]{H_2/Os-C} C_6H_5-CH{=}CH-CH_2OH$$

钯是芳香族醛、酮催化氢化还原十分有效的催化剂,在加压和酸性条件下,加氢生成醇后往往进一步氢解为烃。在一定催化剂和反应条件下,芳香醛也还原脱氧成烃。例如,

$$\text{2-萘甲醛(CHO)} \xrightarrow[Pd-BaSO_4]{H_2} \text{2-甲基萘}(CH_3)$$

通过钯催化氢化是还原芳酮为烃的有效方法之一。如色烯-7-醇的合成。

$$\text{7-羟基色酮(HO, O)} \xrightarrow[95\%]{H_2/Pd-C} \text{色烷-7-醇(HO)}$$

若选用温和的雷尼镍为催化剂,在温和条件下,脂芳酮可还原得到醇。如在雷尼镍催化下将芳酮还原为芳醇得到的拟肾上腺素药依替福林。

$$\text{HO-C}_6\text{H}_4\text{-CO-CH}_2\text{-NH-CH}_2\text{CH}_3 \xrightarrow{H_2/\text{雷尼镍}} \text{HO-C}_6\text{H}_4\text{-CH(OH)-CH}_2\text{-NH-CH}_2\text{CH}_3$$

在适当的条件下，酰卤可催化氢化还原成醛，该反应称为罗森蒙德（Rosenmund）还原反应。例如，

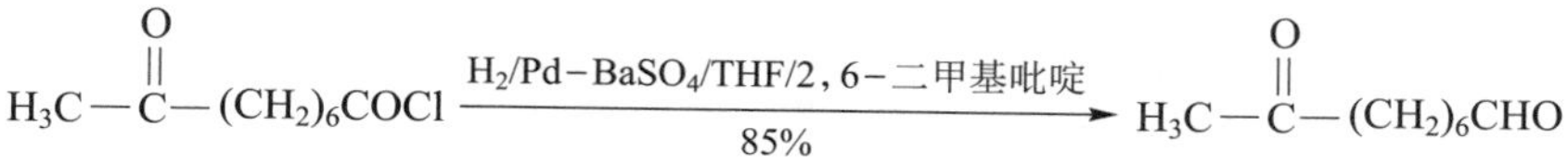

$$H_3C-\overset{\overset{O}{\|}}{C}-(CH_2)_6COCl \xrightarrow[85\%]{H_2/Pd-BaSO_4/THF/2,6-二甲基吡啶} H_3C-\overset{\overset{O}{\|}}{C}-(CH_2)_6CHO$$

脂肪族醛、酮的催化氢化活性低于芳香族醛、酮，通常用雷尼镍和铂为催化剂，如抗心律失常药阿托品中间体托品醇的制备，即是在活性镍催化下对羰基的还原，收率较高。若用钯催化剂则效果较差，一般需在较高的温度和压力下进行还原。此外，钌也是还原脂肪族醛的有效催化剂，并且可以在水溶液中使用。

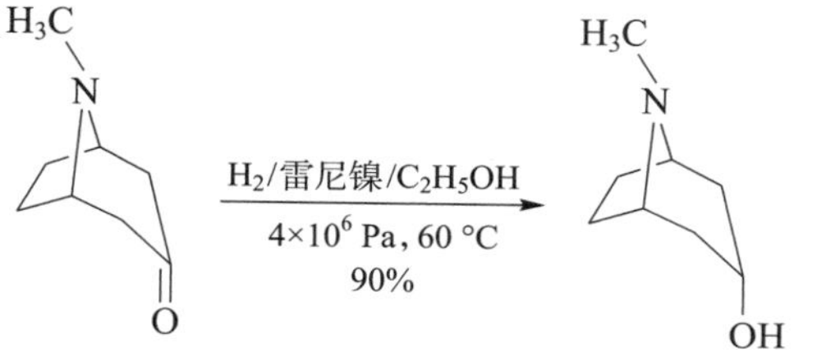

$$\xrightarrow[4\times10^6\ Pa,\ 60\ ^\circ C\ \ 90\%]{H_2/雷尼镍/C_2H_5OH}$$

此外，羰基化合物可在钯、镍、铂等催化剂存在下与胺（氨）发生催化氢化还原，形成新的胺类化合物，该反应称为还原胺化反应。一般认为反应先生成中间亚胺，但不需要分离，继续催化氢化生成所需的胺类化合物。如果分子中存在其他不饱和键，如 C＝C、CN 等，则应用受到限制。如阿尔茨海默病治疗药卡巴拉汀的合成。

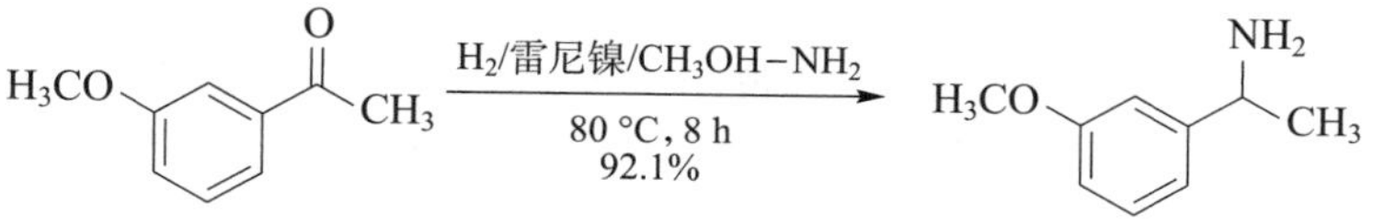

$$\xrightarrow[80\ ^\circ C,\ 8\ h\ \ 92.1\%]{H_2/雷尼镍/CH_3OH-NH_2}$$

催化氢化法也是还原含氮多重键的常用方法，可将酰胺、硝基、腈、肟、偶氮、叠氮化合物还原为相应的伯胺。如氰基在雷尼镍存在下，催化氢化还原制得抗失眠药雷美替胺的中间体。

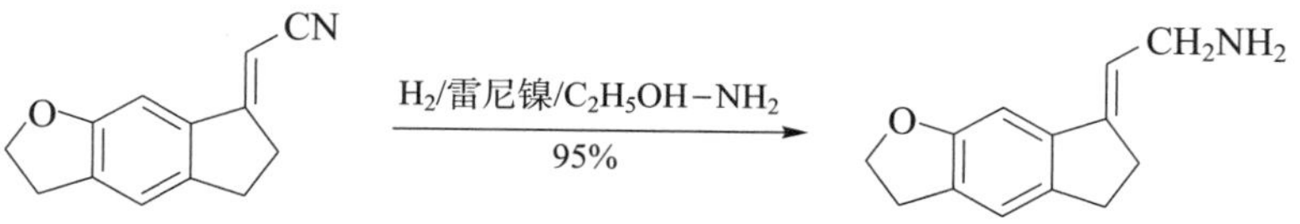

$$\xrightarrow[95\%]{H_2/雷尼镍/C_2H_5OH-NH_2}$$

芳香族的硝基易合成，且易转化成其他官能团，更具合成价值。芳香族硝基化合物、腈类化合物可通过催化氢化还原，底物中的卤素同时被还原。例如，

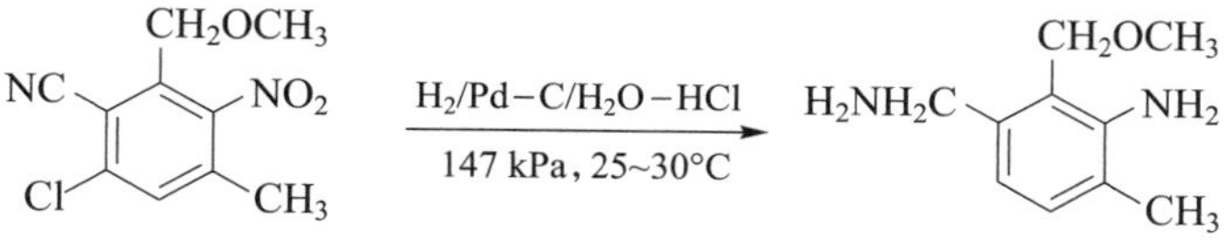

$$\xrightarrow[147\ kPa,\ 25\sim30^\circ C]{H_2/Pd-C/H_2O-HCl}$$

偶氮和叠氮化合物经催化氢化可还原为相应的伯胺，常用雷尼镍和钯催化剂催化。偶氮化合物的催化氢化还原方法提供了一个间接定位引入氨基至活泼芳香族化合物的方法，不易产生位置异构体。慢性结肠炎治疗药物如美沙拉嗪的合成即通过偶氮化合物的氢化还原制得。通过钯碳催化氢化可以将叠氮化合物还原为伯胺。如通过对噁唑烷酮类化合物叠氮中间体的还原，可制得抗耐药菌感染药物利奈唑酮。

COOH; N=N; OH; H_2/雷尼镍; 60.5%; COOH; H_2N; OH

N_3; N; O; $CH_2COOCH_2CH_3$; H_2/10%Pd-C; NH_2; N; O; $CH_2COOCH_2CH_3$

O; N; O; N_3; N; O; F; H_2/5%Pd-C; Ac_2O/NaOH; O; N; O; NHAc; N; O; F

一般的催化氢化还原条件很难将羧酸还原，需要用 RhO_2 或 RuO_2 为催化剂，在 200℃、1200 atm① 的苛刻条件下进行。酯类较羧酸易于催化还原，因此，常将脂肪羧酸制成酯（常用甲酯）再进行氢化还原得到脂肪醇。

钯、铂通常不能催化酯的氢化反应，常用 $CuCr_2O_4$ 为催化剂在高温加压（250~350℃，$25\sim30\times10^6$ Pa）条件下进行酯的催化氢化。如肉桂酸乙酯催化氢化还原为 3-苯基丙醇的反应即采用如上的反应条件。

O; O; CH_3; $H_2/Cr_2O_3-CuO-BaO$; 85%; OH

2. 催化转移氢化

催化转移氢化属于非均相催化氢化，是在金属催化剂存在下，用某种化合物（主要是有机物）作为供氢体以代替气态氢为氢源而进行的氢化还原反应，主要用于烯键、炔键等不饱和键的氢化。催化转移氢化常用的有效催化剂是钯黑和钯碳，而铂、铑等催化剂的活性较低，雷尼镍仅用于醇类的反应。由于供氢体可定量地加入，使催化转移氢化深度易于控制，因而选择性好。此外，该反应具有不需加压设备、操作简单安全、反应条件温和及收率高等

① 1 atm=101 325 Pa。

优点。如在钯碳催化下，环己烯为氢源的肉桂酸的催化转移氢化反应，其中环己烯为供氢体，反应物肉桂酸为受氢体，在催化剂的作用下，氢原子由供氢体环己烯转移到受氢体肉桂酸而完成还原反应。

HC═CHCOOH　Pd－C/甲苯，回流　CH_2CH_2COOH

常用的供氢体有不饱和环脂肪烃、不饱和萜类和醇类，如环己烯、环己二烯、四氢化萘、2－蒎烯、乙醇、异丙醇和环己醇等。其中，环己烯和四氢化萘应用最为普遍。随着对催化转移氢化反应的不断研究，供氢体的种类不断拓展，无水甲酸铵、水合肼、二氮烯甚至无机物次磷酸钠（NaH_2PO_2）都可作为供氢体，参与催化转移氢化反应。

HOOC　$Pd－C/NaH_2PO_2$，80 °C，6 h，91.0%　HOOC

C≡C　$Pd－C/C_2H_5OH$，回流，77%　$CH_2—CH_2$

3. 均相催化氢化

均相催化氢化可避免溶液与金属之间传质不易的问题，使催化剂的利用率得到充分的发挥。所用催化剂以第Ⅷ族元素的金属络合物为主，最常用的是铑、钌、铱的配合物。由三氯化铑和三苯基膦作用而得的氯化三苯基膦合铑［$(Ph_3P)_3RhCl$］称为威尔金森（Wilkinson）催化剂，简称 TTC，其他常见的催化剂还有氯氢三苯基膦合钌［$(Ph_3P)_3RuClH$］、氯氢羰基三苯基膦合铱［$(Ph_3P)_2Ir(CO)ClH$］等。有机配体的存在，促进了络合物在有机溶剂中的溶解，使反应体系成为均相，从而提高了催化效率。其催化优势还包括对还原基团有较好的选择性，反应条件温和，速率快，副反应少等。

由于威尔金森催化剂含有立体位阻很大的三苯基膦，在进行均相催化时，对末端双键和环外双键的氢化速率较非末端双键和环内双键大 $10\sim10^4$ 倍，因此，威尔金森催化剂可以选择性地还原末端烯烃和环外双键。如香芹酮的还原，在威尔金森催化剂的作用下，仅末端烯烃被还原。该法选择性高，对毒剂不敏感（因为均相催化剂自身通常为配合物），大多情况下不伴随异构化等副反应。

CH_3　O　$H_2C═C—CH_3$　$(Ph_3P)_3RhCl/H_2$　CH_3　O　$H_3C—C—CH_3$　H

由于顺式烯烃更容易被氢化，所以通常情况下，炔烃在威尔金森催化剂催化下的氢化反应产物是饱和烷烃。但含有硫原子官能团的炔烃因底物能与威尔金森催化剂配位使催化剂活性降低，最终得到烯烃产物。

$$\text{H}_3\text{C-C}_6\text{H}_4\text{-S(=O)-C}\equiv\text{C-C}_6\text{H}_{13}\text{-}n \xrightarrow[\text{室温, 24 h}\ 98\%]{\text{H}_2/(\text{Ph}_3\text{P})_3\text{RhCl}} \text{H}_3\text{C-C}_6\text{H}_4\text{-S(=O)-CH=CH-C}_6\text{H}_{13}\text{-}n$$

威尔金森催化剂还可催化不饱和化合物的多种反应，如氢硅烷化、氢甲酰化、硼氢化、异构化、环加成及羰基化反应等。

$$n\text{-Bu-CH=CH}_2 + \text{Ph}_2\text{SiH}_2 \xrightarrow[\text{室温, 24 h}\ 98\%]{(\text{Ph}_3\text{P})_3\text{RhCl}} n\text{-Bu-CH}_2\text{CH}_2\text{-SiHPh}_2$$

$$\text{Ph-C}\equiv\text{CH} + \text{吡咯烷(NH)} + \text{CO} \xrightarrow[120^\circ\text{C, 24 h}\ 83\%]{(\text{Ph}_3\text{P})_3\text{RhCl}} \text{C}_4\text{H}_8\text{N-CO-CH(Ph)-CH}_2\text{-CO-NC}_4\text{H}_8$$

10.1.2 氢解反应

氢解反应通常是指在还原反应中碳－杂键（或碳－碳键）断裂，由氢取代离去的杂原子（碳原子）或基团而生成相应烃的反应。氢解反应主要应用催化氢化法，但在一定条件下，也可通过化学还原法完成。

1. 脱卤氢解

卤代烃的氢解活性由两方面因素决定，即卤原子的活性和卤原子在分子中的化学环境。卤原子活性顺序为：碘 > 溴 > 氯 >> 氟。酰卤、α 位有吸电子基的卤原子、苄位或烯丙位卤原子和芳环上电子云密度较小位置的卤原子易发生氢解。因此，酮羰基、氰基、硝基、羧基、酯基和磺酸基等官能团的 α－位卤原子，均易发生氢解。

在催化氢化脱卤氢解中，钯是首选催化剂；由于镍催化剂易受卤素离子的毒化，一般需增大用量比。氢解后的卤素离子，特别是氟离子，可使催化剂中毒，故催化氢化一般不用于C—F 键的氢解。在还原过程中，通常用碱中和生成的卤化氢，否则氢解反应速率将减慢甚至停滞。例如，

$$\text{4-Cl-2,2-二甲基-6-CHO-7-OCH}_3\text{-色烯} \xrightarrow[92\%]{\text{H}_2/\text{Pd-C}} \text{4-H-2,2-二甲基-6-CH}_3\text{-7-OCH}_3\text{-色烯}$$

抗糖尿病药西他列汀中间体中氟原子的活性极弱，以铂催化氢解仅使得碳－氯键被氢解。

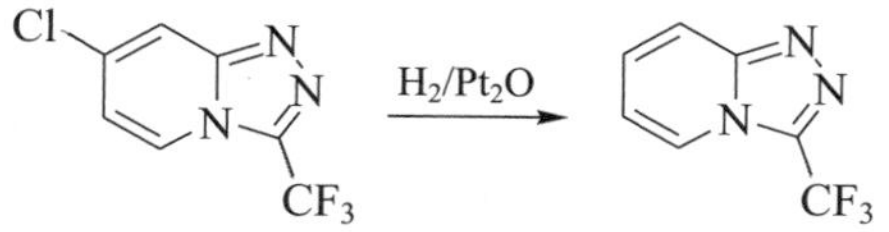

碳-卤键易氢解，是从分子中除去卤素的好方法。例如，β-内酰胺酶抑制剂舒巴坦的合成中，采用镍催化氢解将羰基 α 位溴原子脱除。抗失眠药雷美替胺中间体的合成中，选用钯催化剂，在温和的条件下发生芳基卤的氢解，收率较高；磺胺甲嘧啶中间体的制备同样为芳基卤的催化氢解。

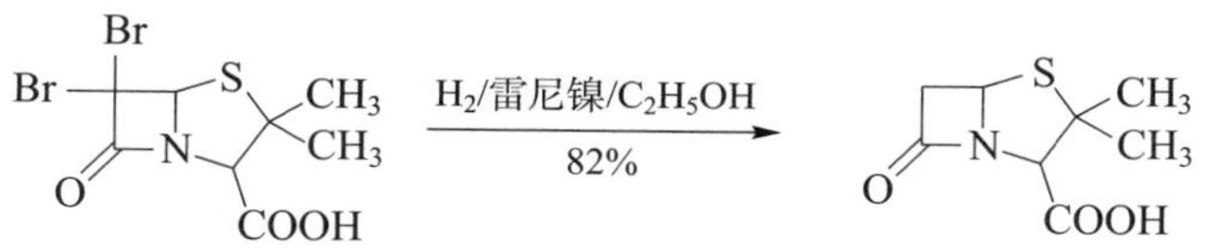

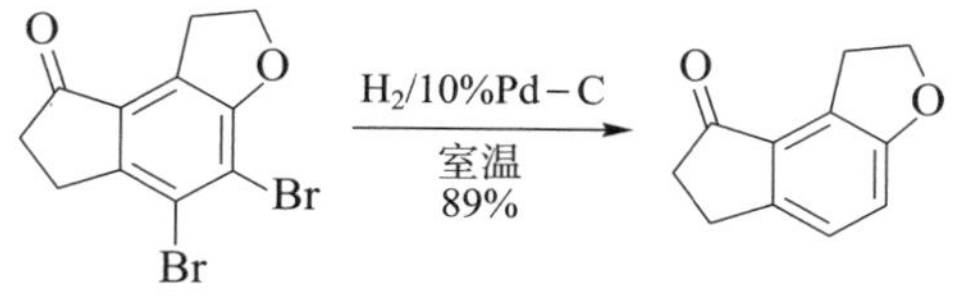

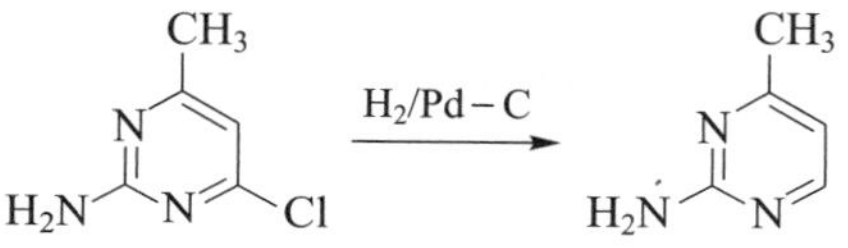

活泼金属（锌粉、Ni-Al 合金等）在一定条件下，也可发生脱卤氢解。例如，

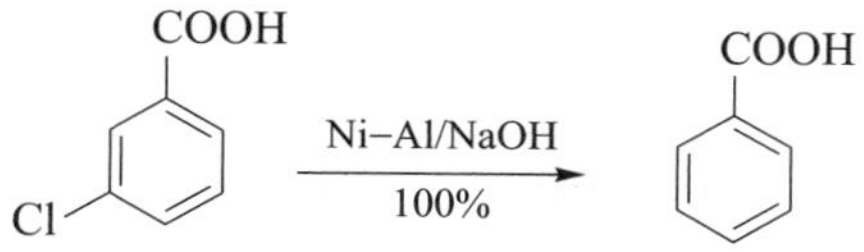

在非质子溶剂中，氢化铝锂、硼氢化钠等金属复合氢化物，可用于卤代烃的氢解。其中，氢化铝锂具有更强的还原能力，可用于 C—F 键的氢解。例如，

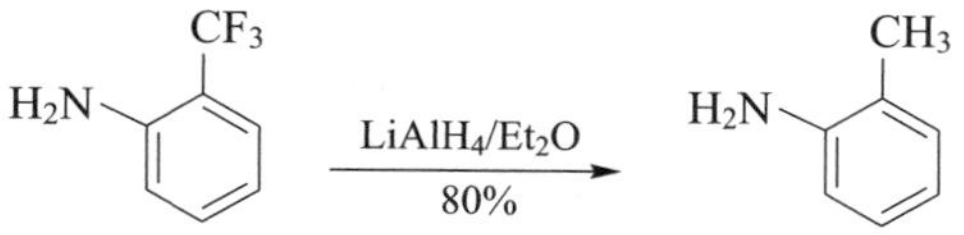

在不饱和杂环化合物中，相同卤原子的选择性氢解与卤原子的位置有关。如 2-羟基-4,7-二氯喹啉的氢解，其分子中有两个氯原子，因吡啶环氮原子的吸电子作用，使 4 位电子云密度降低，其相对氢解活性比 7 位大，故能选择性氢解 4 位氯而生成 2-羟基-7-氯喹啉。

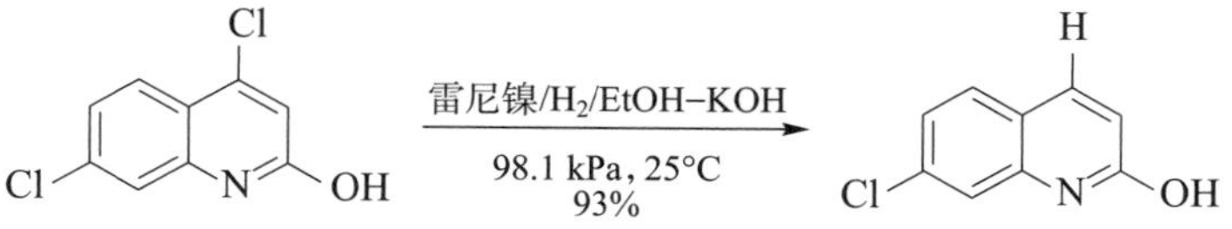

2. 脱苄氢解

脱苄氢解是指苄基或取代苄基与氧、氮或硫连接而成的醇、醚、酯、苄胺、硫醚等，通过氢解反应脱去苄基生成相应的烃、醇、酸、胺等化合物的反应。

在脱苄卤解反应中，反应物的化学结构对氢解速率有较大影响。如苄基与氮或氧相连时，脱苄反应的活性因结构不同而有如下顺序：

$$PhH_2C-N^{+} > PhH_2C-O- > PhH_2C-N< > PhH_2C-NH-$$

利用活性差异，可实现选择性脱苄。如孤啡肽受体激动剂中间体的制备：

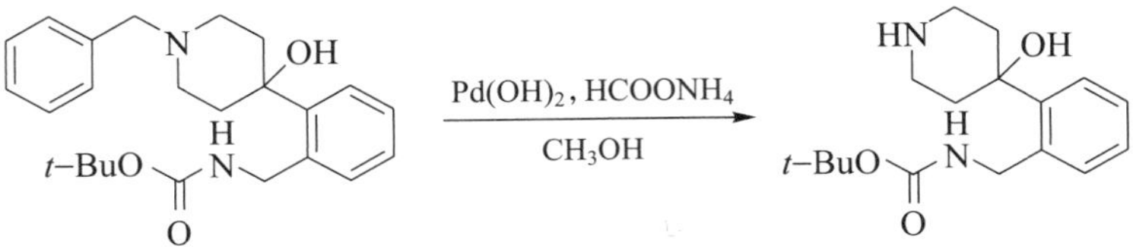

在钯碳催化下，氢解脱苄基的速率与断裂基团的离去能力有关。脱 *O*－苄基时，氢解速率为 OR＜OAr＜OCOR，因此，苄基酯氢解的反应速率最快。利用脱苄基反应中，断裂基团离去能力的不同，可进行选择性脱苄反应。例如，通过选择性进行脱 *O*－苄基氢解，保留 *O*－甲基，制得抗帕金森病药托卡明中间体。

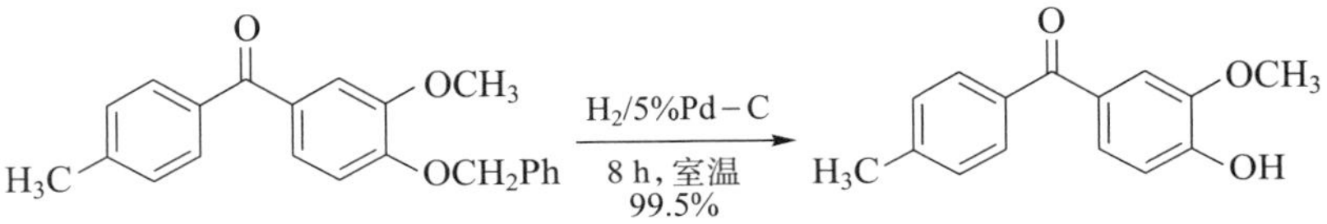

脱苄反应可在中性条件下氢解脱保护基，而不引起肽键或其他对酸、碱水解敏感结构的变化，因而在小分子药物、多肽药物和天然药物的合成中得到广泛应用。如抗病毒药更昔洛韦中间体制备中，用苄醚结构保护羟基，再经脱苄氢解的中间体，而不影响分子中的其他结构。

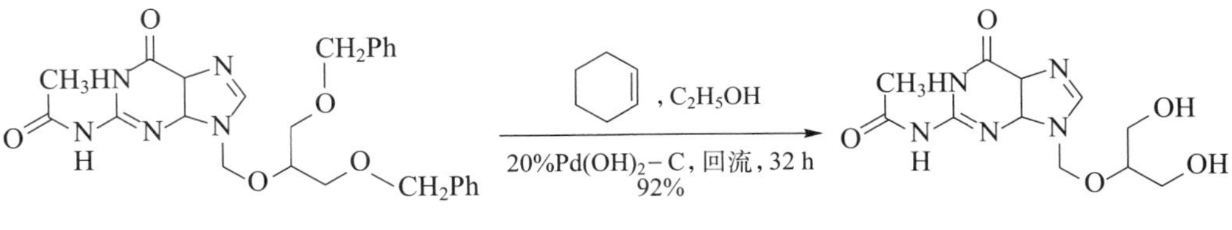

如在 β－内酰胺类抗生素羧苄西林的合成中，即采用钯碳催化氢解羧苄西林单苄酯，而不导致 β－内酰胺环的破裂。

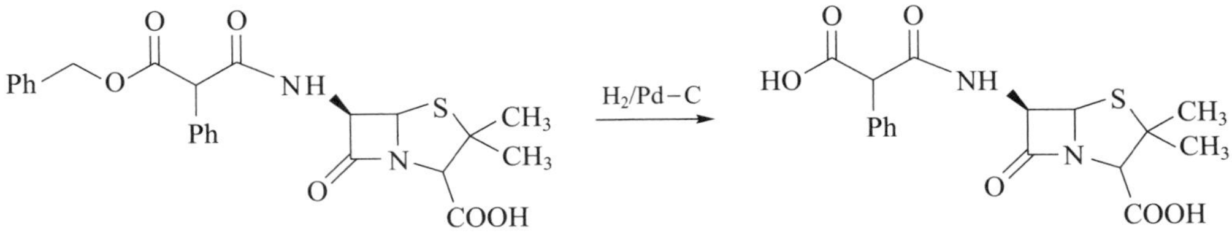

3. 脱硫氢解

硫醇、硫醚、二硫化物、亚砜、砜、含硫杂环化合物等在一定条件下,可使C—S键断裂,发生脱硫氢解。

催化氢化脱硫氢解常用新制备的含大量氢的活性镍,钯和铂等贵金属催化剂易受硫化物毒化,一般很少使用。

如芳基硫酚通过脱硫氢解反应,可制得抗肿瘤药巯嘌呤的中间体。

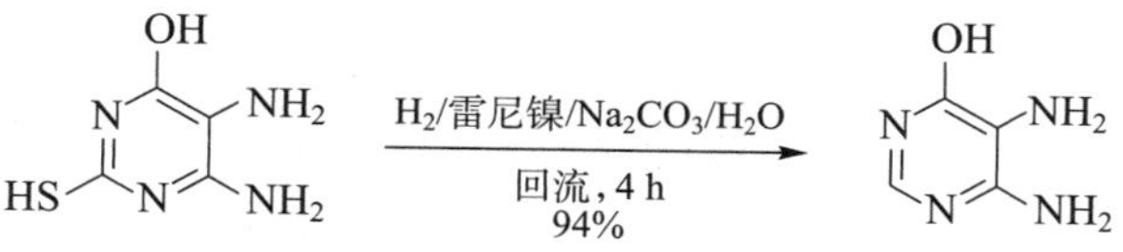

H_2/雷尼镍/Na_2CO_3/H_2O
回流,4 h
94%

在硼化镍催化下,硫代酯类化合物可通过氢解,高收率得到伯醇。

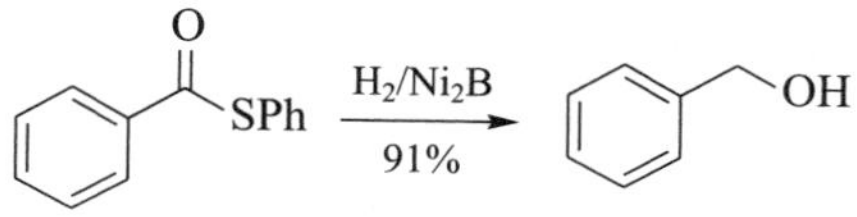

H_2/Ni_2B
91%

硫醚可发生催化氢解,用来合成烃类化合物,如抗生素多西环素及脑功能改善药左西拉西坦的制备,均通过硫醚氢解得到。例如,

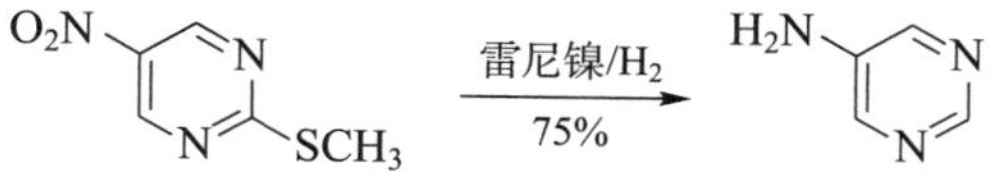

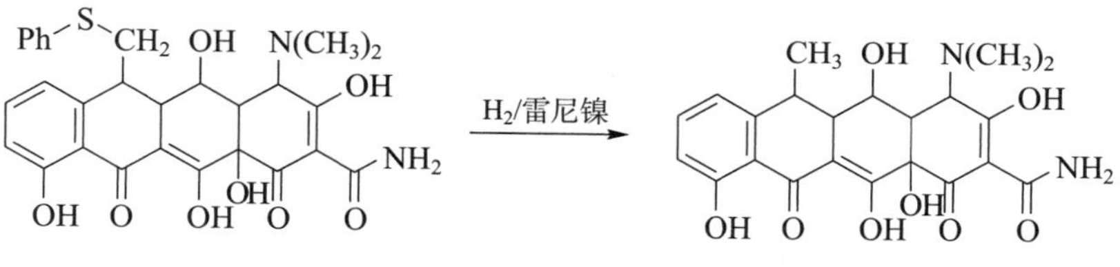

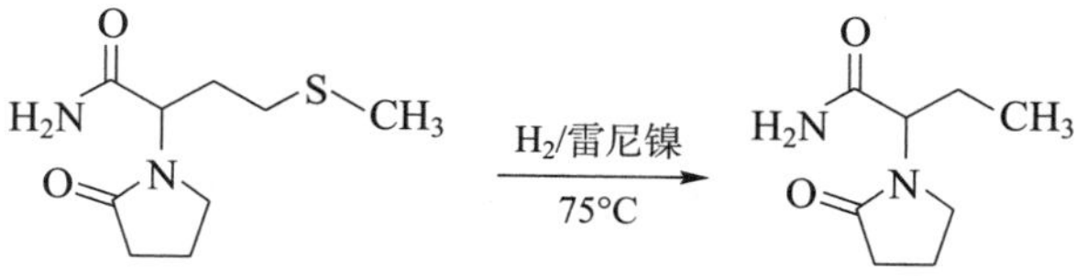

雷尼镍/H_2
75%

H_2/雷尼镍

H_2/雷尼镍
75°C

10.2 金属(含低价金属盐)与质子供体还原

化学还原法是使用化学物质作为还原剂的还原方法,种类繁多,主要包括金属和低价金属盐还原、金属氢化物还原、非金属化合物还原等。本节主要介绍金属(含低价金属盐)与质子供体还原。

10.2.1 金属(含低价金属盐)还原

对于金属还原剂来说,通常是活泼金属,包括碱金属、碱土金属及 Al、Sn、Fe、Zn 等在电动势系列中先于氢的金属。也可用金属的水银溶液作为还原剂,如 Na－Hg、Mg－Hg、Zn－Hg 等。汞合金(又称汞齐)可使活泼金属的活性降低,而使低活泼金属的活性提高。低价金属盐主要有 $FeSO_4$、$FeCl_2$、$SnCl_2$ 等,多用于硝基的还原。

1. 碱金属还原

碱金属的最外层电子是最活跃的,在不同的化学环境中表现出多种多样的还原作用。碱金属－胺或碱金属－氨体系可以还原非末端炔烃得到高收率和高纯度的反式烯烃;末端炔烃只能在质子供体如硫酸铵存在的情况下用碱金属－胺或碱金属－氨体系还原成相应的烯烃。例如,

$$H_3CH_2CC{\equiv}C(CH_2)_3CH_3 \xrightarrow[97\%\sim99\%]{Na,\ NH_3}$$ H, $(CH_2)_3CH_3$; H_3CH_2C, H

$$H_3C(H_2C)_5C{\equiv}CH \xrightarrow[(NH_4)_2SO_4]{Na,\ NH_3} H_3C(H_2C)_5HC{=}CH_2$$

反式加成机理:

$$RC{\equiv}CR + Na \longrightarrow$$ R, •, Na, R $\xrightarrow{H^+}$ R, •, H, R

游离基钠化物

$\xrightarrow{Na}$ R, Na, H, R $\xrightarrow{H^+}$ R, H, H, R

钠化物

以碱金属 Li、Na 或 K 与液氨组成的还原试剂,在质子供给剂醇或铵盐的作用下,将芳环转变成不饱和脂环的反应叫伯奇(Birch)还原反应。当环上具有吸电子基时,能加速反应;具有给电子基时,则对反应不利。对于单取代苯,若取代基为给点电子基,则生成 1－取代－1,4－环己二烯;若为吸电子基时,则生成 1－取代－2,5－环己二烯。

$$\xrightarrow[EtOH]{Na/NH_3(l)}$$

CH_3 $\xrightarrow[88\%]{Li/NH_3(l)/EtOH}$ CH_3

COOH $\xrightarrow[95\%]{Na/NH_3(l)/EtOH}$ COOH

碱金属－液氨还原法可根据反应溶剂的不同，还原 α,β－不饱和酮为饱和酮或醇，得到较稳定的反式异构体。莎草酮在含有乙醚的锂－氨溶液中还原为饱和酮，而在含有乙醇的锂－氨溶液中则还原为饱和醇。

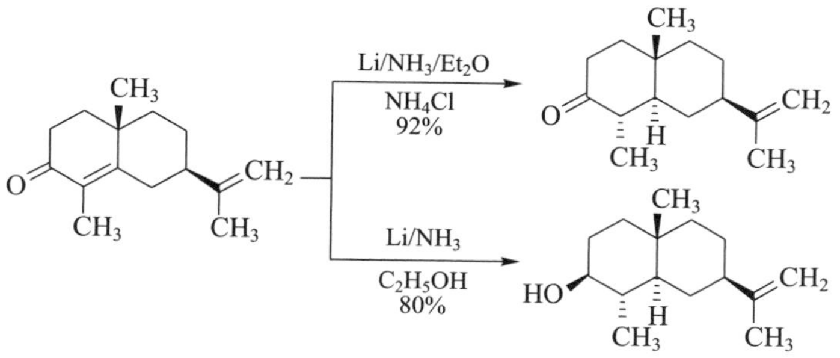

Li/NH$_3$/Et$_2$O, NH$_4$Cl, 92%

Li/NH$_3$, C$_2$H$_5$OH, 80%

在金属钠作用下，羧酸酯可在惰性溶剂如醚、甲苯、二甲苯中，发生还原偶联反应，生成 α－羟基酮，称为偶姻缩合反应，是合成脂肪族 α－羟基酮的重要方法。例如，

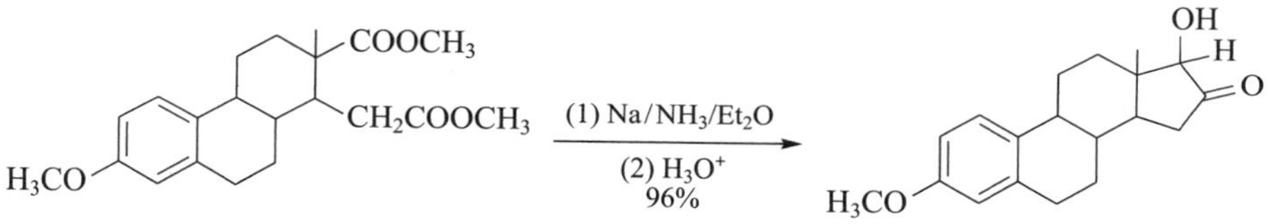

(1) Na/NH$_3$/Et$_2$O, (2) H$_3$O$^+$, 96%

金属钠在醇中为强还原剂，可应用于羰基、羧基、酯基、氰基等基团的还原，其还原羧酸酯生成醇的反应叫鲍维特－勃朗克（Bouveault－Blanc）反应。该反应主要用于脂肪羧酸酯的还原，对芳酸酯和甲酸酯的还原效果不好。反应要求完全无水，且醇、钠均需过量。醇过量可降低体系中酯的浓度，减少酯自身缩合副反应的发生；钠过量可保证 H_2 量充足。在还原过程中，孤立的碳－碳双键不受影响，因此它也是制备不饱和醇的重要方法。此外，反应中可加入尿素或氯化铵，以分解生成的醇钠，从而消除酯缩合副反应的发生。例如，

$$RCOOR' \xrightarrow[\triangle]{Na/R'OH} RCH_2OH + R'OH$$

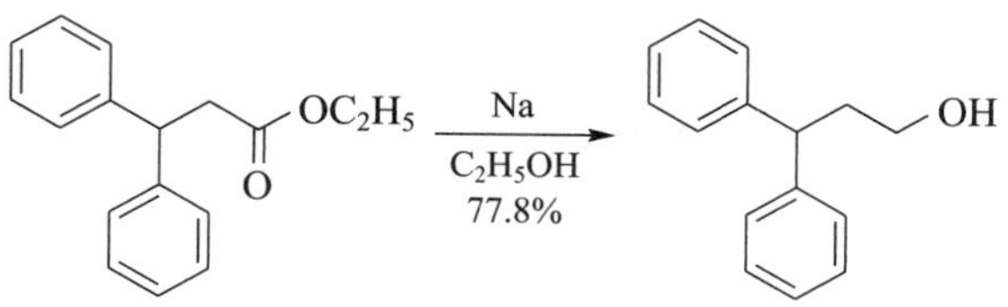

Na, C$_2$H$_5$OH, 77.8%

在非质子性溶剂（如乙醚或二甲苯）存在下还原酯，得到双分子还原产物 2－羟酮。

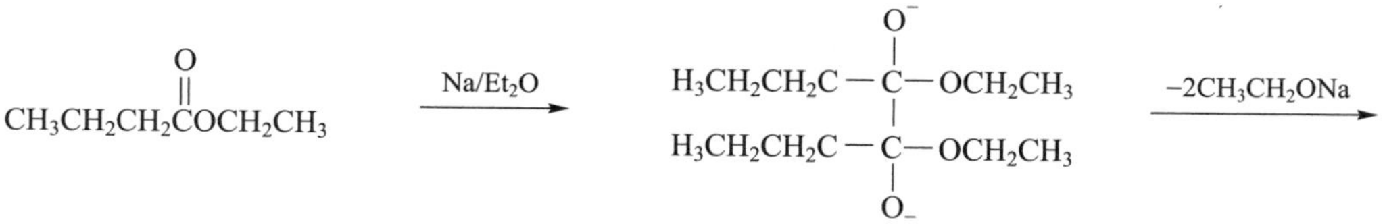

$$CH_3CH_2CH_2\overset{O}{\overset{\|}{C}}OCH_2CH_3 \xrightarrow{Na/Et_2O} \begin{array}{c} H_3CH_2CH_2C-\overset{O^-}{\overset{|}{C}}-OCH_2CH_3 \\ H_3CH_2CH_2C-\underset{O^-}{\underset{|}{C}}-OCH_2CH_3 \end{array} \xrightarrow{-2CH_3CH_2ONa}$$

$$\begin{array}{l} O{=}C{-}CH_2CH_2CH_3 \\ \quad\;| \\ O{=}C{-}CH_2CH_2CH_3 \end{array} \xrightarrow[(2)\ H_3O^+]{(1)\ Na} \begin{array}{l} O{=}C{-}CH_2CH_2CH_3 \\ \qquad| \\ HO{-}CHCH_2CH_2CH_3 \end{array}$$

钠－醇还原法可还原腈和肟生成胺类化合物，且效果较好，如抗抑郁药美他帕明中间体的制备。

$$\xrightarrow[C_4H_9OH]{Na}$$

钠－醇还原法可还原醛、酮为醇，但产率较低。该还原法易还原杂环化合物，使含杂原子的环完全被氢化，如吡啶可被钠－醇还原为六氢吡啶。该法不能还原硝基化合物和烯烃，但当羰基与双键共轭时，可采用该法还原，如肉桂酸中共轭双键的还原。有时为避免反应过于激烈，可将钠制成钠汞齐或醇钠后使用，如消炎镇痛药普拉洛芬中间体9－氧杂－1－氮杂－蒽－10－酚的制备。

$$\xrightarrow[EtOH]{Na/Hg}$$

2. 锌粉还原

锌粉的还原能力与反应介质的酸碱性密切相关，它在中性、酸性和碱性条件下均具有还原能力，可还原硝基、亚硝基、腈基、羰基、碳卤键、碳硫键等多种基团。

中性条件下，常用醇或 NH_4Cl、$MgCl_2$、$CaCl_2$ 的水溶液作溶剂，控制适当的温度，可使硝基化合物的还原停止在羟胺的阶段。此外，还可将酰胺还原成相应的胺类物质，且收率很高。例如，

$$C_6H_5NO_2 \xrightarrow{Zn/H_2O} C_6H_5NHOH$$

$$R{-}C_6H_4{-}C(=O)NHR' \xrightarrow{POCl_3} R{-}C_6H_4{-}C(Cl){=}NR' \xrightarrow[EtOH]{Zn} R{-}C_6H_4{-}CH_2NH_2$$

锌粉在中性（或弱碱性）、碱性或酸性介质中，可使芳香硝基化合物发生双分子还原生成偶氮化合物、氢化偶氮化合物等还原产物。氢化偶氮化合物在酸的作用下，即发生重排，生成联苯胺；酸性条件下，偶氮化合物也可被金属锌还原为苯胺。

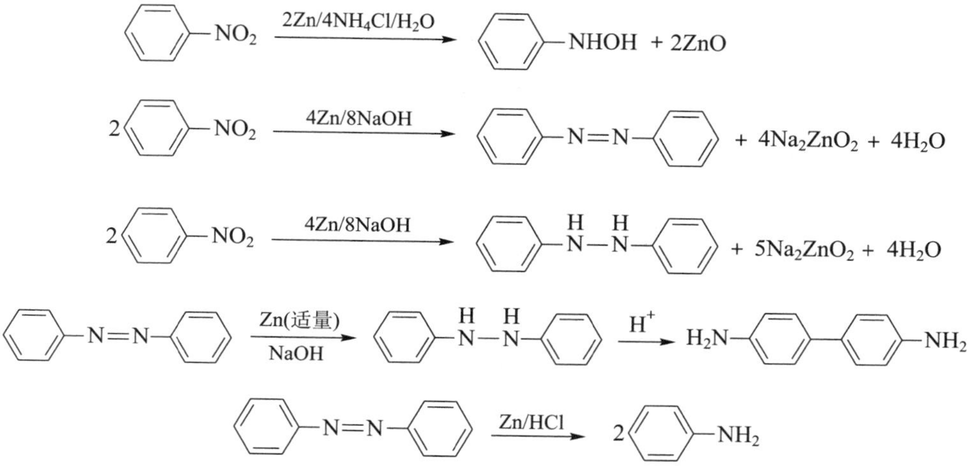

某些 α 位带有氨基、酰氧基和羟基等基团的酮类在酸性条件下还原,可发生消除反应,而羰基本身不被还原。如抗肿瘤药氨柔比星中间体的合成。

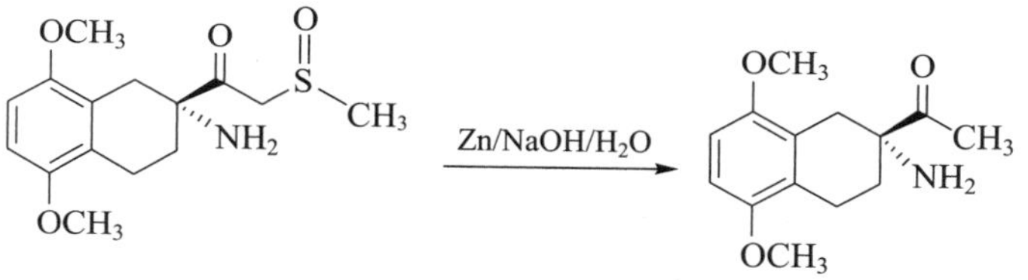

锌粉可把硝基、亚硝基、肟等基团还原成氨基,其中酸的加入需过量,否则反应不完全。

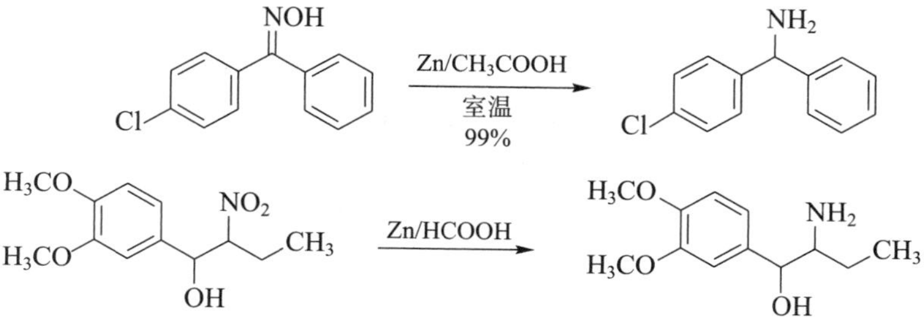

锌粉在 HCl、CH_3COOH 等酸性条件下,采用化学还原法来还原氢解二硫化合物是制备硫醇最常用的方法。常用锌－乙酸、金属复合氢化物等。例如,

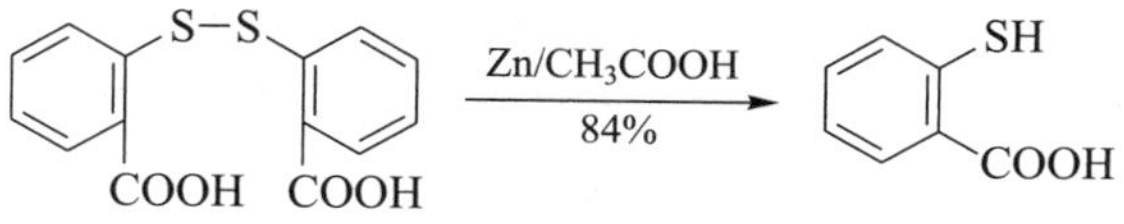

在酸性条件下,锌还可以还原碳－碳双键为饱和键,还原羰基及硫代羰基为亚甲基,还原氯磺酰基和二硫键为巯基,还原芳香重氮基为芳肼,还原醌为酚等。例如,多巴胺受体激动剂多巴胺、抗凝血药吲哚布芬及抗癫痫药扑米酮中间体的合成。

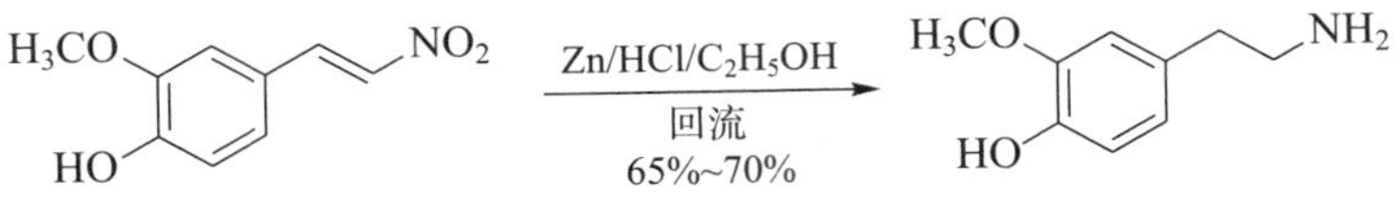

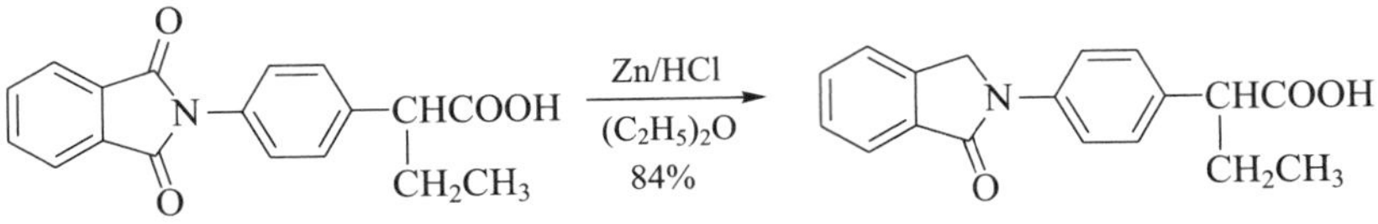

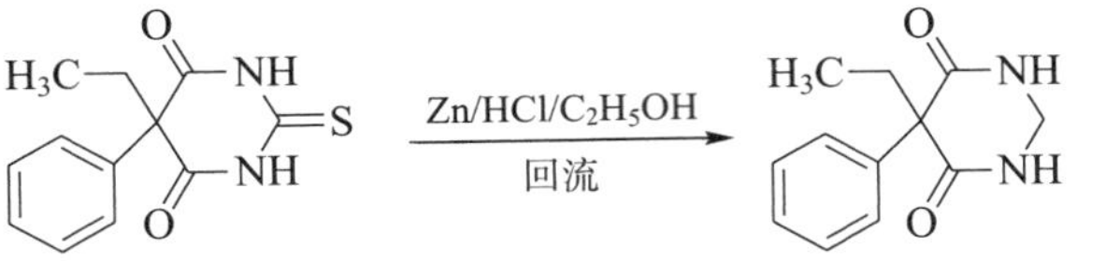

此外，$TiCl_4-Zn$ 体系能使羰基化合物发生还原偶联反应生成烯烃，称为麦克默里（McMurry）反应。改变反应的溶剂和温度还可以生成邻二醇。

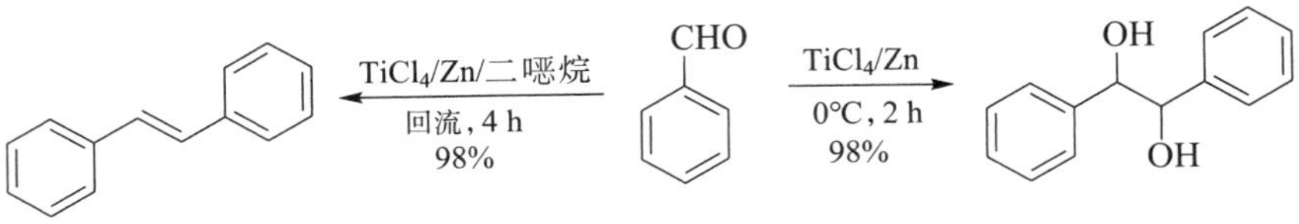

除还原醛和酮外，$TiCl_4-Zn$ 体系还可用于酯和酰胺羰基与醛、酮的交叉脱氧偶联反应，是合成含氮和含氧杂环化合物的一种有效方法。$TiCl_4-Zn$ 与二溴（碘）甲烷组成的试剂体系，是酮类化合物亚甲基化的温和试剂，与维蒂希（Witting）试剂相比，该反应不需要在强碱条件下进行，并且具有很好的官能团兼容性。因此，在有机合成中具有重要作用。

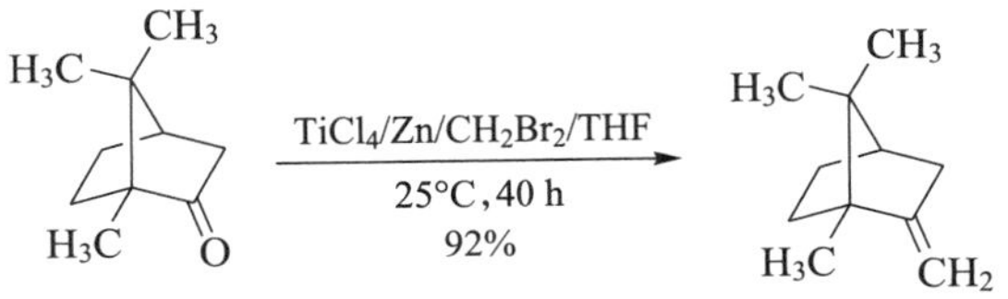

3. 锌－汞齐还原

锌－汞齐是将锌粉或锌粒用 5%～10% 的二氯化汞水溶液处理后制得。锌－汞齐在盐酸存在的条件下，可将醛、酮中的羰基还原为亚甲基，即克莱门森（Clemmensen）还原。该还原反应几乎可应用于所有芳香脂肪酮的还原，反应易于进行且收率较高，反应物分子中的羧酸、酯、酰胺等羰基不受影响。该还原反应锌的加入需过量（ >50%），且反应速率较慢、时间长，在反应进行一段时间后需补加盐酸以维持酸度。

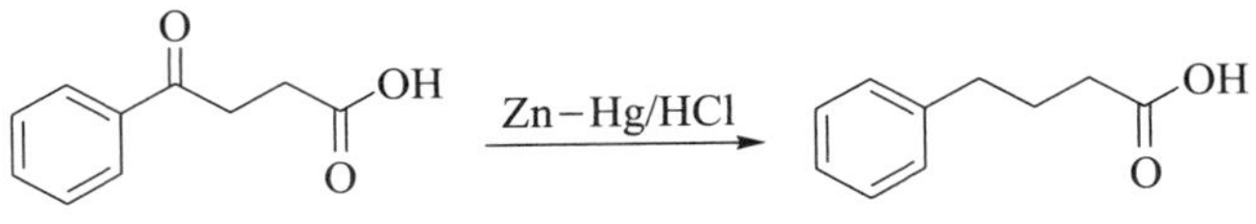

还原不饱和酮时,一般情况下分子中的孤立双键不受影响。但存在与羰基共轭的双键时,二者皆被还原;存在与酯羰基共轭的双键时,仅双键被还原。

Zn−Hg/HCl △ CH_3 CH_3

Zn−Hg/HCl △ OC_2H_5 OC_2H_5

4. 铁粉还原

铁和酸共存,或在电解质的水溶液中选择性地还原硝基,将其转化成氨基,而对还原底物结构中所含的卤素、碳－碳双键、羰基等基团无影响。如在支气管哮喘药甲氧那明中间体邻甲氧基苯丙烯胺的制备中,采用这一反应获得了良好效果。

OCH_3 CH_3 NO_2 Fe/HCl OCH_3 CH_3 NH_2

铁粉还原芳香硝基化合物时,芳环上有吸电子基团时,由于增强了硝基氮的亲电性,化合物易于还原;反之不易还原。喹诺酮类抗菌药司帕沙星中间体及咖啡因中间体紫脲的还原,还原硝基的同时对羰基双键等均无影响。

NO_2 O O F F F N OC_2H_5 Fe/HCl/C_2H_5OH 回流 90% NH_2 O O F F F N OC_2H_5

O HN O N H N OH NH Fe/H_2SO_4/H_2O 40~50℃, pH=3.5~3.8 O HN O N H NH_2 NH_2

铁粉在酸性介质中还可还原醛、偶氮化合物、叠氮化合物、醌类化合物和磺酰氯。

Cl N N_3 Fe/HCl 室温 63.3% Cl N NH_2

5. 锡及其低价盐还原

锡作为还原剂,反应温和,较易分离。Sn/HCl可将硝基还原为氨基,其自身则被氧化为$SnCl_4$。由于锡价格较高,因此多用于实验室中硝基的还原。

$$\text{C}_6\text{H}_5\text{—NO}_2 \xrightarrow{\text{Sn/HCl}} \text{C}_6\text{H}_5\text{—NH}_2$$

低价金属盐也可用作还原剂，如低铁盐和低锡盐。低铁盐和低锡盐表现出对不同基团的还原选择性，在硝基和羰基同时存在于同一分子中时，硝基能首先被选择性地还原成氨基。

$$o\text{-NO}_2\text{C}_6\text{H}_4\text{CHO} \xrightarrow{\text{SnCl}_2\text{/HCl}} o\text{-NH}_2\text{C}_6\text{H}_4\text{CHO}$$

血管生成抑制剂2,3－二甲基－6－氨基－2*H*－吲唑的合成中涉及氯化亚锡选择性还原反应。

$$\text{2,3-dimethyl-6-nitro-2}H\text{-indazole } (\text{O}_2\text{N}) \xrightarrow{\text{SnCl}_2\text{/HCl}} \text{2,3-dimethyl-6-amino-2}H\text{-indazole } (\text{H}_2\text{N})$$

在脂肪腈或芳香腈、无水 $SnCl_2$ 和干醚的饱和溶液中通入干燥的氯化氢气体，可生成醛亚胺与四氯化锡的络合物，后者再经热水水解，即可以高收率得到醛，该反应称为斯提芬(Stephen)反应。

$$\text{R—C}\equiv\text{N} \xrightarrow{\text{HCl}} \left[\text{R—C(Cl)=NH}\right] \xrightarrow{\text{SnCl}_2\text{/HCl}} \text{R—C(Cl)=NH}\cdot\text{HCl} \xrightarrow{\text{H}_2\text{O}} \text{R—CHO}$$

有机锡化物如 $(C_6H_5)_3SnH$、$(n-C_4H_9)_3SnH$ 等，可在较温和的条件下，选择性地氢解卤素，而不影响分子中其他易还原基团。

$$\text{3-(2-bromoethyl)cyclopentene} \xrightarrow{(n\text{-C}_4\text{H}_9)_3\text{SnH}} \text{3-ethylcyclopentene}$$

6. 其他金属及低价盐还原

镁也是一种重要还原剂，能够参与许多还原反应。将氯化汞的无水丙酮溶液加入苯覆盖的金属镁中，加热回流可得到镁汞齐。镁汞齐能还原酮为相应的仲醇，并发生双分子还原生成频哪醇，当金属镁与卤代芳烃作用时会引起脱卤。

$$\text{Ar—CO—R'} \xrightarrow{\text{Mg—Hg/HCl}} \text{Ar—C(OH)(R')—C(OH)(R')—Ar}$$

$$\text{C}_6\text{H}_5\text{X} \xrightarrow[70\%\sim95\%]{\text{Mg}/i\text{-PrOH}} \text{C}_6\text{H}_6$$

(X=Cl, Br, I)

硫化物常用来还原硝基芳香化合物得到对应的芳胺，常用的硫化物有硫化钠、硫氢化钠、多硫化钠，有时也用硫化铵、硫化锰、硫化铁等。硫化物在反应中是电子供给体，水或醇是质子供给体，反应一般在碱性条件下进行。硫化物还原能使多硝基化合物进行选择性地部分还原，一般二硝基苯只还原一个硝基。带有羟基、氨基等给电子基团时阻碍还原反应，邻位的硝基优先被还原；含有甲酰基等吸电子基团时加速还原反应，对位优先还原。硝基偶氮化合物只还原硝基而保留偶氮结构。

OH, O_2N, NO_2 —(Na_2S/NH_4Cl; H_2O, 85°C; 64%~67%)→ OH, O_2N, NH_2

硫化物还原具有活泼甲基或次甲基化合物时，硝基被还原成氨基的同时，甲基或次甲基被氧化成醛或酮。如抗真菌药氟康唑中间体 2－硝基－4－氨基苯甲醛的合成。

CH_3, NO_2, NO_2 —($Na_2S/NaOH/S$; C_2H_5OH/H_2O; 77.6%)→ CHO, NO_2, NH_2

亚硫酸盐（包括亚硫酸氢盐）可将硝基、亚硝基、偶氮和叠氮化合物还原成胺类；与芳香硝基（或亚硝基）化合物反应，硝基还原的同时进行环上的磺化，得到氨基磺酸化合物；还可将芳香重氮化合物还原成肼类。

HO, NO_2 —($Na_2SO_3/NaHSO_3$)→ HO, $NHSO_3Na$, SO_3Na —(H_3^+O)→ HO, NH_2, SO_3Na

NH_2, SO_3Na —($NaNO_2$; HCl)→ N_2Cl, SO_3Na —($NaHSO_3$; NaOH)→ NaO_3S, N, $NHSO_3Na$, SO_3Na —(H_2SO_4; H_2O)→ $NHNH_2$, SO_3Na

连二亚硫酸钠作为还原剂可以实现偶氮化合物的还原氢解，将其还原为伯胺。此外，连二亚硫酸钠也可以还原硝基为氨基。

HO_3S—N=N—, N, CH_2Ph —($Na_2S_2O_4/NaOH/EtOH–H_2O$)→ H_2N, N, CH_2Ph

应用实例

反应式

$$\text{2,4-}(NO_2)_2C_6H_3Cl + C_6H_5NH_2 \longrightarrow \text{2,4-}(NO_2)_2C_6H_3NHC_6H_5 \xrightarrow[Na_2S_2O_4/EtOH\text{-}H_2O]{OHC\text{-}C_6H_4\text{-}R}$$

(over yield 61% R=H)

[R=H; R=Cl; R=$N(CH_3)_2$]

操作过程

将2,4-二硝基氯苯1.01 g与苯胺1.17 g混合，加入新烘干并磨碎的$K_2CO_3$1.38 g，搅拌加热，在80℃反应5 h，生成红棕色固体，趁热加入石油醚(10 mL×2)，将残余苯胺洗去，过滤得到固体，将其用乙酸乙酯(50 mL)-水(50 mL)萃取，在乙酸乙酯溶液中加入无水Na_2SO_4干燥后，滤去Na_2SO_4，减压蒸干乙酸乙酯得到红棕色固体。再用乙酸乙酯-石油醚重结晶，得到针状红棕色晶体*N*-(2,4-二硝基苯基)苯胺1.20 g。将化合物*N*-(2,4-二硝基苯基)苯胺0.10 g和苯甲醛0.16 g混合后溶于乙醇(5 mL)-水(0.5 mL)混合溶剂，溶解完全后加入$Na_2S_2O_4$ 0.25 g，加热回流，TLC跟踪反应，3 h后反应完全，趁热将沉淀滤去，用乙醇(5 mL×2)洗涤滤饼，将滤液合并后蒸干，得到橘黄色固体。再经柱色谱，蒸干馏分得到橘黄色晶体2-苯基-5-硝基-1-苯基-1*H*-苯并咪唑(R=H)(0.08 g，收率61%)。[R=Cl，$N(CH_3)_2$的合成步骤同R=H]。

10.2.2 质子供体还原

1. 水合肼还原

肼又称为联氨，碱性比氨弱，可与酸成盐，具有强腐蚀性和强还原性。常以它的水合物(简称水合肼)用作有机合成的还原剂。水合肼在还原过程中自身被氧化成氮气而逸出反应体系，不会给反应带来杂质。在强碱条件下，醛、酮与水合肼缩合成腙，进而转变为甲基或亚甲基，并释放出氮气，此反应称为沃尔夫-凯夫纳-黄鸣龙(Wolff-Kishner-黄鸣龙)还原反应。

$$C_6H_{10}{=}O \xrightarrow{NH_2NH_2} C_6H_{10}{=}NNH_2 \xrightarrow{t\text{-BuOK}} C_6H_{12} + N_2$$

最初，该反应是将羰基转化为腙或缩氨脲后与醇钠混合后置封管中，在 200℃左右长时间热压分解，操作繁杂，收率较低，无实用价值。1946 年经我国化学家黄鸣龙改进，将醛或酮和 85% 水合肼、氢氧化钾混合，在二聚乙二醇等高沸点溶剂中，加热蒸出生成的水，然后升温至 180～200℃常压反应 2～4 h，得到亚甲基产物。经改进后的方法，操作简便，收率也有较大提高（一般在 60%～95%），具有较好的应用价值。如抗肿瘤药苯丁酸氮芥中间体的合成：

$NH_2NH_2 \cdot H_2O/KOH$；140～160℃，1 h；85%

$CH_3CONH-C_6H_4-CO(CH_2)_2COOH \rightarrow CH_3CONH-C_6H_4-CH_2(CH_2)_2COOH$

国内外学者对该反应进行了改进：采用极性非质子性溶剂二甲亚砜可加速该反应的进行，而使用叔丁醇钾和二甲基亚砜，反应甚至可以在室温进行；应用无水条件，在沸腾甲苯中用叔丁醇钾处理腙，亦可使反应在较低温度进行；在相转移催化剂 PEG600 存在下，腙与固体氢氧化钾在甲苯中回流 2～4 h，可得到高收率还原产物。

$(C_6H_5)_2C{=}NNH_2 \xrightarrow{条件} C_6H_5CH_2C_6H_5$

条件：t-BuOK/DMSO，25℃　　收率：90%

t-BuOK/$C_6H_5CH_3$，回流　　85%

PEG600/KOH/$C_6H_5CH_3$，回流　　93%～95%

沃尔夫－凯夫纳－黄鸣龙反应应用范围广，作为还原羰基成亚甲基的方法，弥补了克莱门森反应的不足，可用于脂肪族、芳香族及杂环羰基化合物的还原，特别是对酸敏感的吡啶、四氢呋喃衍生物，难溶于酸的大分子羰基化合物和立体位阻大的甾体羰基化合物的还原尤为适合。酮酯、酮腈、含活泼卤原子的羰基化合物则不宜采用本法。

水合肼在 Pd－C、Pt－C 或骨架镍等催化剂的作用下可以发生催化氢化还原，能使硝基和亚硝基化合物还原为氨基化合物，而对底物中所含羰基、氰基、非活化碳－碳双键不具备还原能力。如强髓袢利尿药吡咯他尼中间体的合成：

NH_2NH_2，雷尼镍；CH_3OH，室温；85%

（3-硝基-4-苯氧基-5-[(二甲氨基亚甲基)氨磺酰基]苯甲酸甲酯：$COOCH_3$，O_2N，OPh，$SO_2N{=}CHN(CH_3)_2$ → 对应 H_2N 产物）

对于二硝基化合物，可利用不同的反应温度进行选择性还原。

$H_2NNH_2 \cdot H_2O/CH_3OH$，70～75℃：2,4-二硝基甲苯 → 2-氨基-4-硝基甲苯（CH_3，NH_2，NO_2）

$H_2NNH_2 \cdot H_2O$，140℃：2,4-二硝基甲苯 → 2,4-二氨基甲苯（CH_3，NH_2，NH_2）

此外，水合肼还可还原除硝基嘧啶以外的其他杂环上的硝基，如6-硝基吲哚的还原。

$$\text{6-硝基吲哚} \xrightarrow[76.5\%]{H_2NNH_2 \cdot H_2O} \text{6-氨基吲哚}$$

2. 甲酸或甲酸铵还原

在过量甲酸及其衍生物存在下，羰基化合物与氨、伯胺、仲胺发生还原胺化反应，称为刘卡特-瓦拉赫(Leuckart-Wallach)反应。该反应一般不用溶剂，但对于高级醛、酮，特别是酮，水存在时收率明显下降，因此，酮的还原胺化常在150~180℃进行，通过蒸馏将反应体系中的水除去。由于反应在较高温度下进行，反应产物一般为伯胺或仲胺的甲酰化衍生物，需进一步水解游离出氨基。例如，

$$C_6H_5COCH_3 \xrightarrow[180\sim185°C]{HCOONH_4} C_6H_5CH(NH_2)CH_3$$

以价廉易得的无水甲酸铵作为供氢体，广泛用于脂肪族及芳香族硝基化合物的还原，简单快速，收率高。例如，

$$HOOC-C_6H_4-NO_2 \xrightarrow[\text{室温}\ 93\%]{HCOONH_4/Pd-C/CH_3OH} HOOC-C_6H_4-NH_2$$

若用N-烷基取代或N,N-二烷基取代的甲酰胺反应，则可得仲胺或叔胺。例如，抗哮喘药特罗地林的合成：

$$(C_6H_5)_2CHCH_2COCH_3 + (CH_3)_3CNH_2 \xrightarrow{HCOOH} (C_6H_5)_2CHCH_2CH(CH_3)NHC(CH_3)_3$$

甲酸单独或与胺类配合作为还原剂，还可还原共轭双键成烃、还原吡啶成四氢吡啶或六氢吡啶、还原喹啉成四氢喹啉、还原烯胺成胺等。

对于氨基化合物的N-烷基化反应制备叔胺，可以使用甲醛(或其他醛)和甲酸(或甲酸铵)来完成。

$$\text{1-金刚烷胺 (NH}_2\text{)} \xrightarrow{CH_2O,\ HCOOH} \text{1-}(N,N\text{-二甲氨基)金刚烷}$$

10.3 含硼还原剂还原

10.3.1 硼烷与烯烃的加成反应

硼烷,包括甲硼烷及其二聚体乙硼烷,是一类相当强的还原剂,可在温和条件下迅速还原羧酸、醛、酮和酰胺,而对酯、腈、硝基和酰氯的作用甚为缓慢,因此可以实现不同基团的选择性还原。

硼烷对碳-碳重键加成,生成有机硼烷,即硼氢化反应。硼氢化物能够进一步发生氢解、氧化-水解、氨解和卤解反应,生成相应的烷、醇、胺和卤代烃,也可进行羰基化生成醛或酮。B—H 键与烯键的加成通过四中心过渡态,生成相应的一取代、二取代或三取代硼烷。其反应机理如下:

$$\mathrm{>C{=}C<} + \mathrm{BH_3} \xrightarrow{\mathrm{O(CH_2CH_2OCH_3)_2}} \mathrm{>C{=}C<}\ (\mathrm{H{-}BH_2}) \rightleftharpoons \mathrm{-\underset{H}{C}-\underset{BH_2}{C}-}$$

$$\longrightarrow \mathrm{(-\underset{H}{C}-C-)_3B} \xrightarrow{\mathrm{H_3O^+}} \mathrm{-\underset{H}{C}-\underset{H}{C}-} + \mathrm{B(OH)_3}$$

硼烷可选择性还原烯键或炔键,而对易被催化氢化的硝基等基团无影响。利用硼烷与烯烃加成生成烃基硼烷,在酸性条件下水解可得到饱和烷烃,称为烯烃的硼氢化-还原反应;得到的烃基硼烷在碱性条件下不经分离直接氧化,可得到相应的醇或酮,氧的位置与硼原子的位置一致,称为烯烃的硼氢化-氧化反应。

$$\mathrm{(R_1-\overset{R}{\underset{H}{C}}-\overset{R_3}{\underset{R_2}{C}}-)_3B} \xrightarrow{\mathrm{H_3O^+}} \mathrm{3R_1-\overset{R}{\underset{H}{C}}-\overset{R_3}{\underset{H}{C}}-R_2} + \mathrm{B(OH)_3}$$

$$\mathrm{(R_1-\overset{R}{\underset{H}{C}}-\overset{R_3}{\underset{R_2}{C}}-)_3B} \xrightarrow[\mathrm{OH^-}]{\mathrm{H_2O_2}} \mathrm{(R_1-\overset{R}{\underset{H}{C}}-\overset{R_3}{\underset{R_2}{C}}-O-)_3B} \xrightarrow{\mathrm{3H_2O}} \mathrm{3R_1-\overset{R}{\underset{H}{C}}-\overset{R_3}{\underset{OH}{C}}-R_2} + \mathrm{B(OH)_3}$$

由于硼烷对烯键的加成受硼烷的取代基的立体位阻的影响,所以使用硼烷的一取代或二取代物作还原剂的选择性更高。在反应中硼原子总是优先加成到取代基较少的碳原子上,而氢则加成到取代基较多的碳原子上。这在结果形式上与马可夫尼可夫(Markovnikov)规则恰好相反。若烯烃碳原子取代数目相等,则位阻大的位置生成的硼加成物较少,应选用位阻很大的硼烷作为试剂,选择性更高。例如,

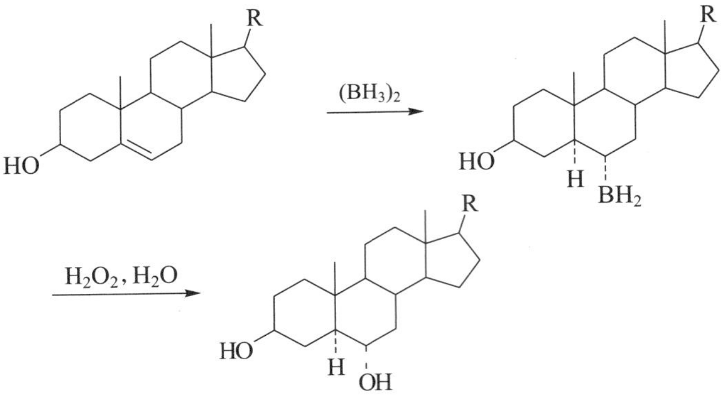

$$\xrightarrow{(BH_3)_2}$$

$$\xrightarrow{H_2O_2,\ H_2O}$$

10.3.2 手性硼烷的还原反应

手性硼烷与前手性酮反应可以直接得到手性醇。

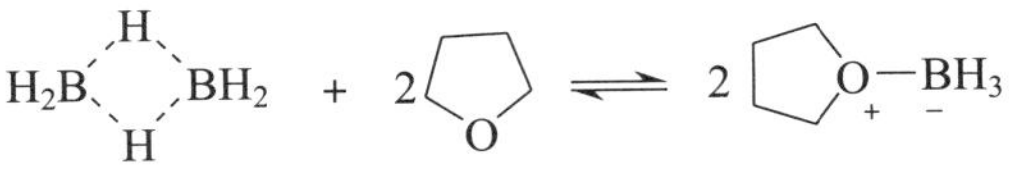

$$3NaBH_4 + 4BF_3 \xrightarrow{THF} 2B_2H_6 + 3NaBF_4$$

硼烷是一种亲电性还原剂,其作为比较好的手性定位选择还原剂在有机化学合成中应用广泛。乙硼烷一般溶于醚类溶剂中使用,可解离成硼烷和醚络合物($R_2O \cdot BH_3$),可代替硼烷用于还原反应。乙硼烷能与水迅速反应且会自燃,一般避免直接使用。一般以三卤化硼与强氢化剂如硼氢化钠或氢化铝钾在质子性溶剂中反应来制备乙硼烷,如将 $NaBH_4$ 和 BF_3 混合,即可生成乙硼烷,具有很强的还原性。一般官能团化合物与硼烷的还原反应见表 10-1。

表 10-1 一般官能团化合物与硼烷的还原反应

反应物	产物	反应性
RCOOH	RCH_2OH	高
RCH ═ CHR	RCH_2CH_2R	↓
R_2C ═ O	R_2CH_2OH	↓
RCN	RCH_2NH_2	↓
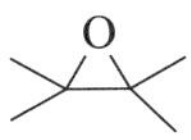 (环氧化合物)	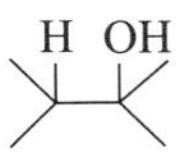 H OH	↓
RCO_2R'	$RCH_2OH/R'OH$	低

在与酮反应时,首先是由缺电子的硼原子与羰基氧原子上未共用电子对结合,形成络合物而增强了羰基碳的亲电能力,而此时硼原子上的氢,以氢负离子的形式转移到羰基碳原子上,使之还原成醇。

$$R_1R_2C{=}O \xrightarrow{BH_3} R_1R_2C{=}\overset{+}{O}{-}\overset{-}{B}H_3 \longrightarrow R_1R_2\overset{+}{C}{-}O{-}\overset{-}{B}H_2(H) \longrightarrow R_1R_2CH{-}O{-}BH_2 \xrightarrow{H_2O} R_1R_2CHOH + BH_2OH$$

$$\text{R-C}_6\text{H}_4\text{COCH}_3 \xrightarrow[>95\%e.e.]{BH_3-THF} \text{R-C}_6\text{H}_4\text{CH(OH)CH}_3$$

应用实例

反应式

$$\text{Ph-CH}_2\text{-CH(NH}_2\text{)-C(OH)Ph}_2 + BH_3 \xrightarrow{THF} \mathbf{A}$$

$$\mathbf{1} \xrightarrow[(2)\ HCl]{(1)\ \mathbf{A},\ BH_3-THF} \mathbf{2}\ (\cdot BH_3) \xrightarrow{HCl/CH_3OH} \mathbf{3}$$

操作过程

反应在干燥的氮气气氛下进行，所用仪器经真空干燥。将 50 mL 三颈烧瓶配以磁力搅拌和两个恒压漏斗，于反应瓶中加入 A(1 mmol)、THF(2 mL)及 BH_3 – THF(1 mmol)，搅拌片刻，自恒压漏斗中分别同时滴加氨基酮 **1**(10 mmol)的四氢呋喃溶液和 BH_3 – THF(20 mmol)溶液，30 min 左右加完。滴完后室温搅拌 1 h 左右，至反应完全。冰浴冷却下加入 5 mL 甲醇，再搅拌 15 min 淬灭反应。旋转浓缩除去溶剂，加入稀盐酸，搅拌 15 min。若析出固体，抽滤收集析出的固体，依次用稀盐酸和水洗涤，若产物为油状物，则用乙酸乙酯萃取，分出有机相，依次用稀盐酸和水洗涤，无水硫酸钠干燥，旋转浓缩除去溶剂。将上述固体或油状物溶于适量甲醇，加入 4 mL 6 mol/L 氯化氢甲醇溶液，2 mL 乙二醇，在 40℃下搅拌 12～20 h，至反应完全。旋转浓缩除去溶剂，残留物用 15 mL 水溶解，用乙醚洗涤(10 mL × 3)。水相在冰浴冷却下用 10% 氢氧化钠水溶液碱化，乙酸乙酯萃取(20 mL × 3)，合并萃取液，无水碳酸钾干燥。旋转浓缩除去溶剂，粗产物可重结晶或用柱色谱提纯，得光学活性氨基醇(收率 68.2%～90.9%)。

乙硼烷和三氟化硼催化氢化可将某些环丙基酮还原成烃。例如，

$$-\overset{\overset{O}{\|}}{C}-\triangleleft \xrightarrow[70\%\sim80\%]{B_2H_6/BF_3/THF} -\overset{H_2}{C}-\triangleleft$$

硼烷是选择性还原羧酸为醇的优良试剂，其反应条件温和、反应速率快，且不影响分子中存在的硝基、酰卤、卤素等基团。当羧酸分子中有酯基或醛、酮羰基时，若控制硼烷用量并在低温反应，可选择性还原羧基为相应的醇。硼烷还原羧酸的反应速率，脂肪酸大于芳香酸，位阻小的羧酸大于位阻大的羧酸，羧酸盐则不能被还原。对脂肪酸酯的还原反应速率一般较羧酸慢，对芳香酸酯几乎不发生反应。

$$HOOC(CH_2)_3COOEt \xrightarrow[-18^\circ C,\ 10\ h]{2BH_3/THF} HO(CH_2)_4COOEt$$

$$4\text{-}HOH_2C\text{-}C_6H_4(CH_2)_4OH \xleftarrow{2BH_3} 4\text{-}HOOC\text{-}C_6H_4(CH_2)_3COOH \xrightarrow{BH_3} 4\text{-}HOOC\text{-}C_6H_4(CH_2)_4OH$$

酸酐、酰胺、缩醛、肟、叠氮化物、烯胺和腙等也能被硼烷还原，可用于药物及有机中间体的合成。而酰氯、硝基、卤代物、砜、磺酸、二硫化物等则不易被还原。例如，

$$4\text{-}O_2N\text{-}C_6H_4CON(CH_3)_2 \xrightarrow[97\%]{B_2H_6/THF} 4\text{-}O_2N\text{-}C_6H_4CH_2N(CH_3)_2$$

硼烷可较好地还原酰胺。还原的顺序为：*N*,*N*－双取代酰胺 > *N*－取代酰胺 > 无取代酰胺；脂肪酰胺 > 芳香酰胺。该反应不生成醛副产物，且不影响分子中的硝基、酯基等基团，但若有双键，则同时被还原。如抗高钙血症药甲状旁腺激素的合成。

$$3\text{-}F_3C\text{-}C_6H_4CH_2CH_2C(=O)NH\text{-}CH(CH_3)\text{-}(1\text{-naphthyl}) \xrightarrow[0^\circ C]{BH_3/THF} 3\text{-}F_3C\text{-}C_6H_4CH_2CH_2CH_2NH\text{-}CH(CH_3)\text{-}(1\text{-naphthyl})$$

硼烷将环氧化物还原后，产物按反马氏规则开环，用水处理可得取代较少的醇，与硼氢化钠等的开环方式相反。用少量硼氢化锂作催化剂，可提高反应收率。

$$\text{(1,3,5-三}OCH_3\text{-萘-2-基)}CH_2\text{-环氧}(C(CH_3)_2) \xrightarrow[0^\circ C,\ 82\%]{B_2H_6/LiBH_4/THF} \text{(1,3,5-三}OCH_3\text{-萘-2-基)}CH_2CH(OH)CH(CH_3)_2$$

10.4 烷氧基金属化合物还原

烷氧基金属化合物又称金属醇盐,常用的烷氧基金属化合物有异丙醇铝($Al[OCH(CH_3)_2]_3$)、叔丁醇铝($Al[OC(CH_3)_3]_3$)、乙醇铝($Al(OC_2H_5)_3$)等,可在氯化汞存在下由金属铝和相应的醇反应制得。醇铝易潮解,还原反应要在无水条件下进行。在有机合成中,通常都以异丙醇铝为还原剂来实现醛、酮的还原。

1. 反应通式

$$R_1(R_2(H))C{=}O \xrightarrow{Al(OPr-i)_3/i-PrOH} R_1(R_2(H))CH{-}OH + MeCOMe$$

2. 反应机理

异丙醇铝在异丙醇中共热能使羰基化合物还原成醇称为米尔温-庞多夫-维尔莱(Meerwein-Pondorff-Verley)反应,是欧芬脑尔(Oppenauer)氧化反应的逆反应。异丙醇铝对醛、酮的选择性很高,不影响双键、三键和其他许多不饱和官能团。首先醛或酮的氧原子与作为路易斯酸的铝原子配位,经六元环过渡态,异丙醇铝的 α-负氢转移到醛、酮的羰基上,一方面,异丙醇基负离子被氧化为丙酮;另一方面,醛、酮被还原为烷氧负离子,它与异丙醇进行负离子交换,生成相应的醇,同时形成一分子异丙醇铝。在实际中,为了提高反应速率和收率,常加入大于化学计量的异丙醇。其机理如下:

$$R_1R_2C{=}O + Al(OPr-i)_3 \rightleftharpoons [\text{六元环过渡态}:\ R_1R_2\overset{+}{C}\cdots H\cdots CMe_2,\ O{-}\overset{-}{Al}(OPr-i)_2{-}O] \rightleftharpoons [R_1R_2C(H){-}O{-}\overset{-}{Al}(OPr-i)_2{-}O{-}\overset{+}{C}Me_2]$$

$$\rightleftharpoons R_1R_2C(H){-}O{-}Al(OPr-i)_2 + MeCOMe$$

$$\xrightarrow{i-PrOH} R_1R_2CHOH + AlCl_3 + Me_2CHOH$$

3. 影响因素

(1) 还原剂用量及移出生成的丙酮对反应的影响 该还原反应为可逆反应,因此,增大还原剂用量及移出生成的丙酮,均可缩短反应时间,提高反应收率。由于新制的异丙醇铝是以三聚体形式与酮配位,因此,酮类与醇－铝的配比应不少于 1∶3,才可得到较高的收率。

(2) 氯化铝的影响　反应中加入一定量的氯化铝,生成的部分氯化异丙醇铝与羰基氧原子形成六元环的过渡态较快,使氢负离子转移较容易,可加速反应并提高收率。

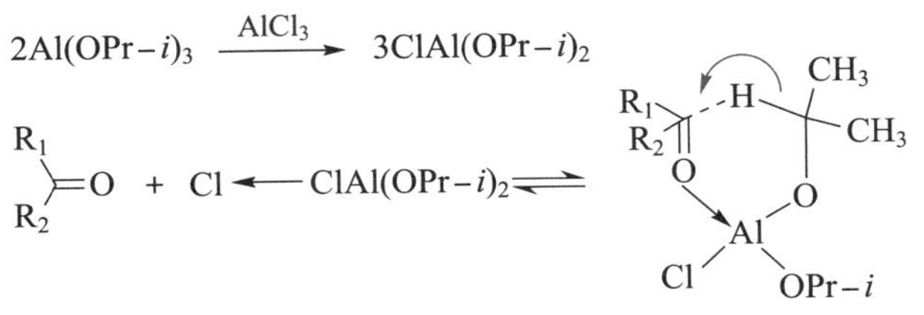

$$2Al(OPr-i)_3 \xrightarrow{AlCl_3} 3ClAl(OPr-i)_2$$

(3) 底物中含有的酸性基团对反应的影响　β－二酮、β－酮酯等易烯醇化的羰基化合物,或含有酚羟基、羧基等酸性基团的羰基化合物,其羟基或羧基易与异丙醇铝形成铝盐,使反应受到抑制,因此,不能使用该方法进行还原。含氨基的羰基化合物,也易与异丙醇铝形成复盐而影响反应进行,但是可换用异丙醇钠为还原剂。

(4) 底物结构对反应立体选择性的影响　醇铝还原的立体选择性与底物结构有关。若底物结构中存在空间位阻影响,在还原过程中,氢负离子转移到羰基碳原子上的方向主要是结构中立体位阻较小的一边。

4. 应用

异丙醇铝是脂肪族和芳香族醛、酮类化合物的选择性还原剂,对分子中含有的烯键、炔键、硝基、缩醛、氰基及卤素等官能团无影响。

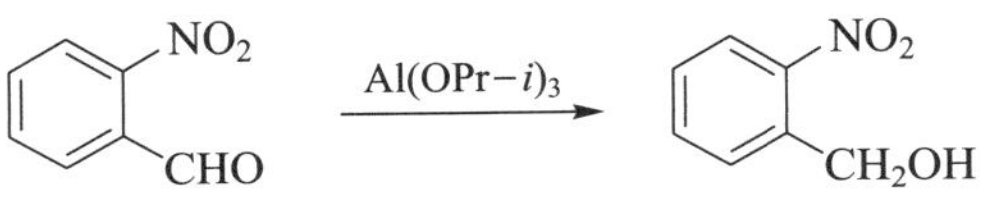

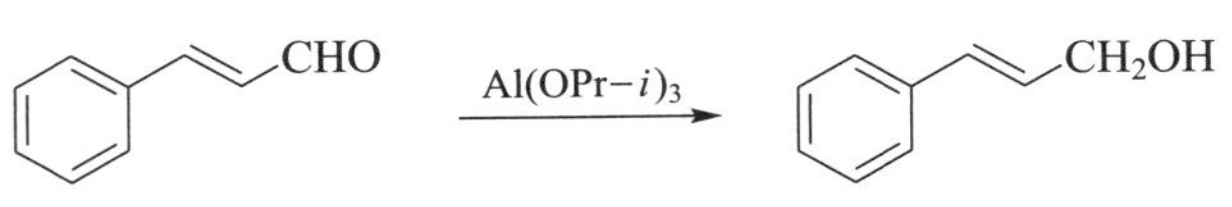

氯霉素中间体合霉素的合成中,异丙醇铝选择性还原酮为醇,底物中的硝基、酰胺键均不受影响。

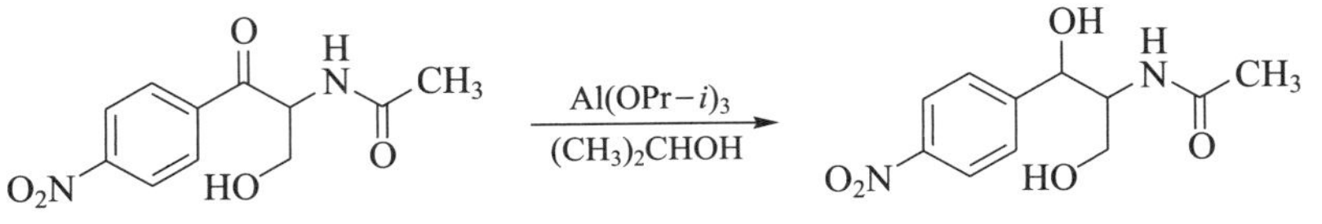

应用实例

反应式

$$\text{2,2',4'-三氯苯乙酮} \xrightarrow{Al(OPr-i)_3} \text{1-(2,4-二氯苯基)-2-氯-乙醇}$$

1-(2,4-二氯苯基)-2-氯-乙醇是合成硝酸咪康唑、硝酸益康唑等药物的重要中间体，通常以2,2′,4′-三氯苯乙酮为原料，通过还原反应而得到。

操作过程

在四口烧瓶中依次加入无水乙醇(90 g，1.95 mol)、异丙醇铝(10 g，0.049 mol)、2,2′,4′-三氯苯乙酮(30 g，0.134 mol)，搅拌加热至65℃，反应7 h。反应完毕，减压蒸馏乙醇，然后用盐酸酸化，酸化10 min，水洗至中性，以常温水冷却，开始析出浅黄色结晶，固化，得1-(2,4-二氯苯基)-2-氯-乙醇(36.9 g，98.7%)，熔点50~51℃。

其他金属的醇盐，如镁盐、钾盐和钠盐等都用于该反应。由于该反应化学选择性强，在有机合成中占有重要地位。然而该反应通常需要化学计量，有时甚至需要大大过量的异丙醇铝参与反应，这就给此反应的广泛应用带来了困难。将试剂的化学计量反应改为催化反应是现代有机合成技术发展方向之一。利用醇盐实现催化反应，对扩大这一反应的应用，提高其使用价值具有重大意义。

10.5 金属氢化物还原

金属氢化物是近期发展极为迅速的一类重要的还原剂，具有反应速率快、副反应少、收率高、反应条件缓和及选择性高等特点。可使羧酸及其衍生物还原成醇，或者将醛、酮还原成醇，也可还原肟基、氰基、硝基等。金属氢化物种类众多，如LiH、NaH、CaH_2、$LiAlH_4$、$LiBH_4$、$NaBH_4$、KBH_4和AlH_3等，其中氢化铝锂和硼氢化钠是最常见的两种。金属复氢化合物具有四氢铝离子(AlH_4^-)或(BH_4^-)的复盐结构，这种复合负离子具有亲核性，可向极性不饱和键(羰基、氰基等)中带正电荷的碳原子进攻，继而氢负离子转移至带正电荷的碳原子上形成络合物离子，与质子结合而完成加氢还原过程。

10.5.1 氢化铝锂还原

在金属还原剂中，$LiAlH_4$是最强的还原剂，除没有极化的碳-碳重键和共轭重键外，多数有机物都可被其还原，并拥有较为理想的收率。因此$LiAlH_4$是一种“广谱”还原剂。可被$LiAlH_4$还原的基团(括号内为还原产物)有—COOH(—CH_2OH)、—COCl(—CH_2OH)、—$CONH_2$(—CH_2NH_2)、—CONHR(—CH_2NHR)、—CN(—CH_2NH_2)、—CHO(—CH_2OH)、

—NO_2（—NH_2）、—NO（—N=N—）、—CH_2OTs（—CH_2OH）、—S－S—（—SH）、—COOR（—CH_2OH + ROH）、C═N—OH（HC—NH_2）、S ═ O（—S—）。由于其选择性较差，用醇或氯化铝等处理氢化铝锂可以降低其还原活性，得到选择性更高的衍生化试剂，如二异丁基氢化铝（DIBAL－H）、三（叔丁氧基）氢化铝锂（LTBA）及氢化铝锂－氯化铝混合试剂等。

$LiAlH_4$ 遇水、酸和含羟基或巯基的化合物会放出氢气而形成相应的铝盐。因此反应需在无水条件下进行，且不能使用质子性溶剂，通常选用无水乙醚和四氢呋喃为反应溶剂。反应结束后，可加入乙醇、含水乙醚或 10% 氯化铵水溶液来分解未反应的氢化铝锂和还原物。用水分解时，水量应接近计算量，以便于分离。

$LiAlH_4$ 是很强的亲核试剂，在还原过程中，其实质是氢负离子向底物的转移。以羰基的还原为例，氢负离子转移到羰基的碳原子上进行亲核加成，形成烷氧基铝，后经水解得到醇。

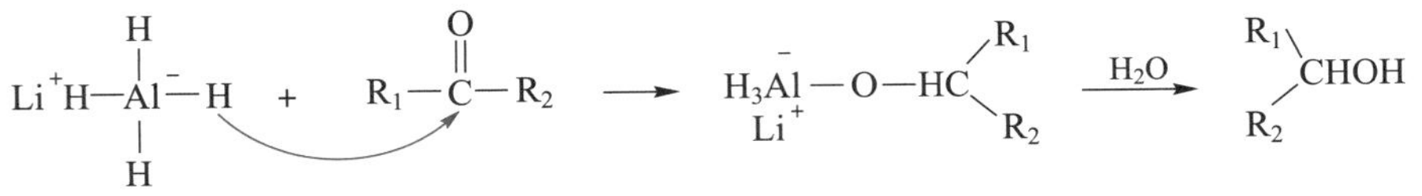

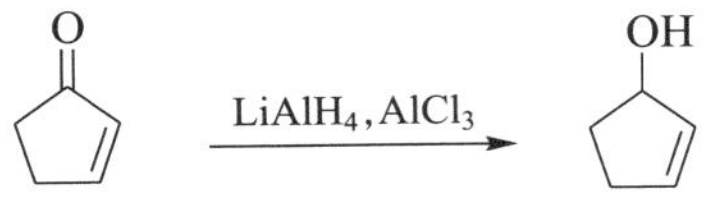

$LiAlH_4$ 负离子中以第一个氢负离子的作用最为强烈，其后氢负离子活性依次减弱。除此之外，还原速率还与羰基相连的烃基大小有关。基团越大，还原速率就越小。若 α 位为手性碳，则还原试剂主要从位阻小的一边进攻羰基碳，从而产生具有优势的非对映异构体。例如，

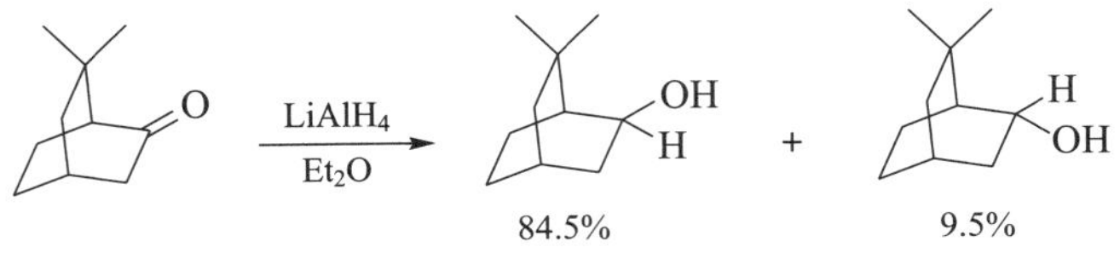

$LiAlH_4$ 对含有极性不饱和键的化合物具有较高的还原活性，能够将醛、酮、酯、内酯、羧酸、酸酐和环氧化物还原为醇，将酰胺、亚胺、腈、脂肪族硝基化合物转换为对应的胺。但对孤立的碳－碳双键和三键一般不具有还原活性，这是与催化氢化主要不同之处。

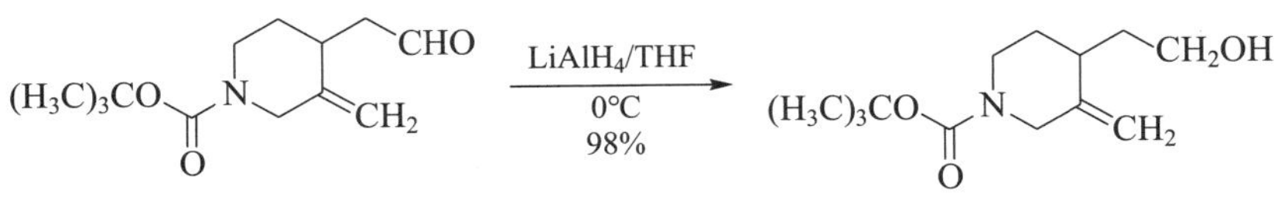

极性较大的碳－碳双键也可被 $LiAlH_4$ 还原，特别是 α,β－不饱和羰基化合物的双键常会与羰基一同被还原。

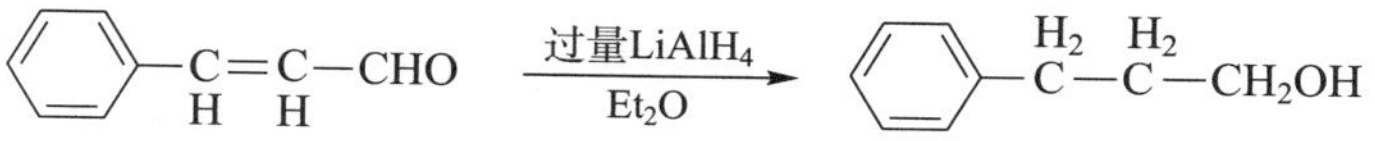

通过降低反应温度、缩短反应时间或者使用活性较弱的二异丁基氢化铝(DIBAl-H),可保留双键实现对 α,β-不饱和羰基化合物的选择性还原。二异丁基氢化铝(DIBAl-H)对 α,β-不饱和羰基化合物的还原具有高度的1,2-选择性,仅羰基部分被还原生成相应的烯丙基醇产物。例如,对甲氧基苯丙烯酸在氢化铝锂作用下双键和羧基均被还原,而抗高血压药阿利吉仑中间体的合成中,采用DIBAl-H还原,其 α,β-不饱和羧酸酯中的酯基选择性还原为醇,对双键无影响。

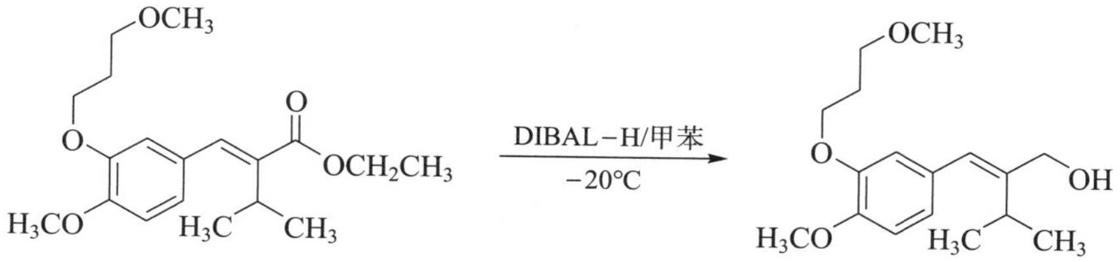

无水三氯化铝或计算量的无水乙醇可降低氢化铝锂的还原能力,提高还原的选择性。用氢化铝锂-氯化铝(3∶1)进行还原,可以将 α,β-不饱和羰基化合物选择性地还原为不饱和醇(或胺)。如阿魏醇中间体的合成:

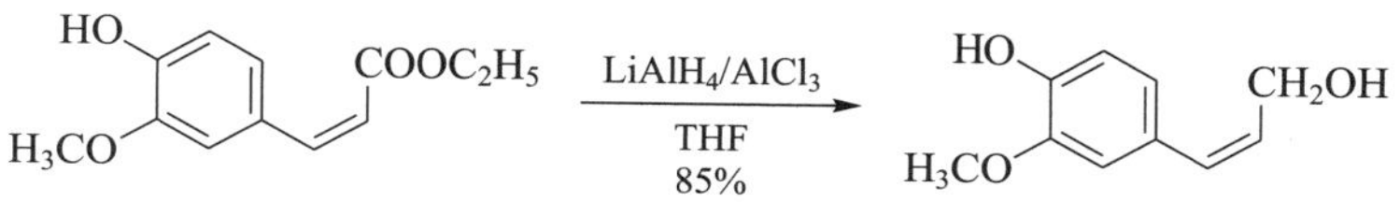

在合适的条件下,$LiAlH_4$ 也可将醛或酮羰基还原成亚甲基。例如,

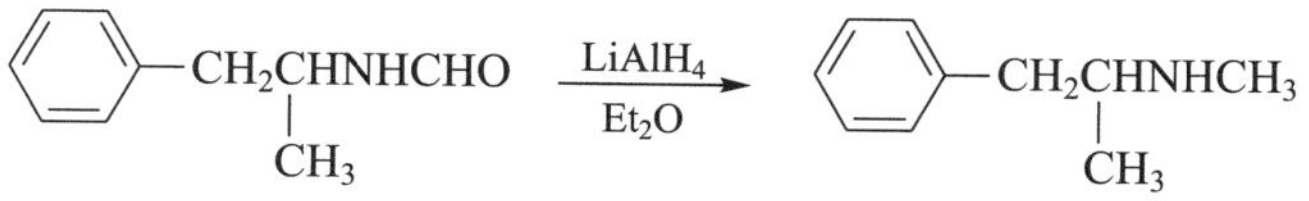

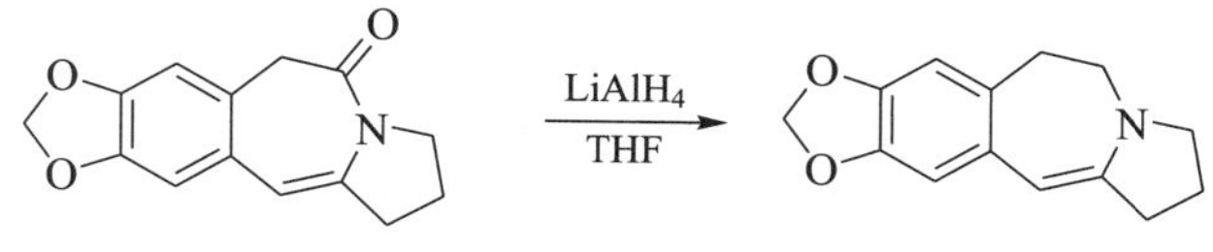

氢化铝锂可将链状酸酐还原为两分子的醇,或将环状酸酐还原为二醇。能将卤代烷烃还原为烷烃,可用于C—X键的氢解,其活性顺序为I>Br>Cl>F。还可将二硫化物和磺酸衍生物还原成硫醇,将亚砜还原成硫醚。

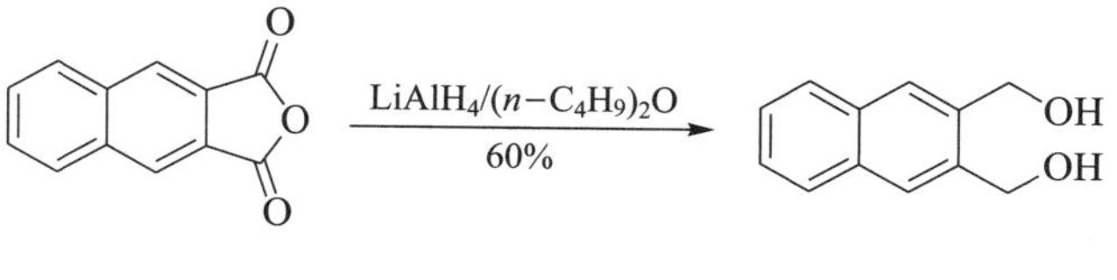

$$\text{2-氯-3-(溴甲基)萘} \xrightarrow[75\%]{LiAlH_4/(C_2H_5)_2O} \text{2-氯-3-甲基萘}$$

环氧化物可用 $LiAlH_4$ 还原并用水处理得到醇。反应按马氏规则开环，氢负离子作为亲核试剂进攻位阻最小即取代基最少的碳原子；然而，在路易斯酸存在下进行反应，开环方式与上述方式相反。如苯乙烯环氧化物的氢解开环反应。

$$Ph-\overset{O}{CH-CH_2} \xrightarrow[82\%]{LiAlH_4} PhCH(OH)CH_3\ (90\%^*) + PhCH_2CH_2OH\ (10\%^*)$$

$$Ph-\overset{O}{CH-CH_2} \xrightarrow[78\%]{LiAlH_4/AlCl_3} PhCH(OH)CH_3\ (5\%^*) + PhCH_2CH_2OH\ (95\%^*)$$

三(叔丁氧基)氢化铝锂(LTBA)是从氢化铝锂衍生而成的，其还原能力比氢化铝锂弱，比硼氢化钠强，可将醛、酮还原为相应的醇。它是一种温和的高选择性还原剂，当分子中同时存在醛、酮、内酯时，还原顺序为醛 > 酮 > 内酯，醛优先被还原。

$$\text{(5-}H_3C\text{-环己烯酮-2-}CH_2CH_2CHO) \xrightarrow[-78^\circ C]{LTBA/EtOH} \text{(5-}H_3C\text{-环己烯酮-2-}CH_2CH_2CH_2OH)$$

三(叔丁氧基)氢化铝锂能将 α,β－不饱和酮还原为 α,β－不饱和醇，且具有很高的立体选择性；但当加入亚铜催化剂后，则双键优先被还原。许多可被氢化铝锂还原的基团，如硝基、氰基、酰胺、亚胺、羧酸酯、羧酸等则不能被 LTBA 还原。

$$TBSO-CH_2-CH(NHBz)-CO-CH=CH-CH_2Cl \xrightarrow[-78^\circ C,\ 87\%]{LTBA/EtOH} TBSO-CH_2-CH(NHBz)-CH(OH)-CH=CH-CH_2Cl$$

$$\text{3,5,5-三甲基环己-2-烯酮 } (H_3C, H_3C, CH_3) \xrightarrow[-20^\circ C,\ 1\ h,\ 98\%]{LTBA/CuBr/THF} \text{3,3,5-三甲基环己酮 } (H_3C, H_3C, CH_3)$$

用氢化铝锂或二异丁基氢化铝锂(DIBAl－H)还原酰氯时，可将其转化为伯醇。而用位阻较大的三(叔丁氧基)氢化铝锂(LTBA)还原时则生成醛，并且对分子中的醛基、酯基均无影响。如米诺膦酸中间体的合成：

$$H_3C-CH_2-O-CO-CH_2CH_2-COCl \xrightarrow[-80^\circ C,\ 61\%]{LTBA/THF} H_3C-CH_2-O-CO-CH_2CH_2-CHO$$

10.5.2 硼氢化钠(钾)还原

硼氢化钠(钾)是另一类重要的金属氢化物还原剂,能将醛、酮还原成相应的醇。其作用较 $LiAlH_4$ 缓和,常温下虽然能被水、甲醇分解,但速率较慢,对乙醇、异丙醇等较稳定。可应用于碱水和醇为溶剂的反应体系,添加其他金属盐、季铵盐或冠醚可提高其还原能力。

$NaBH_4/CeCl_3 \cdot 6H_2O$

MeOH, 5 min, 室温

100%

$KBH_4/EtOH$

NaOH, △

神经肌肉阻断剂苯磺酸阿曲库铵中间体 3,4－二甲氧基苄醇的合成中涉及的还原反应可以通过硼氢化钠来实现。

$NaBH_4$

$(CH_3)_2CHOH$

硼氢化钠(钾)还原 α,β－不饱和醛、酮可得到饱和醇和不饱和醇的混合物。但在镧系金属盐三氯化铈存在时,$NaBH_4$ 可以高选择性地将 α,β－不饱和酮进行 1,2－还原而几乎没有 1,4－还原发生,最终得到烯丙醇产物,该反应即为吕什(Luche)还原反应。

$NaBH_4$

CH_3OH

无 $CeCl_3$	59%	41%
$CeCl_3 \cdot 7H_2O$	99%	1%

单独使用硼氢化钠(钾)很难还原羧基、酯基、酰胺等官能团,但是在路易斯酸的催化下,其还原能力大大提高,可顺利地还原酯、酰胺甚至某些羧酸,常见的还原体系包括 $NaBH_4/BF_3$ 和 $NaBH_4/AlCl_3$ 体系。

$NaBH_4/AlCl_3$

$(CH_3OCH_2CH_2)_2O$

84%

$KBH_4/AlCl_3$

THF

70%

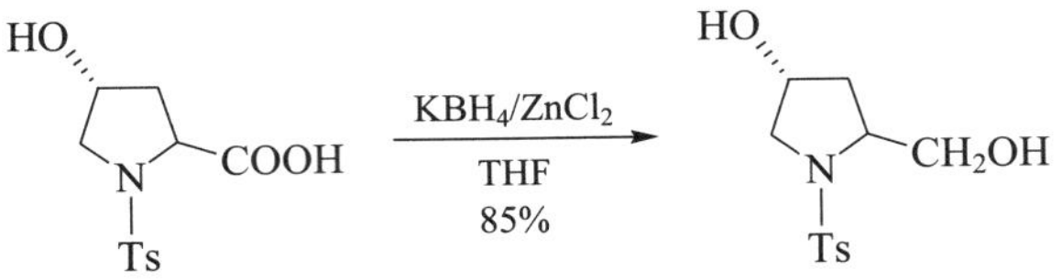

采用 $NaBH_4/AlCl_3$ 强还原体系，可将酮羰基进一步还原为亚甲基，如降糖药达格列净制备中，采用硼氢化钠－三氯化铝还原体系，还原酮得到烃。

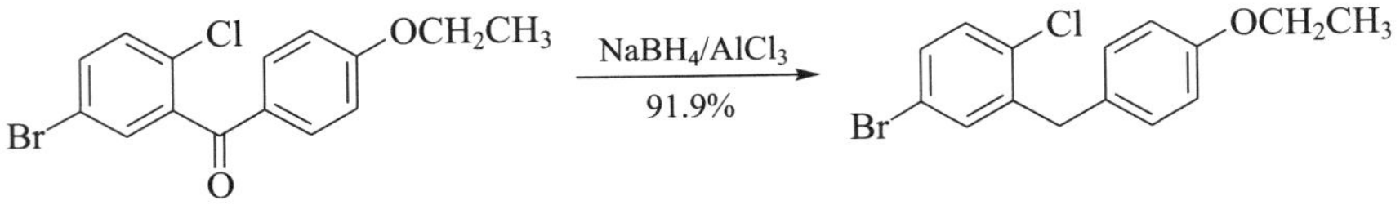

硼氢化钠与醋酸反应形成的酰氧硼氢化钠可有效地还原酰胺为胺。将乙酸与 1,4－二氧六环慢慢加至硼氢化钠和苯甲酰胺的混合溶液中，回流反应，即可得苄胺。

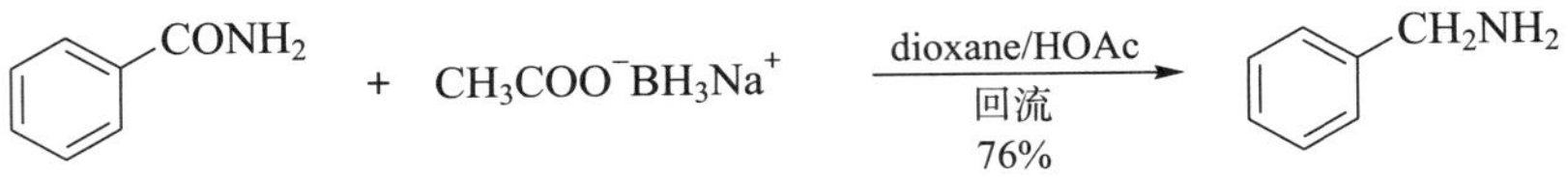

金属氢化物（如硼氢化钠）是还原叠氮化合物最常用的方法之一。例如，

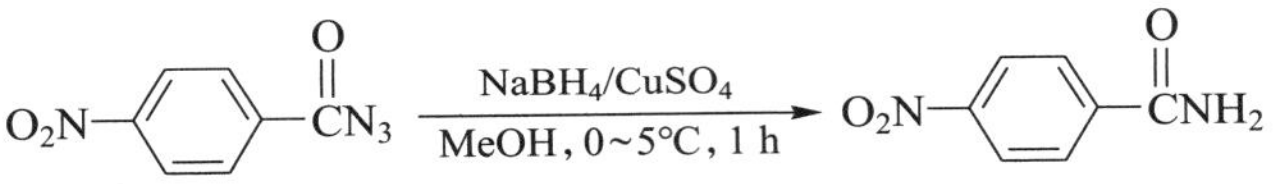

炔烃和烯烃易于催化加氢，而通常使用的化学还原剂活性较差，但是一些复合还原剂如 $NaBH_4/BiCl_3$ 却可以选择性还原 α,β－不饱和腈、酯中的双键。例如，

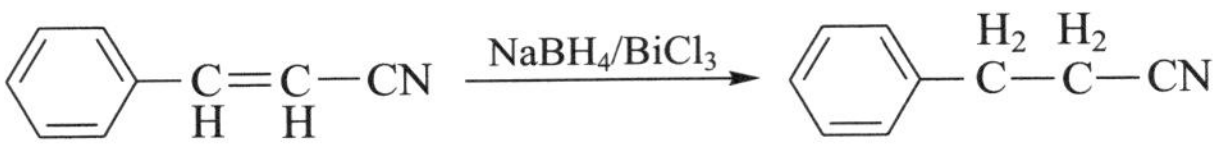

应用实例

反应式

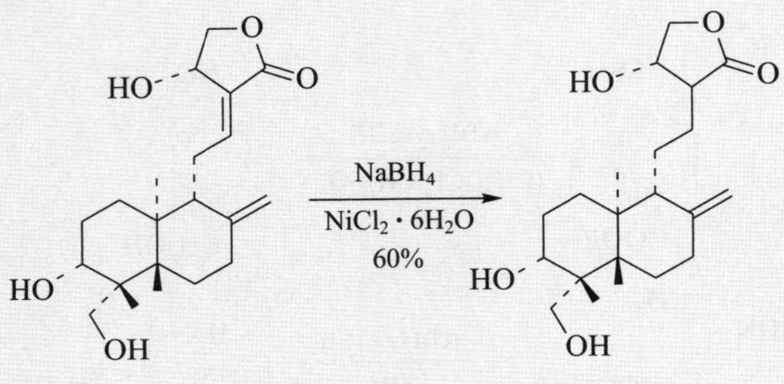

操作过程

将 1.0 g 穿心莲内酯和 30 mL 甲醇，加入带有搅拌器、温度计、回流冷凝管的 100 mL 三颈烧瓶，开动搅拌，升温至 70℃（水浴）使穿心莲内酯溶解。降温至 40℃，加入 0.22 g 六水合氯化镍，搅拌溶解，形成浅绿色溶液。然后用冰盐浴控温在 −5~5℃，在高速搅拌下分批加入 0.25 g 硼氢化钠粉末并保持反应温度为 −5~5℃，约 30 min 内加完，加毕，在该温度下继续搅拌反应 30 min（TLC 跟踪监测反应）。待反应完后，加入 40 mL 冰冷的食盐水，搅拌 20 min，用乙酸乙酯萃取（100 mL × 4），合并乙酸乙酯溶液，用食盐水洗涤（100 mL × 4）。无水硫酸钠干燥，过滤，减压浓缩至 5 mL 左右，即析出 12，13 − 双氢穿心莲内酯结晶。抽滤，烘干，得 12，13 − 双氢穿心莲内酯（0.6 g，收率 60%）。

小结

在有机合成反应中研究得最多的、对其选择性研究比较深入的就是有机化合物的还原反应。在实际合成中，若要还原一个有机化合物分子中的不饱和基团不是十分困难，然而若要有选择性地还原某一个基团，就需要在一定的情况下选择某种特定的方法来达到合成要求。

（张慧珍）

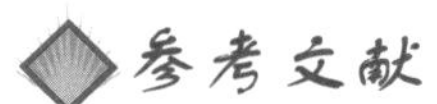

习题

一、简答题

1. 什么是还原反应？

2. 如何实现炔烃选择性还原为烯烃？

3. 如何实现羰基化合物还原为烃？

4. 如何实现羰基化合物还原为醇？

二、完成下列反应式（每空只填写主要反应产物）

5. 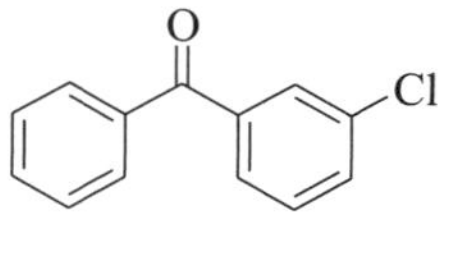 （3-氯二苯甲酮：O，Cl） $\xrightarrow[110\sim175℃,\ 8\ h]{Zn,\ NaOH}$ [　　　　]

6. $H_3CH_2CC\equiv CCH_2CH_3 \xrightarrow[NH_3]{Na}$ [　　　　]

7. 4-羟基-3-甲氧基苯甲醛 $\xrightarrow[HCl]{Zn-Hg}$ [　　　　]

8. 邻苯二甲酸 $\xrightarrow{LiAlH_4}$ [　　　　]

9. 3,4-二甲基苯甲醛 $\xrightarrow[\text{异丙醇铝,回流}]{NaBH_4/NaOH}$ [　　　　]

三、完成下列反应式(每空只填写主要反应试剂):

10. $C_6H_5-CH=CH-CO-C_6H_5 \xrightarrow{(\qquad)} C_6H_5-CH_2-CH_2-CO-C_6H_5$

11. 4-$(H_3C)_3C$-环己酮 $\xrightarrow{(\qquad)}$ $(H_3C)_3C$-环己烷

12. 3,5-二硝基苯甲酰氯（COCl, O_2N, NO_2） $\xrightarrow{(\qquad)}$ 3,5-二硝基苯甲醛（CHO, O_2N, NO_2）

13. 环己酮 $\xrightarrow{(\qquad)}$ 1,1'-二羟基联环己基（HO, OH）

14. $CH_3COCH_2COOEt \xrightarrow{(\qquad)} CH_3CH_2CH_2COOEt$

四、思考题

15. 硝基苯用锌粉还原时,在酸性、中性、碱性条件下,得到的主要还原产物分别是什么?

16. 简述克莱门森还原和黄鸣龙还原主要用于哪类物质的还原?所用还原剂分别是什么?是在酸性还是碱性条件下进行的?所得主要有机产物是什么?

第 11 章 氧化反应

1. 课程目标

掌握各类氧化剂及其反应选择性。

2. 重点和难点

重点：各种氧化剂对底物的要求及氧化产物。

难点：如何根据底物结构和所需产物选择氧化剂。

引 言

在有机化学中，氧化反应是一类重要的基本反应，可以实现官能团的转化，如烷基、亚甲基、烯烃、醇氧化为醛、酮或羧酸衍生物。根据底物和目标产物的不同，选择适当的氧化剂来实现这些转化，若需要将伯醇氧化为醛，可以选择氧化能力中等的氧化剂如氯铬酸吡啶、活性二氧化锰；若要将伯醇直接氧化为羧酸，可以选择氧化能力强的高锰酸钾。总之，根据底物的类型和所需产物的结构是选择氧化剂的依据。

11.1 铬盐的氧化

11.1.1 三氧化铬

三氧化铬，又称铬酐，在水、乙酸酐、叔丁醇、吡啶等溶剂中可生成不同的含铬类化合物。

$$CrO_3+(CH_3CO)_2O \longrightarrow (CH_3COO)_2CrO_2$$

$$CrO_3+(CH_3)_3COH \longrightarrow [(CH_3)_3CO]_2CrO_2$$

$$CrO_3+2C_5H_5N \longrightarrow CrO_3\cdot 2C_5H_5N$$

$$CrO_3+HCl \longrightarrow CrO_2Cl_2$$

1. 铬酰醋酸酯

将三氧化铬分批次缓慢加入乙酸酐中生成铬酰乙酸酯，主要用于与芳环相连甲基的氧化生产醛基。在酸性条件下，醛可以与过量的乙酸酐反应生成双乙酸酯类化合物，进一步发生水解生成醛类化合物。

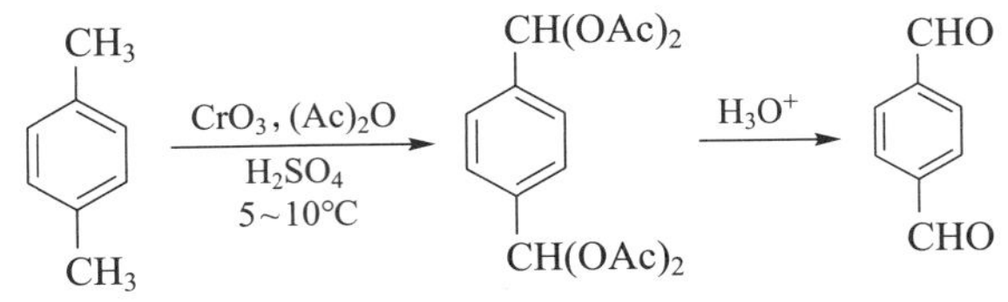

合成抗抑郁药诺米芬辛和抗心绞痛药硝苯地平等都需要使用的重要中间体邻硝基苯甲醛可以用此方法来合成。

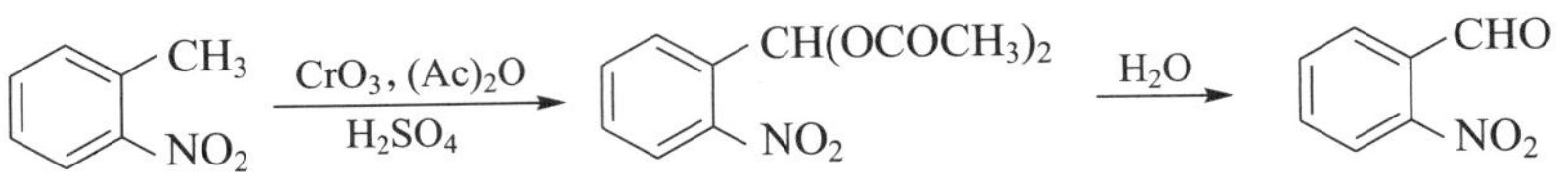

与三氧化铬/乙酸酐体系一样,三氧化铬/乙酸体系也可以用于苄位亚甲基的氧化生成酮类化合物。

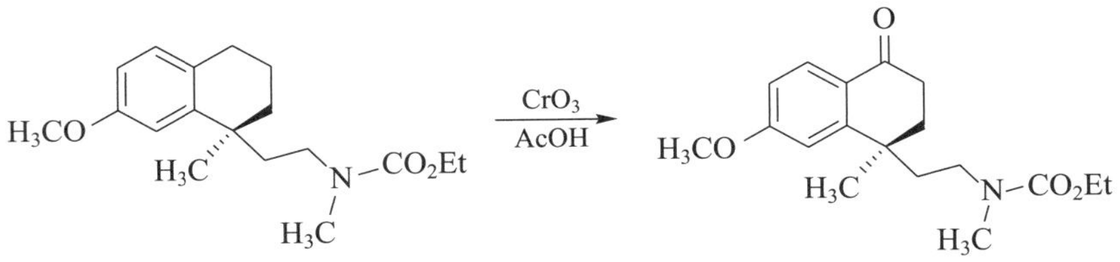

2. 铬酸叔丁酯

在冰浴条件下向无水叔丁醇中分批加入三氧化铬生成铬酸叔丁酯,在其氧化过程中可将伯醇或仲醇转化为成相应的羰基化合物,该试剂还可以应用于烯丙位的选择性氧化。例如,在下述反应中烯丙位亚甲基被氧化为羰基的同时分子内双键不受影响。

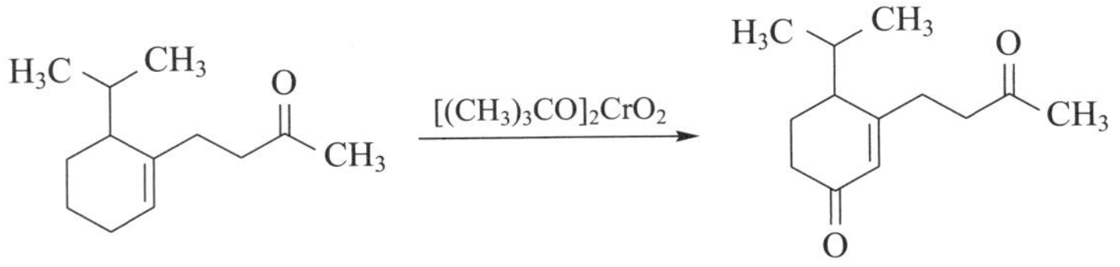

3. 三氧化铬-吡啶络合物

三氧化铬-吡啶络合物[柯林斯(Collins)试剂]在氧化反应中发挥着重要的作用,柯林斯试剂是其中非常有代表性的一种,可以将各种不同类型的醇氧化为醛或酮,且氧化物中存在的不饱和键和含硫共价键不受影响。例如,抗肿瘤药盐酸乌苯美司中间体的合成。

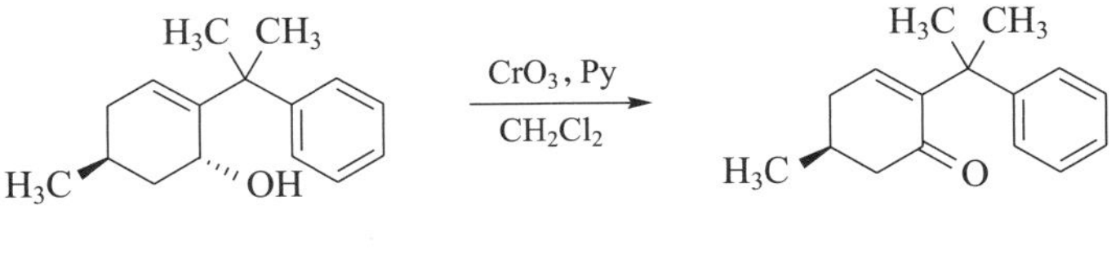

此外，柯斯林试剂也可以将烯丙位亚甲基氧化为酮。

$$\xrightarrow[\text{CH}_2\text{Cl}_2\text{，室温}]{\text{柯林斯试剂}}$$

4. 铬酰氯

三氧化铬与干燥的氯化氢反应生成铬酰氯［埃塔（Etard）试剂］，在其作用下与芳环相连的甲基或亚甲基可被氧化成不溶性的金属配合物，水解后生成相应的醛或酮。与芳环相连的基团有多个甲基时，只有一个甲基会被氧化，这是制备芳香醛类化合物的重要方法。

$$C_6H_5CH_3 + CrO_2Cl_2 \longrightarrow C_6H_5CH(OCrCl_2OH)_2 \xrightarrow{H_2O} C_6H_5CHO$$

烯烃也可以与铬酰氯按照反马氏规则发生氧化加成生成 β－氯代醇。

$$CH_3CH_2CH{=}CH_2 \xrightarrow[CCl_4]{CrO_2Cl_2} CH_3CH_2CH(Cl){-}CH_2OCrOCl \xrightarrow{H_2O} CH_3CH_2CH(Cl){-}CH_2OH$$

11.1.2 铬酸、重铬酸盐

铬酸可以由三氧化铬溶于硫酸或者重铬酸盐酸化制得，与重铬酸存在以下平衡关系：

$$H_2CrO_4 \rightleftharpoons H^+ + HCrO_4^- \rightleftharpoons 2H^+ + CrO_4^{2-}$$

$$2HCrO_4^- \rightleftharpoons Cr_2O_7^{2-} + H_2O$$

在浓度较低的水溶液中，几乎都以 $HCrO_4^-$ 的形式存在；在浓度较高的水溶液中，则以 $Cr_2O_7^{2-}$ 存在。铬酸溶液呈橘红色，经过氧化还原反应变为 Cr^{3+} 后呈绿色，可通过反应体系颜色的变化判断反应进行的情况，在此过程中铬原子由正六价变为正三价。

$$2H_2CrO_4 + 3H_2SO_4 \longrightarrow Cr_2(SO_4)_3 + 5H_2O + 3[O]$$

1. 铬酸

三氧化铬的稀硫酸溶液，又被称为琼斯（Jones）试剂，由铬酐（267 g）溶于浓硫酸（230 mL）和水（400 mL）中加水稀释至 1 L 制得。琼斯试剂可以将仲醇氧化为酮，也可以将伯醇氧化为羧酸，此外，与芳环相连的烷基在其作用下可以被氧化为羧基。

$$C_6H_5COC_6H_4CH_3 \xrightarrow[H_2SO_4]{CrO_3} C_6H_5COC_6H_4COOH$$

琼斯试剂是一种选择性的温和氧化剂，可以氧化具有烯键或炔键的醇，而不会引起不饱和键的氧化、异构化等副反应。

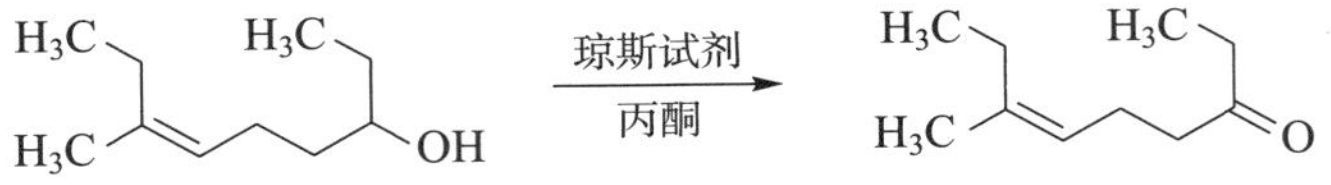

抗生素拉氧头孢钠中间体可以由 $CrO_3-H_2SO_4$ 氧化相应的仲醇得到。

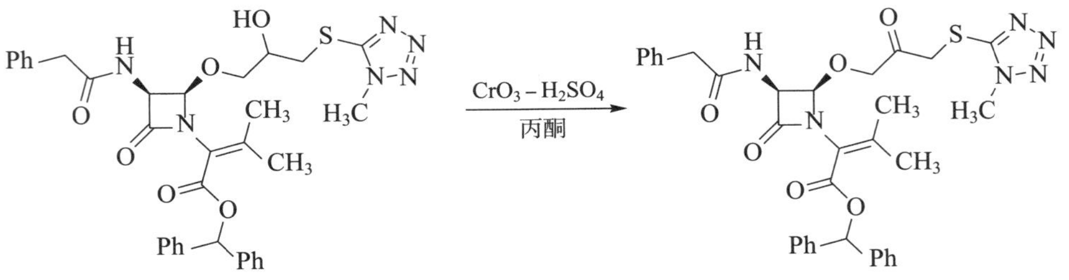

2. 重铬酸盐

重铬酸钾的硫酸水溶液可以将伯醇氧化生成与之相应的醛，但醛容易被进一步氧化为羧酸。当小分子伯醇被氧化时，为了避免生成的醛进一步被氧化，可以通过控制反应温度将生成的醛蒸出，例如，正丁醇被氧化为正丁醛。

$$CH_3CH_2CH_2CH_2OH \xrightarrow[H_2SO_4,\ H_2O]{K_2Cr_2O_7} CH_3CH_2CH_2CHO$$

烯烃可以在酸性条件下被重铬酸盐氧化致使双键断裂生成含羰基化产物；苯胺在该条件下可以被氧化为对苯二醌。

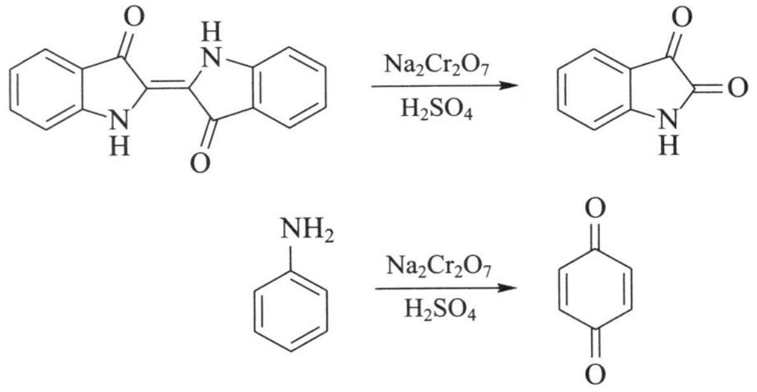

在中性条件下重铬酸盐的氧化能力很弱，稠环芳烃侧链需在高温、高压下才能被氧化为相应的羧酸，且在此过程中芳环不受影响，无论侧链是什么结构或其长度怎样，都可以被氧化为苯甲酸。

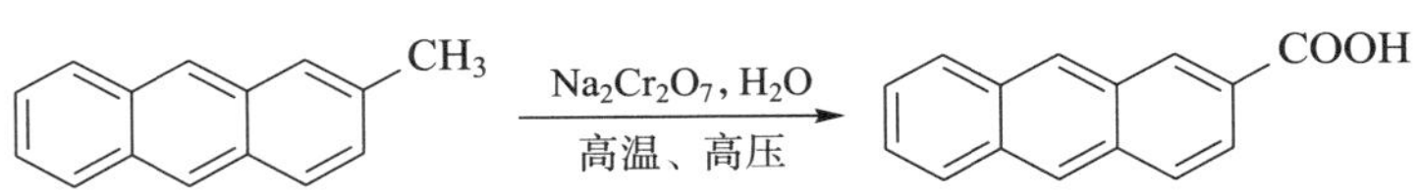

11.1.3 吡啶鎓盐

1. 氯铬酸吡啶盐

氯铬酸吡啶盐（PCC）的化学性质较为稳定，呈弱酸性，以橙黄色结晶性粉末存在，具有较强的氧化性，可用于伯醇和仲醇的氧化，其制备方法如下：

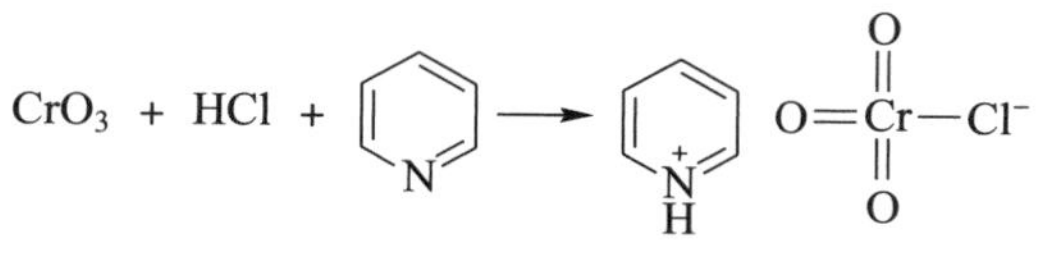

CrO_3 + HCl + 吡啶 ⟶ PCC

PCC

天然的羽扇豆烷型五环三萜化合物白桦酯酸可以被 PCC 氧化为白桦酯酮酸，分子内烯丙基不受影响。

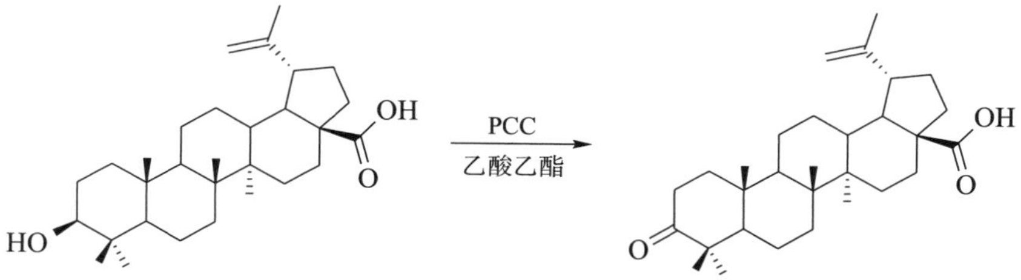

PCC
乙酸乙酯

含活泼亚甲基的分子可以在 PCC 的作用下选择性氧化烯丙位碳原子生成羰基。

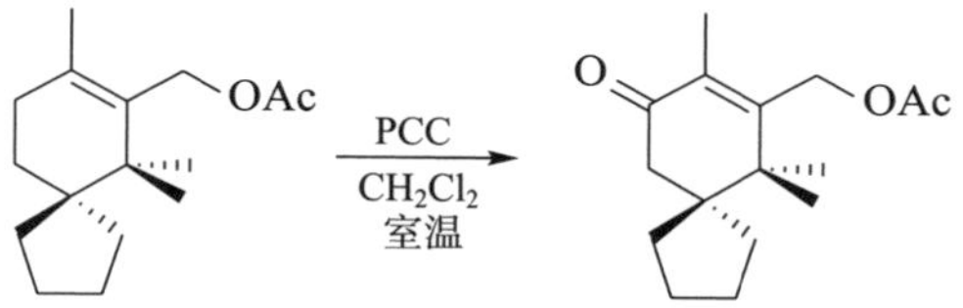

PCC
CH_2Cl_2
室温

此外，PCC 可以作为弱的亲电试剂与环烯醚中的烯键发生氧化裂解反应，用于合成大环内酯。

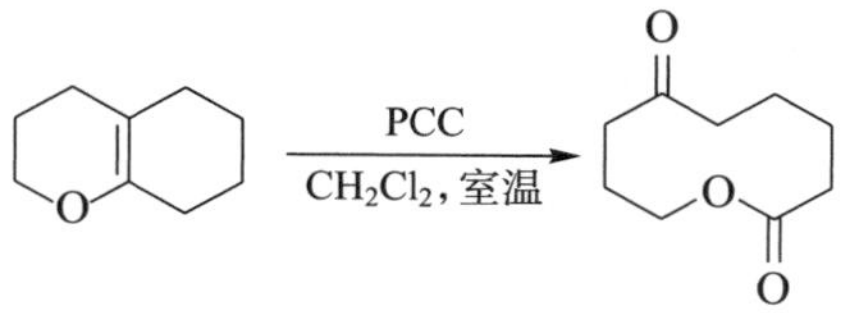

PCC
CH_2Cl_2，室温

2. 吡啶重铬酸盐

吡啶重铬酸盐（PDC）呈中性，橘黄色固体粉末，与 PCC 比较，氧化能力较弱，其制备方法如下：

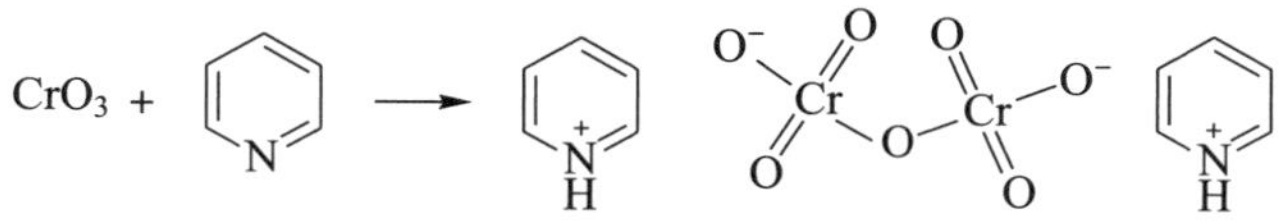

CrO_3 + 吡啶 ⟶ PDC

PDC

PDC 的氧化能力和反应溶剂有关,PDC 在 *N*,*N*-二甲基甲酰胺(DMF)溶液中时可以将脂肪族伯醇氧化为与之对应的酸,而在二氯甲烷(DCM)中则可将伯醇、仲醇、苄醇和烯丙基醇稳定地转变为相应的醛酮化合物。

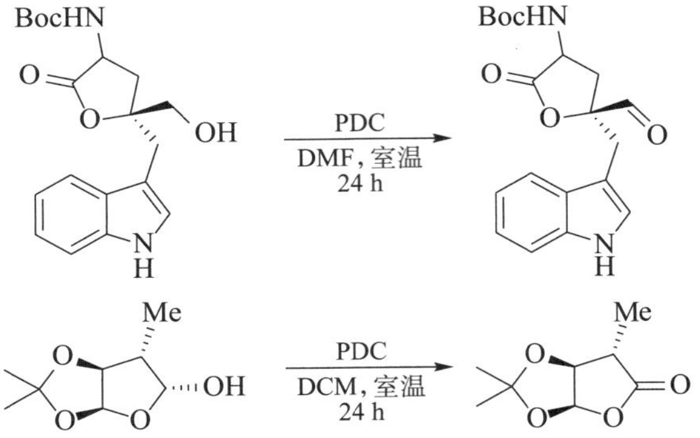

PDC 在过氧叔丁醇的协同氧化作用下可以将苄位或者烯丙位碳原子氧化为羰基。

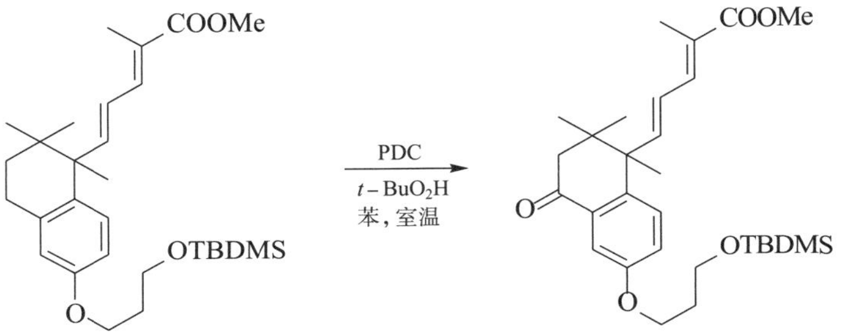

11.2 锰盐的氧化

11.2.1 高锰酸钾

高锰酸钾可分别在酸性、中性及碱性条件下使用,不同条件下其氧化能力也不同。在中性或碱性条件下,氧化反应中锰原子的化合价由正七价降为正四价,反应式如下:

$$2KMnO_4 + H_2O \longrightarrow 2MnO_2 + 2KOH + 3[O]$$

在强酸性条件下进行氧化时,高锰酸钾中锰原子的价态由正七价变为正二价,氧化能力最强,这种反应的选择性差,其应用范围受到限制,反应式如下:

$$2KMnO_4 + 3H_2SO_4 \longrightarrow K_2SO_4 + 2MnSO_4 + 3H_2O + 5[O]$$

高锰酸钾参与的氧化反应在有机合成中经常被使用,该反应的底物适用性很好,可以用于苄位碳氢键的氧化,也可以用来氧化烯、炔、醇和醛等。

1. 苄位碳氢键的氧化

在中性条件下,高锰酸钾可以将2-甲基-3-氯乙酰苯胺氧化为2-氯-6-乙酰氨基苯甲酸；将对硝基乙苯氧化为对硝基苯乙酮；将 2－苯基丁烷氧化为 2－苯基－2－丁醇。

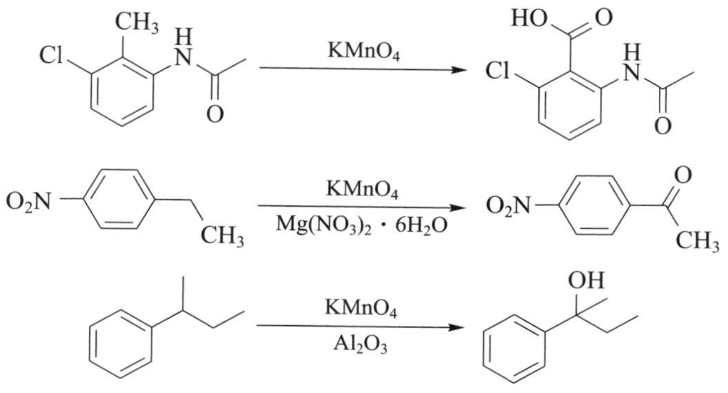

$KMnO_4$

$KMnO_4$, $Mg(NO_3)_2 \cdot 6H_2O$

$KMnO_4$, Al_2O_3

在碱性条件下，高锰酸钾也可以将苄位亚甲基氧化为酮羰基；中性条件下高锰酸钾可以将醚类化合物氧化成酯。

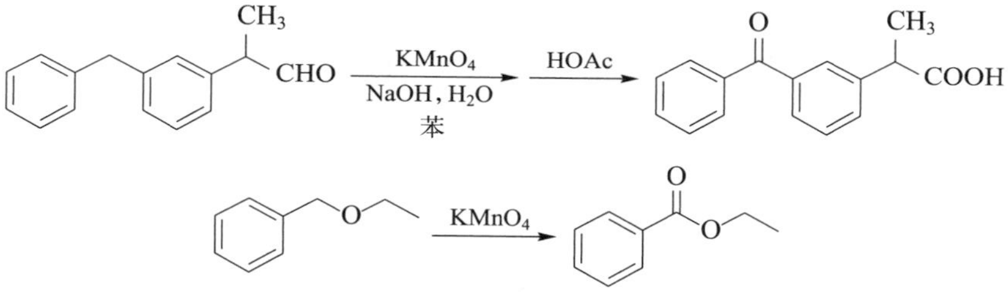

$KMnO_4$, NaOH, H_2O, 苯；HOAc

$KMnO_4$

2. 烯烃和炔烃的氧化

烯烃与高锰酸钾发生反应时在不同的反应条件下氧化产物会不同，主要有两种反应类型：当 pH 达到 12 以上时，双键可以通过水合氧化加成反应生成邻二醇；当 pH 低于 12，氧化生成羟基酮或发生碳碳键断裂生成醛类或者羧酸类化合物。

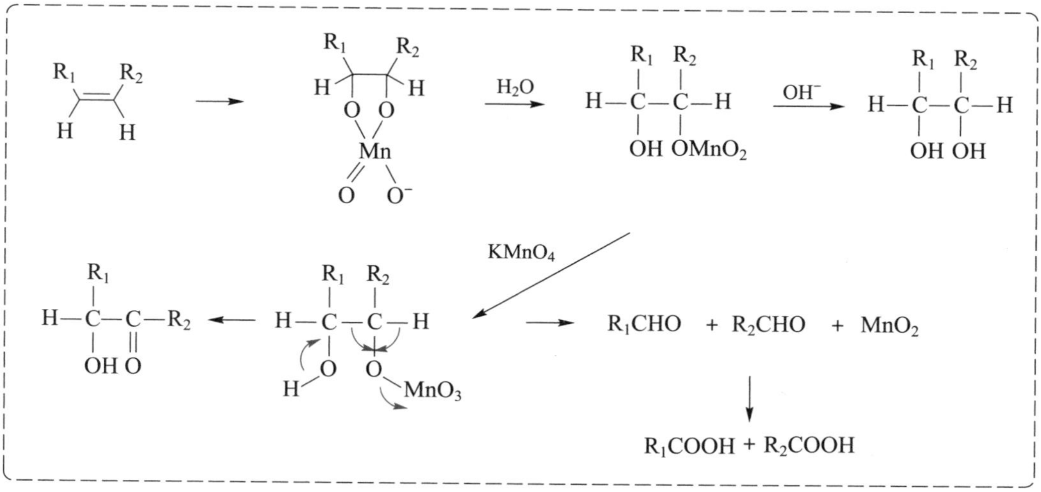

H_2O ；OH^- ；$KMnO_4$

$R_1CHO + R_2CHO + MnO_2$

$R_1COOH + R_2COOH$

用水或含水有机溶剂(丙酮、乙醇或叔丁醇)作溶剂,加入低浓度(1%~3%)的高锰酸钾,在碱性条件下(pH 12 以上)低温反应,烯酸在碱性条件下溶解,这有利于烯键的双羟基化反应进行,反应能取得较高的收率,例如,油酸的双羟基化反应收率可以达到 80%。

$$H_3C(H_2C)_7CH{=}CH(CH_2)_7COOH \xrightarrow[NaOH/H_2O,\ pH>12]{KMnO_4} H_3C(H_2C)_7CH(OH)CH(OH)(CH_2)_7COOH\ (80\%)$$

$$H_3C(H_2C)_7CH{=}CH(CH_2)_7COOH \xrightarrow[H_2SO_4/H_2O,\ pH=9]{KMnO_4} H_3C(H_2C)_7-CH(OH)-C(=O)-(CH_2)_7COOH + H_3C(H_2C)_7-C(=O)-CH(OH)-(CH_2)_7COOH\ (75\%)$$

在使用高锰酸钾水溶液氧化时,水溶性较差的烯烃因为溶解度较差导致产物收率极低,但是加入相转移催化剂(如冠醚等)可提高产物收率,例如,α-蒎烯在用高锰酸钾水溶液氧化时,加入冠醚(18-C-6)反应收率可以提高到 90% 以上且反应可以在室温下进行。

$$\xrightarrow[18-C-6,\ 苯,室温]{KMnO_4}$$

此外,在氧化反应中单独使用高锰酸钾时,反应的选择性较差,反应过程中会生成大量的二氧化锰固体,导致产物被吸附,增加了产物被进一步氧化的可能。如果在氧化反应中使用含高锰酸钾的高碘酸钠溶液($NaIO_4$: $KMnO_4$=6 : 1,Lemieux 试剂)作为氧化剂,这种使双键断裂的方法称为 Lemieux-von Rudloff 法,其原理是:高锰酸钾首先氧化双键成 1,2-二醇,接着过碘酸钠氧化 1,2-二醇成碳碳键断裂产物,同时,过量的高碘酸钠可将五价的锰化合物氧化成高锰酸盐,让其继续参加反应。该方法条件温和,反应收率高。

$$\xrightarrow[丙酮/H_2O,\ 5\sim10℃]{KMnO_4/NaIO_4}$$

在稀的中性高锰酸钾水溶液中,双取代内炔类化合物在低温条件下可以被氧化为 1,2-二酮类化合物。

$$H_3C(H_2C)_7-C\equiv C-(CH_2)_7COOH \xrightarrow[H_2O,\ pH=7.5]{KMnO_4} H_3C(H_2C)_7-C(=O)-C(=O)-(CH_2)_7COOH$$

3. 醇和醛的氧化

在中性高锰酸钾溶液的作用下,醇和醛等化合物可以被氧化为与之对应的酮和羧酸等。

$$\text{H}_3\text{C-CH(OH)-COOC}_2\text{H}_5 \xrightarrow[\text{MgSO}_4]{\text{KMnO}_4} \text{H}_3\text{C-CO-COOC}_2\text{H}_5$$

$$\text{(3,4-亚甲二氧基苯甲醛, CHO)} \xrightarrow{\text{KMnO}_4} \text{(3,4-亚甲二氧基苯甲酸, COOH)}$$

11.2.2 二氧化锰

二氧化锰作为氧化剂主要有两种存在形式,一种是活性二氧化锰,另一种是二氧化锰与硫酸的混合物,其氧化性较温和。活性二氧化锰需要新鲜制备,一般在使用前应检查活性,其方法是取一定量的二氧化锰氧化肉桂醇,生成的肉桂醛与2,4－二硝基苯肼反应,生成相应的苯腙,由苯腙的量判断二氧化锰的活性。

活性二氧化锰可以将烯丙基醇、炔丙基醇和苄基醇氧化为相应的羰基化合物。例如,利尿药盐酸西氯他宁中间体的合成。

$$\text{(CH}_2\text{OH)} \xrightarrow[\text{苯}]{\text{MnO}_2} \text{(CHO)}$$

活性二氧化锰最大的优点是其选择性好,而且氧化条件温和,特别是在同一分子中有烯丙位羟基和其他羟基共存时,可选择性地氧化烯丙位羟基。例如,11β－羟基睾丸素的合成。

$$\xrightarrow[\text{CH}_2\text{Cl}_2\text{, 室温}]{\text{MnO}_2}$$

活性二氧化锰可以将烯丙醇氧化停留在丙烯醛阶段,但如果在反应中加入氰化钠,则α,β－不饱和醛会被进一步氧化为相应的羧酸。该方法不仅收率高,而且反应过程中不发生双键的氧化和构型的异构化,是合成单一构型α,β－不饱和醛的好方法。若反应在醇中进行,则可以直接生成羧酸酯。例如,视黄醛的制备。

$$\text{(视黄醇, OH)} \xrightarrow{\text{MnO}_2} \text{(视黄醛, =O)}$$

二氧化锰与硫酸的混合物可以用于芳烃侧链、芳胺和苄醇的氧化。

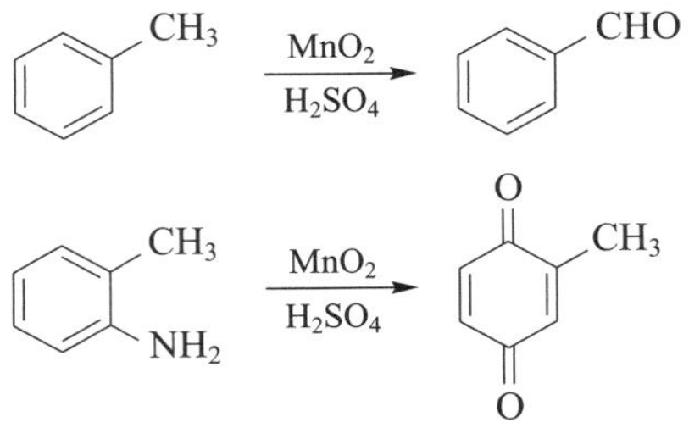

11.2.3 醋酸锰

醋酸锰常以二水合物[$Mn(OAc)_3 \cdot 2H_2O$]的形式存在，呈浅红褐色，其中锰的价态为正三价，是一种常见的单电子氧化剂。与其他氧化剂相比，其低反应活性使其在反应过程中具有高选择性。醋酸锰在自由基反应中有相当多的应用，可以分为以下三类：用于构建碳－碳键的醋酸锰介导自由基反应；用于构建碳－氧键的醋酸锰介导自由基反应；醋酸锰介导的芳基偶联反应，其反应历程可以简化为

Mn(Ⅲ)＋底物 ⟶ 中间体自由基＋Mn(Ⅱ)

Mn(Ⅲ)＋中间体自由基 ⟶ 产物＋Mn(Ⅱ)

1. 用于构建碳－碳键的醋酸锰介导自由基反应

1968年，Heiba等发展了双羰基化合物与烯烃之间醋酸锰介导的自由基环化反应，其中乙酸作为溶剂，用于合成2,3－二氢呋喃类化合物。

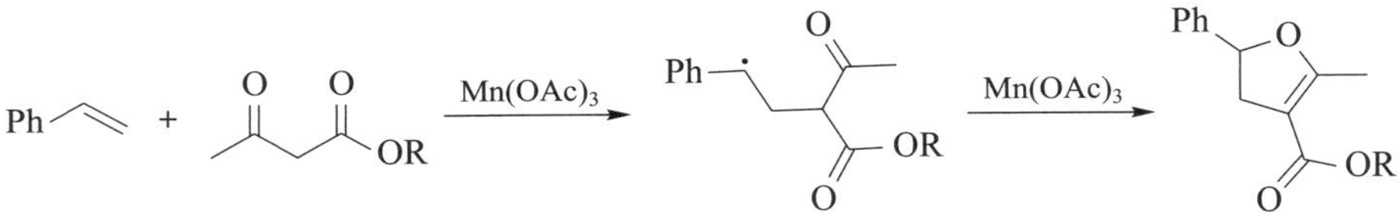

在醋酸锰介导下，1,3－戊二酮与亚甲基环丙烷之间发生氧化环化反应合成4,5－二氢呋喃类衍生物，反应过程中产生了少量的二氢吡喃副产物。

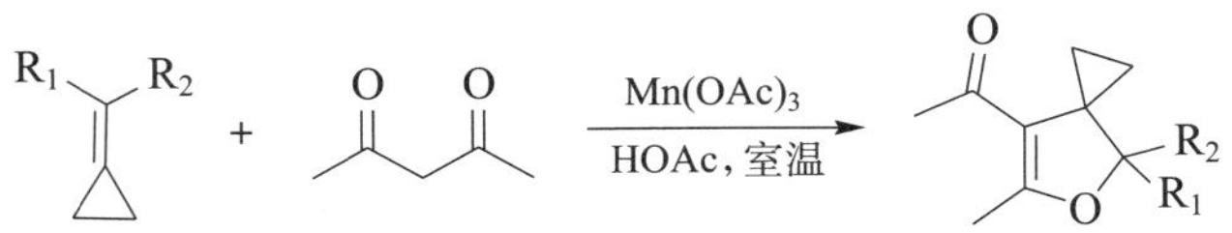

醋酸锰介导的烷基化反应，其过程如下：首先在醋酸锰的作用下与醛或者酮中羰基相邻的碳原子产生碳自由基，然后对烯烃进行加成生成新的自由基中间体，该中间体通过从反应体系中攫取一个质子完成烷基化。

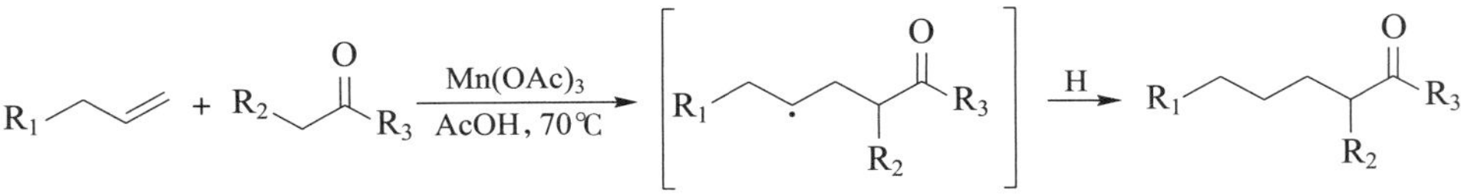

2. 用于构建碳－氧键的醋酸锰介导自由基反应

1976 年，Williams 等发现了醋酸锰介导下烯酮的乙酰氧基化反应，但反应只能以中等收率得到产物。2004 年，Demir 等通过该类反应深入研究发现：当在反应中使用混合溶剂 V(苯)：V(乙酸)＝10：1 时，反应时间缩短且反应产物的收率得到极大的提高，可能是由于乙酸的加入增加了底物的溶解，另外底物适用性得到很大改善：无论是五(六)元烯酮还是苯并五(六)元烯酮，得到乙酰氧基化产物都有较高的收率。反应中使用的高毒溶剂苯可以使用环己烷或者乙腈代替，且可用乙酸酐替代乙酸作为溶剂。

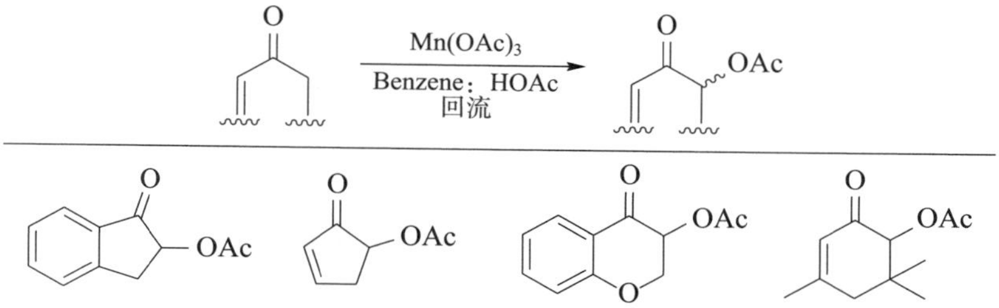

$Mn(OAc)_3$

Benzene：HOAc

回流

OAc

OAc OAc OAc OAc

此外，他还提出了可能的反应机理：

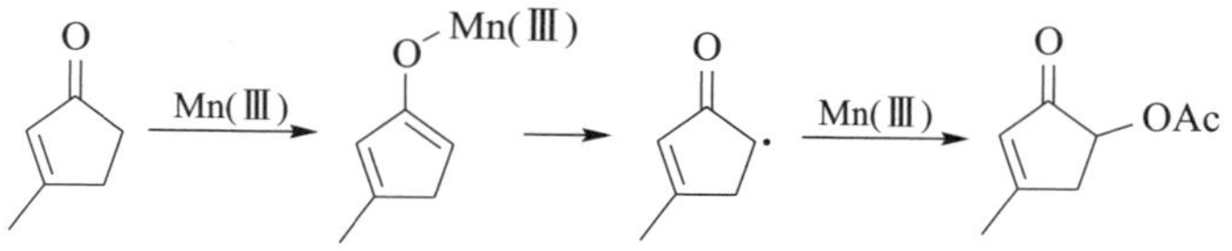

Mn(Ⅲ) Mn(Ⅲ) Mn(Ⅲ) OAc

3. 醋酸锰介导的芳基偶联反应

2001 年，Demir 等发展了醋酸锰介导下芳基肼与芳香溶剂之间的偶联反应，反应过程如下：芳基肼在醋酸锰的作用下会生成芳基自由基，接着与苯发生反应得到双芳基偶联产物具有较高的收率。

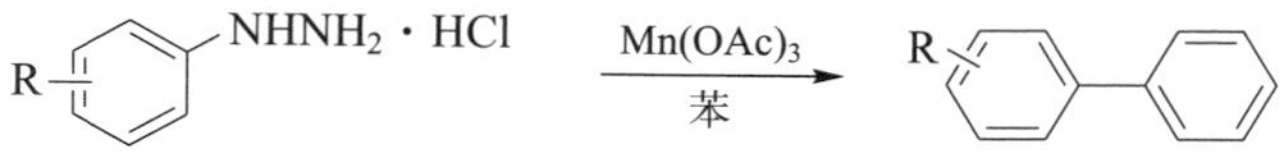

$$R\text{-}C_6H_4\text{-}NHNH_2 \cdot HCl \xrightarrow[\text{苯}]{Mn(OAc)_3} R\text{-}C_6H_4\text{-}C_6H_5$$

其中芳基自由基的产生机理如下：

$$ArNHNH_2 + Mn(Ⅲ) \longrightarrow (ArNH_2NH_2)^{\cdot +} + Mn(Ⅱ)$$

$$(ArNH_2NH_2)^{\cdot +} \longrightarrow (ArNHNH)^{\cdot} + H^+$$

$$(ArNHNH)^{\cdot} + Mn(Ⅲ) \longrightarrow (ArNHNH)^+ + Mn(Ⅱ)$$

$$(ArNHNH)^+ \longrightarrow Ar—N＝NH + H^+$$

$$Ar—N＝NH \longrightarrow Ar^{\cdot} + N_2 + H^{\cdot}$$

可将该反应应用于与芳香杂环之间的偶联得到芳香杂环化合物，在反应过程中没有出现自由基异构化的情况。

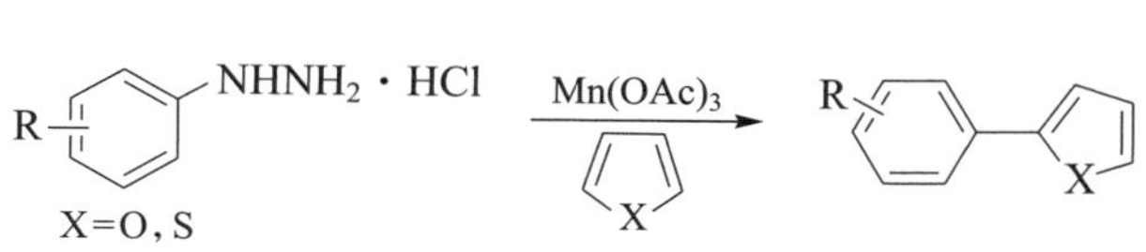

$$R\text{-}C_6H_4\text{-}NHNH_2 \cdot HCl \xrightarrow[\text{X-杂环}]{Mn(OAc)_3} R\text{-}C_6H_4\text{-}(\text{杂环})$$

X＝O，S

11.3 碘盐的氧化

11.3.1 高碘酸钠

高碘酸钠参与的氧化反应在水溶液中进行，如果参与反应的有机化合物不溶于水，则需要在反应体系中加入助溶剂或者相转移催化剂以促进反应的进行。

高碘酸钠可以作为一般氧化剂将醇氧化为含羰基类化合物。

OH $\xrightarrow[RuO_4]{NaIO_4}$ O

高碘酸钠也可用来断裂邻二醇类化合物并将其氧化为双羰基类化合物，另外1,2-氨基醇也可以在其作用下发生类似的过程。

OH, OH $\xrightarrow[\text{SiO}_2,\ CH_2Cl_2, H_2O,\ 室温]{NaIO_4}$ CHO, CHO

H_2N, OH, O, O, O $\xrightarrow{NaIO_4}$ O, O, O, O

高碘酸钠还可以将烯烃氧化为羰基类化合物，另外，高碘酸钠/四氧化锇氧化体系（被称为Lemieux-Johnson试剂）也可以用于烯烃的氧化裂解。高碘酸钠在三氧化铝或者二氧化硅存在的条件可以选择性地将硫醚氧化为亚砜，如在高温或者加入过量高碘酸钠的条件下硫醚可以直接氧化为砜。

Ph, Ph $\xrightarrow[NaIO_4]{RuCl_3}$ CHO

OPMB, OTBS $\xrightarrow[\text{OsO}_4,\ 2,6-\text{lutidine},\ \text{dioxane}: H_2O]{NaIO_4}$ O, OPMB, OTBS

S, O $\xrightarrow[Al_2O_3,\ EtOH, 室温]{NaIO_4}$ O, S, O

11.3.2 高价碘氧化剂

高价碘氧化剂是一种多功能的环境友好型试剂，其中碘原子分子价态的高低直接决定了高价碘实际的氧化能力，价态越高，氧化性越高，高价碘化合物中碘常见的两种氧化态是：正三价和正五价，常见的高价碘试剂如下：

三价碘试剂包括：

$(PhIO)_n$ iodosylarenes

$Ar-I(OCO_2R)_2$ [bis(acyloxy)iodo]arenes

togni reagent (CF_3)

五价碘试剂包括：

$ArIO_2$ iodylarenes

2-iodoxybenzoic acid (IBX)

Dess-Martin periodinane (DMP)

高价碘试剂在有机合成中被广泛地用作氧化剂和亲电试剂。此外，自由基反应、均裂反应和单电子转移反应在高价碘试剂参与的反应中也有被发现。

1. 三价碘氧化剂

三价碘化合物的化学性质相对比较稳定，其氧化能力温和，被广泛地应用于各种不同类型的氧化反应，其反应历程如下：

$R-IX_2 + Nu:^- \xrightarrow[-X^-]{\text{配体交换}} R-I(Nu)X \xrightarrow{\text{还原消除}} Nu^+ + X^- \longrightarrow Nu-X$

（1）三价碘试剂在醇羟基氧化中的应用　三价碘在三氟化硼催化下可以将羟基氧化为羰基，其过程如下：羟基与碘中心上的乙酰氧基发生配体交换生成烷氧基碘中间体，接着发生还原消除生成羰基类化合物和副产物 3-硝基碘苯。

$R_1CH(OH)R_2 + 3-NO_2C_6H_4I(OAc)_2 \xrightarrow{BF_3 \cdot Et_2O}$ (AcO)(3-$NO_2C_6H_4$)I–O–CHR_1R_2 (BF_3) $\longrightarrow R_1COR_2 + 3-NO_2C_6H_4I$

在催化剂 2,2,6,6-四甲基哌啶氧化物（TEMPO）存在下，醋酸碘苯在乙腈 / 水混合溶剂中可以将橙花醇氧化为橙花醛。

PhI(OAc)$_2$ / TEMPO / CH_3CN-H_2O / 0℃

全氟代双(三氟乙酰氧基)碘苯在短时间内可以将邻二醇类化合物氧化裂解生成苯甲醛。

8 min

(2) 三价碘试剂在氟化反应中的应用　在亚碘酰苯的作用下以质量分数为 55% 氢氟酸水溶液作为氟源可以将 1,3－二羰基类化合物进行单氟化取代。

PhIO / 55%HF溶液(10 equiv) / CH_2Cl_2, 室温, 4 h

在光催化的条件下利用双(二氟乙酰氧基)碘苯作为氟化试剂可以实现各种不同芳香杂环的二氟甲基化,如咖啡因、吡啶和嘧啶的二氟甲基化等。

$h\nu(\lambda=400\ nm)$ / $CDCl_3$ / 室温, 14 h

联苯异腈在四丁基碘化铵作为自由基引发剂的条件下,使用 1－三氟甲基－1,2－苯碘酰－3(1H)－酮(Togni 试剂Ⅱ)作为三氟甲基化试剂实现了三氟甲基取代啡啶类化合物的构建。

(3) 三价碘试剂在苄位碳－氢键氧化中的应用　在蒙脱石 K10 和溴化钾的存在下利用亚碘酰苯作为氧化剂实现了对溴苯乙烷中与苯环相连碳原子的氧化。

PhIO / KBr, M－K10 / H_2O / 80℃, 24 h　(M–K10=montmorillonite－K10)

此外，手性高价碘试剂也被应用于不对称合成中。

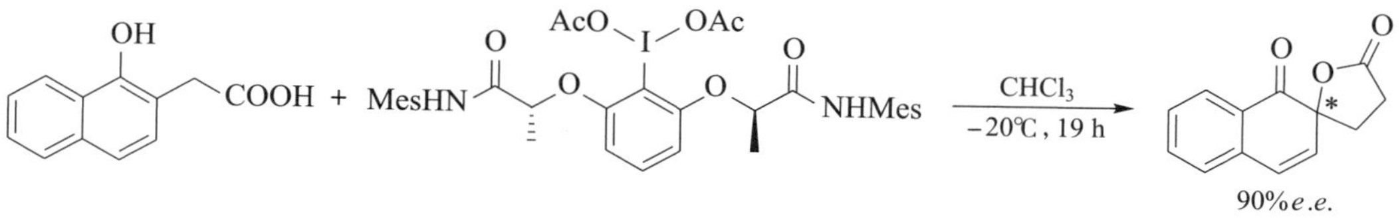

90%e.e.

2. 五价碘氧化剂

在有机合成中，常用的五价碘试剂主要有 1,1,1－三乙酰氧－1,1－二氢－1,2－苯并碘酰－3(1*H*)－酮(Dess－Martin 超碘酸酯试剂，DMP)和邻碘酰基苯甲酸(IBX)。

DMP 试剂是一种温和的高选择性氧化剂，主要用于将醇氧化为酮或者醛且不会出现过度氧化的情况，其反应历程如下：

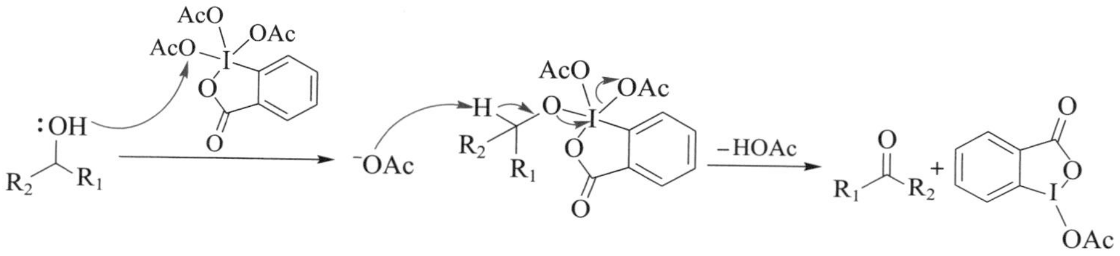

利用 DMP 试剂可将仲醇氧化为醛、酮。

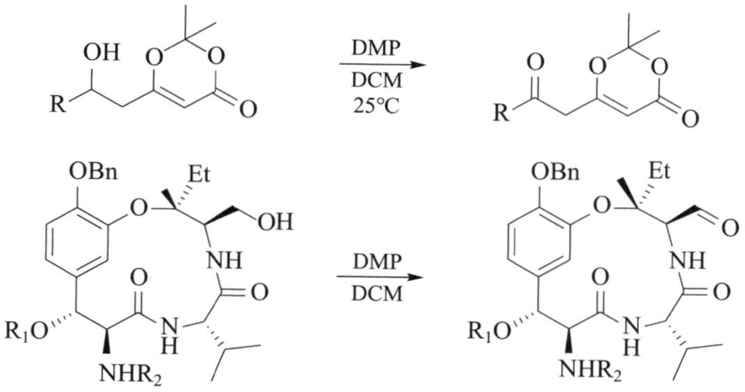

与 DMP 试剂相比，IBX 化学性质更稳定，在 IBX/DMSO 氧化体系中醇羟基可以转化为醛和酮等。

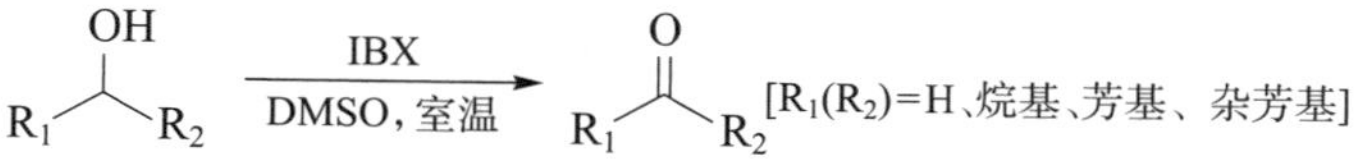

[$R_1(R_2)$=H、烷基、芳基、杂芳基]

此外，在一定条件下，IBX 可以将醇羟基直接氧化为羧基。

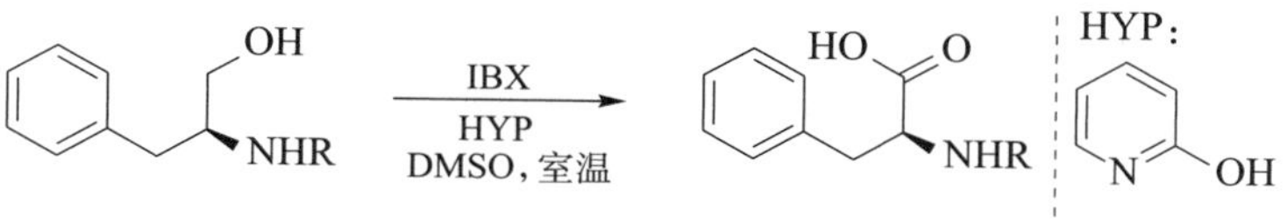

11.4 无机过氧化物的氧化

11.4.1 臭氧

臭氧(O_3)是一种有刺激性腥臭味的气体,在常温下易分解,生成氧气和氧原子,其氧化能力比氧略强,臭氧可以通过臭氧发生器制备得到。臭氧常用于烯烃的氧化,目前公认的臭氧氧化烯烃反应机理是 Criegee 于 1949 年提出的裂解 - 再环合机理,其反应历程如下:作为亲电试剂的烯烃首先与臭氧发生 1,3 - 偶极环加成反应生成不稳定的 1,2,3 - 三氧杂环戊烷中间体,接着发生裂解生成新的 1,3 - 偶极子和碳氧双键,然后再发生一次 1,3 - 偶极环加成反应,形成稳定的 1,2,4 - 三氧杂环戊烷中间体,最后进一步被氧化为羧酸、醛或酮。

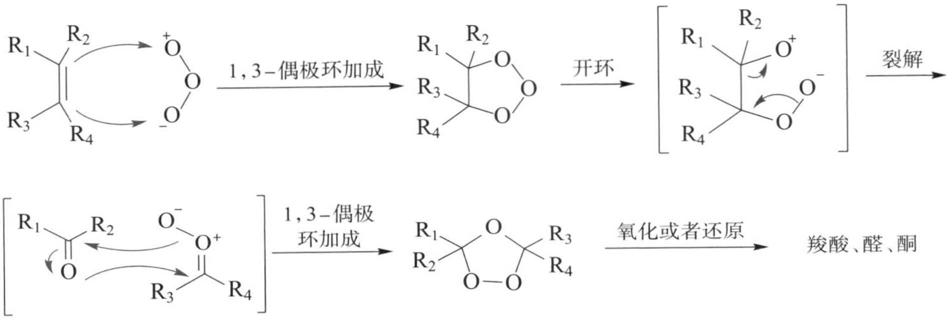

该反应常在二氯甲烷或者甲醇等溶剂中低温下通入含 2%~10% 臭氧的氧气中进行,生成的臭氧化产物不经分离,直接用于下一步转化:① 用过氧化氢或者其他试剂氧化分解成羧酸或者酮,四取代烯烃得二分子酮,三取代烯烃得到一分子酸和一分子酮,对称二取代烯烃得二分子酸;② 用还原剂还原分解可得醛和酮,常用的还原方法有催化氢化、锌粉 / 酸还原体系的还原和亚磷酸三甲(乙)酯还原等。此外,二甲硫醚也可作为还原剂参与该反应,当反应条件为中性时,其参与反应分子中易还原基团(羰基和硝基等)不受影响。

例如,环己烯在臭氧的作用下先生成五元环过渡态中间体,后经亚磷酸三乙酯还原生成醛类化合物,也可被过氧乙酸氧化为羧酸化合物。

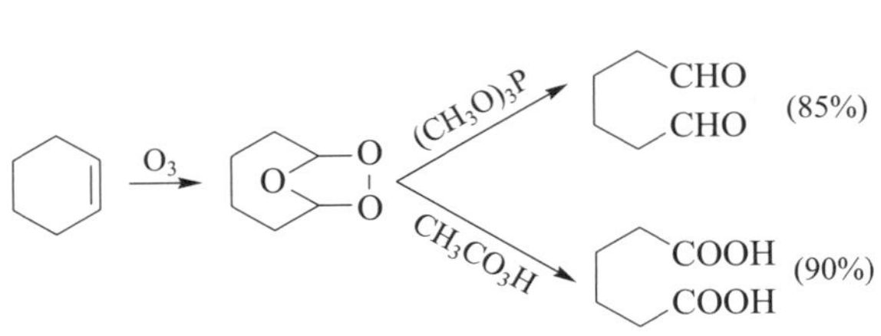

炔烃也可以与臭氧发生反应生成羧酸类化合物,其过程如下:首先生成臭氧化物,该臭氧化物不稳定,发生重排生成酸酐,进而水解生成羧酸。例如,2 - 己炔发生臭氧化 - 水解反应生成丁酸和乙酸。

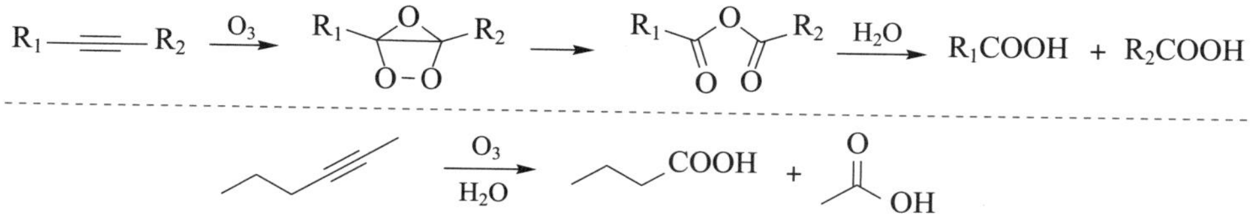

11.4.2 过氧化氢

过氧化氢(H_2O_2)是较温和的氧化剂,可在中性、酸性或碱性介质中用各种不同浓度的过氧化氢进行反应,反应过程中通常加入一些催化剂促进反应。

1. 过氧化氢在中性介质中的反应

过氧化氢与亚铁离子作用,生成氢氧基自由基,该试剂又称为 Fenton 试剂。在糖的降解中可利用此试剂,称为 Ruff-Fenton 反应。如 D-阿拉伯糖的合成:

$$Fe^{3+} + H_2O_2 \longrightarrow Fe^{2+} + H^+ + HOO\cdot$$

$$Fe^{2+} + H_2O_2 \longrightarrow Fe^{3+} + OH^- + HO\cdot$$

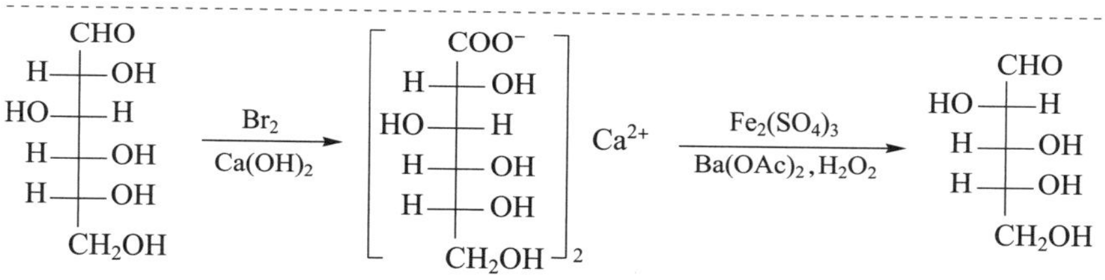

过氧化氢在中性介质中可以将硫醚氧化为亚砜。

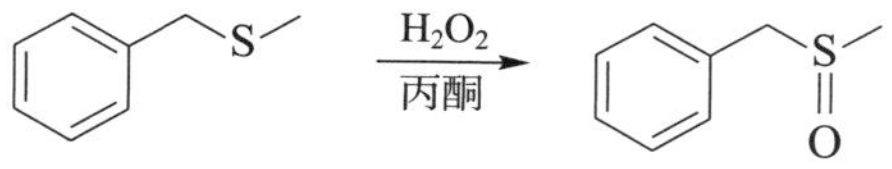

2. 过氧化氢在酸性介质中的反应

过氧化氢可以与有机酸介质发生反应生成过氧有机酸,然后再发生后续的氧化反应,如反式 1,2-环己二醇的合成。

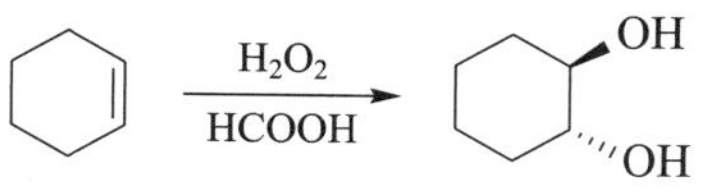

3. 过氧化氢在碱性介质中的反应

在碱性介质中,过氧化氢生成与之对应的共轭碱 HOO^-,作为亲核试剂参与氧化反应,其反应机理如下:首先过氧氢负离子与 α,β-不饱和羰基类化合物发生迈克尔(Michael)加成,然后发生分子内的环氧化反应得到产物,其环氧化机理如下:

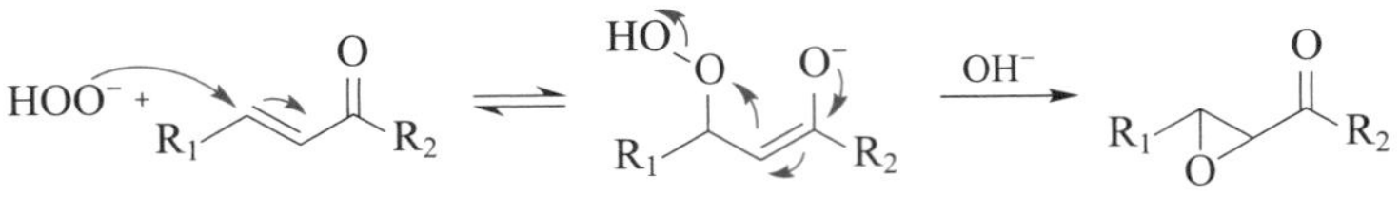

(*S*)-5-异丙基-2-甲基-2-环己烯-1-酮在过氧化氢/氢氧化钠体系作用下生成环氧化产物，生成的环氧环处于位阻小的一侧，其收率达到了92%。

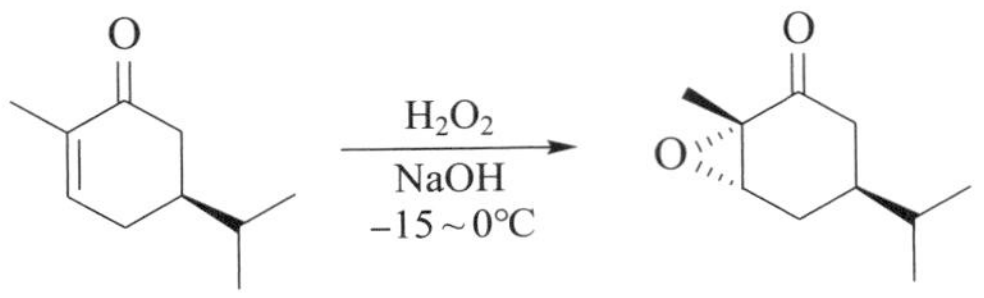

芳醛(酮)中与羰基相邻的位置带有羟基时在该氧化体系的作用下可以被氧化为多元酚，该反应被称为Dakin反应。例如，邻羟基苯甲醛在此条件下可以转化为邻二苯酚。

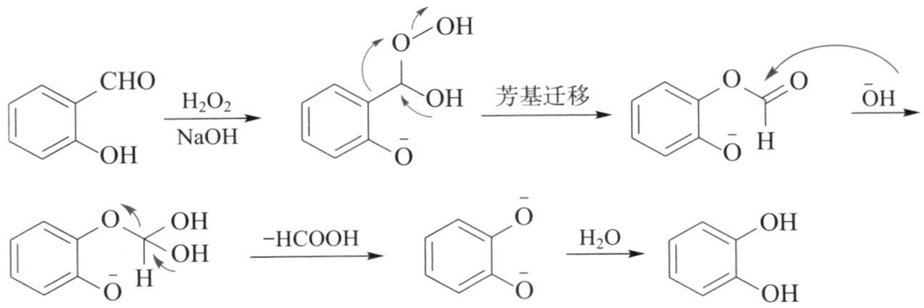

11.5 有机过氧化剂的氧化

11.5.1 有机过氧酸

有机过氧酸简称过酸，常用的过酸有过氧甲酸、过氧乙酸、过氧三氟乙酸、过氧苯甲酸和间氯过氧苯甲酸等，其中只有间氯过氧苯甲酸可制得稳定的晶体。

过酸是重要的环氧化试剂，其与烯烃发生环氧化的机理是双键的亲电加成，过酸由位阻较小的一侧进攻双键，环氧环位于位阻较小的一边。

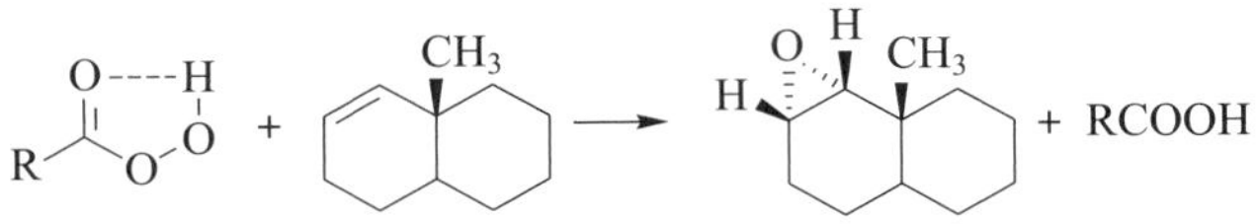

氧化的难易程度与过酸中取代基R和双键上电子云密度的高低有关。双键上电子云密度高，容易发生环氧化，电子云密度较低时，则应选用取代基R为吸电子基团的过酸，如CF_3CO_3H。过酸的强弱次序为$CF_3CO_3H > PhCO_3H > CH_3CO_3H$。

芳香胺也可用过酸氧化，通过控制反应条件可分别得到亚硝基化合物、硝基化合物和氧化偶氮苯等。

CF_3CO_3H, CF_3COOH, CH_2Cl_2

$PhCO_3H$, $CHCl_3$，室温

n-己烷，室温～50℃

此外，有机过氧酸还可以将叔胺和硫醚分别氧化为叔胺氧化物和砜或者亚砜。

m-CPBA, CH_2Cl_2, 0°C

m-CPBA

11.5.2 烷基过氧化物

烷基过氧化物也是常用的氧化剂，如叔丁基过氧化氢和异丙苯基过氧化氢等。例如，α,β-不饱和醛可以在碱性条件下生成环氧化合物，其环氧化机理与过氧化氢类似。

$(CH_3)_3COOH$, NaOH(pH=10.5), CH_3OH

此外，在过渡金属配合物催化下烷基过氧化氢可与未活化烯烃中的双键发生反应生成环氧化合物。

$(CH_3)_3COOH$, $Mo(CO)_6$

92% + 8%

11.6 含硫氧化剂的氧化

11.6.1 二甲亚砜

在碱性条件下二甲亚砜可以将活泼的一级或者二级烷基卤代烃氧化为醛或者酮；对于非活化的烷基卤代物则需要先在对甲苯磺酸银的作用下将其转化为磺酸酯，接着才能在碱性条件下被二甲基亚砜氧化为醛或者酮，该类反应被称为 Kornblum 氧化反应。

① 活化卤代物的氧化：首先二甲基亚砜与卤代物发生 S_N2 亲核取代反应生成烷氧基锍盐，接着在碱的作用下脱去酸性更强的酮羰基 α 位上的质子，然后再脱去一分子二甲硫醚得到邻二羰基类化合物；② 非活化卤代物的氧化：首先卤代物转化为活性更高的磺酸酯，然后发生 S_N2 亲核取代反应生成烷氧基锍盐，然后在碱的作用下脱去与硫原子相连甲基上的质子生成硫叶立德中间体，最后脱去一分子二甲硫醚生成酮类化合物。

活化卤代物的氧化：

非活化卤代物的氧化：

在该反应中，反应底物的活性顺序如下：磺酸酯类化合物 > 碘代物 > 溴代物 > 氯代物。碱在该反应中不仅可以中和反应中生成的酸，还可以促进烷氧基锍盐的脱质子过程。例如，α-位溴代对硝基苯乙酮可以在该条件下被氧化为酮、醛类化合物。

二甲亚砜与碳二亚胺类化合物或醋酐混合使用能将伯(仲)醇氧化成相应的醛(酮)，具有良好的选择性且分子中的不饱和键不受影响，反应中需要加入催化量的酸来活化碳二亚胺。该反应在生物碱、甾族和糖类化合物的衍生化反应中应用较多，该反应被称为 pfitzner-moffatt 氧化反应。

反应机理如下：

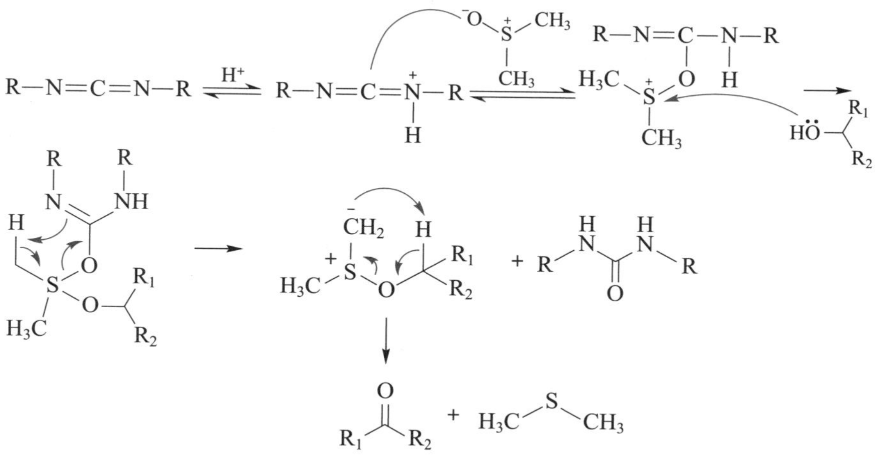

例如，

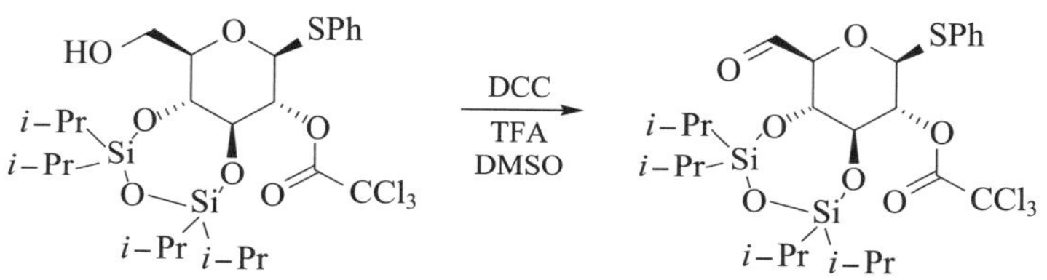

二甲亚砜与草酰氯氧化体系也可以完成上述转化，该反应被称为 Swern 氧化反应。反应过程中会分别释放一分子一氧化碳、二氧化碳和二甲硫醚。其反应机理如下：

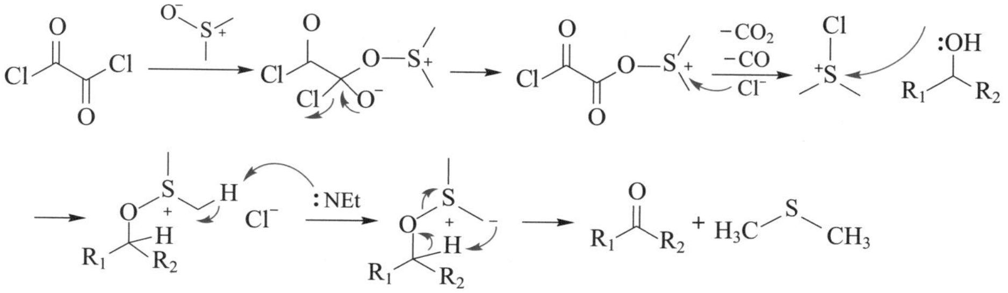

例如，

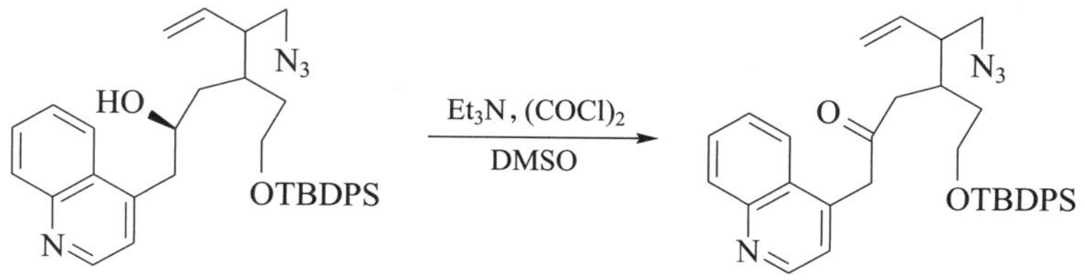

11.6.2 过二硫酸盐和过一硫酸盐

作为氧化剂的过二硫酸盐主要是过二硫酸钾和过二硫酸铵，该类试剂参与的反应可以在中性、碱性或酸性介质中进行。过二硫酸钾可在芳环上引入磺酸酯基，水解后生成羟基，该反应称为 Elbs 氧化反应。反应一般发生在酚羟基的邻位和对位,如对位有取代基则发生在邻位,反应过程中醛基和双键等不受影响。

$K_2S_2O_8$, NaOH, $FeSO_4$; H^+

在 0℃下将过二硫酸钾($K_2S_2O_8$)溶于浓硫酸可制得过一硫酸(H_2SO_5),又被称为 Caro′s 酸,其水解后生成硫酸和过氧化氢,可将芳香伯胺氧化成芳香亚硝基化合物,例如,

NH_2 $\xrightarrow{H_2SO_5}$ NO

11.7 含氮氧化剂的氧化

在有机反应中,最常用的两个氮氧化物为 2,2,6,6-四甲基哌啶氮氧化物(TEMPO)和 *N*-甲基吗啉氧化物(NMO)。

TEMPO　　NMO

TEMPO 是一类稳定的氮氧自由基氧化物,常与其他氧化剂一起共同参与各类有机化合物的氧化反应。在醇的氧化中,TEMPO 常与次氯酸钠(NaClO)或者 *N*-氯代丁二酰亚胺(NCS)等化合物一起参与反应,这可以减少 TEMPO 的用量。

$CO_2C(CH_3)_3$, CH_2OH $\xrightarrow[NaCCl]{1\%TEMPO}$ $CO_2C(CH_3)_3$, CHO

另外一个重要的氧化剂是氧氮杂环丙烷衍生物,其中 *N*-磺酰基取代的氧氮杂环丙烷衍生物作为亲电试剂可以很好地与亲核试剂发生反应,而且被进攻的位点必定在氧原子上,反应的速率与过酸相当,这种试剂被称为 Davis 试剂,其参与的羟基化反应被称为 Davis 氧化反应。

反应机理

Davis试剂

Davis 试剂是中心非质子氧化剂,反应具有很高的选择性,可以在 Evans 手性助剂的作用下实现酮羰基 α 位高立体选择性的羟基化。

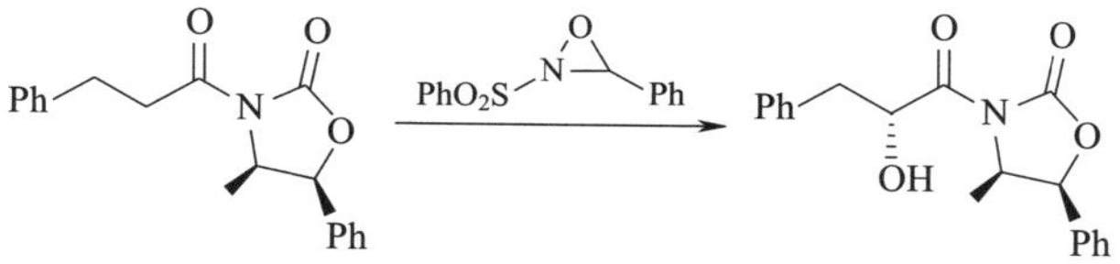

D 或 L－樟脑磺吖嗪也是一种重要的氧化剂，可以实现酮的 α－亚甲基或硫醚的不对称氧化。如右旋兰索拉唑（R－lansoprazole）的合成。

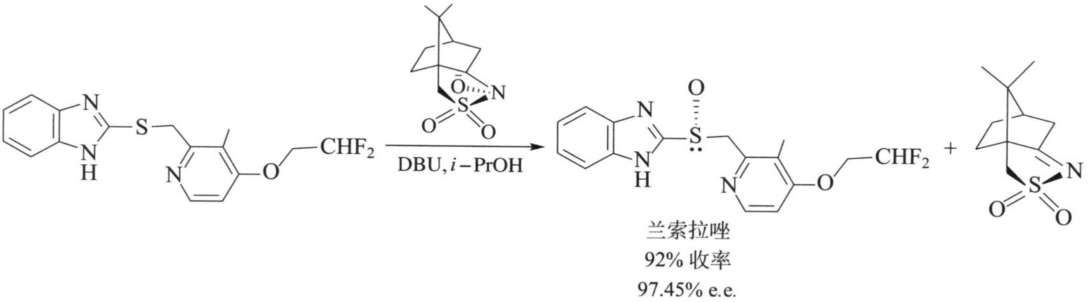

兰索拉唑
92% 收率
97.45% e.e.

11.8 其他氧化剂

11.8.1 其他无机氧化剂

1. 四氧化锇

四氧化锇（OsO_4）首先与碳碳双键发生顺式氧化加成，在这个反应过程中形成了五元环锇酸酯中间体，然后发生水解生成邻二醇类化合物。其中锇酸酯中间体不稳定，常常加入含氮配体（如吡啶等）以稳定该中间体。此外，锇酸酯的水解是可逆反应，常加入还原剂（如亚硫酸钠和亚硫酸氢钠等）让锇酸还原为金属锇而沉析出来，加速反应的进行。

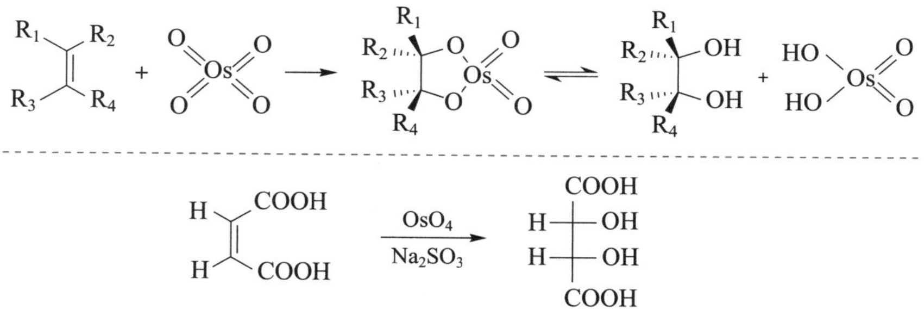

不对称双羟基化反应在此基础上也被开发出来，该反应被称为 Sharpless 不对称双羟基化反应。该反应在手性配体的作用下以较高的立体选择性完成了对烯烃的氧化加成，铁氰化钾是其常用的共氧化剂，其中两种常用的配体如下：

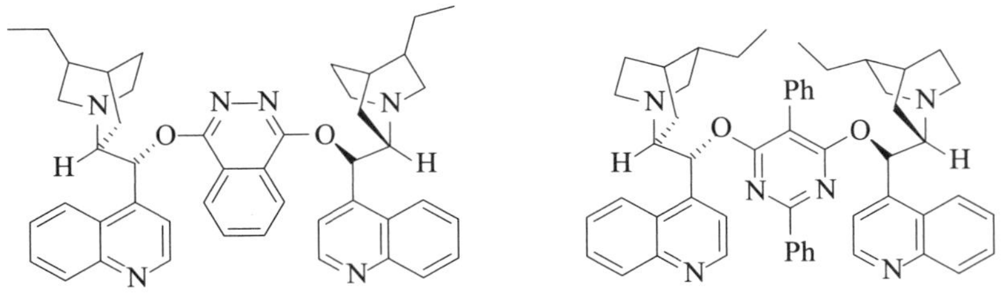

(DHQ)$_2$-PHAL　　(DHQD)$_2$-DPPYR

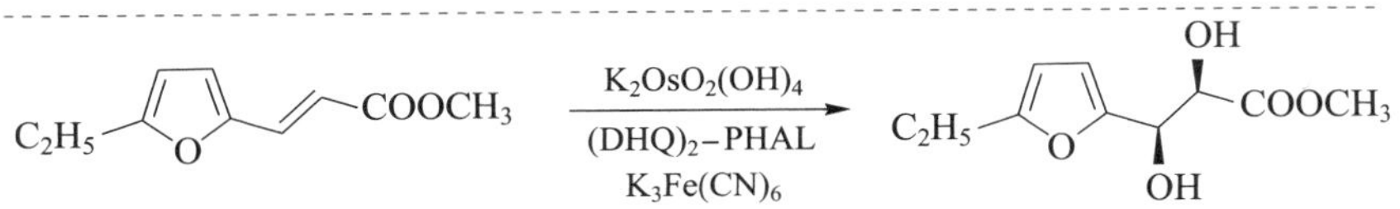

$$C_2H_5\text{-furyl-CH=CH-COOCH}_3 \xrightarrow[\substack{(DHQ)_2\text{-PHAL} \\ K_3Fe(CN)_6}]{K_2OsO_2(OH)_4} C_2H_5\text{-furyl-CH(OH)-CH(OH)-COOCH}_3$$

2. 二氧化硒

二氧化硒（SeO_2）可用于烯丙位和苄位碳氢键的氧化，也可将醛或者酮羰基的 α 位碳原子氧化为羰基；将烯丙位碳氢键氧化为烯丙基醇、烯丙基酯或者 α,β-不饱和羰基化合物，该反应被称为 Riley 反应。该反应在应用时，需要加入少量水，使 SeO_2 转化为 H_2SeO_4，因此，实际上起氧化作用的是硒酸（H_2SeO_4）。

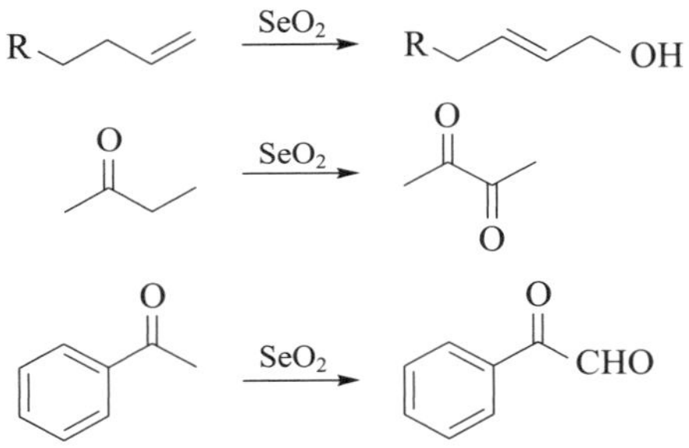

$$\text{R-CH}_2\text{CH}_2\text{CH=CH}_2 \xrightarrow{SeO_2} \text{R-CH}_2\text{CH=CHCH}_2\text{OH}$$

$$CH_3COCH_2CH_3 \xrightarrow{SeO_2} CH_3COCOCH_3$$

$$PhCOCH_3 \xrightarrow{SeO_2} PhCOCHO$$

3. 硝酸铈铵

硝酸铈铵[$(NH_4)_2Ce(NO_3)_6$]在酸性条件下可以氧化苄位碳氢键，反应为单电子转移过程，反应需要水参与。

反应机理

$$ArCH_3 + Ce^{4+} \longrightarrow Ar\dot{C}H_2 + Ce^{3+} + H^+$$

$$Ar\dot{C}H_2 + H_2O + Ce^{4+} \longrightarrow ArCH_2OH + Ce^{3+} + H^+$$

$$ArCH_2OH + 2Ce^{4+} \longrightarrow ArCHO + 2Ce^{3+} + 2H^+$$

甲苯在硝酸铈的作用下被氧化为苯甲醛。

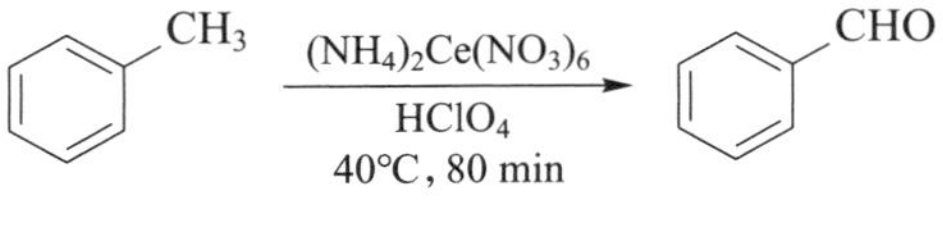

$$PhCH_3 \xrightarrow[\substack{HClO_4 \\ 40^\circ C,\ 80\ min}]{(NH_4)_2Ce(NO_3)_6} PhCHO$$

4. 一价银氧化剂

一价银氧化剂中比较有代表性的有氧化银和碳酸银等，例如，负载在硅藻土上的碳酸银可以将醇羟基氧化为酮羰基。

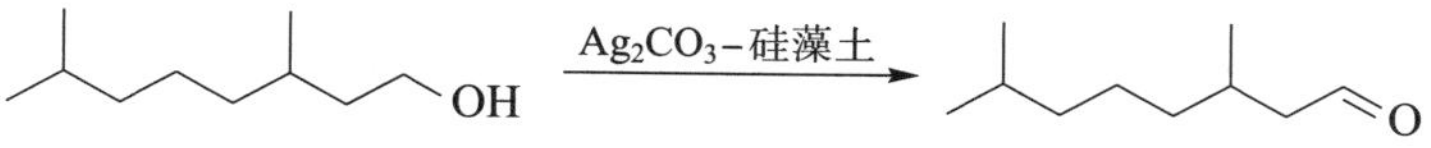

含烯键的 α,β - 不饱和醛可以被氧化银氧化为羧酸类化合物。

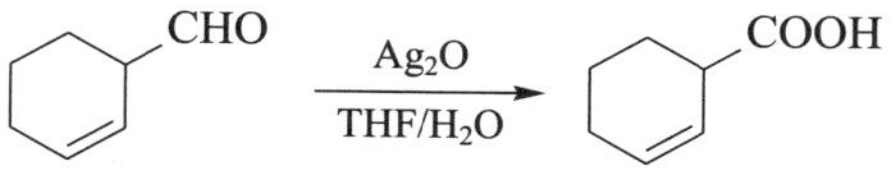

5. 四醋酸铅

在四醋酸铅[$Pd(OAc)_4$]的作用下邻二醇的碳碳键可以被氧化切断，在此过程中，若底物为顺式 1,2 - 二醇类化合物，反应可以通过五元环金属中间体过程实现碳碳键的断裂。

反应机理

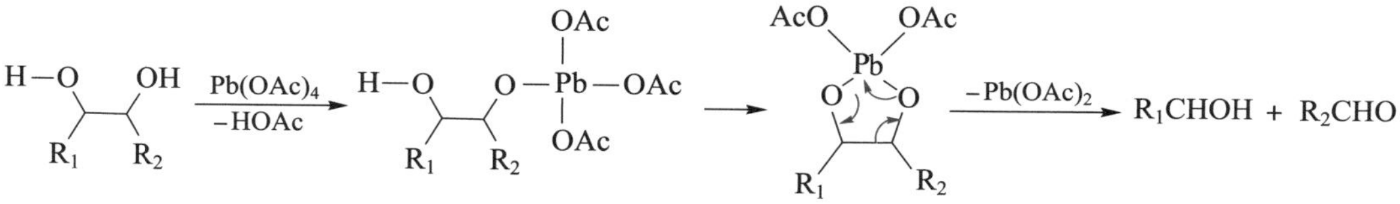

顺式 -9,10 - 二羟基十氢萘可以在醋酸铅的作用下被氧化为 1,6 - 环癸二酮。

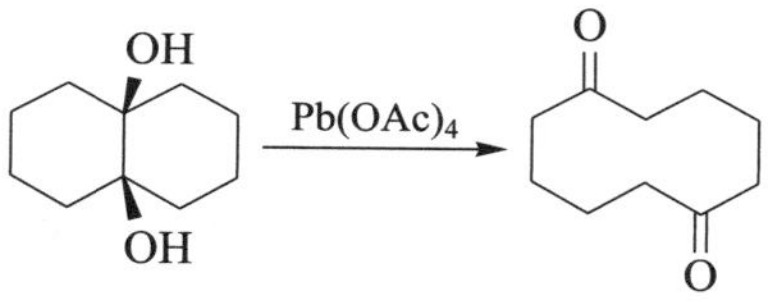

若底物为反式 1,2 - 二醇类化合物，该反应也可以进行，而且五元或者六元环顺式异构体比反式异构体更容易氧化。

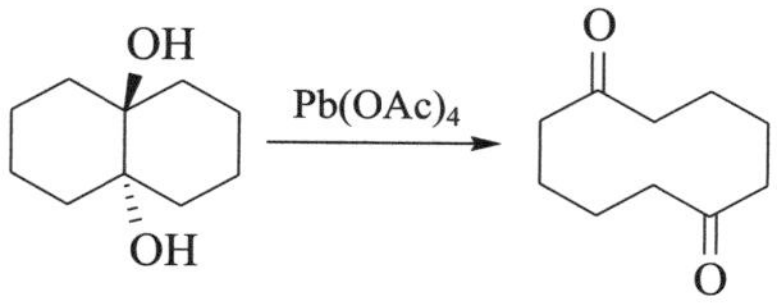

6. 亚氯酸钠

在磷酸二氢钠缓冲溶液中，亚氯酸钠氧化脂肪醛或者 α,β - 不饱和醛时，可以向反应体系中加入 2 - 甲基 -2 - 丁烯清除反应过程产生的次氯酸，这样可以极大地提高反应的效率，而且该反应条件具有良好的官能团耐受性，可适用于具有敏感官能团底物的氧化，该反应被称为 Pinnick 氧化。

反应历程

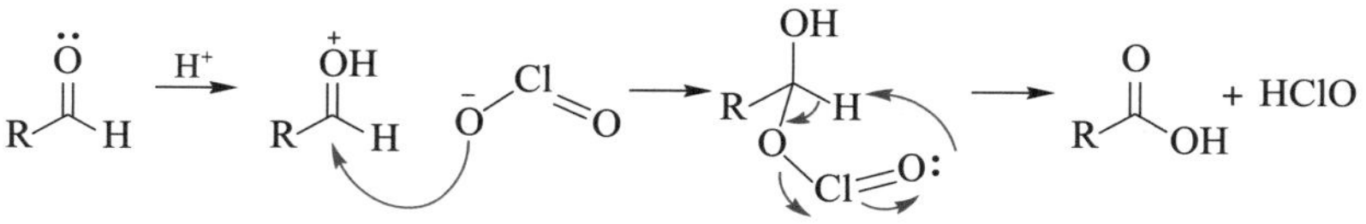

例如，

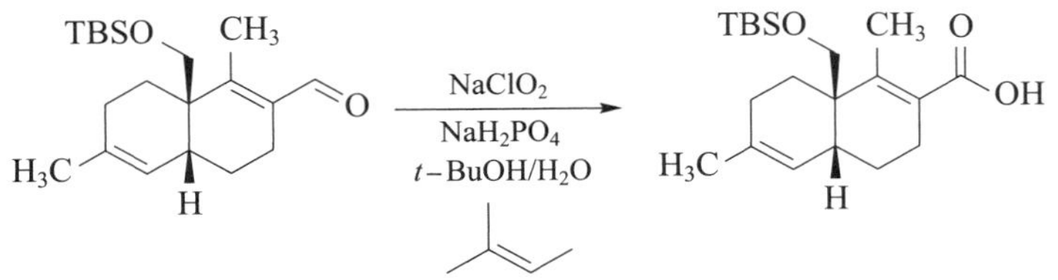

NaClO$_2$ / NaH$_2$PO$_4$ / t-BuOH/H$_2$O

11.8.2 其他有机氧化剂

1. 醌类氧化剂

醌类化合物常作为脱氢氧化反应的氧化剂，常用的醌类氧化剂有四氯-1,4-苯醌和2,3-二氯-5,6-二氰基苯醌(DDQ)。DDQ在脱氢芳构化反应中应用更多一些，例如，含季碳的芳香类化合物在DDQ的作用下发生脱氢芳构化反应，反应过程中会发生甲基迁移。

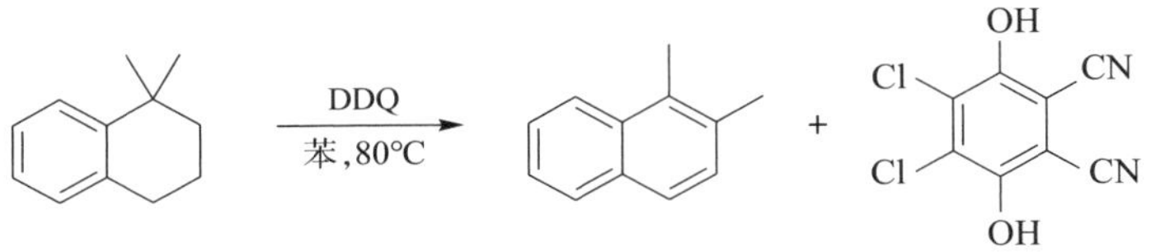

DDQ / 苯，80℃

2. 二甲基二氧杂环丙烷

二甲基二氧杂环丙烷(DMDO)可以将烯烃类化合物氧化为环氧化合物。

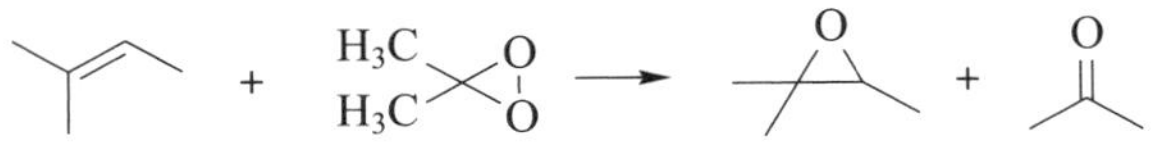

11.9 金属(及其盐)催化氧化

过渡金属催化氧化被广泛地应用于官能团的化学转化中，该方法在过去几十年里得到了长足的发展，在工业上也得到了广泛应用。相比传统的通过亲核试剂与亲电试剂引入官能团的方法不同，过渡金属氧化可以实现碳氢键氧化为醛、酮或羧酸；烯烃氧化为邻二醇或醛、酮；醇氧化为醛、酮或羧酸。在这里着重介绍两类在有机合成中应用最广的两类过渡态金属催化氧化反应：钯催化氧化和铜催化氧化，并对其他过渡态金属催化氧化反应作简略介绍。

11.9.1 钯催化氧化

钯催化氧化反应最早可以追溯至20世纪50年代后期发展起来的瓦克(Wack)法，通过该反应，重要的工业原料乙醛得以以乙烯和水为原料实现工业上大规模的量产。

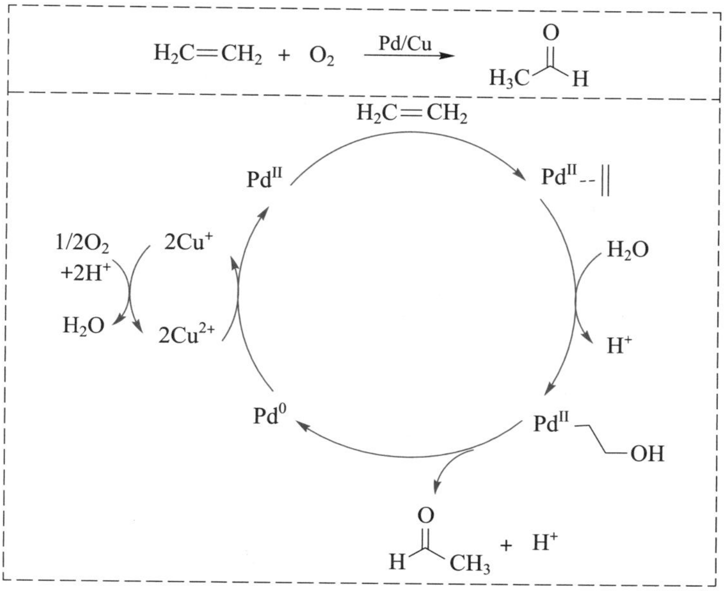

自此以后的数十年间,钯催化氧化反应被广泛地应用于烯烃的官能化研究。在已经报道的该化学转化中,一些简单的钯盐(如氯化钯和醋酸钯等)被用作催化剂,另外在反应中需要使用当量的或者催化量的氧化剂(如二价铜盐和苯醌等),并可以在反应体系中使用氧气作为共氧化剂或者可以直接使用氧气代替反应中使用的当量氧化剂。

20 世纪 90 年代,大量的实验证实:反应体系中二甲基亚砜可以促进分子内瓦克反应的发生,通过进一步的研究发现,二甲基亚砜在钯催化氧化反应中的配位效应在该反应过程中起到了决定性的作用。基于这一发现,各种不同类型的配体被相继开发出来,主要有单齿配体(亚砜类配体、三乙胺、吡啶类配体和氮杂卡宾类配体等)和双齿配体(联吡啶类配体、吡啶噁唑啉类配体和氨基酸类配体等),其在实际反应中有着良好的应用。在这里主要以氧气参与下的钯催化氧化反应为例来介绍这一类反应。

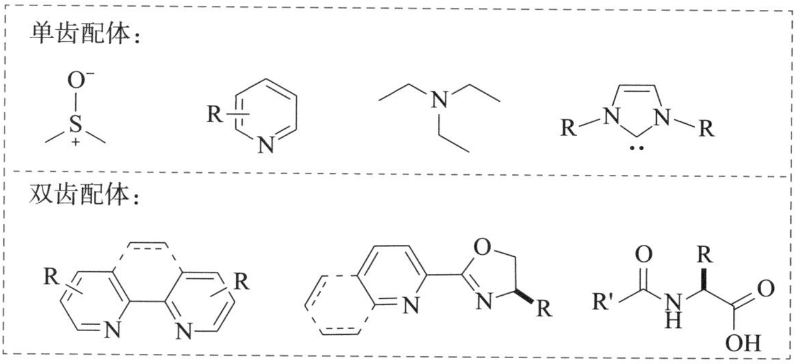

单齿配体:

双齿配体:

1. 单齿配体

(1) 二甲基亚砜　在钯催化氧化反应中二甲基亚砜除了可以作为溶剂外,也可以起到配体的作用加速反应的进行。发现钯催化特戊酰胺与芳香烃类化合物之间的氧化偶联反应中,加入三氟乙酸和催化量的二甲基亚砜能极大地促进反应速率。

$$\text{2-}CH_3C_6H_4NHPv + C_6H_6 \xrightarrow[\substack{O_2(g), TFA \\ 80℃, 18\ h}]{Pd(OAc)_2DMSO} \text{2-CH}_3\text{-6-Ph-}C_6H_3NHPv$$

以开链磺酰烯胺为底物通过氮杂瓦克分子内环化反应实现了1,2-二胺类衍生物的非对映选择性合成,其中三氟乙酸钯/二甲基亚砜催化体系能在温和的条件下高效地促进这一反应的进行,该反应在构建六元和七元氮杂化合物中有着广泛的应用。

$$BnN(CH_2CH{=}CHCH_3)SO_2NHBn \xrightarrow[\substack{NaOBz, M.S., THF \\ 25℃, 24\ h}]{Pd(TFA)_2DMSO, O_2(g)} \text{环状磺酰胺(Bn, Bn, 乙烯基)}$$

这一催化体系也可应用于环酮的氧化脱氢反应。在三氟乙酸钯/二甲基亚砜催化体系下,4-叔丁基环己酮发生选择性的氧化脱氢反应以高收率生成烯酮类化合物,且由于二甲基亚砜对进一步氧化脱氢存在抑制作用,这直接导致极少量的烯酮类化合物会被转化为酚类化合物。

$$\text{4-叔丁基环己酮} \xrightarrow[\substack{DMSO, O_2(g) \\ AcOH \\ 80℃, 12\ h}]{Pd(TFA)_2} \underset{91\%}{\text{4-叔丁基环己烯酮}} + \underset{8\%}{\text{4-叔丁基苯酚}}$$

二甲基亚砜的抑制作用

(2) 吡啶和三乙胺　伯醇和仲醇在双(吡啶)醋酸钯的作用下会被氧化为醛类化合物。

$$R_1CH(OH)R_2 \xrightarrow[\text{甲苯}, O_2(g)80℃, 2\ h]{Pd(OAc)_2, \text{吡啶}, M.S.} R_1C(O)R_2$$

R_1: 苄基、烷基
R_2: H或烷基

另外,γ-烯基磺酰胺在该催化剂的作用下可发生分子内的氮杂瓦克反应生成氮杂环化合物。

$$\text{2-(丁-2-烯基)}C_6H_4NHTs \xrightarrow[\substack{\text{二甲苯}, O_2(g) \\ 80℃, 2\ h}]{Pd(OAc)_2, \text{吡啶}} \text{N-Ts-2-乙烯基吲哚啉}$$

也可以在使用当量的氧化剂代替氧气并利用缺电子吡啶作为配体的条件下实现钯催化氧化反应。在醋酸钯/3-硝基吡啶催化体系下使用醋酸铜作为氧化剂实现了取代吲哚和芳香烃之间的脱氢偶联反应。在醋酸钯/3,5-二氯吡啶催化体系的作用下利用过氧苯甲酸叔丁酯作为氧化剂完成了芳香烃与肉桂酸甲酯之间的赫克反应。

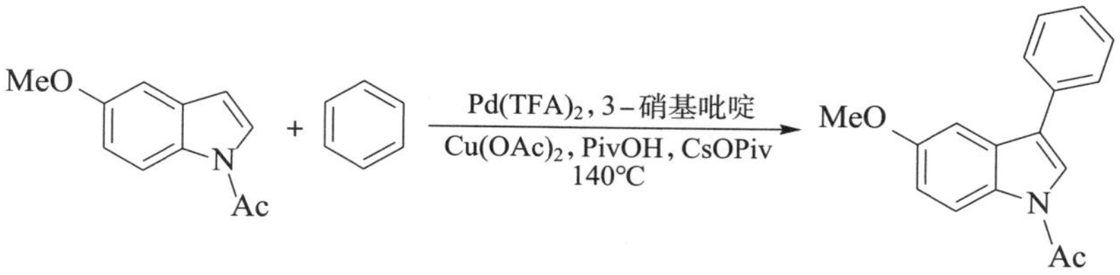

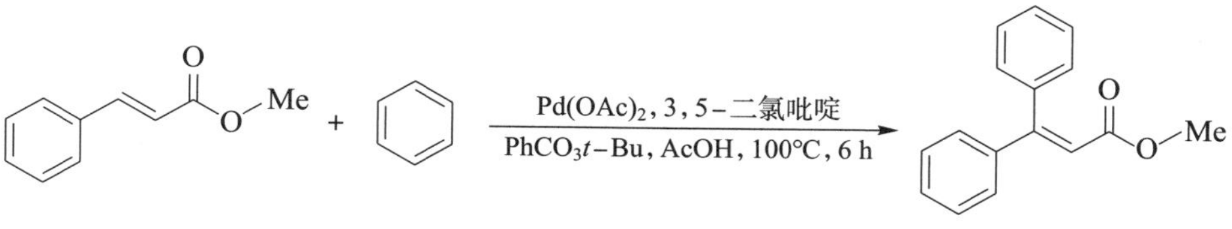

苄醇在醋酸钯/三乙胺催化体系下会被氧化为与之对应的醛类衍生物。与上述反应相比,在醋酸钯/三乙胺催化体系下反应可以在室温条件下进行。

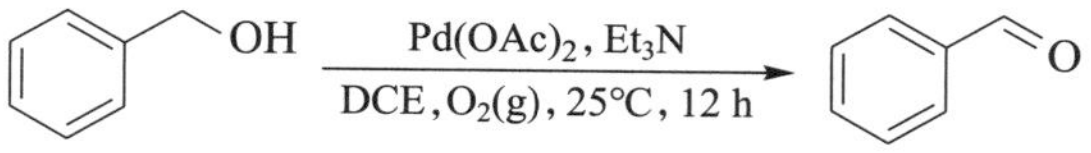

(3) 氮杂卡宾配体和膦配体 1994 年,Echavarren 等报道在四(三苯基膦)钯[$Pd(PPh_3)_4$]的催化下烯丙醇结构的化合物可以被氧化为 α,β-不饱和醛类化合物。2003 年,Sigman 等发展了钯催化下氮杂卡宾作为配体的氧化反应,在该反应中伯醇或者仲醇也可以被氧化为相应的醛类化合物。

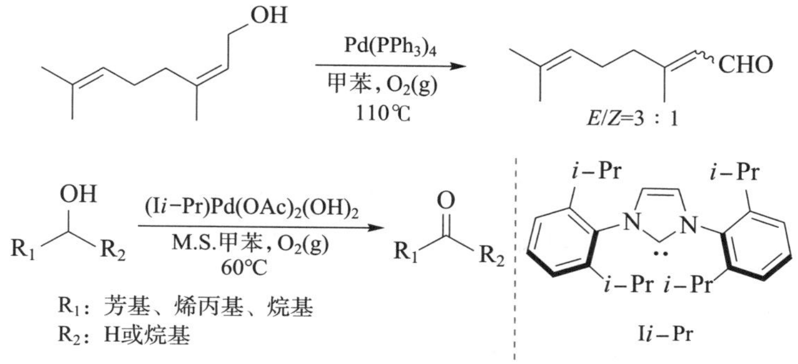

R_1: 芳基、烯丙基、烷基
R_2: H或烷基

I*i*-Pr

2. 双齿配体

(1) 非手性氮杂配体 20 世纪 80 年代,Ube 公司利用钯催化氧化反应实现了邻苯二甲酸二甲酯自身之间的偶联反应,用于合成一种聚酰亚胺树脂单体的前体,1,10-菲啰啉(1,10-phenanthroline,缩写 phen)配体在反应的区域选择性方面起着重要的作用,其促进反应生成 3,4,3′,4′-取代产物。

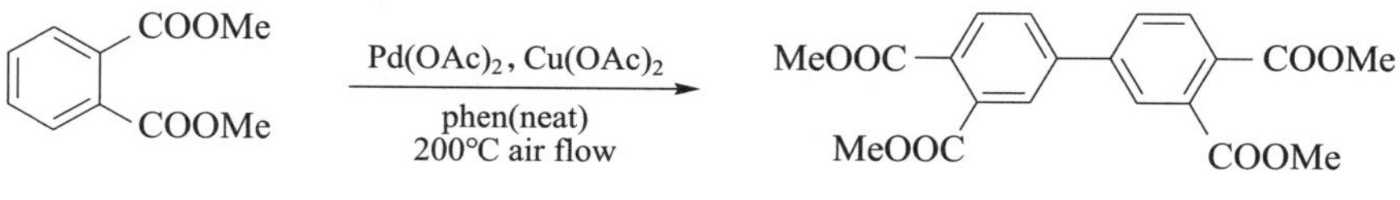

以 2,9-二甲基-1,10-菲啰啉(2,9-dimethyl-1,10-phenanthroline,缩写 dmphen)作为配体,芳基硼酸与烯烃之间的氧化性赫克反应中,当反应底物为缺电子烯烃时,反应主要生成线性结构产物;当反应为富电子烯烃时,反应主要生成支链型结构产物。

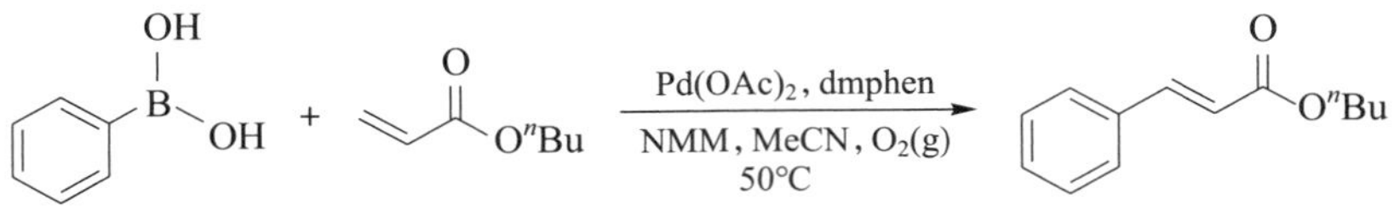

反应过程：

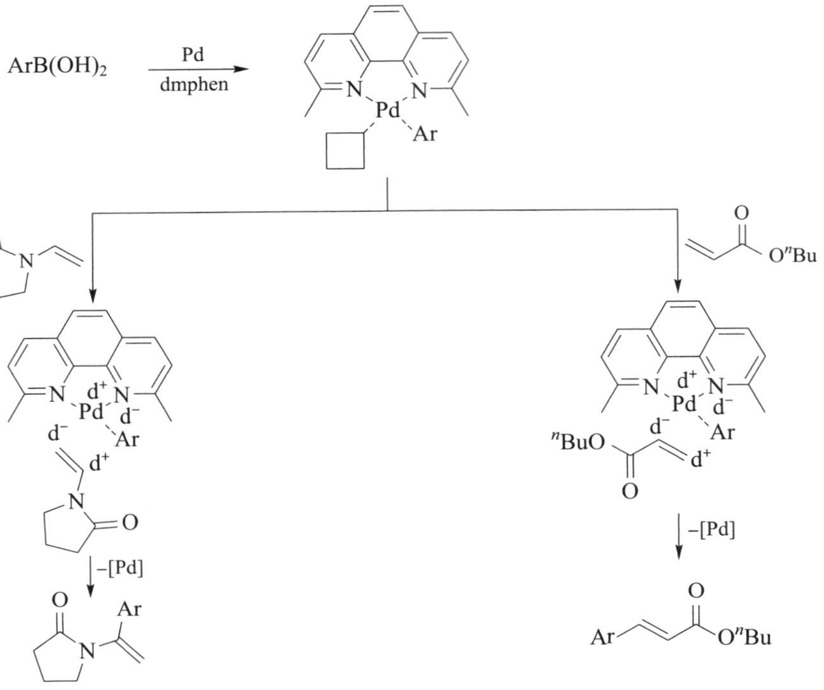

以氧气作为氧化剂，4,5－二氮芴－9－酮为配体，能极大地提高末端烯烃中烯丙基的乙酰氧基化反应的收率。使用其他双齿配体时收率极低，甚至不反应。

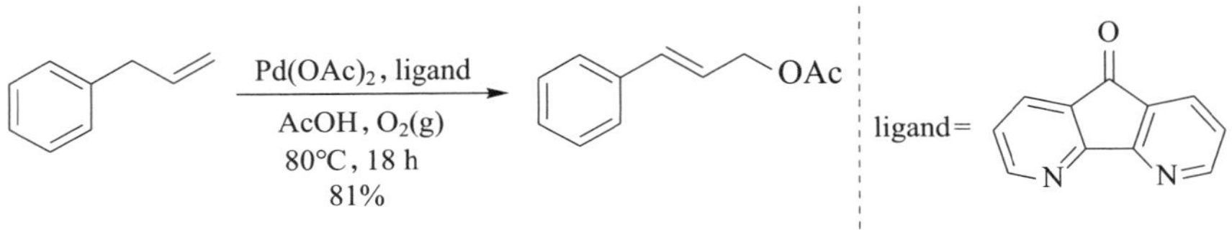

苯乙酸类化合物与丙烯酸酯之间的脱氢偶联反应中，以氨基酸作为配体参与反应极大地提高了反应的转化效率。

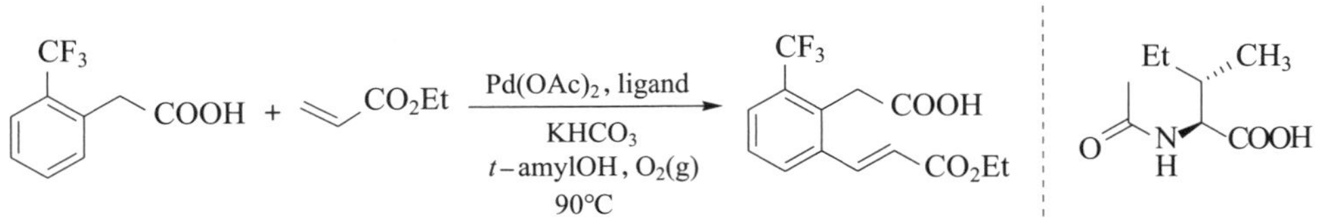

(2) 手性氮杂配体 (－)－鹰爪豆碱是一种天然的生物碱，其作为手性配体和布朗斯特碱广泛地应用于不对称合成中。2003年，Sigman等人成功将(－)－鹰爪豆碱作为手性配体应用于分子内的不对称瓦克环化反应，实现了手性季碳中心的构建。

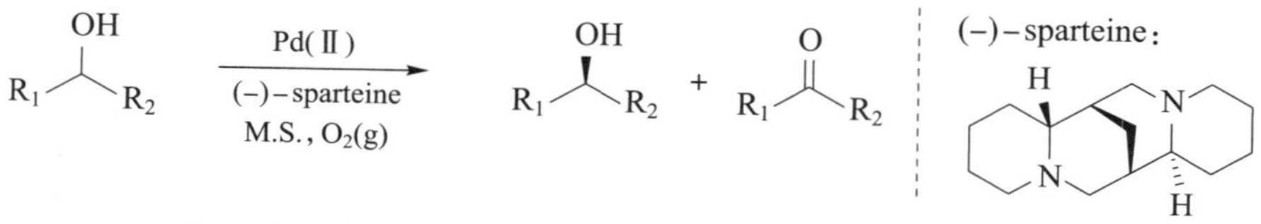

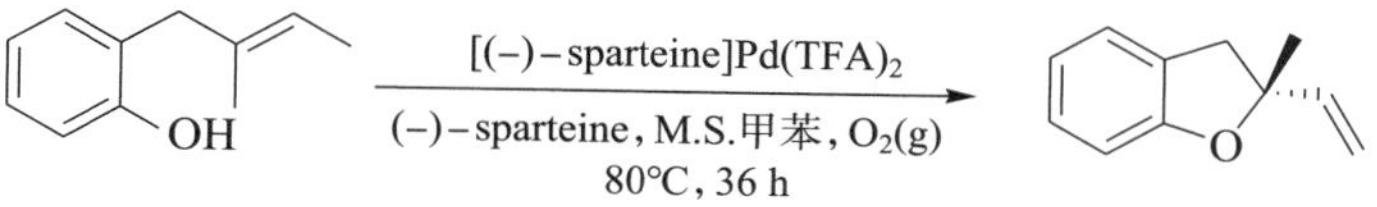

吡啶－噁唑啉和喹啉－噁唑啉配体在不对称钯催化氧化反应中也具有广泛的应用,这一类配体中手性噁唑啉部分的合成源于与之相对应的氨基酸。与上述讨论的2,9－二甲基－1,10－菲啰啉和(－)－鹰爪豆碱这两类配体相似,在吡啶－噁唑啉和喹啉－噁唑啉配体骨架中配位氮原子周围也存在较大的空间位阻,这会引起配体与钯金属中心形成的五元环钯过渡态在空间上产生扭曲。此外,由于配体中吡啶(喹啉)和噁唑啉两种不同类型的氮杂环在形成的钯金属配合物中存在较大的反位效应,为形成不对称的电子配位环境创造了条件。

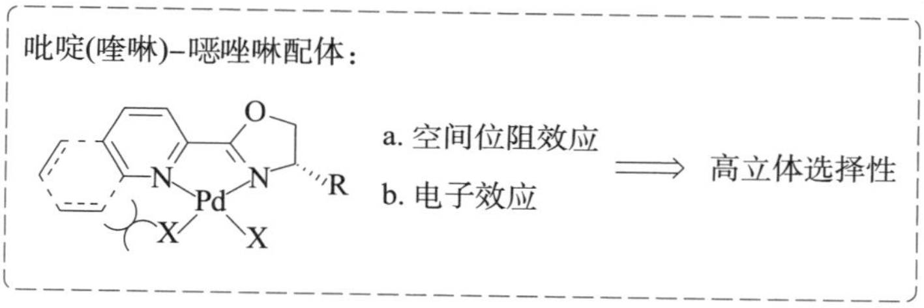

吡啶(喹啉)–噁唑啉配体:

a. 空间位阻效应

b. 电子效应

⟹ 高立体选择性

芳基硼酸与缺电子烯醛化合物之间不对称钯催化氧化反应,可用于合成手性烯基醛。

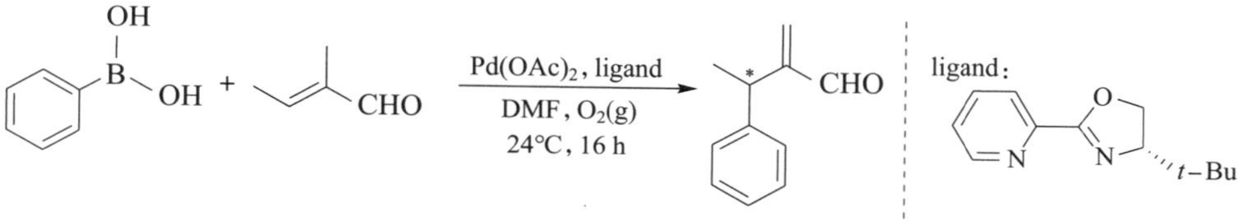

不对称钯催化氧化反应也能实现芳基硼酸与烯醇类化合物之间的偶联反应。

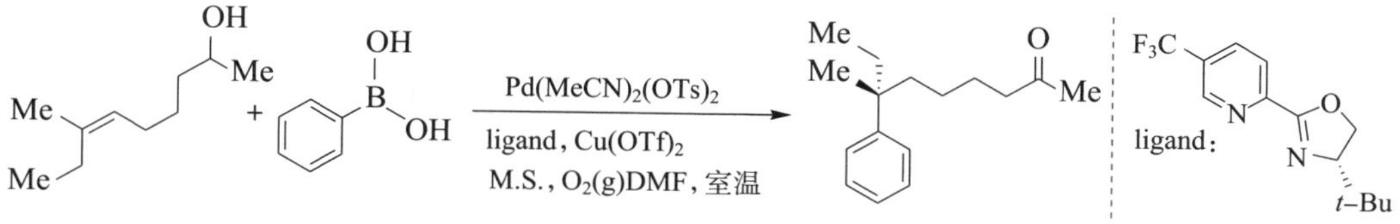

γ－烯基磺酰胺的不对称氮杂瓦克环化反应,可用于合成含手性叔碳的氮杂环化合物。

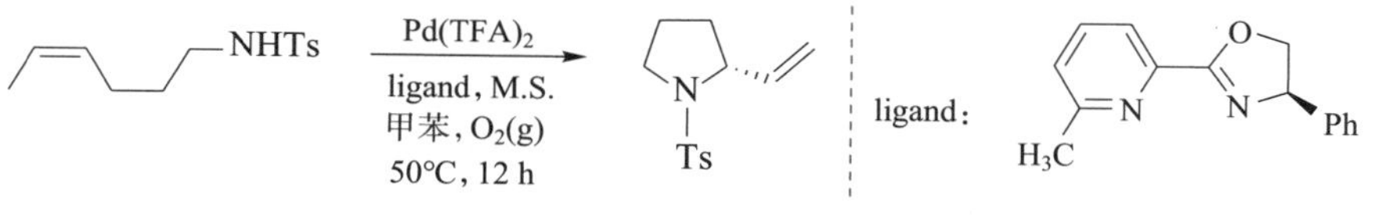

单保护氨基酸作为配体,应用于不对称钯催化碳氢键官能化反应中,也取得了较高的对映选择性。

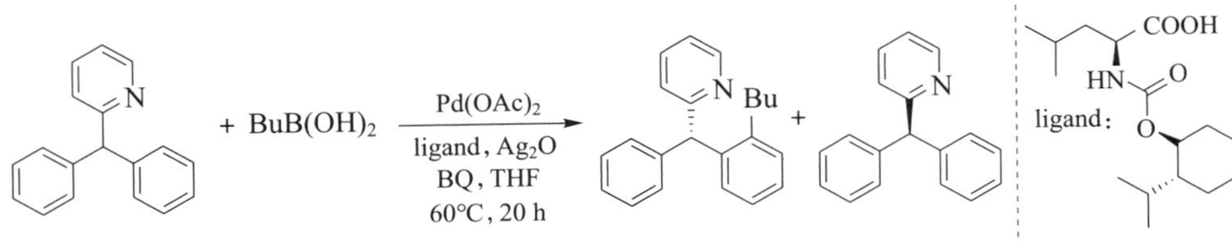

$$\text{2-苯甲基吡啶衍生物} + BuB(OH)_2 \xrightarrow[\substack{\text{ligand}, Ag_2O \\ BQ, THF \\ 60^\circ C, 20\ h}]{Pd(OAc)_2} \text{产物} + \text{产物}$$

ligand：COOH, HN, O, O

这一发现极大地促进了氨基酸作为手性配体在不对称合成中的应用。基于此诸多氨基酸参与调控的不对称钯催化氧化反应陆续被开发出来，在这些反应中往往需要当量的氧化剂，如一价银盐、苯醌和高价碘氧化剂等。

11.9.2 铜催化氧化

铜具有价格低廉、低毒、易利用和化学性质稳定等诸多优点，此外，铜具有非常丰富的氧化态（零价、一价、二价和三价等）。铜催化氧化反应的反应途径主要涉及以下三种：① 单电子转移；② 双电子转移；③ 单电子和双电子转移的协同过程，在反应过程中低价态铜物种在氧气或者氧化剂的作用下可以被氧化为高价态。铜催化氧化反应在合成化学中具有非常丰富的应用，在这里重点介绍两类反应：① 铜催化氧化反应在含氮化合物（特别是氮杂环化合物）合成中的应用；② 铜催化碳氢键官能化反应。

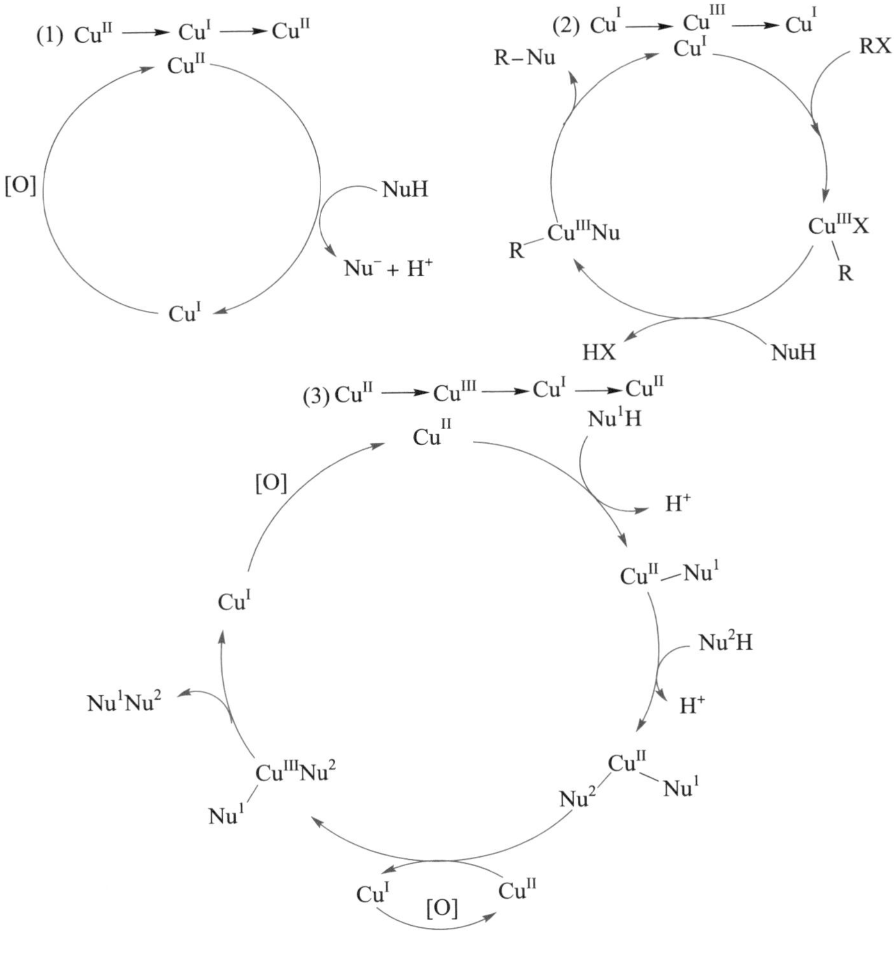

(1) $Cu^{II} \longrightarrow Cu^{I} \longrightarrow Cu^{II}$

Cu^{II}；NuH；$Nu^- + H^+$；Cu^{I}；[O]

(2) $Cu^{I} \longrightarrow Cu^{III} \longrightarrow Cu^{I}$

Cu^{I}；RX；$Cu^{III}X$ (R)；NuH；HX；$R{-}Cu^{III}Nu$；R–Nu

(3) $Cu^{II} \longrightarrow Cu^{III} \longrightarrow Cu^{I} \longrightarrow Cu^{II}$

Cu^{II}；Nu^1H；H^+；$Cu^{II}{-}Nu^1$；Nu^2H；H^+；$Nu^2{-}Cu^{II}{-}Nu^1$；Cu^{I} [O] Cu^{II}；$Nu^1{-}Cu^{III}Nu^2$；Nu^1Nu^2；Cu^{I}；[O]

1. 铜催化氧化反应在氮杂环化合物合成中的应用

铜催化下氧气参与的氧化环化反应合成了氮杂螺环类化合物。以烯胺为原料在铜/氧气催化体系下合成吡咯醛类衍生物。

$Cu(OAc)_2, K_3PO_4$; DMF, $O_2(g)$, 80℃

$Cu(OAc)_2, K_3PO_4$; DMF, $O_2(g)$, 80℃

以 N-烯丙基-2-氨基吡啶类化合物为底物在铜/氧气体系下合成了3-醛基咪唑[1,2-a]吡啶类衍生物。以芳基亚胺为底物在该体系下也实现了吲唑类衍生物的合成。

$Cu(hfacac)_2 \cdot x\,H_2O$; DMF, $O_2(g)$, 105℃

R_1-Ar-C(R_2)=NH + TsN_3 → CuTc, HFIP; DCB, air, 115℃

一种用于合成多取代吡啶衍生物的铜催化氧化反应被成功应用于2,4,6-三取代吡啶衍生物的合成。另外,以2-乙酰吡啶和脂肪胺为底物在铜/空气催化氧化体系作用下合成咪唑并[1,5-a]吡啶类化合物。

$Cu(OTf)_2$; $O_2(g)$, △, 100℃

CuBr; CH_3CN, air, 80℃, 24 h

2. 铜催化碳氢键官能团化反应

近年来,铜催化碳氢键官能团化反应发展迅速,各种不同种类的碳氢键(sp 碳氢键、sp^2 碳氢键和 sp^3 碳氢键)都可以在一定的条件下完成官能团化。例如,末端炔烃的胺化反应,吡啶基团导向的胺化反应和在当量的溴化亚铜催化下环己烯的苯甲酰氧基化反应等。

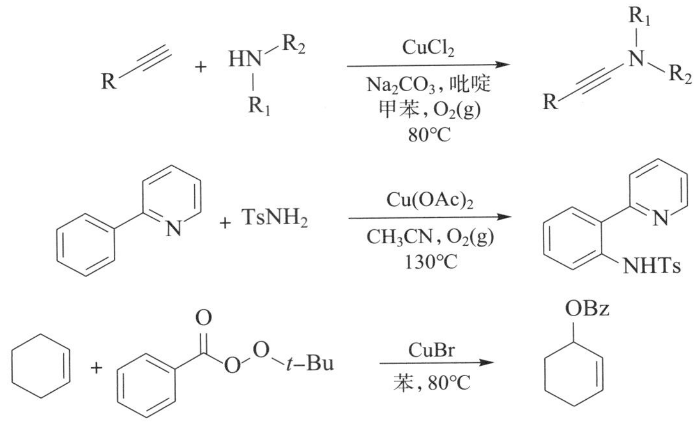

此外，铜催化碳氢键不对称官能团化反应在过去的几十年也得到很大的发展，在此主要介绍烯丙位和苄位碳氢键的不对称官能团化反应。

(1) 苄位碳氢键的不对称官能化团反应　2016年，Liu等报道了首例不对称铜催化的自由基接力反应，反应使用手性双噁唑啉配体且利用 *N*－氟代双苯磺酰胺（NFSI）作为氧化剂，实现了苄位碳氢键的氰基化，该反应具有较高的区域和立体选择性。

反应模板及配体：

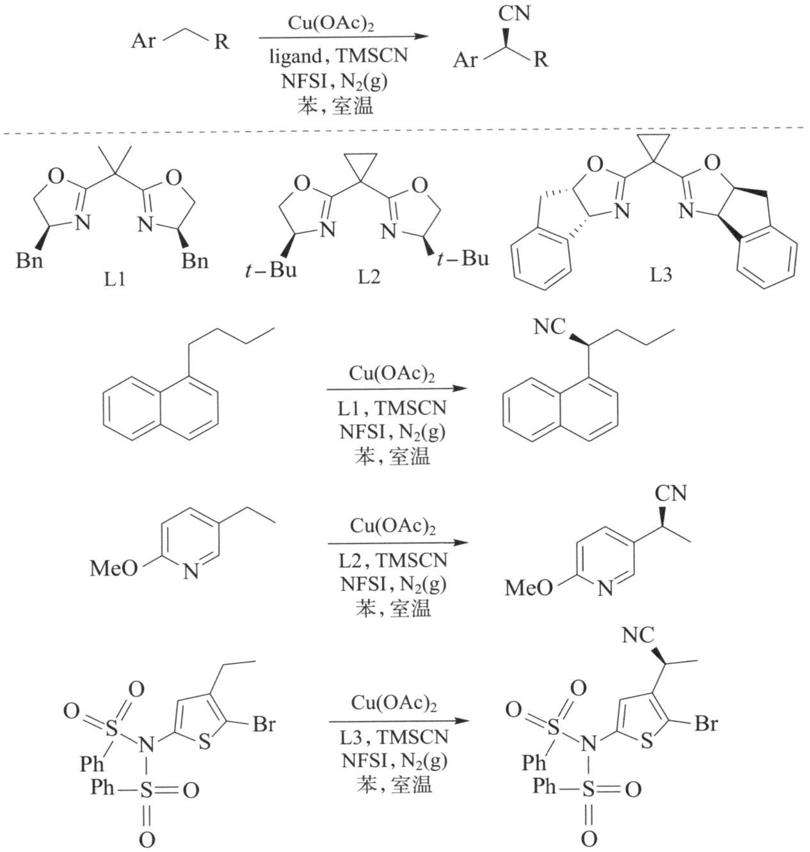

自此,铜催化的自由基接力策略被广泛地应用到不对称官能团化反应中。随后,他们陆续报道了苄位的不对称炔基化和芳基化等。

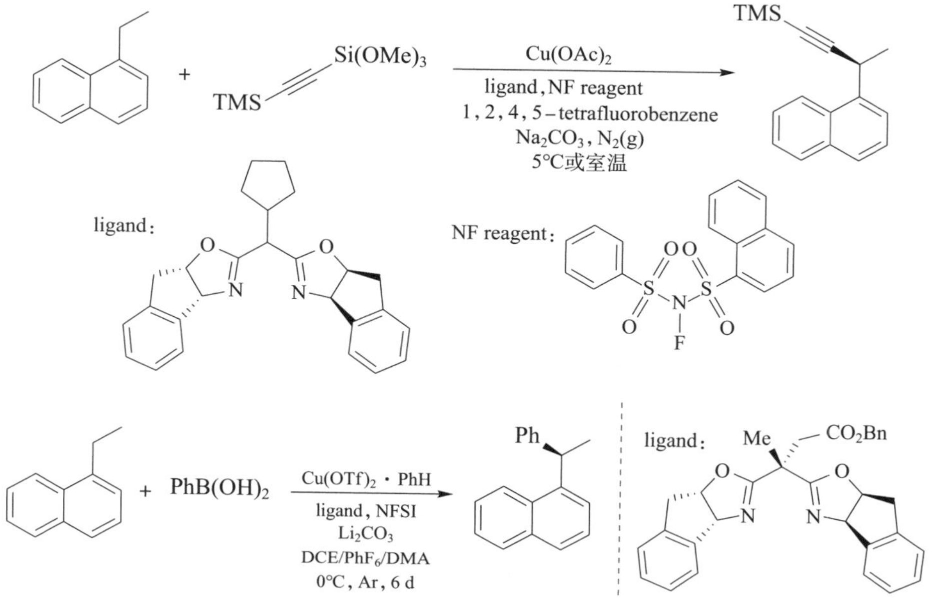

(2) 烯丙位碳氢键的不对称官能团化反应　首例铜催化不对称烯丙位氧化反应,反应过程中使用过氧叔丁醇作为氧化剂,在(+)-α-樟脑酸乙酯的调控下反应的对映选择性可以达到 15%。之后,Muzart 等发现环己烯在铜/脯氨酸催化体系的作用下,反应的对映选择性可以得到 61%。直到 1995 年,Pfaltz 和 Andrus 分别报道了在反应中使用铜/手性双噁唑啉配体络合物作为催化剂可以将反应的对映选择性提高至 80%。

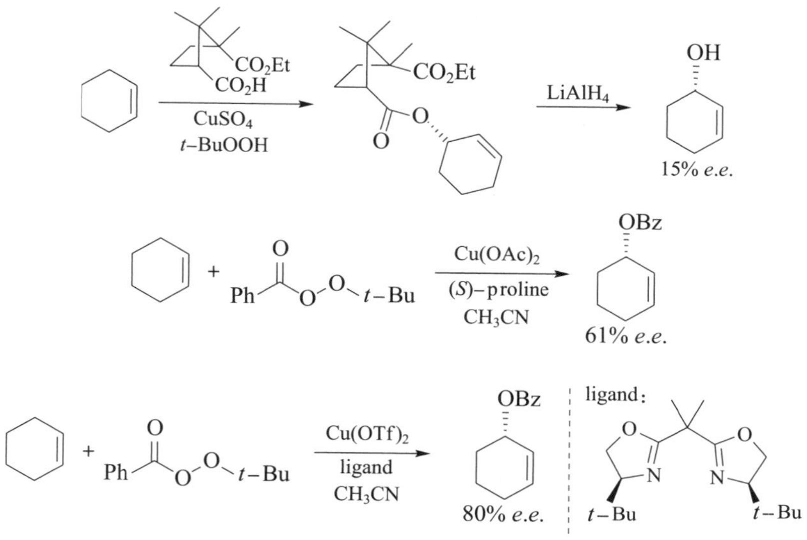

随后,有机合成研究者基于此通过开发新的配体以进一步提高这类反应的转化效率和对映选择性。值得注意的是,以手性螺环二酚为原料合成了手性螺环双噁唑啉配体并将其

成功应用于环状烯烃和开链的烯烃的不对称烯丙基苯甲酰氧基化反应中，并取得不错的对映选择性。

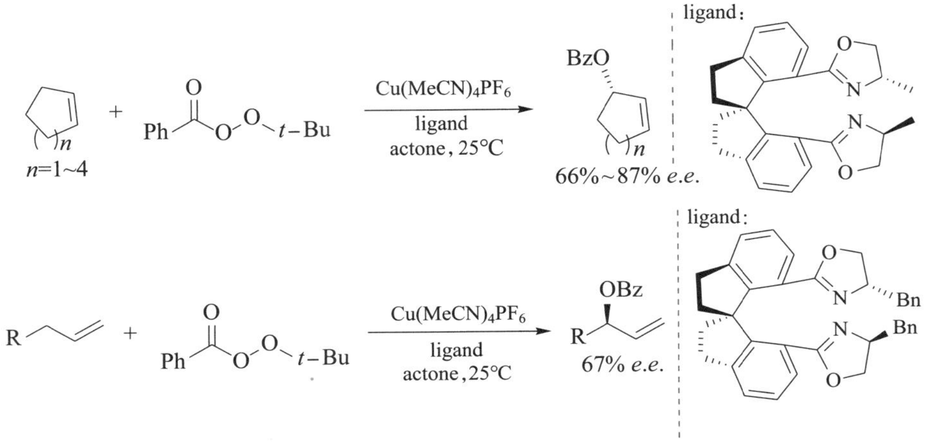

通过铜催化不对称自由基反应实现了烯丙位的选择性氰基化。

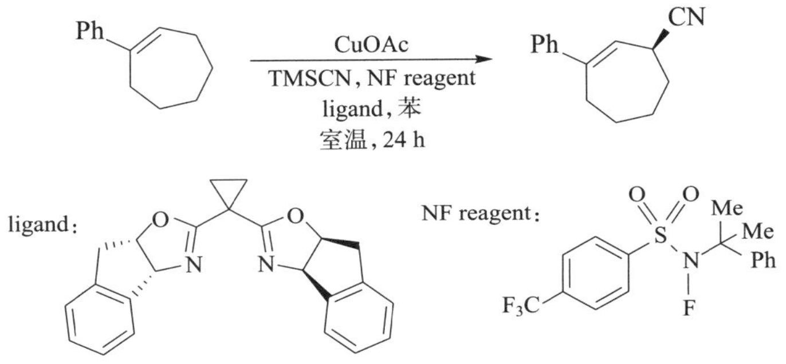

11.9.3 其他过渡态金属催化氧化

过渡态金属催化氧化反应除了以上介绍的两种以外，还有很多其他过渡态金属（铁、钌、钴、铑、铱、镍、银和金等）被应用于这类反应。为不同基团的还原提供了更多的选择。

二氯化铁催化烯酰胺的羰基化反应，实现了烯酰胺与甲酰胺类化合物的偶联。在银催化下也能实现烯酰胺与羧酸类化合物之间的脱羧烷基化反应。

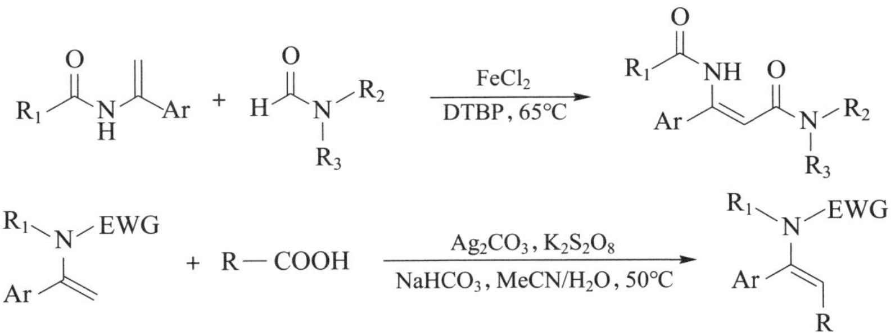

在钴催化下烯酰胺与马来酰胺之间的烷基化反应，具有很好的区域选择性，产物构型都为顺式。

$Cp^*Co(CO)I_2$; $AgOAc, CF_3CH_2OH$; 90℃, air

在铑催化下肟作为导向基团的碳氢键烯基化反应,该反应具有很好的底物适用性,烷基烯烃、芳基烯烃和烯丙酸酯都可以参与该合成转化中。

$[(RhCp^*Cl_2)_2]$; $AgSbF_6$; $Cu(OAc)_2$; THF

利用羧基作为导向基团在钌催化氧化下实现了五元芳香杂环与烯基类化合物之间的偶联。

Y: S, O, NMe

$[RuCl_2(p-cymene)]_2$; $Cu(OAc)_2 \cdot H_2O$; DMF; 80℃, 6 h

在镍催化下 8-氨基喹啉作为导向基团的芳香碳氢键(sp^2)与苄位碳氢键(sp^3)之间会发生氧化偶联反应,其中碘代七氟异丙烷作为氧化剂。

$Ni(OTf)_2$; Na_2CO_3, PPh_3; $i-C_3F_7I$, t-Bu-苯; 140℃, 24 h

通过铱催化氧化反应实现了呋喃类化合物与未活化烯烃之间的偶联反应,在配体的调控作用下烯基化反应可以选择性地发生在 β-位,值得注意的是反应中第二分子烯烃可以作为高效的氢受体被还原。

$[Ir(coe)_2Cl]_2$; (±)-TMS-segphos; t-Bu ethylene; 50℃, 24 h

主产物　副产物

以末端炔烃为底物,氮氧化物为氧化剂及金为催化剂的条件下,合成了取代芳基二醛类化合物,该化合物可以进一步与取代邻二苯胺发生分子间的脱水环化反应生成喹喔啉类衍生物。

$(Ph_3P)AuCl$; $AgSbF_6$; Tf_2NH

在锰催化下,4-哌啶酮酸-3-乙酯与1,1′-双取代末端烯烃之间的过氧环化反应合成了相应的哌啶酮并环过氧化合物。

$$\text{Bz-N-哌啶酮-3-CO}_2\text{Et} + \text{Ph}_2\text{C=CH}_2 \xrightarrow[\text{HOAc, air, 23°C}]{\text{Mn(OAc)}_3} \text{过氧环化产物 (CO}_2\text{Et, Ph, Ph, O-O, HO)}$$

与钯(铜)催化氧化反应类似,这些过渡态金属催化氧化反应在不对称催化反应中也有很多的应用,在这里我们不作过多地介绍。

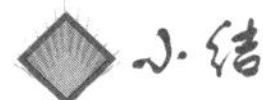

小结

处于低价态原子都可以在氧化剂作用下转化为高价态,不同氧化剂的选择性不同,相同金属的不同化合物在不同配体或酸碱条件下,氧化能力具有一定的差异,可以根据底物中官能团的不同及产物结构的不同来选择氧化剂。

(徐学涛)

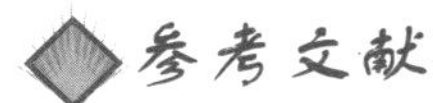

参考文献

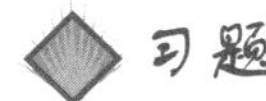

习题

一、问答题

1. 臭氧氧化的机理是什么?它主要用于何种物质的氧化?

2. 何为琼斯试剂?可用于何种反应?使用时需要注意什么问题?

3. 钯催化氧化反应在有机合成中具有非常广泛的应用,请举例并对其反应历程进行解释说明。

4. 在有机合成中三价碘试剂在含氟官能团引入方面具有独特的优势,请举例说明并对反应机理作简单的解释。

5. 过氧化氢在中性、酸性和碱性条件下的反应有何不同?请举例说明。

二、完成下列反应式(每空只填写主要反应产物或反应试剂)

6. $\text{CH}_2\text{=CH(CH}_2)_7\text{I} \xrightarrow[\text{NaHCO}_3,\ 150°\text{C}]{\text{DMSO}}$

7. $\xrightarrow[\text{PdCl}_2,\ \text{O}_2\text{(g)},\ \text{DMA/H}_2\text{O}]{\text{Cu(OAc)}_2}$

8. 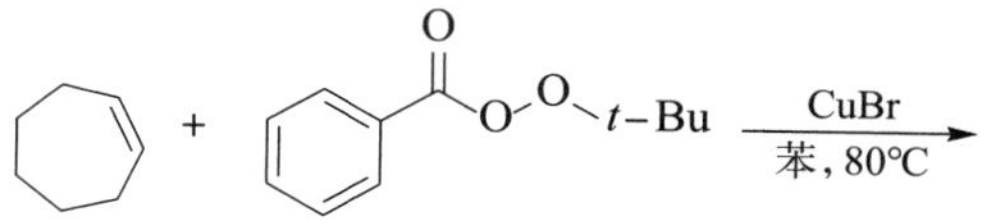 + $\xrightarrow[\text{苯}, 80°C]{CuBr}$ (环庚烯 + 过氧苯甲酸叔丁酯 O O t-Bu)

9. 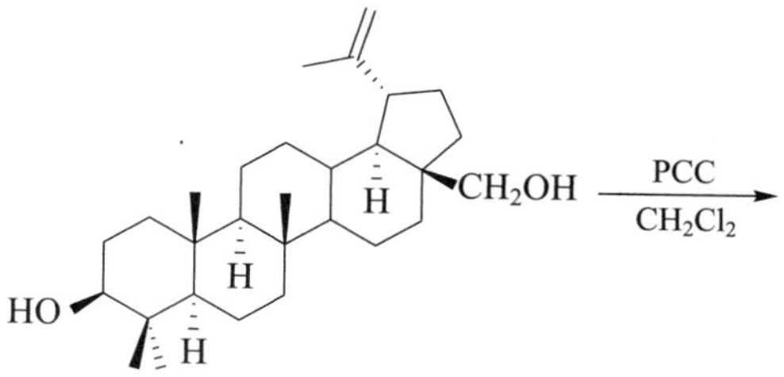 HO ... H H H CH_2OH $\xrightarrow[CH_2Cl_2]{PCC}$

10. 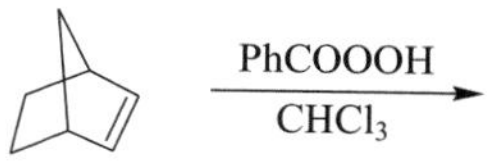 $\xrightarrow[CHCl_3]{PhCOOOH}$

三、查阅文献,写出下列化合物的合成路线。

11. 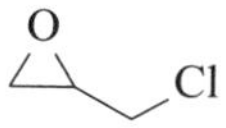 O Cl

12. 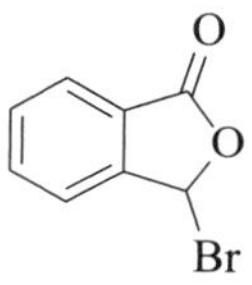 O O Br

13. 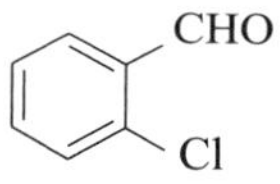 CHO Cl

第 12 章　重 排 反 应

1. 课程目标

掌握重排反应的类型与特点，理解重排反应的整个过程。结合科学前沿及应用实例，能利用重排反应来制备各类化合物，学以致用让书本上的知识“活”起来。

2. 重点和难点

重点：各类重排反应的反应机理、位置、条件、影响因素。

难点：理解各类重排反应的特点，利用重排反应来制备各类化合物。

引　　言

有机化学中分子重排是一类很重要的反应，在科研和实践中具有广泛的应用。重排反应最早由 Wohler 发现、研究并加以利用，由无机化合物合成有机化合物，从而掀开有机化学神秘面纱的反应。所谓的重排反应就是指在试剂、加热或其他因素影响下，取代基从一个原子迁移到另一个原子上，是碳架和官能团的位置发生变化的一类反应。

$$\underset{\text{A}-\text{B}}{\overset{\text{RG}}{|}} \longrightarrow \text{A}-\underset{\text{B}}{\overset{\text{RG}}{|}}$$

A：重排起点原子；B：重排终点原子；RG：重排基团

重排反应过程示意图

重排的结果可能是：① 生成原来化合物的同分异构体；② 失去某些简单的分子（如水等）而生成另一种化合物。分子重排是大量存在的，为了研究方便，也要对其进行分类。重排反应依据不同的分类标准可以分为不同的类型：① 以位置进行分类，可以分为 1,2 重排和非 1,2 重排，其中常见的重排多数为 1,2 重排，即从一个原子向邻近原子迁移。非 1,2 重排（长距离迁移）是十分少见的。② 依据反应的历程进行分类，可以分为亲核（阴离子）重排、亲电（阳离子）重排、自由基重排，前者是带着电子对迁移，后者是不带电子对迁移。而如果带着一个电子迁移则称为自由基重排。③ 依据元素分类，即依据迁移基团从某种元素的原子迁移到另一种原子上，可以分为“C—C”，“C—N”，“C—O” ……④ 依据基团是否断开，可以分为分子间重排和分子内重排，分子间重排是指迁移基团 RG 与 A 完全分离，移至另一个分子 B 上。

本章将按照反应机理来讨论重排反应类型：亲核重排、亲电重排和 σ - 迁移重排三大类。依据重排原理判断物质的稳定性，预测反应产物，提高产物收率。希望通过本章的学习，能够对重排反应各方面的知识有较深入的了解和掌握。

12.1 亲核重排

亲核重排是指反应物在亲电试剂的作用下，迁移基团带着成键电子对从一个原子迁移到另一个缺电子（带正电荷）的原子上，其反应过程为：反应底物在亲电试剂的作用下形成缺电子中心；该中心邻位碳原子上的基团带着成键电子对迁移到这个缺电子中心上，形成新的比较稳定的缺电子中心；缺电子中心与反应体系的负性部分结合生成重排取代产物或失去质子生成重排消除产物。一般情况下，亲核重排的步骤二和三是同时发生的，总地来说，亲核重排多数为分子内反应（RG 基团没有裂解），但是迁移基团的起点 A、B 的构型有可能出现转化。

重排反应中以亲核重排为最多，而亲核重排中又以 1,2 重排为最常见。发生亲核 1,2 重排的条件：① 转变成更稳定的正离子（在非环系统中，有时也从较稳定的离子重排成较不稳定的离子）；② 转变成稳定的中性化合物；③ 减小基团间的拥挤程度，减小环的张力等立体因素；④ 进行重排的立体化学条件：带正电荷碳的空 p 轨道和相邻的 C—Z 键及 α - 碳和 β - 碳应共平面或接近共平面；⑤ 重排产物在产物中所占的比例不仅和正电荷的结构有关，而且和反应介质中存在的亲核试剂的亲核能力有关。迁移基团的迁移能力多由试验方法来确定基团的固有迁移能力；其能力与下列因素相关：① 迁移后正离子的稳定性；② 邻位协助作用；③ 立体因素。

亲核重排主要包括基团向碳正离子迁移［如瓦格勒 - 米尔温（Wagner - Meerwein）重排、频哪醇（Pinacol）重排等］，基团向羰基碳原子迁移［如苯偶姻（Benzil）重排］，基团向碳烯碳原子迁移［如沃尔夫（Wolff）重排］，基团向缺电子氮原子转移［如贝克曼（Beckmann）重排、霍夫曼（Hofmann）重排、科尔提乌斯（Curtius）重排、施密特（Schmidt）重排、勒贝尔（Neber）重排等］，基团向缺电子氧原子的迁移［如拜耳 - 维利格（Baeyer - Villiger）重排等］和芳香族亲核重排［如索默莱特 - 豪泽（Sommelet - Hauser）重排］，本节将对亲核重排作简要介绍。

12.1.1 瓦格勒 - 米尔温重排

1. 反应通式

$$R_1R_2R_3C{-}CH(OH)R_4 \xrightarrow{\text{cat.acid}} R_2R_3C{=}C R_4R_1$$

2. 反应机理

$$\xrightarrow{-H_2O} \qquad \xrightarrow{-H^+}$$

使用酸催化剂将醇转换为烯烃。当醇羟基的 β - 碳原子是个仲碳原子(二级碳原子)或叔碳原子(三级碳原子)时,在酸催化脱水反应中,常常会发生重排反应,得到重排产物。首先,醇被质子化,然后失水,形成一个碳正离子。相邻碳碳键之间通过[1,2]位移生成一个更稳定的碳正离子,随后失去质子,生成烯烃。

3. 影响因素

(1) 反应底物 瓦格勒 - 米尔温(Wagner - Meerwein)反应底物通常情况下反应底物为醇或者卤代烃。

底物不同所选择的催化剂也不同,如底物为醇时,一般实用质子酸如硫酸、对甲苯磺酸、盐酸等,当底物为卤化物时,可以使用 $AgNO_3$、路易斯酸如 $AlCl_3$,也可以使用有机强碱如 RLi、PhLi、KNH_2、$NaNH_2$ 等。除醇外,卤烃、胺类及烯烃等均可发生瓦格勒 - 米尔温重排。

$$H_3C-CH_2CH_2Br \xrightarrow{AgNO_3} [H_3C-CH_2\overset{+}{C}H_2] \longrightarrow H_3C-\overset{+}{C}HCH_3 \xrightarrow{Br^-} CH_3CH(Br)CH_3$$

$$(CH_3)_3C-CH_2NH_2 \xrightarrow{HNO_2} (CH_3)_3C-\overset{+}{C}H_2 \longrightarrow H_3C-\overset{+}{C}(CH_3)-CH_2CH_3 \xrightarrow[-H^+]{H_2O} H_3C-C(OH)(CH_3)-CH_2CH_3$$

(2) 基团迁移能力 瓦格勒 - 米尔温重排中,能够稳定携带电子对的基团明显在迁移过程中占优势,同时很多基团具有邻基参与能力,这也提高了基团的迁移能力,基团重排能力大小:

$$p\text{-}H_3CO-C_6H_4- > C_6H_5- > p\text{-}Cl-C_6H_4- > H_2C=CH- > CR_3- > R_2HC- > H_3C- > H-$$

芳基 > 烃基 给电子取代芳基 > 吸电子取代芳基

此外有些苯基取代化合物不发生重排,如苯取代的溴代新戊基化合物。

$$C_6H_5-CH(Br)-C(CH_3)_3$$

4. 反应实例

苯并螺环 β - 溴代酮的瓦格勒 - 米尔温重排反应：

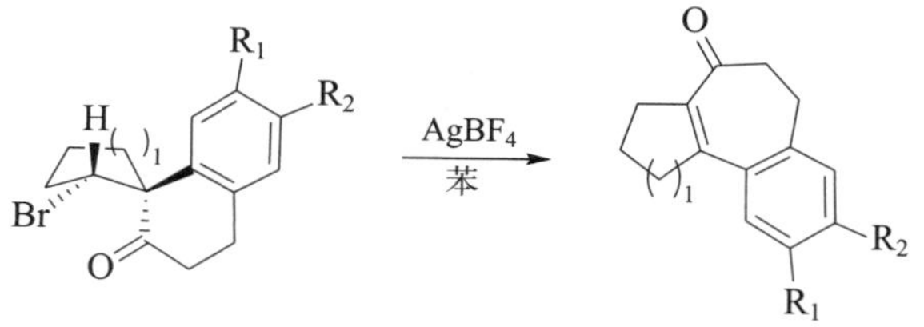

合成步骤：0℃下，向含有苯并螺环 β - 溴代酮(1.0 mmol 溶解于 4 mL 苯中)的反应瓶中快速地加入 $AgBF_4$(1.5 mmol)，自然恢复至室温搅拌数小时，直至 TLC 检测底物完全消失，2 mL 饱和的 $NaHCO_3$ 溶液淬灭反应，加入乙酸乙酯萃取(20 mL)，有机相用 10 mL 饱和食盐水洗涤后，无水 Na_2SO_4 干燥，减压浓缩，柱层析分离得重排产物。

α - 季碳 β - 溴代乙烯基甲基醚的瓦格勒 - 米尔温重排：

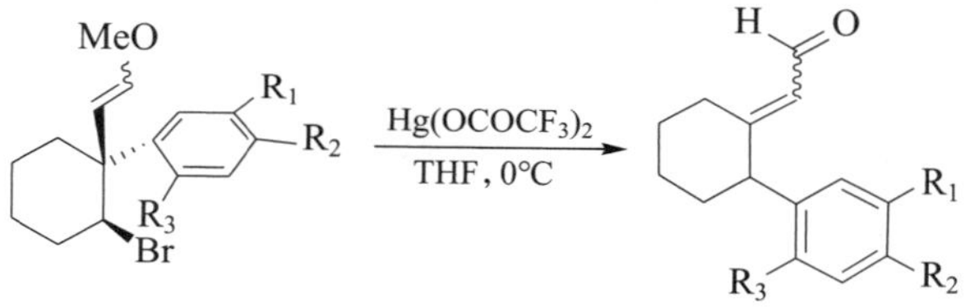

α - 季碳 β - 溴代乙烯基甲基醚的瓦格勒 - 米尔温重排反应，在三氟醋酸汞作用下高收率得到定向重排产物 γ - 芳基 α,β - 不饱和醛，由于芳基和乙烯基甲基醚基团的引入，克服了瓦格勒 - 米尔温重排反应竞争迁移路线多、产物复杂的缺点，定向地得到芳基 1,2 - 迁移的产物。

12.1.2 频哪醇重排

邻二醇在酸催化作用下，发生分子内重排脱一分子水，生成酮(或醛)的反应称为频哪醇(pinacol)重排。此名称源于四甲基乙二醇(俗名频哪醇)重排生成甲基叔丁酮(俗名频哪酮)的反应，因而亦有频哪醇 - 频哪酮重排之称。

频哪醇重排反应是一类亲核重排反应，反应中，频哪醇在酸性条件下发生消除并重排生成不对称的酮，该反应可用于螺环烃的合成。反应时，频哪醇在酸性条件下与一个质子结合得到质子化醇，质子化醇随后脱水生成碳正离子，含碳正离子的中间产物发生重排，生成不对称的质子化酮，该质子化酮脱去质子，生成重排产物。

1. 反应通式

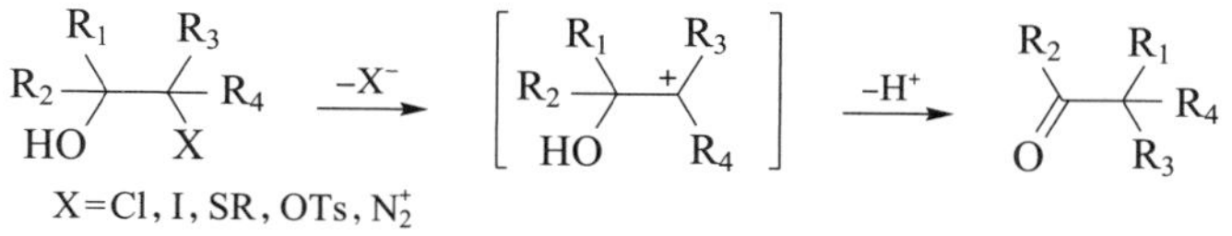

X=Cl, I, SR, OTs, N_2^+

2. 反应机理

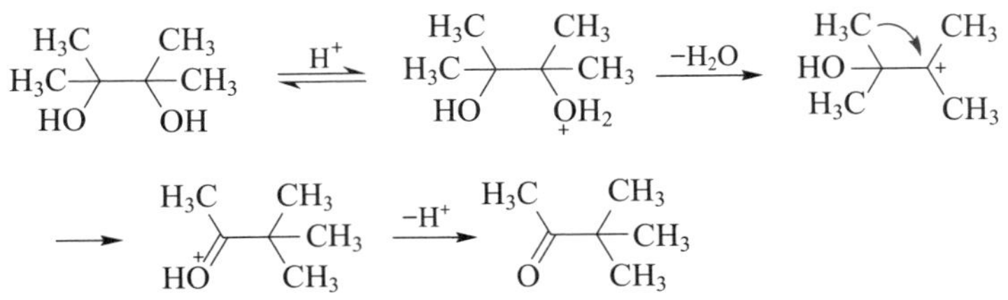

此反应为1,2-亲核重排。碳正离子的形成与基团的迁移是一个协同过程,迁移基团与离去基团处于反式位置。哪一个羟基脱水是由所形成的碳正离子的稳定性所决定,哪一个基团迁移则由基团的迁移能力、进攻时的立体化学及产物稳定性多方面因素所决定。

3. 影响因素

(1) 反应底物 频哪醇重排反应底物通常为环状或者非环体系的邻二醇。

(2) 催化剂 频哪醇重排催化剂通常为酸性物质,例如,25% 硫酸水溶液、高氯酸、磷酸、路易斯酸等。

(3) 碳正离子的稳定性 重排产物通常生成最稳定的碳正离子中间体。

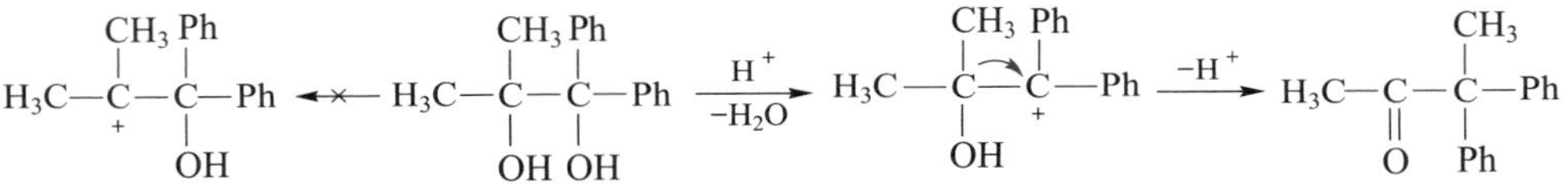

(4) 立体化学因素的影响

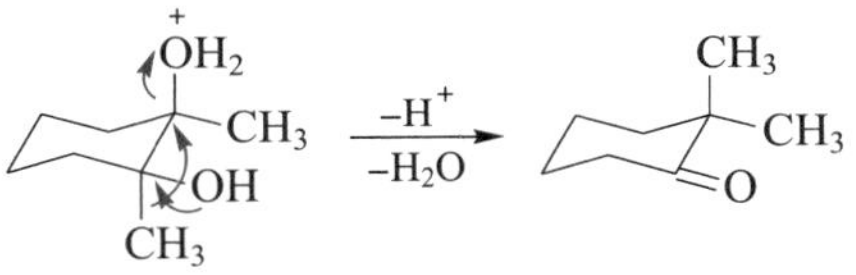

从上面例子可以看出,重排为反式重排,即迁移基团处于离去基团的反位时容易发生。

(5) 反应条件影响 依据底物中离去基团是醇羟基、氯或氨基来选择催化剂。

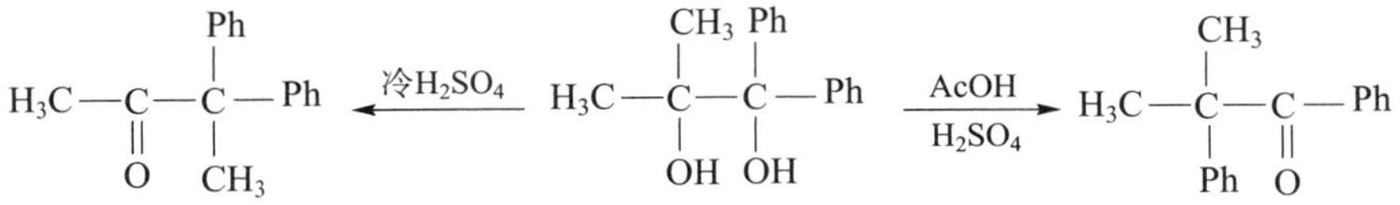

(6) 迁移基团的迁移能力

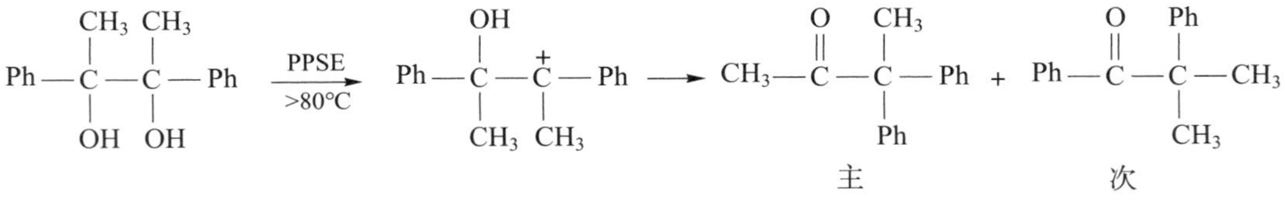

主 次

迁移顺序为:H > 芳基、烯基、炔基 > 叔丁基 ≫ 环丙基 > 二级烷基 > 乙基,迁移基团如果是手性,其手性保持不变。在 β - 碳原子上可迁移的基团中,总是亲核性强或对于亲电试剂比较活泼的那个基团优先发生迁移。当可迁移的基团为芳基、烷基或氢时,往往芳基优先于烷基优先于氢迁移,并且芳基上有给电子基团时更有利于迁移。

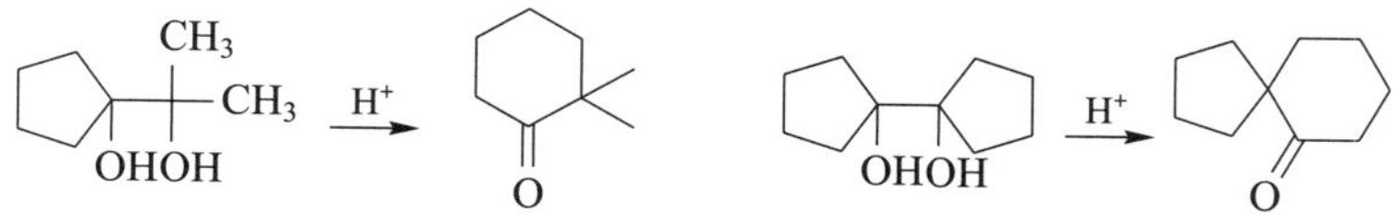

在频哪醇重排中,如果分子中四个 R 都相同,重排产物比较简单;当分子中四个 R 不相同时,重排产物不止一种,实际取得的产物取决于反应过程中哪一个羟基脱掉后形成比较稳定的碳正离子,则该羟基优先被质子化。形成的碳正离子的稳定性顺序为:p - $CH_3OC_6H_4$—> —CH > 烷基 > 氢基。

当可迁移的基团为芳基、烷基或氢时,芳基优先于烷基优先于氢迁移,且芳基上有给电子基团时更有利于迁移。例如,

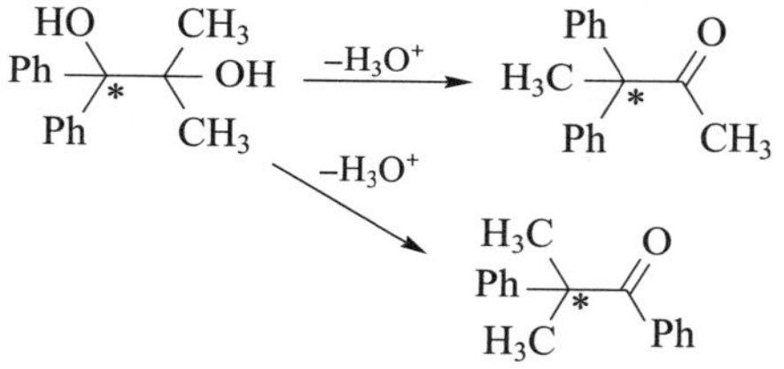

4. 半频哪醇重排

在反应过程中,凡是能生成类似的碳正离子者,都能发生此类重排。例如,α ,β - 卤代醇、环氧化物、α - 羟基酮等在相应的条件下的类似重排反应,该类反应称为半频哪醇(semi - pinacol)重排。

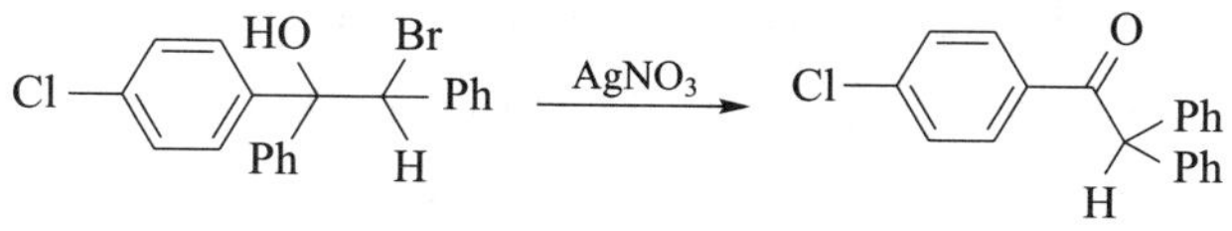

根据引发反应模式的不同,半频哪醇重排反应大致可以分成四种类型,即① 1,2 - 双官能团化的醇发生基团离去形成碳正离子诱发重排;② 环氧化合物的亲电活化开环诱发重排;③ 亲电和自由基加成引发的过程(后者经常涉及自由基 / 极性交叉的氧化过程);④ 经历亲电的金属卡宾中间体的过程。其中研究较为充分的类型是前三种。

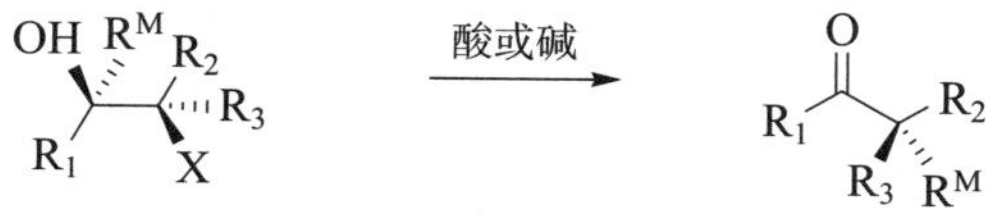

X=OMs, OTs, Cl, Br, I, N_2^+, SR, SeR等

(1) 1,2－双官能团化的醇发生基团离去形成碳正离子诱发重排

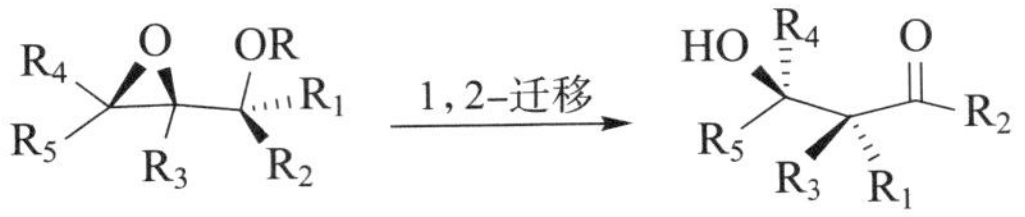

(2) 环氧化合物的亲电活化开环诱发重排

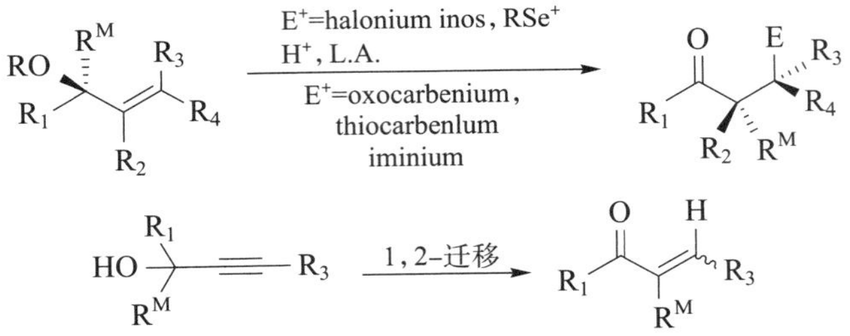

(3) 亲电和自由基加成引发的过程

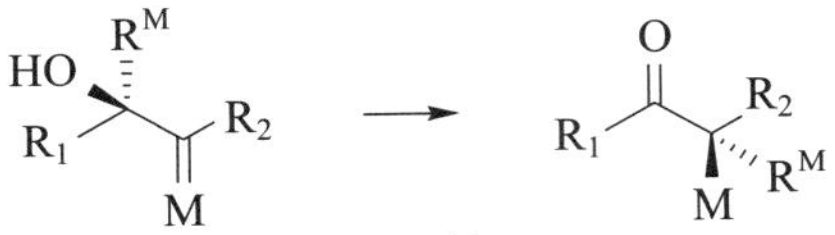

只此一例

5. 反应实例

溴代半频哪醇反应:

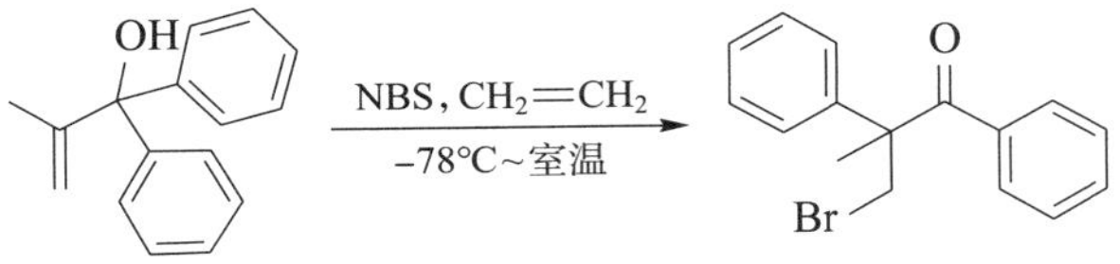

合成步骤:在反应管中加入催化剂(DHQD$_2$)PHAL(0.1 当量),卤代试剂添加剂苯甲酸(1.0 当量),用 1 mL 二氯甲烷溶解后冷却到 −40℃下加入底物的 1 mL 二氯甲烷溶液。−40℃下搅拌 2 h 后,慢慢升到室温搅拌反应。大约 24 h 后,反应完全。乙醚萃取,柱层析纯化后以 98% 的收率得到化合物。用 HPLC 测得对映选择性为 16%。

(3,3－二甲基环丙酯－1－烯－1－基)二苯基甲醇的半频哪醇重排反应:

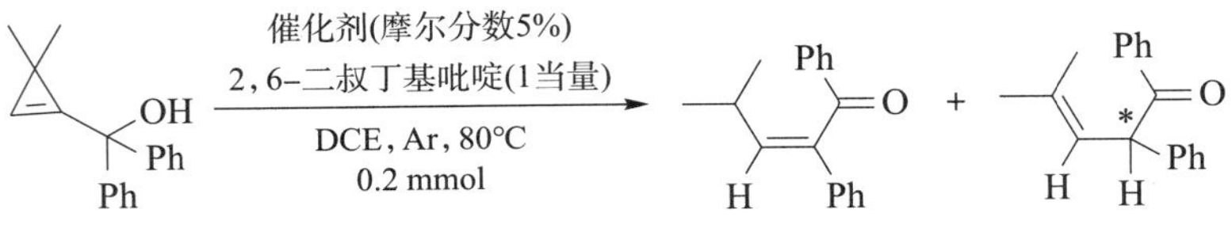

12.1.3 贝克曼重排

贝克曼(Beckmann)重排是指肟(醛肟或酮肟)在强酸催化下重排为酰胺的反应。在酸

催化下，肟首先发生质子化，然后脱去一分子水，同时与羟基处于反位的基团迁移到缺电子的氮原子上，烷基的迁移并推走羟基形成氰基，然后该中间体被水解得到酰胺。在酮肟分子中发生迁移的烃基与离去基团（羟基）互为反位。在迁移过程中迁移碳原子的构型保持不变。

1. 反应通式

$$R_1(R_2)C{=}N{-}OH \xrightarrow{H^+} R_1{-}C(=O){-}NH{-}R_2$$

2. 反应机理

$$R_1(R_2)C{=}N{-}OH \underset{}{\overset{H^+}{\rightleftharpoons}} R_1(R_2)C{=}N{-}\overset{+}{O}H_2 \xrightarrow{-H_2O} \left[R_1{-}C{\equiv}N^+{-}R_2 \longleftrightarrow R_1{-}\overset{+}{C}{\equiv}N{-}R_2\right] \xrightarrow[-H^+]{H_2O} R_1{-}C(=O){-}NH{-}R_2$$

3. 影响因素

（1）反应底物　贝克曼重排反应底物通常为酮肟。

（2）催化剂　贝克曼重排催化剂通常为酸性催化剂，如硫酸、多聚磷酸及能够产生强酸的五氯化磷、三氯化磷、苯磺酰氯等。

（3）迁移基团　贝克曼重排是亲核重排反应，在重排过程中，迁移基团带着成键电子对迁移到缺电子的原子上。烃基的迁移是立体专一的，由于迁移的基团只能从羟基背面进攻缺电子的氮原子，因此，烃基的迁移为反式迁移。氢的迁移比较少见，芳基比烷基优先迁移。

贝克曼重排的反应特点：① 离去基团与迁移基团处于反式，这是根据产物推断的；② 基团的离去与基团的迁移是同步的；③ 迁移基团在迁移前后构型不变；④ 可用于制备取代酰胺、伯胺、氨基酸等。

4. 反应实例

通过贝克曼重排，可以由环己酮肟重排生成己内酰胺。己内酰胺在硫酸或三氯化磷等作用下可开环聚合得到尼龙－6（nylon6），又称锦纶，这是一种优良的合成纤维。

$$\text{环己酮} \xrightarrow[H^+]{NH_2OH} \text{环己酮肟 (NOH)} \xrightarrow{H^+} \text{己内酰胺} \longrightarrow *\!\!-\!\!\left[C(=O){-}(CH_2)_5{-}NH\right]_n\!\!-\!\!*$$

传统上用质子酸，如 H_2SO_4、PPA（多聚磷酸），需要苛刻条件（如在 120℃下）。近年发现，路易斯酸（如 $AlCl_3$、$InCl_3$）或 TCT（2，4，6－三氯－1，3，5－三嗪）等可提高烃基离去能力的试剂均可使反应在非常温和的条件下进行(如下式)。在微波促进下,蒙脱土 K10,有机铑试剂也可催化贝克曼重排。

$AlCl_3$, -40℃, CH_2Cl_2

在(-)-lbogamine 的不对称全合成过程中就用到了贝克曼重排,六元环酮肟在对甲苯磺酰氯、三乙胺、4-*N*,*N*-二甲氨基吡啶条件下先把酮肟羟基转化为 OTs 易离去基,接着发生贝克曼重排得到七元环内酰胺,最后再经氨基取代反应关环、蚓噪环合成反应等简洁高效地完成了(-)-lbogamine 的不对称全合成。

HONH$_2$·HCl, NaOAC, MeOH, 3h, 回流;81%
p-TsCl, Et$_3$N, DMAP(催化剂), DCM, 3h, 回流, 室温;74%
贝克曼重排
多步骤
(-)-lbogamine

贝克曼重排合成 *N*-(2-萘基)乙酰胺:

PPh$_3$, CCl$_4$, DMF, 室温, 3h, then H$_2$O

在由红霉素转化为阿奇霉素的合成中,贝克曼重排起着重要作用。

12.1.4 霍夫曼重排

霍夫曼(Hofmann)重排是 1881 年由霍夫曼(Hofmann)提出,指一级酰胺在卤素(溴或氯)和碱的作用下产生异氰酸酯后重排转变为少一个碳原子的伯胺的反应。该反应的机理先是酰胺氮上发生卤代,然后脱除氮上剩下的质子,烃基迁移伴随着卤离子的离去,从而生成活泼的中间体异氰酸酯。该中间体被不同的亲核试剂俘获即可得到不同的产物:与水反应并分解得到伯胺,与醇反应得到氨基甲酸酯,与氨或胺反应得到脲等。当酰胺 α-碳原子上含有羟基、卤素和烯键等时,重排生成不稳定的胺或烯胺,进一步水解生成醛或酮。重排的方法一般是氯气或溴素加入碱中,或直接使用次氯酸钠、次溴酸钠等。只有一级胺才能发生霍夫曼重排。在重排过程中,迁移基团的构型保持不变。

1. 反应通式

$$RCONH_2 + NaOX \longrightarrow [R-N=C=O] \xrightarrow{H_2O} RNH_2$$

2. 反应机理

$$R-\overset{O}{\overset{\|}{C}}-NH_2 + Br_2 \longrightarrow R-\overset{O}{\overset{\|}{C}}-NHBr \xrightarrow{\bar{O}H} R-\overset{O}{\overset{\|}{C}}-\bar{N}-Br \xrightarrow{-Br^-} \left[R-\overset{O}{\overset{\|}{C}}-\ddot{N}:\right]$$

$$\longrightarrow R-N=C=O \xrightarrow{H_2O} \left[R-N=\overset{OH}{\overset{|}{C}}-OH\right] \rightleftharpoons R-\overset{H}{N}-\overset{OH}{\overset{\|}{C}}-OH \xrightarrow{-CO_2} RNH_2$$

霍夫曼重排是制备不能直接通过亲核取代反应合成伯胺的重要方法，是由酰胺制取少一个碳原子伯胺的方法，适用范围很广。

3. 影响因素

(1) 反应底物　霍夫曼重排反应物可以是脂肪族、脂环族及芳香族的酰胺。

(2) 催化剂　霍夫曼重排催化剂通常为单质卤和过量的碱，也可以使用次卤酸钠。其中，由低级脂肪酰胺制备胺的产率较高。光学纯的酰胺进行反应时，不发生消旋作用(构型保持)。

4. 反应实例

霍夫曼重排是基团向缺电子的氮迁移，重排过程是在分子内反应。

邻氨基苯甲酸是一种重要的染料中间体，工业上是用邻苯二甲酰亚胺为原料，通过霍夫曼重排来制备的，其中邻苯二甲酰亚胺可用邻苯二甲酸酐与氨反应制备。由于邻氨基苯甲酸具有偶极离子的结构，因此，自碱液中酸化析出邻氨基苯甲酸时，要掌握酸的加入量，使酸的加入量接近邻氨基苯甲酸的等电点 pH＝3～4。

(邻苯二甲酰亚胺) + NaOH ⟶ (邻-CONH$_2$, COONa 苯) $\xrightarrow[NaOH]{Br_2}$ (邻-NH$_2$, COONa 苯) $\xrightarrow{H^+}$ (邻-NH$_2$, COOH 苯)

通过霍夫曼重排合成盐酸加巴喷丁的反应：

(1-(氨甲酰甲基)环己基乙酸：COOH, O=C–NH$_2$) $\xrightarrow[KOH]{NaClO}$ $\xrightarrow{HCl}$ (1-(氨甲基)环己基乙酸：COOH, NH$_2$)

合成步骤：向 5 L 反应瓶中加入新鲜的 10% 次氯酸钠(工业级)水溶液 391 g(1.1 mol)，将体系温度降至 0℃。另称取 168 g(3.0 mol)氢氧化钾、336 mL 水配制溶液，将化合物 1，1－

环己基二乙酸单酰胺 199 g(1 mol)搅拌溶解,待其完全溶解后,0℃缓慢滴加入上述反应瓶中,加料结束。再加入由 168 g(3 mol)氢氧化钾、168 mL 水配成的溶液,0℃保温搅拌反应 90 min,缓慢升温并维持在 50℃保温反应 120 min,冷却至室温,缓慢滴加浓盐酸至 pH = 1,冷却至 0℃继续搅拌 60 min;过滤得盐酸加巴喷丁粗品,异丙醇重结晶得白色晶体 121 g,收率 58.26%。

霍夫曼重排中迁移基团的构型保持不变。

$CH_2C_6H_5$, H, H_3C, $CONH_2$ —— Br_2/OH^- ——→ $CH_2C_6H_5$, H, H_3C, NH_2

帕珠沙星(pazulfoxacin)可经霍夫曼重排制备。

NaClO, NaOH

帕珠沙星

2-氨基二苯甲酮也可由相应的酮酸经霍夫曼重排进行制备。

NaClO / NaOH, 90℃

DBDMH–Hg(OAC)$_2$ / $(CH_3)_2CHOH$, CH_3CN

NH—C(=O)—O—$CH(CH_3)_2$

DBDMH 是一种比 *N*-溴代丁二酰亚胺(NBS)及 *N*-溴代酞酰亚胺更好的霍夫曼重排试剂。其含溴量高,结构更稳定,并且易于合成得到,价格为三者最低,毒性也远小于 NBS,是一种有很好应用前景的溴化试剂。因 $Hg(OAC)_2$ 具有较强的亲溴能力而加速重排进行。

12.1.5 科尔提乌斯重排

科尔提乌斯(Curtius)重排是一类亲核重排反应,是由酰氯和叠氮化合物制备酰基叠氮,酰基叠氮在惰性溶剂中加热分解,失去氮气后,重排成异氰酸酯,然后水解得一级胺。

1. 反应通式

$$RC(=O)N_3 \xrightarrow[\triangle]{-N_2} R-N=C=O \xrightarrow[-CO_2]{H_2O} R-NH_2$$

由上式可知，重排生成的异氰酸酯水解则得到少一个碳原子的胺，若采用醇来醇解，则得到少一个碳原子的氨基甲酸酯。

2. 反应机理

$$\mathrm{RCOCl} + \bar{N}_3 \longrightarrow \mathrm{R\text{-}C(\bar{O})(N_3)Cl} \longrightarrow \mathrm{RCON_3} \equiv \mathrm{RCO\text{-}N{=}\overset{+}{N}{=}\bar{N}} \rightleftharpoons \mathrm{RCO\text{-}\bar{N}\text{-}\overset{+}{N}{\equiv}N}$$

$$\longrightarrow N_2 + \mathrm{R{-}N{=}C{=}O} \xrightarrow{:OH_2} \mathrm{R\text{-}NH\text{-}C(=O)\text{-}O\text{-}H} \xrightarrow{\ddot{B}} \mathrm{R{-}NH_2} + CO_2$$

首先叠氮化物进攻酰氯的羰基碳原子发生亲核加成，再消去氯离子形成亲核取代产物酰基叠氮化物，后者在加热条件下放出氮气，同时得到异氰酸酯，异氰酸酯水解后得到少一个碳原子的胺，并放出二氧化碳。

光照条件下也可以重排，酰基叠氮在光照条件下先生成氮宾，而后重排为异氰酸酯。

$$\mathrm{RCO\text{-}\bar{N}\text{-}\overset{+}{N}{\equiv}N} \xrightarrow{h\nu} N_2 + \mathrm{RCO\text{-}\ddot{N}:}$$

$$\mathrm{RCO\text{-}\ddot{N}:} \longrightarrow \mathrm{R{-}N{=}C{=}O} \longrightarrow \mathrm{R{-}NH_2} + CO_2$$

3. 影响因素

(1) 反应底物　科尔提乌斯重排反应底物通常为酰基叠氮。

$$\mathrm{R{-}\overset{O}{\overset{\|}{C}}{-}OH} \xrightarrow{SOCl_2} \mathrm{R{-}\overset{O}{\overset{\|}{C}}{-}Cl} \xrightarrow{NaN_3} \mathrm{R{-}\overset{O}{\overset{\|}{C}}{-}N_3} \xrightarrow[-N_2]{\triangle} \mathrm{R{-}N{=}C{=}O}$$

也可以由混合酸酐与叠氮化钠反应制备酰基叠氮化物。

$$\mathrm{R{-}\overset{O}{\overset{\|}{C}}{-}OH} \xrightarrow{ClCO_2Et} \mathrm{R{-}\overset{O}{\overset{\|}{C}}{-}O{-}\overset{O}{\overset{\|}{C}}{-}OEt} \xrightarrow[\triangle]{NaN_3} \mathrm{R{-}\overset{O}{\overset{\|}{C}}{-}N_3}$$

或由酰基肼与亚硝酸反应来制备酰基叠氮化物。

$$\mathrm{R{-}\overset{O}{\overset{\|}{C}}{-}NHNH_2} + \mathrm{HONO} \longrightarrow \mathrm{R{-}\overset{O}{\overset{\|}{C}}{-}N_3}$$

(2) 催化剂　科尔提乌斯重排反应催化剂通常是质子酸或路易斯酸。

(3) 科尔提乌斯重排反应特点

① R 的迁移能力顺序大致为三级碳 > 二级碳≈芳基 > 一级碳；

② 叠氮酰基化合物的分解通常在 100℃左右。该重排反应几乎适用于所有类型的羧酸（包括脂肪、脂环、芳香环、杂环及不饱和酸）及含有多官能团羧酸所形成的酰基叠氮化合物；

③ 因未证明氮烯中间体的存在，故认为基团的迁移与 N_2 的离去为一协同过程；

④ 当迁移基团为手性基团时，重排后不影响其光学活性。

4. 反应实例

羧酸与二苯基磷酰叠氮（DPPA）反应，然后产物经加热重排。

$$R-\overset{O}{\overset{\|}{C}}-OH \xrightarrow{(PhO)_2P(O)N_3} R-\overset{O}{\overset{\|}{C}}-N_3 \xrightarrow[-N_2]{\triangle} R-N{=}C{=}O$$

3,5－二氟－4－甲氧基苯甲酸经科尔提乌斯重排得到芳胺。

$$\text{3,5-二氟-4-甲氧基苯甲酸 (}CO_2H\text{)} \xrightarrow[\text{(2) }NaN_3,\ H_2O,\ \text{丙酮}]{\text{(1) }SOCl_2} \text{3,5-二氟-4-甲氧基苯胺 (}NH_2\text{)}$$

合成步骤：将 3,5－二氟－4－甲氧基苯甲酸（2.00 g，10.6 mmol）溶于氯化亚砜（16 mL）中。加入 1 滴 DMF，加热回流 2 h，粗品蒸发干燥，残渣溶于 5 mL 丙酮。在室温下滴加叠氮化钠（970 mg，14.9 mmol）水溶液（2 mL）。30 min 后，加水（10 mL），用甲苯（50 mL）提取溶液。将有机层在硫酸钠上干燥，加热回流 30 min。然后加入 10 mL 45% 氢氧化钠溶液，再加热 30 min。将有机层分离，在硫酸钠干燥，蒸发。通过柱层析对残渣进行纯化，得到 660 mg（39%）的目标化合物。

4－氯苯甲酰氯经科尔提乌斯重排合成 4－氯苯基异氰酸酯。

$$4-ClPhCOCl \xrightarrow{PTC,\ \text{甲苯},\ NaN_3} 4-ClPhNCO$$

4－氯苯甲酰氯在室温条件下易水解，而在科尔提乌斯重排过程中，所用 NaN_3 只能溶于水，不溶于其他有机溶剂。为了避免酰氯的水解，采用固液相转移催化法，不是将 NaN_3 溶于水，而是在相转移催化剂作用下，将固体 NaN_3 直接加入无水的 4－氯苯甲酰氯的甲苯溶液中，使整个体系在无水条件下反应。

3－吡啶异氰酸酯也可由相应烟酰氯经科尔提乌斯重排制得，如果将产物溶于水，则分解为 3－氨基吡啶。

$$\text{3-吡啶-}COCl \xrightarrow[\text{丙酮},\ 0°C]{NaN_3} \text{3-吡啶-}CON_3 \xrightarrow[\text{甲苯}]{60\sim70°C} \text{3-吡啶-}N{=}C{=}O$$

羧酸重排后的氨基化合物也可以使用 DPPA 和苄醇制备相应的 Cbz 保护的胺。

12.1.6 施密特重排

将羧酸与等物质的量的叠氮酸(HN_3)在惰性溶剂中用硫酸作缩合剂进行缩合,然后在无机酸的作用下,使酰基叠氮分解,重排为异氰酸酯,最后水解为伯胺,这个反应称为施密特(Schmidt)重排。在实际操作中,叠氮酸有毒且极易爆炸,因此往往使用叠氮化钠、硫酸和反应物在氯仿中进行反应,该反应的产率随碳链的增长而增大,简单的芳香族羧酸不太适用。醛、酮也可与 HN_3 反应,分别重排为腈和酰胺。

1. 反应通式

$$R-\overset{O}{\overset{\|}{C}}-OH + HN_3 \xrightarrow{H^+} R-NH_2 + CO_2 + N_2$$

$$R-\overset{O}{\overset{\|}{C}}-R-\overset{O}{\overset{\|}{C}}H + HN_3 \xrightarrow{H^+} R-CN + N_2$$

$$R-\overset{O}{\overset{\|}{C}}-R-\overset{O}{\overset{\|}{C}}-R' + HN_3 \xrightarrow{H^+} R-\overset{O}{\overset{\|}{C}}-NHR' + N_2$$

2. 反应机理

施密特重排反应机理:以羧酸作原料时,首先羟基质子化,水离去,生成酰基阳离子,酰基阳离子与叠氮酸加成,生成质子化的酰基叠氮,酰基叠氮发生重排,烷基 R 迁移至 C—N 键另一端,氮气离去;水进攻质子化的异氰酸酯生成氨基甲酸,去质子化及失二氧化碳得到产物胺。当 R 为手性碳原子时,重排后手性碳原子的构型不变。

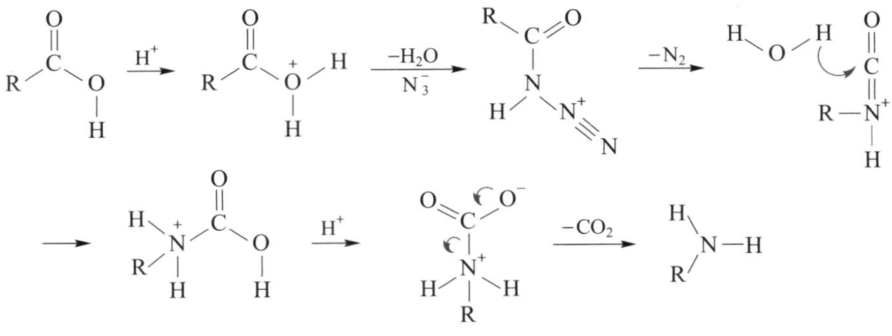

3. 影响因素

(1) 反应底物 施密特重排反应底物通常为羰基衍生物与叠氮酸或烷基叠氮。

(2) 催化剂 一般采用质子酸(如硫酸、多聚磷酸、三氯乙酸)或路易斯酸催化,如果原料在酸中稳定,则这个反应收率很高,高于同类型的霍夫曼重排、洛森重排及科尔提乌斯重排,施密特重排是基团向缺电子的氮迁移。

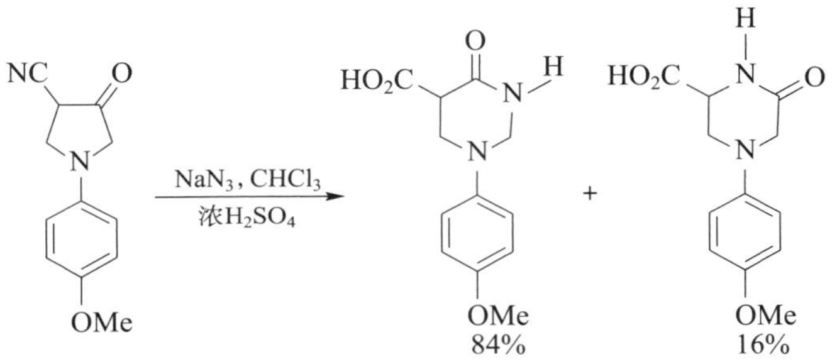

$NaN_3, CHCl_3$ / 浓H_2SO_4　84%　16%

4. 反应实例

烷基叠氮化合物与五氟苯酯的分子内施密特重排:

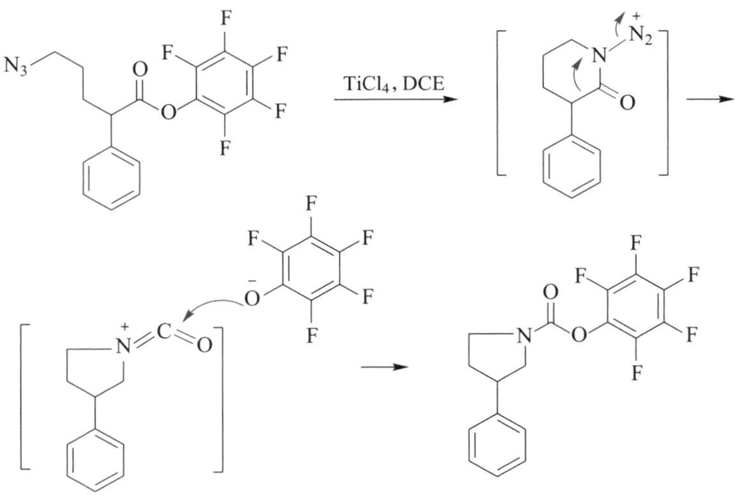

$TiCl_4$, DCE

合成步骤:氮气保护下,将五氟苯酯(116 mg,0.3 mmol)溶解于1,2-二氯乙烷(1.5 mL)

中，磁力搅拌下缓慢加入 $TiCl_4$(171 mg，0.9 mmol)，随后将反应体系放入 90℃油浴中快速加热至回流，并继续搅拌 76 h。将反应液降至室温，加入水(2 mL)淬灭反应，随后使用二氯甲烷(5 mL × 3 次)萃取，合并有机相后经饱和食盐水(5 mL × 2 次)洗涤、无水硫酸钠干燥、浓缩、快速柱层析得到已知芳基内酰胺产物 40 mg，收率为 77%。

此外，与上述反应过程类似，使用五氟苯酯(116 mg，0.3 mmol)与 $TiCl_4$(171 mg，0.9 mmol)反应，将反应时间控制为 2 h，通过柱层析可分离得到无色油状产物 65 mg，收率为 61%。R_f=0.63 [V(乙酸乙酯)/V(石油醚)=1/3)。进一步柱层析得到上述芳基内酰胺(14 mg)，收率为 27%。

通过在酯基邻位引入芳基、苄基及烷基等取代基，可提升酯基邻位的迁移能力，使得异氰酸酯阳离子盐为主要重排产物。当底物中酯基邻位连有富电子芳环或者苄基时，芳基会对重排产物进行加成环合，最终生成内酰胺产物；当底物的酯基邻位连有缺电子芳基或者烷基时，五氟苯酚负离子会对异氰酸酯阳离子亲核进攻，生成氨基甲酸酯产物。五氟苯酚负离子的良好离去性，可启动叠氮基团对酯基的亲核进攻，是施密特重排反应得以实现的关键。

羧酸的叠氮基取代物可经分子内施密特重排反应得到内酰胺。

CO_2H N_3 (1) 4.0当量$(COCl)_2$ (2) 4.0当量TfOH 78%收率 N O

12.1.7 苯偶姻重排

邻二酮(包括苯偶酰)在碱的作用下，重排生成 α - 羟基羧酸的反应称为苯偶姻(Benzil)重排。反应机理的第一步是在 C ═ O 键上亲核试剂(—OH)加成，得到一个四面体的中间产物，下一步是芳基或烷基迁移，形成相应的羟基盐，最后经酸处理，即可得到二苯乙醇酸。

1. 反应通式

O O KOH, 100℃ H_2O/EtOH COO^-K^+ OH

如果是环状的 α - 二酮的话，会生成环缩小产物。

O O → COOH OH

脂肪族 α - 二酮虽然也能进行同样的反应，如果原料中 α 位有质子存在会伴有烯醇化副反应，最终导致产率降低。

当使用乙醇钠、叔丁醇钠等有机碱时，产物为酯；另外，如果其中一个芳基带有吸电子基团，则带有吸电子基团的芳基发生迁移，这与其亲核重排的机制和产生中间体氧负离子有关。

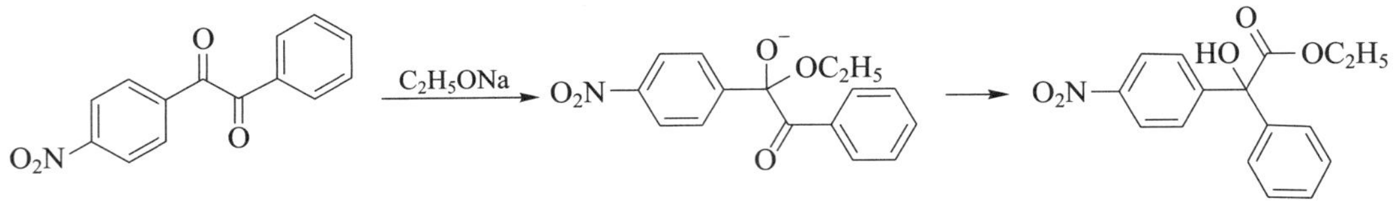

C_2H_5ONa

2. 反应机理

^-OH

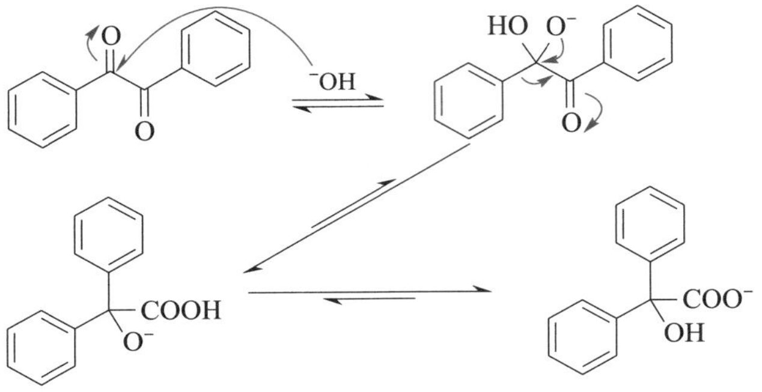

机理的第一步是 OH^- 加到一个羰基碳上，形成中间体。被加成的碳上的苯环受临近带负电荷的氧的影响，亲核性增强了，于是带着原来的成键电子对，向相邻的带有部分正电荷的另一羰基碳上迁移。然后，经过质子转移，生成 α - 羟基酸负离子。再经酸化，即得 α - 烃基酸。

3. 影响因素

(1) 反应底物　苯偶姻重排反应底物通常为邻二酮(包括苯偶酰)。

(2) 催化剂　苯偶姻重排一般在强碱(如 NaOH、KOH)催化下进行。若以不含 α - 氢原子的烷氧基负离子(如 MeO^-、$t-BuO^-$)代替 HO^-，则直接生成酯。

(3) 迁移基团　不对称二苯基乙二酮进行重排时，当苯环上取代基为吸电子基团时，则含有取代基的苯环发生迁移；反之，如果取代基为给电子基团时，则无取代基苯环发生迁移。

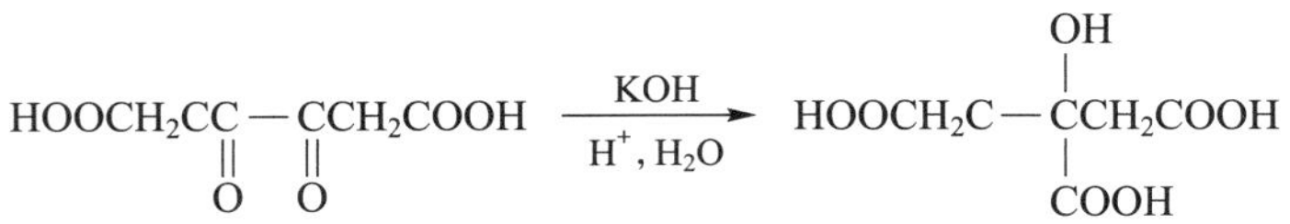

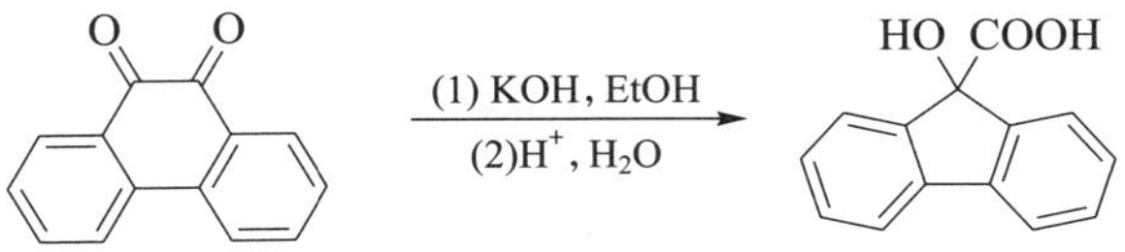

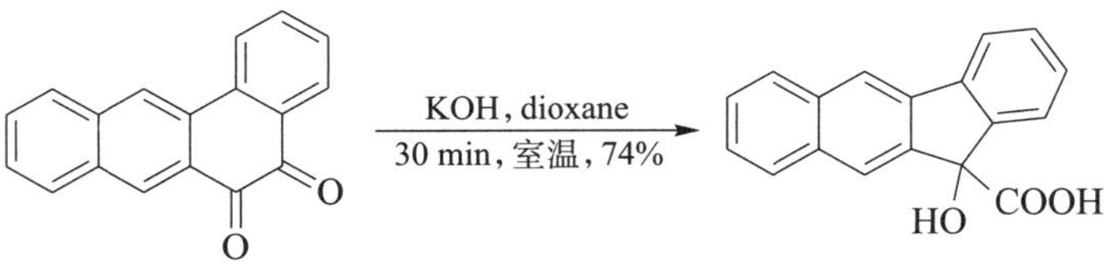

$$HOOCH_2C(=O)-C(=O)CH_2COOH \xrightarrow[H^+,\ H_2O]{KOH} HOOCH_2C-C(OH)(COOH)CH_2COOH$$

(1) KOH, EtOH
(2) H^+, H_2O

KOH, dioxane
30 min, 室温, 74%

4. 反应实例

糠偶酰在乙醇、氢氧化钾水溶液中发生类似苯偶姻重排的反应得到 2,2′-二(α-呋喃基)-2-羟基乙酸钾。

$$\text{糠偶酰} \xrightarrow[H_2O]{KOH,\,C_2H_5OH} \text{2,2′-二(α-呋喃基)-2-羟基乙酸钾}$$

合成步骤：将 45 g 的 KOH(0.804 mol) 溶于 45 mL(2.50 mol) 水中，然后加入 45 mL (0.771 mol)无水乙醇混合均匀。向盛有上述混合液的烧杯中加入 18 g(0.095 mol)糠偶酰，用玻璃棒搅拌使固体溶解，溶液由无色变为橙红色，最终变为黑色。将混合液搅拌 40 min 后，置于冰水浴中冷却 2 h，减压抽滤，用丙酮洗涤固体，得到微黄色片状固体 12.6 g，收率为 54%，熔点为 174~184℃。

常温下反应所得钾盐较纯。

12.1.8 拜耳-维利格重排

酮类化合物被过酸氧化，与羰基直接相连的碳链断裂，插入一个氧形成酯的反应称为拜耳-维利格(Baeyer-Villiger)重排。反应中常用的过氧酸为过氧乙酸、过氧三氟乙酸、过氧化苯甲酸、3-氯代过氧化苯甲酸、过氧硫酸等。其中三氟过氧乙酸是最好的氧化剂，应用三氟过氧乙酸反应时需加入缓冲剂(如 Na_2HPO_4)，以避免发生酯交换而生成三氟乙酸酯，这类氧化剂的特点是反应速率快、收率高。

1. 反应通式

$$R_1COR_2 + R_3CO\text{-}O\text{-}OH \longrightarrow R_1CO\text{-}O\text{-}R_2 + R_3COOH$$

2. 反应机理

$$R_1COR^m + H\text{-}O\text{-}O\text{-}COR_2 \xrightarrow{\text{步骤 1}} \text{中间体} \xrightarrow{\text{步骤 2}} R_1CO\text{-}O\text{-}R^m + HOCOR_2$$

过氧酸先与羰基进行亲核加成，然后酮羰基上的一个烃基带着一对电子迁移到—O—O—基团中的羰基碳原子直接相连的氧原子上，同时发生 O—O 键的异裂。

具有光学活性的 3-苯基丁酮和过氧酸反应，重排产物手性碳原子的构型保持不变，说明反应属于分子内重排。

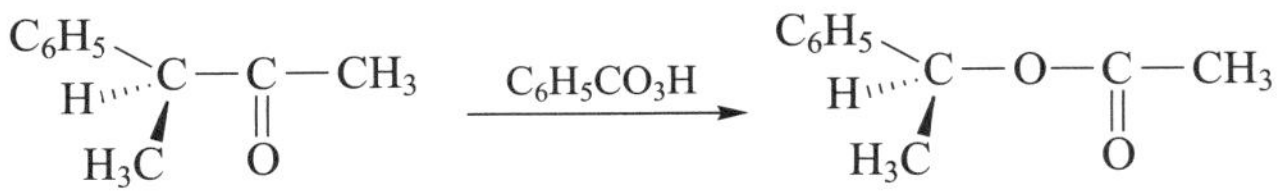

3. 影响因素

不对称酮进行拜耳－维利格重排，更能提供电子云的基团优先迁移。两个烃基迁移能力大小的顺序一般为叔烷基＞仲烷基＞芳基＞伯烷基＞甲基。所以甲基酮与过氧酸作用，均重排成乙酸酯。

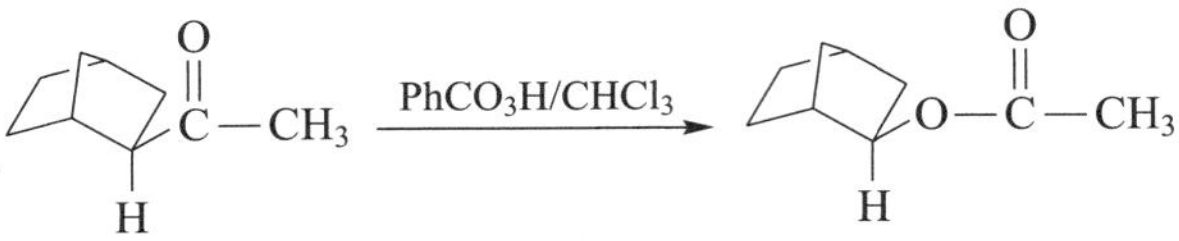

芳基迁移基团上有给电子取代基时，迁移能力增强，有吸电子取代基时，迁移能力减弱。芳基迁移次序为 $p-CH_3O—C_6H_4—>C_6H_5—>p-NO_2—C_6H_4—$。

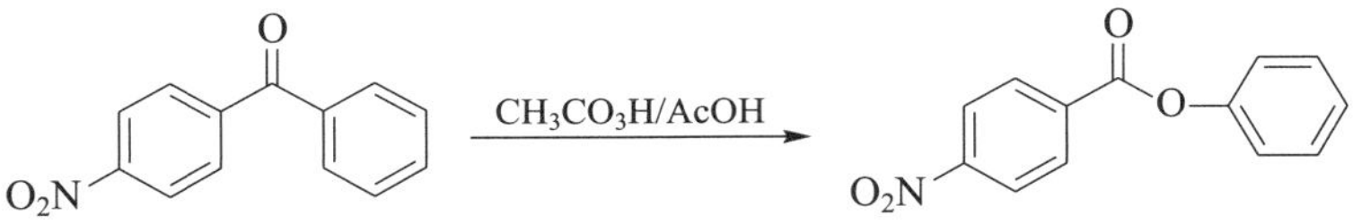

酮类化合物分子中含有多种功能基时，过氧酸只氧化羰基。

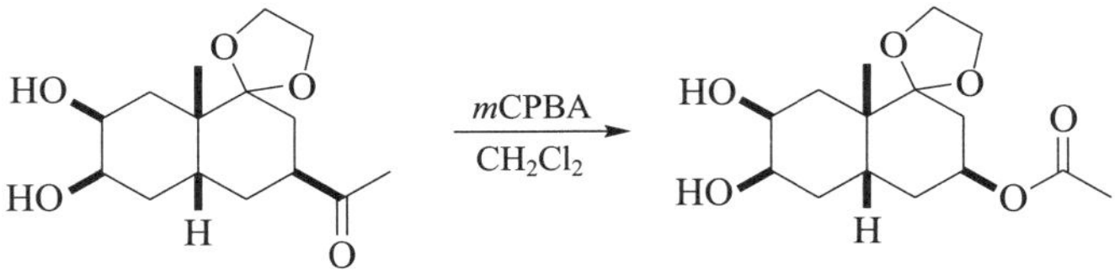

4. 反应实例

曲伏前列素（travoprost）滴眼液是一种通过降低眼压控制青光眼或眼高压进一步发展的典型药物，可以通过拜耳－维利格重排进行合成。

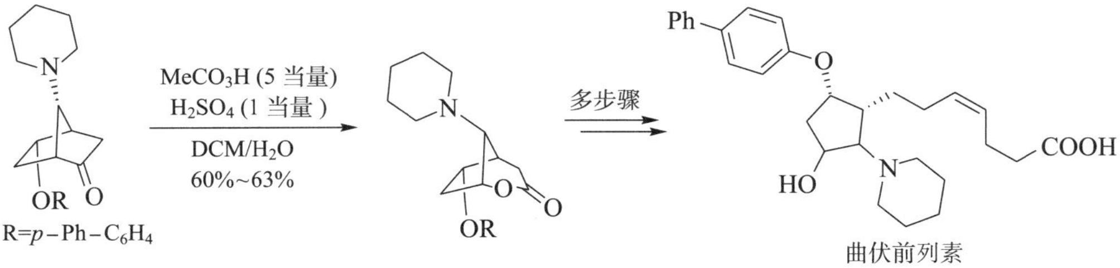

曲伏前列素

α－乙酰基－α，β－不饱和酰胺也可以进行拜耳－维利格重排。

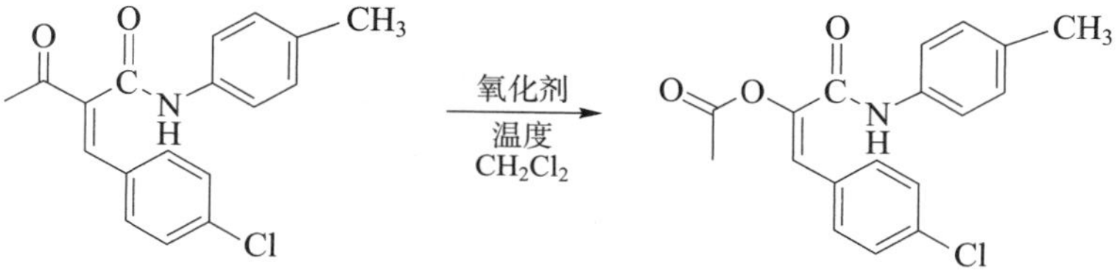

α－乙酰基－α，β－不饱和酰胺的 α 位点及氮原子上的取代基对该反应的影响不大，如可以是烷基、芳基（带有给电子基团和吸电子基团）或者氢原子。

4－甲基－8－羟基－7－甲氧基香豆素也可以经拜耳－维利格重排得到（在双氧水中经拜耳－维利格氧化得 8－位有酚羟基的化合物）。

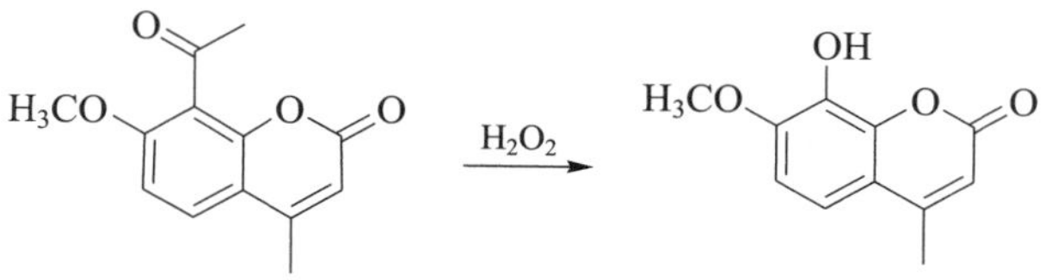

12.1.9 沃尔夫重排

α－重氮酮在银、银盐或铜存在条件下，或用光照或热分解作用，生成氮气和卡宾，进而发生 1，2－重排生成烯酮，生成的烯酮进一步与羟基或胺类化合物作用得到酯类、酰胺或羧酸的反应称为沃尔夫（Wolff）重排反应。烯酮作为中间产物，可以被弱酸性亲核体（水、醇、胺等）进攻，生成羧酸衍生物，也可以与烯烃经［2+2］环化形成四元环。

1. 反应通式

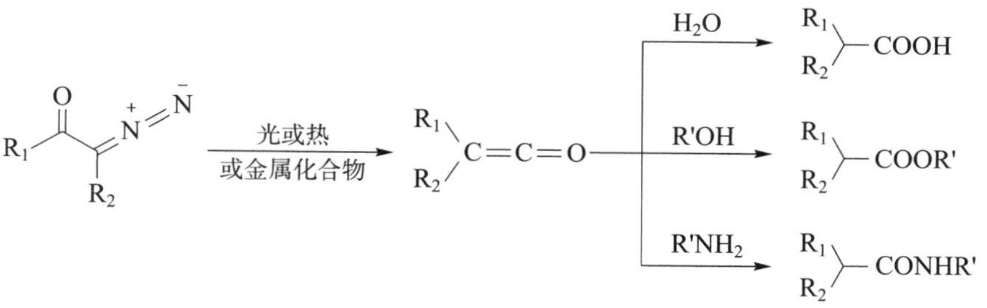

2. 反应机理

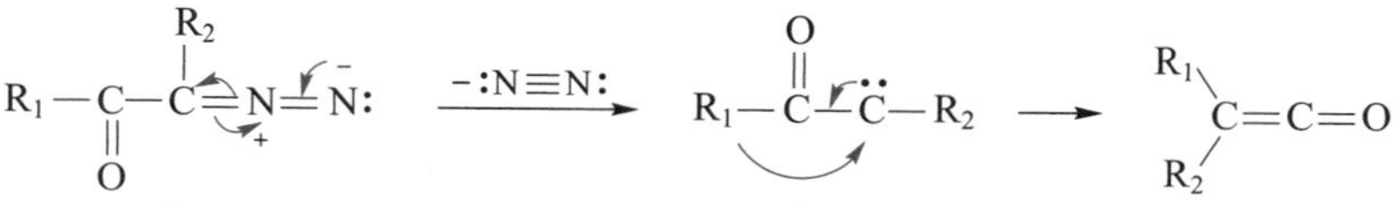

沃尔夫重排为亲核重排反应机理。α－重氮酮 **1** 失去氮后形成碳烯（carbene，**2**），碳烯碳原子是一个二价碳，外层只有六个电子，称为开放六隅体，R_1 迁移带着其成键电子向碳烯碳原子迁移，生成烯酮（ketene，**3**）。烯酮能迅速与水、醇或胺反应，生成羧酸、酯或酰胺。

沃尔夫重排的机理一直存在许多争论，因为经常有相互竞争的协调和逐步机制。然而，该机制的两个方面可以达成一致。首先，α－重氮羰基化合物处于 s－顺式和 s－反式构象的平衡状态，其分布可能影响反应机理。通常，在光解下，由于离开基团和迁移基团之间的反平面关系，s－cis 构象中的化合物以一致的方式反应，而 s－反式构象中的化合物通过卡宾中间体逐步反应或不重排。

第二，不管反应机理如何，重排给出了一个烯酮中间体，它可以被弱酸性的亲核子捕获，如醇或胺，以给出相应的酯或酰胺，或烯烃，给予［2+2］环加成加合物。

3. 影响因素

(1) 反应底物　沃尔夫重排反应底物通常为重氮酮。

(2) 催化剂　沃尔夫重排催化剂通常为氧化银。

该反应适用于由羧酸制备增加一个碳原子的酸或其衍生物。例如，1－萘甲酸在经过二甲基亚砜的氯代，以及重氮甲烷的重氮化之后，再在氧化银／水体系中完成沃尔夫重排，并最终得到相应的酸。

COOH　$\xrightarrow{SOCl_2}$　COCl　$\xrightarrow[25°C]{CH_2N_2}$　$COCHN_2$

$\xrightarrow{Ag_2O, H_2O}$　CH═C═O　$\xrightarrow{ROH}$　CH_2COOR

反应的过程和迁移偏好可取决于反应的条件（热、光化学、金属离子催化）。如果 R 是苯基，则主要产物来自重排，而甲基给出更多的插入副产物。

O　O　H　N_2　$\xrightarrow[\text{EtOH dioxane (1:1)} \; >90\%]{\triangle 或 h\nu}$　H　O　O　OEt

4. 反应实例

海洋天然环酯肽中的 β－氨基酸单元可以由沃尔夫重排反应进行合成。

N_2　O　NHCbz　$\xrightarrow[THF/H_2O]{AgOAc/Et_3N}$　HO　O　NHCbz

合成步骤：将底物溶于 36 mL 四氢呋喃和 4 mL 水的混合液，加入 4 mL 三乙胺，冰浴下避光分批加入 0.10 g 醋酸银。15 min 后撤去冰浴并继续搅拌 2 h。TLC 显示反应结束后，减压蒸去四氢呋喃，加入 80 mL 饱和碳酸氢钠溶液并以乙醚洗涤。水层以 2 mol/L 盐酸调 pH＝2 后，以乙酸乙酯萃取（50 mL × 3）。合并萃取液并以饱和食盐水洗涤至中性，无水硫酸钠干燥。蒸去溶剂，并以乙酸乙酯－石油醚重结晶得白色固体 1.88 g，收率 83.2%。

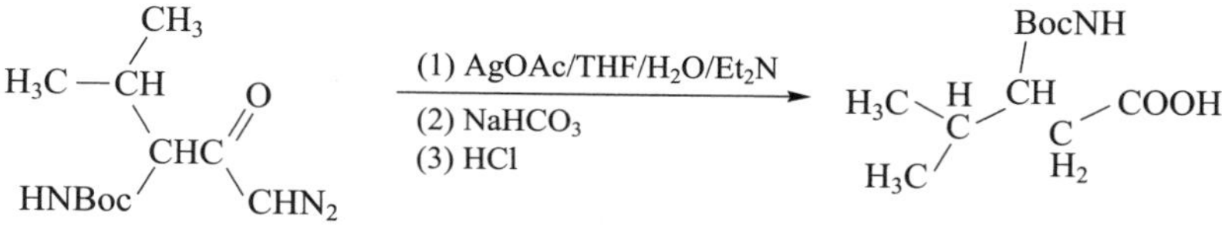

(1) AgOAc/THF/H_2O/Et_3N
(2) $NaHCO_3$
(3) HCl

反应要避光进行，以防醋酸银见光分解。重排后，应先将 THF 抽净，以避免因 THF 与水部分互溶而引起产物在两相间的分配，从而导致收率的降低。在酸化时，应用稀盐酸在冰浴下进行，防止局部的热量和酸性过强使得保护基脱除。

金刚烷胺（amantadine）是一种解热镇痛药物，其中间体 1－金刚烷－2－亚基甲酮可以通过沃尔夫重排来实现高效制备，然后进一步与氨反应，得到金刚烷胺。

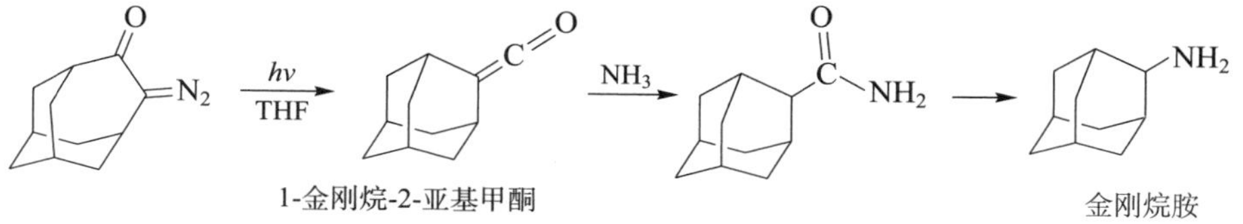

1-金刚烷-2-亚基甲酮　　金刚烷胺

12.1.10 弗里斯重排

弗里斯（Fries）重排是酚酯在路易斯酸存在下加热，可发生酰基重排，生成邻羟基和对羟基芳酮的混合物。重排可以在硝基苯、硝基甲烷等溶剂中进行，也可以不用溶剂直接加热进行。

1. 反应通式

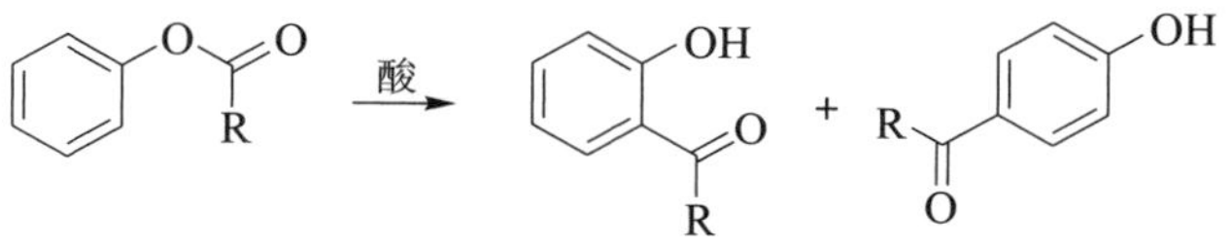

酸

2. 反应机理

$-H^+$　H_2O

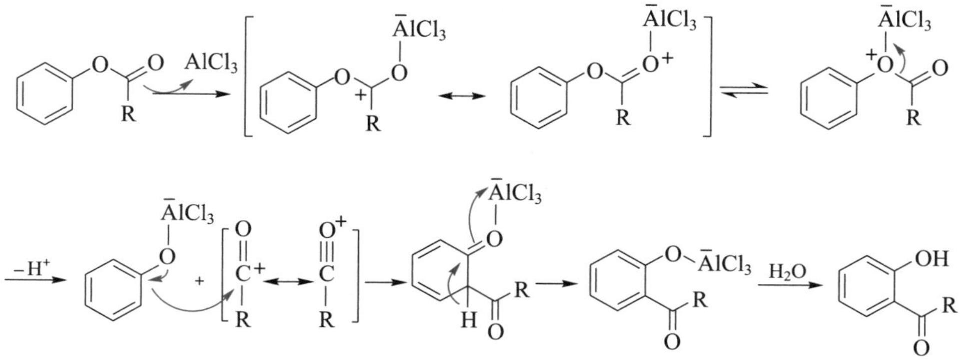

该机理中，首先是酚酯的羰基氧与路易斯酸的铝原子进行配位。然后铝基重排到酚氧上，C—O 键断裂，产生酚基铝化物和酰基正离子。酰基正离子接下来在苯环上酚基的邻位或对位对其发生亲电取代，再经水解得到产物羟基芳酮。

3. 影响因素

(1) 反应底物　弗里斯重排反应底物通常为酚酯。

(2) 催化剂　弗里斯重排催化剂通常为路易斯酸或质子酸，反应常用的路易斯酸催化剂有三氯化铝、三氟化硼、氯化锌、氯化铁、四氯化钛、四氯化锡和三氟甲磺酸盐。也可以用氟化氢或甲磺酸等质子酸催化。弗里斯重排也可以在没有催化剂的情况下进行，但需要有紫外光的存在。产物仍然是邻或对羟基芳酮。这种类型的弗里斯重排称为“光弗里斯重排”。光弗里斯重排收率很低，很少用于合成。不过苯环上连有间位定位基时仍然可以进行光弗里斯重排。

OCOCH3 (4-acetoxycoumarin) —$AlCl_3$, 150℃→ 4-hydroxy-3-(CH_2OCH_3)coumarin

CH_3, OH (o-cresol) + Ac_2O —$AlCl_3$, △→ CH_3, OH, $COCH_3$

邻、对位产物的比例取决于原料酚酯的结构、反应条件和催化剂的种类等。反应温度对邻、对位产物比例的影响比较大，一般来讲，较低温度(如室温)下重排有利于形成对位异构产物(动力学控制)，较高温度下重排有利于形成邻位异构产物(热力学控制)。可利用邻、对位性质上的差异来分离这两者。一般邻位异构体可以生成分子内氢键，可随水蒸气蒸出。

O—$COCH_3$, CH_3 → $AlCl_3$, 165℃, 95% → $H_3CC(=O)$, OH, CH_3；$AlCl_3$, 25℃, 80%~85% → OH, CH_3, $COCH_3$

一般而言，采用较高的温度和过量的催化剂，均可提高邻位异构体的收率，反应速率依下列次序递减：$CH_3(CH_2)_nCO$ (n=0~4) > $C_6H_5CH_2CO$ > $C_6H_5CH_2CH_2CO$ > $C_6H_5CH{=}CHCO$ > C_6H_5CO。

OMe, O, O, Br, Br —$ZrCl_4$, PhCl, 160℃, 3 h, 63%→ OH, O, OH, Br, Br

4. 反应实例

溴代丁基吡啶四氯化钛（[Bpy]Br－$TiCl_4$）离子液体可催化辛基酚己二酸酯的弗里斯重排。

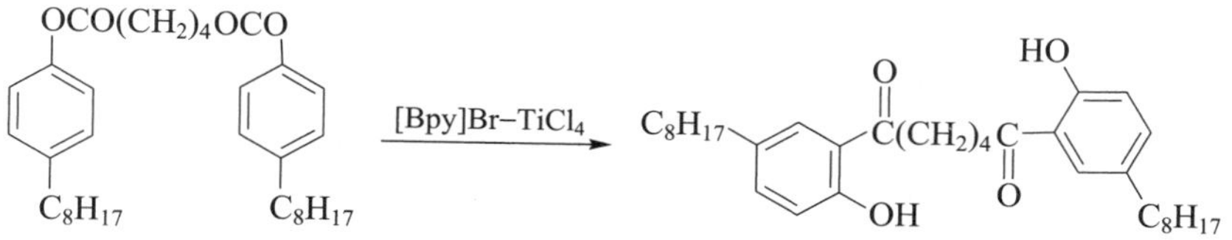

合成步骤：在带有回流冷凝管、温度计、搅拌装置和导气管的四口烧瓶中加入[Bpy]Br－$TiCl_4$ 离子液体 0.05 mol，然后由进料口慢慢加入双酚酯 0.01 mol，强烈搅拌，用水浴控制反应温度。加料完毕慢慢升温至 60℃，反应物黏度逐渐降低，颜色逐渐加深，最后变为紫色溶液。反应一定时间后，停止加热，将反应液倾入冰水中，然后慢慢滴加 w(HCl)＝4.3% 的盐酸直至反应液 pH 约为 1。用热水洗涤反应液至中性，倾出有机层并置于冰箱中冷冻可得固体产物，用乙醇将固体产物重结晶，得土黄色固体粉末，经分析为 1,6－二[2－羟基－5－(1,1,3,3－四甲基丁基)苯基]己二酮。

在离子液体中双酚酯重排的选择性非常高，没有间位异构体生成，这是因为对位被辛基占据，间位由于辛基的存在，位阻非常大，所以邻位异构体占主导地位。同时发现在合适温度范围内，重排收率随反应时间的增加而增加，但如果温度过高，重排反应加剧，会生成结构不明的焦油状物，给分离造成困难，降低产品的收率。因此较佳的反应条件为：反应时间 6 h，反应温度 60℃。

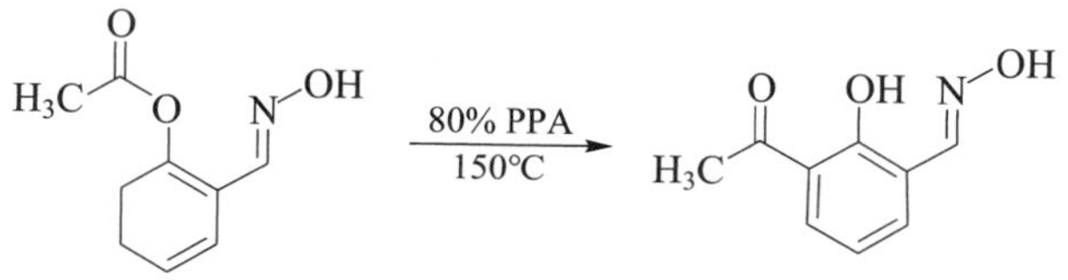

多聚磷酸（PPA）为质子酸，能溶解多种低分子及高分子有机化合物，在有机合成中用作脱水剂、环化剂、酰化剂，是缩合、环化、重排、取代等反应的重要催化剂，同时，PPA 也可以兼作溶剂，具有廉价、易得、无毒等优点。

强心药物肾上腺素的中间体氯乙酰儿茶酚可以由弗里斯重排得到。

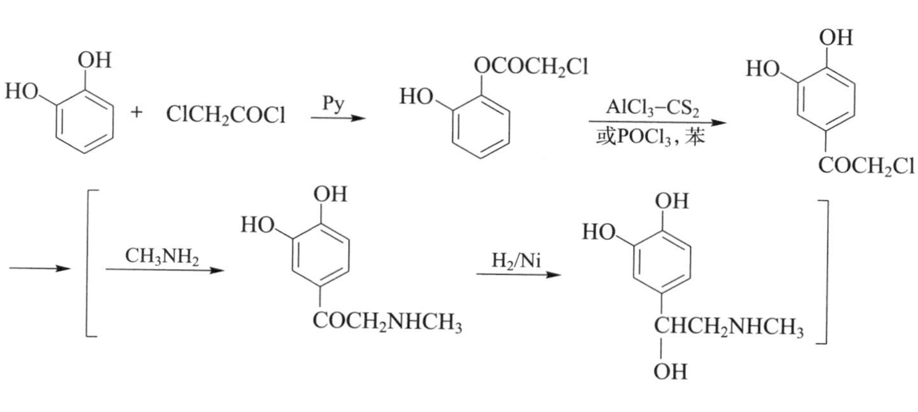

12.2 亲电重排

相较于亲核重排,亲电重排是比较少见的,这种重排是基团不带电子迁移。但其机理其实是大同小异的,就是由碳离子(或具有活泼的未共用电子对)为中心,基团不带电子进行迁移,它的产物可能稳定也可能继续反应。亲电重排反应是指反应物在亲核试剂(碱)的作用下,迁移基团以正离子形式迁移到带有负电荷的原子上。第一步是在亲核试剂作用下,离去基脱离形成富电中心,离去基以氢及金属原子居多;第二步是迁移基团留下一对成键电子,以正离子的形式向富电中心迁移,重排结果是形成新的富电中心。该类重排反应是包含负离子的重排,亲电重排不像亲核重排那么普遍。亲电重排反应历程示意图如下所示:

$$\mathrm{RG{-}A{-}\bar{B}} \longrightarrow \mathrm{\bar{A}{-}B{-}RG}$$

12.2.1 维蒂希重排

在惰性溶剂中,醚与烷基锂(氨基钠、氨基钾、苯基锂)等强碱作用,醚分子中的烷基或者芳基发生迁移,重排成仲醇或者叔醇的反应,称为维蒂希(Wittig)重排。

1. 反应通式

$$\mathrm{PhH_2C{-}O{-}R} \xrightarrow[\text{(2) } H^+]{\text{(1) RLi}} \mathrm{Ph{-}CH(R)OH}$$

2. 反应机理

$$\mathrm{PhH_2C{-}O{-}R} \xrightarrow{\text{RLi}} \left[\mathrm{Ph{-}\overset{H}{\underset{-}{C}}{-}O{-}R}\right]Li^+ \longrightarrow \mathrm{PhCH(R){-}O^-Li^+} \xrightarrow{H_2O} \mathrm{Ph{-}CH(R)OH}$$

苄基型或烯丙基型醚在强碱试剂(如 RLi、PhLi、KNH_2、$NaNH_2$ 等)作用下,形成苄基型或烯丙基型碳负离子,然后,烃基迁移而成为更稳定的氧负离子,夺取质子生成醇。

$$\text{9-H-9-OR-芴} \xrightarrow[\text{(2) } H_3^+O]{\text{(1) PhLi/THF}} \text{9-R-9-OH-芴}$$

3. 影响因素

(1) 反应底物　维蒂希重排反应底物为苄基型或烯丙基型醚。

(2) 催化剂　维蒂希重排催化剂为强碱试剂(如 RLi、PhLi、KNH_2、$NaNH_2$ 等)。

(3) 基团迁移能力　基团的迁移顺序：烯丙基 > 苄基 > 甲基、乙基 > 苯基。

4. 反应实例

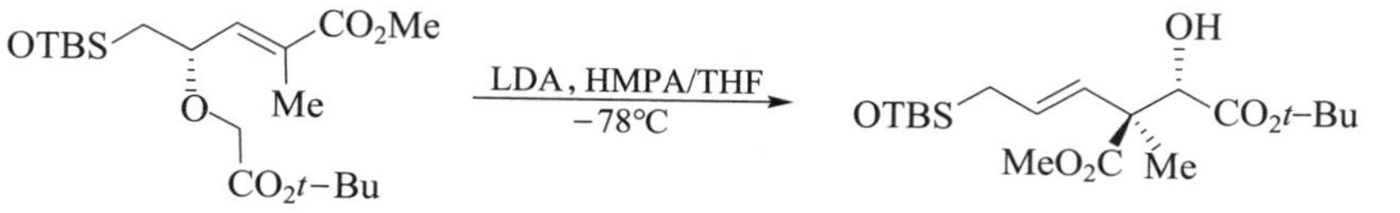

利用羧酸甲酯(R=Me)作为底物，二异丙基氨基锂 LDA 为 α－位酯基脱质子的强碱，六甲基磷酰三胺 HMPA 作添加剂，在反应中起稳定重排过渡态中间体的作用。

合成步骤：氩气下，将 LDA(2.0 mol/L 正己烷溶液 2.57 mL，5.14 mmol)于 −78℃下加入四氢呋喃(5 mL)中，缓慢注射加入 THF/HMPA(2.57 mL/2.57 mL)混合物，此时体系变成深红色。将其置于 −78℃下继续搅拌 30 min。将底物(1 g，2.57 mmol)溶于四氢呋喃(2.5 mL)缓慢注射加入体系中，此时溶液的颜色继续加深。在此温度下继续搅拌 4 h。TLC 显示反应物反应完全。将体系倾卸入冷的饱和氯化铵溶液中，用乙酸乙酯(3×10 mL)萃取，合并有机相，用饱和食盐水洗涤，无水硫酸镁干燥。将溶剂蒸除，柱色谱分离纯化[V(石油醚)：V(乙酸乙酯)=10：1]，得到淡黄色油状液体。

化合物萘并[2′,1′,6,7]氧杂䓬并[3,4－b]喹啉－7(14H)－酮在氢氧化钾乙醇水溶液中经 1,2－维蒂希重排和空气氧化生成萘并吖啶二酮：

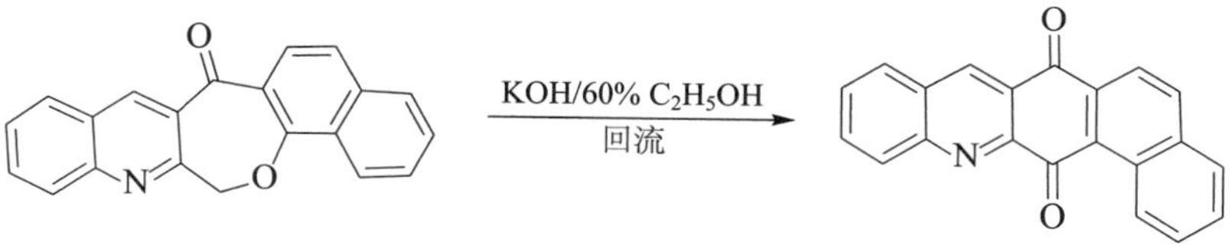

12.2.2　斯特文斯重排

斯特文斯(Stevens)重排是 α 位具有吸电子基团的季铵盐或硫鎓盐在强碱作用下，脱去一个 α－活泼氢生成叶利德，然后氮或硫原子上烃基进行分子内的[1,2]－迁移，生成叔胺或硫醚。两种季铵碱同时发生重排时，没有发现一种季铵离子中的烃基迁移到另一种季铵离子中的交叉产物，因此，反应在分子内发生。

1. 反应通式

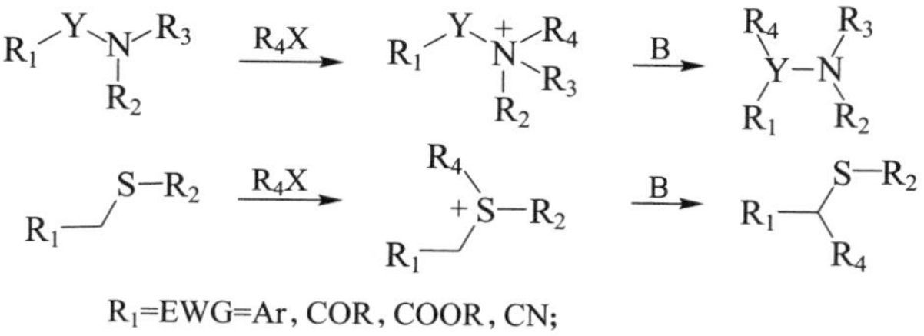

R_1=EWG=Ar，COR，COOR，CN;
R_2，R_3=烷基、芳基;
R_4=CH_3，烷基，苄基，CH_2COAr;
X=Cl，Br，I，OTs，OMs;
B=NaH，KH，RLi，RONa，ROK

2. 反应机理

自由基对机理：

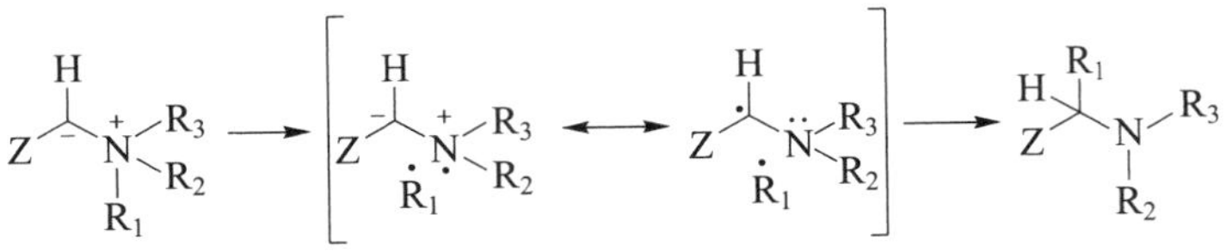

离子对机理：

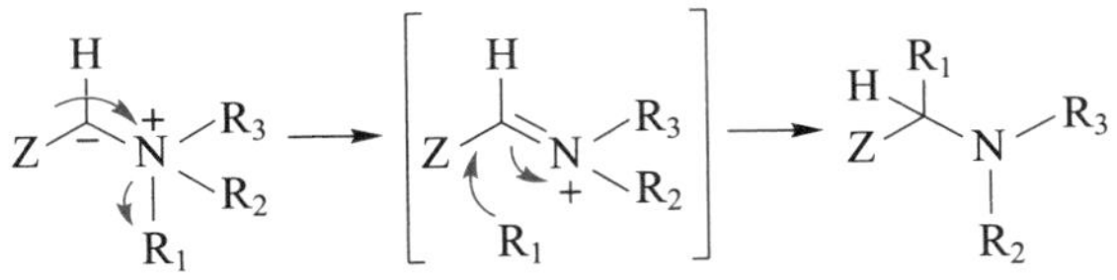

3. 影响因素

(1) 迁移基团　烯丙基、苯甲酰基、二苯甲基、3－苯基炔丙基、苯甲酰基甲基或甲基，基团形成的正离子越稳定，则基团的迁移能力越强，各基团迁移顺序为：炔丙基＞烯丙基＞苄基＞烷基。

(2) 碱的影响　形成叶立德是斯特文斯重排的关键，有机叶立德通常用季铵盐或三烷基锍盐与碱反应。所用碱度强弱，要根据叶立德的稳定性来选择。

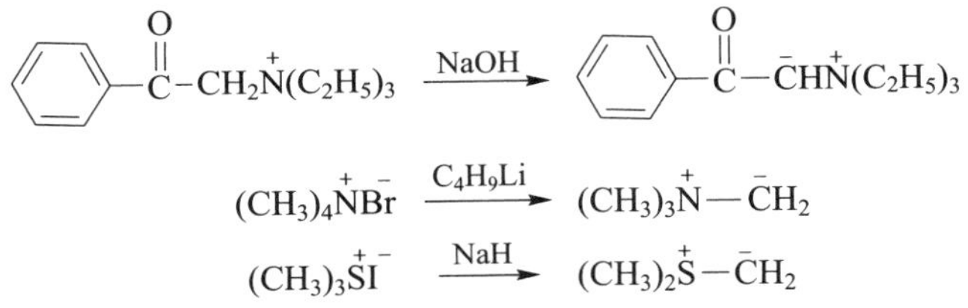

$$C_6H_5-\overset{O}{\overset{\|}{C}}-CH_2\overset{+}{N}(C_2H_5)_3 \xrightarrow{NaOH} C_6H_5-\overset{O}{\overset{\|}{C}}-\overset{-}{C}H\overset{+}{N}(C_2H_5)_3$$

$$(CH_3)_4\overset{+}{N}\overset{-}{Br} \xrightarrow{C_4H_9Li} (CH_3)_3\overset{+}{N}-\overset{-}{C}H_2$$

$$(CH_3)_3\overset{+}{S}\overset{-}{I} \xrightarrow{NaH} (CH_3)_2\overset{+}{S}-\overset{-}{C}H_2$$

(3) 季铵盐的结构的影响　含烯丙基的季铵盐形成的叶立德存在互变异构，因而得1,2－迁移和1,4－迁移的混合物。

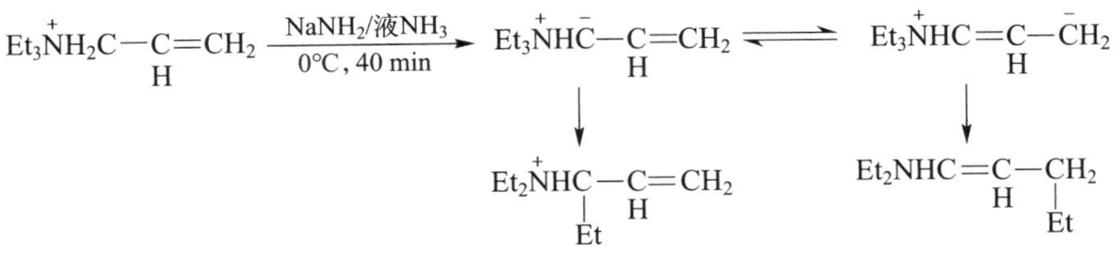

斯特文斯重排的应用范围很广，硫叶立德也可以发生重排。

+SMe +SMe 2BF_4^- t-BuOK, t-BuOH 25℃ MeS SMe 雷尼镍

4. 反应实例

以1-苄基-3-哌啶酮为原料,碳酸钾为碱,采用2,3-二氯丙烯与NaI原位生成烯丙基碘代物的方法,通过斯特文斯重排实现了天然生物碱常山碱的重要中间体1-苄基-2-(2-氯代烯丙基)-3-哌啶酮的高效合成。

Cl, K_2CO_3 NaI, MeCN, 回流

合成步骤:在圆底烧瓶中加入1-苄基-3-哌啶酮19.0 g(100.5 mmol),无水碳酸钾15.3 g(110.55 mmol)及无水NaI16.69 g(110.55 mmol)。N_2保护,搅拌下依次加入乙腈144 mL和2,3-二氯丙烯16.73 g(150.75 mmol),回流(90℃)反应13 h[TLC检测,展开剂=V(PE):V(EA)=3:1]。冷却至室温,加水(60 mL)淬灭反应,减压蒸除乙腈,水相用乙酸乙酯(3×60 mL)萃取,合并有机相,依次用水(2×30 mL)和饱和食盐水洗涤,无水硫酸钠干燥,浓缩得红褐色黏稠液体,经硅胶柱层析(洗脱剂=6:1)纯化得淡黄色油状液体1-苄基-2-(2-氯代烯丙基)-3-哌啶酮21.98 g,收率83%,R_f=0.6(展开剂=3:1)。

12.2.3 勒贝尔重排

在碱诱导下由O-酰化酮肟重排生成相应的α-氨基酮的反应称为勒贝尔(Neber)重排,此反应成为以氨基酮为前体的杂环化合物的合成的一个重要合成工具。酮肟与对甲苯磺酰氯反应生成酮肟的对甲苯磺酸酯,然后碱夺取α-氢生成碳负离子,碳负离子对氮进行分子内进攻,对甲苯磺酸根离子离去,得到中间体1-吖丙烯,它是一种分子内亚胺,发生水解得到氨基酮,酸性较大的氢先被碱去质子化。

1. 反应通式

R_1 R_2 N OTs (1)EtO^- (2)HCl, H_2O H_2N R_2 O R_1

2. 反应机理

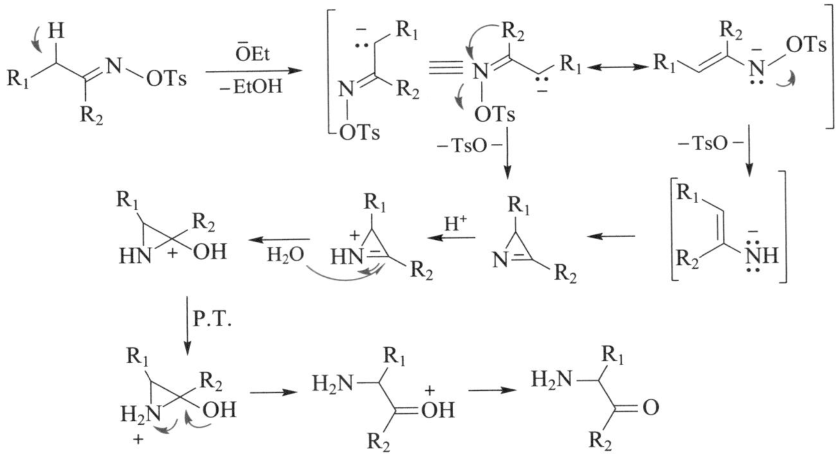

对甲苯磺酸酮肟在乙醇钾、乙酸和盐酸的作用下得到氨基酮的盐酸盐，在碱诱导下由 *O*－酰化酮肟重排生成相应的 α－氨基酮，基团向缺电子氮原子转移。

3. 反应实例

在有机小分子催化剂作用下，以碳酸钠为碱，乙腈为溶剂，反应温度为室温，利用勒贝尔重排构建螺环吡唑啉酮。

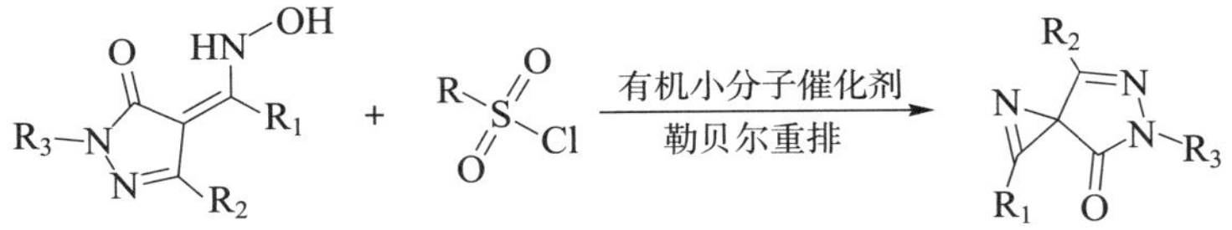

合成步骤：于 10 mL 玻璃反应管中依次加入烯胺吡唑啉酮(0.2 mmol，1.0 当量)、对甲苯磺酰氯(45.8 mg，0.24 mmol，2.0 当量)、Na_2CO_3(25.5 mg，0.24 mmol，1.2 当量)，再加入 4 mL 乙腈。反应混合物于室温下搅拌，TLC 检测反应进程，待原料消失后，减压浓缩，柱层析分离得产物。

碱参与的烯胺吡唑啉酮与磺酰氯的勒贝尔重排，在温和的条件下，以较高的收率构建一系列螺 2*H*－氮杂环丙烯吡唑啉酮。

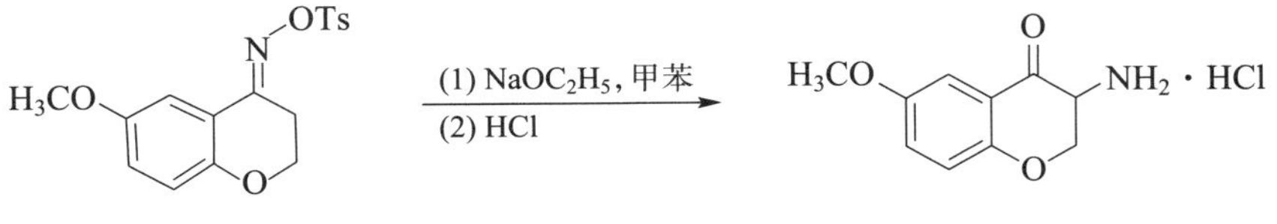

勒贝尔重排需要绝对无水，所用乙醇和甲苯都要精制做成无水试剂。

12.2.4 法沃斯基重排

在碱的作用下，至少有一个 α－H 的 α－卤代酮在亲核试剂(如醇、胺或水)的存在下会发生以环丙烷作为中间体的碳架重排反应，最终产生酸或羧酸衍生物（酯或酰胺），这个反应一般称为法沃斯基（Favorskii）重排。法沃斯基重排的反应机理为：首先在氯原子另一侧形成烯醇负离子，负离子进攻另一侧的碳原子，氯离子离去，形成一个环丙酮中间体。受亲核试剂进攻，羰基打开，打开三元环，得到羧基邻位的碳负离子，最后获得一个质子得到产物。

1. 反应通式

X=Cl，Br，I

2. 反应机理

3. 影响因素

（1）催化剂　法沃斯基重排所需要的碱一般为氢氧化物、醇盐、酚盐等，卤素原子为氯、溴、碘时均可以进行，可以制备出多支链羧酸衍生物。法沃斯基重排所用催化剂是 HO^-，则产物是羧酸；如果所用的碱是 RO 或 NH_2，则产物是酯或者酰胺。

法沃斯基重排受取代基结构和反应条件（碱、溶剂和温度）影响较大，带卤素的碳上有烷基或芳基存在时，重排会更快进行。

（2）反应物 α－卤代酮的影响　对称取代的 α－卤代酮经环丙酮中间体开环生成一种产物；不对称的 α－卤代烃经环丙酮中间体开环，以形成更稳定的碳负离子。如下，α－卤代酮化合物与烷氧负离子反应，均生成苯丙酸酯，即因中间过渡态生成稳定的碳负离子。

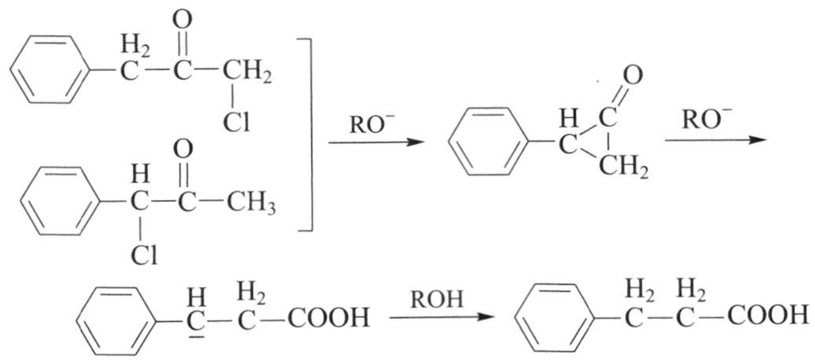

4. 反应实例

以 3,5－二溴－2,2,6,6－四甲基吡啶－4－酮为起始原料,经法沃斯基重排和氧化反应,一锅法制得 *N*－氧化－2,2.5,5－四甲基－1,5－二氢吡咯－3－羧酸甲酯。

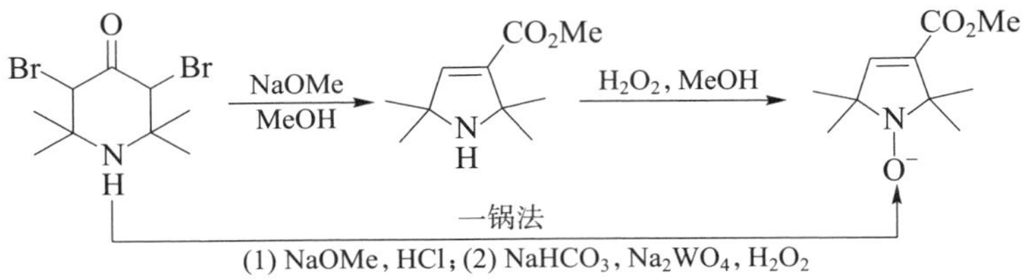

一锅法

(1) NaOMe, HCl; (2) $NaHCO_3$, Na_2WO_4, H_2O_2

合成步骤: 冰浴冷却下,在反应瓶中加入无水甲醇 30 mL(714 mmol)和金属钠 2.6 g(128 mmol),分批加入 3,5－二溴－2,2,6,6－四甲基吡啶－4－酮 10 g(32 mmol),加毕,搅拌下于室温反应 24 h。用 1 $mol \cdot L^{-1}$ 盐酸 32 mL 中和反应体系,加入碳酸氢钠 5.4 g 和钨酸钠 1.9 g,冰浴冷却下滴加 30% 过氧化氢 60 mL,滴毕,于室温反应 96 h。加入饱和碳酸氢钠溶液,用二氯甲烷萃取,合并有机相,用饱和食盐水洗涤,无水硫酸钠干燥;过滤,滤饼浓缩后用石油醚重结晶得黄色固体 5 g,收率 78.9%。

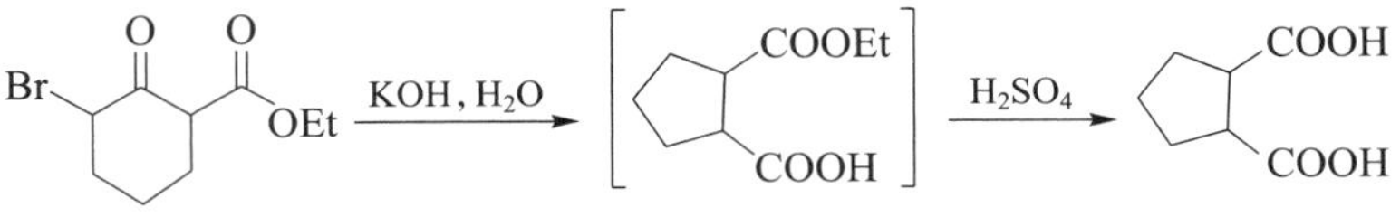

12.2.5 索默莱特－豪泽重排

苄基季铵盐在氨基碱金属化合物的作用下得到铵叶立德中间体,接着进行[2,3]－维蒂希重排生成邻甲基苄胺的反应称为索默莱特－豪泽(Sommelet－Hauser)重排。苄基季铵盐可以相应的三级胺作为原料,使用卤代烷烃进行烷基化制得。苄基的苯环可以修饰其他取代基,也可换作杂芳基。

1. 反应通式

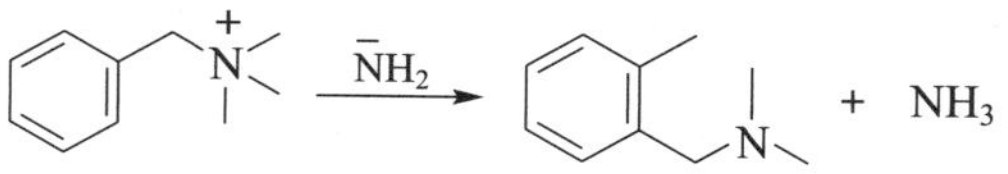

2. 反应机理

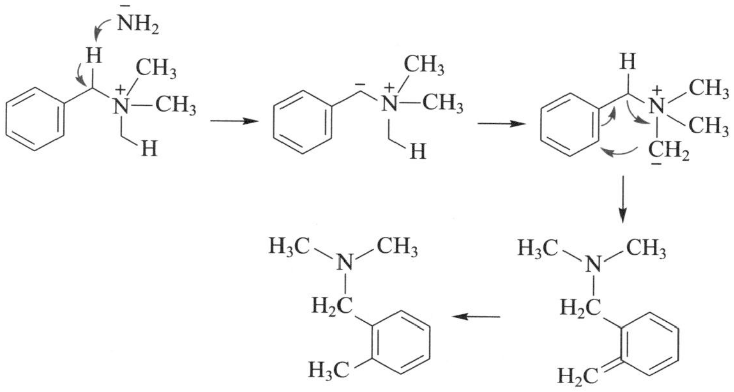

索默莱特－豪泽重排反应机理：苄基季铵盐在强碱的作用下 α－去质子化，形成相应的氮杂叶立德活性物种。当底物存在多个攫氢位点时，反应倾向于形成更加稳定的碳负离子。随后氮杂叶立德进行氢迁移，并进一步发生［2,3］－维蒂希重排，最终芳构化得到重排产物。

3. 影响因素

(1) 催化剂　苄基季铵盐在强碱(如 $NaNH_2$、RLi)催化下，重排成邻位烃基取代的苄基叔胺。

(2) 迁移基团　芳基上连有吸电子基团时能够促进重排的进行，一系列吸电子官能团如酯基、氰基、羰基、三氟甲基等都能够很好地兼容于反应体系中，为产物的进一步官能团化提供了一定的空间。

需要注意的是，当苄基修饰强吸电子基团(如 CN、NO_2 等)时，得到的苄基碳负离子十分稳定，无法进一步氢迁移，从而不能发生索默莱特－豪泽重排。当季铵盐氮原子修饰的烷基存在 β－H 时，体系中可能存在霍夫曼消除的竞争副反应。当然，特定结构的季铵盐底物还会发生斯特文斯重排，此时可通过调控反应的条件促使反应向所需的途径进行。降低反应温度，使用极性溶剂(如 NH_3、DMSO、HMPA 等)参与反应有利于发生索默莱特－豪泽重排，反之则更容易进行斯特文斯重排。

4. 反应实例

氯化血红素催化的苄基硫叶立德重排。

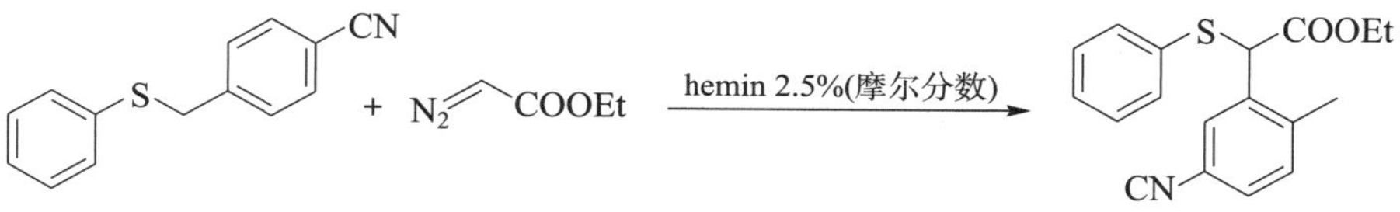

hemin 2.5%(摩尔分数)

合成步骤：将硫醚(1.5 mmol)和氯化血红素(0.037 5 mmol)溶于15 mL水中，然后一次性加入重氮乙酸乙酯(3 mmol)，并于40℃下反应约12 h。待反应完全后，用乙酸乙酯与饱和食盐水萃取，有机相用无水硫酸钠干燥，并减压蒸馏浓缩。然后用短硅胶柱除去氯化血红素。最后用制备型高效液相色谱分离纯化[V(甲醇) : V(水)=80 : 20]，得到相应的重排产物。

研究表明，硫醚的苄基上的强吸电子基团可以显著提高索默莱特－豪泽重排的产率，另外，水溶液也可以有效促进索默莱特－豪泽重排，这也是罕见的水溶液中发生索默莱特－豪泽重排的例子。

12.3 σ－迁移重排

σ－迁移重排是反应物一个 σ 键沿着共轭体系从一个位置转移到另一个位置的一类周环反应。通常反应是分子内的，同时伴随有 π 键的转移，但底物总的 π 键和 σ 键数保持不变。一般情况下 σ－迁移重排不需催化剂，但少数反应会受到路易斯酸的催化。

迁移重排符合分子轨道对称守恒原理，是协同反应的一种，也就是说原有 σ 键的断裂、新 σ 键的生成，以及键的转移都是经过环状过渡态协同一步完成的。

12.3.1 柯普重排

1,5－二烯类化合物受热时转化为C－烯丙基的重排称为柯普(Cope)重排。这个反应30多年前引起人们的广泛注意。1,5－二烯在150～200℃短时间加热，进行重排，产率非常高。

1. 反应通式

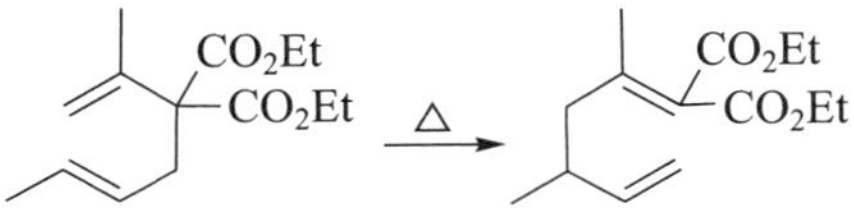

CO_2Et CO_2Et △ CO_2Et CO_2Et

2. 反应机理

柯普重排是[3,3]－σ－迁移反应，反应过程是经过一个环状过渡态进行的协同反应。

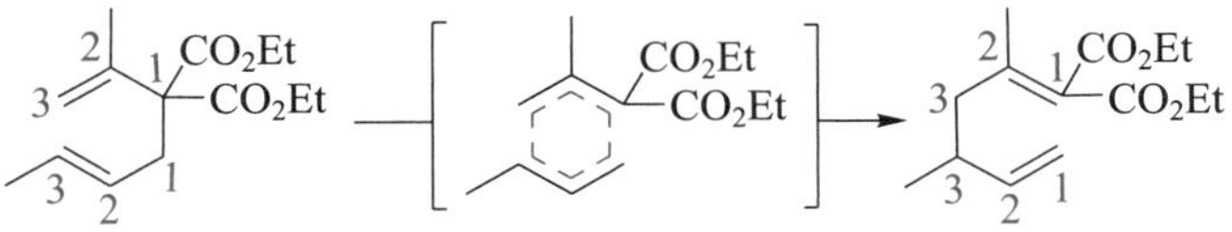

2 1 CO_2Et CO_2Et 3 3 2 1 CO_2Et CO_2Et 2 1 CO_2Et CO_2Et 3 3 2 1

在立体化学上，表现为经过椅式环状过渡态。

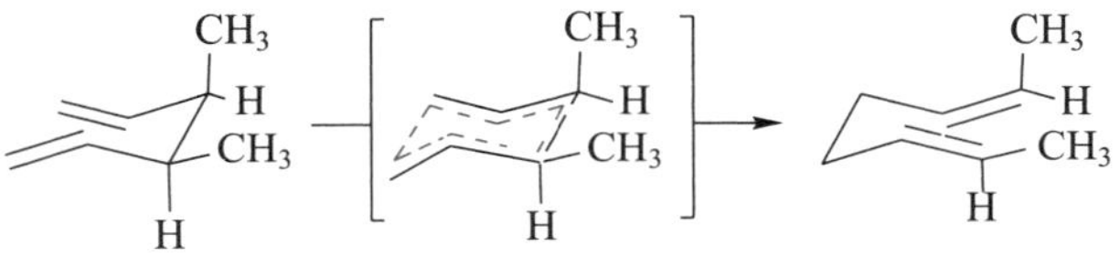

CH_3 H CH_3 H CH_3 H CH_3 H CH_3 H CH_3 H

柯普重排具有高度的立体选择性。

3. 影响因素

柯普重排为可逆反应，反应得到两种 1,5－二烯平衡混合物，其中热力学更稳定的异构体占优势。若重排后产物双键的取代基增加，则有利于重排反应平衡向右移动。当 1,5－二烯的 3 位或 4 位有羟基时，重排产物为醛或酮，为不可逆反应。

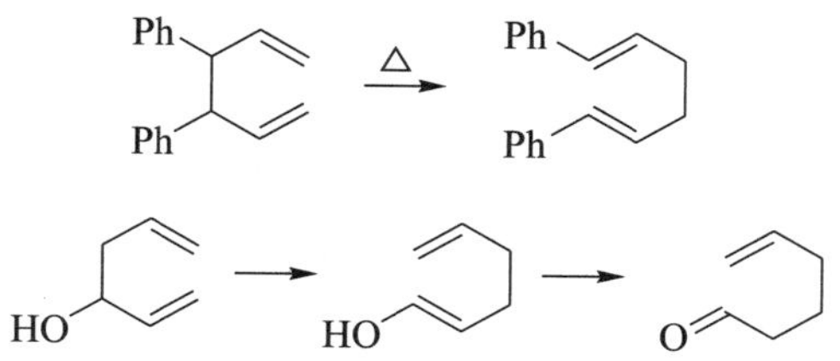

Ph Ph △ Ph Ph

HO HO O

4. 反应实例

BTSO O TMS 封管 MeCN，115℃ BTSO O TMS

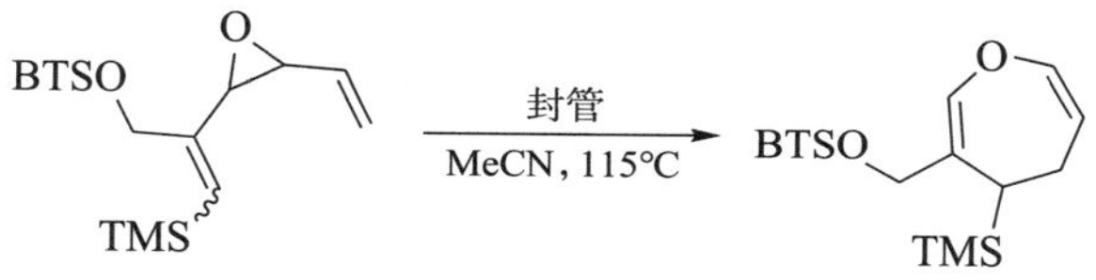

化合物在封管中、乙腈作溶剂的条件下，经 115℃油浴加热 2 h 后成功发生了柯普重排，得到了七元氧杂䓬环（收率为 77%）。

12.3.2 克莱森重排

烯丙基芳基醚在加热时，烯丙基迁移到邻位碳原子上，称为邻位克莱森（Claisen）重排。邻烯丙基酚可以再进一步重排得到对烯丙基酚，这称为对位克莱森重排，两者统称克莱森重排。克莱森重排具有普遍性，在醚类化合物中，如果存在烯丙氧基与碳碳双键相连的烯丙基乙烯基醚结构，也会发生克莱森重排。

1. 反应通式

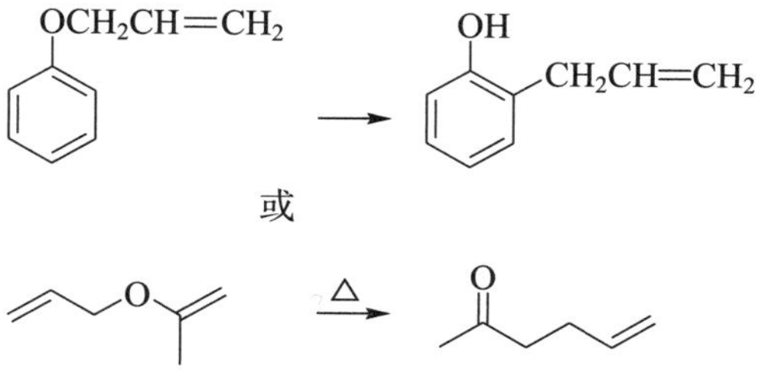

$OCH_2CH{=}CH_2$ → OH $CH_2CH{=}CH_2$

或

O △ O

2. 反应机理

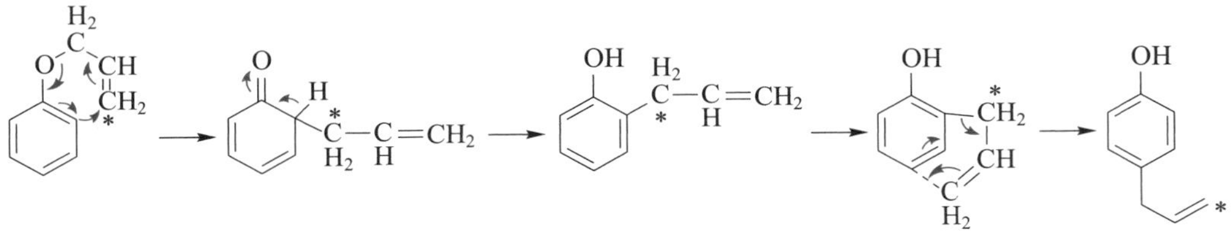

邻对位产物的比例取决于反应温度,在重排过程中,若以3位碳标记的烯丙基为原料,重排到邻位时,则标记的碳直接与苯环相连,再重排到对位时,标记的碳又处于烯丙基的3位。如果将两种不同的烯丙基苯基醚放在一起加热,不会发生交叉重排产物,说明克莱森重排为分子内重排。

若芳环的邻位被占据,则重排生成对位产物,例如,

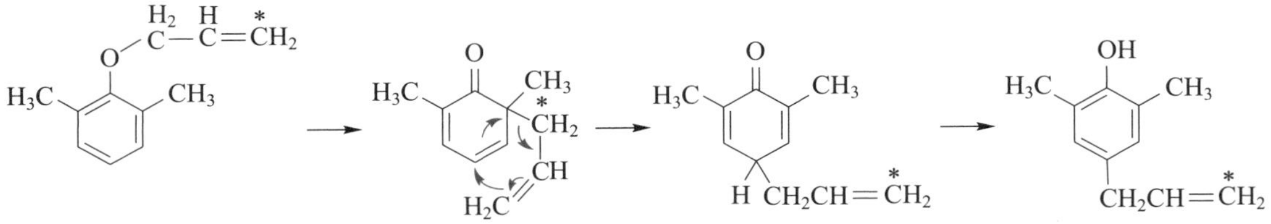

烯丙基乙烯基醚的重排机理:

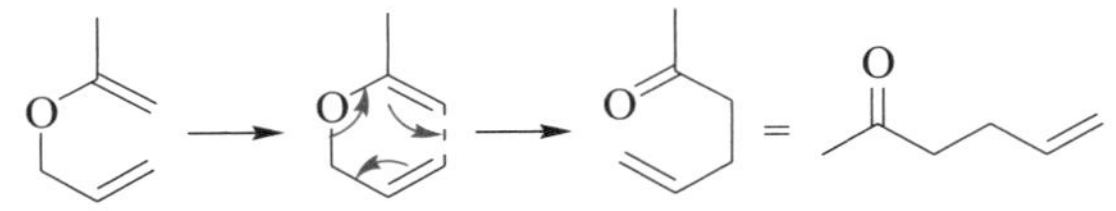

这两种烯丙基醚进行重排时,都是经过六元环过渡态实现的,属于分子内重排。

3. 影响因素

(1) 反应底物　克莱森重排反应底物为烯丙基乙烯基醚型衍生物外,中间杂原子为氮或硫时也可以进行。

例如,烯丙基苯基硫醚也可以进行克莱森重排得到硫酚。

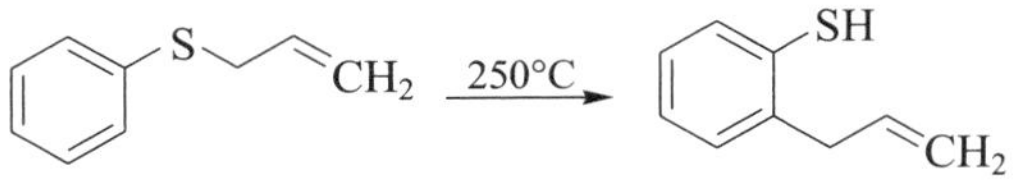

N-烯丙基季铵盐同样可以进行克莱森重排,得到叔胺。

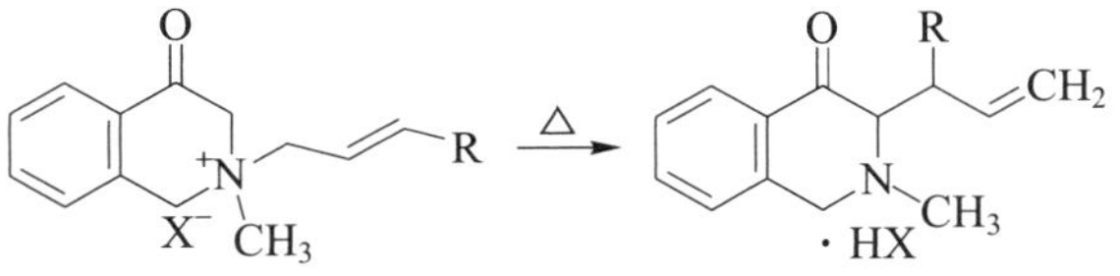

(2) 催化剂 克莱森重排无需催化剂和溶剂，只需要加热即可进行。在加热至190～200℃条件下重排生成相应的 γ,δ－不饱和羰基化合物。但有些克莱森重排中加入适当的催化剂能加速反应的进行或降低反应温度，见下面的反应实例。

从烯丙基芳基醚重排为邻烯丙基酚需经过一次[3,3]－σ－迁移和一次由酮式到烯醇式的互变异构，而重排为对烯丙基酚要经过两次[3,3]－σ－迁移、一次 H [1,5]－σ－迁移，因此克莱森重排是个协同反应，中间经过一个环状过渡态，所以芳环上取代基的电子效应对重排无影响。

取代的烯丙基芳基醚重排时，无论原来的烯丙基的双键是 E 构型还是 Z 构型的，重排后新的双键总是 E 构型的，这是因为此重排反应经过的六元环状过渡态具有稳定椅型构象。

当烯丙基芳基醚的两个邻位未被占满时，重排主要得到邻位产物，两个邻位均被占据时得对位产物。对位、邻位均被占满时不发生克莱森重排。

4. 反应实例

N—Boc；BBr$_3$；DCM，25℃，2 h；OH；N—Boc

合成步骤：无水无氧条件下，将 550 mg(2 mmol)化合物加入 4 mL 二氯甲烷中，搅拌均匀后，在 0℃下缓慢加入 2.5 mL(5 mmol)三溴化硼(2 mol·L^{-1} 的二氯甲烷溶液)，加完后，25℃下，反应体系在封管中反应 2 h，TLC 监测反应结束后，在 0℃下缓慢加入 2 mL 无水乙醇淬灭反应，然后减压浓缩，粗品经硅胶柱层析分离纯化[V(二氯甲烷)：V(甲醇)＝15：1]，得到 320 mg，淡黄色固体，收率 58.2%。

香草醛(vanillin)也可以由相应的烯丙基酚醚通过克莱森重排后，氧化断键得到。

O；CH$_2$；OCH$_3$；200℃；OH；OCH$_3$；CH$_2$；KOH 200℃；OH；OCH$_3$；CH$_3$；[O]；OH；OCH$_3$；CHO

香草醛

小结

重排反应是一类分子的碳骨架发生重排生成结构异构体的化学反应。重排反应通常涉及取代基由一个原子转移到同一个分子中的另一个原子上的过程，按反应机理，重排反应可分为：基团迁移重排反应和周环反应。

本章讨论了亲核重排、亲电重排和 σ－迁移重排三大重排反应类型，对各类重排反应的反应机理、位置、条件、影响因素及特点做了相关阐述，同时介绍了利用重排反应来制备各类化合物。

（陈新）

参考文献

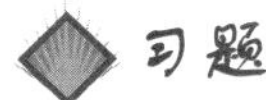

一、简答题

1. 科尔提乌斯重排和霍夫曼重排均为由羧酸制取胺的方法，具有相似的作用机制，同时，各自具有自己的适用范围。你能说说它们在使用上有什么区别吗？

2. 下列两个化合物在酸作用下发生重排反应，哪一个反应快，为什么？

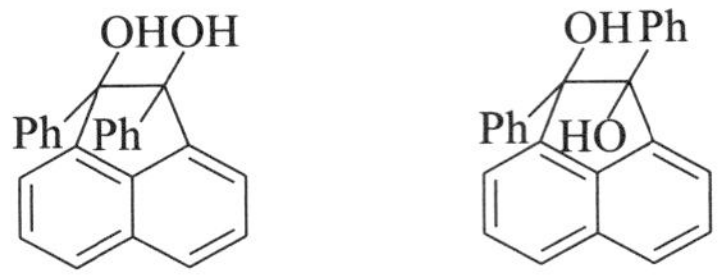

OHOH Ph Ph　　　OH Ph Ph HO

二、试写出下列反应的机理

3. Cl, O $\xrightarrow[(2)\ H^+]{(1)\ KOH}$ OH, O

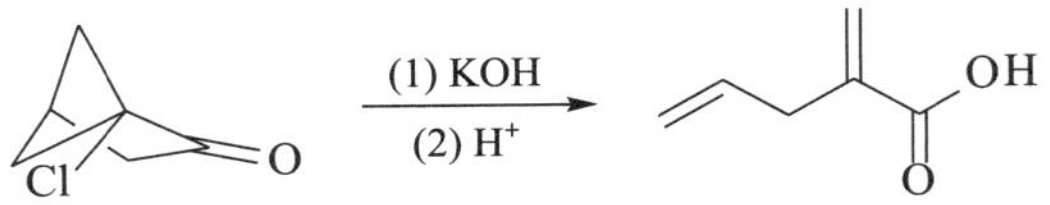

4. O, O, OEt, HO $\xrightarrow[CH_2Cl_2]{CF_3COOH}$ O, O, OEt

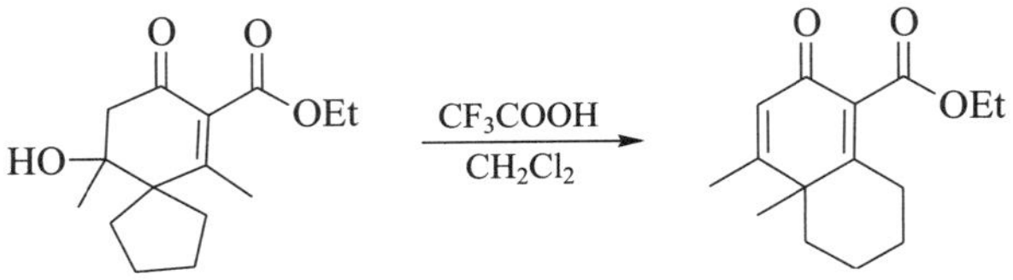

5. HO, OH $\xrightarrow{HCl}$ O

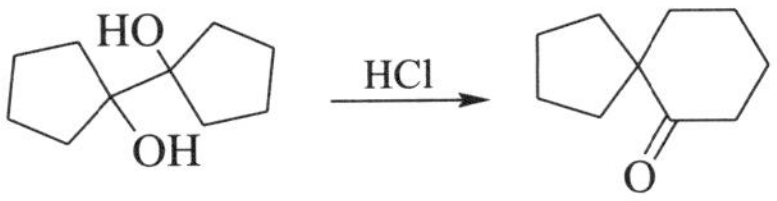

6. C=O, NH_2 $\xrightarrow[HOCH_3]{Br_2,\ NaOCH_3}$ O, C—CH_3, NH

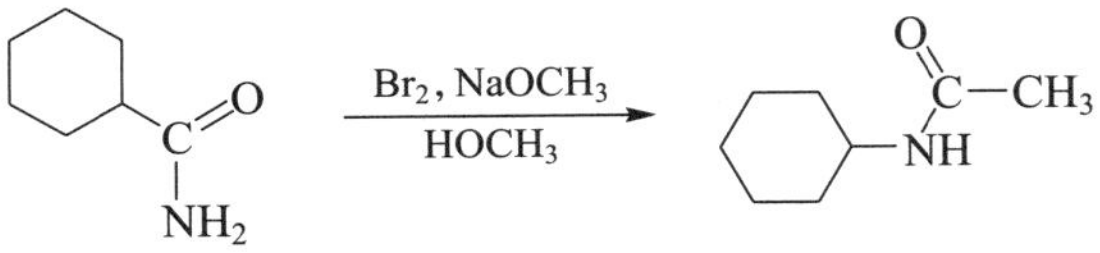

三、写出下列反应的主要产物

7. O, C_4H_9 $\xrightarrow{CH_3CO_3H}$

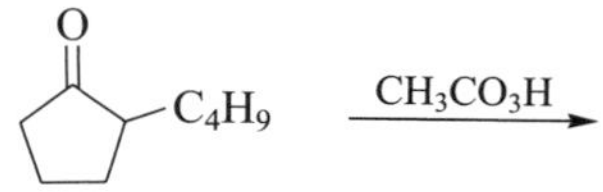

8. O, O $\xrightarrow[\triangle]{KOH/H_2O}$

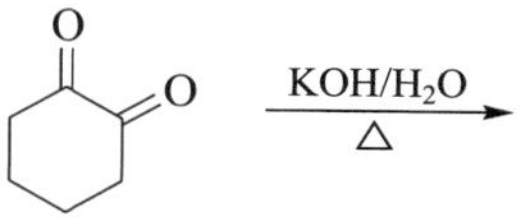

9. H, N—OH, H $\xrightarrow{H^+}$

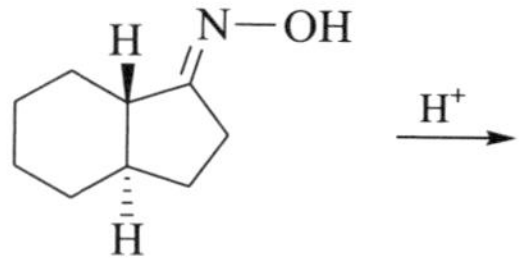

10. O, C—CH_3 $\xrightarrow{CH_3CO_3H}$

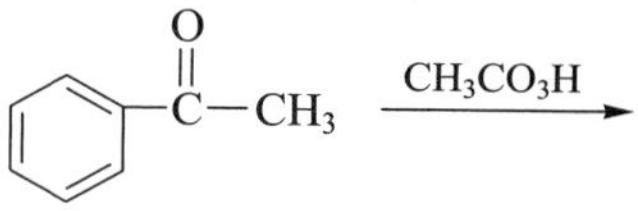

11. CH_3, OH, OH, CH_3 $\xrightarrow[-H_2O]{H^+}$

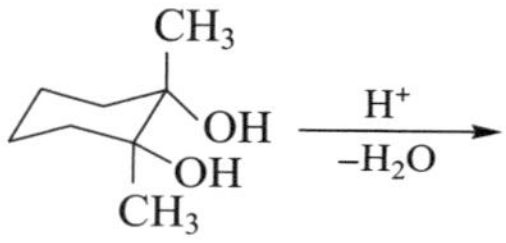

12. Cl, F, O, F, C—NH_2, Cl $\xrightarrow{aq.NaOH/NaOCl}$

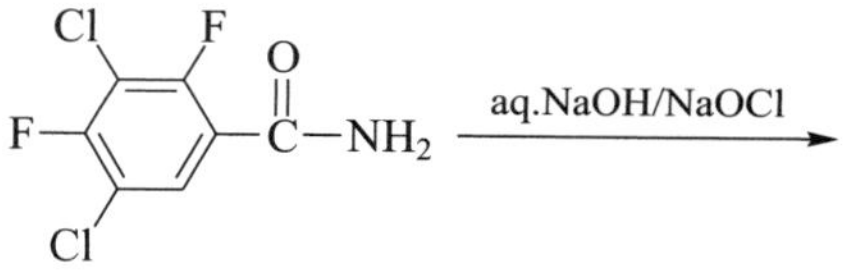

13. N, CO_2CH_3, N, Cl, O $\xrightarrow{NaN_3/丙酮/H_2O}$ $\xrightarrow{C_6H_6}$

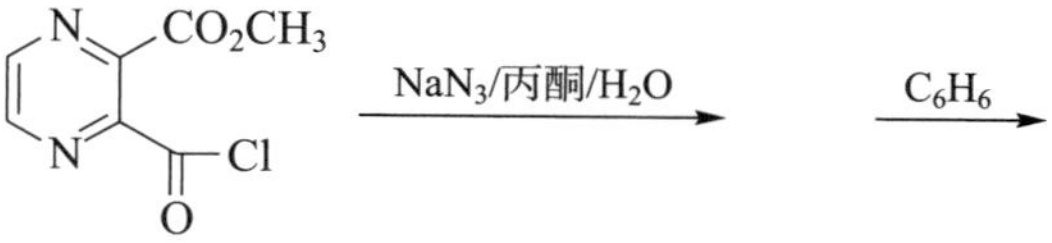

14. H, O, N, O $\xrightarrow{NaOCl/NaOH}$

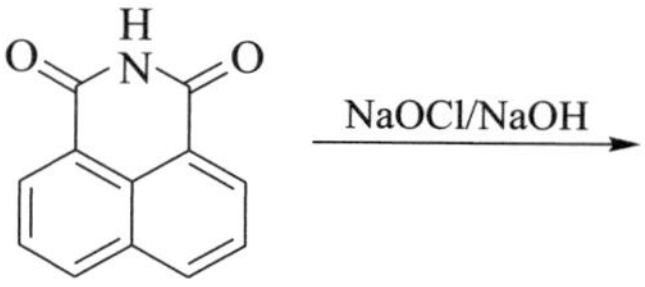

15. $OCOCH_3$, OMe $\xrightarrow{h\nu/K_2CO_3/己烷}$

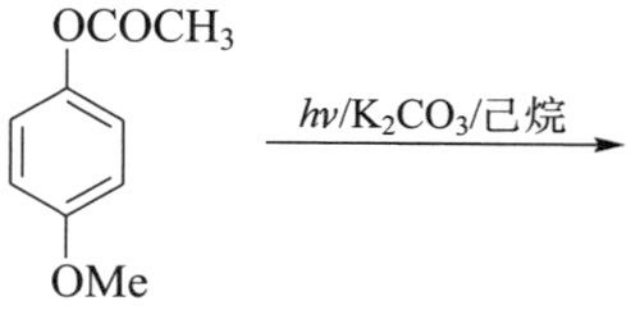

16. CH_3, N_3, O $\xrightarrow{TFAA}$

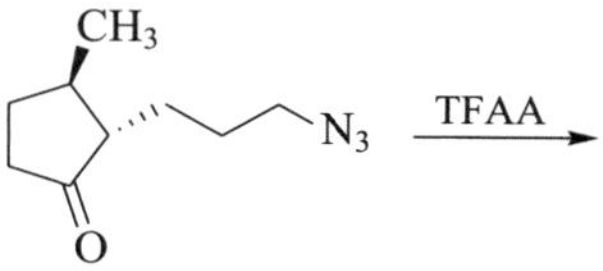

四、以所给原料为主,合成下列产物

17. 2-呋喃甲醛(furan–CHO) ⟶ 二(2-呋喃基)羟基乙酸(HO, CO_2H)

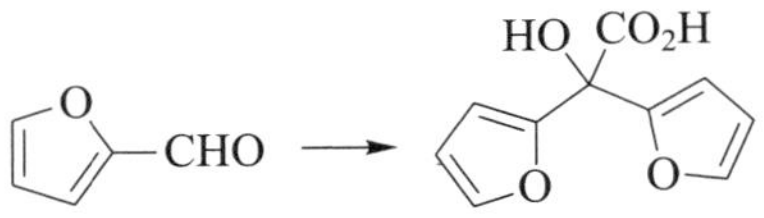

18. 环己酮 ⟶ 环庚酮

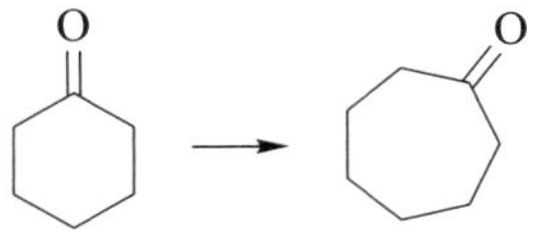

第 13 章　选择性合成反应

1. 课程目标

掌握反应的化学选择性、区域选择性和立体选择性。熟悉不同基团共存时，或同种基团处在不同的化学环境时，反应条件对反应选择性的影响；熟悉常见反应的选择性；了解选择性反应的新进展及在药物（或药物中间体）合成中的应用。使学生能够根据起始原料及产物性质，并综合考虑安全环保及技术经济等因素，合理地运用反应的选择性，在药物及中间体的合成反应中特定的官能团或特定的中心进行反应，选择性地合成需要的目标分子；并根据选择性反应的特点和影响因素，对药物及中间体的合成工艺进行优化。

2. 重点和难点

重点：反应底物和反应条件对反应选择性的影响。

难点：怎样根据底物和催化特点判断产物立体结构。

引　言

反应选择性是有机合成中，尤其是复杂分子合成中的一个关键性问题。反应底物常常带有多个官能团或存在多个反应中心，而且即使是在特定的官能团或特定的中心进行反应，也可能生成不止一种产物。在可能生成的异构体中，人们总希望最好只是得到一种异构体，或是得到某种占优势的特定结构的单一产品。如果可能的话，应将不需要的副产物的数量控制在最少。这种控制的合成过程就是选择性合成。

反应的选择性是指一个反应可能在底物的不同部位和方向上进行，从而形成几种产物时的选择程度。反应的专一性是指产物和反应物及反应条件在反应机理上呈一一对应的关系。因此，只产生一种产物的反应并不一定是专一性反应。强调选择性特别是高选择性，是现代有机合成的特征之一。

反应的选择性可以从反应的底物和产物两方面来考查，通常可以分为化学选择性（chemoselectivity）、区域选择性（regioselectivity）和立体选择性（stereoselectivity）。反应选择性是现代有机合成研究的热点，内容十分丰富，由于篇幅所限，本章对反应的选择性进行扼要的叙述。

13.1 概　　述

大多数有机分子包含的官能团不止一个，其可能发生化学反应的位置和类型也是多种多样的，因此通常需要预测，哪些官能团会参与反应，试剂进攻的方向是哪里，以及如何反应。这些问题被称为选择性。

选择性分为三种：化学选择性、区域选择性和立体选择性。简单来说，化学选择性讨论的是哪些基团会反应，区域选择性讨论的是在哪里反应，立体选择性则讨论的是为了得到产物的立体化学，官能团如何反应。

13.1.1 化学选择性

化学选择性针对的是同一试剂与反应底物分子中不同活性的官能团间反应性能。主要是指不同官能团或处于不同环境中的相同官能团，在不利用保护基或活化基时有选择性地进行反应的能力，或者一个官能团在同一反应体系中可能生成不同官能团产物的选择性控制。

以苯胺类解热镇痛药扑热息痛（paracetamolum）的合成为例，其合成原料4－氨基苯酚中的氨基和酚羟基可同时与乙酸酐反应。在乙酸酐过量的条件下，得到酚羟基和氨基均被乙酰化的产物。

HO　NH_2　Ac_2O(过量)/甲苯　100℃，回流　O　O　N H

如果在碱的存在下，仅加入1当量的乙酸酐，因为氨基比羟基的亲核性强，只有氨基会被乙酰化，得到产物扑热息痛，这就是化学选择性。如果用氢氧化钠水解双乙酰化的产物，也可以得到扑热息痛，酯比酰胺更加活泼，更容易水解，这同样是一个化学选择性反应。

HO　NH_2　Ac_2O(1当量)　吡啶　HO　O　N H　NaOH　H_2O　O　O　O　N H

扑热息痛

13.1.2 区域选择性

区域选择性是指一个分子中多个可能的反应位置上的选择性，不同的反应条件可生成具有不同区域选择性的产物。

举一个简单的例子，如卤化氢（HX）对烯烃的加成，卤原子可能加成到烯烃的1位，也可能加成到烯烃的2位，这就是区域选择性。

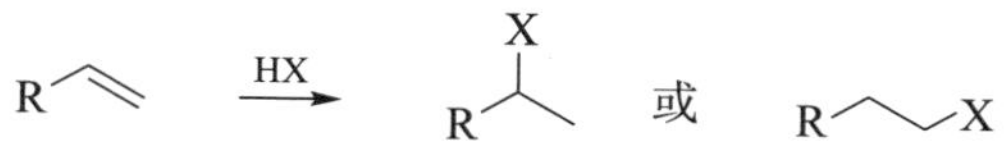

又如亲核试剂对环氧化合物的加成，如下所示，亲核试剂进攻环氧化合物的1位或进攻环氧化合物的2位，得到不同的产物；芳环的亲电取代反应，亲电试剂可能进攻芳环的不同位置，得到邻、间和对位取代的产物。这些都是区域选择性问题。

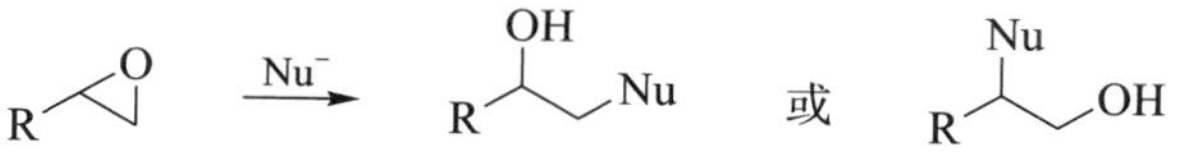

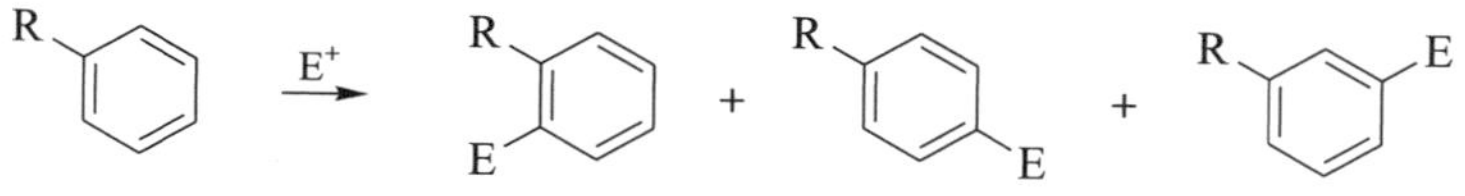

邻位　对位　间位

区域选择性也讨论两个官能团被结合为一个单一的共轭体系时，引发的两种（或多种）反应位点的问题。例如，溴对共轭二烯的加成，可能发生1,2-加成，也可能发生1,4-加成，这也是区域选择性的问题。

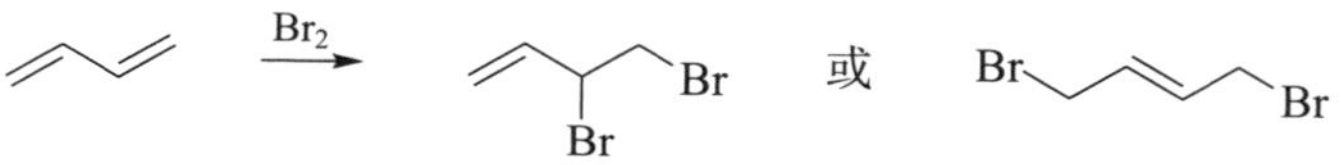

13.1.3 立体选择性

空间异构体是分子中的原子在空间上的排列方式不同而产生的异构体，包括几何异构体和立体异构体。通常，将立体异构体又分为对映异构体和非对映异构体。在一个反应中，某种立体异构体的产率超过（一般是大大地超过）另外其他可能的立体异构体，反应中涉及的立体化学控制的问题就称为立体选择性。简单来说，立体选择性是对立体化学的控制。例如，当反应过程中形成了新的碳碳双键，究竟优先形成 *Z* 式还是优先形成 *E* 式？当反应过程中产生了新的手性中心，究竟是优先形成 *S* 构型的异构体，还是优先形成 *R* 构型的异构体？这些问题都是立体选择性问题。

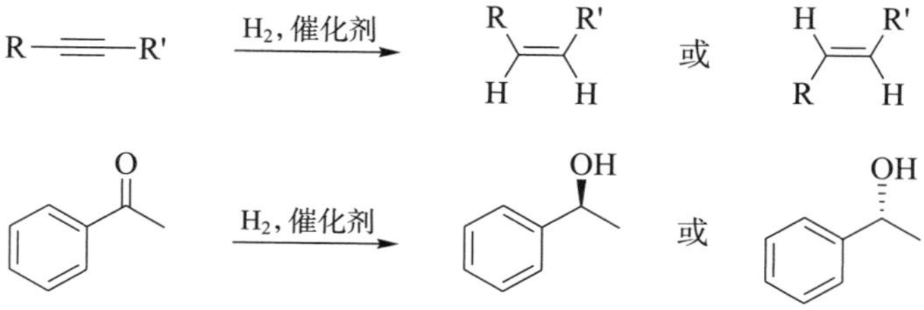

若立体异构体属于对映异构体，此时立体选择性又称为对映选择性，一般用对映体过剩值（*e.e.*）来表示选择性的高低。若立体异构体属于非对映异构体，此时立体选择性又称为非对映选择性，一般用非对映体过剩（*d.e.*）值来表示选择性的高低。

13.2 化学选择性

化学选择性的实现主要通过两种方式，一种是通过不同反应试剂条件来实现，另一种是通过底物中官能团的反应活性不同来实现。以下进行详细阐述。

13.2.1 试剂的选择性

1. 通过试剂活性实现化学选择性

(1) 还原试剂的化学选择性　关于有机化合物的还原及其化学选择性的研究也比较深入。第10章还原反应已作详细的介绍，本节主要对还原试剂的化学选择性进行介绍。

在催化氢化反应中，钯、铂、铑、钌、镍等贵金属催化剂常用于常压或加压的催化氢化反应。这些贵金属催化剂可以制成均相或非均相催化剂应用于选择性的催化氢化。对炔烃的控制性还原，可通过均相或非均相催化氢化制得反式或顺式烯烃；而化学还原法则大多以反式选择性还原为主。对于二烯烃化合物，采用催化氢化的方法也可选择性地还原较活泼的双键而得到相应的单烯烃化合物。例如，

O　+　H_2　$\xrightarrow[C_6H_6]{Ph_3PRhCl}$　O

在烯键存在下还原羰基官能团，可采用金属氢化物及其衍生物试剂，如米尔温－庞道夫反应（Meerwein－Poundorf reduction）进行选择性还原。

O　$\xrightarrow[i\text{-}PrOH]{Al(OPr\text{-}i)_3}$　OH

对于饱和酮，可以利用化学环境的差异选择性地实现其中某一羰基的还原。

O　O　H　$\xrightarrow[76\%]{NaBH_4/EtOH}$　O　HO　H

使用不同的复合金属氢化物，如 $LiAlH_4$、$LiBH_4$、$NaBH_4$、KBH_4 及其衍生物如 $LiAl(OBu-t)_3H$、$NaBH_2S_3$，或添加催化量的路易斯酸，可以达到选择性还原的目的。通过还原试剂和反应条件的选择，实现对羧基、酯基、酰胺基及双键的选择性还原。例如，葛兰素史克制药公司的化学家在其抗哮喘畅销药甲氧苯舒喘宁（Salmefamol）的合成中，依次采

用了三种还原试剂：$NaBH_4$、$Pd/C/H_2$、$LiAlH_4$。在第一步中使用 $NaBH_4$ 将原料中的酮羰基还原，而不会还原结构中的酯基；而在最后一步，用 $LiAlH_4$ 将酯基还原为醇。$NaBH_4$ 为典型的在酯存在的条件下选择性地还原醛和酮的还原试剂，而 $LiAlH_4$ 能还原所有的含有 C ═ O 的化学基团。在该反应中不直接采用 $LiAlH_4$ 是因为该试剂反应更剧烈，更容易产生副产物；另一方面，$LiAlH_4$ 的操作使用更复杂，该试剂在潮湿或遇水的条件下容易燃烧，危险性较高。因此即便在 $LiAlH_4$ 能用的条件下，也依然采用 $NaBH_4$ 来还原醛和酮。

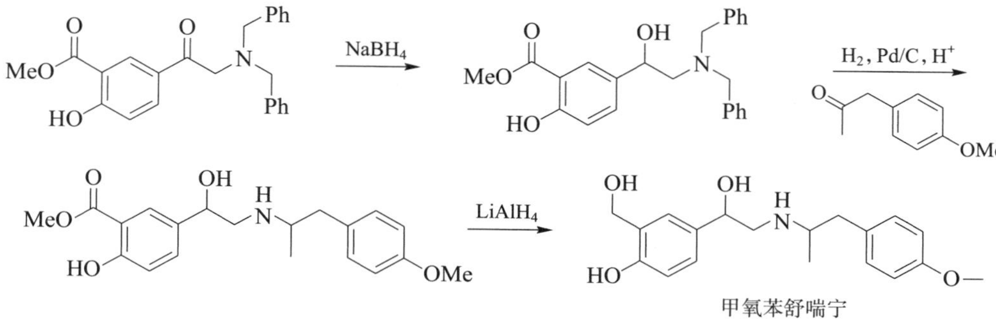

甲氧苯舒喘宁

在甲氧苯舒喘宁的合成中，利用 Pd/C 催化氢化步骤中，同时实现了两个 *N*－苄基的脱除，形成的氨基与 1－对甲氧基苯基丙酮形成亚胺，以及亚胺的还原。

$LiAlH_4$ 是将酯还原为醇的最好的还原剂，但常常由于操作不当引起燃烧，危险性较高，因此采用 $LiBH_4$ 的醇溶液来替代，该试剂可以在羧酸或酰胺存在的条件下，选择性地还原酯。

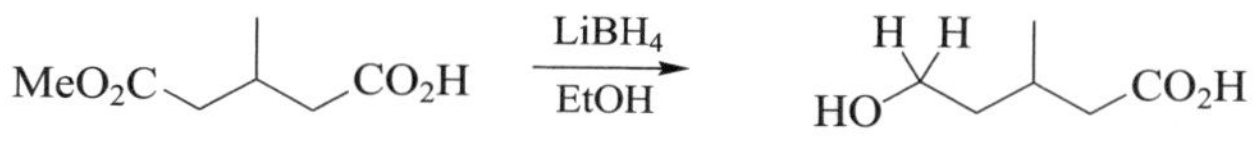

除了 $LiAlH_4$ 外，BH_3 常常被用来将羧酸还原为醇，该试剂具有高度的选择性，能在酯、酮这样的基团存在条件下，选择性地还原羧酸为醇；在酯存在的条件下，选择性地还原酰胺为胺。

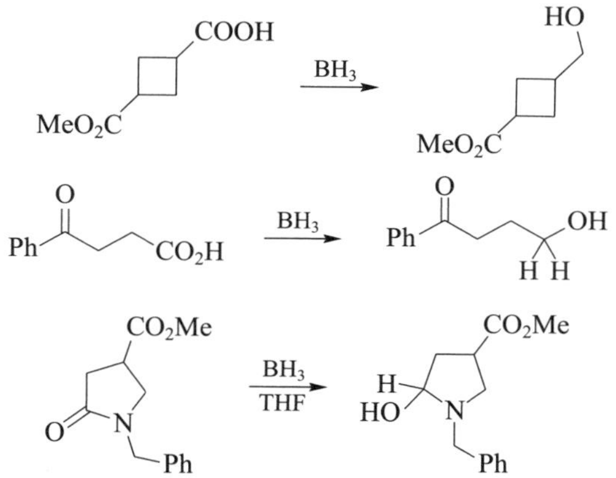

二异丁基氢化铝（DIBAL）能选择性地还原酯或酰胺为醛，而不会进一步地还原为醇。常见的还原剂的化学选择性如下所示。

● 对羰基的还原剂的总结

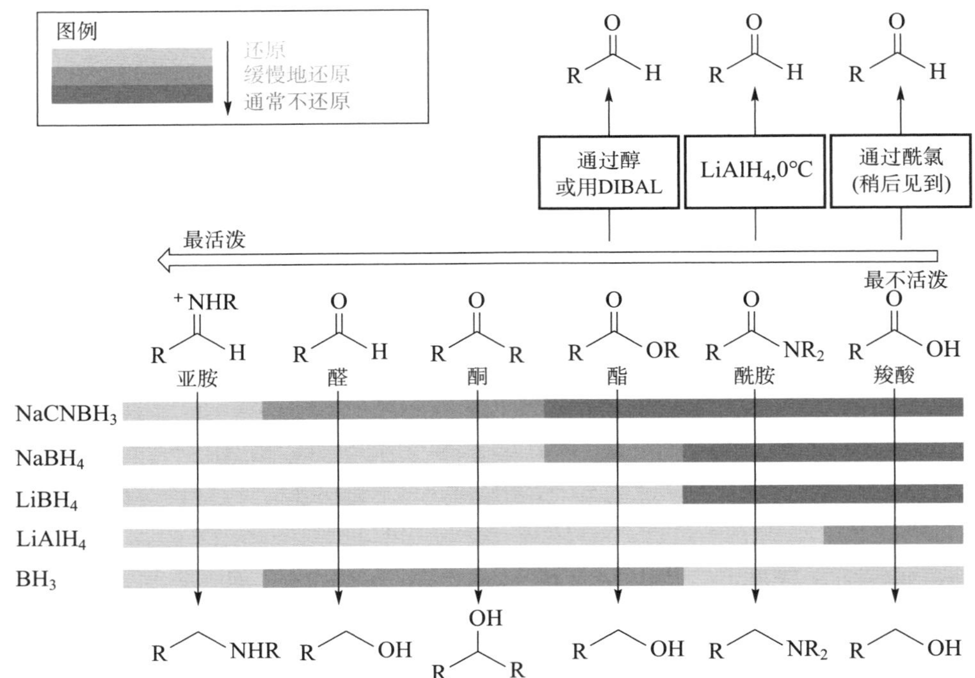

近年来,还发展了一些用 $NaBH_4$ 与过渡金属卤代物复合还原炔烃为顺式烯烃等的方法,如 $NaBH_4$ 在有 LiCl 存在时,可以还原酯。$NaBH_4-ZnCl_2$ 在叔胺存在下是一种很强的还原试剂,能够将酯还原为醇,但该反应在无胺存在时不发生。$NaBH_4-I_2$ 在回流条件下也能将酯还原为醇。用 $NaBH_4$ 与一些金属盐(如二价铜盐、钴、镍等金属卤化物、硫酸盐和羧酸盐)共同作用,或用 $NaBH_4-I_2$ 在 THF 中回流都能够将腈还原为亚甲氨基。在有金属离子的存在下,$NaBH_4$ 也可还原硝基,如用 $NaBH_4-BiCl_3$ 或 $NaBH_4-CuSO_4$ 能将硝基化合物顺利还原为相应的胺。

对于 $NaBH_4$,当用其还原反,反-不饱和环戊烯酮时,除了羰基被还原外,往往双键同时也被还原。但加入少量 $CeCl_3$ 后,则只还原羰基而不还原双键。

$NaBH_4/CeCl_3$, CH_3OH

应用实例

瑞来巴坦(relebactam),又称为 MK-7655,是一种有效的 β-内酰胺酶抑制剂,其与亚胺培南(primaxin)的复方制剂是 FDA 在 2019 年批准的商品名为 Recarbrio 的复方抗生素,用于治疗严重和抗生素耐药的细菌感染,如复杂尿路感染、复杂性腹腔内感染等。

在合成这种广谱的 β－内酰胺酶抑制剂瑞来巴坦的中间体中，报道了一种适合大规模制备的高效合成法，其关键步骤是手性肟醚在还原剂 $FeCl_3 \cdot 6H_2O/NaBH_4$ 作用下独特而且高度非对映选择性还原。

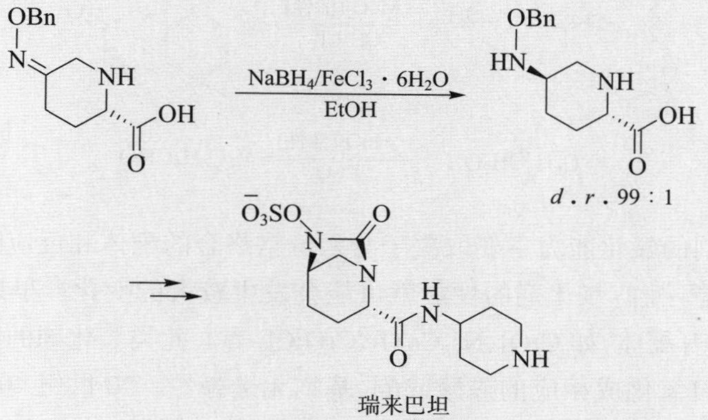

$NaBH_4/FeCl_3 \cdot 6H_2O$

EtOH

d.r. 99：1

瑞来巴坦

操作过程

将肟酸（10.0 g，40.2 mmol）和 $FeCl_3 \cdot 6H_2O$（17.5 g，64.7 mmol）的乙醇（100 mL）溶液冷却至 −35～−30℃，在 15～19 h 内加入 2.1 mol/L $NaBH_4$ 的三甘醇二甲醚（38.3 mL，80.4 mmol）溶液。加毕，将反应体系在 −35～−30℃下继续反应 2～4 h（测定收率 87%）。在另外一个容器中放置水（60 mL）、10 mol/L H_2SO_4（24.1 mL，241 mmol），冷却至 30℃以下后，加入硫酸氢盐（0.1 g）。在 20～30℃下，将 −32℃的前述的反应体系在 3～4 h 的时间内缓慢加入配制的硫酸水溶液中，反应体系用清水（20 mL）洗涤，合并水溶液。将合并得到的混悬液在 20～25℃搅拌，直到产品上清液的浓度恒定。将体系过滤，滤饼用 0.05 mol/L H_2SO_4（3 × 30 mL）洗涤，再在 40～50℃下真空干燥，得到 10.6 g 产品，收率 76%，*d.r.* 为 99.2：0.8。

（2）氧化试剂的化学选择性　氧化反应的选择性往往较差，有选择性的氧化剂相对较少。氧化反应的专一性对反应底物的结构依赖性较大，远大于对所用氧化剂的依赖性。在有机合成中，应避免使用过量的氧化剂，一般根据反应底物的特征及前人的经验来合理选择氧化剂。

常见的氧化剂有 $K_2Cr_2O_7$、$KMnO_4$、MnO_2 等。$KMnO_4$ 主要用于烯烃双键的选择性氧化反应。在中性或弱碱性条件下，可选择性地得到顺式邻二羟基化合物。然而，$KMnO_4$ 在氧化伯羟基制备醛时，因其氧化能力强、选择性较差而很难控制在只生成醛的阶段，所以应用受到限制。

但是，活性 MnO_2 却具有较好的选择性，特别是对烯丙基或苄位羟基的氧化表现出较高的选择性，即优先氧化烯丙型羟基及苄羟基，分子中的双键不被氧化且构型保持不变。MnO_2 的氧化反应常在石油醚、二氯甲烷、乙醚、丙酮等溶剂中进行。例如，

$$\text{视黄醇}-CH_2OH \xrightarrow[\text{石油醚}]{MnO_2} \text{视黄醛}-CHO$$

$$\xrightarrow[CH_2Cl_2]{MnO_2(\text{活性})}$$

$$C_6H_5CH_2OH \xrightarrow[Et_2O]{MnO_2(\text{活性})} C_6H_5CHO$$

铬(Ⅵ)氧化剂的氧化能力主要取决于与六价铬络合的配体和反应时的介质。改变这两种因素中的任意一种,氧化剂的性能就可能会发生较大的变化。早期的铬(Ⅵ)氧化剂是直接使用的,没有配体,如 CrO_3、$Na_2Cr_2O_7$、CrO_2Cl_2 等。此类氧化剂的特点是氧化能力极强,伯、仲醇一般被氧化成相应的羧酸或酮,基本无选择性。20 世纪 40 年代,琼斯(Jones)氧化剂(CrO_3 + 浓硫酸)的出现为仲醇氧化成酮提供了一种较好的方法,但是琼斯氧化剂氧化能力太强,难以实现伯醇至醛的选择性氧化。20 世纪 50 年代出现的萨雷特(Sarett)氧化剂(吡啶 - CrO_3)和 60 年代出现的三氧化铬膦酰胺溶液,在氧化醇类时,反应条件温和,效果优于琼斯氧化剂。1968 年柯林斯(Collins)把吡啶与 CrO_3 的络合物分离出来,并悬浮于 CH_2Cl_2 中用于氧化醇类,获得巨大的成功。大多数伯、仲醇被高收率地氧化成相应的羰基化合物,分子中的其他基团如 C ═ C、—SR、—NO_2 等不受影响,选择性大大提高,成为当时最有效的醇类选择性氧化剂。

$$\xrightarrow[CH_2Cl_2]{CrO_3 \cdot Py}$$

对于伯醇、仲醇的选择性氧化反应仍不断有新的试剂发现。这种选择性包括不同位置上同一种官能团(如伯羟基和仲羟基间)的选择性氧化,也包括对不同氧化程度(如仅将伯醇氧化到醛,而不过度氧化到羧酸)等。如 20 世纪 70 年代中期科里(Corey)在柯林斯氧化剂中引入 HCl,得到三氧化铬吡啶盐酸盐(PCC,又称为氯铬酸吡啶盐)为代表的铬(Ⅵ)类氧化剂。PCC 具有许多柯林斯氧化剂所没有的优点,如制备简单、稳定,对伯醇氧化的选择性好等,它的发现基本上解决了由醇类制取相应羰基化合物的难题。

$$-CH_2OH \xrightarrow[CH_2Cl_2,\ 100\%]{PCC} -CHO$$

$$-CH_2OH \xrightarrow[CH_2Cl_2,\ 85\%]{PCC} -CHO$$

PCC 可以选择性氧化烯丙基 α 位 C—H 键,已成为目前使用最广泛的氧化伯醇和仲醇成醛、酮的氧化剂。PCC 法氧化一般在弱酸性介质中进行,若分子内含有对酸敏感的基团,则可以加入乙酸钠。

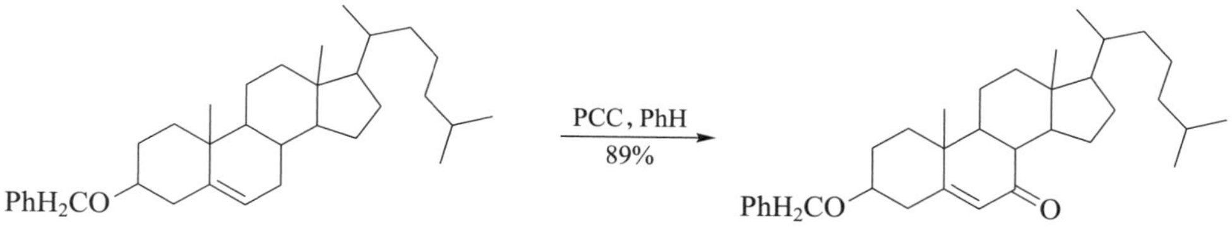

PCC, PhH
89%

与 PCC 性质类似的氧化剂还有许多,如 PFC、PDC、BPCC、QDC 等,其结构如下所示:

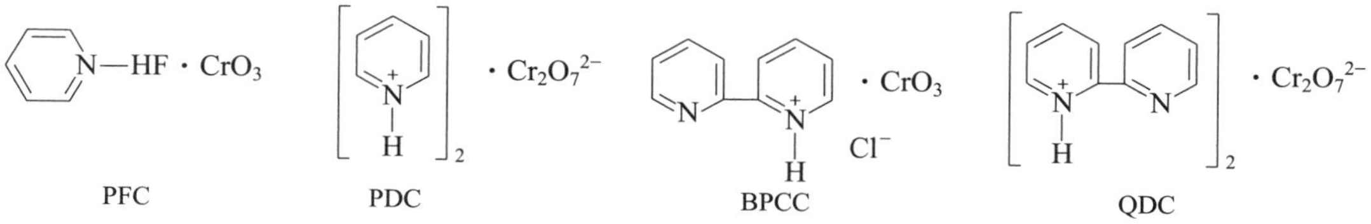

PFC　PDC　BPCC　QDC

以盐酸三甲胺、盐酸二甲胺和盐酸甲胺等铵盐为配体的三氧化铬氧化剂在 DMF 中有很好的选择性。例如,在苯甲醇和正戊醇混合物的竞争性氧化实验里,前者几乎可被定量氧化为苯甲醛,而后者却不被氧化。而且,该氧化体系还可以实现对同一分子中的不同羟基的选择性氧化。例如,

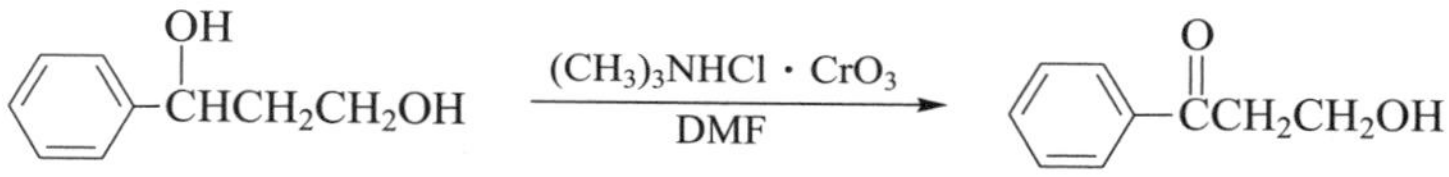

$(CH_3)_3NHCl \cdot CrO_3$
DMF

以 NH_4Cl 为配体而形成的 $NH_4Cl \cdot CrO_3$(简称 ACC),在 DMF 溶液中,能高收率地将烯丙醇或苄醇氧化成相应的醛、酮,而非 α, β - 不饱和醇则不被氧化。

此外,ACC 还能用于苄基、烯丙基醚、苄基醚的氧化,可将苄基和烯丙基的亚甲基氧化成羰基,因此得到广泛的应用。例如,

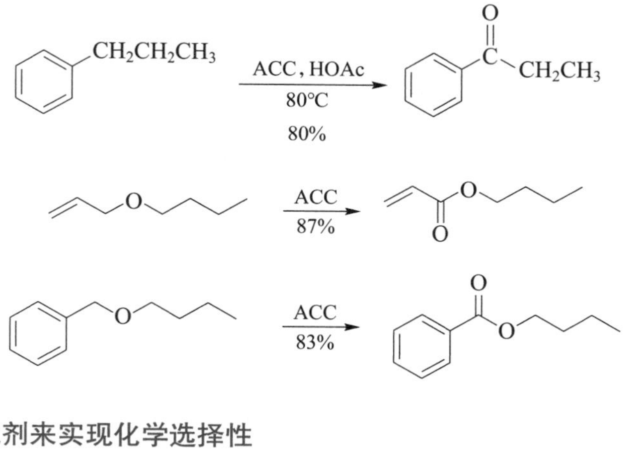

ACC, HOAc
80°C
80%

ACC
87%

ACC
83%

2. 通过消耗试剂来实现化学选择性

在药物及其中间体合成中,经常会遇到需要对分子内两个或两个以上的相同官能团其中一个进行选择性反应的问题。在多数情况下,第一个官能团参加反应后,残余的相同官能

团的反应性并不会发生太大的变化。因此,控制较低的反应物浓度和适量的反应试剂来实现选择性控制是十分必要的。例如,乙二胺或 1,3 - 丙二醇的单酰化反应,使用不足量的酰化试剂,才可能选择性地得到较高产率的单酰化产物。例如,

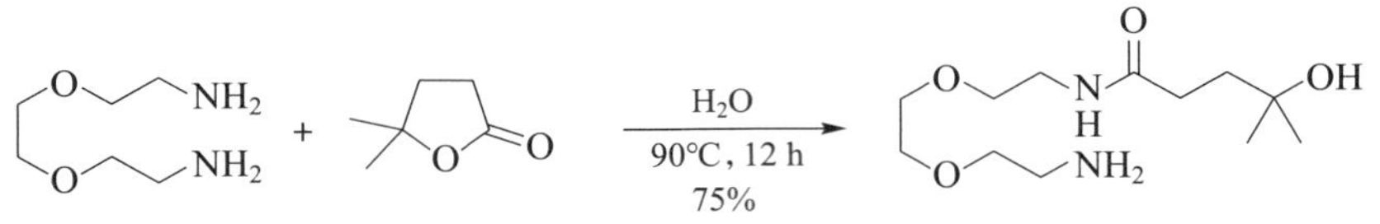

H_2O
90℃, 12 h
75%

3. 通过保护基团实现化学选择性

在药物及其中间体的合成中,常常在高活性基团存在下,在较不活泼的基团上进行反应,这时需要采用保护基的方法来实现化学选择性。例如,将苯基溴化镁与乙酰乙酸乙酯的酯基部分反应,但原料乙酰乙酸乙酯中的酮羰基反应活性更高,而酯基的反应活性较差,此时就需要采用保护基的策略,将酮羰基保护起来,使之不受进攻,待格氏试剂与活性较弱的酯基反应后,再脱保护,将酮恢复。

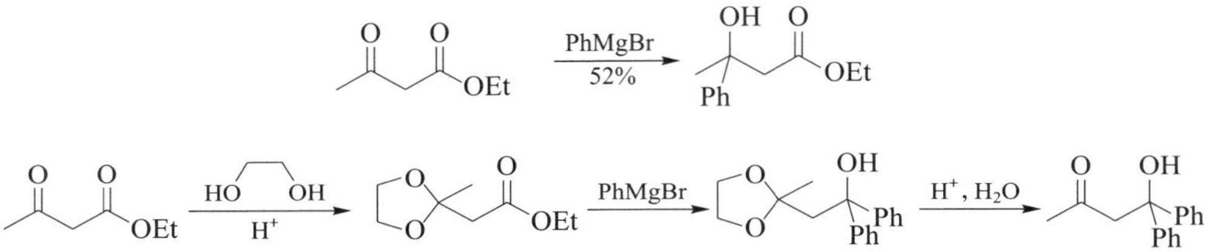

PhMgBr
52%

PhMgBr

H^+, H_2O

诺华公司在具有抗炎和关节保护的 MMP/TNF 双重抑制剂 SDZ242 - 484 的生产工艺中,利用苄基对其中一个羟基选择性地保护,高效地合成了目标化合物。

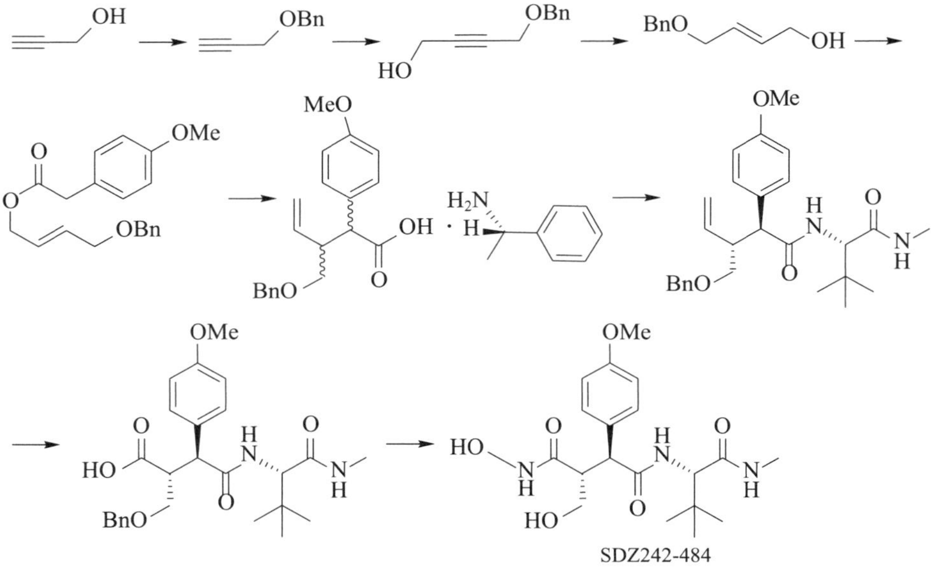

SDZ242-484

关于保护基的研究和策略很多,请参考本书第 9 章,在此不再赘述。

13.2.2 底物的选择性

1. 利用同类官能团反应性差异实现选择性

(1) 烯、炔反应的选择性控制　在有机合成中,底物的官能团处于不同化学环境时,其反应性会显示出一定的差别。大多数官能团与不同体积的基团连接时,其参加反应时所承受的立体位阻不同,导致反应性出现差异。简单的烯化合物在催化加氢反应中,位阻小的碳碳双键优先发生加成。例如,苧烯的催化氢化反应一般优先在二取代的末端烯键上进行。

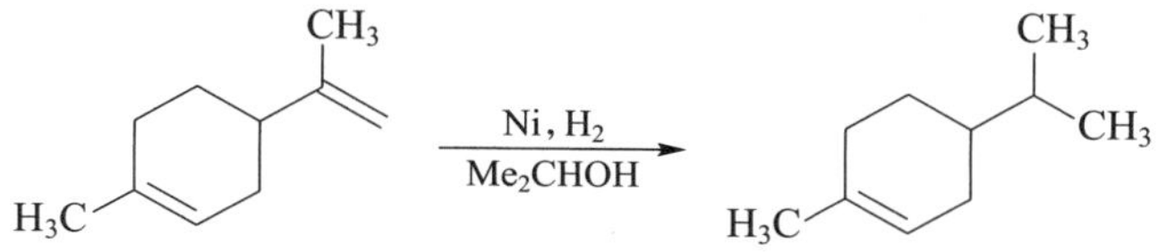

Ni, H_2 / Me_2CHOH

在简单炔化合物的催化加氢中也有类似的选择性,例如,

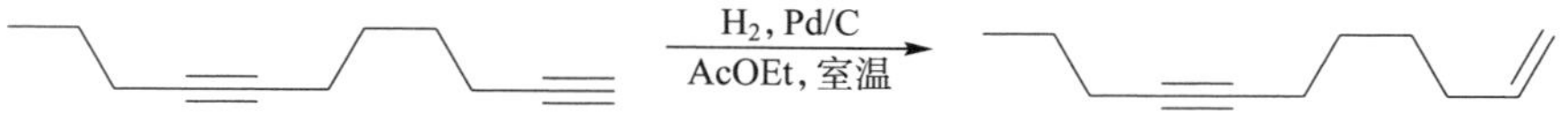

$H_2, Pd/C$ / AcOEt, 室温

另外,多烷基取代烯键上分布的电子云密度较高,在与亲电试剂或氧化剂反应时,优先发生反应。例如,在钼酸酐催化下,苧烯可以被叔丁基过氧化氢选择性地在三取代烯键上发生环氧化。

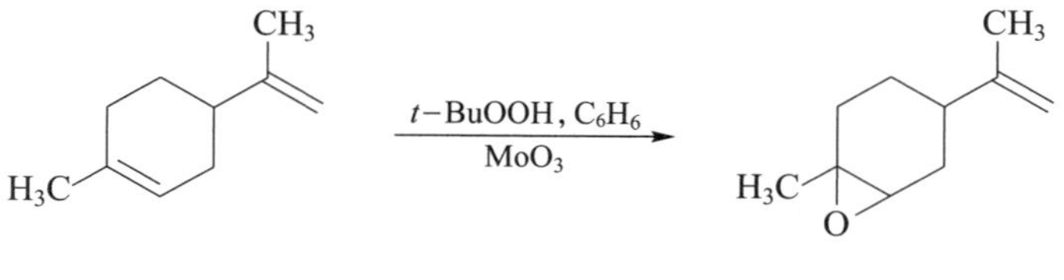

t-BuOOH, C_6H_6 / MoO_3

(2) 羟基反应的选择性控制　糖类化合物通常以环状结构存在,其中半缩醛羟基的性质与其他羟基有显著差异,可以被其他亲核试剂优先取代。例如,葡萄糖与羟胺衍生物在弱酸性有机溶剂 - 水混合体系中反应,形成高收率的 β - 氮苷化合物。

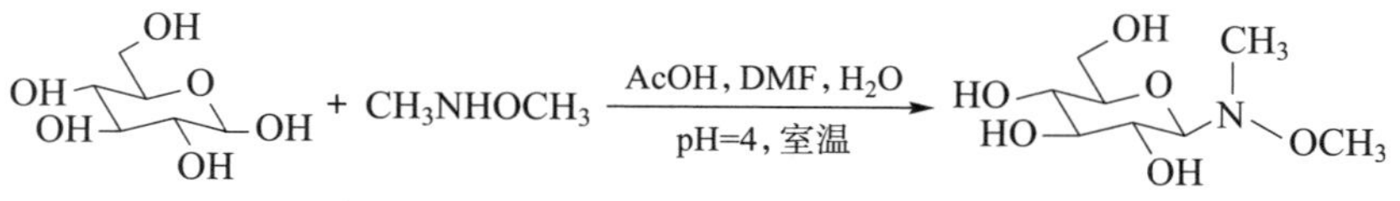

$+ CH_3NHOCH_3$ —AcOH, DMF, H_2O / pH=4, 室温→

当底物含有多个羟基时,利用羟基空间位置的不同,可以选择性地进行保护。多羟基化合物与丙酮在酸催化下形成缩酮时,一般处于顺位的羟基优先发生反应。例如,L - 甘露醇在丙酮中用硫酸催化,主要生成 1,2 : 5,6 - 二缩丙酮甘露醇,但升高温度和增加硫酸量,1,2 : 3,4 : 5,6 - 三缩丙酮甘露醇的量会显著增加。

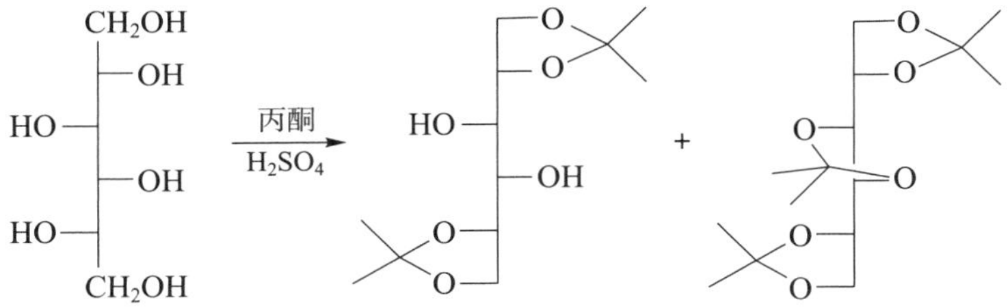

底物中的多个羟基也可以被选择性地氧化。例如，在2,2,6,6-四甲基氧化哌啶(TEMPO)催化下，三氯异氰尿酸可以快速地将脂肪伯醇、苄醇、烯丙醇和β-氨基醇氧化成相应的醛，而仲醇氧化的速率很慢，而且该反应基本上不会造成醛的进一步氧化。

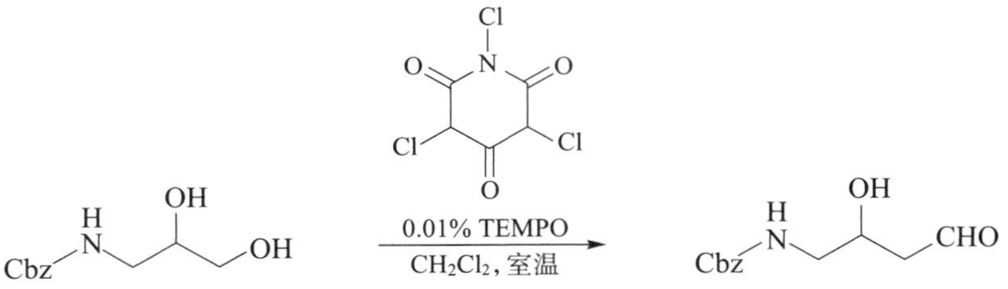

底物中的苄醇可以高选择性地被氧化成相应的醛或酮，而其他位置的醇不发生反应。例如，在醋酸钯-叔膦配体催化下，α-溴代苯甲基亚砜可以高选择性地将苄醇类化合物氧化成相应的醛或酮。

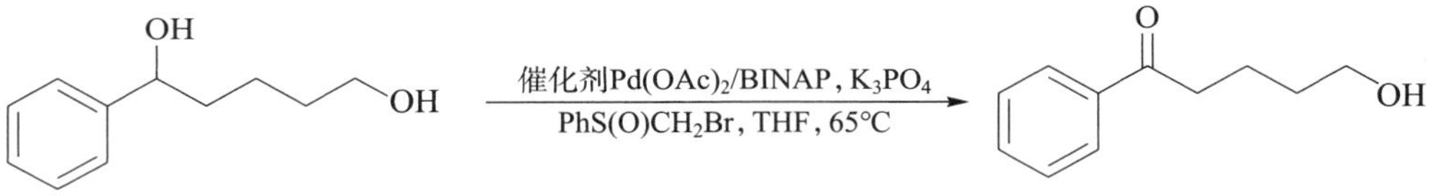

底物中多个酚羟基也可以选择性甲基化。例如，槲皮素分子内五个羟基中5-OH因与羰基形成分子内氢键，反应性明显低于其他羟基。

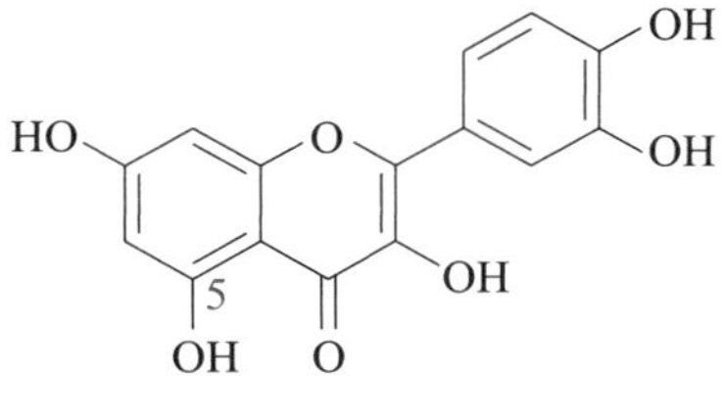

在大规模生产葡萄糖激酶激活剂MK-0941的过程中，通过以下工艺制备TIPSi-甲磺酸酯**19**，可以对两个羟基用不同保护基选择性地保护，调节其反应活性。

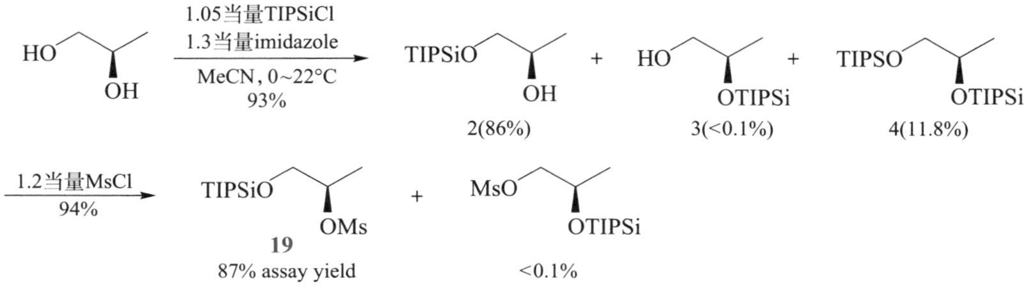

(3) 羰基反应的选择性控制　羰基是一类重要的官能团，是选择性控制反应的重要研究对象。醛酮化合物的羰基的反应性与相连接的基团的性质有密切的关系。一般而言，孤立羰基的反应活性高于共轭的羰基，连接吸电子基团的羰基的反应性高于连接给电子基团的羰基。另外，羰基的反应机制对其选择性也有显著的影响。例如，在形成缩醛的反应过程中，缺电子程度高的对硝基苯甲醛优先与乙酸酐反应。

Ac_2O, $CoBr_2$，室温，30 min：MeO–C₆H₄–CHO + NO_2–C₆H₄–CHO → MeO–C₆H₄–$CH(OAc)_2$ (10%) + O_2N–C₆H₄–$CH(OAc)_2$ (90%)

Ac_2O, $CoBr_2$，室温，30 min：PhCH_2CH_2CHO + O_2N–C₆H₄–CHO → Ph$CH_2CH_2CH(OAc)_2$ (10%) + O_2N–C₆H₄–$CH(OAc)_2$ (90%)

镧系金属卤化物的存在对醛酮还原反应选择性有很大的影响。例如，甾体酮化合物与硼氢化钠的还原反应通常在 3 位羰基上进行，但在 $ErCl_3$ 的存在下，还原几乎全部发生在 17 位羰基上。

$ErCl_3$, $NaBH_4$ / CH_3OH ← 3,17-二酮甾体 → $NaBH_4$ / CH_3OH

三氟甲基酮的反应性比相应的甲基酮高，在用二异丁基氢化铝、氢化铝锂和硼氢化钠还原时，反应的选择性相当低，但是在与二乙基锌反应时，则显示出高度选择性。

Ph(C=O)CF_3 + Ph(C=O)CH_3 → PhCH(OH)CF_3 (A) + PhCH(OH)CH_3 (B)

还原剂	收率/%	A/B
DIBAl–H	38	39:61
$LiAlH_4$	60	63:37
$NaBH_4$	73	55:45
Et_2Zn	85	100:0

等当量的三氟甲基酮、甲基酮在三氯化铈存在下与硼氢化钠在低温下反应时，几乎只有甲基酮被还原。

$NaBH_4$, $CeCl_3$ / EtOH/H_2O / −10°C, 10 min ← H_3C(C=O)–C₆H₄–(C=O)CF_3 → Et_2Zn，己烷 / 室温，5 h

在羟醛缩合反应中,选择合适的催化剂可以提高羰基的选择性控制效率。例如,烯醇硅醚与不同取代的苯甲醛在碘化镁-乙醚配合物催化下的反应,几乎只有电子云密度较高的醛参加反应。这是因为电子云密度较高的醛优先与路易斯酸碘化镁结合而被活化。

5%
MgI_2–Et_2O
CH_2Cl_2,室温
>99%

(4) 氨基反应的选择性控制 氨基是一类反应活性较高的官能团。反应底物中有多个氨基存在的条件下,可采用一些特定的试剂进行选择性单酰化反应(当然,这也是涉及试剂的选择性问题)。在多胺化合物中,利用琥珀酰碳酸酯可以进行选择性的单酰化反应,例如,1,4-丁二胺在低温下的酰化反应,单酰化产物的收率可以达到93%。

CH_2Cl_2
−78℃
93%

通过控制合适的反应物物质的量之比,该酰化试剂也可以对三氨基化合物的酰化进行选择性控制。例如,

CH_2Cl_2
−78℃
85%

亚酰胺类化合物是另一类可以用于选择性酰化反应控制的试剂。酰化反应一般优先在位阻较小的氨基上发生。例如,在二茂二氯化钛催化下1,3-丁二胺的单酰化反应收率可达98%。

二茂二氯化钛
THF
98%

近年来,酰基咪唑化合物也成功地用于氨基的选择性酰化反应,如下所示:

CH_2Cl_2
CH_2Cl_2

2. 利用不同类型的官能团反应性差异实现选择性

在合成过程中,利用不同官能团反应性的差异进行选择性控制是常用的策略。与特定类型的试剂反应时,不同官能团之间的性质差异变化较大,有的基团之间反应性差异十分明显,而有些基团之间则差异较小。例如,在催化氢化中,不同官能团的反应活性有很大的差异,其反应性难易程度一般规律如下所示。当然,用不同催化剂得到的确切排序可能不同。

X=O, NH

$ArNO_2$ → $ArNH_2$；RX–CH$_2$–Ph → $RXH+PhCH_3$；RCN → RCH_2NH_2

易 → 难

例如,制备亚砜化合物的一个重要途径是硫醚的氧化,目前常用的氧化剂是过氧化氢或烷基过氧化氢。在酸性较强的硫脲化合物催化下,硫醚可以高选择性地被叔丁基过氧化氢氧化成亚砜,而分子内的醇羟基不受影响。

1%催化剂, t-BuOOH; CH_2Cl_2, 室温

98%

催化剂

酮羰基和氰基都是缺电子官能团,中心碳原子易受到亲核试剂的进攻,不过两者的反应性存在较大的差异,羰基的反应活性要显著高于氰基。例如,在下面反应中,底物既有酮羰基,又有氰基。苯肼分子中亲核性较大的氨基优先进攻羰基,而亚氨基随后加到氰基上。

$PhNHNH_2$

在许多情况下,可以通过选择合适的试剂来实现预期的某个基团发生反应。例如,在局部麻醉药异布卡因(isobucaine)的合成中,用苯甲酰氯与氨基醇反应,在酸性条件下,酰化反应发生在羟基上,得到酯;而在碱性条件下,酰化反应主要发生在胺上,生成酰胺。

PhCOCl, Et_3N ← 氨基醇 → PhCOCl, H^+

异布卡因

13.3 区域选择性

区域选择性是讨论反应在哪个位置进行的问题。在许多反应中，都会涉及反应的区域选择性问题。为了实现区域选择性，通常需要在适当阶段先在分子中引入某些特征结构的官能团，以使反应专一地或有选择性地定向进行，常用的方法主要包括活化基导向法、钝化基导向法和封闭特定位置导向法。

13.3.1 活化基导向法

在有机合成中，常常利用活化基团的特征以提高基团的反应活性和选择性。若在底物中引入适当基团，使其反应活性增强，则有利于反应的进行，此作用称为致活效应。引入的基团被称为活化基或致活基。因此，在反应物中引入活化基作为区域选择性的控制手段，使反应在适当的反应位置上发生，就能选择性地合成目标产物。反应完成后，引入的致活基可按需要进行官能团转化或予以去除。

1. 取代芳烃合成中的区域选择性

在芳香族化合物的亲电取代反应中，增加芳香底物取代基的给电子能力，可增加其邻对位的反应活性，从而提高反应的选择性。例如，从甲苯直接硝化制备间硝基甲苯较难，如在甲苯对位先引入乙酰氨基作为活化基团，经硝化、水解及重氮化－还原反应后，就可达到目的。

H_3C / NHCCH$_3$ (=O) ; (1) $HNO_3-H_2SO_4$ (2) OH^-, H_2O ; NO_2, NH_2 ; (1) $NaNO_2-H_2SO_4$, 5°C (2) H_3PO_2 ; H_3C, NO_2

又例如，从苯制备间三溴苯，直接溴化不可能得到目标产物。因此可以考虑先在苯环上引入氨基，氨基的引入使苯环活化，溴代反应更易进行，在氨基的邻位和对位引入溴原子。反应完成后，再通过采用重氮化的方法将氨基除去，就可得到目标化合物。

Br, Br, Br ; (1) HNO_2 (2) H_3PO_2/H_2O ; NO_2 ; Fe+HCl ; NH_2 ; Br_2 ; NH_2, Br, Br, Br

在芳香化合物的亲核取代反应中，通过在卤素的对位或邻位引入吸电子基团，使反应容易发生。例如，将邻二氯苯中的一个氯原子转化为甲氧基，可以考虑在氯原子的对位先硝化引入硝基，硝基的引入使得硝基对位的氯原子容易发生亲核取代反应，转化为甲氧基，硝基再还原为氨基，可以通过重氮化反应去掉，也可以转化为其他很多基团，得到各种各样的药物中间体。

Cl, Cl —(HNO_3 / H_2SO_4)→ Cl, Cl, NO_2 —(NaOMe / MeOH)→ Cl, MeO, NO_2 —(Fe/HCl; $NaNO_2$/HCl; EtOH)→ Cl, MeO

2. 脂肪族目标分子合成中的区域选择性

脂肪族目标分子中也大量涉及区域选择性的问题。为了提高反应的区域选择性，在原料分子中引入一些反应的活化基团，也是有机合成中常用的策略。

例如，苄基丙酮的合成，通过逆合成分析，拟采用的原料是丙酮和溴苄。但如果采用丙酮和溴苄在碱性条件缩合，收率很低，原因是一方面丙酮自身会缩合，另一方面也会生成对称的二苄基丙酮副产物。因此，将一个乙酯基引入丙酮的一个甲基上，使丙酮的两个甲基有显著的活性差异。以乙酰乙酸乙酯为原料，在碱性条件下形成更稳定的仲碳负离子进攻溴苄，连上苄基，最后再水解脱羧就可以较高收率得到目标分子苄基丙酮。

O ⟹ O + Br

O O OC_2H_5 —(C_2H_5ONa)→ (O O OC_2H_5) Na —($PhCH_2Br$)→

O O OC_2H_5 Ph —(KOH, △)→ O O OK Ph —(H_3O^+, △)→ O Ph

同样，在下列化合物的合成中，引入活化导向基乙酯基，活化 α-H，使反应容易进行。反应结束后，将酯基水解、加热脱羧去掉导向基，得到需要的目标化合物。

COOH ⟹ Br + CH_3COOH

Br —($^-$<$CO_2C_2H_5$ / $CO_2C_2H_5$) Na^+→ $CO_2C_2H_5$ $CO_2C_2H_5$ ⟶ $CO_2C_2H_5$

上述化合物也可以利用丁二烯与乙烯的狄尔斯-阿尔德反应来先合成环己烯，但直接用这两个原料，环合反应温度非常高，如果双烯上引入吸电子取代基甲酸酯，增加乙烯的活性，那么环合反应温度会大幅降低，使该反应容易进行。

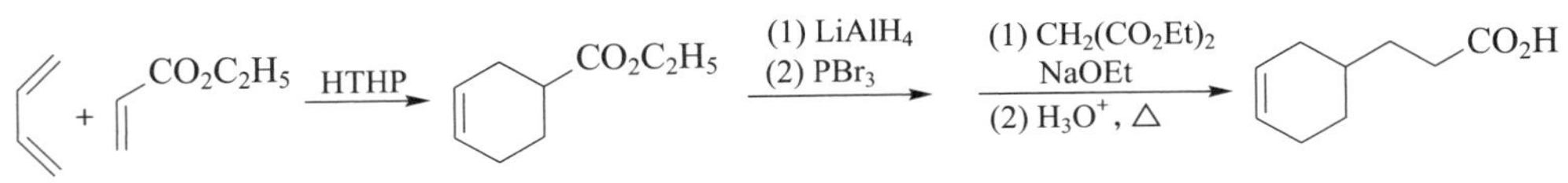

3. 金属有机催化活化反应的区域选择性

金属有机催化活化的专著较多,该部分不展开叙述,仅作概括性的介绍,并举例说明。

金属催化的有机合成反应具有反应条件温和、催化效率高、选择性好等优点。金属有机催化活化反应的区域选择性,通过配体和底物的调控实现过渡金属催化的区域选择性反应。

例如,在2013年中国科学院上海有机化学研究所黄正课题组报道了基于 iminopyridine-phosphinite 类型配体的铁配合物[(P^ONN)$FeCl_2$],在活化剂 $NaHBEt_3$ 作用下,能够高效实现 α-烯烃的区域选择性可控硅氢化反应。该体系具有良好的官能团兼容性,能够兼容酮、酯、酰胺、醚、卤素等活泼官能团。

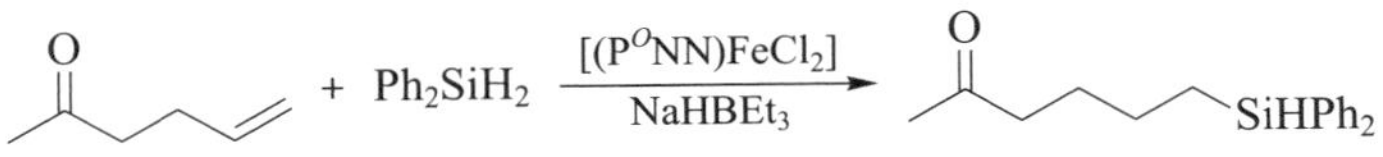

13.3.2 钝化基导向法

在有机合成中,有时需要引入一些基团,使目标分子的某些部位的反应活性降低,以实现反应的区域选择性,待反应完成后,再除掉这些基团,这样的方法称为钝化基导向法。

例如,在对溴苯胺和邻溴苯胺的合成中,苯胺的溴代可同时引入三个溴原子,且定位在氨基的邻对位。如果只在氨基的邻位或对位引入一个溴原子,就需要引入钝化基团,降低氨基的供电子效应。一般钝化氨基常用方法是在氨基上引入酰基以降低其供电子性。

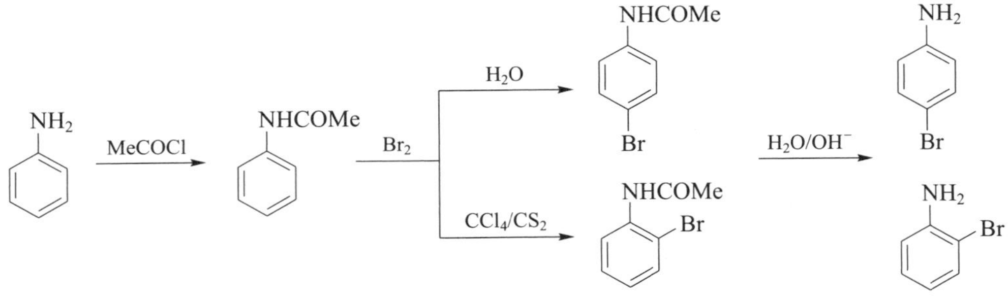

在杀虫脒(chlordimeform)的合成中,合成中间体2-甲基-4-氯苯胺时,由于氨基的供电活性强,如果使用2-甲基苯胺与氯气直接进行亲电取代反应,会在氨基邻位引入氯原子。因此必须先降低2-甲基苯胺中氨基的供电活性,进行钝化,否则氨基的邻位会同时取代为氯原子。采用乙酸酐与氨基反应,形成乙酰胺,降低了氨基的供电活性,另外由于空间位阻原因,难以生成三个取代基相邻的产物,因此在氯化反应时,主要生成对位氯取代的产物。

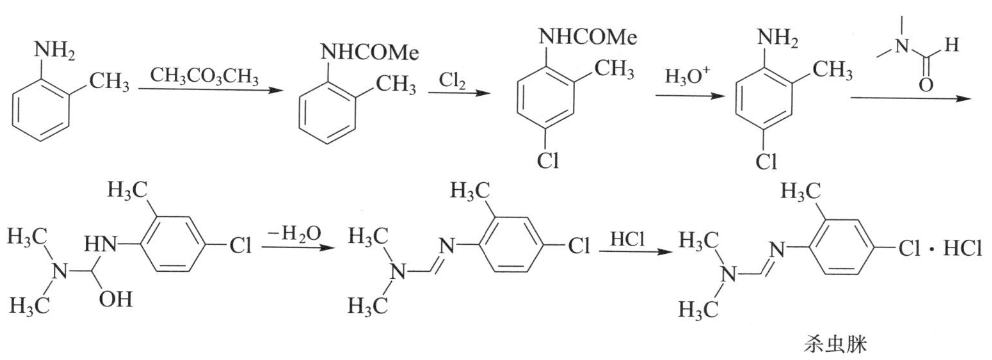

杀虫脒

13.3.3 封闭特定位置导向法

对分子中不需要反应且反应活性强、有可能优先反应的部位，引入一个封闭基将其占据，使基团进入不太活泼而需要反应的位置，这种导向称为封闭特定位置导向。

常用的封闭特定位置的导向基有三种：—SO_3H、—COOH（吸电子基）、—$C(CH_3)_3$（给电子基）。例如，在药物中间体邻硝基苯胺的合成中，乙酰苯胺直接硝化会主要生成对位硝化的产物。为了避免对位硝化产物的生成，选择性地得到邻位硝化的产物，可以利用磺化反应的可逆性，在乙酰胺基的对位先引入磺酸基团，在完成邻位的硝化后，再水解去掉磺酸基，得到邻硝基苯胺。叔丁基也是最常用的封闭基团，最后在苯中提供烷基交换而除去，这将在第 14 章中加以介绍。

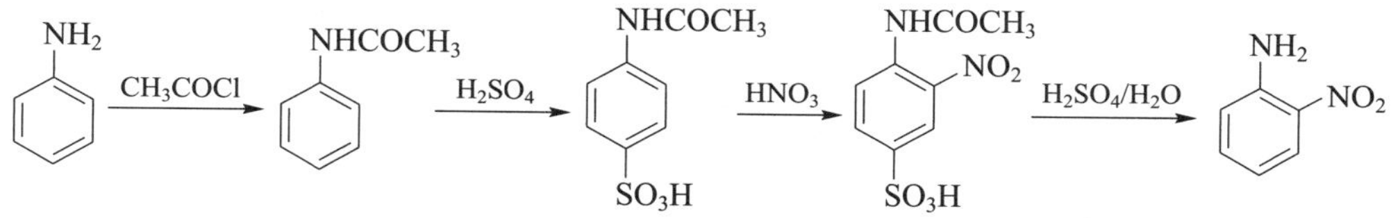

13.4 立体选择性

13.4.1 手性源法

手性源法是以天然或合成的手性化合物，如糖类、氨基酸、乳酸、β－内酰胺等为原料，通过化学合成的方法转化为新的手性产物分子，该方法被称为第一代手性合成方法，亦称为底物控制法。它是通过底物中原有手性的诱导，在产物中形成新的手性中心。可简略表述为：原料为手性化合物 A^*，经一系列反应，得到另一手性化合物 B^*，即手性原料转化为手性产物。

手性源是天然存在的光学纯化合物，例如来自植物体内或生物代谢的次生代谢产物——甾体化合物、生物碱、萜烯、β－内酰胺、氨基酸等。

1. 手性源合成

手性源合成法是通过手性底物中已经存在的手性单元进行分子内定向诱导。在底物中，手性反应物与非手性试剂反应，此时邻近的手性单元控制非对映面的反应使形成两种构型的概率不均等，其中一种构型占主要，从而达到不对称合成的目的。

$$A^* \xrightarrow{R} B^*$$

例如，用具有手性的 L－苏氨酸可以制备手性源，α，β－环氧丁酸用于合成具有多个手性中心的 β－内酰胺类抗菌药物。

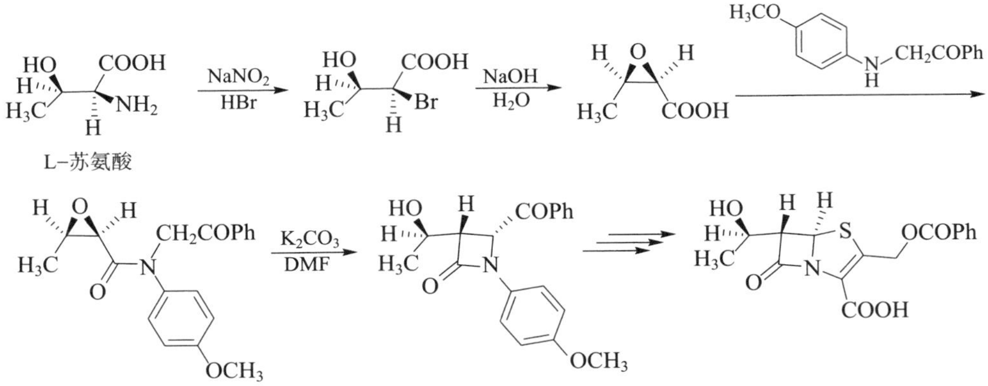

L－苏氨酸 $\xrightarrow[HBr]{NaNO_2}$ $\xrightarrow[H_2O]{NaOH}$ $\xrightarrow{H_3CO-C_6H_4-NH-CH_2COPh}$ $\xrightarrow[DMF]{K_2CO_3}$ $\longrightarrow$

同样地，可以利用 L－苏氨酸合成氨曲南（aztreonam）的 β－内酰胺原料。

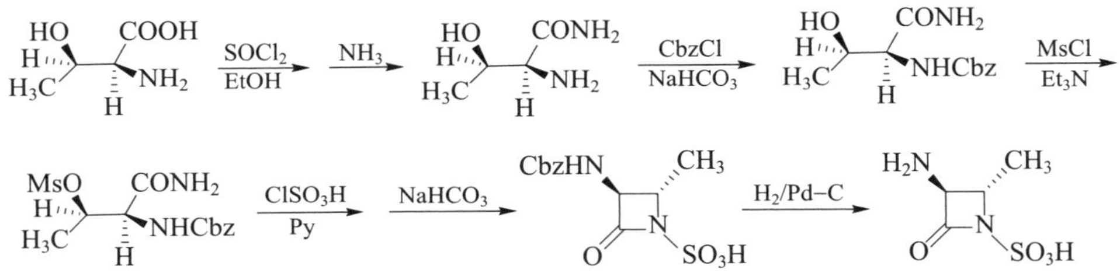

$\xrightarrow[EtOH]{SOCl_2}$ $\xrightarrow{NH_3}$ $\xrightarrow[NaHCO_3]{CbzCl}$ $\xrightarrow[Et_3N]{MsCl}$ $\xrightarrow[Py]{ClSO_3H}$ $\xrightarrow{NaHCO_3}$ $\xrightarrow{H_2/Pd-C}$

在合成记忆功能障碍候选药物 SL65.0102－10（一种选择性的 5－HT_4 部分激动剂）时，采用（R）－（－）－3－氯－1，2－丙二醇作为手性源，经历环氧化反应将邻苯二甲酰亚胺二醇转化为手性环氧化合物，再通过几步反应，将手性带到目标化合物中。

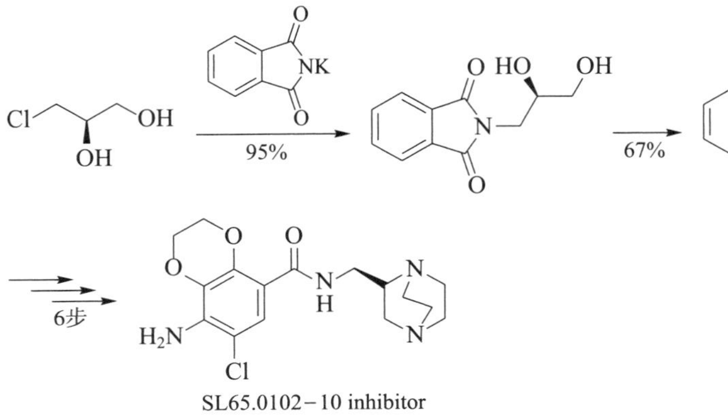

$\xrightarrow[95\%]{邻苯二甲酰亚胺钾}$ $\xrightarrow[67\%]{}$ $\xrightarrow[6步]{}$

SL65.0102－10 inhibitor

其他利用手性源法合成的药物例子中，尤以 β－内酰胺类药物如青霉素类和头孢类抗生素最多。

2. 自然界的手性原料

利用自然界的天然手性源来合成一些结构复杂的手性化合物，其合成策略往往非常巧妙。天然手性合成子来源广泛，光学纯度高，是理想的手性源。糖类、有机酸类（如(+)-酒石酸、(+)-乳酸、(-)-苹果酸和(+)-抗坏血酸等）、氨基酸、萜类、β-内酰胺和生物碱等天然化合物在自然界非常丰富，通过设计合成策略，人们利用这些天然手性合成子巧妙地合成了各种手性药物和丰富多彩的功能分子及其中间体。

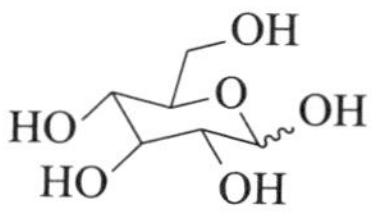

D-葡萄糖
(糖类)

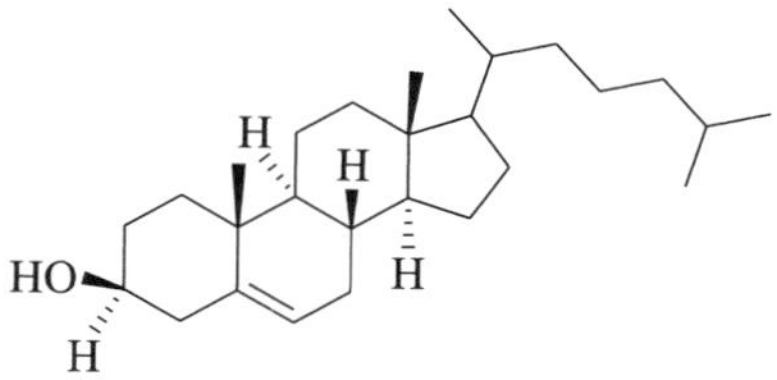

胆汁醇
(甾体化合物)

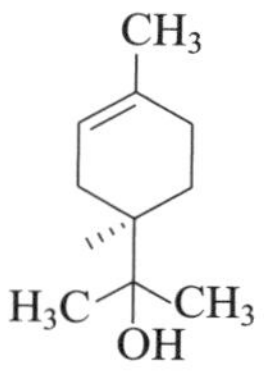

萜品醇
(萜类)

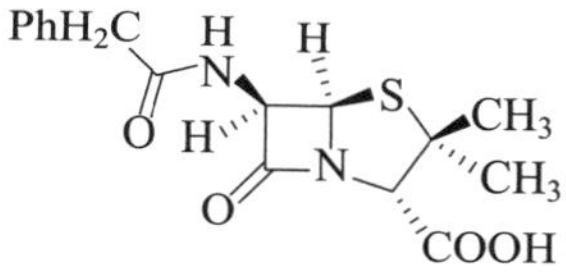

青霉素G
(β-内酰胺)

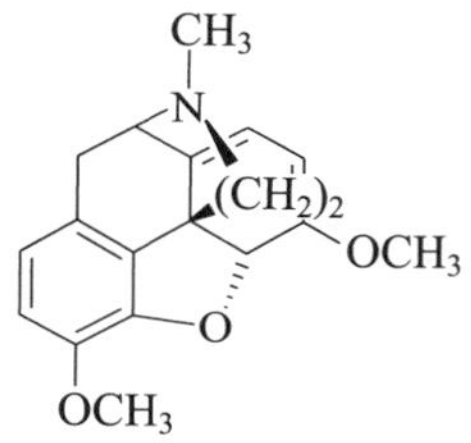

蒂巴因
(生物碱)

例如，在合成昆虫信息素 ipsenol 时，目标分子中手性的部分与亮氨酸侧链相同，因此研究人员采用(*S*)-亮氨酸作为起始原料，先转化为(*S*)-羟基酸，然后用二氢吡喃（THP）保护，再将酸转化成酯，还原为醇，然后引入对甲苯磺酰酯离去基团，再环氧化。最后用格氏试剂使过氧开环，引入双烯部分得到目标分子(*S*)-(-)-ipsenol。

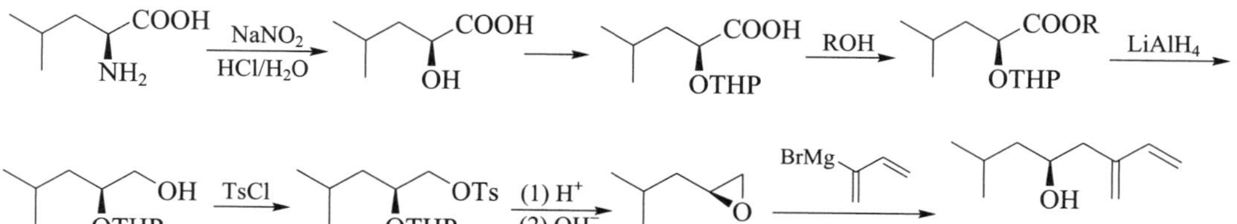

(*S*)-(-)-ipsenol

3. 拆分获得手性原料

在获得单一手性分子的化学合成中，外消旋体的拆分是一个重要的途径。手性原料通常可以利用外消旋体拆分法来获得。在拆分剂的作用下，将外消旋体拆分成对映体。外消旋体拆分又可分为化学拆分、酶法拆分、色谱拆分等。经典的化学拆分通常是利用光学活性的有机酸或碱与对映异构体作用形成非对映异构体衍生物（或盐），通过分步结晶而分离，然后再用无机酸或碱分解，从而获得有光学活性的产物。该方法最早是由路易·巴斯德引入的，1853 年他用这个方法,以(+)-辛可毒(cinchotoxine)为拆分剂,成功将外消旋酒石酸拆分为两个异构体。当然,用拆分的方法,最大收率只能达到50%,因为如果只想要其中一种对映体,那么另一种便浪费了。

在治疗晚期非小细胞肺癌药物索托拉西布(sotorasib)的关键中间体合成就采用了化学拆分的方法(注意:该中间体的手性是由于吡啶环上甲基和异丙基的存在使C—N键不能自由旋转而产生的轴手性)。该方法以酒石酸衍生物(+)-DBTA为手性拆分剂,与中间体成盐,形成一对非对映异构体,再通过重结晶的方法,将两个非对映异构体分开,再在碱性条件下使中间体变为游离态,得到单一构型的目标中间体。

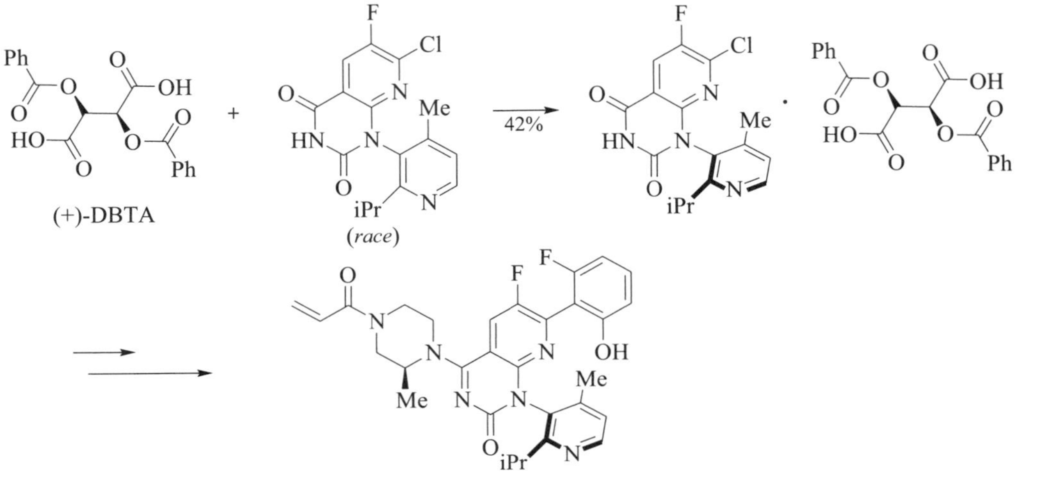

(+)-DBTA　(*race*)　42%

索托拉西布

治疗抑郁症的药物度洛西汀(duloxetine)的合成中同样采用了化学拆分法。首先是将外消旋的羟基胺溶于甲苯和甲醇混合溶液中,加入光学活性的(*S*)-扁桃酸作为拆分剂,这时(*S*)-构型羟基胺的胺氮原子会与扁桃酸形成不溶性的非对映异构盐,而(*R*)-构型的羟基胺则留在溶液中。滤去(*S*)-羟基胺形成的盐后,将滤渣用氢氧化钠处理,便得到(*S*)-羟基胺。留在溶液中的(*R*)-羟基胺可以在盐酸作用下发生差向异构化,转变为(*S*)-羟基胺从而被沉淀、滤去,中和为纯的(*S*)-羟基胺,得以回收。

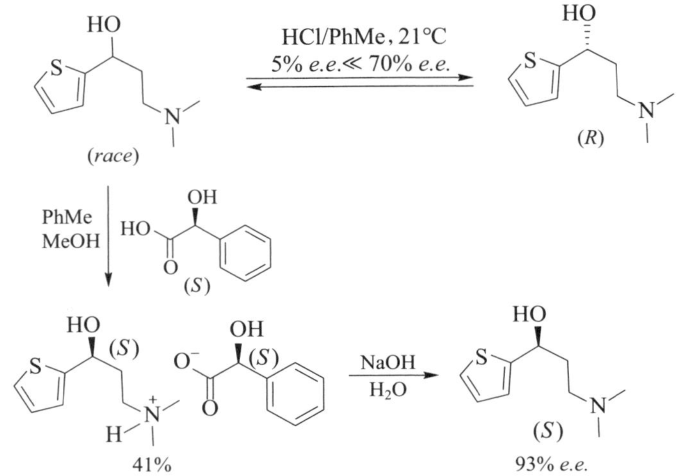

(*race*)　HCl/PhMe, 21℃　5% *e.e.*≪ 70% *e.e.*　(*R*)

PhMe MeOH　(*S*)

41%　NaOH H_2O　(*S*) 93% *e.e.*

除了使用手性拆分试剂进行拆分外，氯霉素的合成中采用“有择结晶法”进行两个苏式异构体的分离；在卡托普利（captopril）的合成中，采用非手性的二环己胺为拆分剂等。

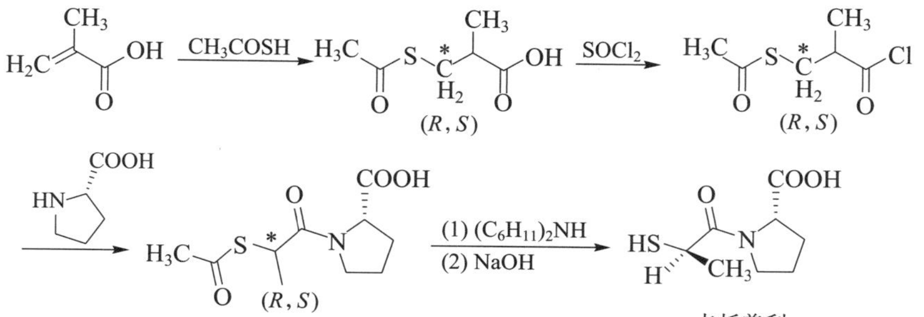

卡托普利

13.4.2 手性辅助基团法

为了实现反应的立体选择性，在非手性底物上连接手性辅助基团以诱导反应的立体选择性。该手性辅助基团在完成不对称合成后可以从底物上切下，然后回收利用。手性辅基控制反应，属于第二代不对称合成。

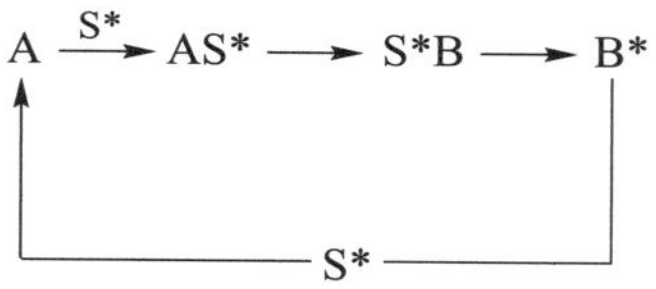

$$A \xrightarrow{S^*} AS^* \longrightarrow S^*B \longrightarrow B^*$$

手性辅助基团是不对称合成的新技术，手性辅助基团通过共价键暂时与非手性底物相连接。在后续的反应过程中，这些手性辅助基团诱导出所希望的手性或对映体过量。从反应过渡态结构考虑，选择适当的手性辅助基团，使在反应中心形成刚性的不对称环境，从而获得高的立体选择性。

1. 手性辅助基团在烯醇烷基化中的应用

手性辅助基团被大量用于药物的不对称合成中，其中最常见的一类是烯醇盐的反应。其中 Evans 的噁唑烷酮辅助剂（后面会介绍常用的手性辅助剂）尤其适用，因为它们可以很容易转化为可烯醇化的羧酸衍生物。用碱（通常是 LDA）在低温下产出烯醇盐，由于空间位阻，主要形成顺式烯醇盐，而反式烯醇盐由于空间位阻太大而不易形成。

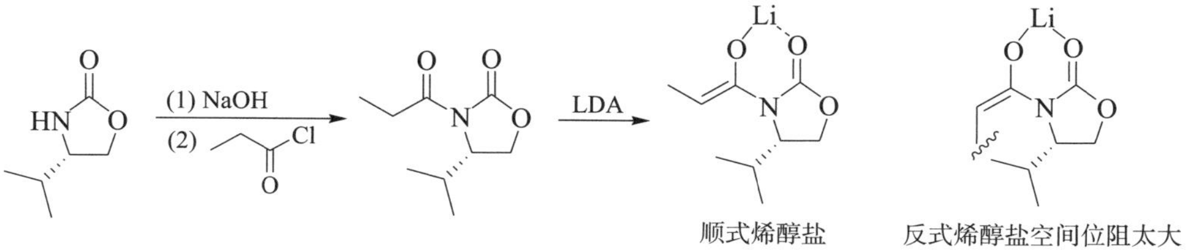

顺式烯醇盐　　反式烯醇盐空间位阻太大

锂离子与另一个羰基的络合会使整个结构变为刚性，并将异丙基固定在了分子的背面，于是异丙基可以提供最大化的空间位阻，阻止烯醇盐从背面被进攻。亲电试剂几乎只能从正面进攻烯醇盐，如下显示了由烷基化试剂的选择性而产生的非对映异构体的比例。

R—X	非对映异构体比例(*d.r.*)
BnBr	>99 : 1
AllylBr	98 : 2
EtI	94 : 6

主要非对映异构体　次要非对映异构体

如上所示，这些反应都不是真正100%非对映选择性。事实上，只有最好的手性辅助剂才会给出大于98%的单一非对映异构体。非对映选择性低，会导致在去除手性辅助基团后，最终产物包含一些其他对映体。如上述例子中94 : 6比例的非对映体在去除手性辅助基团后，会得到94 : 6比例的对映体混合物，计算 *e.e.* 值为88%。在 *e.e.* 值不够高的条件下，可以利用手性辅助试剂作为拆分剂的功能，即利用手性辅助试剂控制的反应，产生的是非对映异构体，只要产物可以重结晶，就可以得到单一的非对映异构体，这时再除去手性辅助基团，产物的 *e.e.* 值几乎接近100%。

(1) NaHMDS (2) 烯丙基碘；(1) $LiAlH_4$ (2) t-$BuMe_2SiCl$ → $OSiMe_2Bu$-t

98 : 2 *d.r.* → >99 : 1 *d.r.*（重结晶）　>99% *e.e.*

在上面反应式所示的抗生素X-206的关键中间体的合成中，采用了噁唑烷酮类手性辅助基团，烯醇盐与烯丙基碘反应得到非对映异构体98 : 2的混合物，通过重结晶，收率为83%，而非对映异构体比例变为>99 : 1，去除手性辅助基团后产物的光学纯度基本上为100%*e.e.*。

许多具有手性结构的天然产物，如天然氨基酸、糖类等，常常作为手性辅助基团在药物及中间体的合成中使用。例如，在抗炎候选药物BMS-561392的合成中，D-亮氨酸氨基酸残基被用作烯醇胺化的手性辅助基团，反应后得到的非对映异构体的比例为7 : 3。

n-BuLi

TACE inhibitor (BMS-561392)

应用实例

莫西沙星(moxifloxacin)是拜耳公司开发的第四代氟喹诺酮类药物,于 1999 年在美国首次上市。莫西沙星作为一种广谱抗菌剂,已被批准用于治疗慢性支气管炎、社区获得性肺炎、急性细菌性鼻窦炎和皮肤感染等疾病。截至 2020 年底,莫西沙星的全球年销售额达到 7.76 亿美元。在莫西沙星的关键中间体(*S*,*S*)-2,8-二氮二酰基[4.3.0]壬烷的合成工艺中,采用双手性辅助基团策略保证了氢化反应的高立体选择性,以构建具有所需立体化学的顺-[5,6]双环体系。该工艺已被证明在百克级范围内具有稳定性,七步反应总收率为 56.2%,*e.e.* 值大于 99%,具有进一步工业化放大的价值。

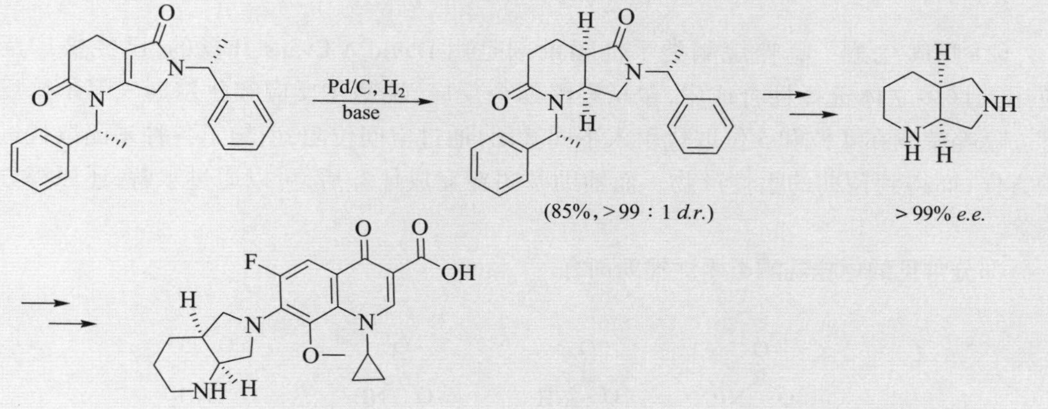

Pd/C, H_2, base

(85%, >99 : 1 *d.r.*)

>99% *e.e.*

莫西沙星

操作过程

在催化氢化反应釜中,加入 1.80 kg(4.99 mol)1,6-双((*R*)-1-苯基乙基)-3,4,6,7-四氢-1*H*-吡咯[3,4-*b*]吡啶-2,5-二酮和 9 L 乙醇,再加入 0.24 kg(3.00 mol)吡啶和 0.18 kg 5% 钯碳。搅拌下,氮气置换 4 次,氢气置换 4 次。在 2 MPa 氢气压力下搅拌 72 h。反应完成后,滤除催化剂,用 1.8 L 乙醇洗涤,合并滤液。在 50℃温度以下减压浓缩,得到米白色的固体粗品。将粗品在 80℃溶于 2.5 L 乙酸异丙酯中,搅拌 30 min,再加入 5.4 L 正庚烷,将该悬浮液冷却至 0℃,搅拌 4 h,离心,用 1 L 正庚烷洗涤,干燥至恒重,得到 1.54 kg(4a*R*,7a*S*)-1,6-双[(*R*)-1-苯基乙基]六氢-1*H* 吡咯[3,4-*b*]吡啶-2,5-二酮,HPLC 纯度为 99%,*e.e.* 值为 100%,收率为 85%。

2. 常见的手性辅助基团及其应用

(1)(-)-8-苯基薄荷醇　手性辅助剂(-)-8-苯基薄荷醇常常用于狄尔斯-阿尔德反应中的手性控制。例如,在前列腺素的合成中,(-)-8-苯基薄荷醇丙烯酸酯和 5-苄氧甲基环戊二烯之间发生不对称狄尔斯-阿尔德加成反应。因为丙烯酸酯的背面被辅助剂阻挡,所以环加成反应只能发生在烯烃的正面,而得到预期的手性中间体。

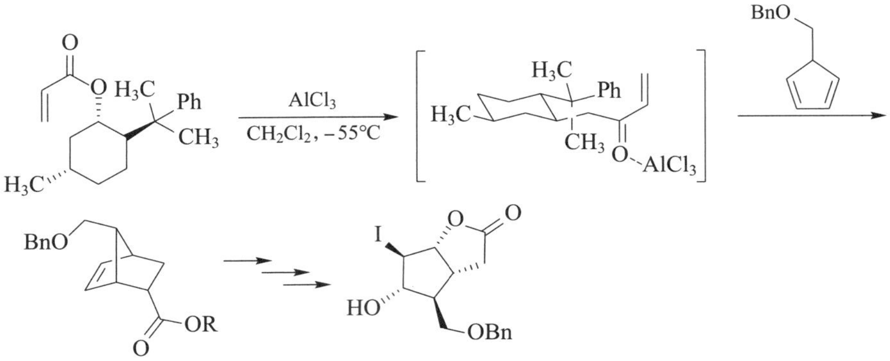

前列腺素中间体

(2) 噁唑烷酮 噁唑烷酮类手性辅助剂是由 David A.Evans 开发的，已经被广泛地应用到许多立体选择性合成中，包括羟醛缩合反应、烷基化反应和狄尔斯－阿尔德反应等。噁唑烷酮在 4 位和 5 位取代引入不同基团，通过空间位阻，引导了各种基团取代进入的方向，而得到预期的手性产物。而辅助基团在完成任务后，可以通过水解、还原等方式脱除。

部分常见的噁唑烷酮类手性辅助剂有

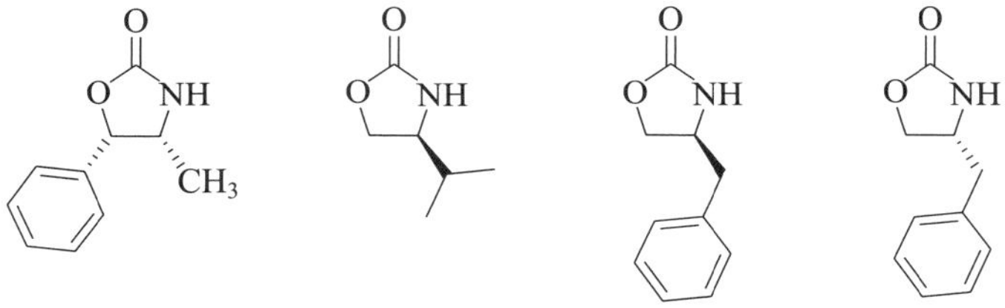

(3) 叔丁基亚磺酰胺（TBSA） 叔丁基亚磺酰胺是近年发展起来的一种新型手性辅助剂，由于叔丁基的位阻效应大大提高了反应的立体选择性，已经成为合成手性胺的强有力的手性辅助剂之一。其过程是：叔丁基亚磺酰胺与酮或醛反应形成亚胺，亲核试剂立体选择性地进攻亚胺得到中间态，在酸性条件下水解亚磺酰胺，得到手性胺类化合物。

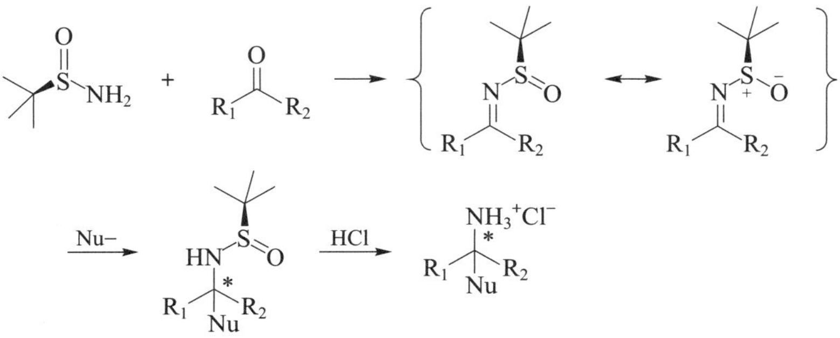

卡巴拉汀（rivastigmine）是诺华公司研发的一种乙酰胆碱酯酶抑制剂，临床用于治疗轻、中度阿尔兹海默症。在其合成工艺中就采用了叔丁基亚磺酰胺这一手性辅助试剂。

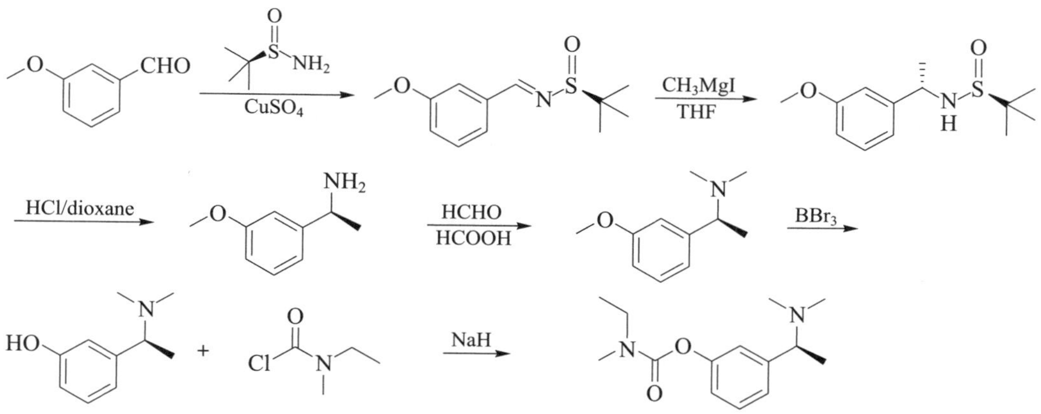

卡巴拉汀

盐酸西那卡塞(cinacalcet)为 2004 年美国 FDA 批准上市,临床用于治疗进行透析的慢性肾病患者的继发性甲状旁腺功能亢进症。在其合成工艺中,也采用了叔丁基亚磺酰胺这一手性辅助试剂。

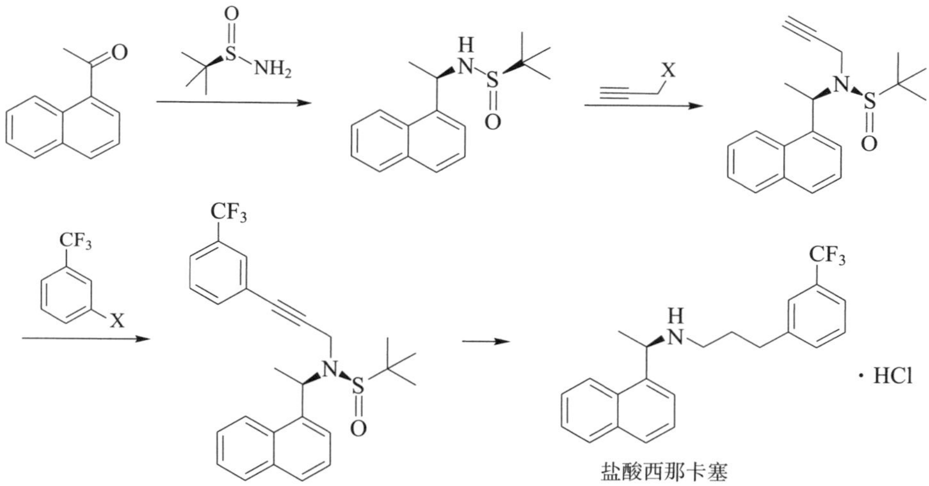

盐酸西那卡塞

(4) 其他常见的手性辅助基团　其他常见的手性辅助基团还包括 Oppolzer 发现的具有樟脑结构骨架的手性辅助剂和 Myers 发现的伪麻黄碱手性辅助剂等。Oppolzer 手性辅助基团的优点是所得到的产物容易进行重结晶,而 Myers 伪麻黄碱手性辅助基团的优点是便宜、容易获得、也非常容易在反应中引入。这些手性辅助基团在手性药物及其中间体的合成工艺中被广泛地使用。

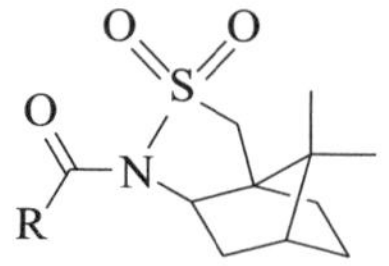

Oppolzer发现的
具有樟脑结构骨架的手性辅助剂

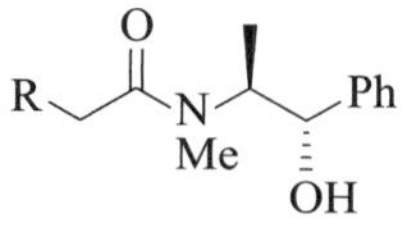

Myers发现的
伪麻黄碱手性辅助剂

13.4.3 手性试剂法

在不对称合成中,通过手性试剂直接将非手性化合物转化为手性产物也是一种策略,手性试剂和前手性底物作用生成光学活性产物。手性试剂可以在一般的对称试剂中引入不对称基团而制得。在手性试剂的不对称反应中最常见的是不对称还原反应。例如,手性试剂控制的不对称硼氢化反应,通过 q-蒎烯获得的手性硼烷基化试剂已用于前列腺素中间体的制备。

1. 手性硼烷

手性硼烷是手性试剂中最具代表性的试剂,这些手性试剂控制的对映选择性反应在实践中一般都使用化学计量或过量的反应试剂。手性硼试剂除了硼烷之外,还有烯丙基硼、手性硼酸酯等。

Midland 等发现 Ipc·BBN 能够将硼烷上的氢原子转移到醛和酮上,并能取得 77%~100% 的 *e.e.* 值。

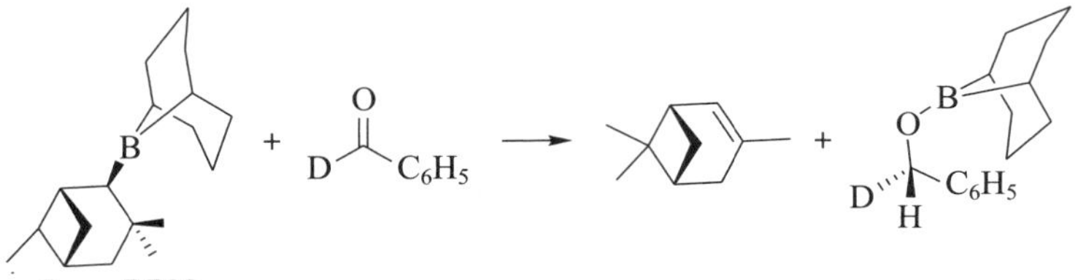

Ipc · BBN

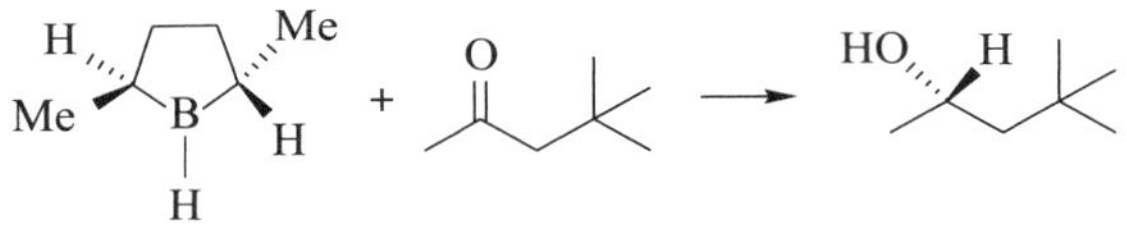

不对称的硼氢化反应:

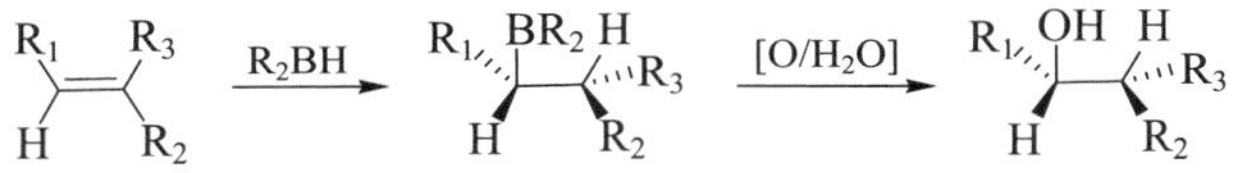

2. 手性负氢化合物

手性负氢试剂在酮类化合物的还原反应中是一种重要的试剂。较多的例子集中在 $LiAlH_4$ 的性能改良上,如配以手性二醇等。Noyori 等人发明的 BINAL-H 就是一个成功的例子。

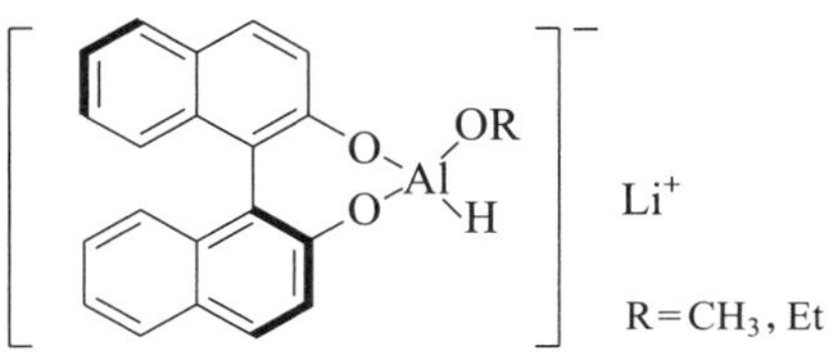

Li^+ $R=CH_3$, Et

(*S*)-BINAL-H

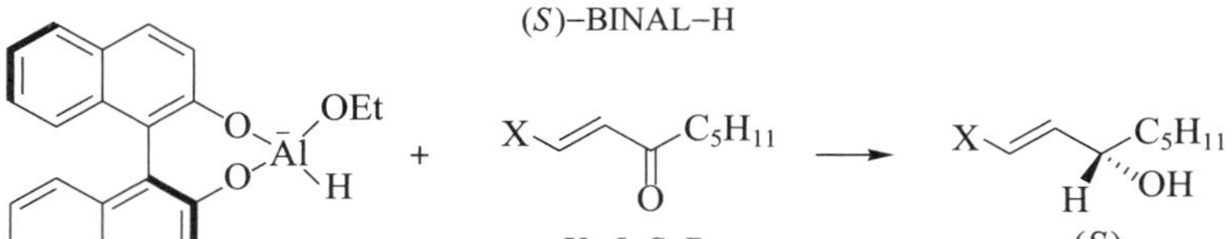

X=I, $SnBu_3$

(*S*)

97% *e.e.*

除 $LiAlH_4$ 之外，$NaBH_4$ 在过渡金属和手性配体存在下也能将 α,β－不饱和酯的双键进行立体选择性还原。

CN
N HN
TBSO OTBS
R CO2Et (1.2%) NaBH4, CoCl2 (1%) EtOH, DMF, 25℃ R CO2Et (81%~96% e.e.)

R CO2Et 同上 R CO2Et (81%~96% e.e.)

13.4.4 手性催化剂法

手性催化剂存在下的不对称合成是最理想的合成方法。它仅使用少量的手性催化剂便可获得大量的手性产物。不对称催化反应的关键是设计和合成具有高催化活性和高选择性的催化剂，而其中与金属配位的手性配体是手性催化剂产生不对称诱导和控制立体化学的根源。通过改变配体或配位金属可以改良催化剂，提高其催化活性和立体选择性。手性配体可以是手性膦、手性胺、手性硫化物等，但其中研究最多、应用最广泛的是手性膦配体。

1. 酮的手性催化还原

前手性单元转化为手性单元的最简单的转化之一是酮的还原。虽然手性辅助策略已被用于这类不对称反应，但在概念上，使产物成为单一对映体的最简单方法是使用手性还原剂。换句话说，将手性影响附加到试剂上而不是底物上（类似于手性助剂）。因此，需要一个不对称的 $NaBH_4$。

OH R chiral but racemic ← NaBH4 — O R prochiral ketone — [H] asymmetric reducing agent → OH R chiral and enantiomerically pure

21 世纪早期，开发了一种新的不对称反应，通过 Ru 将酮和还原剂结合在一起。以 Ru（Ⅱ）的形式与芳香族化合物如 1,3,5－三甲苯（称为均三甲苯）形成 16 电子络合物。手性配体是必需的，其中二胺衍生物是最好的，催化剂和配体都只需很少量（通常 $\ll 1\%$）。还原剂本身可以是氢气，更方便而易处理的氢原子源还可以是异丙醇（被氧化为酮）或甲酸（被氧化为一氧化碳）。例如，下面例子就是典型的酮的手性催化还原。

O Cl — RuCl2 H2N NHTs Ph Ph [H] → OH Cl

2. 烯烃的手性催化氢化

不对称催化加氢技术是不对称催化合成技术中发展最早、应用最成熟的手性化合物合成技术。烯烃的催化不对称氢化反应使用一类不同的催化剂——一种可溶性的配合物，通常是有含膦配体的 Ru、Rh 或 Pd。酮的还原反应可以得到手性的仲醇，但是烯烃的还原，在它的两个对映异构面的其中一个面上加氢，可以得到各种各样的产物，产生一个或两个手性中心，这取决于烯烃的取代基。例如，下面的烯烃氢化反应通过一步生成了减肥药 taranabant 前体的两个手性中心。单一的非对映异构体是由氢的同步加成形成的，而手性配体则确保了单一的对映异构体优先形成。

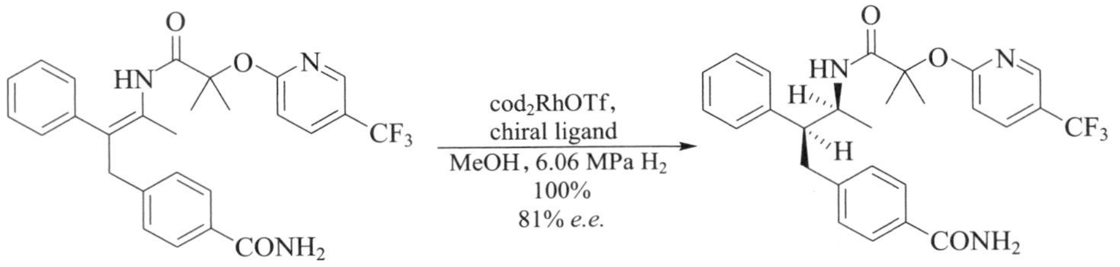

cod_2RhOTf, chiral ligand; MeOH, 6.06 MPa H_2; 100%; 81% *e.e.*

3. 手性催化环氧化反应

光学纯的环氧化物是一类重要的有机合成中间体，催化不对称环氧化反应则是获得此类手性化合物最简便、最有效的方法。烯烃的不对称环氧化反应是合成手性环氧化物的重要途径。1980 年 Sharpless 等发现酒石酸酯－四异丙氧基钛（也称钛酸异丙酯）体系能对各类烯丙醇底物进行高对映选择性环氧化，但该体系不适用于非官能化烯烃。1990 年 Jacobsen 和 Katsuki 首次分别报道了手性 salen 2 锰络合物对简单烯烃的高对映选择性环氧化反应（如下所示），从而实现了非官能化烯烃不对称环氧化的突破，该体系对顺式烯烃和三取代烯烃特别有效，而对反式烯烃只有中等程度的对映选择性。

Jacobsen 环氧化反应

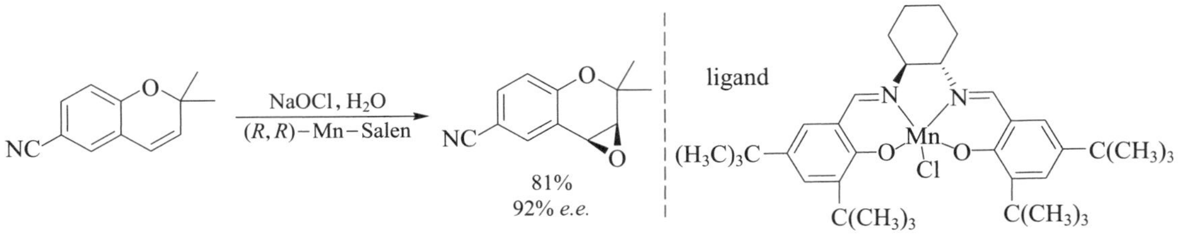

NaOCl, H_2O; (*R*,*R*)－Mn－Salen; 81%; 92% *e.e.*

ligand

环氧酮是治疗复发难治性多发性骨髓瘤药物卡非佐米（carfilzomib）的重要中间体。生产工艺中，采用手性催化环氧化的方法，以过氧化氢作为氧化剂，通过手性催化剂锰催化环氧化，直接从烯酮构建具有手性的（*R*,*R*）－环氧酮。

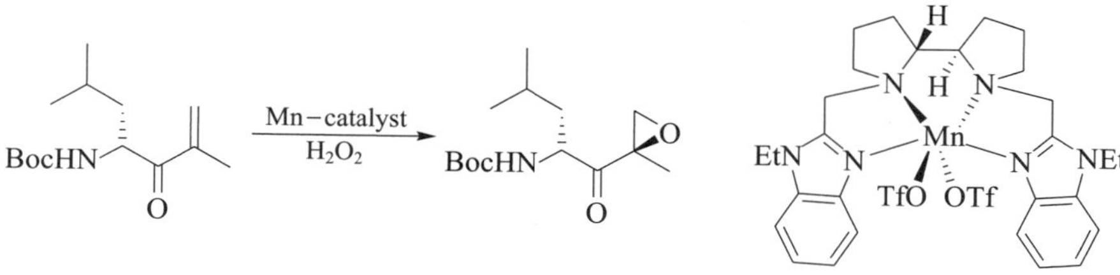

Mn−catalyst
H_2O_2

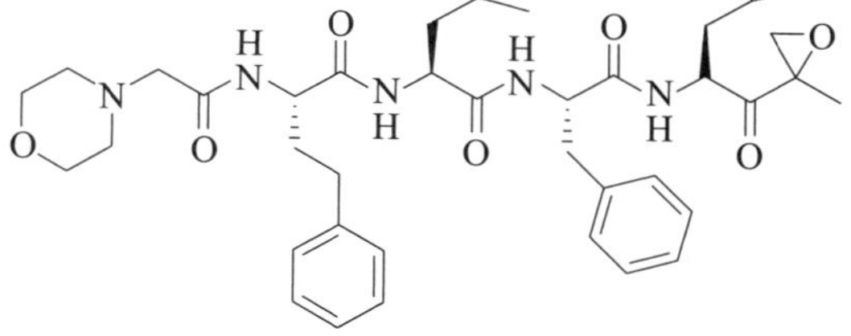

卡非佐米

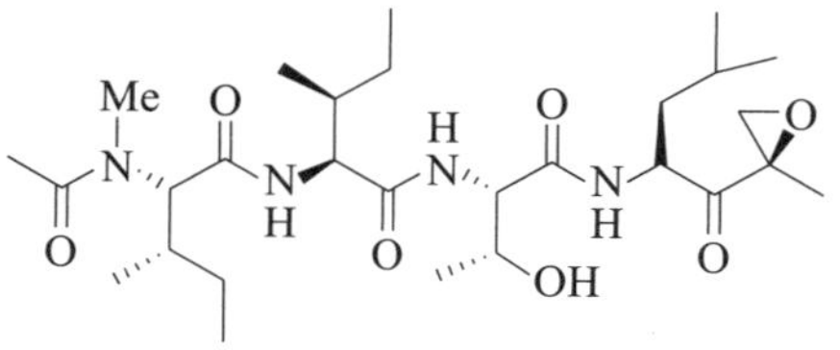

epoxomicin

4. 不对称双羟基化反应

不对称双羟基化反应通常又名为 Sharpless 不对称双羟基化反应，是两次诺贝尔化学奖获得者 Sharpless 在 Upjohn 双羟基化反应的基础上，于 1987 年发现的以金鸡纳碱衍生物催化的烯烃不对称双羟基化反应。经典的反应条件是以四氧化锇（OsO_4）和二氢奎宁（DHQ）或二氢奎尼丁（DHQD）的手性配体衍生物作为催化剂，以计量的铁氰化钾、*N*－甲基吗啉 *N*－氧化物（NMO）或叔丁基过氧化氢作为再氧化剂，并加入其他添加剂如碳酸钾和甲磺酰胺等。

大豆抗毒素（glyceollin）是豆科植物中一种具有抗癌作用的黄酮类天然产物。在其关键中间体 **2** 的合成中，原料 **1** 中的烯烃经过 Sharpless 不对称双羟基化反应后，在高对映体过量下构建顺式稠环系统，收率 95%，*e.e.* 值大于 98%。

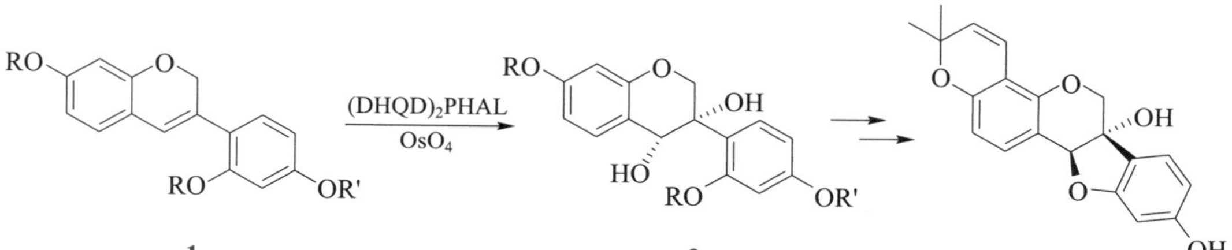

$(DHQD)_2PHAL$
OsO_4

1

2

大豆抗毒素 I
phytoalexins

13.4.5 酶催化法

动植物生命过程中存在大量酶催化不对称反应，同样化学家也将各种酶应用于光学纯分子的不对称合成中，这一领域被称为生物催化。关于生物催化的内容非常丰富，在这里仅列举两个实例来进行阐述。

例如，由酮到醇的还原反应可以采用酮还原酶（ketoreductase）来完成。酮还原酶能从还原剂 NADPH 上获取负氢，然后将其对映选择性地转移到处于酶活性部位的羰基上，这种酮还原酶是从酵母中提取获得的。虽然在酵母中并未研究过其催化苯甲酰氧基丙酮的还原，但是，利用提取的该酶对苯甲酰氧基丙酮的还原收率达到 91%，*e.e.* 值达到 98%，并可做到 25 g 反应规模。有的反应已经可以做到 250 kg 的生产规模，用于大规模生产药物中间体。

ketoreductase NADPH

91% 收率
>98% *e.e.*
25 g 规模

ketoreductase NADPH

250 kg 规模

在抗病毒药物达芦那韦（darunavir）的双环片段的合成中，研究人员利用一种酮还原酶用以催化 β－酮内酯的高度不对称还原，以 99% 的收率，19∶1 的 *d.r.* 值获得手性还原产物。再通过 DIBAL 还原内酯、环化等步骤以 39% 总收率获得双环缩醛片段。

ketoreductase enzyme

bicyclic fragment of darunavir

小结

随着对生态环境保护的要求越来越严，在化学制药工业，"三废"处置成本也逐年上升，因此，开发和选择低排放、低成本生产工艺更加受到重视。同时，随着手性药物数量的增加，对单一异构体的质量要求也越来越高，而选择性合成方法在这方面具有很大的优势。

在选择性合成反应中，对原料、催化剂、试剂、反应条件等的选择对反应选择性都具有很大的影响。希望通过本章及本书其他章节的学习，在目标化合物的设计和合成中，能选择高收率、高选择性、低排放、低成本的合成工艺路线。

（程纯儒）

参考文献

习题

一、简答题

1. 化学、区域和立体选择性的区别是什么？
2. 用于还原烯烃和羰基化合物的试剂有哪些？

3. 立体异构体与对映异构体的关系是什么？

4. 何谓狄尔斯－阿尔德反应？要使反应顺利进行，应如何选择参与反应的化合物？

5. 比较催化还原与化学试剂还原的优缺点。

二、完成下列反应式(每空只填写主要反应产物或反应试剂)

6. 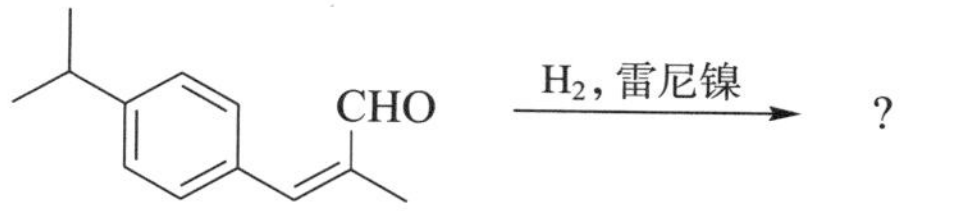 CHO $\xrightarrow{H_2,\text{雷尼镍}}$?

7. 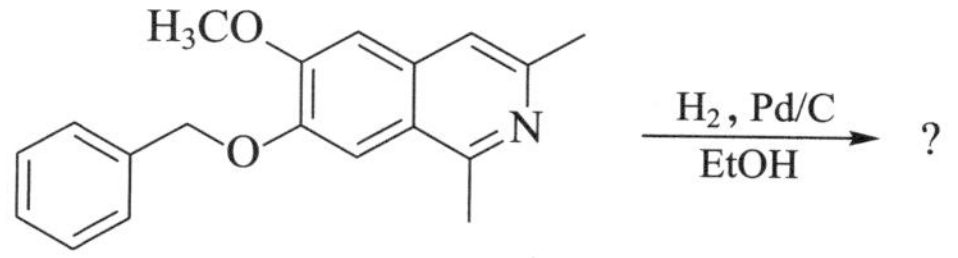 H_3CO … N $\xrightarrow[EtOH]{H_2,Pd/C}$?

8. 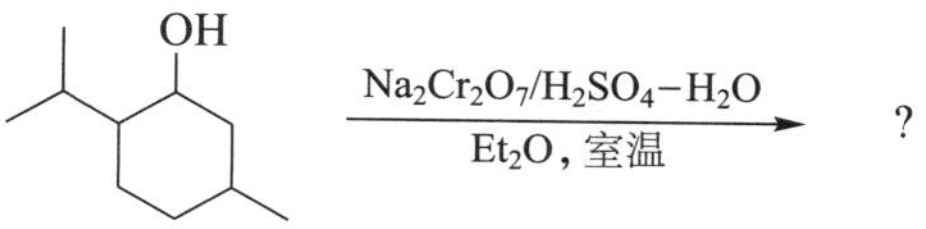 OH $\xrightarrow[Et_2O,\text{室温}]{Na_2Cr_2O_7/H_2SO_4-H_2O}$?

9. 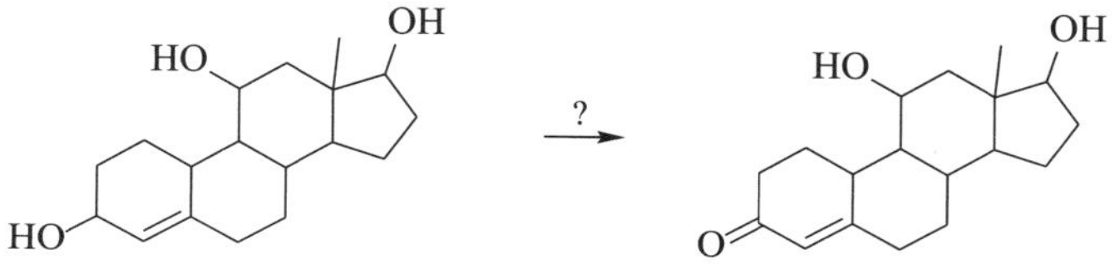 HO, OH, HO $\xrightarrow{?}$ HO, OH, O

10. 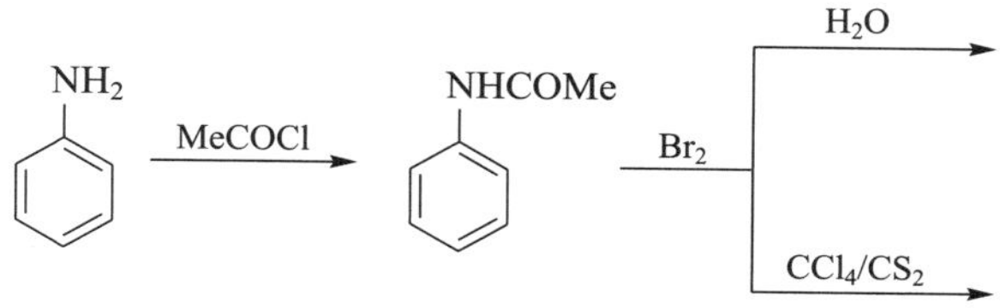 NH_2 $\xrightarrow{MeCOCl}$ NHCOMe $\xrightarrow{Br_2}$ H_2O / CCl_4/CS_2

三、思考题

11. 判断下列化合物在给定条件下，哪些基团会优先反应？

(1) Pd/C，H_2　O, CHO　COOH, NC　OEt, O

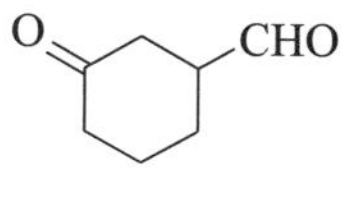

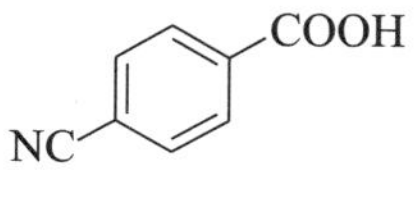

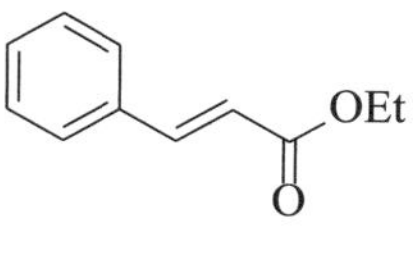

(2) B_2H_6，THF　COOH, NC　OEt, O　CN

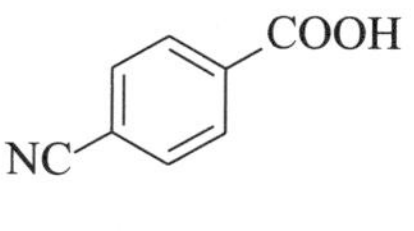

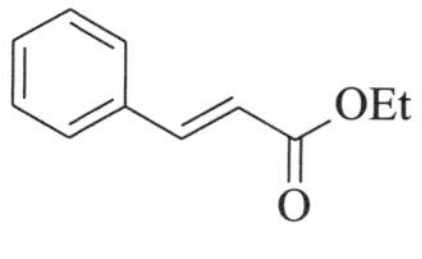

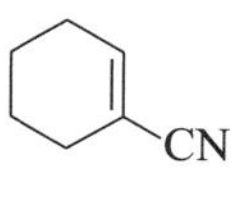

12. 根据给出的反应条件和产物推测下列反应的可能机理，并说明反应过程中的选择性。

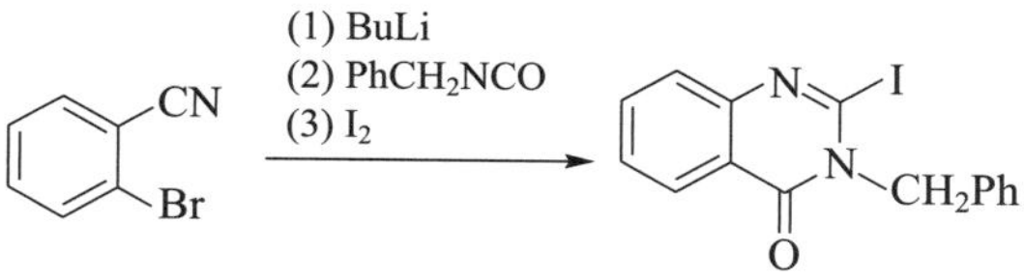

CN, Br $\xrightarrow{(1)\ BuLi;\ (2)\ PhCH_2NCO;\ (3)\ I_2}$ N, I, N, CH_2Ph, O

13. 判断下面醛、酮之间的选择性还原。

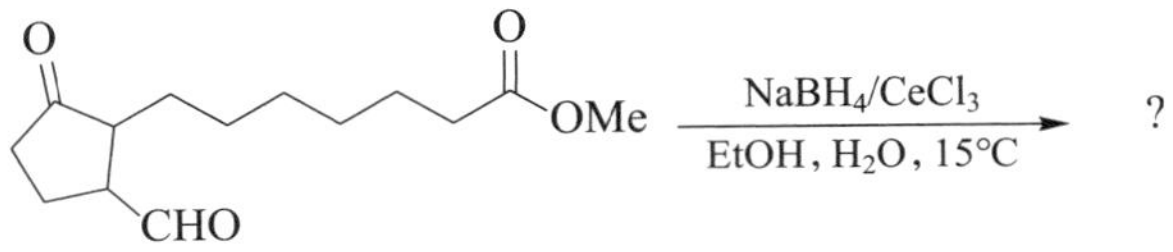

O / CHO / OMe $\xrightarrow[\text{EtOH, H}_2\text{O, 15°C}]{\text{NaBH}_4/\text{CeCl}_3}$?

14. 请写出该反应的具体条件，并说明原因。

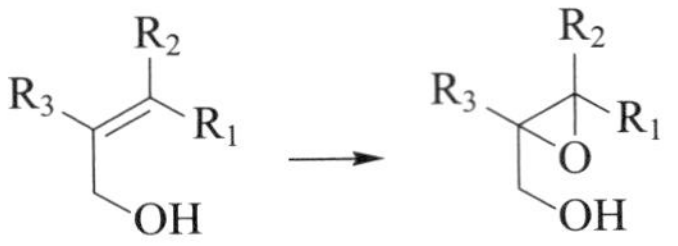

R_3 R_2 R_1 OH ⟶ R_3 R_2 R_1 O OH

15. 写出下列反应的主要产物，并说明原因。

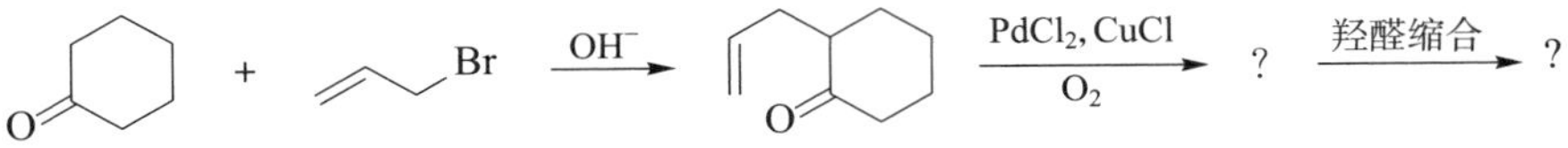

O + Br $\xrightarrow{OH^-}$ O $\xrightarrow[O_2]{PdCl_2, CuCl}$? $\xrightarrow{\text{羟醛缩合}}$?

16. 设计间硝基苯胺的合成路线。

第 14 章 有机合成路线设计

1. 课程目标

熟悉基本有机反应，了解逆合成方法中断键的原则和方法，掌握常见官能团之间的转换和反应顺序，掌握如何通过官能团的添加实现逆合成设计，了解合成中等价试剂的选择方法。

2. 重点和难点

重点：逆合成分析中断键位置和等价试剂的选择，官能团的添加和转化，反应顺序。

难点：怎样通过添加官能团简化路线设计和涉及定位效应时反应顺序的安排。

引 言

著名的有机合成化学家 Still 曾指出：一个复杂有机分子的有效合成路线的设计是合成化学中最困难的问题之一。路线设计是合成工作的第一步，也是最重要的步骤。一条设计拙劣的合成路线不会得到好的结果；同样，一个不具备合成路线设计能力的人也不是合格的有机合成人才。药物与精细有机品的合成依赖一定的合成路线来实现。单元合成反应的有机组合构成合成路线。一个目标分子的合成可能有多种合成路线，其具有生产价值的合成路线（工艺路线）也可能不只一条。如何设计出理想的合成路线，是一个值得深入探讨的问题。

"逆合成分析原理"是由哈佛大学有机化学家 E.J.Corey 于 1967 年提出。由于他为有机合成的理论和方法做出了重要贡献，获得 1990 年诺贝尔化学奖。所谓逆合成分析，就是将一个目标分子通过切断和官能团相互转化，解剖成简单易得起始原料的过程。

要具有好的路线设计的能力，首先要具有必备的基础知识和技能，即对各类基本有机反应的熟悉与掌握，特别是对反应机理、立体化学方面的掌握，对同一目的、不同有机合成反应在实际运用上的比较与把握，对各个步骤操作条件的掌握，对产品的纯化和检测的能力等。但这还远远不够，还要有逻辑思维的能力，以致对各步有机反应的选择与先后排列能达到应用自如。作为路线设计的主体——合成工作者，要搞好路线设计，需要对各种类型反应综合运用，以形成一个综合的、高效的合成能力，这在合成化学上叫策略。此外，要具有好的路线设计的能力，还需要"艺术"。正如著名有机合成家 R.B.Woodward（1956）所说："在有机合成工作中有鼓舞，有冒险，也有挑战，其中还可能有巨大的艺术"，作为有机合成的"艺术性"，就在于装配复杂分子的简练性、正确性和巧妙性。为了达到这个目的，必须对合成方法，包括合成策略、骨架建立、官能团转化和选择性控制等作细致分析研究，从而找到理想或较理想的合成方法。

14.1 概　　述

在路线设计时，应先对目标分子(target molecule)进行结构剖析，以找出不同步骤中的合成子(synthon)，便于构成不同的前体(precursor)。从骨架的形成、基团的形成和转化、反应活性控制(化学选择性)、位置控制(区域选择性)和空间结构控制(立体选择性)诸方面加以考虑，以获得可行的合成路线。以降血脂药氯贝特(clofibrate)的合成路线设计为例进行分析，从结构剖析知，可采用如下的两种组合方式之一。

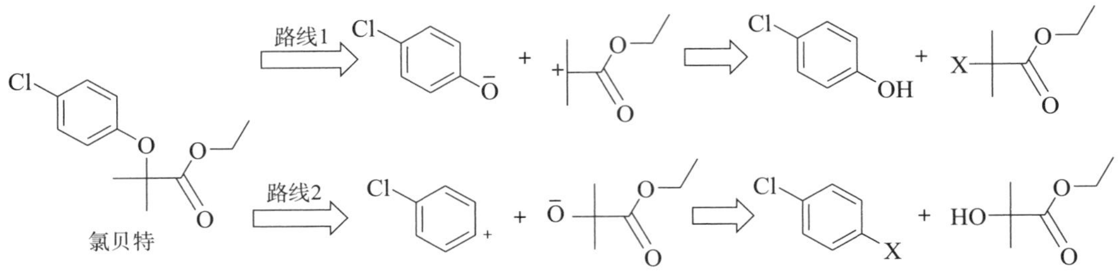

路线1　路线2　氯贝特

从反应活性考虑，前一类型容易，后一类型则较难。因为酚羟基的酸性比醇羟基的酸性强，形成负离子的反应条件要求低，在氢氧化钠存在下，酚羟基易于形成负离子而具活性。就芳环形成醚键而论(Willamson 醚合成法)，酚羟基负离子具有亲核活性，而卤代芳烃中卤原子活性低，碳卤键不易断裂，与醇羟基负离子不易发生反应。为此，对路线 2 不加考虑。骨架的形成主要依靠路线 1。

在羧酸形成与转化上，除直接使用羧酸以形成酯外，还可由多卤代物水解来形成羧基，再转化成酯。氯原子的引入，可采用苯酚直接氯化，但产量不高，副产物过多，纯化困难。可采用对氨基酚经重氮化及桑德迈尔反应来获得，收率虽高，但过程长，原料贵，重氮化存在一定安全隐患。因此，氯贝特合成路线也长，总收率也低，成本较高。鉴于上述考虑，以对氨基酚为原料可以设计出如下所示的合成路线之一。

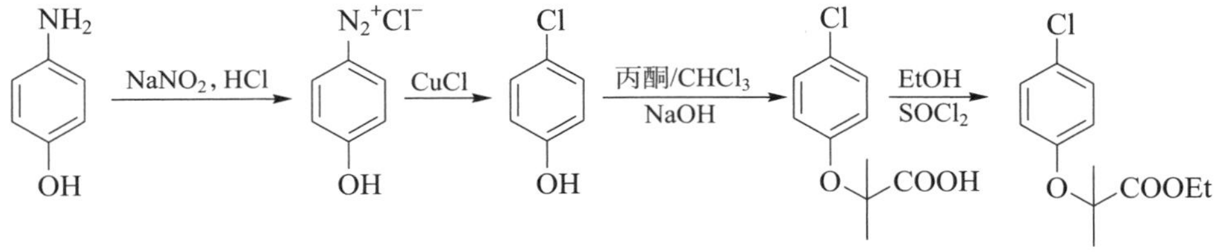

$NaNO_2$, HCl　CuCl　丙酮/$CHCl_3$, NaOH　EtOH, $SOCl_2$

为了解决氯原子引入在指定位置上，考虑在骨架形成之后再氯化，利用苯氧异丁酸的空间位阻效应，使邻位的取代反应受到空间阻碍，而对位则转为有利因素。与此同时，取代反应生成的氯化氢作为酯化反应催化剂，促使酯化反应同时完成，制得氯贝特，收率达 77%。

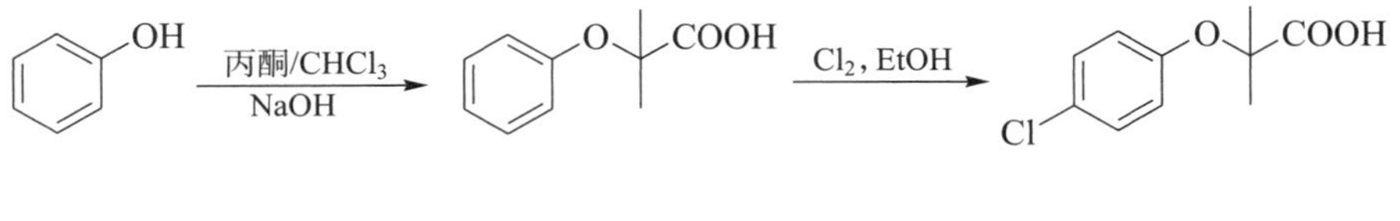

丙酮/$CHCl_3$, NaOH　Cl_2, EtOH

显然，以苯酚为原料的合成路线短，原料相对价廉，优于以对氨基苯酚为原料的合成路线。以下是采用苯酚为原料，制备氯贝特的具体操作步骤：

苯氧异丁酸的制备：将苯酚 75.2 g、丙酮 500 g、氢氧化钠 180 g 投入三口烧瓶中，搅拌加热至回流时停止加热，缓慢滴加三氯甲烷 120 g，继续加热回流 3 h 后蒸出丙酮，加水 800 ml 升温至溶解，调 pH = 2，放置结晶，抽滤，结晶用饱和碳酸氢钠溶解后以三氯甲烷提取，水层用盐酸中和得黄色结晶。60℃干燥，得苯氧异丁酸，熔点 93～96℃，含量 95%，收率 70%。

氯贝特的制备：取苯氧异丁酸 120.4 g 用无水乙醇 209 mL 溶解，在 20～40℃通氯气得红棕色透明溶液，浓缩水洗后用氯仿溶解，用饱和碳酸氢钠洗涤，无水硫酸钠干燥，减压浓缩得无色透明的氯贝特。沸点：124～129℃ /4 mmHg，含量 99.5%，收率 77%。

从本例可以看出，骨架形成、基团形成与转化、活性控制与位置控制的综合考虑，构成氯贝特新合成路线设计的基本设想，经实践核实，成为有应用价值的工艺路线。由此也说明对基本反应的掌握，特别是对反应机理的掌握与应用对于单元反应组合起了指导性作用。即合成设计就是将已知的反应用于新的目标分子的合成。

14.2 逆合成分析基本原理

14.2.1 逆合成分析的基本概念和常用术语

逆合成分析包括的基本概念有：目标分子（target molecule）、逆合成子（retron）、合成子（synthon）、合成等价试剂（equavilant reagent）、切断（disconnection）、官能团转化（functional groups transform）、极性反转（umploung）。

逆合成分析（retro－synthetic analysis）是合成设计中最重要的方法，它从目标分子的结构考察开始，将目标分子以某种方式有序地拆开，以保证各个结构单元能够通过已知的或设想的反应进行重新组合，这就是所谓的“逆向合成”。这种分析思路与真正的合成相反。逆合成分析时，我们用双箭头⟹表示，以此区别于合成路线中的单箭头。如山楂花香素 4－甲氧基苯乙酮，其逆合成分析可写成

MeO-C₆H₄-COCH₃ ⟹ MeO-C₆H₅ + CH₃COCl

傅克反应

相应的合成路线为

$$\text{MeO-C}_6\text{H}_5 + \text{CH}_3\text{COCl} \xrightarrow{AlCl_3} \text{MeO-C}_6\text{H}_4\text{-COCH}_3$$

逆合成分析时，可以不直接写出反应的试剂，而是写出与试剂相对应的分子片段，很多分子片段标有电荷，表示具有亲电性或亲核性，这种分子片段叫合成子。如果按合成子表示法，上述逆合成分析可以表示为

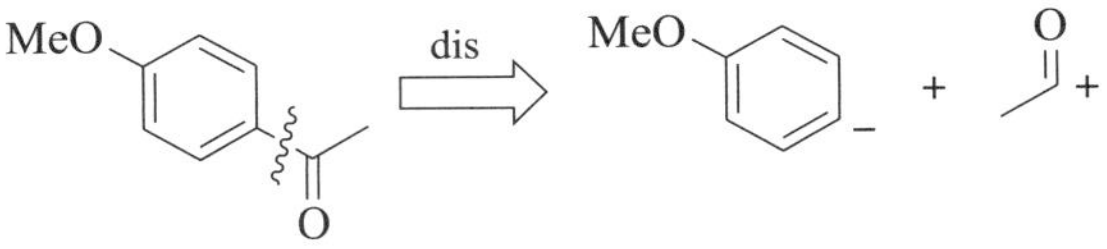

MeO dis MeO − + O +

采用合成子表示法的优点是逆合成分析时先不管具体的反应，而是分析构建目标分子骨架的可能性，然后再根据合成子寻找恰当的等价试剂。有的合成子可能找不到等价试剂，这种拆开暂时放一边，重点考虑易得试剂的逆合成分析。

逆合成分析中有句名言叫“能合才能拆”。因此，逆合成分析时，一般要标出对应的合成方法，以表示逆合成分析的合理性。

是否“能合”有时判断上会出现偏差甚至错误，这与分析者本人的知识水平有关，对前人合成反应的认识越多，理解越深刻，对这一点的把握就越准确。如抗蠕虫药己雷琐辛(4-hexylresorcinol)：

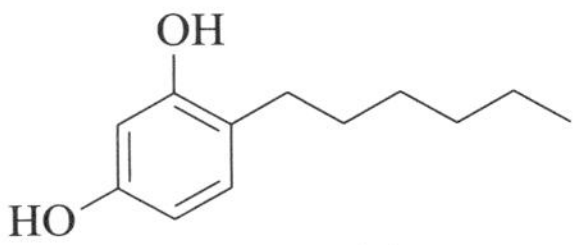

OH HO

己雷琐辛

从侧链烷基切断，得到正卤己烷和间苯二酚，正向反应为傅克烷基化反应。但是，如果对傅克烷基化反应机理了解比较清楚的话，伯碳正离子会重排为较稳定的仲碳正离子或叔碳正离子，从而得不到预期产物。这就是“不能合”，也就不能这样逆分析。正确的方法是对目标分子作适当变换后再切断，增加官能团是最常用的一种方法。

分析：

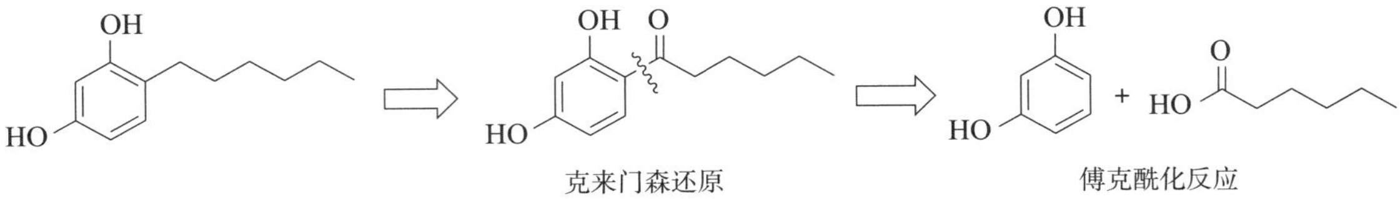

OH HO ⇒ OH O HO ⇒ OH HO + O HO

克来门森还原 傅克酰化反应

合成：

OH HO + O HO $\xrightarrow{ZnCl_2}$ OH O HO $\xrightarrow{Zn-Hg,\ HCl}$ OH HO

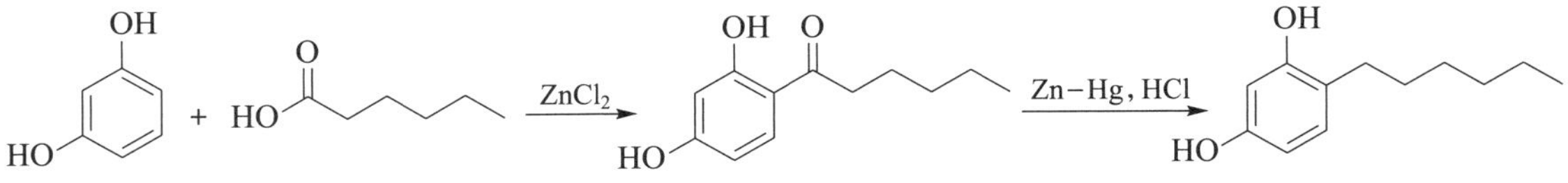

实际上，当确定目标化合物结构后，先对目标分子的合成、性质和结构等进行详细的文献检索，如果文献有报道，仔细分析其可行性，原料是否价廉易得，条件是否苛刻，现实条件

是否能满足，再根据实际情况开展实验工作。文献检索有两个目的，一是查出各种具体反应的操作条件、配料比、投料顺序和注意事项等，使设计的合成路线具有实验室研究可操作性；二是通过文献检索，弄清楚所设计的目标分子的合成方法是否已有文献报导，如果有，总结出文献报道的所有路线。在科研工作中，有时候，虽然文献对某物质进行了报道，但其采用的实验条件太苛刻、主要原料国内未实现工业化、化学试剂或催化剂太昂贵，不能重复，或者即使能重复，但在制备、工业开发上没有意义。当然，化合物的合成一定不是在原有基础上的模仿，更要有创新。这时需要运用逆合成分析对目标分子进行仔细深入的考察，寻找合成目标分子的其他方法，然后分析比较这些方法的优缺点。有时候，在进行文献检索时，所要合成的目标化合物的结构没有报道，这时候，在不影响基团定位效应或反应性的前提下，把目标化合物中一些取代基或烷基的链长进行变化，再进行检索，也能得到很好的启发。实际上，有机合成经过几百年的发展，人类已经采用不同的方法合成了大量化合物，很多有机中间体甚至所设计的目标分子的合成方法通过系统的文献检索，都能找到前人研究成果的记载。

因此，科研工作是文献工作和创新设计的有机结合，把科研工作等同于文献记载的重复再现显然难于有所突破，相反，忽略前人基础的盲目设计创新，必然带来巨大的浪费和重复。简单地说，文献工作是继承或扬弃，而逆合成设计是创新。

逆合成子指的是目标分子中可以直接进行逆合成操作的一个最小的结构单元，例如，狄尔斯－阿尔德反应产物环己烯的逆合成子就是一个烯烃和 1,3－丁二烯。

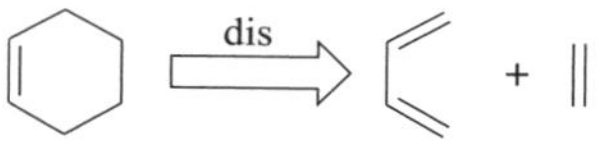

dis

合成子是合成目标分子的分子片段，它是一个人为的、概念化名词，它区别于实际存在的起反应的离子、自由基或分子。合成子可能是实际存在的，有时合成子本身即是试剂或中间体。但在合成反应中，也可能是一个实际不存在的、抽象化的东西。合成时，必须用它的对等物，这个对等物就叫合成等价试剂。合成等价试剂或合成等价物是一种能起合成子作用的试剂，是能采购买到的商品或经过合成得到的实物。

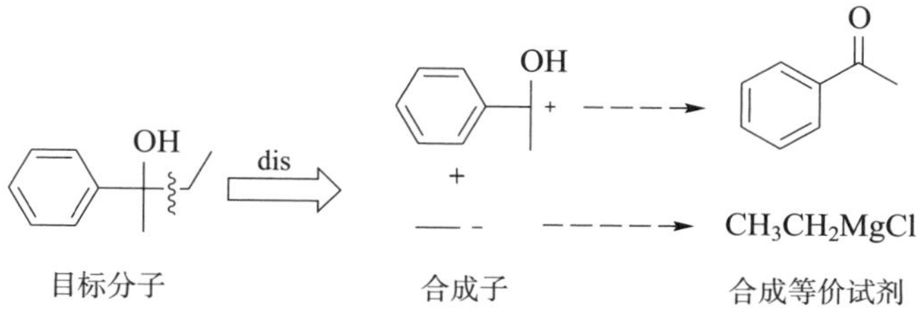

OH dis OH + O + CH_3CH_2MgCl

目标分子 合成子 合成等价试剂

切断是人为地将化学键断裂，从而把目标分子骨架拆分为两个或两个以上的合成子，以此来简化目标分子的一种转化方法。“切断”通常是在双箭头上加注 dis 表示。

逆合成中所谓的“转化（transform）”有两大类型，即骨架转化和官能团的转化。骨架转化就是通过切断、连接和重排等手段而实现。

官能团转化：有机合成的基础是各种官能团之间的反应，因此逆合成的基本途径也是围绕着官能团而进行。官能团的转化是在不改变目标分子骨架的前提下变换官能团的类型或位置，以此来简化目标分子的合成。官能团转化的目的：目标分子变成一种更易合成的前体化合物或易得的原料；为了作逆向的切断、连接和重排等逆合成分析，首先需经过官能团转化把目标分子变换成必要的形式；在有机合成中往往通过添加导向基如活化基、钝化基、阻断基和保护基等，以提高化学、区域或立体选择性。

官能团转化可以分为三类：

（1）官能团互变（functional group interconversion，FGI）

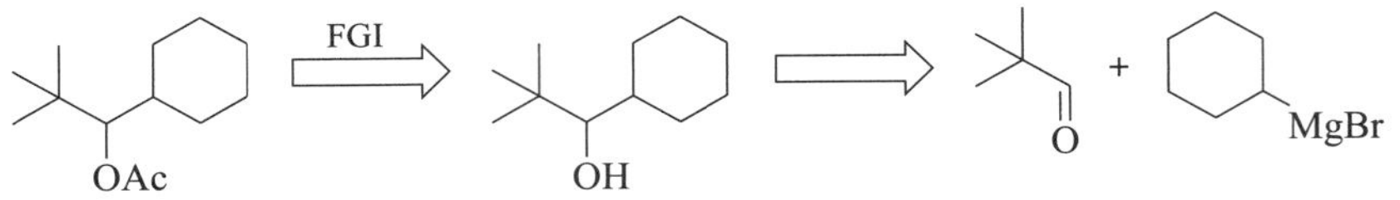

FGI OAc OH + MgBr O

（2）官能团引入（functional group addition，FGA）

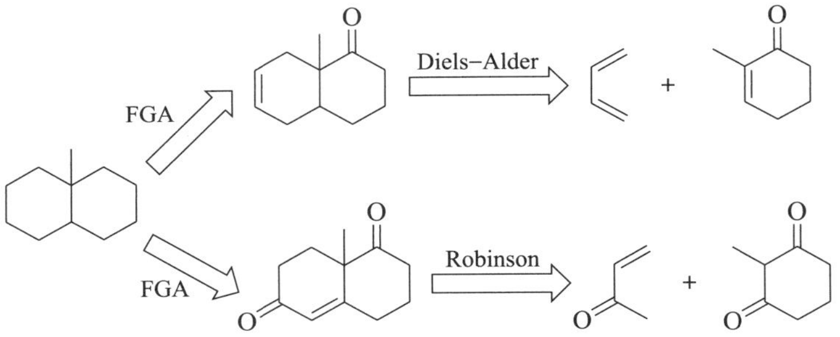

FGA O Diels−Alder + O FGA O Robinson + O O O O O

（3）官能团移除（functional group removal，FGR）

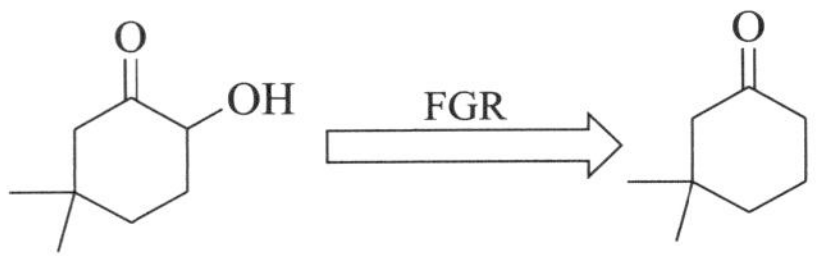

O OH FGR O

14.2.2 逆合成设计的一般程序

逆合成设计的一般程序可以分为三步：一是目标分子的考察，二是对目标分子的逆合成分析，三是合成路线的评价及实验验证。

1. 目标分子的考察

目标分子的考察包括三个方面的内容，一是目标分子的结构特征的考察；二是目标分子的理化性质的考察；三是考察目标分子是否有类似文献方法可以借鉴。

（1）目标分子结构特征的考察 合成设计中的对称性应用可以大大简化合成工作，因为利用分子的对称性可以利用相同的原料和提高合成的汇聚程度，也可以是以对称中心开始的双向或多向合成。下面举两个例子。硝苯地平（nifedipine）是有效的钙离子通道（calcium channel）阻滞剂，常用于治疗心肌功能不全。目标分子具有对称性，因此可以进行如下的逆合成分析。

$$\text{EtO}_2\text{C}\text{-dihydropyridine(2-NO}_2\text{C}_6\text{H}_4\text{, Me, Me, CO}_2\text{Et)} \xRightarrow{\text{dis}} \text{2-NO}_2\text{C}_6\text{H}_4\text{CHO} + 2\ \text{EtOC(O)CH}_2\text{C(O)Me} + \text{NH}_3$$

其合成反应是缩合反应，在实际合成中采用更方便操作的$(NH_4)_2SO_4$等铵盐代替氨。

2,5－二甲基－3－己炔－2,5－二醇的逆合成分析可以进行如下拆分：

$$\text{H}_3\text{C}-\overset{\text{CH}_3}{\underset{\text{OH}}{\text{C}}}-\text{C}\equiv\text{C}-\overset{\text{CH}_3}{\underset{\text{OH}}{\text{C}}}-\text{CH}_3 \xRightarrow{\text{dis}} \text{HC}\equiv\text{CH} + 2\ \text{CH}_3\text{COCH}_3$$

除了考察目标分子的对称性外，还必须特别关注各官能团的特征，特殊结构的存在，比如肽键、糖苷键及 α，β－环己烯酮的合成都有比较独特的合成方法。

(2) 目标分子的理化性质的考察　目标物质的性状常常在设计或选择反应条件时很重要，如果目标化合物的前体溶解于某种溶剂，目标物质不溶于该溶剂，可采用该溶剂进行反应，可提高反应效率并简化分离程序。

2. 对目标分子的逆合成分析

逆合成分析的基本思路就是把一个复杂的合成问题通过逆推法，由繁到简地逐级地分解成若干简单的合成问题，而后形成由简到繁的复杂分子合成路线。逆合成分析时一定要考虑能否合成，也就是逆合成所获得的逆合成子一定要有合适的等价试剂，而且进行的反应具有条件温和、操作简便、收率高等特点。如苯丙酸乙酯：

$$\text{Ph}\overset{b}{\wr}\text{CH}_2\overset{a}{\wr}\text{CH}_2\text{CO}_2\text{Et} \xRightarrow{a} \underset{\substack{|||\\ \text{PhCH}_2\text{X}\\ (\text{X=Cl,Br})}}{\text{Ph}\overset{+}{\text{C}}\text{H}_2} + \underset{\substack{|||\\ \text{CH}_3\text{CO}_2\text{Et}\ \equiv\ \text{CH}_2(\text{COOEt})_2}}{{}^-\text{CH}_2\text{CO}_2\text{Et}}$$

$$\xRightarrow{b}\ \text{Ph}^+ + {}^-\text{CH}_2\text{CH}_2\text{CO}_2\text{Et}$$

按照 b 切断不能找到合适的等价试剂，因此采用切断 a 较好，但直接使用乙酸乙酯时其活性较低，如果使用丙二酸二乙酯时可以使用碳酸钾、氢氧化钠等无机碱即可，反应完成后，丙二酸结构可以很容易在酸性条件下脱去一个酸。

逆合成分析对应的合成路线一定要有合理的反应机理，否则其正向反应不能发生，例如，

$$\text{H}_3\text{C}\overset{a}{\wr}\overset{\text{CH}_3}{\underset{\text{CH}_3}{\text{C}}}\overset{b}{\wr}\text{OH} \xRightarrow{a} \text{H}_3\text{C}-\overset{+}{\underset{\text{CH}_3}{\text{C}}}-\text{OH}\ (\equiv\ \text{CH}_3\text{COCH}_3) + {}^-\text{CH}_3\ (\equiv\ \text{CH}_3\text{MgBr})$$

$$\xRightarrow{b}\ \text{H}_3\text{C}-\overset{\text{CH}_3}{\underset{\text{CH}_3}{\text{C}^+}} + \text{HO}^-$$

按b方式切断时为叔丁基卤的水解,但水解过程中会发生脱卤化氢产生烯烃的副反应,收率不高,而按a方式切断时即使加入过量的格氏试剂,副产物为甲醇,收率高,易于纯化。

14.2.3 常见单官能团化合物的逆合成分析方法

对于简单的化合物,其切断方式常从官能团的位置进行,下面分类进行讨论。

1. 单醇(或酚)类及其衍生物

(1) 伯醇 伯醇的制备方法主要有醛或羧酸(酯)的还原、伯卤代烃水解。

(2) 仲醇 仲醇的制备方法有酮的还原(但更多的是由仲醇氧化制备酮)、醛与烷基金属试剂(如格氏试剂、烷基锂等),所用的醛应该价廉易得。

(3) 叔醇 叔醇的制备方法主要由酮或羧酸酯进行制备。

$R_1-C(R_2)(R_3)-OH \xRightarrow{dis} R_1COR_3 + R_2M$ (格氏试剂、烷基锂、烷基锌等)

$\xRightarrow{dis} R_1COOEt + R_2MgBr + R_3MgBr$

(4) 二烷基醚

$$R_1-O-R_2 \xRightarrow{dis} R_1OH + R_2X$$

(5) 烷基-芳基醚 烷基-芳基醚主要由酚与烷基卤化物经乌尔曼反应(Ulmann reaction)进行制备,原因是芳基卤化物活性低而烷基卤化物活性高。但4-烷氧基吡啶则由4-硝基吡啶与醇反应制备。

4-烷氧基吡啶(OR) $\Rightarrow$ 4-硝基吡啶 N-氧化物(NO_2) + ROH

$\Downarrow$

吡啶 N-氧化物 + $HNO_3-H_2SO_4$

(6) 二芳基醚 二芳基醚使用酚与卤代芳烃经乌尔曼反应制备,当一个芳环邻或对位带有强吸电子取代基时能活化邻/对位的卤素,因此可以使用邻/对位带有强吸电子基的卤代芳烃与酚进行合成。

$$O_2N-C_6H_4-O-C_6H_4-CH_3 \xRightarrow{dis} O_2N-C_6H_4-Cl + HO-C_6H_4-CH_3$$

(7) 酯　由醇合成酯的反应非常多，如醇与羧酸在质子酸或缩合剂催化下、醇与酸酐、醇与酰卤、醇与酯的酯交换、羧酸盐与卤代烃等反应。当要制备叔醇的酯时可以使用羧酸与烯烃进行反应。

$$R-\overset{O}{\overset{\|}{C}}-O-R_1 \xrightarrow{dis} \begin{cases} RCOOH \\ RCOOCH_3 \\ RCOCl \\ (RCO)_2O \\ RCOONa \end{cases} + \begin{cases} R_1OH \\ R_1X \\ \text{烯烃} \end{cases}$$

2. 烷基芳烃

烷基芳烃的制备主要由芳烃的傅克烷基化反应进行制备，当目标物芳环上带有不同类型的取代基如硝基、羧基、卤素、烷基时，必须考虑这些取代基的定位效应，否则得不到所需结构产物，这时候需要考虑反应的先后顺序。

$$O_2N-C_6H_4-CH_2CH_3 \xrightarrow{dis} C_6H_5-CH_2CH_3 + HNO_3-H_2SO_4$$

$$C_6H_5-CH_2CH_3 \Rightarrow C_6H_6 + CH_3CH_2Cl$$

3. 芳基酮

α－芳基酮一般可以由芳烃的傅克酰基化反应进行制备，也可以由烷基芳烃经 α－亚甲基氧化得到。当芳环上取代基为符合一类定位基（给电子基团）时，可以直接进行酰化反应，当芳环上取代基为二类定位基（吸电子基团）时，必须要考虑合成顺序问题。

$$O_2N-C_6H_4-\overset{O}{\overset{\|}{C}}-CH_3 \xrightarrow{dis} O_2N-C_6H_4-\overset{H_2}{C}-CH_3 \Rightarrow C_6H_5-CH_2CH_3 + HNO_3-H_2SO_4$$

正反应

$$C_6H_5-CH_2CH_3 \xrightarrow{HNO_3-H_2SO_4} O_2N-C_6H_4-\overset{H_2}{C}-CH_3 \xrightarrow{O_2,\text{羧酸钴}} O_2N-C_6H_4-\overset{O}{\overset{\|}{C}}-CH_3$$

$$R-C_6H_4-\overset{O}{\overset{\|}{C}}-CH_3 \xrightarrow{dis} R-C_6H_5 + CH_3-\overset{O}{\overset{\|}{C}}-Cl$$

4. 烯烃

烯烃的逆合成分析中，一般从双键位置断开，也可以为分子内脱除一个小分子如水和卤化氢等方式。根据双键上取代基数目，选择醛或酮为原料进行合成，方法较多。如维蒂希反应、Aldol 缩合后脱水、醇脱水、卤代烃脱卤化氢等，环状烯烃可以使用狄尔斯－阿尔德反应等。当采用维蒂希反应时需要注意的是，稳定性高的 Ylide 与活性差的酮不能发生反应，需采用其他方法；烯烃也可以通过炔烃的还原得到。

$$\mathrm{(CH_3)_2C{=}C(CH_3)_2} \overset{\text{dis}}{\Longrightarrow} \begin{cases} \mathrm{(CH_3)_2CH{-}C(CH_3)_2X} \quad (X=\mathrm{Cl, OH}) \\ \mathrm{(CH_3)_2C{=}O} + \mathrm{Ph_3P{=}C(CH_3)_2} \\ \mathrm{(CH_3)_2C{=}O} + \mathrm{RMgBr(RX+Zn)} \end{cases}$$

5. 炔烃

炔烃的逆合成分析中可以采取多种方式进行断键，这与炔烃的合成类似。其中，采用端炔为原料的合成三键的位置是固定的，收率高。

$$\mathrm{R{-}C{\equiv}C{-}R_1} \overset{\text{dis}}{\Longrightarrow} \begin{cases} \mathrm{R{-}C{\equiv}CH} + \mathrm{R_1X} \quad (X=\text{卤素}) \\ \mathrm{R{-}CHCl{-}CHCl{-}R_1} \\ \mathrm{R{-}CCl_2{-}CH_2{-}R_1} \end{cases}$$

6. 胺类

胺类化合物包括伯胺、仲胺、叔胺和季铵盐，合成方法较多，主要取决于其类型和氮上取代基的区别。

(1) 伯胺 伯胺的合成方法包括 Gabriel 合成法、Delepine 合成法、Hofmann 重排、Curtius 重排、Schmidt 重排、Leuckart 法、腈和硝基化合物的还原等。在进行逆合成分析时，可以根据化合物结构及原料情况进行选择。

$$\mathrm{R{-}NH_2} \overset{\text{dis}}{\Longrightarrow} \begin{cases} \text{Gabriel} \\ \text{Délepine} \\ \text{Hofmann} \\ \text{Schmidt Curtius Leuckart} \\ \mathrm{RNO_2} \\ \mathrm{RCN} \end{cases}$$

(2) 仲胺 仲胺的合成可以由相应的伯胺与醛、酮生成的亚胺还原制备。若采用卤化物与氨或伯胺进行合成则产物复杂，收率低，分离困难。

$$\mathrm{R_1{-}NH{-}CH_2R_2} \Longrightarrow \mathrm{R_1{-}NH_2 + R_2CHO}$$

(3) 叔胺 叔胺可以由氨、伯胺、仲胺等进行制备，主要是要控制季铵盐的生成。

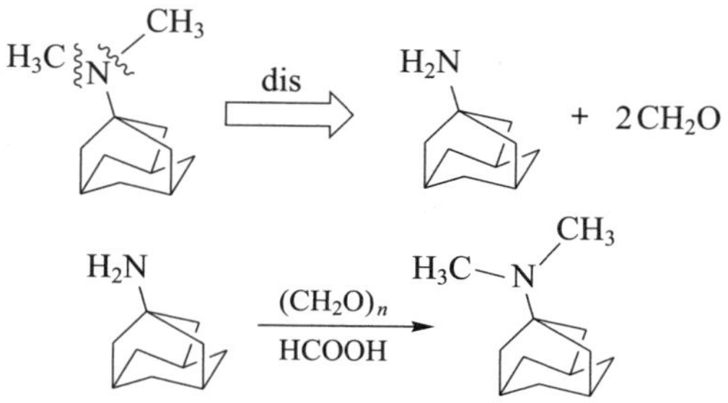

H_3C / CH_3 / N（金刚烷胺衍生物） dis ⟹ H_2N（金刚烷胺） + $2CH_2O$

H_2N（金刚烷胺） $\xrightarrow[HCOOH]{(CH_2O)_n}$ $H_3C-N(CH_3)$（金刚烷基）

14.2.4 常见双官能团化合物的拆分方法

双官能团化合物的种类非常多,在有机合成中的应用也非常广泛,因此,了解其逆合成方法非常必要。其中,1,3－双官能团和 1,5－双官能团化合物为逻辑性官能团,而 1,2－、1,4－和 1,6－双官能团为非逻辑性官能团,这两类官能团的合成方法完全不同。

1. 1,3－双官能团化合物

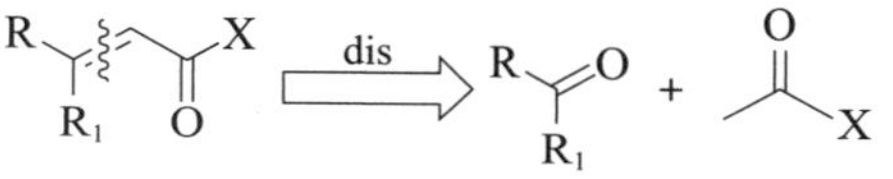

R, R_1, O, X dis ⟹ R, R_1, O + O, X　　X=烷基、烷氧基等;R_1=H,烷基等

用于合成 α,β－不饱和羰基化合物或 β－羟基羰基化合物的方法包括 Aldol 反应、维蒂希反应、克莱森酯缩合等,参见本书有关章节。

2. 1,5－双官能团化合物

通常采用迈克尔加成反应合成 1,5－二羰基化合物。当要合成 5－氧代羧酸酯时,采用 α,β－不饱和酯与酮进行加成。

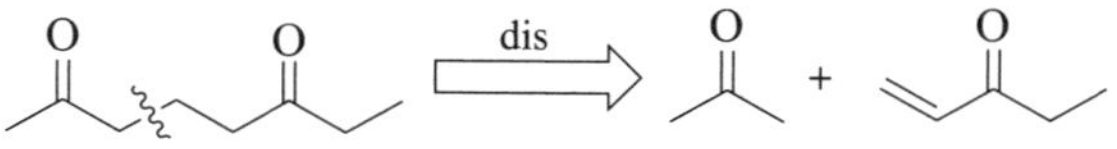

O, O dis ⟹ O + O

3. 1,2－双官能团化合物

1,2－双官能团、1,4－双官能团和 1,6－双官能团化合物均为非逻辑性双官能团化合物,因此,它们的合成需要采取特殊的反应进行合成。例如,1－羟基－2－羰基化合物一般采用安息香缩合,然后氧化得到 1,2－二羰基化合物。邻二醇也可以通过系烯烃的氧化实现。

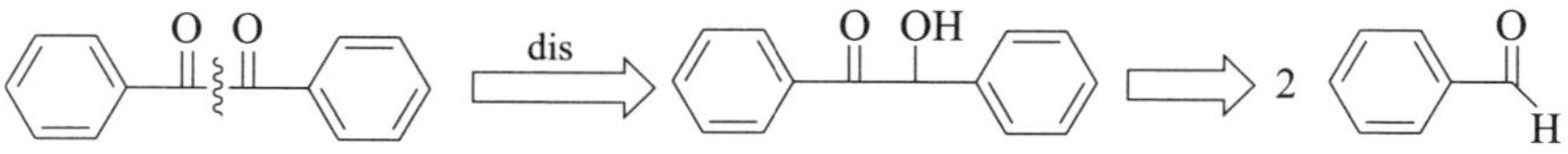

O O dis ⟹ O OH ⟹ 2 O, H

当然,羰基也可以由其他官能团转化而来,如下反应。

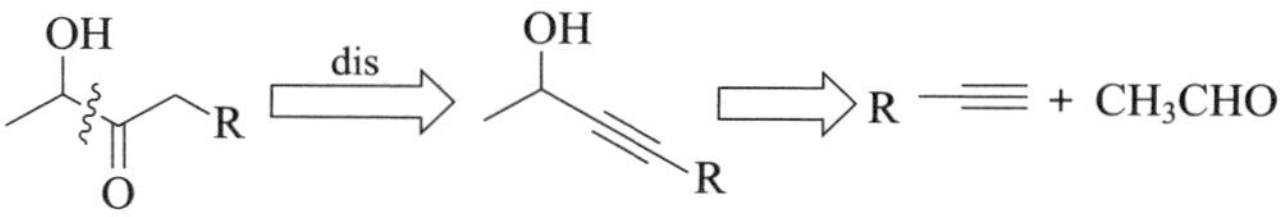

OH, O, R dis ⟹ OH, R ⟹ R— ≡ + CH_3CHO

4. 1,4-二羰基化合物

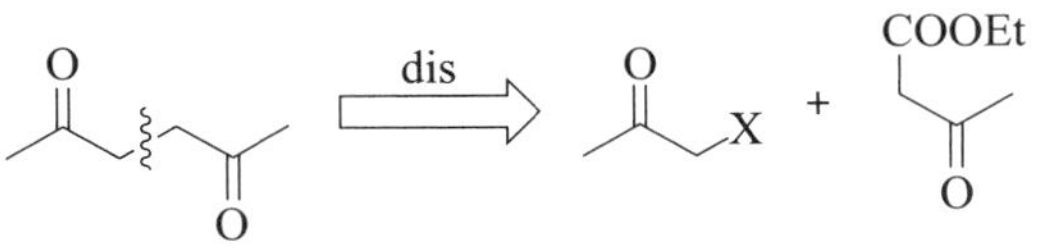

5. 1,6-二羰基化合物

1,6-双官能团化合物的逆分析与前面化合物的逆分析不同,主要是通过将1,6位用一个双键逆向连接起来,其对应的正向反应就是双键的断裂氧化。

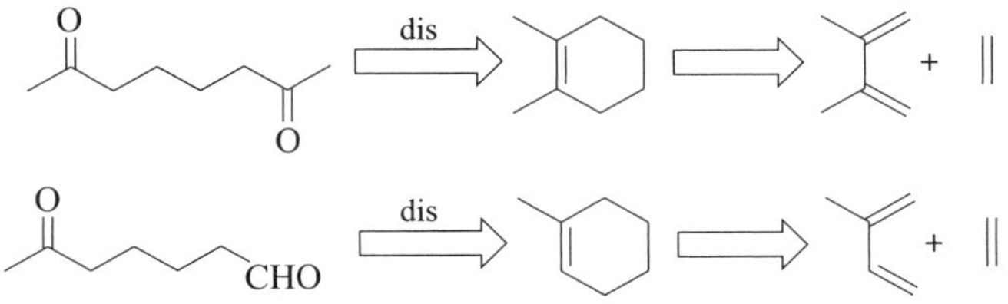

上面例子中,当乙烯中双键碳原子带有羰基或酯时,可以制备多官能团化合物。

环状1,6-二羰基化合物的拆分可以通过以下方式进行:

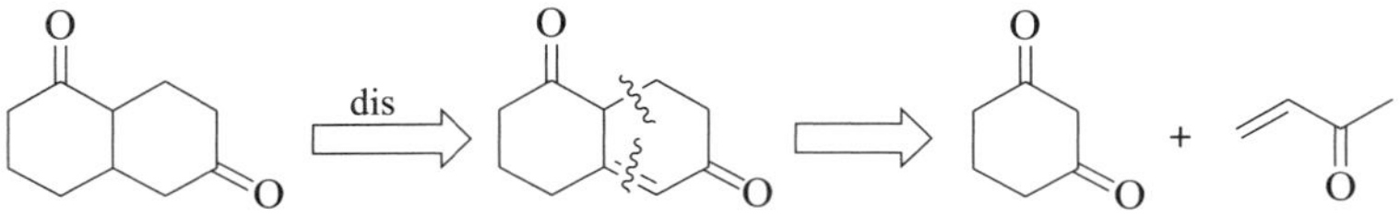

14.2.5 碳环和杂环化合物的拆分方法

1. 三元碳环化合物

三元碳环化合物一般可以通过活泼亚甲基与1,2-二卤化物的亲核取代反应制备,卡宾与双键的环加成反应制备,也可以通过四元环酮衍生物的重排反应制备。

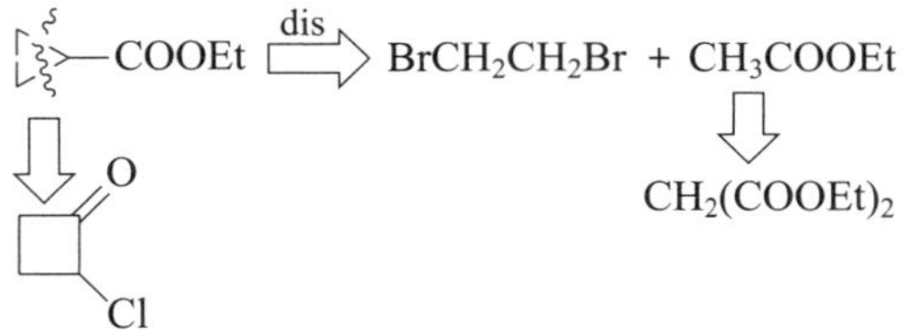

2. 四元碳环化合物

四元碳环化合物的合成采用[2+2]环加成反应制备,也可以通过三元环或五元环的重排反应进行制备。

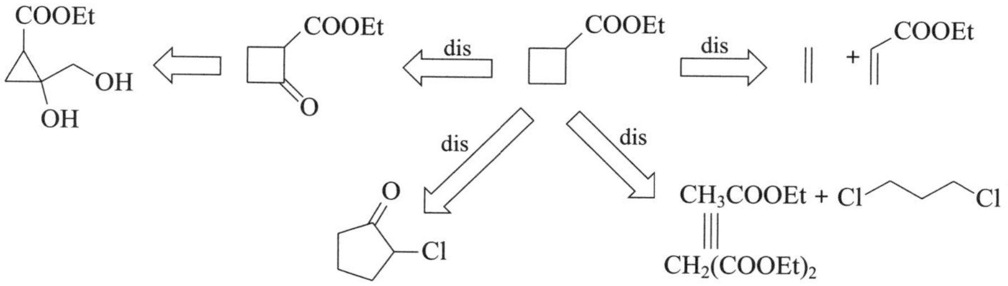

$$\text{COOEt} \quad \text{CH}_3\text{COOEt} + \text{Cl}\diagup\diagdown\text{Cl} \quad \text{CH}_2(\text{COOEt})_2$$

3. 五元碳环化合物

含活泼亚甲基原料与 1,4- 二卤代烷的亲核取代反应是合成五元碳环化合物的重要方法。

$$\text{CH}_3\text{COOEt} + \text{Cl}\diagup\diagdown\diagup\diagdown\text{Cl} \qquad \text{CH}_2(\text{COOEt})_2$$

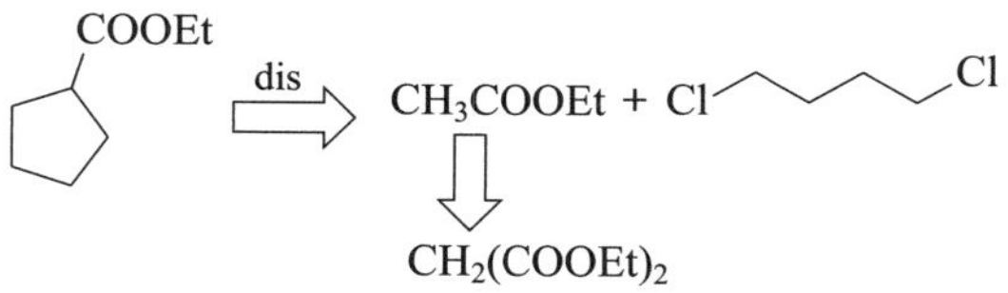

4. 六元碳环化合物

狄尔斯 - 阿尔德［2+4］环加成反应是合成六元碳环化合物的重要方法之一，其他方法包括分子间或分子内的缩合反应。

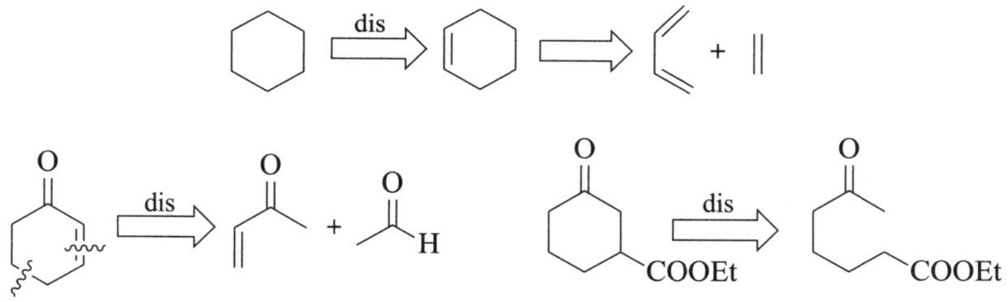

5. 饱和双碳环化合物

饱和双碳环化合物在进行拆分时必须引入官能团才能实施。如下化合物，可以通过引入一个或多个官能团的方式进行拆分。

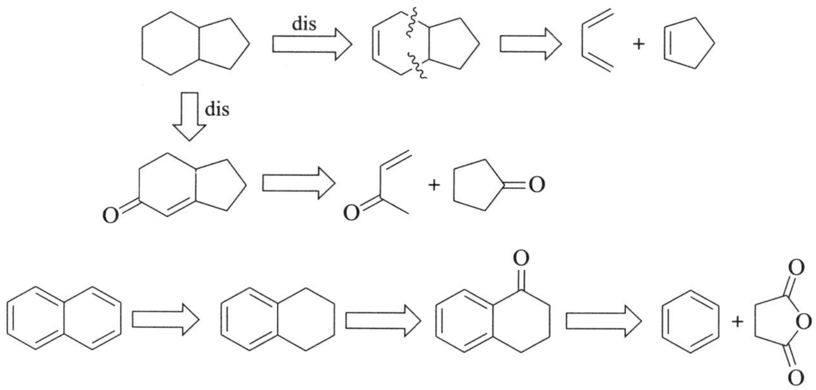

6. 杂环化合物的逆合成分析

杂环化合物的种类繁多，合成方法多种多样，可以为单分子环合、双组分环合，也可以为多组分环合。

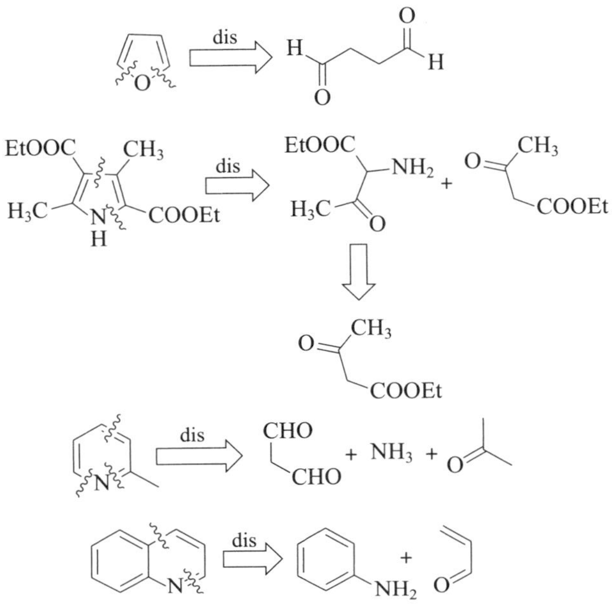

dis
EtOOC CH3 H3C N H COOEt dis EtOOC NH2 H3C O + O CH3 COOEt
O CH3 COOEt
dis CHO CHO + NH3 + O
dis N NH2 + O

14.2.6 前官能团在合成中的应用

在有机合成中，目标化合物中的官能团并不是一开始就出现在中间体中，而是在反应的某一阶段由其他官能团转化而来，这样可以避免多官能团化合物因反应活性的原因而需要引入保护基团，增加反应步骤；有时中间体中某些多碳片段可以经过简单的化学反应一次性地转化为目标化合物中的结构片段，这些在有机合成中称为前官能团或官能团的潜伏化。

1. 羟基的转化

根据羟基所处的碳原子的不同，可以分为伯醇、仲醇和叔醇，其中，伯醇可以氧化为醛或羧酸，仲醇氧化为酮；各类羟基都可以转化为卤化物，失水变为烯烃，转化为酯等。邻二醇可以氧化断键变为醛或酮，环状1,3-二醇可以进行开环重排得到1,5-双官能团化合物。

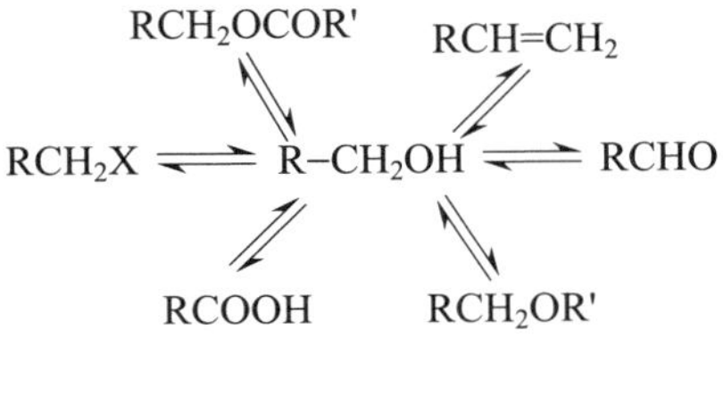

RCH_2OCOR' $RCH{=}CH_2$ $RCH_2X \rightleftharpoons R{-}CH_2OH \rightleftharpoons RCHO$ $RCOOH$ RCH_2OR'

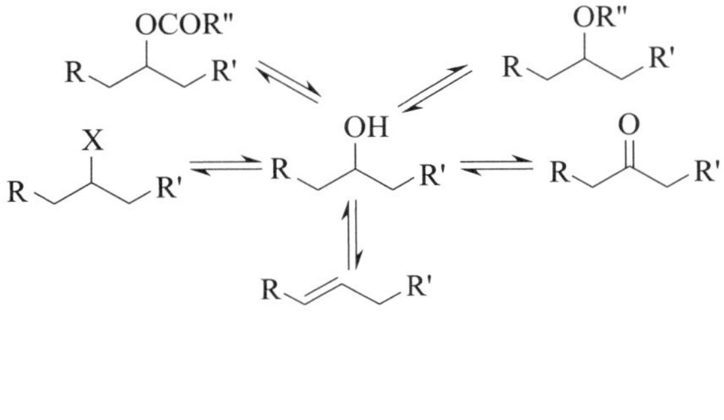

OCOR'' R R' OR'' R R' X R R' OH R R' O R R' R R'

OTs H OH — OTs H OH — t-BuOK → O — O (*trans* isomer)

H OTs OH — TsO H OH — t-BuOK → O — O (*cis* isomer)

丙烯醇通过与乙烯醇形成烯醇乙烯醚，经克莱森重排后，得到 4-烯酮双官能团化合物。

OH + O R → O R —△→ O R

2. 烯烃的转化

中间体结构中的双键可以用 OsO_4 氧化为邻二醇，也可以使用高锰酸钾或 $RuCl_3+HIO_4$ 或臭氧氧化断键为醛、酮，或还原为饱和化合物。

RHN O N O COOH —O_3→ RHN O N O O COOH —MsCl→ RHN O N O OMs COOH → RHN O N O COOH

烯烃也可以氧化为环氧乙烷型结构，进一步发生转化。例如，在肌松药哌库溴铵中间体的合成中，使用间氯过氧化苯甲酸对双键进行氧化：

OAc —*m*CPBA→ O OAc O —Me—N NH→ N N HO O N N—Me

3. 呋喃衍生物的转化

呋喃环在溴素和水的作用下可以开环，得到 1,4-二羰基-2-烯片段，这样可以很方便地在结构中引入四原子的多官能团片段。

R_1 O R_2 —Br_2，丙酮，H_2O→ O R_1 R_2 O

OH O —NBS(1.5当量) Py(2当量) THF/丙酮/H_2O (5∶4∶2) −20℃，1 h，室温，4 h 73%→ OH O O → → O O O

4. 酚醚的转化

酚醚直接或部分还原后氧化断键，可以一次性引入六碳多官能团结构。例如，Woodword 采用二甲氧基苯作为潜在官能团，出色地完成马钱子碱（strychnine）的全合成。

OMe OMe N H 7步 Ts N CO_2Me OMe OMe N O O_3 Ts N CO_2Me CO_2Me CO_2Me N O

MeOH，HCl Ts N CO_2Me CO_2Me N O 17步 N N O O

5. 羰基的转化

羰基可以采用催化氢化或硼氢化钠还原为羟基或经 Wolff – Kishner – 黄鸣龙还原法转化为亚甲基，也可以在 BuLi 作用下转化为烯醇结构等。

O R [H] OH R Zn(Hg)，HCl R OAc R

6. 碳硅键的转化

碳硅键可以氧化为羟基，产物立体构型保持。

SiF_3 *m*CPBA KF，DMF OH SiF_3 *m*CPBA KF，DMF OH

7. 噻吩的转化

在噻吩的 2 和 4 位引入取代基后，采用雷尼镍作催化剂，催化氢化，失去硫，即可在中间引入四碳链。

S $CH_3CH_2CH_2Cl$ $AlCl_3$ PhCOCl $AlCl_3$ S O 雷尼镍，H_2 OH

8. 炔烃的转化

中间炔在进行还原为烯烃时,反应条件不同,可以得到顺式或反式烯烃。当使用林德拉(Lindlar)催化剂进行还原时得到顺式烯烃,而使用金属加质子供体还原时则得到反式烯烃。此外,炔烃在汞盐催化下可以与水加成转化为羰基。

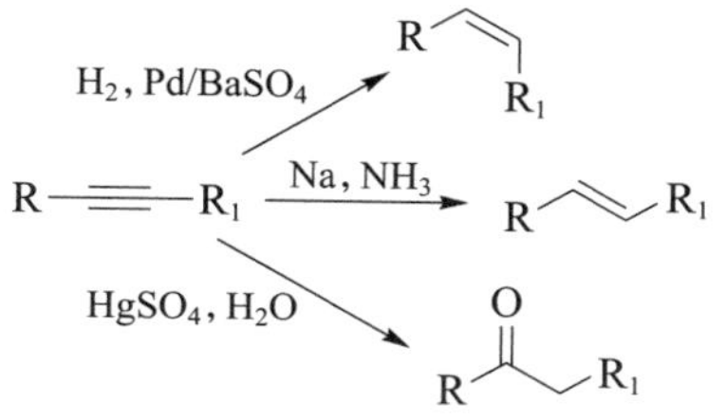

H_2, Pd/$BaSO_4$

Na, NH_3

$HgSO_4$, H_2O

除了上面的这些前官能团外,羧酸衍生物可以作为羟基、氨基的前官能团使用,在此不一一赘述。

14.3 反应方向的控制

在有机合成中,经常遇到一个中间体具有多个反应位点,它们可以是不同类型的官能团,也可以为相同类型的官能团,都有可能与试剂进行反应,如卤代烃和羰基都能与格氏试剂进行反应。因此,只有使反应在控制的条件下,才能得到预期的反应目标。控制反应的目的有:一是使反应在特定的位置进行(区域选择性),二是使反应具有立体选择性。反应底物中的控制因素有的来自于底物本身,有的则是通过引入活化基团、保护基团来实现。

14.3.1 官能团活性差异

当一个底物中同时含有多个官能团时,我们需要了解这些官能团与试剂反应的难易程度,从而选择适当的方法来控制反应在需要的位置进行。例如,在普萘洛尔(propanolol)的合成中,使用的环氧氯丙烷,其氯的活性大于环氧乙烷,因此,当萘氧基与其发生反应时,首先形成萘氧基甲基环氧乙烷,然后再与异丙胺反应生成所需产物:

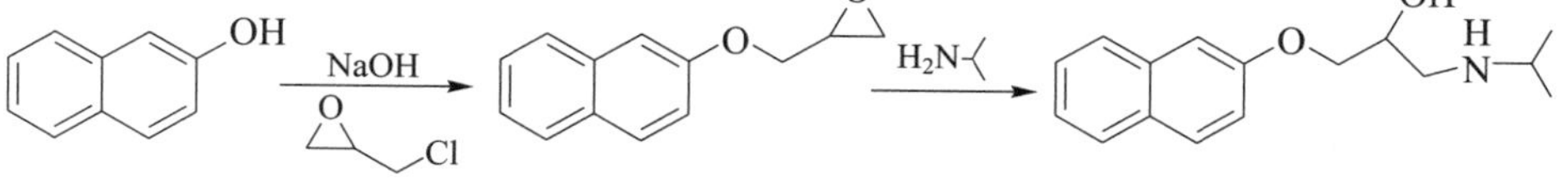

NaOH

H_2N

同样地,当底物中同时含有醛基和酮时,醛的活性远大于酮,因此,如果所需的反应是在醛上而酮不反应时,只需控制试剂量和加料方式,即可生成所需产物;当酯基和酮同时存在时,酮活性远大于酯基;酰氯的活性大于酸酐大于羧酸大于酯大于酰胺,等等。基本上存在下面的活性大小关系:

醛 >> 酮 > 酯；酰氯 > 酸酐 >> 酯 > 羧酸 > 酰胺；卤 > 环氧乙烷

下面的二羧酸单酯例子中，如果要使羧酸形成酰胺，则必须先使羧基转化为活性大于酯的酰氯，利用酰氯的活性大于酯的特点，才能得到目标产物；相反，如果要使酯形成酰胺而羧酸不变，则直接进行氨解即可。

COOH　COOEt　$SOCl_2$　NH_3　$CONH_2$　COOEt

NH_3　COOH　$CONH_2$

14.3.2　试剂的选择性

一般来说，试剂的活性越大，则反应越快，副产物也越多。因此，当底物中存在多个类似官能团时，理想的试剂既要有好的选择性，也要有一定的反应活性。例如，下面的甾体中同时含有共轭烯酮和烯醛，在氧化铝催化下，使用异丙醇进行还原时，只还原醛，而酮不受影响。

Me　CHO　Me　Me　O　$i-PrOH/Al_2O_3$　Me　CH_2OH　Me　Me　O

当存在共轭烯酮与独立烯烃时，选择金属锂与液氨在叔丁醇中低温还原，则只还原共轭烯酮的烯烃而独立烯烃不受影响。

H_3C　CH_2　H_3C　CH_3　O　$Li/NH_3/(CH_3)_3COH$　$(C_2H_5)_2O/NH_4Cl,\ -78°C$　(80%)　H_3C　CH_2　H_3C　CH_3　O　H

14.3.3　保护基

第 9 章中已经专门介绍过保护基的应用，在此不再赘述。

14.3.4　活化基

当逆合成分析推导的反应底物中存在的官能团不足以引起所需位置反应时，可以采取引入活化基的手段，使反应在需要的位置进行，所选择的活化基团必须能在反应完成后方便地高收率地除去。例如，要在 1－苯基－2－丙酮的 3 位引入烷基，该怎么办呢？

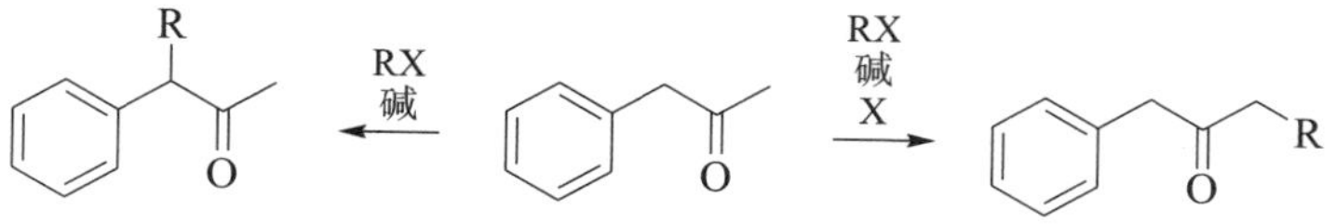

1 位亚甲基由于受到羰基和苯基吸电子基团的影响，其酸性大于 3 位甲基，因此，在碱作用下，1 位更容易形成碳负离子，只能得到 1－烷基化产物。但是，如果在甲基位置引入一个酯基，其吸电子能力大于苯基，选择适当强度的碱并控制卤代烃的用量，经后处理得到所需位置的反应后，将酯基水解，β－酮酸很容易失去羧基，即可得到目标产物。

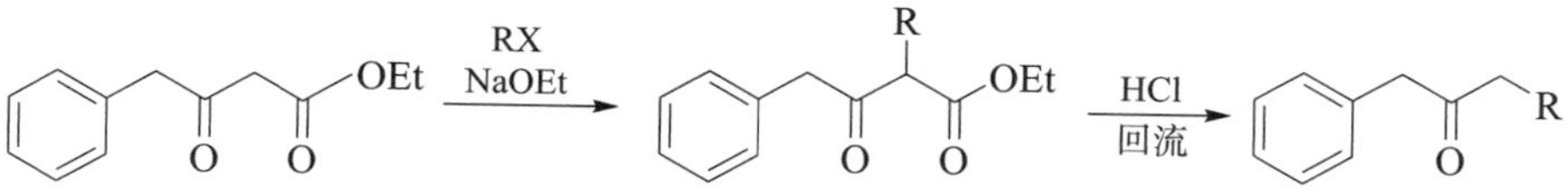

除了在链状酮的邻位引入酯基增加反应选择性外，在环酮的邻位引入酯基也有较好的应用性。例如，要合成下面的化合物：

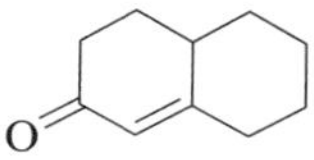

一般可采用环己酮与 3－丁烯－2－酮进行缩合，但由于羰基两侧亚甲基相同，反应时生成大量副产物，收率低。如果在羰基的邻位引入酯基，则该亚甲基的酸性显著增强，在碱性条件下与 3－丁烯－2－酮进行 Michael 加成及随后的环合，产物收率明显增加。

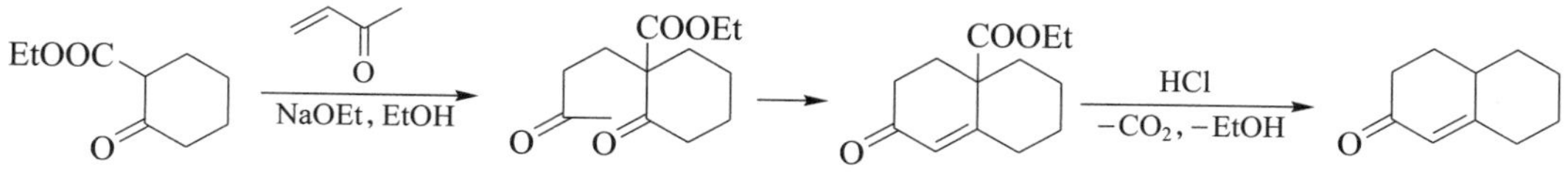

在 β－内酰胺类药物的合成中，由于 β－内酰胺环在强酸、强碱、高温下均不稳定，而一般羧酸的甲酯、乙酯或苯酯的活性较差，那么，怎样在温和的条件下形成酰胺键呢？前面章节中介绍过，最常用的方法是将侧链羧酸形成活性酯，包括苯并噻唑－2－硫醇、苯并三唑－1－醇、*N*－羟基邻苯二甲酰亚胺等醇的酯。

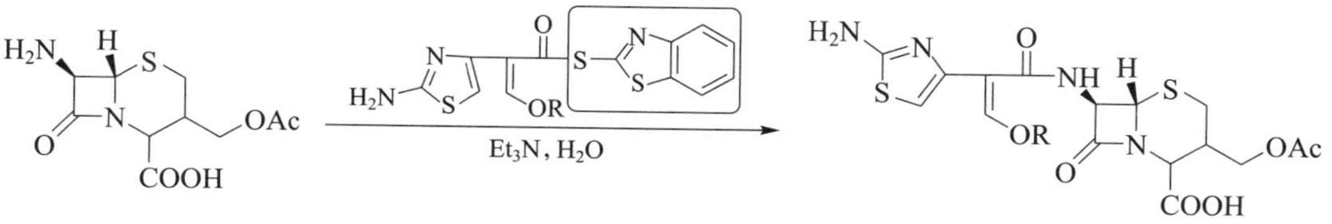

在头孢药物的合成中，形成酰胺键的操作条件非常温和，在 0～5℃下将 7－ACA 悬浮于水中，加入 2～3 当量三乙胺或碳酸氢钠溶液，搅拌溶解后，分多次加入侧链活性酯，监测反

应结束后，在相同温度下，用稀盐酸调节 pH 至 1，析出头孢产物，经适当溶剂重结晶即可。

水杨酸与对氨基酚合成酰胺时，如果选择水杨酸甲酯、乙酯或苯酯与对氨基酚反应，则收率较低而且所需反应温度较高，但如果使用水杨酸的对硝基酚酯，则收率大幅度提高。

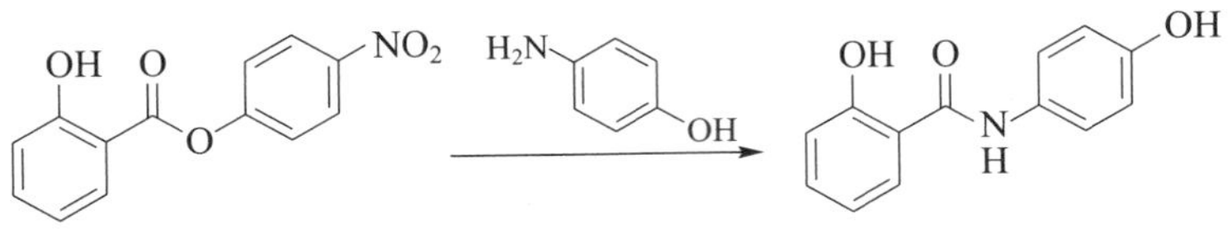

14.3.5 闭塞基

闭塞基例子比较少，主要是闭塞基要容易引入也要易于除去。主要是用叔丁基来封塞芳环的一个位置，由于叔丁基体积较大，从而使后续基团在远离叔丁基的位置进行。

例如，由二联苯合成 2,2′-二硝基二联苯时，如果采用二联苯作为原料，第一个硝基会进入第一个苯环的 2 位和 4 位，得到两个异构体，第二个硝基虽然只进入另一个苯环的 2′ 位或 4′ 位，也具有异构体，这样会得到三个二硝基联苯异构体，目标产物收率很低。

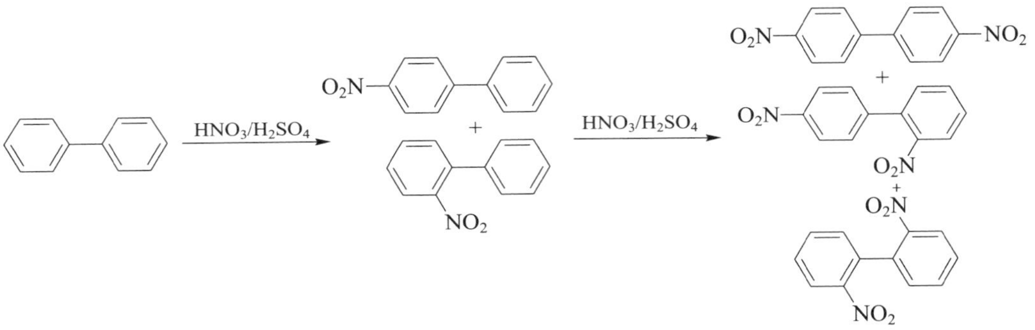

如果在二联苯的 4,4′ 位各引入一个叔丁基，由于叔丁基体积较大，两次硝化时，则各有一个硝基进入一个苯环的 2 位和 2′ 位，最后在苯作为溶剂和 $AlCl_3$ 作催化剂的情况下再将叔丁基转移到苯上而除去，得到 2,2′ 二硝基二联苯，收率较高。

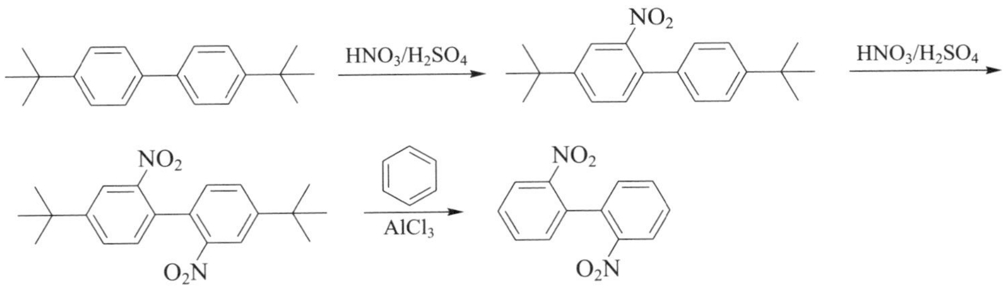

如下由间甲酚合成 2,4-二硝基-2-甲基酚时，由于酚的活性较高，很容易形成 2,4,6-三硝基-3-甲基酚，可以先将酚羟基醚化后引入叔丁基，再进行硝化，最后在苯中加热，即可除去叔丁基，再脱除醚，即可得到目标化合物。

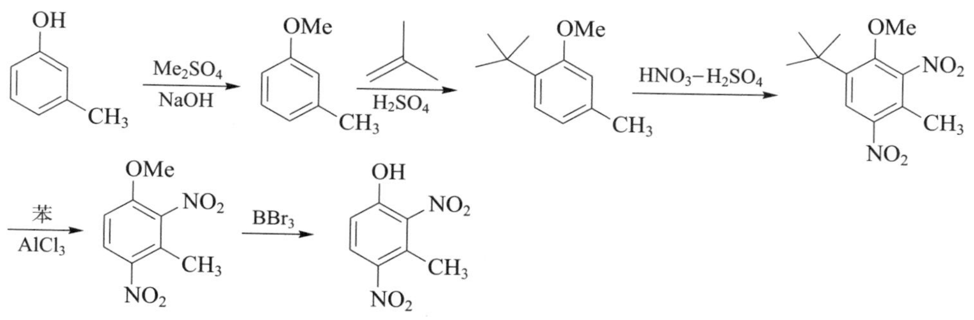

苯
AlCl$_3$
BBr$_3$

14.3.6 分子间反应转化为分子内反应

我们知道，如果将都含有 α－氢的两个不同酯进行克莱森酯缩合反应时，会得到四个 β－酮酸酯，产物复杂，没有制备意义。但如果将其转化为分子内双酯，只要两个酯基间距离在 4～7 个碳原子，则会发生狄克曼缩合，形成环状 β－酮酸酯。

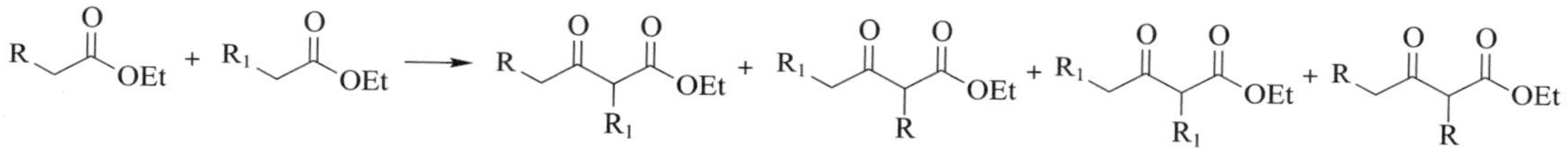

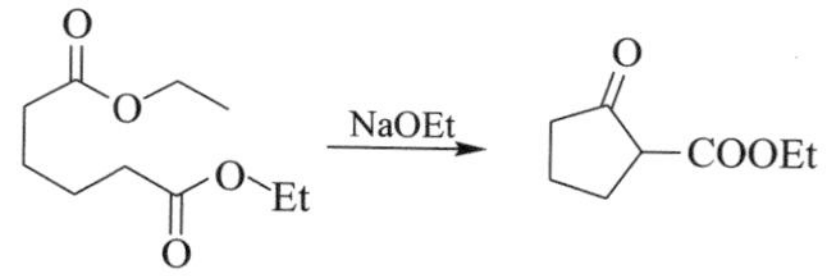

同理，如果将两个具有反应性的基团先结合在一个分子中，则由分子间反应变为分子内反应，产物结构易于控制。例如，由苯胺合成喹啉：

逆分析

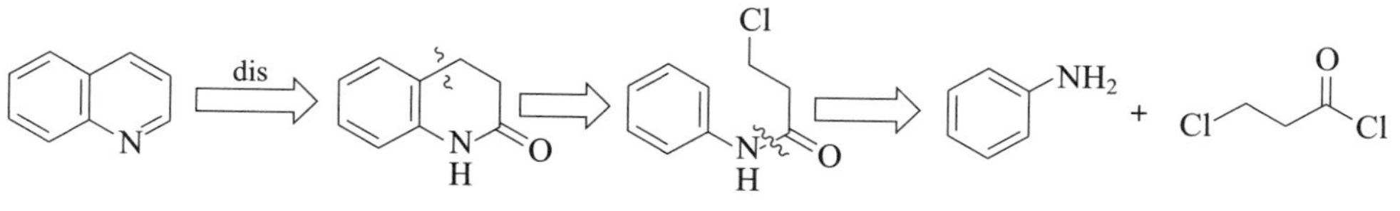

正反应

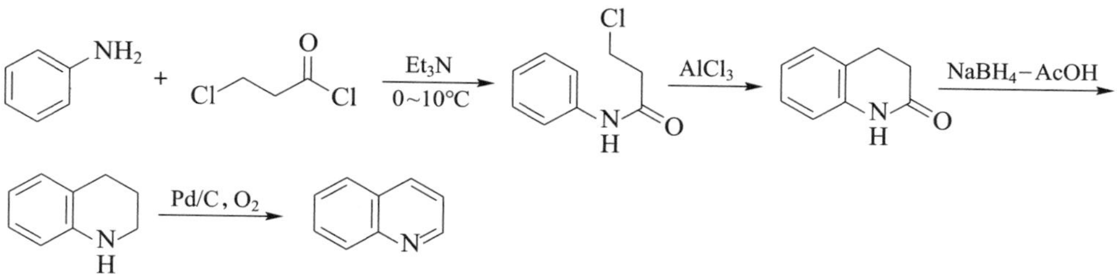

14.3.7 极性转化

有机反应中,除了周环反应和游离基反应外,基本上都是正负离子间的反应(极性反应),即碳负离子进攻碳正离子形成碳碳键,但有时候,可以根据需要,将本身为碳正离子的基团变成碳负离子,从而实现原来不可能进行的反应。

例如,醛基中由于氧的电负性比碳大,总是碳形成正离子,那么,是否可以使碳形成负离子呢？答案是肯定的,我们可以通过以下方式进行其极性的转换:

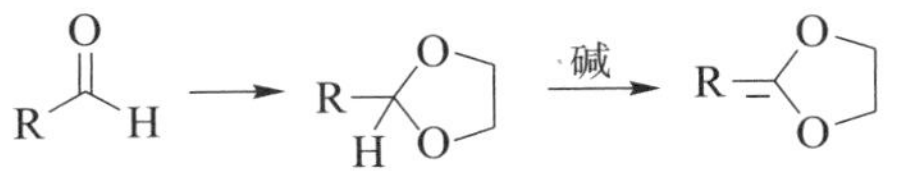

碱

将带碳正电荷和氧负电荷的醛用1,2-乙二醇或1,2/1,3-乙二硫醇进行保护,然后在强碱作用下,使原来醛基碳形成碳负离子。使用1,2-或1,3-二硫醇的好处是,反应后可以通过氢解方式除去保护基,使其直接转化为亚甲基。

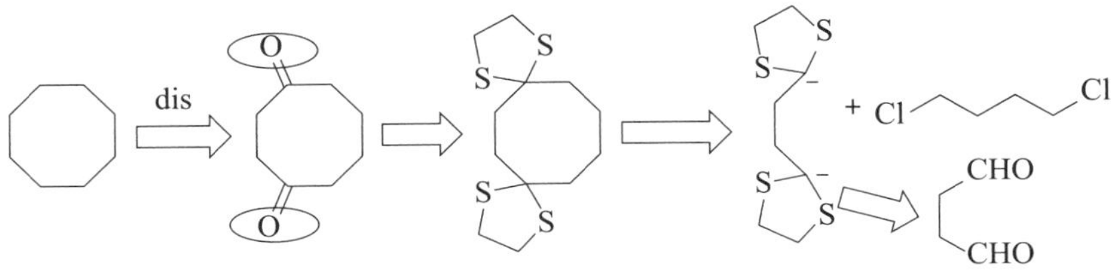

dis

正合成

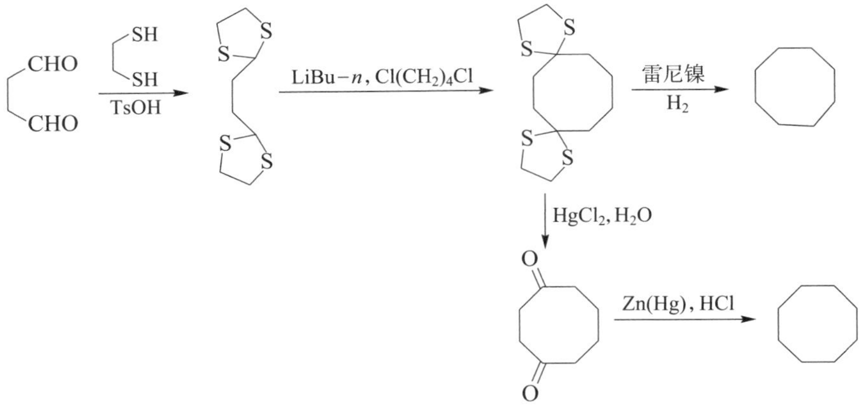

$LiBu-n$, $Cl(CH_2)_4Cl$

雷尼镍 H_2

$HgCl_2$, H_2O

Zn(Hg), HCl

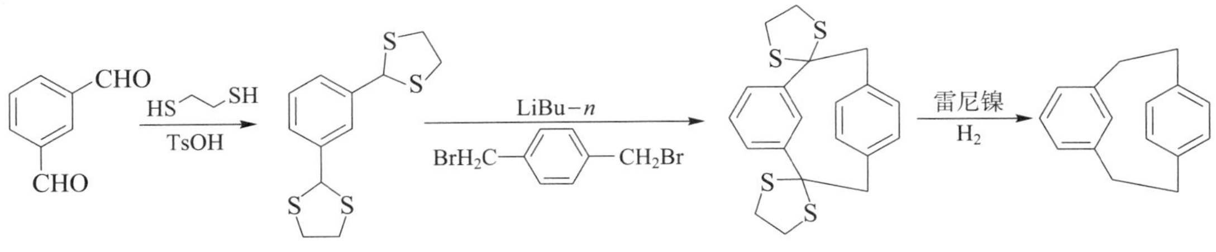

TsOH

LiBu−*n*

BrH_2C—⟨⟩—CH_2Br

雷尼镍 H_2

实际上,在安息香缩合中,苯甲醛与氰根反应生成的氰醇经氢转移后形成碳负离子,就是极性转换的很好例子,其与苯甲醛进行亲核加成,形成氰基邻二醇,最后失去氰化氢得到α-羟基酮。

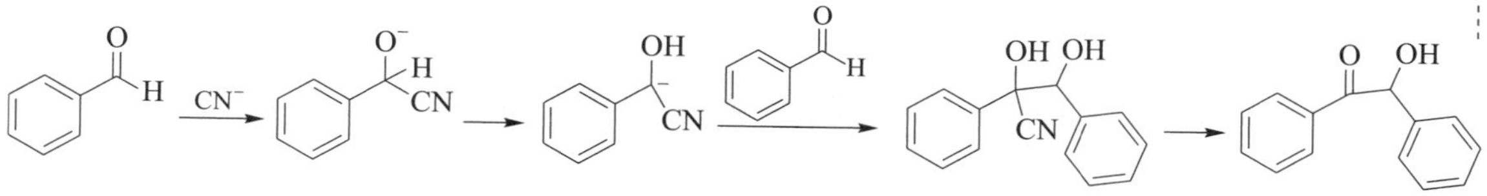

14.4 反应顺序

反应的顺序问题对于有机合成而言是十分重要的，对于芳环上的取代尤其如此，前面讨论的对硝基乙苯的合成，以及酰化和烃基化章节中已有详尽介绍，在此不再赘述。

对于在同一个亚甲基上引入两个大小不同的取代基时，可能不会太注意基团的引入顺序，但在实际合成中，反应顺序对收率的影响较大，一个经典的例子是异戊巴比妥的合成：

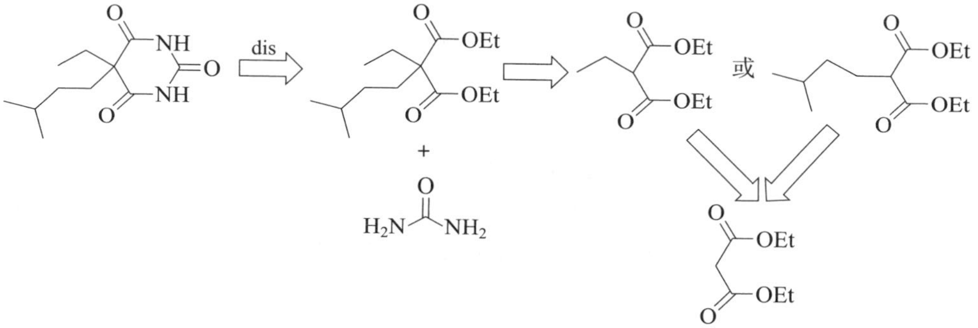

丙二酸二乙酯与 1 - 溴 - 3 - 甲基丁烷反应收率为 88%，再与溴乙烷的反应收率为 87%，总收率为 76.6%；若先与溴乙烷反应，其收率为 89%，再与 1 - 溴 - 3 - 甲基丁烷反应的收率为 75%，总收率为 66.8%，两者相差近 10%。

再如，由伯胺合成仲胺的酰胺问题，我们是先由伯胺合成仲胺，再进行酰化（路线 a）；还是先进行酰化，然后再进行仲胺化（路线 b）呢？

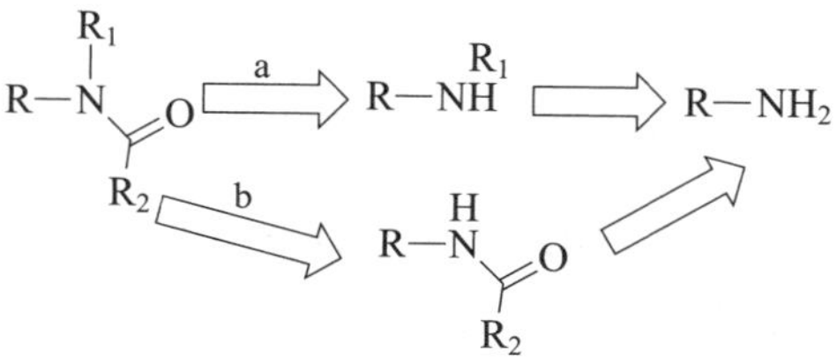

路线 a 为常规合成路线，由伯胺合成仲胺可以采用亚胺还原法，然后在有机或无机碱催化和低温下使用酰氯或活性酯进行酰化，一般反应收率较高，可以不考虑伯胺底物中存在的羟基、叔胺、羰基等官能团的保护问题；如果按照路线 b，则形成的酰胺需要使用氢化钠、金属钠等强碱形成氮负离子后，再与卤代烃形成仲胺的酰胺，如果伯胺底物中存在羟基、其他的活泼亚甲基，则产物复杂。

14.5 合成路线的评判标准

通过文献查阅和逆合成分析后，一个化合物的合成路线可能会有几条，那么，怎样判定一个合成路线的优劣及可行性呢？其原则概括起来主要有以下几条：

(1) 反应步骤尽可能少，合成路线的汇聚程度高；

(2) 每一步的收率尽可能高，操作简便；

(3) 反应条件尽可能温和，最好不要有超低温、高压、绝对无水无氧操作等；

(4) 中间产物和最终产物的分离纯化容易进行，最好是多步反应连续进行（一锅法）；

(5) 起始原料、试剂尽可能廉价易得，反应时间尽可能少；

(6) 原子经济性好；

(7) 符合绿色化学的原则。

按照以上判断标准选择最优的一条或两条合成路线。

14.5.1 反应等价试剂的选择

在选择逆合成等价试剂时，一般的强碱如碳酸钾、氢氧化钠就能实现的反应，就不要使用乙醇钠等更强的碱。在设计中逆合成分析常常得到乙酸乙酯为原料的情况，这时可以用丙二酸二乙酯、丙二腈、氰乙酸乙酯等等价试剂进行替代，这样的替换好处是增加了反应位点的酸性，可以降低碱的强度，增加反应选择性和收率。例如，3－环戊烯基甲酸的合成：

COOH dis O OEt + Cl Cl

COOEt COOEt CN CN

正合成 CN CN + Cl Cl K_2CO_3 NC CN HCl COOH

使用乙酸乙酯为原料时，必须使用乙醇钠及以上强度的碱才能与 1,4－二氯－2－丁烯进行反应；当以丙二酸二乙酯为原料时需要使用氢氧化钠作为碱；而以丙二腈为原料时则使用碳酸钾即可。除了碱的强度降低外，以丙二腈为原料时，反应总收率可以达到 91%。

当逆合成分析中得到不对称酮为原料时，为了控制反应位置，都可以在需要反应位置添加羧酸酯，增加该位置亚甲基的活性。

14.5.2 已有合成路线的评价与选择

在文献中查阅某化合物的合成路线时，常常会得到多条，那么，该如何对这些路线进行评价呢？前面介绍了几条总的原则，一般不可能完全满足，以 9 - 吖啶甲酸的合成为例来加以说明。经文献查阅，9 - 吖啶甲酸的合成路线有以下几条：

路线一：以吖啶为原料，氰化物直接取代，水解得到产物。

COOH
NaCN
N
N

路线二：以二苯胺和草酰氯为原料，在氯化铝催化下，先生成 1 - 苯基靛红，然后经苯偶姻重排得到。

H
N
$(COCl)_2$
$AlCl_3$
O
O
N
Ph
(1) 10%NaOH
(2) HCl
COOH
N

路线三：以二苯胺和草酰氯为原料，不加路易斯酸催化剂条件下，直接生成 1 - 苯基靛红，然后经苯偶姻重排得到。

路线四：以 9 - 甲基吖啶为原料，经 9 - 甲基的氯化然后水解得到。

CH_3
Cl_2
HCl
N
COOH
N

以上路线中，路线一和路线四，均需要使用吖啶或 9 - 甲基吖啶，路线一中还需要使用剧毒的氰化物，而且收率只有 56%，显然不适合大规模生产；路线四在氯代时需要使用氯气或类似的氯代试剂，收率也不超过 70%；路线二，原料便宜易得，但是添加催化剂的收率只有 75%；路线三在未加催化剂的条件下，使用“一锅法”，在几十公斤级的投料量下，得到 92% 以上收率。因此，路线三具有较大的优点。

萘普生的化学名为(2*S*) - 2 - 甲基 - 6 - 甲氧基 - 2 - 萘乙酸，含有一个 *S* 构型手性碳。其早期文献报道的合成方法主要有以下几条，均需要拆分工艺，收率低，成本高。

路线一

O
CH_3
H_3C
O
PTT
O
CH_3
Br
H_3C
O
pinnacol
O O
CH_3
Br
H_3C
O
$Zn(OAc)_2$
CH_3
OH
O
Me
O
拆分
H
Me
OH
O
Me
O

路线二

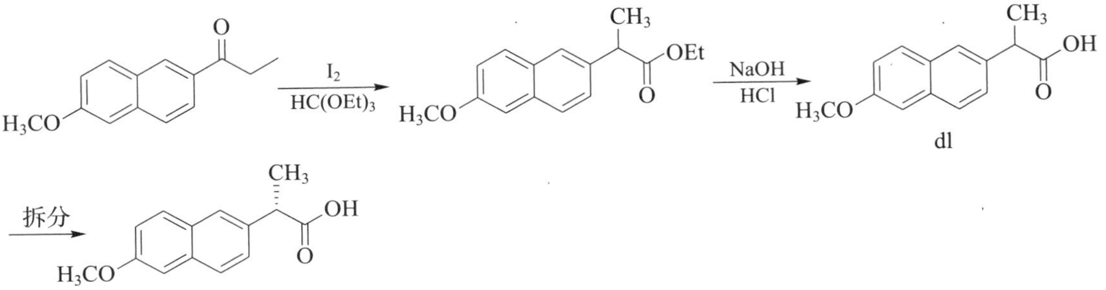

$\xrightarrow[HC(OEt)_3]{I_2}$ $\xrightarrow[HCl]{NaOH}$ dl

$\xrightarrow{拆分}$

拆分法中，路线二不用溴素，无需保护试剂，明显优于路线一。

14.5.3 新合成路线的设计

萘普生的早期合成中，均用到异构体的拆分，生产成本高，产生的“三废”多。下面的路线三与上面的路线一相比，采用手性L－酒石酸二乙酯作为羰基的保护试剂，引入手性中心，后续反应中虽然也用到溴代反应，但在手性基团的诱导性，溴原子进入特定的立体位置，经重排反应后，直接得到立体异构体，产物无需拆分，成本上明显占优。随着不对称合成方法的发展，6－甲氧基－2－萘乙烯的不对称羰基化法，以及萘基丙烯酸的不对称氢化法等，使萘普生的生产成本显著下降。孟山都开发的不对称还原法生产萘普生(路线五)，在最后一步还原反应中 *e.e.* 达到99.7，收率99.6%，已成为萘普生的主要生产工艺。

路线三

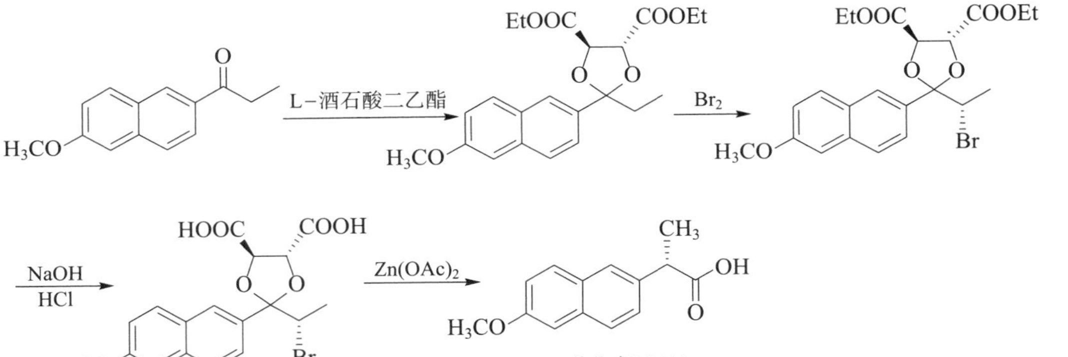

$\xrightarrow{L－酒石酸二乙酯}$ $\xrightarrow{Br_2}$

$\xrightarrow[HCl]{NaOH}$ $\xrightarrow{Zn(OAc)_2}$

总收率45.2%

路线四

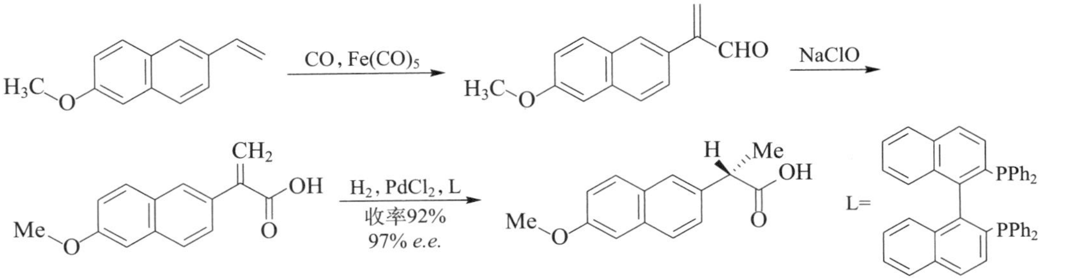

$\xrightarrow{CO, Fe(CO)_5}$ $\xrightarrow{NaClO}$

$\xrightarrow[收率92\%\ 97\%\ e.e.]{H_2, PdCl_2, L}$ L=

路线五

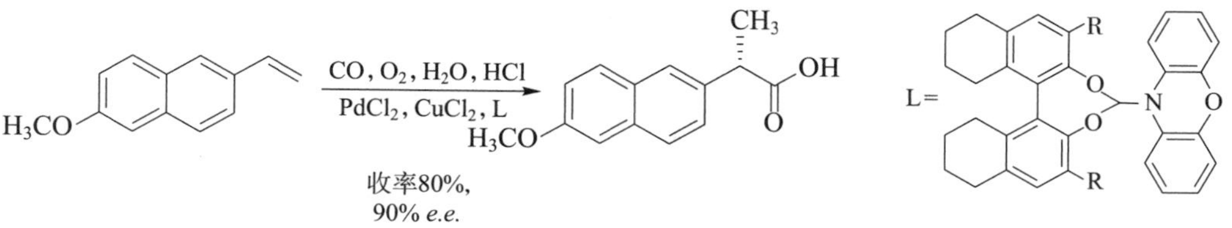

CO, O_2, H_2O, HCl; $PdCl_2, CuCl_2, L$

收率80%, 90% *e.e.*

14.6 逆合成分析策略

怎样才能通过逆合成分析找到可行、效率高的合成路线呢？这就需要根据合成路线的评价原则，有意识地运用逆合成分析的一些策略和技巧。

对于一个稍微复杂的化合物的合成，好的合成路线的一个重要标志就是路线短、收率高。怎样才能达到这个目标呢？简言之，就是采用汇聚式合成。例如，一个 5 步的反应，每步收率为 90%，如果采用线性合成，即

$$A \longrightarrow B \longrightarrow C \longrightarrow D \longrightarrow E \longrightarrow TM$$

另一个采用汇聚式合成，即

$$\left.\begin{array}{l} A \longrightarrow B \longrightarrow C \\ D \longrightarrow E \longrightarrow F \end{array}\right\} \longrightarrow TM$$

前者的总收率为 $0.9^5 = 59\%$，后则的总收率为 73%，孰优孰劣显而易见。例如，抗帕金森药物安坦可作如下的逆合成分析。

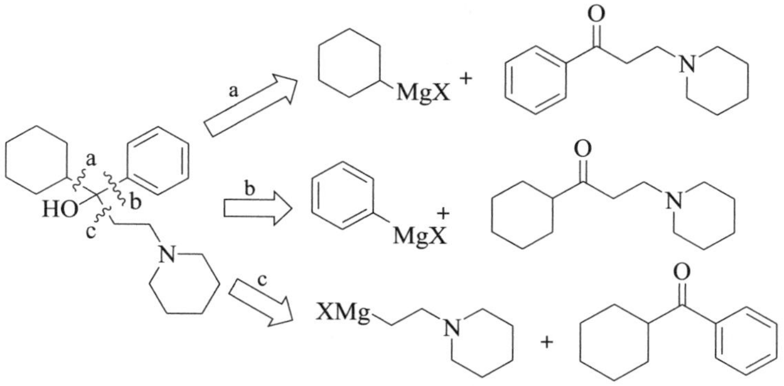

对应的中间体的逆合成分析为

a 拆分

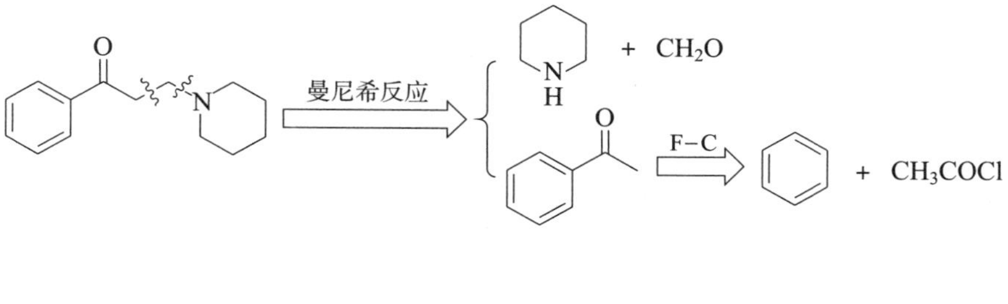

曼尼希反应

$+ CH_2O$

F−C

$+ CH_3COCl$

c 拆分

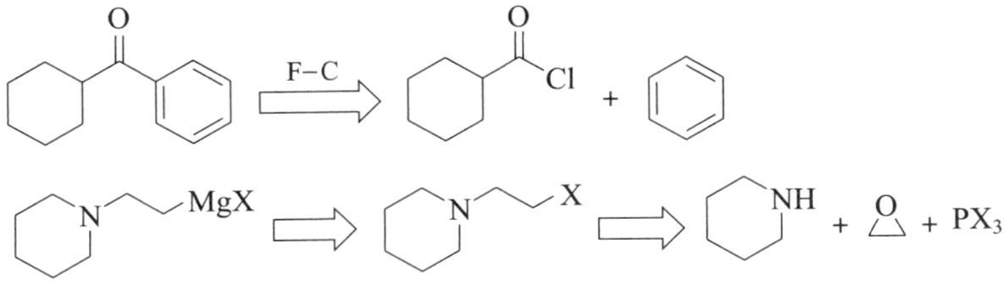

与逆分析 a 对应的合成路线是线性的:

路线 a

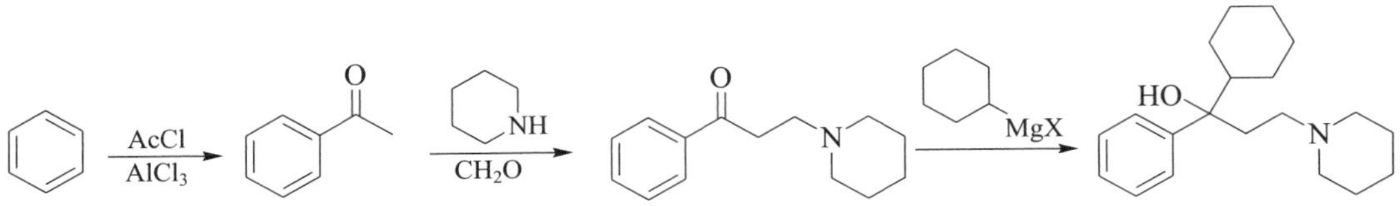

与逆分析 c 相对应的合成路线是汇聚式的:

路线 c

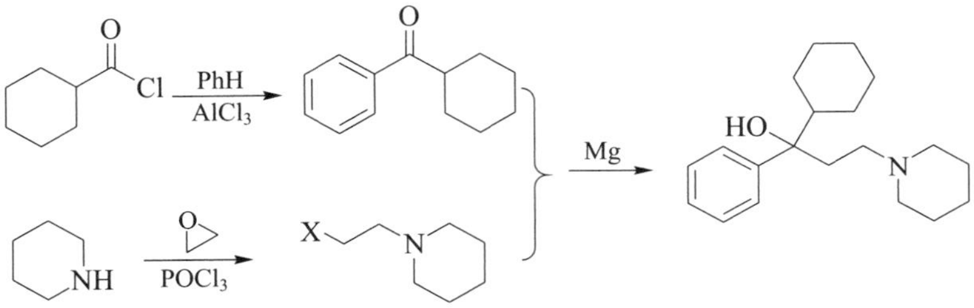

实际上,安坦的工业化合成路线就是采用与逆分析 c 对应的合成路线。对于 b 拆分而言,其使用卤苯合成格氏试剂的活性较差,而且另一中间体酮的合成中,采用路线 a 类似的曼尼希反应时,羰基两侧均存在 α－氢,造成产物复杂,收率低,没有任何优势。

在多肽合成中也存在类似的线性合成和汇聚式合成的问题。

14.7 合成路线设计实例

本节通过几个药物合成的实例来分析说明合成路线设计的重要性。

实例一:氯霉素(chloramphenicol)的合成

氯霉素的结构式为

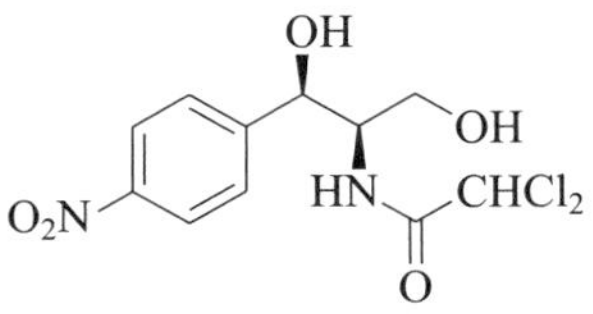

化学名:2,2－二氯－N－[(1R,2R)－1,3－二羟基－1－(4－硝基苯基)乙基－2－羟基]乙酰

胺,或 D-苏式-(-)-*N*-[α-(羟甲基)-β-羟基-4-对硝基苯乙基]-2,2-二氯乙酰胺,2,2-dichloro-*N*-(1*R*,2*R*)-1,3-dihydroxy-1-(4-nitrophenyl)propan-2-yl)acetamide)。

氯霉素为广谱抗菌药物,主要用于由伤寒杆菌、痢疾杆菌、脑膜炎球菌、肺炎球菌等引发的感染,对多种厌氧菌感染有效,亦可用于立克次体感染。氯霉素分子中含有 2 个手性碳,具有 4 个立体异构体,其中 D-苏式结构的生物活性最高。

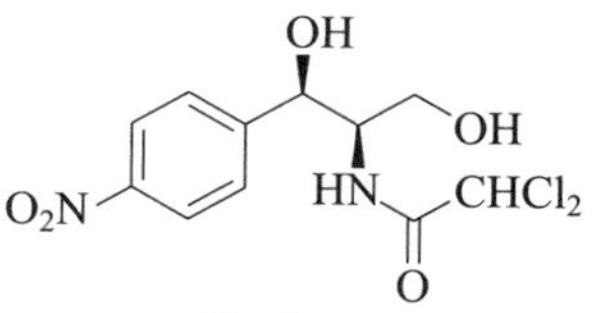

D-threo 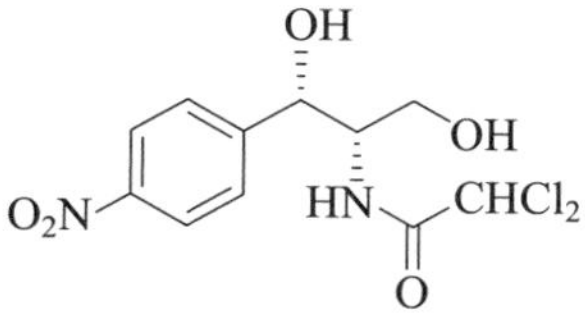　L-threo

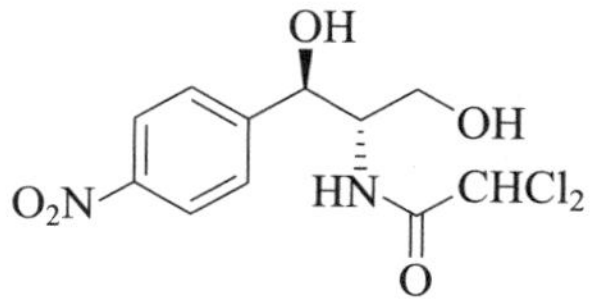

D-erythreo 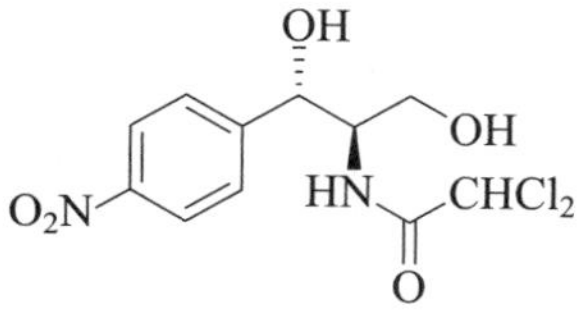　L-erythreo

那么如何合成该药物呢?首先对其进行逆合成分析:

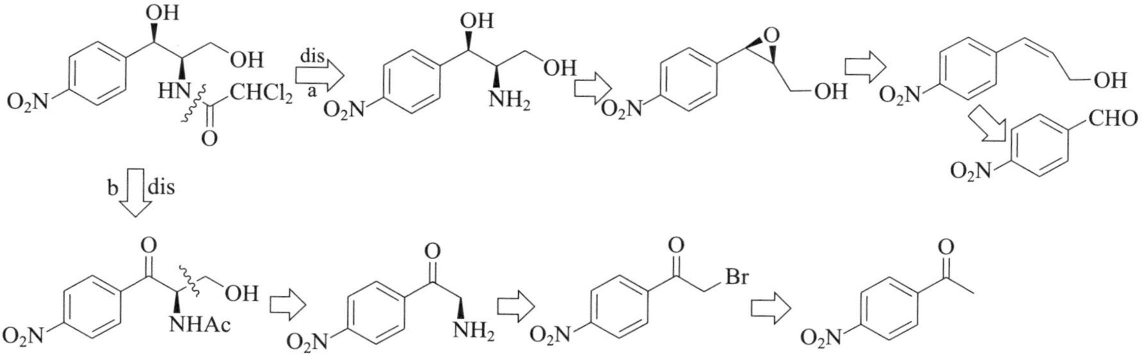

dis a　b dis

路线 a 采用直接不对称合成法,以对硝基肉桂醇为原料经 Sharpless 不对称环氧化,然后用叠氮基开环,叠氮基经还原后用 2,2-二氯乙酸甲酯进行酰胺化,合成路线如下:

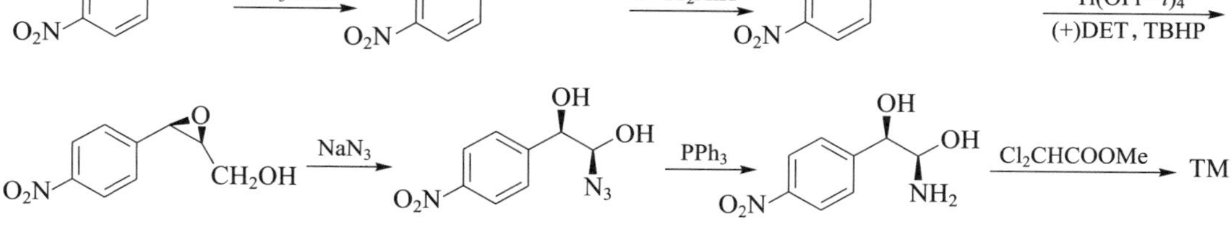

CH_3CHO　i-Pr_2AlH　$Ti(OPr$-$i)_4$, (+)DET, TBHP　NaN_3　PPh_3　$Cl_2CHCOOMe$　TM

路线 b 先合成氨基苯乙酮,然后进行羟甲基化反应,再对羰基还原,得到乙酰化 D-苏式氯霉素和 L-苏式氯霉素,经拆分后,转化为 2,2-二氯乙酰胺,合成路线如下:

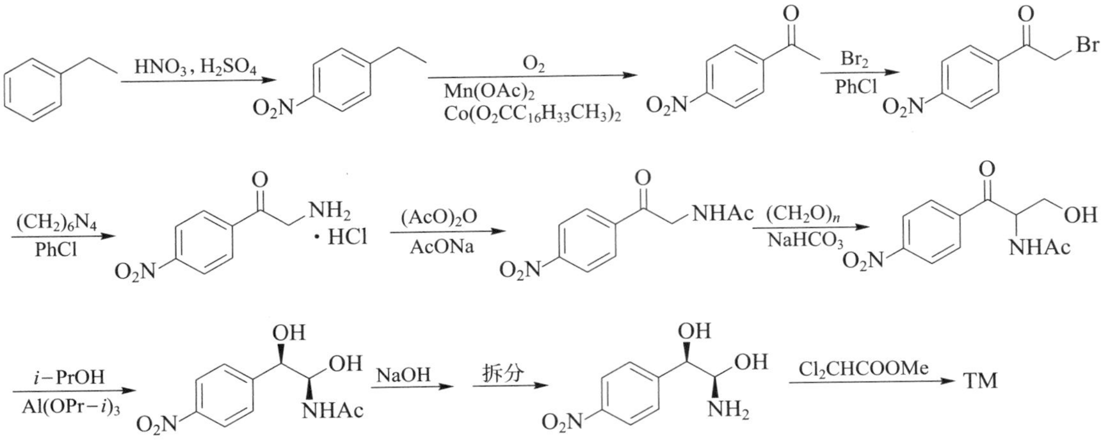

上述方法中，直接不对称氧化法路线虽然收率高，但中间两次使用还原法分别对醛基和叠氮基进行还原，同时使用爆炸性试剂叠氮化钠，对设备要求高，工艺不够成熟。当然，还有其他不对称合成方法，在此不再赘述；后一方法采用传统的合成工艺，工艺成熟，在使用异丙醇铝还原时，只得到一对苏式异构体，采用有择结晶法对苏式异构体进行拆分。因此，两条路线各有优缺点。

实例二：盐酸普鲁卡因的合成

盐酸普鲁卡因结构式为

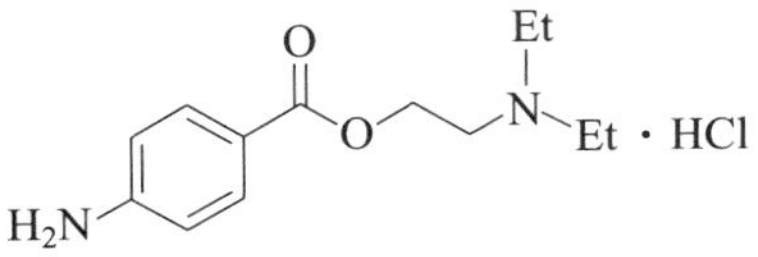

化学名：对氨基苯甲酸-β-二乙胺基乙酯盐酸盐，2-(diethylamino)ethyl 4-aminobenzoate hydrochloride。

盐酸普鲁卡因为局部麻醉药，用于浸润麻醉、传导麻醉及封闭疗法等，又名奴佛卡因。

逆合成分析如下：

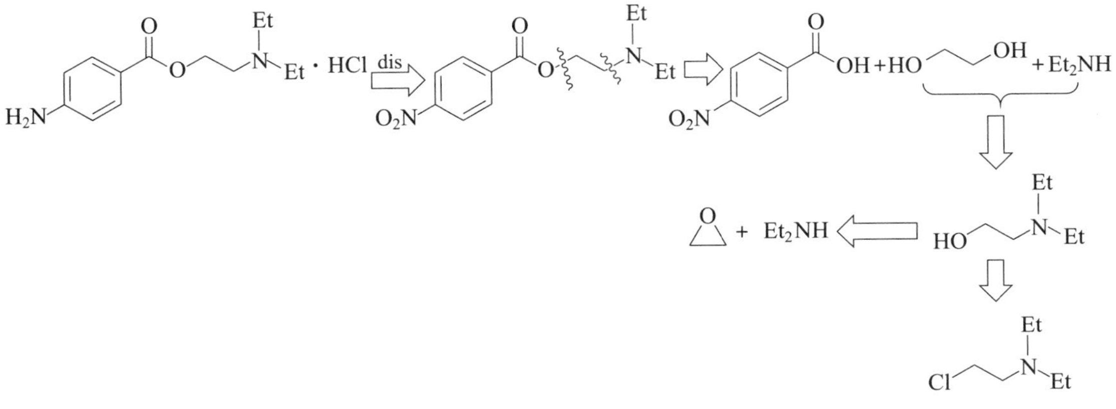

根据逆合成分析，普鲁卡因的分子可以看成由对硝（氨）基苯甲酸（或其酰氯）、乙二醇（或 1,2－二卤乙烷或 2－卤乙醇）和二乙胺三个部分组成，分子中含有一个碳氮键和一个酯键。因此，盐酸普鲁卡因的合成可以先形成酯键后再进行胺化，也可以先将酯部分形成氨基醇后再进行酯化。

起始原料选择对硝基苯甲酸酯还是选择对氨基苯甲酸酯呢？这需要从两者与目标产物的性质进行讨论。对硝基苯甲酸乙酯不溶解于水，而对氨基苯甲酸乙酯却溶解于酸性水溶液中，因此，如果选择 4－氨基苯甲酸乙酯作为原料与 2－二乙氨基乙醇酯交换合成普鲁卡因，那么对氨基苯甲酸乙酯和普鲁卡因都能溶解于酸性水溶液中，两者在后续重结晶中很难分离；如果选择对硝基苯甲酸乙酯作为原料，酯交换反应后，硝基普鲁卡因溶解于酸性溶液中，而对硝基苯甲酸乙酯不溶解，可以实现原料与硝基普鲁卡因的分离，因此选择 4－硝基苯甲酸酯作为原料，进行酯交换反应后，再对硝基进行还原最好。下面对普鲁卡因的几种合成路线进行分析：

CO_2Et O_2N 或 CO_2Et H_2N

1. 先形成酯再胺化

（1）使用乙二醇形成酯，再进行胺化　羟基的胺化需要较高的温度，容易发生酯的氨解，需要先将羟基转化为卤，这就需要 $SOCl_2$、PCl_3、$POCl_3$ 等强腐蚀性试剂，增加设备投入和恶化生产环境。

O OH O_2N HO OH H^+ O O OH O_2N (1) $SOCl_2$ (2) Et_2NH O O NEt_2 O_2N Fe, HCl TM

（2）使用 1,2－二卤乙烷（如 1,2－二氯乙烷或 1,2－二溴乙烷）进行酯化　二卤乙烷特别是 1,2－二溴乙烷虽然活性高，但价格较高，容易形成双酯，而且用二乙胺取代时，胺化反应时活性较高的卤代烃容易形成季铵盐，降低收率。

O OH O_2N Br Br Na_2CO_3 O O Br O_2N Et_2NH O O NEt_2 O_2N TM

+ O O O NO_2 O_2N O

（3）使用氯乙醇进行酯化　虽然酯的形成很容易，但后面的胺化反应存在同样的高温问题。

（4）由 4－硝基苯甲酰氯形成酯　采用酰氯与醇形成酯时，需要氯化亚砜（$SOCl_2$）与对硝基苯甲酸反应来制备，也存在使用强腐蚀性试剂的问题。

(5) 酯交换法　采用4-硝基(或4-氨基)苯甲酸乙酯或甲酯与乙二醇、氯乙醇或2-二乙氨基乙醇进行酯化,也可以获得较高的收率。

2. 先合成氨基醇

① 氨基乙醇可以由氨与环氧乙烷反应得到,类似地,可以由二乙胺与环氧乙烷合成2-二乙氨基乙醇,然后与对硝基苯甲酸进行酯化:

O Et$_2$NH HO NEt$_2$ + COOEt O$_2$N → O O NEt$_2$ O$_2$N Fe, HCl TM
Cl OH Et$_2$NH

② 若将2-二乙氨基乙醇中的羟基转化为活性更高的氯,最后由酸与氯代烷烃进行酯化,提高收率,但同样需要强腐蚀性的氯代试剂:

O Et$_2$NH HO NEt$_2$ SOCl$_2$ Cl NEt$_2$ CO$_2$H O$_2$N Na$_2$CO$_3$ O O NEt$_2$ O$_2$N Fe, HCl TM

以上的氯乙醇直接与二乙胺作用,或先将氯乙醇制成环氧乙烷在工业上可用浓度,然后与二乙胺作用,都可制得二乙胺基乙醇。上述反应在常压下便可完成,对设备要求较低,所用原料容易得到,收率较高,所以已被国内药厂所采用。

由上可知,从形成普鲁卡因的胺键的角度考虑,采用先形成胺键,后形成酯键的顺序是较为理想的。

目前国内药厂生产普鲁卡因所采用的合成路线是先形成胺键,再形成酯键。

O Et$_2$NH HO NEt$_2$ CO$_2$Et O$_2$N → O O NEt$_2$ O$_2$N Fe, HCl TM

盐酸普鲁卡因的生产工艺如下:

(1) 消除、胺化

配料比　氯乙醇:氢氧化钠:二乙胺:乙醇=1.00:0.53:1.32:0.70

将氯乙醇和液碱混合物加热,产生的环氧乙烷通入二乙胺乙醇溶液中,吸收完毕,分馏收集80~120℃/8.0×10^4 Pa馏分,即得精制2-二乙胺基乙醇。

(2) 氧化

配料比　对硝基甲苯:重铬酸钠:硫酸:水=1.00:2.50:5.80:2.50

将水和硫酸加热,加入已熔化的对硝基甲苯,滴加重铬酸钠水溶液,反应完毕后过滤,洗涤,干燥得对硝基苯甲酸。

(3) 酯化

配料比　对硝基苯甲酸:二乙胺乙醇:二甲苯=1.00:0.72:4.00

将对硝基苯甲酸、二甲苯、二乙胺基乙醇加热回流,反应结束后,减压蒸去二甲苯。将反应液抽入 6% 盐酸溶液，冷却，过滤，滤液加水稀释到含硝基卡因 11%～12%。

(4) 还原

配料比　硝基卡因盐酸盐溶液(11%～12%)：铁粉＝1.00：0.12

搅拌下将铁粉缓缓加入硝基卡因盐酸溶液中，反应结束后，过滤，水洗，滤液洗液合并，调节 pH 析出结晶，过滤得普鲁卡因。

(5) 成盐、精制

配料比　普鲁卡因：盐酸(30%)：精盐：保险粉＝1.00：0.78：0.32：0.09

将普鲁卡因用盐酸调节 pH＝5～5.5，加热，加入精盐、保险粉，趁热过滤，滤液搅拌冷却结晶，过滤，水重结晶两次，乙醇洗涤，于 70～85℃干燥，得普鲁卡因盐酸盐。

实例三：吉非替尼(gefitinib)的合成

吉非替尼的结构式为

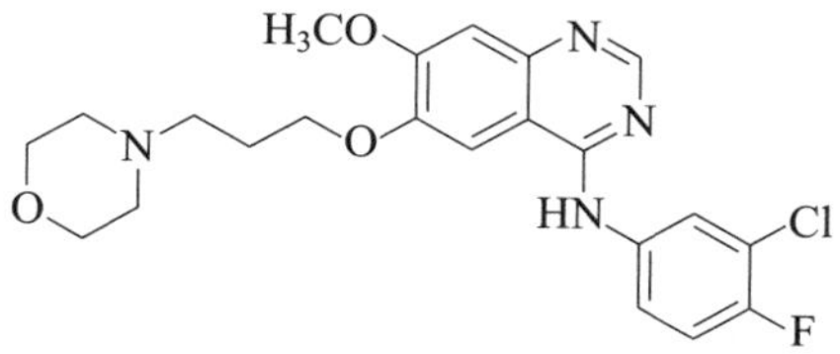

化学名：*N*-(3-氯-4-氟苯基)-7-甲氧基-6-(3-吗啉丙氧基)喹唑啉-4-胺，*N*-(3-chloro-4-fluorophenyl)-7-methoxy-6-(3-morpholinopropoxy)quinazolin-4-amine。为一种特异性较高的抗肿瘤靶向治疗药物，是第一个用于治疗非小细胞肺癌的分子靶向药物，通过选择性地抑制表皮生长因子受体酪氨酸激酶(EGFR-TK)的信号传导通路而发挥作用，又名易瑞沙。

逆合成分析

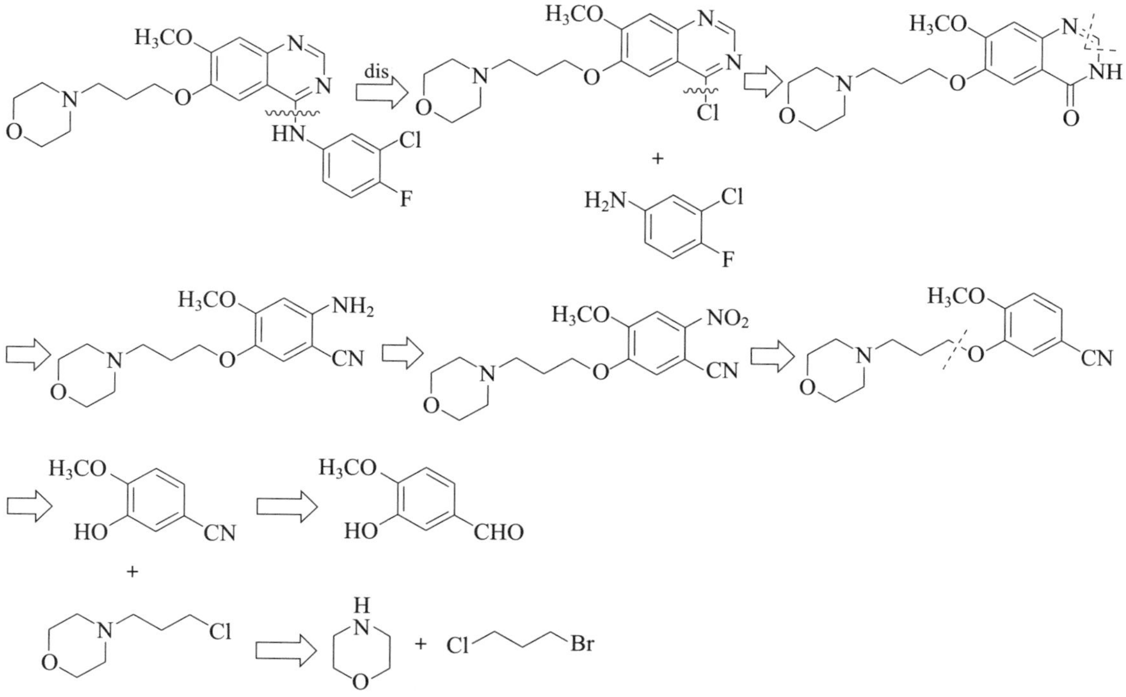

其中喹唑啉部分的合成可以进行如下逆合成分析：

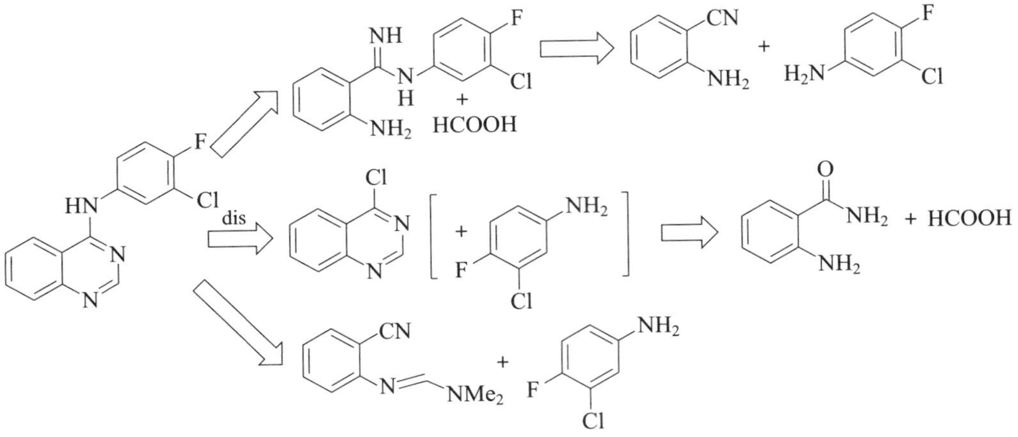

因此，合成的关键中间体为下面结构：

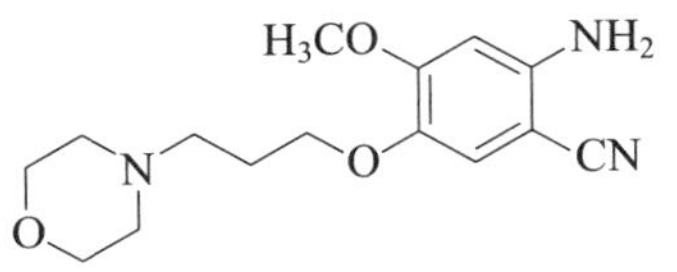

该中间体可以以3－羟基－4－甲氧基苯甲醛，也称为异香兰醛或异香草醛为原料进行合成：

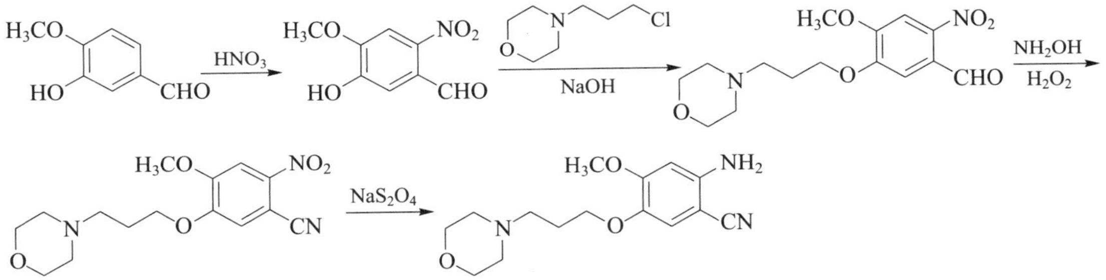

上面合成过程中，可以先将酚羟基醚化后再进行硝化反应，也有报道先将醛基转化为腈后再进行醚化和硝化，但氰基在硝酸－硫酸混酸中容易水解，因此先转化醛基为腈后再进行硝化是不可取的。

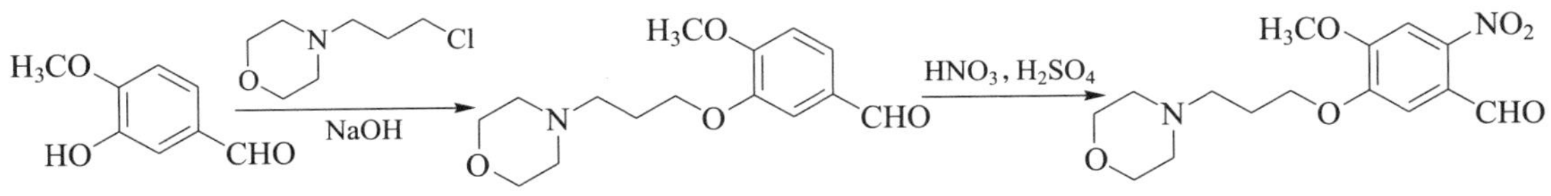

得到邻氨基苯甲腈后，可以采用 DMF + PCl_5 将氨基转化生成 *N*,*N*－二甲基甲基亚胺，或将腈基与3－氯－4－氟苯胺加成生成，最后与甲酸环合得到目标化合物。至于另一路线，即将氰基转化为甲酰胺后，与甲酸环合，用氯化亚砜将其转化为4－氯喹唑啉，最后与3－氯－4－氟苯胺取代的路线，由于增加了合成步骤，使用强腐蚀性的氯化亚砜，没有优势。

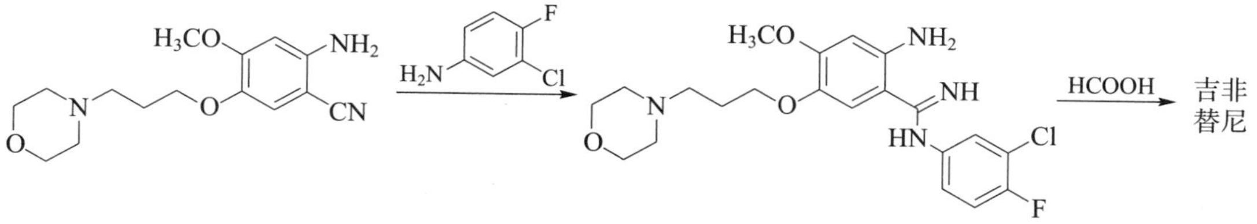

吉非替尼

或

吉非替尼

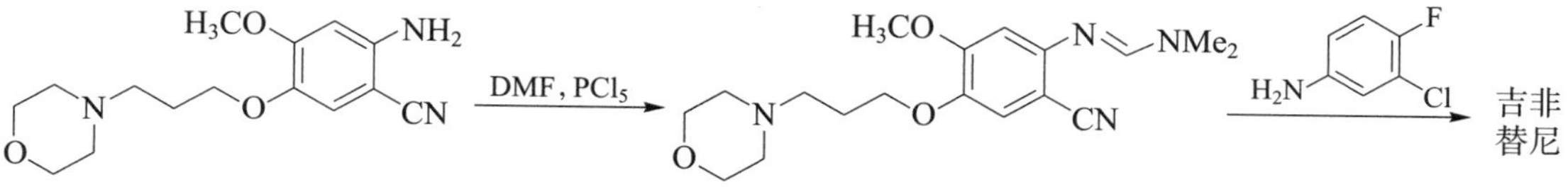

上面两种合成方法的总收率分别为 75% 和 70%。

实例四：左氧氟沙星（levofloxacin）的合成

左氧氟沙星的结构式为

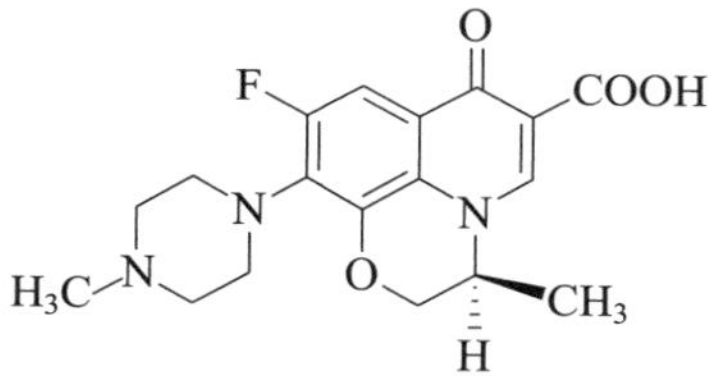

化学名为（*S*）-（-）-9-氟-2,3,二氢-3-甲基-10-［4-甲基-1-哌嗪基］-7-氧代-7*H*-吡啶并［1,2,3-*de*］-［1,4］苯并噁嗪-6-羧酸（（*S*）-（-）-9-fluoro-2,3,-dihydro-3-methyl-10-［4-methyl-1-piperazinyl］-7-oxo-7*H*-pyrido［1,2,3-de］-1,4-benzoxazine-6-carboxylic acid）。淡黄色或灰黄色结晶性粉末，无臭，有苦味。微溶于水、乙醇、丙酮、甲醇，极易溶于乙酸中。临床上主要用于革兰氏阴性菌所致的呼吸系统、消化系统、生殖系统感染等。

逆合成分析如下：

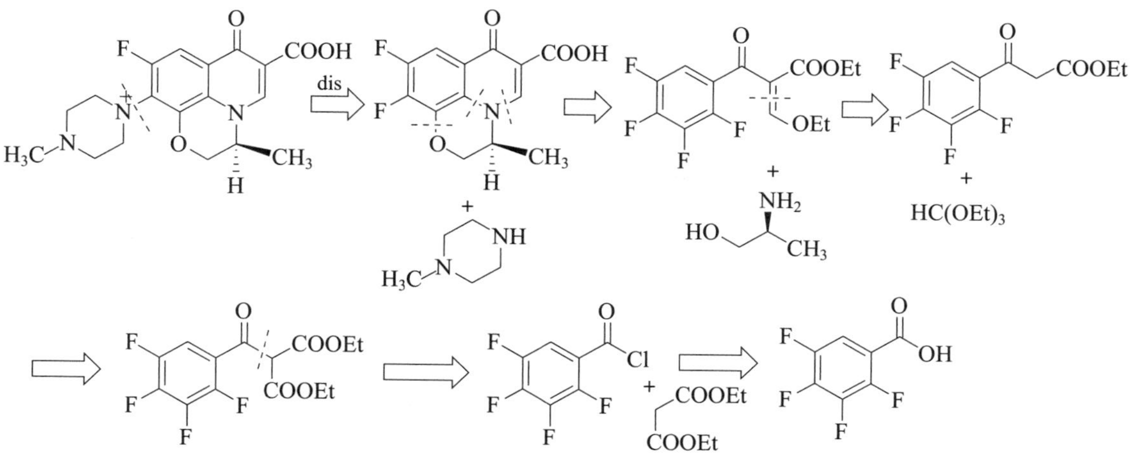

或

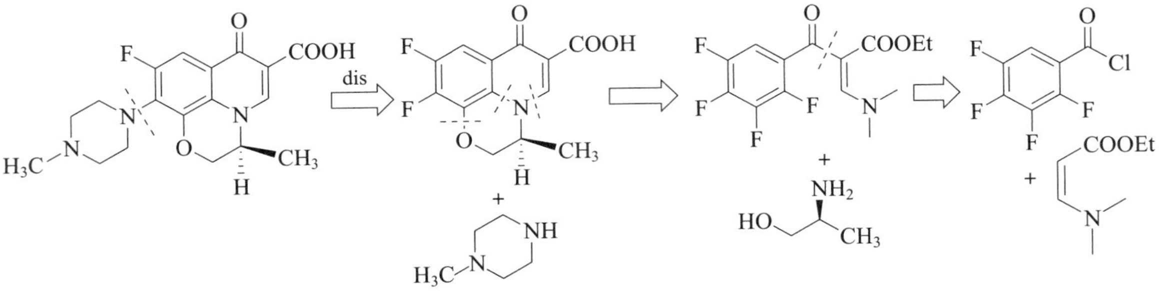

以 2,3,4,5,-四氟苯甲酸为原料的合成路线可以为下面两条:

路线一

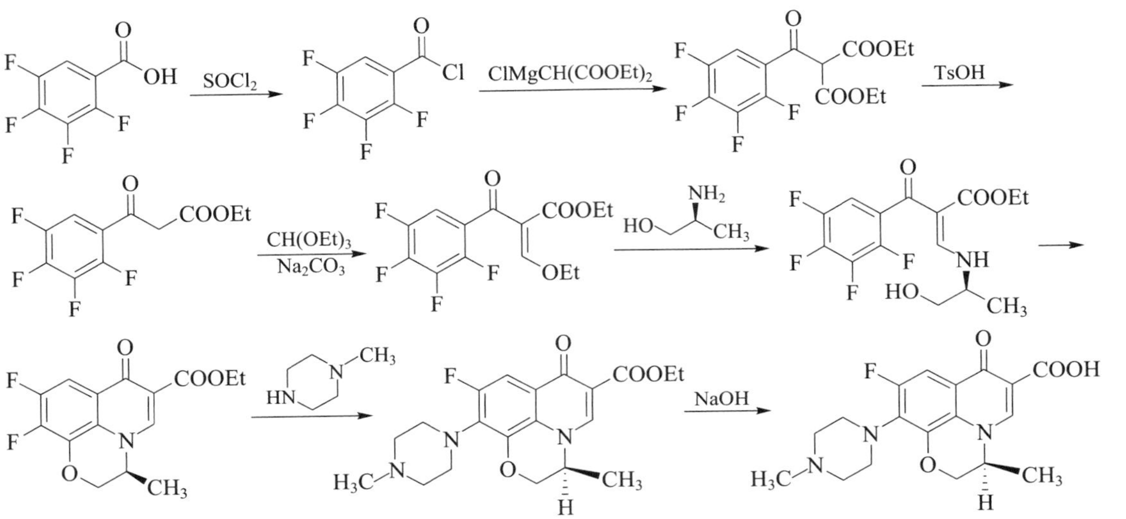

路线二

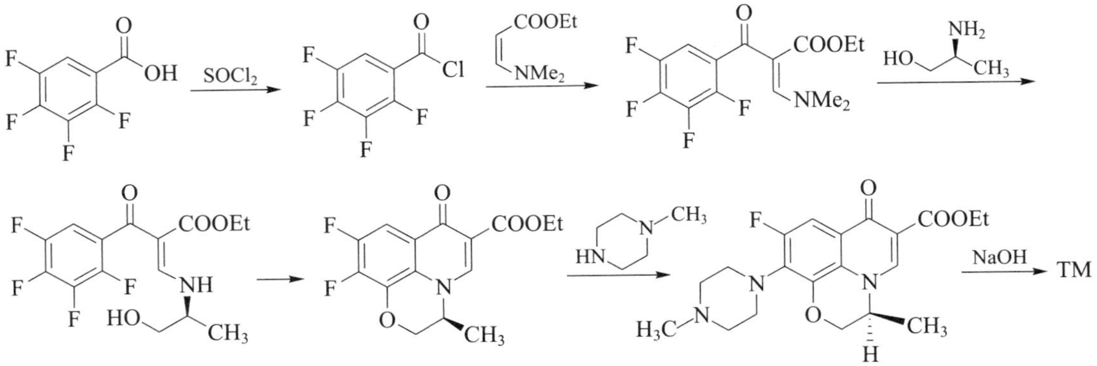

路线一为较早的合成方法,苯甲酰氯与丙二酸二乙酯取代后,需要水解和脱羧步骤。而路线二为改进后的方法,酰氯与 3-二甲基氨基丙烯酸乙酯取代,后续与(*S*)-2-氨基-1-

丙醇发生交换后的环合反应,实现“一锅煮”,缩短了反应步骤,收率也有较大的提高。

总之,一个化合物合成路线设计得是否合理,反应条件是否苛刻,反应过程是否专一,反应产物是否容易纯化,原料来源是否价廉易得等,都决定了能否高收率、低成本、绿色地获得目标化合物。

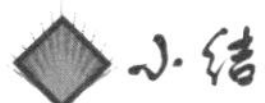

小结

目标化合物合成路线设计是各种反应类型的综合应用,需要设计者能进行文献查阅,能熟悉并掌握各类反应(包括反应机理、反应条件),了解反应先后顺序对合成成功与否的重要性;了解官能团的转化和引入对路线设计的重要性;了解反应的化学选择性、区域选择性、立体选择性的重要性;学会逆合成分析在目标化合物设计中的应用。

(李子成)

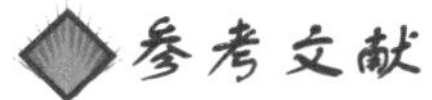

参考文献

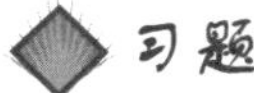

习题

一、简答题

1. 逆合成分析中的合成子和合成等价试剂有何区别?

2. 在逆合成中,有时为什么需要添加官能团?添加官能团有何目的?

二、写出下列化合物的逆合成分析和合成过程,注明主要的反应条件(除苯衍生物外,其他原料的碳原子数不多于6)

3. Br

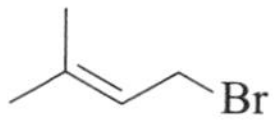

4. Me, NO_2, OMe, O

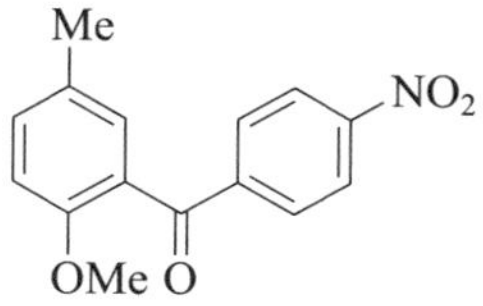

5. O, OH, Ph, Ph

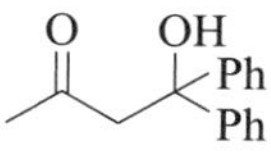

6. Ph

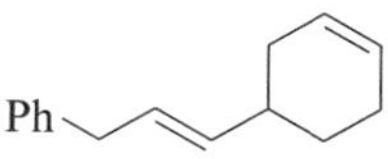

7. O, O

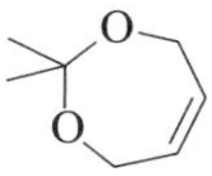

8.

MeO

9. MeO H N OMe

MeO OMe

10. Ph

NH_2

11. Ph

COOEt

O N O

Ph

12. O

O

三、查阅文献，写出下列化合物的合成路线

13. Cl

CH_3

N

Cl N

14. O CF_3

CH_3

N CH_2Cl

15. O

H_3C O

CH_3

O N CH_3

OH H

读者意见反馈

为收集对教材的意见建议，进一步完善教材编写并做好服务工作，读者可将对本教材的意见建议通过如下渠道反馈至我社。

咨询电话 400-810-0598

反馈邮箱 hepsci@pub.hep.cn

通信地址 北京市朝阳区惠新东街4号富盛大厦1座

高等教育出版社理科事业部

邮政编码 100029